Psiquiatria Forense de Taborda

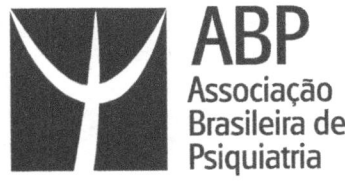

A Artmed é a editora oficial da ABP

A medicina é uma ciência em constante evolução. À medida que novas pesquisas e a experiência clínica ampliam o nosso conhecimento, são necessárias modificações no tratamento e na farmacoterapia. Os autores desta obra consultaram as fontes consideradas confiáveis, em um esforço para oferecer informações completas e, geralmente, de acordo com os padrões aceitos à época da publicação. Entretanto, tendo em vista a possibilidade de falha humana ou de alterações nas ciências médicas, os leitores devem confirmar estas informações com outras fontes. Por exemplo, e em particular, os leitores são aconselhados a conferir a bula de qualquer medicamento que pretendam administrar, para se certificar de que a informação contida neste livro está correta e de que não houve alteração na dose recomendada nem nas contraindicações para o seu uso. Essa recomendação é particularmente importante em relação a medicamentos novos ou raramente usados.

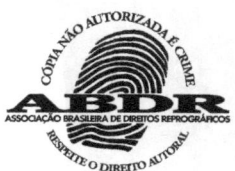

A135p	Abdalla-Filho, Elias.
	Psiquiatria forense de Taborda / Elias Abdalla-Filho, Miguel Chalub, Lisieux E. de Borba Telles. – 3. ed. – Porto Alegre : Artmed, 2016.
	xxiv, 736 p. : il.; 25 cm.
	ISBN 978-85-8271-281-8
	1. Psiquiatria forense. I. Chalub, Miguel. II. Telles, Lisieux E. de Borba. III. Título.
	CDU 616.89

Catalogação na publicação: Poliana Sanchez de Araujo – CRB-10/2094

Psiquiatria Forense de Taborda

Elias Abdalla-Filho
Miguel Chalub
Lisieux E. de Borba Telles

TERCEIRA EDIÇÃO

Reimpressão 2017

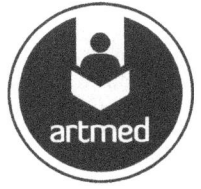

2016

© Artmed Editora Ltda., 2016.

Gerente editorial: Letícia Bispo de Lima

Colaboraram nesta edição:

Coordenadora editorial: Cláudia Bittencourt
Capa: Tatiana Sperhacke
Tradução do cap. 28: Sandra Maria Mallmann da Rosa
Preparação de originais: André Luís Lima
Leitura final: Camila Wisnieski Heck
Projeto gráfico e editoração: TIPOS – design editorial e fotografia

Reservados todos os direitos de publicação à
ARTMED EDITORA LTDA., uma empresa do GRUPO A EDUCAÇÃO S.A.
Av. Jerônimo de Ornelas, 670 – Santana
90040-340 – Porto Alegre – RS
Fone: (51) 3027-7000 Fax: (51) 3027-7070

Unidade São Paulo
Av. Embaixador Macedo Soares, 10.735 – Pavilhão 5 – Cond. Espace Center
Vila Anastácio – 05095-035 – São Paulo – SP
Fone: (11) 3665-1100 Fax: (11) 3667-1333

É proibida a duplicação ou reprodução deste volume, no todo ou em parte, sob quaisquer formas ou por quaisquer meios (eletrônico, mecânico, gravação, fotocópia, distribuição na Web e outros), sem permissão expressa da Editora.

SAC 0800 703-3444 FREE – www.grupoa.com.br

IMPRESSO NO BRASIL
PRINTED IN BRAZIL
Impresso sob demanda na Meta Brasil a pedido do Grupo A Educação.

Autores

ELIAS ABDALLA-FILHO ❯ Psiquiatra clínico e forense, psicanalista. Doutor em Ciências da Saúde (Bioética) pela Universidade de Brasília (UnB). Pós-doutor em Psiquiatria Forense pela University of London. Pesquisador colaborador pleno, UnB. Membro titular e professor titular da Sociedade de Psicanálise de Brasília. Membro associado da Sociedade Brasileira de Psicanálise de São Paulo (International Psychoanalytical Association – IPA – London). Ex-coordenador do Departamento de Ética e Psiquiatria Legal da Associação Brasileira de Psiquiatria (ABP). Ex-coordenador do setor de Psiquiatria Forense do Instituto de Medicina Legal (IML) de Brasília.

MIGUEL CHALUB ❯ Psiquiatra forense do Hospital de Custódia e Tratamento Psiquiátrico Heitor Carrilho, da Secretaria de Estado de Administração Penitenciária do Estado do Rio de Janeiro. Mestre em Psiquiatria e Doutor em Medicina pela Faculdade de Medicina da Universidade Federal do Rio de Janeiro (UFRJ). Mestre em Psicologia pela Pontifícia Universidade Católica do Rio de Janeiro (PUC-Rio). Professor de Psiquiatria e Psicologia Médica da Faculdade de Medicina da UFRJ. Professor de Psiquiatria e Psicopatologia da Faculdade de Ciências Médicas da Universidade Estadual do Rio de Janeiro (UERJ). Psiquiatra pela Associação Médica Brasileira (AMB) e Associação Brasileira de Psiquiatria (ABP). Título de Área de Atuação em Psiquiatria Forense da AMB e ABP.

LISIEUX E. DE BORBA TELLES ❯ Psiquiatra forense. Mestre em Psiquiatria Forense pela Universidad Nacional de La Plata (UNLP). Doutora em Medicina pela UNLP. Professora do Departamento de Psiquiatria e Medicina Legal da Universidade Federal do Rio Grande do Sul (UFRGS). Psiquiatra forense do Instituto Psiquiátrico Forense Maurício Cardoso. Coordenadora do Departamento de Ética e Psiquiatria Legal da Associação Brasileira de Psiquiatria (ABP). Membro fundador e vice-coordenadora da Red Iberolatinoamericana de Investigación y Docencia en la Salud Mental Aplicada a lo Forense. Member-at-Large of Section of Forensic Psychiatry, World Psychiatric Association.

JOSÉ G. V. TABORDA (*in memoriam*) ❯ Psiquiatra forense. Doutor em Medicina pela UFRGS. Professor associado de Psiquiatria no Departamento de Clínica Médica da Universidade Federal de Ciências da Saúde de Porto Alegre (UFCSPA). Membro honorário da World Psychiatric Association (WPA). Coordenador da Section of Forensic Psychiatry da WPA. Membro fundador e ex-coordenador do Departamento de Ética e Psiquiatria Legal da ABP.

ALCINA JULIANA SOARES BARROS ▸ Psiquiatra. Especialista em Psiquiatria Forense pela ABP e UFCSPA. Doutoranda em Psiquiatria na UFRGS.

ALEXANDRE MARTINS VALENÇA ▸ Psiquiatra. Especialista em Psiquiatria e Psiquiatria Forense pela ABP. Mestre e Doutor em Psiquiatria pelo Instituto de Psiquiatria da Universidade Federal do Rio de Janeiro (IPUB/UFRJ). Professor associado do Departamento de Psiquiatria e Saúde Mental da Universidade Federal Fluminense (UFF). Médico perito da Coordenação de Programas de Saúde do Trabalhador (CPST) da UFRJ. Secretário do Departamento de Ética e Psiquiatria Legal da ABP.

ANALUIZA CAMOZZATO DE PADUA ▸ Psiquiatra. Mestre e Doutora em Clínica Médica pela UFRGS. Professora adjunta de Psiquiatria da UFCSPA.

CAMILA AVILA MICHALSKI JAEGER ▸ Psiquiatra forense. Residência médica em Psiquiatria pelo Serviço de Saúde Dr. Cândido Ferreira, Campinas, SP. Residência médica em Psiquiatria Forense pela UFCSPA. Especialista em Sexualidade Humana pela Faculdade de Medicina da Universidade de São Paulo (FMUSP).

CARLOS HUGO ISAAC SERNA ▸ Psiquiatra. Especialista em Medicina – Psiquiatria – pela Universidade Nacional Autónoma de México (UNAM). Pós-graduado em Psiquiatria Legal pela UNAM. Coordenador Acadêmico da Seção de Psiquiatria Legal da Asociación Psiquiatría Mexicana (APM). Secretário para a América Central e o Caribe da Seção de Psiquiatria Legal e Forense da Asociación Psiquiátrica de América Latina (APAL). Membro do Conselho da Section of Forensic Psychiatry da WPA.

CAROLINE GALLI MOREIRA ▸ Psiquiatra. Residente do Programa de Residência Médica (PRM) em Psiquiatria Forense do Hospital de Clínicas de Porto Alegre (HCPA).

CLAUDIA DA CUNHA GODINHO ▸ Neurologista. Especialista em Neurofisiologia Clínica – Eletroencefalografia. Doutora pelo Programa de Pós-graduação em Medicina – Ciências Médicas – da UFRGS. Médica do Serviço de Neurologia do HCPA. Pesquisadora do Grupo de Neurologia Cognitiva e do Envelhecimento do HCPA.

ELIZABETH LEON MAYER ▸ Psicóloga. Mestre em Psicologia Social com ênfase em Psicologia Jurídica. Doutora em Ciências da Saúde. Docente de Psiquiatria da UNLP.

ENRIQUE SEPULVEDA MARSHALL ▸ Psiquiatra. Psiquiatra forense e médico cirurgião. Psiquiatra de Urgências do Hospital B. Luco Trudeau. Professor assistente do Departamento de Medicina Legal da Faculdade de Medicina da Universidad de Chile. Membro do Comitê de Psiquiatria Forense da WPA. Diretor internacional da International Academy of Law and Mental Health. Vice-presidente da Asociación Latinoamericana de Derecho Médico, Capítulo Psiquiatria Forense. Ex-chefe do Servicio Psiquiatría Forense do Servicio Médico Legal.

EVERARDO FURTADO DE OLIVEIRA ▸ Psiquiatra forense. Especialista em Psiquiatria e Medicina do Trabalho e Saúde Ocupacional. Mestre pela Universidade Católica de Santos (Unisantos). Perito das Comarcas de Santos, São Vicente, Guarujá, Cubatão e Praia Grande. Perito das Varas Acidentárias do Trabalho. Diretor clínico do Instituto Santa Úrsula de Psiquiatria. Ex-professor colaborador do Departamento de Psiquiatria da Faculdade de Ciências Médicas de Santos (Unilus).

FÁBIO MONTANO WILHELMS ▸ Psiquiatra. Especialista em Psiquiatria pela ABP/Associação Médica Brasileira (AMB). Especialista em Psiquiatria da Infância e Adolescência pelo HCPA/UFRGS. Certificado de Atuação em Psiquiatria Forense pela ABP/AMB. Psiquiatra do Ministério Público do Estado do Rio Grande do Sul.

FELIPE KENJI SUDO > Psiquiatra. Especialista em Psiquiatria Geriátrica pela ABP. Mestre em Psiquiatria pela UFRJ. Técnico Pericial do Ministério Público do Estado do Rio de Janeiro (MPRJ).

FLAVIO JOZEF > Psiquiatra. Especialista em Psiquiatria Geral e Psiquiatria Forense pela ABP. Mestre e Doutor em Psiquiatria pela Faculdade de Medicina da UFRJ. Chefe do Setor de Psiquiatria Forense do IPUB/UFRJ.

FRANKLIN ESCOBAR-CÓRDOBA > Psiquiatra. Especialista em Psiquiatria pela Universidad Nacional de Colombia. Mestre em Psiquiatria Forense e Doutor (PhD) em Medicina pela UNLP. Professor titular de Psiquiatria da Faculdade de Medicina da Universidad Nacional de Colombia. Pesquisador sênior, Colciencias, Colômbia.

FREDERICO REBESCHINI DE ALMEIDA > Advogado. Pós-graduado em Direito Processual Civil pela Pontifícia Universidade Católica do Rio Grande do Sul (PUCRS). Membro da Associação dos Advogados de São Paulo (AASP).

GABRIEL BORGES SCHWANCK > Médico. Psiquiatria Forense pela UFCSPA. Psiquiatra da Unidade Comunidade Socioeducativa (CSE) da Fundação de Atendimento Socioeducativo (FASE) do Rio Grande do Sul.

GABRIELA DE MORAES COSTA > Psiquiatra forense. Mestre em Psicofarmacologia pela Universidade Federal de Santa Maria (UFSM). Professora substituta de Psiquiatria da UFSM. Médica psiquiatra do Hospital Universitário de Santa Maria.

GILBERTO ERNESTO GARABITO GARCÍA > Bacharel em Direito. Mestre em Direito Público e Privado pela Universidad de Guadalajara (UG). Professor da UG e do Instituto Tecnológico de Estudios Superiores de Occidente (ITESO). Magistrado da Segunda Sala em Matéria Penal do Supremo Tribunal de Justiça no Estado de Jalisco, México.

HELENA DIAS DE CASTRO BINS (COORDENADORA DA PARTE 4 DESTE LIVRO) > Psiquiatra forense. Especialista em Psiquiatria e em Psiquiatra Forense pela ABP. Especialista em Psicoterapia de Orientação Analítica pela UFRGS. Mestre em Ciências da Saúde pela UFCSPA. Doutoranda em Ciências da Saúde na UFCSPA. Psiquiatra judiciária do Tribunal de Justiça do Estado do Rio Grande do Sul (TJRS). Membro da Seção de Psiquiatria Forense da WPA e da Red Iberolatinoamericana de Investigación y Docencia em Salud Mental Aplicada a lo Forense.

ISSAM AHMAD JOMAA > Psiquiatra forense. Formação em Psiquiatria pelo Grupo Hospitalar Conceição e Psiquiatria Forense pela UFCSPA.

JAIRO WERNER JÚNIOR > Psiquiatra e psiquiatra da infância e adolescência. Mestre em Educação pela UFF. Doutor em Saúde Mental pelo Departamento de Psiquiatria da Universidade Estadual de Campinas (Unicamp). Professor titular IV da Faculdade de Medicina da UFF. Professor adjunto da UERJ. Assessor psiquiátrico da Coordenadoria de Direitos Humanos do Ministério Público Estadual. Membro do Fórum Permanente de Direitos da Criança, da Juventude e Justiça Terapêutica da Escola da Magistratura do Rio de Janeiro (EMERJ). Ex-técnico pericial do MPRJ. Professor responsável pela área de Neuropsiquiatria e Desenvolvimento Infantil da UFF. Membro da Seção de Psiquiatria Forense da WPA. Membro da Academia Internacional de Lei e Saúde Mental (IALMH). Membro da American Psychiatric Association (APA/EUA).

JERSON LAKS ▶ Psiquiatra. Doutor em Psiquiatria pela UFRJ. Coordenador do Centro para Alzheimer do IPUB/UFRJ. Professor associado da Faculdade de Ciências Médicas da UERJ. Coordenador técnico do Centro de Estudos e Pesquisa do Envelhecimento/Instituto Vital Brazil. Pesquisador 2 do CNPq. Cientista do Nosso Estado da Fundação de Amparo à Pesquisa do Estado do Rio de Janeiro (FAPERJ). Bolsista da Fundação de Empreendimentos, Pesquisa e Desenvolvimento Institucional, Científico e Tecnológico do Rio de Janeiro (Femptec).

JORGE O. FOLINO ▶ Psiquiatra forense. Especialista em Psiquiatria e em Medicina Legal. Doutor em Medicina pela Faculdade de Ciências Médicas da UNLP. Pesquisador categoria I da Faculdade de Ciências Médicas da UNLP. Professor titular de Psiquiatria e diretor do Mestrado em Saúde Mental Forense da Faculdade de Ciências Médicas da UNLP.

JOSÉ FACUNDO VERA GÓMEZ ▶ Psiquiatra forense do Ministério Público de Assunção, Paraguai. Integrante do Conselho da Section of Forensic Psychiatry da WPA. Auxiliar de ensino da Cátedra de Psiquiatria da Universidad Nacional de Asunción. Ex-professor da Cátedra de Psiquiatria e Psicologia Médica da Universidad Nacional de Itapúa. Psiquiatra do Ministério da Saúde Pública e Bem-estar Social do Paraguai. Integrante do Consejo Internacional para la Rehabilitación de Víctimas de la Tortura y sus Familiares (IRCT). Membro do conselho da Sociedad Internacional para la Salud y los Derechos Humanos (ISHHR). Ex-secretário regional da Asociación Psiquiátrica de América Latina (APAL).

JOSÉ ROBERTO GOLDIM ▶ Biólogo. Mestre em Educação pela UFRGS. Doutor em Clínica Médica pela UFRGS. Professor adjunto da Faculdade de Medicina da PUCRS. Professor convidado da Faculdade de Medicina da UFRGS. Chefe do Serviço de Bioética do HCPA. Pesquisador responsável pelo Laboratório de Pesquisa em Bioética e Ética na Ciência do Centro de Pesquisa Experimental do HCPA.

KÁTIA MECLER ▶ Psiquiatra. Especialista em Psiquiatria Forense pela ABP. Mestre e Doutora em Psiquiatria pela UFRJ. Preceptora da Residência Médica em Psiquiatria Forense do IPUB/UFRJ. Psiquiatra forense do Instituto Médico Legal Afrânio Peixoto e do Instituto de Perícias Heitor Carrilho. Coordenadora do Departamento de Ética e Psiquiatria Legal da ABP.

LEONARDO F. MEYER ▶ Psiquiatra clínico e forense. Especialista em Psiquiatria Clínica e Forense pela ABP. Mestre em Ciências da Saúde – Psiquiatria Forense – pela UFRJ. Psiquiatra perito no Instituto de Perícias Heitor Carrilho.

LUCIANA LOPES MOREIRA ▶ Psiquiatra e psiquiatra forense. Membro da Section of Forensic Psychiatric da WPA.

MAÍRA MENDES DOS SANTOS ▶ Psicóloga. Especialista em Psicopatologia Clínica. Mestre em Ciências pela Universidade Federal de São Paulo (Unifesp). Doutoranda em Saúde Coletiva na Unisantos. Pesquisadora associada do Grupo de Ciências Forenses – CNPq/Universidade do Estado do Amazonas (UEA).

MARIA CRISTINA MILANEZ WERNER ▶ Psicóloga clínica e forense, terapeuta de casal e família, sexóloga, terapeuta em EMDR e em Brainspotting, terapeuta em ajuda humanitária psicológica, perita. Especialista em Terapia Familiar Sistêmica pelo Núcleo Pesquisas RJ. Especialista em Terapia Sexual e em Educação Sexual pelo Persona/Sociedade Brasileira de Estudos em Sexualidade Humana (SBRASH). Mestre em Psicologia Clínica pela Pontifícia Universidade

Católica do Rio de Janeiro (PUC-Rio). Professora do Curso de Especialização de Direito Especial da Criança e do Adolescente da Faculdade de Direito da UERJ. Professora dos Cursos de Violência Doméstica e de Direito de Família da EMERJ. Coordenadora geral, supervisora clínica e professora do Curso de Formação em Terapia Familiar Sistêmica do Instituto de Pesquisas Heloisa Marinho (IPHEM) e Associação de Terapia de Família do Rio de Janeiro (ATF/RJ). Coordenadora geral, supervisora clínica e professora do Curso de Formação em Sexualidade Humana do IPHEM e Centro de Estudos Elo. Presidente do IPHEM e da ATF/RJ.

MARIANA RIBEIRO DE ALMEIDA > Psiquiatra. Residente em Psiquiatria Forense no HCPA.

PAULO BLANK > Psiquiatra. Especialista em Criminologia pela PUCRS. Especialista em Psiquiatria Forense pela ABP. Pós-graduado em Psicologia Forense e Investigativa pela University of Liverpool, Reino Unido. Psiquiatra forense e supervisor pericial no Instituto Psiquiátrico Forense Maurício Cardoso.

PAULO MATTOS > Psiquiatra. Doutor em Psiquiatria pela UFRJ. Professor da UFRJ.

PEDRO HENRIQUE ISERHARD ZORATTO > Psiquiatra forense. Certificado de atuação em Perícia Médica pela Sociedade Brasileira de Perícias Médicas. Membro do Corpo Clínico do Instituto Psiquiátrico Forense Maurício Cardoso.

RENATA MARIA DOTTA PANICHI > Psicóloga. Especialista em Psicoterapia Psicanalítica da Infância, Adolescência e Idade Adulta e Psicanálise das Configurações Vinculares. Mestre em Psicologia pela PUCRS. Doutora em Ciências da Saúde, Métodos Diagnósticos e Epidemiologia das Doenças pela UFCSPA. Professora da Faculdade de Direito da Fundação Escola Superior do Ministério Público do Rio Grande do Sul. Coordenadora da Política Estadual de Atenção Básica à Saúde Integral da Pessoa Privada de Liberdade no Sistema Prisional, Secretaria Estadual da Saúde.

ROBERT D. HARE > PhD. Professor emérito do Departamento de Psicologia da University of British Columbia, Vancouver, Canadá.

RODRIGO GRASSI-OLIVEIRA > Psiquiatra. Mestre em Psicologia Cognitiva e Doutor em Psicobiologia pela PUCRS. Livre-docente em Psiquiatria pela Unifesp. Professor adjunto do Programa de Pós-graduação em Psicologia e do Programa de Pós-graduação em Pediatria e Saúde da Criança da PUCRS. Pesquisador produtividade 1D do CNPq.

ROGÉRIO GÖTTERT CARDOSO > Médico de perícia e análise e psiquiatra forense. Especialista em Administração Hospitalar e em Ética e Educação em Direitos Humanos. Mestrando em Salud Mental Forense na Facultad de Medicina na UNLP. Professor de Psiquiatria da Fundação Universitária Mário Martins, do Centro de Estudos Mário Martins e do Instituto Abuchaim. Diretor técnico do Instituto Psiquiátrico Forense em Porto Alegre.

SERGIO BAXTER ANDREOLI > Psiquiatra e pesquisador em epidemiologia. Mestre e Doutor pela Unifesp. Professor adjunto do Departamento de Psiquiatria da Unifesp. Professor do Programa de Saúde Coletiva da Unisantos.

TALVANE DE MORAES > Médico. Especialista em Psiquiatra Forense. Livre-docente e Doutor em Psiquiatria. Titular da Academia Nacional de Medicina Legal. Titular da Academia de Medicina do Rio de Janeiro. Professor de Psiquiatria Forense da Escola da Magistratura do Tribunal de Justiça do Rio de Janeiro. Titular-Fundador da ABP.

Ex-diretor do Manicômio Judiciário Heitor Carrilho.

VALENTIM GENTIL ❯ Médico. PhD. pelo Instituto de Psiquiatria, Londres. Livre-docente pelo Departamento de Psiquiatria da FMUSP. Professor titular de Psiquiatria da FMUSP.

VICENTE X. MOLINA OJEDA ❯ Psiquiatra e advogado. Professor titular "B" do CUCS da Universidad de Guadalajara. Auxiliar da Administração da Justiça em Psiquiatria Forense pelo Conselho da Judicatura no Estado de Jalisco, México.

VIVIAN PERES DAY ❯ Psiquiatra. Especialista em Psiquiatria Forense pela ABP. Supervisora pericial aposentada do Instituto Psiquiátrico Forense Maurício Cardoso. Membro da Sociedade Psicanalítica de Porto Alegre (SPPA). Professora do Curso de Especialização em Psicoterapia do Centro de Estudos Luís Guedes (CELG) da UFRGS.

WALMOR J. PICCININI ❯ Psiquiatra. Especialista pela ABP. Professor da Fundação Universitária Mário Martins. Coeditor de Psychiatry Online Brazil. Membro da Comissão de História da ABP.

WOLFRAM ENGELHARDT ❯ Psiquiatra forense. Diplomado em Psiquiatria Clínica pela Nottingham University, Reino Unido. Pós-graduado em Neuropsiquiatria Clínica pela Birmingham University, Reino Unido. Doutor em Medicina pela J. W. Goethe University, Frankfurt/Main, Alemanha. Membro do Royal College of Psychiatrists. Médico adjunto do Forensisch-Psychiatrischer Dienst, Bern University, Suíça.

YGOR ARZENO FERRÃO ❯ Psiquiatra. Mestre em Psiquiatria pela UFRGS. Doutor em Psiquiatria pela FMUSP. Professor adjunto de Psiquiatria da UFCSPA. Preceptor da Residência em Psiquiatria da UFCSPA/Hospital Materno Infantil Presidente Vargas (HMIPV). Coordenador da Rede Gaúcha de Pesquisa em Transtornos do Espectro Obsessivo-compulsivo (ReTOC). Membro do Consórcio Brasileiro de Pesquisa em Transtornos do Espectro Obsessivo-compulsivo (C-TOC).

Dedico este livro ao que tenho de mais precioso na vida: minha família e meus verdadeiros amigos. Todo meu amor e minha gratidão.
E.A.F.

Dedicado aos que perderam tudo, a razão e a liberdade, na esperança de que nessuna libertá esiste si non esiste la libertá interiori dell'individuo.
M.C.

Aos meus amores João e Terezinha, Jorge, Mateus e Bibiana, com gratidão.
L.E.B.T.

À memória de meus pais, Laura e Attila, as fundações;
à minha mulher, Zenóbia, a bússola;
aos nossos filhos, Maria Laura e Rafael e Daniela e Júlio, a obra;
e às nossas netas, Isabel, Valentina e Manuela, o futuro.
J.G.V.T. (*in memoriam*)

Apresentação

Apresentamos aos leitores a terceira edição do livro *Psiquiatria forense*, agora intitulado *Psiquiatria forense de Taborda*. E o fazemos com um misto de alegria e tristeza. O motivo da alegria é a constatação do sucesso, do crescimento e da expansão da obra iniciada por nosso colega, amigo e mestre José Geraldo Vernet Taborda. E o motivo da tristeza, a perda irreparável desse incansável lutador pela causa psiquiátrico-forense.

O Taborda, assim conhecido por nós, foi um precursor na área. Ele abriu portas para um sem número de colegas psiquiatras forenses em atividades científicas tanto nacional quanto internacionalmente. Criou e conduziu residência médica na área psiquiátrico-forense, deu supervisões, inúmeras palestras, incluiu muitos novos profissionais em artigos de relevantes revistas científicas e coordenou este livro desde sua primeira edição. Nada mais justo, portanto, que seu nome seja eternizado em seu título.

É necessário chamar a atenção dos leitores, no entanto, para o fato de que esta obra acolhe ideias próprias dos diferentes autores de capítulos, que vêm para colaborar, acrescentar, expandir o saber psiquiátrico-forense. Sendo assim, é natural que algumas das ideias expostas ao longo do livro não sejam exatamente aquelas divulgadas pelo próprio Taborda.

Taborda, que participou ativamente na definição dos capítulos e autores desta edição, escolheu a dedo e convidou nossa querida colega e amiga Lisieux E. de Borba Telles para substituí-lo. Lisieux, além de todo profissionalismo, teve uma relação de proximidade acadêmica e amizade com o nosso mestre e vem nos ajudando a seguir as linhas mestras e a não

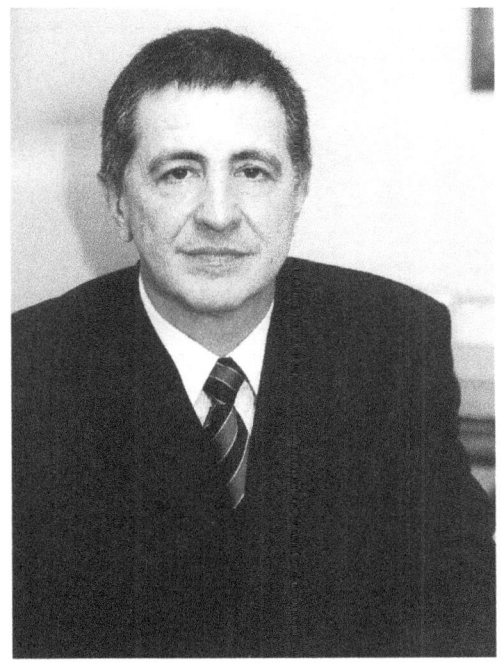

perder o foco do projeto original. Ela já participara da edição anterior e agora assume uma responsabilidade ainda maior, estando à frente da produção da obra.

Na apresentação da primeira edição, enfatizávamos "uma grande lacuna bibliográfica" em relação à psiquiatria forense. Desde então, vimos surgir diversos trabalhos, tanto artigos quanto livros, o que nos autoriza a supor que nosso livro colaborou para o incentivo de novas publicações.

Na apresentação da segunda edição, Taborda evocou a memória de um parceiro de muitos anos, Cláudio Duque, um colaborador inesquecível. Não podíamos imaginar que, agora, estaríamos evocando a sua própria memória. Nós o fazemos com o maior respeito, gratidão e com a certeza de que suas contribuições, exemplos e recordações permanecem entre nós, seus afortunados colegas.

Novos colaboradores se juntaram a nós na edição atual, incluindo não só ex-alunos do mestre, como também monstros sagrados da literatura internacional. Agradecemos a todos esses autores, que se dispuseram a sacrificar seu tempo de lazer ou convívio familiar/social para nos ajudar nessa tarefa. Sem vocês, este livro não teria sido possível.

Assim, esperamos que esta edição seja tão bem acolhida pelos leitores quanto as duas anteriores e que esta obra contribua, cada vez mais, para o crescimento dessa especialidade psiquiátrica, incentivando novos autores e profissionais a mergulharem nesse universo forense.

ELIAS ABDALLA-FILHO
MIGUEL CHALUB
LISIEUX E. DE BORBA TELLES

Prefácio à Terceira Edição

A psiquiatria forense é uma ciência que, por estar situada na interface entre a psiquiatria e o direito, tem de ser revista de forma constante por duplo motivo: a revisão dos sistemas classificatórios dos transtornos mentais e a atualização dos códigos dos diversos ramos do direito. Assim, desde a edição anterior deste livro, publicada em 2012 (mas redigida no ano de 2011), houve a revisão da CID-10, elaborando-se a CID-11, e a publicação tanto do DSM-5 como do Novo Código de Processo Civil, a vigorar a partir de 2016. Só isso já justificaria esta nova edição.

Enquanto em sua primeira edição, publicada em 2004, esta obra continha 20 capítulos, na segunda, de 2012, este número já havia sido ampliado para 30 e, finalmente, na atual, conta com 38 capítulos. Isso mostra que, além da atualização, o livro vem sendo expandido de forma substancial, abarcando novos temas.

A Parte 4, referente às situações de vulnerabilidade e violência doméstica, é toda inédita e aborda os seguintes temas: violência infantil; violência contra a mulher; violência contra o idoso e homicídio familiar. Essa parte mostra que a atual edição tem ainda um terceiro motivo de atualização, além dos dois apontados anteriormente. Trata-se da inclusão de temas atuais, presentes no cotidiano. Tal é o caso da violência familiar, que, apesar de não ser, em si, um tema novo, vem inegavelmente ganhando proporções cada vez maiores na atualidade. Esse tipo de violência vem atingindo tanto idosos quanto crianças, bem como tem sido denunciado com maior frequência pelas mulheres vítimas de agressões dentro dos próprios lares.

Há nesta edição, também, mais quatro outros capítulos inteiramente novos. A Parte 1, referente aos fundamentos da área, traz um capítulo inédito sobre o ensino da psiquiatria forense no Brasil, que aborda possíveis formas de se aprender psiquiatria forense no país, seja pela via da residência médica, por meio de estágios ou, ainda, na academia, com cursos de pós-graduação sobre o tema, entre outros.

A Parte 5, referente às implicações forenses de alguns transtornos mentais, dedica agora um capítulo inteiro à psicopatia, destacando-a do capítulo de transtornos da personalidade. Assim, é dada maior ênfase a um tema extremamente presente na atualidade.

A Parte 6, referente a temas especiais em psiquiatria forense, recebeu dois novos capítulos: um sobre suicídio e prisão, abordando um tema ainda pouco explorado na realidade brasileira; o outro sobre um tópico que tem sido alvo de inúmeras e fervorosas discussões atuais, gerando a polêmica sobre a redução da maioridade penal: a delinquência juvenil.

Todos os capítulos que já estavam contidos na edição anterior foram revistos e atualizados. O título *Psiquiatria forense* foi mudado para *Psiquiatria forense de Taborda*, como justa homenagem ao colega e amigo José Geraldo Vernet Taborda, que conduziu os trabalhos desde a primeira edição deste livro, tendo sido também o grande incentivador das novas edições, incluindo esta. Sua morte representa uma perda inestimável em todos os sentidos, incluindo o científico.

Além de temas inéditos, há também novos autores de capítulos. Este grupo é composto por uma mescla de profissionais nacionais especialistas na área psiquiátrico-forense e convidados com reconhecimento científico internacional, como é o caso, entre outros, de Robert D. Hare, um dos maiores estudiosos mundiais de psicopatia.

Com tudo isso, evidencia-se o crescimento paulatino da presente obra, que já se tornou referência nacional na matéria, não só em volume, mas sobretudo em qualidade. Espera-se que ela venha a aprimorar o contínuo aprendizado dessa especialidade médico-psiquiátrica, colaborando para uma avaliação cada vez mais justa daqueles que apresentam algum transtorno de ordem mental e que, de uma forma ou outra, venham a se deparar com o sistema judicial.

ELIAS ABDALLA-FILHO
MIGUEL CHALUB
LISIEUX E. DE BORBA TELLES

Prefácio da Segunda Edição

A especialidade médica da psiquiatria vem sofrendo, nas últimas décadas, uma sucessão de ataques, muitos deles provenientes, inclusive, de psiquiatras. Espantosa capacidade dos médicos, algozes de si próprios, que negam a ciência médica, de base biológica, e buscam no meio ambiente a expressão plástica de sua forma de pensar.

As mudanças nas nomenclaturas médicas refletem essa tendência e, por consequência, fragilizam a medicina. Temos então duas variáveis em conflito que precisam novamente ser integradas. A atual dicotomia exclui o pensar biológico da manifestação expressa na alteração comportamental. Basta, como demonstração, ver a Classificação internacional de doenças (CID) no capítulo dirigido às enfermidades mentais que, ao tratar dos diagnósticos diferenciais, não coloca as variáveis orgânicas do adoecer como o elemento fundamental para distinguir em primeiro plano o que decorre de uma doença física, com alterações anatômicas e fisiopatológicas, do que é funcional cerebral, mensurável por meio de investigação por imagem ou pelos humores corporais.

A universal chamada para o entendimento holístico do ser humano não está certa ao excluir o biológico do entendimento das doenças mentais, tratadas eufemisticamente como "sofrer psíquico" ou "transtorno", como se estivéssemos diante apenas de uma desarmonia intrapsíquica ou de um desajuste social.

A psiquiatria forense, por sua especial intersecção com o ordenamento jurídico vigente, é uma das subespecialidades médicas mais visadas por esses críticos, independentemente de seus matizes profissionais. Em recente debate no âmbito de operadores do direito, um membro do Ministério Público dizia: "Devemos retirar das mãos de uma única profissão a definição sobre o diagnosticar, internar e desinternar as pessoas em processo de sofrimento psíquico". Para quem assim pensa, postular que as perícias psiquiátricas deveriam ser perícias psicossociais é mera consequência.

Prefaciar esta obra, após a exuberante apresentação do decano perito médico-legal Genival Veloso de França, é um empolgante desafio, principalmente por assegurar a maestria de haver sido "ordenada didaticamente, capaz de revelar um modelo de psiquiatria forense debruçado sobre o que emerge dos conflitos entre a natureza humana perturbada e a ordem pública e o interesse social". Como bem afirma o ilustre mestre, as obras nessa seara são áridas, um reflexo da pobreza do ensino dessa matéria nos cursos de graduação médica como disciplina autônoma.

De fato, José Geraldo Vernet Taborda, Elias Abdalla-Filho, Miguel Chalub e colaboradores trazem a lume reflexões atualizadas sobre a evolução dessa importante área de atuação da psiquiatria, conforme definido pela Resolução CFM N° 1.634/02. Esta segunda edição está completamente revisada e ampliada, trazendo, além da matéria já abordada na primeira edição, capítulos que tratam de temas pouco discutidos entre nós, como terrorismo, perícias psiquiátricas previdenciárias e acidentárias e uma instigante discussão sobre os efeitos forenses da reforma da atenção psiquiátrica entre nós.

Periculosidade, capacidade, responsabilidade, imputabilidade e seus reversos são os elementos conceituais com que lida o perito em psiquiatra forense. As perícias médicas administrativas, previdenciárias e trabalhistas têm, no ato do médico, o elemento terminativo, só sendo ultrapassada esta fronteira quando há conflito e os tribunais são chamados a definir o contencioso no que tange ao alcance do elemento diagnóstico/ prognóstico nosológico relativo aos efeitos legais que geram. Nos tribunais, o papel pericial é de atividade-meio, porque passa a ser subsídio para que os juízes apliquem fundamentos jurídicos que gerem os efeitos do que está previsto na lei, definindo direitos ou cobrando deveres. O perito precisa saber movimentar-se nessa interface, pois é aí que reside a arte e a peculiaridade do ato pericial: ato médico exclusivo e de excelência, porém não a serviço direto de um enfermo, mas à causa da Justiça.

Os ataques à medicina e a essa especialidade pretendem alcançar esse núcleo.

A base da clínica médica é a arte do diagnóstico. Este não decorre apenas de elementos de inclusão, do somatório de sinais e sintomas. Os elementos semiológicos são os subsídios para que se descortinem as diversas possibilidades quanto à etiologia, à terapêutica e à reabilitação e, como consequência, o prognóstico. Assim, o raciocínio clínico que, em dado momento, afunila, no momento seguinte abre-se em incontáveis possibilidades, que só a acurácia da sólida formação humanística e biologicista pode responder. A formação do médico é holística pela própria natureza da medicina, tem ele que compreender o soma, a psique, o social, a cultura, o comportamental e o ocupacional para poder aplicar corretamente os recursos a sua disposição e responder às exigências da sociedade e da lei.

É exatamente nesse universo que está situada esta obra, tão brilhantemente escrita e organizada. Do epistemológico, como entende Japiassú, "a Epistemologia específica que trata de levar em conta uma disciplina intelectualmente constituída em unidade bem definida do saber e de estudá-la de modo próximo, detalhado e técnico, mostrando sua organização, seu funcionamento e as possíveis relações que ela mantém com as demais disciplinas", ao teleológico, segundo a visão aristotélica de que "seria uma doutrina que estuda os fins últimos da sociedade, humanidade e natureza".

As respostas buscadas em apoio ao que pleiteia a Justiça – expressão da sociedade na busca da manutenção de sua organicidade – obrigam o psiquiatra especializado na ciência e na arte da interface entre a medicina e a lei a situar o homem, ser biológico, em sua contextualização psicológica, social, comportamental e patológica.

Esta segunda edição da *Psiquiatria forense*, dos colegas Taborda, Abdalla-Filho e Chalub, faz vislumbrar que a variável patológica não é apenas uma expressão de desadaptação que decorre de uma forma contestadora de ser, mas um sistema complexo, em que o ser humano aparece como agente de transgressão das regras sociais em virtude de patologia que se expressa na forma de compreender a si e ao mundo com suas peculiaridades. Dessa forma, impõe-se à sociedade a necessidade de aplicar as regras de proteção que adotou, não só de si própria ou da comunidade em geral, mas, em especial, dessa parcela tão vulnerável, os doentes mentais. Com isso, concretizasse a máxima constitucional de que "a saúde é direito de todos e dever do Estado", que deve ser implementada por medidas abrangentes de natureza preventiva primária, secundária e terciária, buscando promover a saúde mental da população, o tratamento efetivo dos doentes mentais e a redução do risco de que sejam vítimas ou vitimados por seu adoecer.

Por tais impositivos, a recepção desta obra, pelos meios acadêmicos e profissionais, deve enriquecer os conhecimentos dos interessados e servir de guia em suas reflexões para a aplicação correta do saber.

EMMANUEL FORTES SILVEIRA CAVALCANTI
Psiquiatra. Vice-presidente,
Conselho Federal de Medicina

Prefácio da Primeira Edição

Faz muito tempo que se espera uma obra atualizada, objetiva e ordenada didaticamente, capaz de revelar um modelo de psiquiatria forense debruçado sobre o que emerge dos conflitos entre a natureza humana perturbada e a ordem pública e o interesse social. Isso se dá neste instante com muito mais razão, quando se discute o anteprojeto de um próximo Código Penal e quando se tem a vigência de um novo Código Civil.

Tal ansiedade justifica-se, ainda, não só pela escassez de obras sobre o assunto, mas, igualmente, pela carência do seu ensino como disciplina autônoma nos cursos de graduação médica, apesar de sua necessidade ser um fato consagrado, o que é provado pela avalanche de solicitações de perícias requisitadas pelos tribunais nos interesses administrativo, civil e criminal.

De repente, eis que surgem José Geraldo Vernet Taborda, Miguel Chalub e Elias Abdalla-Filho coordenando um texto seguro e abalizado sob o título *Psiquiatria forense* e pedem minhas impressões, o que faço com a vaidade (eu que já me pensava esquecido dela) de quem inaugura algo tão esperado e que nasce engrandecido pelo seu apuro e pelo seu irrevogável destino.

Este livro, como não poderia deixar de ser, está vincado por um projeto que é o de conduzir a psiquiatria forense por novos caminhos.

Sabe-se que, embora as reações antissociais sejam parte da própria existência humana, há um vandalismo terrível, de proporções inimagináveis e de manifestações estranhas, exigindo explicação e remissão. O registro criminográfico da violência e seu conteúdo cruel projetam-se além da expectativa mais alarmista. Verifica-se, nos dias que correm, uma prevalência delinquencial que extrapola os índices tolerados e as feições convencionais. Uma criminalidade diferente, anômala e muito perversa na sua maneira de agir e na sua insensata motivação.

José Geraldo Vernet Taborda é psiquiatra forense e bacharel em Direito, professor adjunto do Departamento de Psiquiatria e Medicina Legal da Fundação Faculdade Federal de Ciências Médicas de Porto Alegre, além de doutor em Medicina pela Universidade Federal do Rio Grande do Sul (UFRGS).

Miguel Chalub é psiquiatra forense, professor adjunto do Departamento de Psiquiatria e Medicina Legal da Faculdade de Medicina da Universidade Federal do Rio de Janeiro (UFRJ) e doutor em Psiquiatria pela UFRJ, é também perito do Hospital de Custódia e Tratamento Psiquiátrico Heitor Carrilho no Rio de Janeiro.

Elias Abdalla-Filho é psiquiatra forense do Instituto de Medicina Legal de Brasília, doutor em Ciências da Saúde: Bioética, pela Universidade de Brasília (UnB), tendo cursado pós-doutorado em Psiquiatria Forense na University of London.

Com o devido respeito ao que se tem escrito ultimamente, não existia até agora um trabalho mais denso que mergulhasse fundamente neste assunto com uma análise criteriosa e atual, capaz de reescrever a matéria na perspectiva de uma definição moderna do comportamento humano discrepante em relação à responsabilidade penal ou à capacidade civil.

É o que fazem agora estes escafandristas de almas imergindo nos esconderijos da mente humana deformada, invadindo-lhe a intimidade e trazendo de lá o que existe de mais insondável e misterioso.

Como se sabe, qualquer que seja o modelo político-social, a tendência das sociedades modernas é orientar sempre o indivíduo em tipos e modos de viver compatíveis com a ordem pública. Infelizmente isso nem sempre é possível.

E o pior de tudo é que, por mais que haja esforços para tanto, não existe uma conceituação adequada de "doença mental", e a própria definição de "normalidade" tem sido um tormento, pois não tem padrão absoluto. Ela nunca é igual a si mesma, e, ainda que existisse, seria difícil de apontá-la. A fronteira entre o "normal" e o "anormal" é tão sutil e fugidia que se torna arriscado demarcá-la.

Temo pelo homem de amanhã, caso ele escape do suicídio universal, porque se está destruindo o humano que existe em nós. E o humanismo é a lógica mais elementar.

Erguem-se metrópoles de aço e concreto, verticais e desumanas, de árvores cor de chumbo e céu escurecido por uma atmosfera de fumo e pó. E, ao atravessar essas ruas de mil e uma tragédias, nota-se uma sensação de desespero em cada semblante e um sufocado grito de horror em cada boca. São dramáticos seres perdidos na noite, com suas luzes frias de néon, frias noites sem sentido e sem solução. Há uma angústia e uma solidão em cada esquina.

A proteção da ordem jurídica, por sua vez, não se resume apenas ao legalismo formal, porque a razão nem sempre está na substância das leis ou nas medidas do Poder, ditadas tantas vezes ao sabor das conveniências e das ocasiões, nem estamos mais na era do positivismo delirante que apontava nos indivíduos os estigmas atávicos de suas heranças malditas. É aí que pode pesar a autoridade pericial que não aceita a cumplicidade das parcerias constrangidas nem as submissões deformadoras.

Hodiernamente, como deve ser, a autoridade julgadora, para munir-se de subsídios de convicção, necessita também de informações especializadas. Ela pode até valer-se de sua cultura humanística e de seus conhecimentos jurídicos, mas onde houver a indicação do saber técnico e científico, não deve ser dispensada a contribuição dos peritos. Não pode aquela autoridade subtrair a função dos especialistas expondo seu viés impositivo. Mesmo que ela não seja prisioneira do laudo, está obrigada a socorrer-se da perícia sempre que se exigir conhecimentos diversos das ciências jurídicas. Só dessa maneira cristaliza-se a filosofia judiciária liberal que se inclina na garantia do direito das partes, sublinhada na apreciação exaustiva da prova e no sistema do convencimento condicionado do juiz.

Este é o grande desafio aos novos magistrados: além dos indispensáveis conhecimentos humanísticos e jurídicos, um impulso sedento e obstinado na apreciação quantitativa e qualitativa da prova. Destarte, para que o cidadão, mesmo o mais modesto de todos, não seja lesado nos seus justos e elevados interesses, não tenha sua sentença transformada numa desgraça e não se depare com o julgador perdido desastradamente num fosso medonho, impõe-se, na apreciação dos fatos e dentro das normas do direito, que a prova seja apreciada tendo em vista o valor e a procedência de sua inestimável contribuição. Isso mesmo. Só assim se justifica o verdadeiro destino da perícia: informar e fundamentar de maneira objetiva e imparcial todos os elementos consistentes do fato conflitante, garantindo o direito das partes, fazendo com que a dúvida não atormente a Justiça e o julgamento não se converta num desastre.

Ninguém desconhece o valor da prova: um pormenor bem descrito e uma particularidade mais bem avaliada têm a mágica de conduzir o analista que lê o laudo para o momento dramático do fato, permitindo, até, a reconstituição mental da lastimosa e desesperada ocorrência. Desse modo, a prova adquire a dimensão e a procedência de uma inestimável valia. Todavia, é preciso evitar o uso policial da psiquiatria para proteger a sociedade dos seus "corpos estranhos".

Com certeza, o presente livro vai se constituir num marco notável de contribuição àqueles que venham se interessar pelo tema, seja na aplicação prática dos operadores jurídicos seja na adequação contemplativa e crítica dos doutrinadores, hoje e sempre tão carentes de uma obra mais específica e aprofundada sobre o assunto.

Acredito que esta obra traz também algo inovador: a fuga do modelo legalista e formal – transcendendo ao preventivo e ao reconstrutor da reabilitação social –, e que sua tendência não é a de aplicar tão somente um rótulo psiquiátrico a toda conduta anormal, de forma indiscriminada. Sei que certos padrões e terminologias não podem desaparecer facil-

mente, ainda mais quando não se dispõe de conceitos e significações bem precisos. Tudo isso se alia ao fato de ser um texto que, por apresentar linguagem acessível e direta, certamente vai superar as incompreensões entre médicos e juristas.

Fico feliz e engrandecido de ter sido escolhido para descortinar esta obra, que irrompe privilegiada pelo fulgor de um ideal e qualificada pelo lampejo de inteligências vitoriosas.

GENIVAL VELOSO DE FRANÇA
Professor Titular de Medicina Legal da
Universidade Federal da Paraíba

Sumário

PARTE 1 › FUNDAMENTOS

1. Medicina Forense, Psiquiatria Forense e Lei › 3
   Miguel Chalub

2. Síntese Histórica da Psiquiatria Forense Brasileira › 13
   Walmor J. Piccinini

3. Ensino de Psiquiatria Forense no Brasil › 27
   Lisieux E. de Borba Telles, Elias Abdalla-Filho

4. Exame Pericial Psiquiátrico › 35
   José G. V. Taborda, Helena Dias de Castro Bins

5. Exames, Escalas e Avaliações Complementares em Psiquiatria Forense › 71
   Jerson Laks, Felipe Kenji Sudo

6. Direito de Família e Psiquiatria Forense da Criança e do Adolescente › 87
   Jairo Werner Júnior, Maria Cristina Milanez Werner

7. Ética em Psiquiatria Forense › 115
   José Roberto Goldim, Mariana Ribeiro de Almeida, Caroline Galli Moreira, Elias Abdalla-Filho

PARTE 2 › PERÍCIAS CRIMINAIS

8. Perícia de Imputabilidade Penal › 131
   José G. V. Taborda, Miguel Chalub, Gabriela de Moraes Costa

9. Perícia nos Transtornos por Uso de Substâncias › 147
   Gabriela de Moraes Costa, Miguel Chalub, José G. V. Taborda

10. Exame de Superveniência de Doença Mental › 169
    Lisieux E. de Borba Telles, Rogério Göttert Cardoso, Paulo Blank

11. Avaliação de Risco de Violência › 181
    Elias Abdalla-Filho, Lisieux E. de Borba Telles

PARTE 3 › PERÍCIAS CÍVEIS, ADMINISTRATIVAS E PREVIDENCIÁRIAS

12. Avaliação da Capacidade Civil › 201
    José G. V. Taborda, Elias Abdalla-Filho, Kátia Mecler, Talvane de Moraes

13. Avaliações de Capacidades Civis Específicas › 216
    Elias Abdalla-Filho, José G. V. Taborda

14. Perícias em Direito de Família › 230
    Jairo Werner Júnior, Maria Cristina Milanez Werner, Helena Dias de Castro Bins, Fábio Montano Wilhelms

15. Responsabilidade Civil do Psiquiatra › 275
    José G. V. Taborda, Helena Dias de Castro Bins, Frederico Rebeschini de Almeida

16. Perícias Psiquiátricas Previdenciárias e Administrativas › 299
    José G. V. Taborda, Leonardo F. Meyer, Camila Avila Michalski Jaeger, Miguel Chalub

PARTE 4 › SITUAÇÕES DE VULNERABILIDADE E VIOLÊNCIA DOMÉSTICA

17. Violência Infantil › 331
    Helena Dias de Castro Bins, Renata Maria Dotta Panichi, Rodrigo Grassi-Oliveira

18 Violência Contra a Mulher ▶ 356
    Helena Dias de Castro Bins,
    Lisieux E. de Borba Telles, Renata Maria Dotta Panichi

19 Violência Contra o Idoso ▶ 372
    Lisieux E. de Borba Telles, Gabriela de Moraes Costa

20 Homicídio Familiar ▶ 384
    Lisieux E. de Borba Telles, Alcina Juliana Soares Barros

PARTE 5 ▶ **IMPLICAÇÕES FORENSES DE ALGUNS TRANSTORNOS MENTAIS**

21 Transtornos Neurocognitivos ▶ 403
    Analuiza Camozzato de Padua,
    Gabriela de Moraes Costa, Claudia da Cunha Godinho,
    José G. V. Taborda

22 Transtornos por Uso de
    Substâncias Psicoativas ▶ 414
    Elias Abdalla-Filho, Everardo Furtado de Oliveira,
    Issam Ahmad Jomaa

23 Transtornos Psicóticos ▶ 431
    Lisieux E. de Borba Telles, Vivian Peres Day,
    Pedro Henrique Iserhard Zoratto

24 Transtornos do Humor ▶ 445
    Alexandre Martins Valença, Flavio Jozef,
    Elias Abdalla-Filho

25 Parafilias, Transtornos
    Parafílicos e Crimes Sexuais ▶ 462
    Elias Abdalla-Filho, Luciana Lopes Moreira

26 Transtornos do Controle
    de Impulsos ▶ 490
    Ygor Arzeno Ferrão, José G. V. Taborda,
    Lisieux E. de Borba Telles, Alcina Juliana Soares Barros

27 Transtornos da Personalidade ▶ 506
    Elias Abdalla-Filho, Wolfram Engelhardt

28 Violência e Psicopatia ▶ 529
    Elizabeth Leon Mayer, Jorge O. Folino,
    José G. V. Taborda, Robert D. Hare

29 Deficiência Intelectual ▶ 541
    Elias Abdalla-Filho, Luciana Lopes Moreira

PARTE 6 ▶ **TEMAS ESPECIAIS EM PSIQUIATRIA FORENSE**

30 Simulação ▶ 567
    José G. V. Taborda, Alcina Juliana Soares Barros,
    Paulo Mattos

31 Transtorno Mental e Prisão ▶ 585
    Maíra Mendes dos Santos, Sergio Baxter Andreoli,
    Elias Abdalla-Filho, José G. V. Taborda

32 Suicídio e Prisão ▶ 598
    Gabriela de Moraes Costa, Lisieux E. de Borba Telles

33 Terrorismo ▶ 615
    José G. V. Taborda, Helena Dias de Castro Bins

34 Delinquência Juvenil ▶ 639
    Helena Dias de Castro Bins, Franklin Escobar-Córdoba,
    Gabriel Borges Schwanck

35 Reforma Psiquiátrica no Brasil ▶ 654
    Valentim Gentil, José G. V. Taborda, Elias Abdalla-Filho

PARTE 7 ▶ **DIREITO COMPARADO E PSIQUIATRIA FORENSE**

36 O Sistema de Justiça Criminal
    no Brasil e nos Estados Unidos ▶ 679
    José G. V. Taborda, Helena Dias de Castro Bins

37 O Conceito de Inimputabilidade
    na Legislação Latino-Americana ▶ 700
    José Facundo Vera Gómez, Jorge O. Folino,
    Carlos Hugo Isaac Serna, José G. V. Taborda,
    Lisieux E. de Borba Telles

38 A Capacidade Civil na
    Legislação Latino-Americana ▶ 721
    Lisieux E. de Borba Telles, Vicente X. Molina Ojeda,
    Gilberto Ernesto Garabito García, Enrique Sepulveda
    Marshall, José G. V. Taborda

Índice ▶ 731

PARTE 1

Fundamentos

CAPÍTULO 1

Medicina Forense, Psiquiatria Forense e Lei

Miguel Chalub

PONTOS-CHAVE

- O exercício da medicina compreende três domínios indissociáveis entre si: o cognitivo, o afetivo e o psicomotor, que se complementam e interagem na busca de seu objetivo principal: curar algumas vezes, aliviar quase sempre, consolar sempre.
- Além das implicações éticas e morais, a prática médica está profundamente vinculada a normas legais, que disciplinam desde a formação e as condições para o exercício legítimo da profissão até os deveres assumidos diante do paciente e da sociedade, bem como sua responsabilização por danos praticados nesse contexto.
- A psiquiatria é uma especialidade médica na qual a interface com o direito é muito intensa, pois as enfermidades mentais com frequência produzem quebra do teste de realidade, alterando a conduta social e moral do paciente.
- A psiquiatria forense é uma subespecialidade (área de atuação) da psiquiatria. Ontologicamente, entretanto, pode ser considerada como parte tanto da psiquiatria quanto da medicina legal, pois é uma decorrência natural da interface de uma especialidade médica com o direito.
- Três conceitos filosóficos e legais são indispensáveis para o exercício da psiquiatria forense: entendimento, determinação e discernimento.
- Toda medida de proteção a uma pessoa ou um grupo humano vulneráveis exige que, primeiro, se discrimine quem é vulnerável. Assim, uma questão atual consiste em estabelecer se medidas de proteção a enfermos mentais são avanços da civilização ou, contrariamente, mais um abuso cometido contra eles.

Fundamentos do exercício da medicina

O exercício da medicina deve compreender três domínios, ou áreas, indissociáveis entre si: o cognitivo, o afetivo e o psicomotor.[1] O domínio cognitivo é a expressão do conhecimento intelectual e científico do médico. É por meio das ciências biológicas, psicológicas e sociais que o médico adquire o saber que lhe permitirá exercer a medicina nos moldes e parâmetros científicos, ou seja, fundamentado em citologia, genética, histologia, anatomia, fisiologia, imunologia, microbiologia, parasitologia, anatomopatologia, fisiopatologia, bioquímica, biofísica, psicologia e sociologia. As duas últimas, ciências humanas, tão descuradas anteriormente na formação médica, se tornaram hoje imprescindíveis para a constituição humana do médico, qualquer que venha a ser sua futura especialidade. A compreensão da mente humana, seu funcionamento e seu dinamismo, as relações interpessoais e os contextos familiar, socioeconômico e ambiental em que se originam as enfermidades são hoje aspectos tão básicos para o médico quanto o são as ciências naturais e biológicas.

O domínio afetivo vem a ser a compreensão por parte do médico de que não está lidando com uma máquina, ainda que biológica, que apresenta alterações morfológicas ou funcionais, mas com pessoas, que têm emoções, sentimentos, desejos, motivações, inclinações; pessoas com um passado, que têm inserções familiares, econômicas e financeiras, de trabalho e de amizades no presente e que aspiram a um futuro em que haja qualidade de vida e prazer de existir. As doenças, enfermidades e moléstias só podem ser vistas, ouvidas e entendidas se forem assim analisadas.

O domínio psicomotor da prática médica vem a ser o que se chamava, em outros tempos, de arte médica. Munido do conhecimento médico-científico, revestido das qualidades pessoais, o médico intervém sobre a realidade da doença. A enfermidade, pois, não é apenas uma ocorrência da natureza que tem de ser estudada e compreendida. É também um sofrimento, um menoscabo, uma ameaça à vida ou à validez, uma mutilação, uma deficiência que exige ser sanada ou minimizada. É essa, na verdade, a essência da medicina. O doente, por sua vez, torna-se alvo da atenção médica apenas quando passa a ser um paciente, ou seja, quando sobre ele intervém o médico como agente de sua cura, de seu alívio, de seu conforto. O médico que dispõe apenas do domínio cognitivo será um cientista, um pesquisador, mas não um facultativo, um terapeuta. Aquele que só se apresenta com o domínio afetivo será um consolador, um fornecedor de conforto moral, atitude que facilmente deriva para curandeirismo e charlatanismo.

A ação médica reclama os três domínios que se completam e interagem no que é o propósito da medicina: curar algumas vezes, aliviar quase sempre, consolar sempre.

Medicina e lei

É fundamental para o correto, adequado, conveniente, moral e ético exercício da medicina que os três domínios de sua prática estejam sempre presentes. No entanto, a atividade médica pode exigir que outras considerações, além das três básicas, sejam levadas em conta. Entre elas, as mais importantes são as implicações legais.[2]

A maioria dos procedimentos médicos está sujeita apenas aos ditames antes referidos. Entretanto, a prática da medicina em si está toda regulamentada em lei: desde as normas que disciplinam a obtenção do diploma médico, passando pela autorização do exercício profissional em si, à delimitação dos direitos e deveres do médico diante dos pacientes, da sociedade e de seus pares. Assim, quando um pediatra vai examinar e medicar uma criança com um quadro febril ou que necessite de hidratação; quando um ginecologista realiza um exame genital; um cirurgião, uma intervenção cirúrgica; um obstetra, um parto; quando um clínico ou um psiquiatra prescrevem medicamentos, todos estarão agindo de forma lícita, movidos pelo conhecimento científico e técnico, imbuídos daquilo que é o fundamento da medicina humana e humanizada: a compaixão. Mas só isso não basta. Além dos fundamentos éticos e morais da conduta do médico e da licitude apriorística de seu agir, é necessário que o profissional se conduza de forma a não lesar direitos de outrem. Se, em decorrência de um procedimento médico, ocorrer um dano (material ou moral) a um paciente, pode-se estar diante de um caso de erro médico. Nessas condições, a força do direito e os efeitos regulamentadores das normas jurídicas se farão sentir.

O erro médico ocorre quando o médico, em sua atividade profissional, provoca dano ou lesão a seu paciente ainda que assim não o desejasse, mas o resultado ocorre por imperícia, negligência ou imprudência.[3] Imperícia é agir sem o conhecimento científico e a capacidade técnica necessários para aquela ação. Negligência é deixar de tomar os cuidados necessários para a adequada ação médica. Imprudência é não seguir as regras técnicas prescritas para determinada situação. Além disso, é necessário que haja uma relação de causalidade entre o ato praticado e o dano sofrido pelo paciente.

A presença da força regulamentadora da lei se faz sentir, porém, em muitos outros domínios que não o da estrita normatização da atividade médica e o da responsabilização do profissional por eventuais erros cometidos durante sua prática. Pode-se dizer, até mesmo, que não há especialidade médica que não tenha alguma especificidade legal à qual se deve prestar atenção no curso da atividade.

Na pediatria, por exemplo, o médico é obrigado a denunciar casos de maus-tratos a crianças e a adolescentes ou a simples suspeita de sua ocorrência. Não vige o sigilo médico, e o conselho tutelar, a autoridade policial ou a vara da infância e da adolescência devem tomar conhecimento do fato.

Na obstetrícia, o médico só pode praticar o abortamento em casos muito específicos, como estupro, risco de morte da mãe ou anencefalia fetal. Ainda na obstetrícia, a anticoncepção cirúrgica (laqueadura tubária) deve obedecer às normas de lei própria. Além disso, a falta de regulamentação da reprodução assistida tem gerado inúmeros problemas jurídicos para médicos e laboratórios que a praticam.

Na urologia, existe o caso das cirurgias de transgenitalização permitidas por uma resolução do Conselho Federal de Medicina para transexualismo, sob determinadas condições. Até algum tempo, tal cirurgia era considerada lesão corporal.

Na endocrinologia, observa-se o caso dos estados intersexuais que exigem definições de sexo genético, anatômico e social, cuja intrincada solução demanda recursos jurídicos.

Recentemente, assistimos a uma disputa judicial em torno de uma resolução do Conselho Federal de Medicina que permitiu a prática da chamada ortotanásia,[4] a qual sofreu contestação em algumas instâncias e nos pareceres de alguns juristas, não a distinguindo da eutanásia (considerada homicídio pela lei penal).

A medicina legal ou forense, por óbvio, é a especialidade médica em que a intercessão entre medicina e direito é mais evidente. A patologia forense, a tanatologia, a toxicologia, a clínica médico-legal (exames médico-forenses) e outros capítulos envolvem sempre condições médicas que servirão de subsídios à Justiça.

É importante lembrar que a medicina forense não cuida apenas de questões criminais. Ao contrário, as demandas civis são as que mais suscitam ações judiciais. Além dos questionamentos da capacidade civil (ações de interdição e curatela), a obrigação de indenizar por dano é um processo muito comum. Além dos danos físico e patrimonial, a Justiça aceita indenização por dano moral, aí compreendido o dano psíquico.

Outras situações médicas que primariamente não são forenses podem suscitar ações nos tribunais. A medicina previdenciária, com concessões de afastamento do trabalho e auxílio-doença, aposentadoria por invalidez, acidentes de trabalho e invalidez, questionamentos em exames admissionais e demissionais; a medicina administrativa, com afastamento do trabalho, aposentadoria por invalidez, aposentadoria especial em determinadas enfermidades, concessão de benefícios e pensões, isenções de algumas obrigações por motivo de doença, manutenção de dependência financeira por invalidez, divergência em posse e guarda de filhos sob alegação de doença, atestados médicos necessários para a execução de determinados atos e inúmeras outras questões podem constituir a matéria da medicina forense.

Psiquiatria e lei

A psiquiatria é outra especialidade médica na qual ocorre uma grande intercessão entre medicina e direito. A razão para isso reside em uma particularidade dessa área da medicina. As doenças físicas ou somáticas, em princípio, não alteram o comportamento, a conduta ou os valores do paciente. Quando o fazem, isso decorre de comorbidade com a enfermidade mental. Com efeito, o paciente com fratura óssea, diabetes, neoplasia, doença infecciosa, colagenose ou coronariopatia não apresenta problemas mentais que alterem grave e grandemente seus valores e/ou seu comportamento diante da realidade e dos outros ou sua conduta moral e pessoal. Caso isso ocorra, está-se diante de uma complicação psiquiátrica decorrente dessas doenças – por exemplo, *delirium*, confusão mental, psicose orgânica, reação exógena aguda –, ou seja, de uma comorbidade.

No entanto, as enfermidades mentais graves com elevada frequência alteram os valores do paciente, mudam seu comportamento, distorcem sua conduta social e moral. As alterações psíquicas são inúmeras, em maior ou menor grau, conforme a patologia mental.[5] A consciência torna-se turva, obnubilada ou torporosa; a atenção se dispersa; a orientação temporal, espacial e circunstancial se perde; a apresentação pessoal, a postura e as atitudes se tornam anômalas ou bizarras; fenômenos perceptivos anormais surgem; a memória de fixação ou de evocação se eclipsa; o pensamento sai da realidade, torna-se excessivamente veloz ou lento, e os processos lógico-formais deixam de existir; altera-se a identidade pessoal; os valores morais, éticos, estéticos, religiosos e sociais desaparecem; a inteligência se aplana; sentimentos e emoções anormais aparecem; as relações afetivas se embotam; o humor se torna instável ou imprevisível; a vontade, o desejo, as tendências, as inclinações, a prospecção, a motivação e o pragmatismo se trasmudam; a linguagem não serve mais para uma comunicação adequada; e a psicomotricidade vem a espelhar toda a anomalia da personalidade.

Tudo isso provoca perda ou grave redução da faculdade de entender a realidade e agir de acordo com ela. O doente mental passa a ter uma *Weltanschauung** que não é mais a que tinha antes e que não mais serve para sua inserção social e vida plena.[6]

Tal estado psíquico suscita inúmeras questões que fazem o enfermo mental ter relevantes problemas em sua vida pessoal e social e com as exigências legais. A mag-

---
* Cosmovisão, a maneira pela qual a pessoa vê o mundo, ou seja, o outro, a sociedade, a natureza e os valores.

nitude dessas questões provocou, em um processo natural de diferenciação, o surgimento, no âmbito da psiquiatria, de uma subespecialidade (área de atuação), a psiquiatria forense, ou legal.

Psiquiatria forense como área de atuação

A ideia de que as pessoas que perdessem a razão deveriam ter um tratamento legal diferente das demais é bem antiga na história de humanidade. Antes dos gregos, há inúmeras referências às doenças mentais e aos enfermos da mente, mas tais fontes não se referem à sua responsabilidade penal ou à capacidade civil. O Código de Hamurabi e as Leis de Manu falam de doentes e de médicos, mas não versam sobre temas de psiquiatria forense. De maneira geral, esse tipo de paciente não era visto como doente, mas como possuído por entidades malignas. Assim, não poderia ser objeto de cuidados legais. Os gregos – de Hipócrates em diante – dissertaram sobre doenças mentais, mas se omitiram em relação aos assuntos legais que pudessem vir a suscitar.

Os fatos ocorreram de maneira diferente em Roma. Diferentemente dos gregos, os romanos foram um povo legalista que deixou um monumento legal, o direito romano. Os doentes mentais, divididos em furiosos, alienados e mentecaptos, passaram a ter tratamento jurídico, tanto penal quanto civil. Os médicos romanos – como Celso, Areteu e Galeno, os quais deixaram obras que traduziam o pensamento científico da época – dissertaram sobre doenças mentais, mas não trataram dos aspectos jurídicos envolvidos no comportamento dos enfermos.[7] Ainda que as leis de Justiniano tratassem desse tema no *Corpus juris civilis*, na *Pandectas* e nas *Instituta*, e que tenham sido elaboradas algumas normas legais (principalmente civis), a influência crescente do Cristianismo acabou eclipsando a ideia de que os que perderam a razão eram doentes. A demonologia cristã predominou, e os doentes mentais passaram a ser considerados energúmenos (endemoniados) e, por isso, sem qualquer direito ou reconhecimento legal. A história mostrou o que sucedeu a bruxas, feiticeiras e possuídos pelo demônio. Podemos considerar que houve um interregno, durante a Idade Média, nas ideias místicas que dominaram a medicina, sobretudo pela atividade de médicos árabes e judeus durante o domínio islâmico na Espanha, no norte da África e no Oriente Médio. Entretanto, Avicena, Averróis e Maimônides, apesar das excelentes descrições de doenças, não cuidaram dos aspectos jurídicos por elas suscitados.[8] Assim, até o fim do século XVIII, não se pode falar em medicina forense e, muito menos, em psiquiatria forense.

O advento do Iluminismo, tanto o francês quanto o alemão, do Racionalismo e dos ideais que foram consubstanciados na Revolução Francesa e na Revolução Industrial não poderia deixar de atingir a medicina e particularmente a psiquiatria. Ao longo do século XVIII se dá o reconhecimento de que os doentes mentais não eram endemoniados – as últimas feiticeiras foram queimadas em 1715 –, sem, contudo, passarem a ter o *status* de doentes, ainda que da razão. Passaram a ser considerados marginais (à margem da sociedade), já que não produziam nem criavam riquezas. Eram assemelhados aos bandidos e às prostitutas. O máximo que por eles se fazia era recolhê-los em grandes instituições com os demais. As questões legais que suscitavam eram resolvidas pelos procuradores de justiça e pelos juízes, sem qualquer interferência médica. Quando foram libertados das prisões (na verdade, grandes casas de recolhimento dos marginais sociais) e enviados para hospitais, ainda não havia o reconhecimento de questões como capacidade civil e responsabilidade penal. Nesse sentido, o "caso Pierre Rivière"[9] tem sido considerado a certidão de nascimento da psiquiatria forense – pelo menos nos países de base legal romana –, uma vez que, pela primeira vez, alguns médicos (no caso, Esquirol, discípulo de Pinel, entre outros) são chamados a emitir um parecer médico-psiquiátrico sobre a responsabilidade penal de um criminoso (Pierre Rivière assassinou três membros de sua família).

A partir daí, aos poucos, foi se erguendo o edifício da psiquiatria forense, em particular na França e na Itália, mas também na Inglaterra e na Alemanha.[10] Na atualidade, por meio do exame pericial psiquiátrico, a psiquiatria forense, a partir de psiquiatras forenses, é convocada a intervir em um sem-número de casos na interface entre psiquiatria e direito, desde temas penais (como responsabilidade penal, superveniência de doença mental e periculosidade), passando por questões cíveis (capacidade civil em geral e disputas em direito de família), chegando a discussões nos âmbitos administrativo, trabalhista e previdenciário, sempre que a saúde mental de uma das partes envolvidas for de interesse para a solução da causa.

Alguns pressupostos básicos da psiquiatria forense

Pelo menos três conceitos filosóficos e legais são indispensáveis para o exercício da psiquiatria forense: entendimento, determinação e discernimento.[11]

As capacidades de entendimento e de determinação decompõem-se em um número considerável de faculdades, tanto intelectivas quanto volitivas. Tais faculdades encontram-se de tal maneira entrelaçadas no espírito humano que seria bastante artificial apontar com rigidez quais são pertencentes à intelecção e quais são à conação. Assim, é preferível estudar de maneira exaustiva e abrangente um elenco dessas faculdades, sem discriminar as pertencentes a uma ou a outra das categorias citadas.

A posse, plena ou limitada, da capacidade de entendimento ou de determinação por parte de alguém só pode ser corretamente avaliada após detido exame de uma série de atributos cognitivos, volitivos e valorativos que, em seu conjunto, formam aquelas capacidades. Considerando-se a vastidão e a incomensurabilidade da mente humana, não é necessário que todas as qualificações sejam pesquisadas. A complexidade de uma ação cometida – seja uma infração penal, seja o exercício pessoal de atos da vida civil –, suas circunstâncias, seus antecedentes, seus concomitantes e consequentes é que ditarão o número razoável de faculdades a serem investigadas. Essa análise consistirá em determinar se cada uma dessas propriedades está indene (normal), prejudicada (diminuída ou reduzida) ou, até mesmo, suprimida. Percebe-se, assim, a existência de uma gradação, e a apreciação quantitativa só se torna possível diante de um caso particular.

Portanto, entre outras, devem ser perquiridas noções de: bem ou interesse juridicamente tutelado; antijuridicidade, dano efetivo ou lesão a bem ou interesse juridicamente tutelado; dano potencial ou perigo de lesão a um bem ou interesse juridicamente tutelado; violação do dever jurídico; violação de norma jurídica; condições de superveniência de um efeito lesivo; tipicidade penal; culpabilidade; imputabilidade; responsabilidade; exigibilidade de conduta; natureza delituosa de uma ação; imoralidade da conduta; perturbação da vida social; ataque às condições fundamentais da vida social; nocividade da ação ou omissão; associabilidade; quais ações ou omissões produzem resultados; disciplina social; causalidade; ato voluntário como causa; relação; nexo causal entre conduta e evento; eficácia ou eficiência da ação.[12]

Devem-se investigar também: capacidade de juízo valorativo em geral; capacidade de juízo valorativo de culpabilidade; consciência de ilicitude da conduta; consciência de proibição da conduta; consciência de ilegitimidade da ação; presença de sentimentos de piedade; presença de sentimentos de probidade; consciência do desvalor social da ação; presença de vivência de censura; presença de sentimento de rebeldia; capacidade de distinção entre utilidade e prejuízo; presença de escala de valores; percepção da influência dos valores na experiência pessoal; capacidade de incorporação e desfazimento de valores; presença de valores espirituais; presença de sentimentos de comunidade, cooperação e coexistência; presença de sentimentos de independência social; presença de sentimento de solidariedade; percepção de reprovação social; vivência de relação de causalidade entre ação ou omissão e resultado; capacidade de previsibilidade do resultado da ação; capacidade de avaliação do ato a ser praticado; nível de inteligência; previsão da consequência dos atos; percepção da correspondência entre previsão e resultado; percepção da coerência entre os elementos componentes do ato; concordância entre antecedentes e consequentes do ato; presença de proporcionalidade; estado da volição; presença de intenção e *animus*; presença de deliberação; disposição de praticar todos os elementos componentes do ato; capacidade, imediata ou remota, de evitação de dor, desgosto ou sofrimento; capacidade de adequação e conveniência na busca do prazer; presença de sentimentos de liberdade e de autonomia; capacidade de opção e escolha; capacidade de adaptação; capacidade de advertência e prevenção.[12]

A integridade, ou não, do momento intelectivo (entendimento) e do momento volitivo (determinação) de uma ação humana é o objetivo da maioria dos exames periciais psiquiátricos. O discernimento vem a ser a conjugação das duas faculdades para o exercício de ato específico.

Cidadania e doença mental

Uma questão relevante trazida à luz pelo atual entendimento dos direitos humanos e civis é o debate sobre a natureza das medidas legais de amparo aos doentes mentais. Assim, quando o enfermo mental é isentado de responsabilidade penal ou impedido de exercer plenamente os atos da vida civil, se está protegendo um indivíduo vulnerável ou, na verdade, discriminando-o em razão de sua patologia? Em suma, esse tipo de medida é uma conquista da civilização ou um abuso?

Com efeito, quando se alegou, no século XIX, que os doentes mentais não deveriam ser apenados caso cometessem crimes por serem *irresponsáveis* e, portanto, que não lhes fosse aplicada uma penalização (principalmente a penal capital) ou, na órbita cível, que não poderiam dispor de seus bens e gerir sua vida com autonomia por serem *incapazes*, tal atitude representou sem dúvida um avanço humanitário – influência das novas ideias do Iluminismo francês e do Racionalismo alemão –, visto que estavam sujeitos a toda a sorte de arbitrariedades, legais ou não. Ao ser invocada a intervenção da medicina, os médicos passaram a opinar sobre responsabilidade penal ou capacidade civil, de forma que se esperava, por consequência, uma melhor compreensão da situação dessas pessoas, com medidas de assistência e proteção mais adequadas. Desse modo, a legislação de todos os países passou a adotar as novas ideias penais e civis a respeito do tema – a princípio os latinos e, depois, os anglo-germânicos –, deixando sempre a decisão final (após os pareceres médicos) aos juízes e aos tribunais, preservando, assim, a ideia de que, ouvidos os técnicos, serão os operadores do direito ou a sociedade que adotarão a conclusão final.[13] Entretanto, excetuando-se situações aberrantes, a justiça quase sempre decide de acordo com a perícia médica.

Feitas as ressalvas anteriores, vê-se que, no processo penal, a declaração de insanidade encerra o andamento de perquirição legal. Realizada a perícia psiquiátrico-forense e preenchidas as condições do critério biopsicológico adotado pelo Código Penal[14] (existência do transtorno mental, presença de nexo de causalidade entre infração e crime e capacidades de entendimento e de determinação), pode ser afirmada pelo juiz a isenção de pena (absolvição imprópria) ou sua atenuação. O processo, logo, não tem continuidade. Mas e o contraditório assegurado pela Constituição Federal? Não há interrogatório do réu, não há assentada (depoimento de testemunhas), não há alegações da defesa ou da acusação, não há produção de outras provas. Por que o *doente mental* não pode expor suas razões? Por que não pode expor sua versão dos fatos? Por que não pode ouvir o que dele se falará nas audiências judiciais? E se for inocente? Como provará sua inocência? Como se dará verdadeira absolvição, e não absolvição imprópria, se o processo se extingue com a afirmação judicial de insanidade? Ainda que tenha cometido o delito, não serão levadas em conta as outras possíveis exclusões de culpabilidade (p. ex., legítima defesa) e as atenuantes previstas na lei penal?

Em matéria civil, ressalvados os casos de grave e importante desrazão (demências moderadas ou avançadas e deficiências mentais moderadas, graves ou profundas), por que motivo o paciente psicótico, o deficiente mental leve, o dependente de drogas e, em alguns casos, os neuróticos e os com transtorno da personalidade não poderiam decidir sobre suas vidas e seus bens? Sabemos, pelas contribuições dinâmicas e psicanalíticas, que não existe *loucura total e absoluta*, com exceção possível de grave e irreversível deterioração psico-orgânica da personalidade. Por que, então, retirar dessas pessoas o exercício direto dos direitos de que são titulares? Por que decretar sua interdição e lhes nomear curador? Tudo isso torna possível questionar se decisões judiciais de tal natureza vão de fato ao encontro da melhor interpretação dos direitos humanos e civis. São questões ainda não suficientemente esclarecidas pelos códigos e leis pertinentes e que devem fazer pensar. O Código Civil brasileiro,[15] ao falar em *necessário discernimento*, ao qualificar o tipo de prejuízo que o transtorno mental deve causar no indivíduo para que este seja considerado incapaz – e assim adotar também o critério biopsicológico –, parece caminhar nessa direção.

Situação emblemática desse tipo de consideração deu-se no caso Althusser. Louis Althusser, filósofo de orientação marxista e considerado um dos expoentes da filosofia contemporânea, assassinou sua esposa sem causa ou motivo que pudesse vir a ser conhecido. Em meio ao clamor público internacional, foi submetido a perícia psiquiátrica, a qual concluiu que apresentava transtorno do humor bipolar e que o crime se deu devido a um possível *raptus melancolicum*. Foi declarado, então, inimputável e não responsável por seu ato. O que não se esperava é que Althusser não tivesse aceitado tal conclusão e exigisse ser levado a julgamento. Como cidadão francês em pleno gozo de seus direitos constitucionais, exigia ser submetido ao devido processo legal, comparecer perante um tribunal e, diante dessa instância social, ver decidido seu destino. A declaração apriorística de insanidade mental e a consequente isenção de pena seriam uma sonegação de direito, incluindo o direito de, se fosse o caso, vir a ser responsabilizado. Evidentemente, tal argumentação não foi levada em conta, e o filósofo foi levado para um hospital psiquiátrico.[16]

A possível conciliação entre o que pensam os operadores do direito e os cultores da psiquiatria forense talvez seja observada não nos manuais respectivos, mas em um poema do grande poeta latino Ovídio,[17] Metamorfoses, em que descreve os casos de Medeia e Jasão e de Fedra e Hipólito. Medeia, esposa de Jasão e por ele rejeitada, assassinou a prole do casal e serviu a própria carne dos filhos como se fosse de cordeiro em um banquete a Jasão. No outro episódio, Fedra apaixonou-se por Hipólito, seu enteado, e seduziu-o, grave crime perante a lei e pecado magno ante os deuses. Levadas a julgamento, ambas alegaram: *video meliora proboque deteriora sequor*, ou, em uma tradução livre, "sei o que é o certo, o correto e o melhor, mas segui o mal, o que é pior, o degradado". Tal parece ocorrer em muitos dos casos forenses nos quais há dúvida sobre a sanidade mental. Ainda que fossem capazes de compreender, entender e discernir o certo do errado, o bem do mal, escolheram fazer o mal. Se foi a doença que causou essa má escolha ou se foi um ato de livre-arbítrio, a perícia buscará esclarecer esse relevante ponto. Talvez seja mais de acordo com a realidade científica e humana admitirmos não que a doença faça escolher o mal, mas que leve a uma distorção da realidade, a um erro factual, e será esse erro que conduzirá à ação considerada ilegal. Restará à perícia psiquiátrico-forense provar que o erro adveio de uma miopragia cerebral, orgânica ou não, e que era possível ocorrer, naquela determinada situação, o delito. Também na área civil esse ponto deve ficar bem claro: a enfermidade, a deficiência mental, a dependência de drogas ou o alcoolismo provocam erros de apreciação da realidade factual que não decorrem de escolha ou decisão pessoal, mas de importante distorção morfológica ou funcional do cérebro.

Considerações finais

A psiquiatria forense, sendo uma interface entre o direito e a psiquiatria, deve buscar uma situação de equilíbrio e adequação no conflito que se estabelece entre dois axiomas basilares do direito: *pro reo* ou *pro societate*. Com efeito, aplicar em uma pessoa uma medida de coerção, seja internação compulsória, seja tratamento obrigatório, ou dela retirar seus direitos civis será sempre um ato de violência e de coação, mas que pode ser necessário para a proteção do próprio indivíduo e da vida social. Assim, restrições dessa natureza nunca podem ser vistas como punição ou como alienação de direitos. Sempre que chamado a auxiliar na solução de uma demanda judicial, o psiquiatra forense deve pôr seu conhecimento e sua arte, tendo por referencial ético maior a veracidade, a serviço da justiça.

Referências

1. Bloom B. Taxionomia dos objetivos educacionais: domínio cognitivo, domínio afetivo e domínio psicomotor. Porto Alegre: Globo; 1973.

2. Palem RM. La Psychiatrie estelle encore un humanisme? Paris: L'Hammartion; 2000.

3. França GV. Direito médico. 10. ed. Rio de Janeiro: Forense; 2010.

4. Conselho Federal de Medicina. Resolução n° 1.805, de 09 de dezembro de 2006. Na fase terminal de enfermidades graves e incuráveis é permitido ao médico limitar ou suspender procedimentos e tratamentos que prolonguem a vida do doente, garantindo-lhe os cuidados necessários para aliviar os sintomas que levam ao sofrimento, na perspectiva de uma assistência integral, respeitada a vontade do paciente ou de seu representante legal [Internet]. Brasília: CFM; 2006 [capturado em 20 jun. 2015]. Disponível em: http://www.portalmedico.org.br/resolucoes/cfm/2006/1805_2006.htm.

5. Ferrio C. Trattato di psichiatria clinica forense. Torino: UTET; 1970.

6. Branquinho J, Murcho D, Gomes NG, editores. Enciclopédia de termos lógico-filosóficos. São Paulo: Martins Fontes; 2006.

7. Ackerknecht EH. A short history of medicine. Baltimore: Johns Hopkins University; 1982.

8. Magner LN. A history of medicine. 2nd ed. New York: Informa Healthcare; 2007.

9. Foucault M. Eu, Pierre Rivière, que degolei minha mãe, minha irmã e meu irmão. Rio de Janeiro: Graal; 1977.

10. Rieber RW, Green MR, editors. Milestones in the history of forensic psychology and psychiatry: a book of readings. New York: Da Capo; 1981.

11. Bonnet EFP. Psicopatologia y psiquiatria forense. Buenos Aires: Lopez Libreros; 1983.

12. Chalub M. Introdução à psicopatologia forense. Rio de Janeiro: Forense; 1981.

13. De Santo V. La prueba pericial. Buenos Aires: Editorial Universidad; 1997.

14. Brasil. Presidência da República. Casa Civil. Lei n° 7.209, de 11 de julho de 1984. Altera dispositivos do decreto-lei n° 2.848, de 7 de dezembro de 1940 – Código Penal, e dá outras providências [Internet]. Brasília: Casa Civil; 1984 [capturado em 20 jun. 2015]. Disponível em: http://www.planalto.gov.br/ccivil_03/leis/1980-1988/L7209.htm.

15. Brasil. Presidência da República. Casa Civil. Lei n° 10.406, de 10 de janeiro de 2002. Institui o Código Civil [Internet]. Brasília: Casa Civil; 2002 [capturado em 20 jun. 2015]. Disponível em: http://www.planalto.gov.br/ccivil_03/leis/2002/l10406.htm.

16. Althusser L. O futuro dura muito tempo. São Paulo: Companhia das Letras; 1992.

17. Ovídio NP. Metamorfoses. Mexico: Universidad Nacional Autónoma de Mexico; 1980.

LEITURAS SUGERIDAS

Hungria N. Comentários ao código penal. Rio de Janeiro: Forense; 1977.

Moore MS. Law and psychiatry: rethinking the relationship. Cambridge: Cambridge University; 1984.

CAPÍTULO 2

Síntese Histórica da Psiquiatria Forense Brasileira

Walmor J. Piccinini

PONTOS-CHAVE

- A medicina brasileira recebeu um impulso decisivo com a chegada da família real em 1808; a partir de então, as escolas médicas de Salvador e do Rio de Janeiro foram autorizadas a funcionar.
- A psiquiatria e a medicina legal, historicamente, evoluíram juntas no Brasil. Isso explica o fato de, em seus primórdios, a psiquiatria forense ser praticada por médicos legistas.
- Identificam-se quatro grandes fases na evolução histórica da psiquiatria forense no Brasil: o nascimento (até 1920), o desenvolvimento (de 1921 a 1961), o declínio (de 1962 a 1994) e o renascimento (de 1995 em diante).
- Atualmente, começam a surgir os sinais de uma quinta fase, que se configura pela internacionalização das relações da psiquiatria forense brasileira, com destaques para Taborda, Abdalla-Filho, Chalub e Bertolote.
- As figuras maiores das fases de expansão da psiquiatria forense no Brasil foram, respectivamente, Afrânio Peixoto, Heitor Carrilho e Álvaro Rubim de Pinho.
- Observa-se, nos últimos anos, sob o estímulo do Departamento de Ética e Psiquiatria Legal da Associação Brasileira de Psiquiatria, um intenso desenvolvimento da especialidade, o que se reflete na produção acadêmica, na participação em congressos e na busca do título de especialista por meio de concurso.

A psiquiatria poderia ser considerada filha da Revolução Francesa. No ano III da Revolução, em 11 de dezembro de 1794, o médico Philippe Pinel (1745-1826) apresentou, na Sociedade de História Natural de Paris, sua monografia *Memórias da Loucura*, considerada o primeiro texto científico da nova especialidade. Nessa conferência, defendeu o tratamento psicológico e os princípios humanitários que o tornaram fundador da psiquiatria na França. Afirmava que a doença mental muitas vezes era curável:

> [...] para chegar ao diagnóstico, o médico deve observar cuidadosamente a conduta do paciente, entrevistá-lo, ouvi-lo com atenção e tomar notas. Ele deve compreender a história natural da doença e o evento precipitante e escrever uma história clínica acurada. Diagnóstico e prognóstico podem então ser feitos. Padrões periódicos da doença podem auxiliar na terapia. Geralmente, apenas uma faculdade é afetada. Pacientes com delírios podem ser maléficos e criminosos.[1]

Seguiram-se, nos anos seguintes, sua *Nosologia* e, em 1801, seu mais famoso livro, o *Tratado médico-filosófico sobre a alienação mental ou a mania*. Pinel afirmava que, em caso de agitação psicomotora, se devia "dominar o louco agitado respeitando os direitos humanos".[1]

Um dos alunos de Pinel, Jean-Étienne Esquirol (1772-1840), batalhou pela assistência legal aos doentes mentais e, em 1838, conseguiu que fosse aprovada pelo governo francês uma lei de proteção a esses enfermos. Segundo José Carlos Teixeira Brandão (1854-1922), essa lei impôs deveres às autoridades e traçou as regras que deviam ser seguidas para a sequestração do alienado e, no intuito de impedir as violências ou o abandono deles, determinou que, mesmo persistindo no seio das famílias, ficassem sob a salvaguarda e a fiscalização da autoridade pública.[1]

Conforme as leis inglesas votadas em 1845 graças à iniciativa de Lord Ashley, Anthony Ashley Cooper (1801-1885), os doentes tratados no seio das famílias ficavam sujeitos à inspeção do Board of Commissioners in Lunacy, como se tivessem sido admitidos em asilos públicos ou particulares.[1]

Essa introdução evidencia que a psiquiatria nasceu com ideias bem definidas, ou seja, que a loucura deveria ser tratada e curada, que os doentes necessitavam de proteção e que o tratamento deveria respeitar os direitos humanos dos pacientes. O chamado *tratamento moral*, proposto pela psiquiatria francesa, consistia em recolher os enfermos a um local protegido (asilo), dar-lhes tratamento humanitário, alimentação e alguma atividade. Não existiam tratamentos efetivos, o que, aliás, era também observado nos demais ramos da medicina.

Cabe lembrar também que ainda não se sabia da existência dos microrganismos, não havia medicamentos contra infecções, e os hospitais representavam um lugar para onde as pessoas iam praticamente sem esperanças de sobrevivência. Essa má reputação dos nosocômios fez Esquirol dar o nome de asilo ao lugar onde seriam recolhidos os doentes mentais. Tanto Esquirol como Bénédict Morel (1809-1873), pai da teoria da degeneração, tinham sido preparados para a vida eclesiástica, e a ideia de asilo lhes ocorreu a partir dos mosteiros e conventos da época.

O tratamento moral tornou-se modelo médico para os transtornos mentais. Funcionou até a metade do século XIX, quando foi derrotado pela Revolução Industrial. Os asilos foram perdendo seus funcionários e receberam multidões de pacientes, o que os levou gradativamente a uma situação de deterioração, funcionando como depósitos de pessoas. Repetiam-se em seu interior todas as ideias opressoras da sociedade contra o doente mental.

Quando os asilos começavam a se tornar um modelo obsoleto no resto do mundo, no

Brasil eram iniciadas as suas construções. Nascidos da ação política de José Clemente Pereira (1787-1854), provedor da Santa Casa do Rio de Janeiro, disseminaram-se pelas capitais brasileiras, começando pelo Hospício D. Pedro II, no Rio de Janeiro, em 1852. Como nasceram obsoletos, logo apresentaram as mazelas que os caracterizavam: superpopulação, poucos e desqualificados funcionários, abandono, apatia, perda da identidade e cronificação. Esse foi o ambiente em que foram formados os primeiros alienistas brasileiros, depois, os primeiros psiquiatras. A história mostra a incrível luta de algumas figuras insignes para construir uma especialidade médica em ambiente tão adverso. Este capítulo enfoca uma parte desse processo, examinando a construção de uma área de atuação, a psiquiatria legal, ou psiquiatria forense. Apesar de as duas expressões não serem exatamente sinônimas, não será objeto de discussão aquilo que as diferencia.

A psiquiatria no Brasil

Se a Revolução Francesa foi um marco nos direitos do cidadão e favoreceu o surgimento da psiquiatria no cenário internacional, outro acontecimento histórico, a Batalha de Trafalgar, ocorrida em 1805 – na qual frotas inglesas comandadas pelo Almirante Nelson derrotaram as armadas francesa e espanhola –, teve repercussão no desenvolvimento da medicina e da psiquiatria brasileiras. Para impedir os ingleses de se valerem do porto de Lisboa, Napoleão invadiu Portugal, o que levou à fuga da família real portuguesa para sua colônia ultramarina. Tal fato causou uma guinada histórica na vida brasileira e favoreceu decisivamente a declaração de independência em 1822.

Assim, aquela colônia distante que tinha poucos médicos formados e nenhuma história de produção científica em 1794, quando Pinel publicou o trabalho seminal que deu origem à psiquiatria, experimentou um vertiginoso processo de mudanças a partir da vinda da corte: abertura dos portos às nações amigas, criação da imprensa, industrialização e abertura de cursos médico-cirúrgicos na Bahia e no Rio de Janeiro. Segundo Othon Bastos,[2]

> [...] a história oficial da psiquiatria no Brasil teve início com a chegada da família real portuguesa ao Rio de Janeiro, em 1808, trazendo a bordo, engaiolada, a rainha D. Maria I. Sua Alteza havia sido considerada insana e afastada de suas funções pelo médico da corte, o pernambucano José Correia Picanço (1745-1824), primeiro Barão de Goiana, fundador dos cursos médicos no país.

Em 1808, foram criadas as Faculdades de Medicina da Bahia e do Rio de Janeiro. À época, os médicos não eram especialistas, mas clínicos e cirurgiões. As exigências da prática diária, entretanto, foram criando profissionais mais voltados para determinadas especialidades. O Dr. José da Cruz Jobim (1802-1878) foi o primeiro médico do Hospício D. Pedro II e, mais tarde, o primeiro professor da disciplina de Medicina Legal da Faculdade de Medicina do Rio de Janeiro e depois seu diretor. José Carlos Teixeira Brandão foi o primeiro catedrático de psiquiatria na mesma faculdade, e seu trabalho mais marcante foi o empenho dedicado à criação de uma legislação a favor dos doentes mentais. Nota-se nos escritos de Teixeira Brandão uma grande influência dos autores franceses, sobretudo Esquirol, e sua luta mais importante foi a de implantar e tornar conhecida uma legislação que beneficiasse os doentes mentais, semelhante à lei francesa de 1838.

Os trabalhos que nos chegam desse período são alguns livros e muitas teses de doutorado. As teses, de modo geral, devem ser analisadas sob uma perspectiva de época. Eram trabalhos de conclusão do curso de Medicina, seus autores eram jovens e sem experiência prática, o que as tornam verdadeiras revisões bibliográficas. Considerando-se as poucas fontes disponíveis, não passavam de uma tradução das ideias de Pinel, Esquirol, Falret e Morel. No entanto, no início do século XX, começam a aparecer trabalhos com base em autores alemães, como Kraepelin, Griesinger, Alzheimer, entre outros. Dos muitos trabalhos de conclusão, o professor Paim[3,4] destacou duas teses que considera fundamentais para a nascente psicopatologia forense brasileira: a de José de Oliveira Ferreira Júnior, *Da responsabilidade legal dos alienados*, escrita em 1887, e a de Afrânio Peixoto, de 1897, *Epilepsia e crime*.

A psiquiatria brasileira e a medicina legal

Psiquiatria e medicina legal sempre andaram juntas. Tal fato provavelmente se deve à circunstância de que a prática psiquiátrica sempre foi, entre todas as especialidades médicas, a que mais afinidades demonstrava com as questões legais. Assim, é comum até hoje, em nossas escolas de medicina, que as disciplinas de Psiquiatria e de Medicina Legal estejam reunidas em um mesmo departamento.

Dessa forma, é importante que se tenha noção das diversas fases pelas quais passou a medicina legal no Brasil, as quais podem ser divididas em três períodos.[5,6] O primeiro, que vai dos primórdios até 1877, foi denominado período estrangeiro. Remonta às primeiras publicações – em 1814, apareceu a impugnação analítica ao exame feito pelos clínicos Antônio Pedro de Souza e Manuel Quintão da Silva, da lavra do médico e futuro senador do Império, Gonçalves Gomide –, as quais, via de regra, eram compilações da medicina legal francesa, sem qualquer interpretação própria ou adaptação à realidade judiciária brasileira. O período de transição começaria em 1877,

quando Agostinho José de Souza Lima substituiu Francisco Fernando de Abreu, o Barão de Teresópolis, na cátedra de Medicina Legal da Faculdade de Medicina do Rio de Janeiro. Esse foi o início da formação da medicina legal brasileira. Inaugurou-se o primeiro curso prático sobre tanatologia forense, e desenvolveram-se comentários forenses adequados à realidade legislativa do Brasil, servindo de forte estímulo a que médicos e juristas se detivessem nessa área do conhecimento. O terceiro período, denominado período nacionalista, inicia-se com a posse de Raimundo Nina Rodrigues (1862-1906) como catedrático de medicina legal da Faculdade de Medicina da Bahia, "o verdadeiro espírito original da medicina legal brasileira".[7] Ele se mostrou preocupado em não concluir e julgar nossos problemas pelas experiências europeias, mas em pesquisar e ensinar sobre as diversidades das condições físicas, biológicas, psicológicas e sociais do nosso meio. Nina Rodrigues morreu muito jovem, e seu nome foi perpetuado por seus discípulos Afrânio Peixoto (1876-1947), no Rio de Janeiro, e Oscar Freire (1882-1923), em São Paulo.

De fato, pouco se sabe sobre Nina Rodrigues, embora objetivamente ele tenha sido o sistematizador da medicina legal brasileira. Para alguns, teria sido adepto de Joseph Arthur de Gobineau (1816-1882), o Conde de Gobineau, que veio para o Rio de Janeiro como chefe de uma missão francesa entre abril de 1869 e maio de 1870. O Conde detestou residir no Brasil e afirmava que a miscigenação racial era impeditiva do desenvolvimento do País. Uma vez que Nina Rodrigues nasceu em 1862 e faleceu em 1906, e considerando que a obra de Gobineau só se tornou conhecida na década de 1930, quando adotada pelos nazistas por defender a supremacia da raça ariana, dificilmente ele teria sofrido influência do etnólogo arianista. Ademais, Nina Rodrigues foi considerado um antiliberal e, homem de seu tempo, acreditava que algumas raças fossem mais aptas que outras. Apesar de sofrer até hoje muitas críticas, deve-se registrar que nomes da importância de Gilberto Freyre e Augusto Lins e Silva foram seus defensores, e seus trabalhos eram acolhidos nas principais revistas científicas internacionais de sua época.

Algumas curiosidades históricas

Há uma diversidade de publicações sobre a história da psiquiatria brasileira que lamentavelmente deixa muito a desejar. Seus autores esmeram-se em aplicar conceitos alienados e alienantes, derivados de posições ideológicas que não levam em conta de maneira adequada o momento histórico e seus valores éticos. No entanto, não havendo a intenção de polemizar, pretende-se apenas realçar aqui certas curiosidades históricas que ajudarão a compreender melhor o pano de fundo sobre o qual se desenvolviam a psiquiatria e a psiquiatria forense brasileiras.

Na coleção de teses de doutorado, encontramos uma intitulada *Nostalgia*, de 1844, cujo autor foi Joaquim Manoel de Macedo (1820-1882). Como médico, pouco se sabe de sua obra, mas, como escritor, foi autor do clássico *A moreninha* e um crítico mordaz dotado de pena afiadíssima. Sua faceta de historiador, porém, é pouco conhecida. Os depoimentos de seus alunos não são animadores; no entanto, mesmo assim, seu livro-texto *Lições de história do Brasil* foi adotado pelo Colégio Pedro II, e o único a contestá-lo publicamente foi o cearense João Capistrano de Abreu (1853-1927), um dos grandes historiadores brasileiros do século XIX. Segundo Helio Vianna,[8] nos exames preparatórios de história, ao lado de 47 pontos de história geral, apenas 10 eram exigidos sobre história do Brasil. Em resumo, pouco se estudava sobre a história do Brasil até o século XIX, e o pouco que se conhece é fruto de esforços de pesquisadores isolados.

Essa pequena introdução permite que se faça uma ideia de como foi e tem sido precário o estudo da história brasileira e da necessidade de garimpagem de dados que forneçam pistas para a formulação de uma ideia mais fiel do que de fato aconteceu. Veja-se, como exemplo, o famoso texto de Joaquim M. Machado de Assis (1839-1908), *O alienista*.[9] Essa obra tem recebido variadas interpretações, sendo considerada por alguns, no mínimo, um libelo contra a psiquiatria. Porém, pode ser vista como uma crítica mordaz e extremamente inteligente de Machado de Assis a José da Cruz Jobim. Ambos eram do partido monarquista. Machado, monarquista liberal, e Jobim, monarquista conservador, tiveram uma grande disputa em torno da conduta de estudantes paulistas, os quais eram defendidos por Machado, enquanto Jobim exigia que fossem punidos. Jobim foi o primeiro diretor e o único médico do Hospício D. Pedro II, o que facilita a construção da história a partir desses dados.

Esse e outros textos publicados surgem de uma vertente comum: a história é sempre a luta do opressor contra o oprimido. No caso, o psiquiatra geralmente aparece no papel de opressor e defensor do controle social. São teses repetidas, sem qualquer valor de pesquisa científica, que nada acrescentam à história em si, mas com o estranho poder de agradar o *establishment* acadêmico.

Afrânio Peixoto e a escola Nina Rodrigues

Afrânio Peixoto, em seu livro *Medicina legal*, de 1911, apresenta essa especialidade médica tal como era praticada em nosso país, e, pelos trabalhos que refere, podemos ter uma ideia das preocupações dos primeiros médicos-legistas brasileiros: diagnóstico de morte, infanticídio, himenologia, segredo profissional e outras questões bioéticas, bem como certos tecnicismos específicos da *causa mortis*.[7] Afrânio Peixoto era um tipo apaixonado, e sua tese criticava as ideias de Lombroso. Enquanto este estabelecia uma relação entre epilepsia e delinquência, dizia que o conhecimento da psicologia dos epilépticos revelaria a impossibilidade absoluta de averiguações de tal ordem, condenando, irremediavelmente, um conceito teórico sonhado por mente fantasiosa, e poderia, se fosse escutado, arrastar a sociedade à maior soma de iniquidades que as até agora cometidas com os epilépticos criminosos.[7]

Afrânio Peixoto criticou também as ideias do grande mestre francês Legrand du Saulle sobre a epilepsia, não somente discordando da ideia de graduação da responsabilidade de seus portadores como recriminando as características que ele atribuía aos crimes cometidos por aqueles.

Também criou um mito, Raimundo Nina Rodrigues. Podemos dizer que Afrânio Peixoto jamais atingiria a importância que acabou tendo na medicina legal, na etnografia e na antropologia não fora a dedicação desse seu aluno, que, mais tarde, chegou à Academia Brasileira de Letras. Podemos atribuir esse fato a sua morte prematura, aos 44 anos. Artur Ramos,[10] em seu livro *Loucura e crime*, chama a escola Nina Rodrigues de "a maior escola científica do Brasil". E acrescenta: "[...] sem Afrânio Peixoto, a escola médico-legal de Nina Rodrigues não estaria vivendo hoje uma triumphante vida nacional e actual".[10] Tornou-se motivo de orgulho para os baianos se dizerem pertencentes à escola Nina Rodrigues de Medicina Legal. Nas palavras do médico Artur Ramos, que também era antropólogo e pesquisador de vários temas, inclusive psicanálise, Nina Rodrigues era mais reconhecido no exterior do que nos meios acadêmicos brasileiros. No prefácio para o livro *Os africanos no Brasil*, de Nina Rodrigues, ele se refere ao desconsolo de seus adeptos quando foram republicados, na década de 1930, os trabalhos sobre misticismo e sobre o negro brasileiro. Afirma jocosamente que eram textos malditos e que quem se atrevesse a publicá-los morreria jovem, o que teria acontecido com o baiano Oscar Freire, outro dos discípulos daquele mestre.

A psiquiatria forense brasileira

Consultando o Índice Bibliográfico Brasileiro de Psiquiatria, pode-se identificar claramente quatro grandes fases pelas quais passou a psiquiatria forense do Brasil: o nascimento, o desenvolvimento, o declínio e o renascimento.[11]

O NASCIMENTO – DOS PRIMÓRDIOS A 1920

Segundo Afrânio Peixoto, a Independência, em 1822, não libertou o Brasil da ascendência portuguesa em assuntos de legislação. O Código Penal de 1830 firmava, pela primeira vez entre nós, a necessidade de intervenção médica, determinando, a respeito de homicídios, que o "mal se julgará a juízo dos facultativos".[7] Na falta destes, o juiz poderia determinar que o fosse por pessoas entendidas e de bom senso. Nesse período, primeira metade do século XIX, pouco se poderia falar em psiquiatria brasileira. Os primeiros psiquiatras só foram aparecer em meados do século XIX e início do século XX. Um nome, entretanto, já se destacava como defensor de uma legislação que protegesse os doentes mentais, o de José Carlos Teixeira Brandão. Antes dele, os que se dedicavam à psiquiatria eram na verdade médicos-legistas, e suas publicações se dedicavam mais a aspectos técnicos sobre *causa mortis* e à organização burocrática de serviços.

Em relação ao mesmo período, merece referência um famoso libelo citado frequentemente como amostra do poder médico. Trata-se do trabalho do Dr. José Maria Sigaud (1796-1856) contra o abandono dos doentes mentais, o qual foi apresentado em 1835 e abordava reflexões sobre o trânsito livre de doidos pelas ruas do Rio de Janeiro;[12] um ato de benemerência que era, e ainda é, interpretado por alguns como tentativa médica de controle social. Poucos anos depois, em 1841, ocorreria o decreto de fundação do Hospício D. Pedro II, cuja inauguração somente se concretizaria em 1852.

Os primeiros psiquiatras começaram a surgir no último quartel do século XIX, já nos albores da República, entre eles José Carlos Brandão, Juliano Moreira, Nina Rodrigues, Francisco Franco da Rocha e Afrânio Peixoto. Antes deles havia os alienistas, médicos e cirurgiões gerais que atendiam também enfermos mentais, como Luiz Vicente de Simoni, José da Cruz Jobim, Soriano de Souza, Vergiliano Damásio e, o já citado, José Maria Sigaud. Nesse período, estavam tão vinculadas as práticas da medicina legal e da psiquiatria forense que, em 14 de abril de 1900, quando foi organizado o gabinete médico-legal do Rio de Janeiro, aos seus integrantes (médicos-legistas) era conferida a função de examinarem indivíduos suspeitos de alienação mental, apreendidos na via pública ou detidos nas prisões, antes de serem recolhidos ao Hospício Nacional.

Durante o extenso período de nascimento da psiquiatria forense brasileira, sempre a reboque da evolução da medicina legal, ela havia transitado da fase estrangeira à de transição e já se encontrava no período nacionalista. A produção bibliográfica, então, começou a despontar, sendo possível catalogar 75 trabalhos na área até 1920. A grande figura desse período foi Afrânio Peixoto, que pode ser considerado o fundador da psiquiatria forense brasileira.

O DESENVOLVIMENTO – DE 1921 A 1961

O período de desenvolvimento inicia-se com a criação do primeiro manicômio judiciário do Brasil, na cidade do Rio de Janeiro, em 1921, que foi dirigido pela figura maior de Heitor Carrilho (1890-1954) até seu falecimento. O Rio Grande do Sul, logo após, em 1925, inaugura o segundo estabelecimento do gênero, dirigido, em seus primórdios, pelo Dr. Jacintho Godoy (1886-1959).[13] Segundo Paim,[4,12] Heitor Carrilho foi o grande sistematizador da psicopatologia forense, e seus trabalhos centravam-se mais na perícia psiquiátrica e no papel do perito, sendo raros os que versassem sobre organização e metodologia. Outro autor de relevo no período foi o prof. Oswald Domingues de Moraes, cuja tese, de 1954, intitulada *Contribuição ao estudo dos nexos sintomáticos entre crime e doença mental: influência sobre a responsabilidade penal*,[14] é apontada por Paim[4,12] como o encerramento de uma fase da psicopatologia forense no Brasil. Seu afastamento da direção do Manicômio Judiciário do Rio de Janeiro e a perda da importância da perícia psiquiátrica forense seriam um marco de progressiva estagnação dessa especialidade.

De 1921 a 1954, puderam ser catalogados 219 trabalhos de autores diversos sobre psiquiatria forense. De 1955 a 1961, mais 103 trabalhos puderam ser registrados. Além da produção na área criminal, muitos desses estudos versaram sobre a questão da capacidade civil, uma vez que o Código Civil de 1916 trazia o tormentoso e não bem resolvido tema da interdição dos "loucos de todo gênero",[15] gerando uma discussão que perpassou décadas em razão da posterior edição do Decreto n° 24.559 de 1934, sobre os "psicopatas",[16] e do Decreto-lei n° 891 de 1938, sobre os "toxicômanos".[17]

O DECLÍNIO – DE 1962 A 1994

Nesse período de pouco mais de três décadas, observou-se um importante declínio da atividade científica em psiquiatria forense. O melhor indicador desse fenômeno é o reduzido número de trabalhos publicados por autores brasileiros. Conseguiu-se reunir apenas 84 textos, na maioria laudos periciais. Nos congressos de psiquiatria, notava-se uma marcante ausência de mesas-redondas e discussões sobre temas éticos, forenses e legais em torno do exercício da especialidade. Entre os profissionais dedicados à área, a maior parte na condição de peritos oficiais lotados em hospitais forenses, penitenciárias ou no Poder Judiciário, registrava-se um desestímulo em relação a sua prática, percebendo-se que exerciam suas tarefas apenas como forma de terem uma renda fixa mensal enquanto a preocupação prioritária era com seus consultórios privados. Com honrosas exceções, percebia-se quase um constrangimento em ser psiquiatra forense.

Curiosamente, nos principais países do mundo ocorria uma verdadeira agitação na interface entre a psiquiatria e a lei. Surgiam novas ideias a respeito dos direitos dos doentes mentais, a bandeira da antipsiquiatria era agitada em nome dos direitos humanos dos pacientes, e, paralelamente, eram desenvolvidos novos métodos de estudo da mente humana e novas alternativas terapêuticas, as quais iriam ter reflexos importantes também na atividade forense clínica. Essa ebulição acabou por ter reflexos no Brasil, tendo sido percebida com clareza por um ilustre psiquiatra forense, ex-presidente da Associação Brasileira de Psiquiatria (ABP), prof. Álvaro Rubim de Pinho (1922-1994), que foi o principal catalisador do renascimento da especialidade no Brasil.

O RENASCIMENTO – A PARTIR DE 1995

Tendo como ponto de partida exatamente o movimento de reforma da atenção psiquiátrica, com a edição de leis estaduais que regulamentavam a internação psiquiátrica involuntária, às quais se somaram o fortalecimento do Poder Judiciário diante do novo regime constitucional e a maior integração entre profissionais do direito e psiquiatras forenses, observou-se crescente necessidade de desenvolvimento da psiquiatria legal. Além disso, o fenômeno da *proletarização* da medicina tornou atraente, do ponto de vista financeiro, a migração de profissionais para esse ramo de atuação, no qual vigem estritamente as leis do mercado.

O primeiro passo para a consecução desse objetivo foi a criação de um departamento, no âmbito da ABP, que pudesse abordar de maneira específica temas referentes à ética e à psiquiatria legal e que fosse, assim, um fórum para discussão de tais matérias. Nesse ponto, avulta a importância do prof. Álvaro Rubim de Pinho, que, com outros colegas, fomentava tal possibilidade durante as realizações dos congressos brasileiros de psiquiatria, com o intuito de angariar adeptos e colaboradores para resgatar a importância dessa especialidade psiquiátrica.

Rubim de Pinho, desde o início de seu esforço, foi assessorado pelos profs. José G. V. Taborda e Talvane Marins de Moraes, os quais, com o falecimento do mestre, se encarregaram dessa tarefa, concluindo a estruturação e a fundação do Departamento de Ética e Psiquiatria Legal (DEPL).

O DEPL foi fundado em 23 de outubro de 1995, em assembleia geral ocorrida durante o XIV Congresso Brasileiro de Psiquiatria, realizado na cidade de Salvador, Bahia.[18] Tinha por objetivo imediato congregar todos os psiquiatras que atuassem na área, estimular a produção científica e a participação em congressos nacionais e regionais. Além disso, propunha-se a servir de órgão consultivo da ABP e de instituições públicas e privadas nacionais em matéria de ética e psiquiatria legal. Para tanto, estabeleceu como meta imediata a luta pela criação do *título* de *Especialista em Psiquiatria: Área de Atuação Psiquiatria Forense* e a instituição de um prêmio anual, a ser conferido em congresso nacional da ABP, ao melhor trabalho sobre ética em psiquiatria ou sobre psiquiatria forense, prêmio esse denominado *Prof. Álvaro Rubim de Pinho*.

Na assembleia geral de criação do DEPL estavam presentes os seguintes psiquiatras, todos considerados membros fundadores: Drs. Adilson Alves Cabral (MG), Alberto Carvalho de Almeida (MT), Arnaldo Rocha e Silva (BA), Bernadete Aparecida Brito Fazito (SP), Ellis Alindo D'Arrigo Busnello (RS), Enoy Pereira Lima (RJ), Flávia Zanotta (RJ), Géder Grohs (SC), Geraldo Melonio do Nascimento (MA), Hilda Clotilde Penteado Morana (SP), Isaac Charam (RJ) Ivan de Araújo Moura Fé (CE), Ivone Gomes da Silva (BA), Jerson Laks (RJ), José Agnaldo F. dos Reis (MA), José Geraldo Vernet Taborda (RS), Marcos Gebara (RJ), Marisa Fratari Tavares de Souza (MT), Miguel Chalub (RJ), Neusa Maria de Carvalho Castilho (BA), Rogério Wolf de Aguiar (RS), Sérgio Guimarães (SP), Talvane Marins de Moraes (RJ), Valéria de Queiroz (RJ) e Vânia Novelli Domingues (RJ).

Nessa ocasião, foi nomeada a primeira diretoria do DEPL, que seria renovada a cada triênio. Segundo a ata da referida assembleia, a diretoria deveria ser composta por coordenador, vice-coordenador, primeiro secretário, segundo-secretário e tesoureiro, bem como por uma comissão científica integrada por cinco membros, oriundos, de preferência, de cada uma das cinco regiões geopolíticas do País. A assembleia geral acabou por eleger os seguintes membros: coordenador – prof. Talvane Marins de Moraes; vice-coordenador – prof. Miguel Chalub; primeiro-secretário – prof. José Geraldo Vernet Taborda; segundo-secretário – Dr. Ivan de Araújo Moura Fé; tesoureira – Dra. Bernadete Aparecida Brito Fazito. A comissão científica foi composta excepcionalmente por seis dos presentes, em decorrência das peculiares condições do momento. Os membros que a integraram foram: Drs. Geraldo Melonio do Nascimento, Arnaldo Rocha e Silva, Vânia Novelli Domingues, Adilson Alves Cabral, Alberto Carvalho de Almeida e Géder Grohs.

A segunda diretoria, que tomou posse em 1998, teve a mesma composição da anterior. Entretanto, a comissão científica sofreu pequena alteração, tendo sido formada pelos Drs. Geraldo Melonio do Nascimento, Adilson Alves Cabral, Alberto Carvalho de Almeida, Elias Abdalla-Filho e Sérgio Paulo Rigonatti.

Seguiu-se a diretoria eleita em 2001, constituída pelos seguintes psiquiatras: coordenador – prof. Miguel Chalub; vice-coordenador – prof. José Geraldo Vernet Taborda; primeira-secretária – Dra. Hilda Clotilde Penteado Morana; segundo-secretário – Dr. Elias Abdalla-Filho; Tesoureira – Dra. Kátia Mecler. A comissão científica foi composta por Júlio Fontana-Rosa, Ivan de Moura Fé, Lorena Caleffi, Mauro Mendlowicz e Cláudio Duque.

Em 2004, com a reforma regimental, a diretoria do DEPL passou a ser composta da seguinte forma: coordenador – prof. José Geraldo Vernet Taborda; vice-coordenadora – Dra. Hilda Clotilde Penteado Morana; secretário – Dr. Elias Abdalla-Filho. Em 2007, por sua vez: coordenadora – Dra. Hilda Clotilde Penteado Morana; vice-coordenador – Dr. Elias Abdalla-Filho; secretária – Dra. Kátia Mecler. Já a diretoria eleita para o triênio 2010-2013 foi integrada pelos seguintes psiquiatras forenses: coordenador – Dr. Elias Abdalla-Filho; vice-coordenadora – Dra. Kátia Mecler; secretário – Dr. Alexandre Martins Valença. A partir daí, houve uma mudança feita pela presidência da ABP, de modo que a diretoria passou a ser modificada anualmente.

O DEPL, conforme seu objetivo inicial, logrou a criação do título de Especialista em Psiquiatria: Área de Atuação Psiquiatria Forense, concedido pela Associação Médica Brasileira (AMB), pela ABP e pela Associação Brasileira de Medicina Legal (ABML).

O título é concedido aos psiquiatras que já tenham o título de Especialista em Psiquiatria e tenham sido aprovados em concurso específico. Com isso, o DEPL não só vem estimulando novos psiquiatras a se especializarem como também está podendo identificar os profissionais que têm competência técnica para atuar na área forense. Já foram realizados, até hoje, 14 concursos, sendo que atualmente 226 psiquiatras têm o título, segundo informações da secretaria da ABP.

A disputa pelo Prêmio Prof. Álvaro Rubim de Pinho, por sua vez, tem a cada ano um grande número de candidatos. Até o momento, a relação de vencedores foi a seguinte:

> 1997: Dra. Kátia Mecler, com o trabalho *Periculosidade e inimputabilidade*. Nesse ano foi concedida menção honrosa à Dra. Hilda Morana, por seu *Variantes do transtorno antissocial e suas implicações em perícia*. A banca examinadora foi composta por Miguel Chalub (presidente), Ivan de Moura Fé, Miguel Roberto Jorge, José Taborda e Marisa Fratari Tavares de Souza.
> 1998: Dr. Flávio Jozef, com o trabalho *O criminoso homicida: estudo clínico-psiquiátrico*. A banca examinadora foi integrada por Talvane de Moraes (presidente), Miguel Chalub, Ivan de Moura Fé, José Taborda e Marisa Fratari Tavares de Souza. Essa obra foi publicada pela Editora Forense, em 2000, sob o título *Homicídio e doença mental*.19
> 1999: Dr. Mauro Vitor Mendlowicz, com o trabalho *Infanticídio no Rio de Janeiro: perspectivas forenses e médico-legais*. A banca examinadora compunha-se de Talvane de Moraes (presidente), Miguel Chalub, Kátia Mecler, Hilda Morana e José Taborda.
> 2000: Dr. Márcio Gekker, com o trabalho *Um estudo sobre a apuração da responsabilidade penal de pacientes dependentes de cocaína*. Banca examinadora: Ivan de Moura Fé (presidente), José Taborda, Dênio Lima, João Carlos Dias da Silva e Tácito Medeiros.
> 2001: Dra. Kátia Mecler, com o trabalho *Loucos de todo gênero: revisando conceitos e implicações médico-legais*. Banca examinadora: Luiz Salvador de Miranda Sá Jr. (presidente), Ivan de Moura Fé e Hilda Morana.
> 2002: Dr. Ruben de Souza Menezes e prof. Ellis Alindo D'Arrigo Busnello, com o trabalho *A importância do tratamento para a redução da violência em pessoas portadoras de esquizofrenia*. Banca examinadora: Juberty de Souza (presidente), Ibiracy de Barros Camargo e Luís Carlos Calil.
> 2003: Dra. Hilda Clotilde Penteado Morana, com o trabalho *Identificação do ponto de corte para a escala PCL-R (Psychopathy Checklist Revised) em população forense brasileira: caracterização de dois subtipos de personalidade: transtorno global e parcial*. Banca examinadora: Talvane de Moraes (presidente), José Taborda e Elias Abdalla-Filho.
> 2004: João Dummar Filho, com o trabalho *Um estudo psiquiátrico forense sobre 130 pacientes internados em hospital de custódia e tratamento*. Banca examinadora: Miguel Chalub (presidente), Alexandre Valença e Kátia Mecler.
> 2005: Dra. Lisieux Elaine de Borba Telles, com o trabalho *Características sociodemográficas, patológicas e delitivas de réus submetidos a exame de responsabilidade penal no Instituto Psiquiátrico Forense Dr. Maurício Cardoso (Porto Alegre, RS) durante o ano 2000*. Banca examinadora: Hilda Morana (presidente), João Dummar Filho e Talvane de Moraes.
> 2006: Dr. Carlos Alberto Ribeiro Vilhagraes, com o trabalho *Irresistível dese-*

jo: *apresentações de parafilias – correlações forenses e seus vínculos como variação de expressões da sexualidade*. Banca examinadora: Miguel Chalub (presidente), Elias Abdalla-Filho e Luiz Carlos Illafont Coronel.
> 2007: Dra. Kátia Mecler, com o trabalho *Avaliação judicial da capacidade civil dos portadores de transtornos mentais na comarca do Rio de Janeiro*. Banca examinadora: Alexandre Barbosa Nogueira (presidente), Celso Costa Ferreira e Rogério Alves da Paz.
> 2008: Dr. Alexandre Martins Valença, com o trabalho *A mulher homicida: um estudo psiquiátrico-forense*. Banca examinadora: Elias Abdalla-Filho (presidente), Miguel Chalub e Hilda Morana.
> 2009: Dra. Lisieux Elaine de Borba Telles, com o trabalho *Predição de conduta violenta em população psiquiátrica forense através do uso do HCR-20 e da PCL-R*. Banca examinadora: Elias Abdalla-Filho (presidente), Talvane de Moraes e Emmanuel Fortes Silveira Cavalcanti.
> 2010: Dr. Paulo Oscar Teitelbaum, com o trabalho *Taxa basal de recidiva delitiva de uma população de pacientes liberados de um hospital de custódia e tratamento psiquiátrico após cumprimento de medida de segurança de internação*. Banca examinadora: Hilda Morana (presidente), Alexandre Valença e Júlio César Fontana-Rosa.

Desde 2011, o prêmio não tem sido concedido por estar em fase de reformulação.

Ademais, desde sua fundação, o DEPL tem participação marcante nos congressos brasileiros, oferecendo, além das atividades científicas habituais constituídas de mesas-redondas e simpósios, cursos de temas psiquiátrico-forenses, os quais vêm sendo os mais procurados entre aqueles oferecidos nesses eventos. O primeiro deles, *Psiquiatria e lei no Mercosul*, ocorreu durante o XV Congresso Brasileiro de Psiquiatria, em Brasília. Foi ministrado por Talvane de Moraes, José Taborda e Eugenio Bayardo (Uruguai). Desde então, todos os anos é oferecido no mínimo um curso de temática forense durante o Congresso Brasileiro de Psiquiatria.

Em outubro de 2007, o DEPL logrou organizar a I Jornada de Psiquiatria Forense, na verdade um pré-congresso ao XXV Congresso Brasileiro de Psiquiatria, em Porto Alegre. O congresso foi presidido pelo Dr. José Taborda e contou com a presença de convidados internacionais, como os profs. Julio Arboleda-Flórez, do Canadá, e Jorge Oscar Folino, da Argentina. Houve intensa participação de público nos dois dias de sessões.

No entanto, o empenho do DEPL não se restringe às atividades dos congressos brasileiros. Além de estimular a produção científica, a crescente e contínua participação dos psiquiatras do DEPL tem ultrapassado a esfera nacional. Nos últimos congressos internacionais, tanto nos promovidos pela World Psychiatric Association quanto nos da International Association of Mental Health and Law, tem havido permanente comparecimento de profissionais brasileiros.

Com tudo isso, a especialidade ganhou uma dimensão maior, houve um verdadeiro renascimento. Observaram-se reforço da importância da ética na prática profissional, maior manifestação em defesa dos direitos dos pacientes e posicionamento contra a injustiça, assim como ampliação da atividade pericial propriamente dita. Os registros bibliográficos indicam uma produção de 370 novos trabalhos entre 1995 e 2011. São obras mais densas, teses de doutorado e dissertações de mestrado, além de publicações em revistas internacionais.

Durante a preparação da terceira edição deste livro, faleceu o prof. Dr. José Geraldo Vernet Taborda (1951-2014). Apesar da consciência da doença, ele trabalhou até o último dia nas suas várias atividades. Um pequeno resumo de sua vida pode ser encontrado na plataforma Lattes: "Possui graduação em Medicina pela Universidade Federal do Rio Grande do Sul (1983), graduação em Ciências Jurídicas e Sociais pela Universidade Federal do Rio Grande do Sul (1974), mestrado em Medicina: Ciências Médicas pela Universidade Federal do Rio Grande do Sul (1996) e doutorado em Medicina: Ciências Médicas pela Universidade Federal do Rio Grande do Sul (2002). É professor associado de psiquiatria do Departamento de Clínica Médica da Universidade Federal de Ciências da Saúde de Porto Alegre (UFCSPA) e professor permanente do Programa de Pós-Graduação em Ciências da Saúde da UFCSPA. É membro titular da Academia Sul-rio-grandense de Medicina (Cadeira 56), membro da Câmara Técnica de Psiquiatria do Conselho Federal de Medicina e membro dos Corpos Clínicos do Hospital Materno Infantil Presidente Vargas, do Instituto de Cardiologia do Rio Grande do Sul, da Irmandade da Santa Casa de Misericórdia de Porto Alegre e do Hospital São Lucas – PUCRS. É membro titular da World Psychiatric Association (WPA), da Associação Brasileira de Psiquiatria e da Sociedade de Psiquiatria do RGS. Desde 2011 é membro honorário da WPA. Tem como áreas de interesse e pesquisa psiquiatria, psiquiatria forense, bioética e ética médica".

O prof. Taborda trabalhava intensamente para estabelecer vínculos internacionais da psiquiatria brasileira. Para isso, contou com amigos em vários países. Por suas realizações, tornou-se figura destacada na World Psychiatric Association, na Zona 5, Sul-americana: foi representante zonal no XV Congresso Mundial de Psiquiatria (Buenos Aires, Argentina, 2011-2014) e eleito *chairman* da Seção de Psiquiatria Forense (Section of Forensic Psychiatry).

Principais livros e revistas publicados na área

A seguir, é apresentada uma relação de livros e revistas de importância na evolução histórica da psiquiatria forense brasileira.

LIVROS

- Rocha FF. *Esboço de psiquiatria forense*. São Paulo: Laemert; 1904.
- Peixoto A. *Psicopatologia forense*. Rio de Janeiro: Francisco Alves; 1916.
- Brandão JCT. *Elementos fundamentais de psiquiatria clínica e forense*. Rio de Janeiro: Leite Ribeiro; 1918.
- Pacheco e Silva AC. *Psiquiatria clínica e forense*. São Paulo: Companhia Nacional; 1940.
- Garcia JA. *Psicopatologia forense*. Rio de Janeiro: Forense; 1945.
- Oliveira X. *Do direito de testar dos insanos*. Rio de Janeiro: Imprensa Nacional; 1946.
- Teixeira NL. *Psicopatologia forense e psiquiatria médico-legal*. Curitiba: [s.n.]; 1954.
- Chalub M. *Introdução à psicopatologia forense*. Rio de Janeiro: Forense; 1981.
- Vargas HS. *Manual de psiquiatria forense*. Rio de Janeiro: Freitas Bastos; 1990.
- Palomba GA. *Tratado de psiquiatria forense civil e penal*. São Paulo: Atheneu; 2003.
- Taborda JGV, Chalub M, Abdalla-Filho E. *Psiquiatria forense*. Porto Alegre: Artmed; 2004.

REVISTAS

- *Arquivos Brasileiros de Neurologia, Psiquiatria e Medicina Legal*
- *Arquivos de Jurisprudência Médica e Antropologia*
- *Arquivos de Medicina Legal e Identificação*

- Arquivos do Manicômio Judiciário do Rio de Janeiro
- Arquivos do Manicômio Judiciário Heitor Carrilho
- Arquivos da Sociedade de Medicina Legal e Criminologia de São Paulo
- Revista Penal e Penitenciária
- Revista Brasileira de Psiquiatria, Suplemento Especial sobre Psiquiatria Forense, outubro de 2006, editado por Elias Abdalla-Filho e José G. V. Taborda
- A maior parte da bibliografia de psiquiatria legal do Brasil pode ser encontrada no banco de dados coletado por este autor e publicado com o título Índice Bibliográfico Brasileiro de Psiquiatria.[11]

Considerações finais

Finalizam-se estas linhas com homenagem à memória dos homens que foram os grandes pilares do desenvolvimento da psiquiatria forense no Brasil ao longo de suas diversas épocas, os profs. Afrânio Peixoto, Heitor Carrilho e Álvaro Rubim de Pinho, bem como à do pioneiro da especialidade no Rio Grande do Sul, o Dr. Jacinto Godoy, fundador do Manicômio Judiciário de Porto Alegre, em 1925, e, mais recentemente, à do prof. Dr. José Geraldo Vernet Taborda.

Referências

1. Weiner DB. Philippe Pinel's "Memoir on madness" of december 11, 1794: a fundamental text of modern psychiatry. Am J Psychiatry. 1992;149(6):725-32.

2. Bastos O. Primórdios da psiquiatria no Brasil. Rev Psiquiatr Rio Gd Sul. 2007;29(2):154-5.

3. Paim I. Tratado de clínica psiquiátrica. São Paulo: Grijalbo; 1976.

4. Paim I. Desenvolvimento da psiquiatria forense no Brasil. In: Paim I. Estudos psiquiátricos. Campo Grande: Solivros; 1998.

5. Fávero F. Medicina legal. 11. ed. Belo Horizonte: Itatiaia; 1980. Vol. 1.

6. Gomes H. Medicina legal. 32. ed. Rio de Janeiro: Freitas Bastos; 1997.

7. Peixoto A. Psicopatologia forense. 5. ed. Rio de Janeiro: Francisco Alves; 1938.

8. Vianna H. História do Brasil. São Paulo: Melhoramentos; 1970.

9. Machado de Assis JM. O alienista. Porto Alegre: L&PM; 1998.

10. Ramos A. Loucura e crime. Porto Alegre: Globo; 1937.

11. Piccinini WJ. Brazilian's psychiatric index [Internet]. Biblioserver: Tartu; 2004-2010 [capturado em 24 jun. 2011]. Disponível em: www.biblioserver.com/walpicci.

12. Paim I. Desenvolvimento da psicopatologia forense no Brasil. Rev Bras Psiquiatr. 1971;1(1):7-21.

13. Godoy J. Psicopatologia forense: pareceres médico-legais do manicômio judiciário do Estado. Porto Alegre: Globo; 1932.

14. Moraes OD. Contribuição ao estudo dos nexos sintomáticos entre crime e doença mental: influência sobre a responsabilidade penal [tese]. Rio de Janeiro: Faculdade Fluminense de Medicina; 1954.

15. Brasil. Presidência da República. Casa Civil. Lei nº 3.071, de 1º de janeiro de 1916. Código Civil dos Estados Unidos do Brasil [Internet]. Brasília: Casa Civil; 1916 [capturado em 20 jun. 2015]. Disponível em: http://www.planalto.gov.br/ccivil_03/leis/L3071.htm.

16. Brasil. Presidência da República. Casa Civil. Decreto nº 24.559, de 3 de julho de 1934. Dispõe sobre a profilaxia mental, a assistência e proteção á pessoa e aos bens dos psicopatas, a fiscalização dos serviços psiquiátricos e dá outras providências [Internet]. Brasília: Casa Civil; 1934 [capturado em 20 jun. 2015]. Disponível em: http://www2.camara.leg.br/legin/fed/decret/1930-1939/decreto-24559-3-julho-1934-515889-publicacaooriginal-1-pe.html.

17. Brasil. Presidência da República. Casa Civil. Decreto-lei nº 891, de 25 de novembro de 1938. Aprova a lei de fiscalização de entorpecentes [Internet]. Brasília: Casa Civil; 1938 [capturado em 20 jun. 2015]. Disponível em: http://www.planalto.gov.br/ccivil_03/Decreto-Lei/1937-1946/Del0891.htm.

18. Associação Brasileira de Psiquiatria. Livro de atas do departamento de ética e psiquiatria legal. ABP: Brasília; 2010.

19. Jozef F. Homicídio e doença mental. Rio de Janeiro: Forense; 2000.

LEITURAS SUGERIDAS

Abdalla-Filho E, Bertolote JM. Sistemas de psiquiatria forense no mundo. Rev Bras Psiquiatr. 2006;28 Suppl 2:S56-61.

Carrara S. Crime e loucura: o aparecimento do manicômio judiciário na passagem do século. Rio de Janeiro: EDUERJ; 1998.

CAPÍTULO 3

Ensino de Psiquiatria Forense no Brasil

Lisieux E. de Borba Telles,
Elias Abdalla-Filho

PONTOS-CHAVE

- Não existe homogeneidade no ensino de psiquiatria forense no Brasil, de modo que sua abordagem varia de acordo com os contrastes inerentes ao País.
- Durante muito tempo, os psiquiatras forenses brasileiros se formaram de maneira autodidata, aprendendo com o próprio exercício da profissão.
- Atualmente, no Brasil, existem diversas possibilidades de ensino em psiquiatria forense: residência, estágio, mestrado, doutorado, cursos de especialização, entre outras, incluindo o ensino a distância.
- O Departamento de Ética e Psiquiatria Legal da Associação Brasileira de Psiquiatria foi fundamental para incrementar o ensino dessa área de atuação no Brasil.

> **VINHETA**
>
> Dr. Antônio José é um psiquiatra de uma cidade do interior da região Nordeste do Brasil. Durante muitos anos, sobretudo nas décadas de 1970 e 1980, realizou perícias nas esferas criminal e cível, apesar de não ter cursado formação especializada na área forense. A demanda que existia para tal serviço, aliada à falta de especialistas, deixava-o em uma situação de especial dificuldade. Recorria à parca literatura disponível na época e usava o bom senso aplicado aos seus conhecimentos de psiquiatria clínica. Sua falta de conhecimentos na área jurídica representava uma dificuldade a mais, que ele tentava suprir pela consulta aos profissionais do direito envolvidos em cada trabalho realizado. Hoje, seu filho, também médico, vive outra realidade. Após conclusão da residência em psiquiatria, realizou um ano, como R4, de psiquiatria forense na região Sul do País e voltou a sua região de origem, onde, além de realizar perícias, colabora na difusão de conhecimentos específicos da área forense junto aos colegas.

A heterogeneidade do Brasil, sob tantos aspectos contrastantes, não poderia deixar de se refletir no ensino e na prática da psiquiatria forense. Dependendo da região analisada, o ensino vai desde a total inexistência até níveis altíssimos de especialização. Dessa forma, observa-se um desenvolvimento importante nas regiões Sul e Sudeste, em contraste com as regiões Norte e Nordeste.

Durante muito tempo, os psiquiatras forenses brasileiros se formaram de maneira autodidata, buscando recursos de forma complementar, motivados, ao mesmo tempo que frequentemente angustiados, pela necessidade do conhecimento. Isso porque havia uma inversão do processo de *aprender para depois exercer*, passando para *exercer para depois aprender*. Essa inversão era provocada pela demanda de perícias psiquiátricas, nas mais diversas esferas (criminais, cíveis) e em todos os cantos do País, simultaneamente à reduzida oferta de ensino e referências bibliográficas.

O crescimento da psiquiatria e sua inserção em hospitais gerais colocou o psiquiatra em contato com a realidade da violência praticada e sofrida pelo doente mental, bem como com as múltiplas faces da violência doméstica, as sequelas e as limitações deixadas por alguns transtornos mentais graves, as vulnerabilidades existentes nas diferentes fases do ciclo vital e as diversas responsabilidades profissionais e éticas ante o doente hospitalizado.[1]

Perante essas realidades, e acompanhando o desenvolvimento da psiquiatria clínica, observamos, nas últimas décadas, o aumento do espaço que essa chamada subespecialidade, por uns, superespecialidade, por outros, vem conquistando nos planos nacional e mundial.

Assim, na década de 1990, a psiquiatria forense foi oficialmente reconhecida pelo American Board of Medical Specialties, nos Estados Unidos, como subespecialidade psiquiátrica, e, em 1996, foi acreditada a primeira residência em psiquiatria forense naquele país.[2]

Programas de residência médica

A formação acadêmica em psiquiatria forense iniciou-se com programas de ensino voltados a alunos de cursos de especialização residentes em psiquiatria, tornando-se, atualmente, parte de todos os currículos da residência em psiquiatria.[3] Tal iniciativa qualificou a formação do psiquiatra geral, fornecendo instrumentos para identificação e avaliação de *situações forenses* em sua prática diária.

Depois disso, criou-se a residência com área de atuação em psiquiatria forense, realizada após o término da formação psiquiátrica geral. Essa é a forma mais rica de aprendizagem na área. Além de ocorrer ao longo de um ano, de maneira diária e intensiva, esses programas oferecem suporte teórico, prática forense de habilidades técnicas de avaliação, entrevista e ética com supervisão àqueles que já tiverem concluído os três anos de residência em psiquiatria clínica, o que configuraria o quarto ano de residência. Além disso, têm o mérito de apresentar as visões de diferentes profissionais, retratando o que de fato existe na prática forense, sobretudo em situações que envolvem um grau maior de subjetividade. No entanto, os programas de residência em psiquiatria forense ainda são incipientes no Brasil, e poucos são os Estados brasileiros que os oferecem.

A seguir, serão comentadas as disponibilidades atuais nessa modalidade de ensino.

RIO GRANDE DO SUL

No passado, o ensino de psiquiatria forense no Estado do Rio Grande do Sul variava conforme a instituição de ensino e o momento. Assim, muitos psiquiatras que ingressavam para atendimento em hospital psiquiátrico-forense, apesar de terem formação psiquiátrica abrangente, pouco sabiam sobre as práticas nessas instituições.[4,5]

Com o objetivo de preencher uma lacuna no aprendizado forense, foi criada, pelo saudoso professor José G. V. Taborda, na Universidade Federal de Ciências da Saúde de Porto Alegre (UFCSPA), em 2006, a residência em psiquiatria com área de atuação em psiquiatria forense. O Instituto Psiquiátrico-Forense Maurício Cardoso (IPFMC) foi escolhido como campo de estágio da residência, por ser um local tradicional, pioneiro na formulação de propostas e medidas institucionais que beneficiaram seus pacientes – tais como a alta progressiva, na década de 1960 –, rico em práticas forenses e aberto às inovações científicas.[6] O grupo de preceptores foi composto por: José G. V. Taborda (chefe), Lisieux E. de Borba Telles, Rogério G. Cardoso, Vivian P. Day, Pedro Zoratto e Alcina J. Barros. Nesse local era realizado o treinamento em psiquiatria forense e penitenciária, a partir do atendimento aos inimputáveis em cumprimento de medida de segurança e imputáveis na condição de superveniência de doença mental. A formação incluía também prática pericial criminal por intermédio de avaliações de imputabilidade e avaliações de risco. O Hospital Materno-Infantil Presidente Vargas e a Santa Casa de Misericórdia de Porto Alegre funcionavam como campo de treinamento em consultoria psiquiátrica legal, onde eram avaliadas situações de abusos infantis e capacidades cíveis.

A partir da prática de psiquiatria forense durante o terceiro ano da residência, no ano de 2015, o programa de residência médica em psiquiatria – área de atuação em psiquiatria forense – do Hospital de Clínicas de Porto Alegre (HCPA)/UFRGS foi credenciado junto ao Ministério da Educação (MEC). O quarto ano da residência em psiquiatria forense conta com duas vagas e inclui uma formação teórico-prática bastante abrangente por meio de:

- aulas teóricas, seminários, grupos de estudos e discussão de casos sobre os temas civil, penal, trabalhista, legislação, bioética e psicopatologia forense
- pesquisas
- sessões acadêmicas de supervisão e discussão de casos periciais, via internet, com diferentes professores da área de faculdades ibero-latino-americanas
- treinamento em psiquiatria forense criminal e penitenciária desenvolvido junto ao IPFMC e ao Departamento Médico-Legal do Rio Grande do Sul – nesse módulo, são desenvolvidas as técnicas e habilidades necessárias à prática pericial de avaliação de diferentes agressores em relação a: imputabilidade penal, dependência toxicológica, avaliação da indicação de troca de pena por medida de segurança e avaliações de cessação de periculosidade (avaliação se risco de violência); além disso, realiza-se treinamento em avaliação de vítimas de suposta violência sexual
- treinamento em urgências psiquiátricas de populações carcerárias
- treinamento em aplicação das principais escalas forenses validadas para uso no Brasil
- assistência a inimputáveis em cumprimento de medida de segurança
- treinamento em psiquiatria forense civil desenvolvido junto às varas cíveis
- consultoria psiquiátrico-forense sobre questões de violência geral e doméstica, capacidade para os atos da vida civil, éticas e legais inerentes à prática psiquiátrica junto aos hospitais-escola HCPA e Unidade Álvaro Alvim
- consultoria bioética, cujo treinamento ocorre no HCPA

Os preceptores são os professores Lisieux E. de Borba Telles, Flávio Pechansky, José Roberto Goldim e Félix Henrique Paim Kessler.

O programa recebe residentes de psiquiatria visitantes provenientes de todo o País e da América Latina, os quais acompanham as mesmas atividades teóricas e práticas que os residentes de psiquiatria do terceiro e do quarto anos.

SÃO PAULO

Na Universidade de São Paulo (USP), existe uma vaga para R4 na área de atuação da psiquiatria forense. Sua base é o Departamento de Psiquiatria da Faculdade de Medicina da USP e o Instituto de Psiquiatria (IPq) do Hospital das Clínicas, mas os residentes passam também pela Fundação Casa, pelo juizado especial federal, pelo Departamento de Perícias da Secretaria da Educação, pelo Ambulatório de Perícias do IPq e pelo grupo de reavaliação das internações involuntárias do IPq.

Assim, no Estado de São Paulo, a formação dos residentes de psiquiatria forense abrange os seguintes tópicos:

- legislação e bioética
- atuação prática em diferentes esferas
- realização de perícias supervisionadas
- interconsulta bioética – internações involuntárias

Os Drs. Daniel Martins de Barros, Gustavo Bonini Castellana, Tatiane Fernandes, Lícia Milena Oliveira, Sérgio Rachmann e Leika Sumi supervisionam os residentes.

O modelo teórico-prático é composto pelos seguintes tópicos:

- aulas teóricas nas áreas civil, penal, trabalhista e de psicopatologia forense
- perícias
- seminários

Os residentes do terceiro ano em psiquiatria passam seis meses no serviço, estagiando no ambulatório de perícias do IPq, onde recebem conhecimentos fundamentais e entram em contato com a elaboração de laudos.

O Núcleo de Estudos e Pesquisas em Psiquiatria Forense e Psicologia Jurídica (NUFOR) do Instituto e Psiquiatria do Hospital das Clínicas, da Faculdade de Medicina da USP, é coordenado pelo dr. Sérgio Rigonatti.

Na cidade de São Paulo, existe também outro programa de psiquiatria forense, de seis meses de duração, destinado aos R3, que ocorre na Santa Casa de Misericórdia e é coordenado pela dra. Hilda Morana. As aulas teóricas desse curso são dadas no Instituto de Medicina Social e Criminologia (IMESC).

RIO DE JANEIRO

Em 2012, foi oficializado e credenciado junto ao MEC o programa de residência médica em psiquiatria forense do Instituto de Psiquiatria da Universidade Federal do Rio de Janeiro (IPUB/UFRJ), com duas vagas disponibilizadas anualmente. São professores da residência os Drs. Flávio Jozef (coordenador do programa), Alexandre Valença, Kátia Mecler e Leonardo Martins.

As atividades de residência previstas nesse programa foram inspiradas na regulamentação vigente e no programa de residência médica em psiquiatria forense do Brasil desenvolvido pelo professor José G. V. Taborda. As aulas teóricas são ministradas no IPUB; as atividades práticas, por sua vez, são realizadas tanto no Instituto de Perícias Heitor Carrilho (perícias criminais), sob a supervisão de Kátia Mecler, quanto no IPUB (perícias cíveis e administrativas). No IPUB, o R3 estagia durante três meses em psiquiatria forense.

O Instituto de Perícias Heitor Carrilho permanece como o principal centro de formação prática em psiquiatria forense no Estado do Rio de Janeiro. Além dos residentes em psiquiatria forense, o instituto também recebe residentes em psiquiatria geral e alunos de graduação em Medicina.

No Rio de Janeiro encontra-se o curso de psiquiatria forense do prof. Miguel Chalub, ministrado no Instituto de Perícias Heitor Carrilho, para os residentes em psiquiatria da Universidade Federal Fluminense, da Universidade Estadual do Rio de Janeiro e do Hospital Psiquiátrico de Jurujuba.

MINAS GERAIS

O programa de residência em psiquiatria forense de Belo Horizonte teve início em 2001. Naquela época, tratava-se de um terceiro ano de residência opcional, em que o aluno escolhia seu tema e desenvolvia uma monografia sob orientação do preceptor. Em 2004 e 2005, o mesmo modelo ainda recebia residentes. Em 2006, no entanto, iniciou-se um treinamento específico para psiquiatria forense, recebendo residentes R3 com treinamento prévio no hospital-escola Instituto Raul Soares (IRS), no Hospital de Ensino (HE), no Instituto Raul Soares (IRS), na Fundação Hospitalar do Estado de Minas Gerais (FHEMIG) e no Instituto Médico Legal (IML).

Apenas no ano de 2009, porém, o programa foi credenciado pelo MEC. Naquele ano, a residência em psiquiatria forense do HE IRS FHEMIG passou a receber também residentes do Hospital das Clínicas da Universidade Federal de Minas Gerais (HC-UFMG), adotando um programa unificado. Nessa ocasião, já existiam duas vagas para cada serviço.

Em 2010, o programa passou a receber residentes R4, os quais, como condição para o ingresso, teriam de ser aprovados no HC-UFMG. Nessa época, também teve início o treinamento em psiquiatria forense por um período em rodízio, a cada seis meses, na frequência de apenas duas vezes por semana, para residentes R3, programa básico de psiquiatria das residências do HE IRS, do HC-UFMG e do Instituto de Previdência dos Servidores do Estado de Minas Gerais (IPSEMG).

Em 2012, apenas um residente R4 foi admitido no programa, oriundo do HC UFMG; nos anos de 2013 e 2014, foram admitidos residentes R4 provenientes do HE IRS; e no ano de 2015, por sua vez, foram admitidos residentes R4 de ambos os programas. Atualmente, existe uma agenda de treinamento ampliada, o que decorre de acréscimos implementados ao longo dos anos.

O programa é coordenado por Helio Lauar. Entre suas atividades, destacam-se:

> reuniões clínicas
> aulas de psiquiatria forense
> perícias penais
> perícias cíveis
> perícias administrativas
> laudos previdenciários
> perícias trabalhistas
> perícias multidisciplinares
> atendimento de populações especiais
> formação clínica do Programa de Atenção Integral ao Paciente Judiciário Portador de Sofrimento Mental (PAI-PJ)

CEARÁ

O Hospital de Saúde Mental de Messejana (HSMM) recebeu aprovação da Comissão Nacional de Residência Médica e ofereceu, a partir de 2006, uma vaga de residência na área de psiquiatria forense, sob a chefia do Dr. Arão Zvi Pliacekos. Atualmente, o programa apresenta o módulo de psiquiatria forense durante o terceiro ano, sob supervisão do Dr. Eliezer Feitosa.

BRASÍLIA

Em Brasília, durante vários anos, os residentes do Hospital de Base do Distrito Federal e os residentes da residência unificada Hospital Universitário e Hospital São Vicente de Paulo frequentaram o Instituto de Medicina Legal, acompanhando a realização de perícias psiquiátricas realizadas por profissionais daquela instituição, bem como recebendo ensinamentos teóricos. No entanto, ainda existe a informalidade, sem qualquer compromisso oficial entre as duas instituições. A supervisão só ocorre a custo da boa vontade dos psiquiatras forenses. No momento em que este capítulo está sendo redigido, a supervisão não está sendo realizada pela aposentadoria dos ex-supervisores. A instituição, que já contou com oito psiquiatras, passa por um momento crítico sem precedentes, com apenas um profissional para atender a todo o DF.

Pós-graduação em nível de mestrado e doutorado

No Brasil, as áreas de pós-graduação mais próximas da formação em psiquiatria forense costumam ser a psiquiatria e a bioética, com opção por uma linha de pesquisa forense. Esse tipo de ensino geralmente é mais voltado à pesquisa e à docência.

Diferentemente de áreas como psicofarmacologia ou psicoterapia, que podem importar conhecimentos procedentes de pesquisas estrangeiras sem grandes dificuldades, na área forense isso é mais difícil em decorrência de diferenças culturais e, sobretudo, legislativas. Tal fato reforça a necessidade de se realizar as próprias pesquisas no Brasil e validar escalas criadas em países estrangeiros.

Na última década, os livros-texto de psiquiatria vêm gradativamente incorporando capítulos referentes à área de psiquiatria forense, e novos livros da especialidade foram lançados. No entanto, prossegue a carência de revistas forenses específicas, e há certa resistência em relação a temas forenses em revistas de psiquiatria.

Associação Brasileira de Psiquiatria

A Associação Brasileira de Psiquiatria (ABP) criou, há 20 anos, o Departamento de Ética e Psiquiatria Legal (DEPL). Esse departamento vem colaborando desde então com o ensino de psiquiatria forense, ministrando cursos, realizando simpósios durante os congressos brasileiros, bem como sessões de discussão de laudos, atividades teórico-práticas denominadas *Como eu faço*, além de mesas-redondas sobre temas psiquiátrico-forenses. Em 2007, o DEPL organizou a I Jornada de Psiquiatria Forense, antecedendo o XXV Congresso Brasileiro de Psiquiatria, ocorrido na cidade de Porto Alegre. O congresso foi presidido por José G. V. Taborda e contou, entre outros, com os professores Julio Arboleda-Flórez, do Canadá, Jorge O. Folino, da Argentina, Miguel Chalub e Elias Abdalla-Filho, ambos do Brasil.[7] No Congresso Brasileiro de Psiquiatria de 2014, o DEPL trouxe o professor Franklin Escobar-Córdoba, da Colômbia.

Foi criado o título de Especialista em Psiquiatria: Área de Atuação em Psiquiatria Forense (TEPF), com o intuito de estimular psiquiatras a se especializarem na área. Por meio do DEPL e do TEPF, foi possível obter um mapeamento dos colegas psiquiatras que exerciam a psiquiatria forense no País.

Além disso, a criação do concurso para concessão do Prêmio Álvaro Rubim de Pinho também estimulou a produção científica e deu visibilidade para estudos e pesquisas em psiquiatria forense.

A revista *Debates em Psiquiatria* e a *Revista Brasileira de Psiquiatria*, por sua vez, são outros meios que auxiliam na divulgação de pesquisas conceituadas da área.

Programa de Educação Continuada

O Programa de Educação Continuada (PEC) talvez seja o único programa de formação na área forense que alcance de forma igualmente justa todos os Estados brasileiros. Os congressos nem sempre podem ser assistidos por colegas que moram em locais distantes dos das cidades onde são realizados, ou ocorre não ser possível para alguns deixar seu posto de trabalho. Psiquiatras mais experientes participam do PEC gravando aulas sobre temas de relevância na especialidade.

Esse programa, portanto, talvez seja a única possibilidade atual de se oferecer um mesmo serviço para todo o País.

Considerações finais

A inclusão deste capítulo neste livro faz parte do reconhecimento aos múltiplos esforços na promoção do crescimento acadêmico da psiquiatria forense como área de atuação, bem como do aprimoramento da capacitação das condições de trabalho e melhora no atendimento pericial e assistencial.

Embora a maioria dos residentes acabe não se dedicando à especialidade de psiquiatria forense, a aprendizagem de conhecimentos básicos nessa especialidade fortalece a formação psiquiátrica geral,[3] sendo parte dos programas de residência médica em psiquiatria, conforme orientação do MEC.

Entre os vários passos dados pelos profissionais da área em direção ao crescimento de seu saber, destaca-se a criação da residência médica em psiquiatria com área de atuação em psiquiatria forense como um degrau importante na construção da psiquiatria forense acadêmica. Essa também era a opinião do ilustre professor Mario Rigatto, que assim se referia à residência médica: "[...] ela permite a conquista de maior conhecimento, habilidade e perícia na prática médica, contribuindo decisivamente para o aprimoramento da personalidade médica, pelo diuturno convívio do jovem médico com seus preceptores, que, na melhor acepção da palavra, atuam como modelos profissionais".[8]

O ensino da psiquiatria forense segue seu desenvolvimento e expansão na maior parte dos países. Colaboram para esse resultado, além dos colegas da área, profissionais do direito, da psicologia, da antropologia, das ciências sociais, entre outros. Diferentes técnicas de ensino que usam ferramentas virtuais têm contribuído para a difusão e a troca de conhecimentos, e a produção de pesquisas tem possibilitado a qualificação e o progresso dessa especialidade.[1]

Referências

1. Folino JO, Pezzotti LC. Education in forensic psychiatry. Curr Opin Psychiatry. 2008;21(5):514-7.

2. Layde JB. Cross-cultural issues in forensic psychiatry training. Acad Psychiatry. 2004;28(1):34-9.

3. Lewis CF.Teaching forensic psychiatry to general psychiatry residents. Acad Psychiatry. 2004;28(1):40-6.

4. Souza CAC, Cardoso RG, organizadores. Psiquiatria forense: 80 anos de prática institucional. Porto Alegre: Sulina; 2006.

5. Menezes R. Esquizofrenia e liberdade: reforma psiquiátrica, manicômio judicial e a era da saúde mental. Porto Alegre: Armazém Digital; 2005.

6. Fonseca P, Sordi RE, Thomaz TO. O instituto psiquiátrico forense: aspectos de sua evolução nos últimos vinte anos. Rev Psiquiatr Rio Gd Sul. 1982;4(2):96-104.

7. Piccinini WJ. Síntese histórica da psiquiatria forense brasileira. In: Taborda GVJ, Abdalla-Filho E, Chalub M, organizadores. Psiquiatria forense. 2. ed. Porto Alegre: Artmed; 2012. p. 38-51.

8. Hassen MNA, Rigatto M. Fogos de bengala nos céus de Porto Alegre: a Faculdade de Medicina faz 100 anos. Porto Alegre: Torno; 1998.

LEITURA SUGERIDA

Reeves R, Rosner R. Education and training in forensic psychiatry. In: Rosner R. Principles and practice of forensic psychiatry. 2ed. London: Hodder Arnold; 2003. p. 52-5.

Agradecimento: Colaboraram com este capítulo os colegas Alexandre Martins Valença, Daniel Martins de Barros, Eliezer Feitosa, Hélio Lauar, Hilda Morana, Jorge O. Folino, Kátia Mecler e Leonardo Fernandez Meyer.

CAPÍTULO 4

Exame Pericial Psiquiátrico

José G. V. Taborda,
Helena Dias de Castro Bins

PONTOS-CHAVE

- Este capítulo foi atualizado de acordo com o novo Código de Processo Civil, de modo que o leitor deve ater-se às notas de rodapé.
- A perícia é um meio de prova, e o perito, um auxiliar do juízo.
- Dispondo de habilitação técnica, a aceitação da perícia é um dever, exceto se presentes impedimentos, suspeições ou algum motivo legítimo para justificar a escusa. Entre os motivos legítimos, encontra-se a remuneração insuficiente, pois o psiquiatra não está obrigado a trabalhar gratuitamente ou por valor vil.
- O perito deve ter conhecimento técnico sobre a matéria periciada e suficiente conhecimento jurídico sobre o que se discute no processo. Além disso, deve ser rigorosamente imparcial. O assistente técnico é da estrita confiança da parte que o contratou e não está sujeito a impedimentos ou suspeições.
- As avaliações periciais psiquiátricas podem ser de natureza transversal, retrospectiva ou prospectiva.
- O exame pericial psiquiátrico tem por base o exame psiquiátrico clínico, havendo grande semelhança entre eles. Distingue-se, porém, por sua finalidade e pelos princípios éticos que o orientam.

> **VINHETA**
>
> Dr. Fagundes é um jovem médico que recém concluiu sua residência em psiquiatria. Há poucos meses, realizou a prova para obtenção do título de especialista e obteve sucesso. Em busca de melhores oportunidades profissionais, foi residir em Cacimbinhas, pequena cidade do interior, na qual se estabeleceu como o único psiquiatra. Sua rotina consistia em intensa atividade diária, atendendo pacientes em seu consultório e prestando consultoria. Um dia, foi surpreendido por uma intimação entregue por um oficial de justiça, ocasião em que soube haver sido nomeado perito em um difícil caso de suposto abuso sexual de menor. Dirigiu-se ao fórum para falar com o juiz, mas não foi recebido. Aflito, explicou ao escrivão que não tinha treinamento em psiquiatria forense nem em psiquiatria infantil e que, além disso, não dispunha de tempo para essa atividade, em virtude de seus múltiplos afazeres. No dia seguinte, o escrivão entrou em contato com ele, informando-o de que o juiz dissera ser a realização da perícia uma obrigação e que, se não a aceitasse, determinaria sua prisão. Naquela noite, Dr. Fagundes não dormiu.

O exame pericial psiquiátrico é uma espécie de avaliação psiquiátrica cuja finalidade é elucidar fato de interesse de autoridade judiciária, policial, administrativa ou, eventualmente, particular. Constitui-se, pois, em meio de prova, devendo o examinador prestar permanente atenção a essa singularíssima condição. Neste capítulo, após examinarem-se os conceitos de perícia, perito e assistente técnico, laudo e parecer, semelhanças e dessemelhanças dos contextos criminais e cíveis, serão abordados os principais tipos de avaliação psiquiátrica forense, suas peculiaridades técnicas e éticas e a forma a que o relatório médico deve obedecer. Ao fim, em tópico dirigido preferencialmente aos profissionais do direito, serão descritos os principais sistemas classificatórios de transtornos mentais existentes e a forma como eles estruturam o diagnóstico psiquiátrico.

A perícia e o perito

CONCEITO DE PERÍCIA E DE PERITO

Para que um exame pericial seja levado a bom termo, é imprescindível que o examinador tenha claro o conceito de perícia. No contexto forense, o juiz profere sua decisão após ouvir os argumentos das partes e cotejá-los com as provas apresentadas. Na maioria das vezes, a análise da prova é matéria da qual o magistrado pode se desincumbir sozinho, valendo-se apenas de seu conhecimento técnico-jurídico (p. ex., a análise de um contrato de locação e a validade do pagamento efetuado). Há situações, entretanto, nas quais esse conhecimento é insuficiente, sendo necessário buscar auxílio de alguém com especialização no tema em questão. Essa pessoa é denominada perito, e o trabalho que realiza, perícia. Conceitua-se perícia, pois, como o conjunto de procedimentos técnicos que tenha como finalidade o esclarecimento de um fato de interesse da Justiça, e perito, o técnico incumbido pela autoridade de esclarecer o fato da causa, auxiliando, desse modo, na formação do convencimento do juiz.

Com base nisso, depreendem-se as seguintes observações: a perícia é um meio de prova, e o perito, um auxiliar do juízo, nos termos do que dispõe o Artigo 139 do vigente Código de Processo Civil (CPC).[1,*] É imperioso ressaltar que, tendo em vista a publicação, em 17/3/2015, no Diário Oficial da União, da Lei nº 13.105/2015,2 que instituí o novo CPC e a *vacatio legis* de um ano a partir de sua publicação (período no qual não estará ainda em vigor), neste capítulo, serão abordados tanto os dispositivos legais vigentes como aqueles que entrarão em vigor em março de 2016 com o novo CPC. Como meio de prova, a perícia deverá ser objeto de intenso escrutínio pelas partes, devendo apresentar clara descrição dos principais achados, a discussão destes e o porquê das conclusões. Não fosse isso, a palavra do perito reinaria soberana – seria a prova em si –, quando, na verdade, é essencial que seja demonstrada a correção de suas afirmativas. (Esse tema será expandido quando for examinada a função do assistente técnico.) Como auxiliar do juízo, o perito está subordinado aos mesmos deveres de isenção e imparcialidade dos juízes e membros do Ministério Público, estando sujeito a impedimentos e suspeições previstos em lei. A Lei nº 13.105/20152 prevê a possibilidade de as partes indicarem, de comum acordo, o perito que irá realizar a perícia, desde que observados alguns requisitos. Além disso, para os casos de menor complexidade, a mesma lei trouxe a figura da prova técnica simplificada, consubstanciada na inquirição, pelo juiz, do especialista.

OBRIGATORIEDADE E ESCUSA

Ao ser designado perito, o psiquiatra terá, em princípio, o dever de aceitar o encargo. Essa é uma regra geral, um *munus* público, que obriga todo cidadão a servir à Justiça. A lei dispõe, entretanto, sobre as razões de escusa a tal encargo, as quais são basicamente a falta de conhecimento técnico do profissional designado, os impedimentos, as suspeições e o *motivo legítimo*. Embora não haja menção legal, também deve ser mencionada a questão da adequada remuneração, que será abordada adiante. A insuficiência técnica, os impedimentos, as suspeições e o motivo legítimo deverão ser arguidos como motivo de escusa, pelo perito nomeado, no prazo de até cinco dias, segundo o atual CPC.[1] A Lei nº 13.105/2015[2] ampliou esse prazo para 15 dias, conforme disposto no Artigo 157, §1º. À exceção do motivo legítimo, os demais poderão dar ensejo à impugnação do perito por qualquer das partes.

FALTA DE CONHECIMENTO TÉCNICO

O CPC determina em seu Artigo 145, *caput*, que "[...] quando a prova do fato depender de conhecimento técnico ou científico, o juiz será assistido por perito".[1,**] Por óbvio, seria desnecessário enfatizar que, se alguém não detiver a especialização requerida para esclarecer o fato em exame, não poderá ser nomeado perito. A questão, entretanto, não é tão singela. Há dois fatores que devem ser observados para que se possa definir com correção qual psiquiatra efetivamente de-

---

* Correspondência no novo CPC[2] – Artigo 149. "São auxiliares da Justiça, além de outros cujas atribuições sejam determinadas pelas normas de organização judiciária, o escrivão, o chefe de secretaria, o oficial de justiça, o perito, o depositário, o administrador, o intérprete, o tradutor, o mediador, o conciliador judicial, o partidor e o distribuidor, o contabilista e o regulador de avarias."

** Correspondência no novo CPC[2] – Artigo 156. "O juiz será assistido por perito quando a prova do fato depender de conhecimento técnico ou científico."

tém o conhecimento técnico mínimo indispensável para assumir o encargo pericial: a matéria em exame e as alternativas disponíveis na localidade.

Como regra, todo médico psiquiatra – por força exclusiva dessa condição – deverá ser considerado apto a realizar qualquer perícia psiquiátrica. No entanto, tal presunção é relativa. Em razão do crescente desenvolvimento da psiquiatria e da tendência à superespecialização, muitos profissionais acabam por trabalhar em área limitada da disciplina, detendo, em relação ao resto do campo, apenas conhecimentos básicos e, muitas vezes, desatualizados. Além disso, exige-se do perito psiquiatra – diferentemente e em grau muito mais elevado do que ocorre em outros domínios, como a engenharia e a contabilidade, por exemplo – uma boa compreensão do fenômeno jurídico, para que possa atingir conclusões válidas e precisas. Devido a essa exigência é que atualmente a Associação Brasileira de Psiquiatria (ABP) e a Associação Médica Brasileira (AMB) reconhecem o título de Especialista em Psiquiatria Forense (TEPF).

A situação ideal, portanto, seria aquela na qual o psiquiatra indicado pelo juiz estivesse familiarizado em sua prática diária com o tema em exame e que fosse detentor do TEPF. No caso de não conformidade com essa situação, residindo em localidade na qual existam colegas com essas habilitações e não se sentindo em condições de bem exercer o encargo pericial, poderia se escusar da indicação sob esse argumento. Essa escusa, contudo, teria menores probabilidades de vir a ser aceita em comarcas nas quais a diversidade de profissionais fosse pequena. Compreende-se: uma vez que a falta de psiquiatras disponíveis obriga todos a trabalhar em todas as áreas, pressupõe-se que poderão realizar perícias psiquiátricas de qualquer natureza. Contudo, da mesma forma que pacientes em situações mais graves e complexas são removidos para centros maiores e com melhores recursos, em casos forenses excepcionais, de extrema dificuldade técnica, o psiquiatra generalista poderá invocar essa condição para declinar da indicação e solicitar que seja nomeado um colega de outra localidade que tenha experiência na área ou o TEPF. Nesse caso, ele deverá arguir a incidência do Artigo 424, inciso I, do CPC.[1,*]

IMPEDIMENTOS

O CPC,[1] em seu Artigo 134,** relaciona os impedimentos dos juízes, estendendo-os,

---

* Correspondência no novo CPC[2] – Artigo 468. "O perito pode ser substituído quando:
I – faltar-lhe conhecimento técnico ou científico [...]"

** Correspondência no novo CPC[2] – Artigo 144. "Há impedimento do juiz, sendo-lhe vedado exercer suas funções no processo:
I – em que interveio como mandatário da parte, oficiou como perito, funcionou como membro do Ministério Público ou prestou depoimento como testemunha;
II – de que conheceu em outro grau de jurisdição, tendo proferido decisão;
III – quando nele estiver postulando, como defensor público, advogado ou membro do Ministério Público, seu cônjuge ou companheiro, ou qualquer parente, consanguíneo ou afim, em linha reta ou colateral, até o terceiro grau, inclusive;
IV – quando for parte no processo ele próprio, seu cônjuge ou companheiro, ou parente, consanguíneo ou afim, em linha reta ou colateral, até o terceiro grau, inclusive;
V – quando for sócio ou membro de direção ou de administração de pessoa jurídica parte no processo;
VI – quando for herdeiro presuntivo, donatário ou empregador de qualquer das partes;
VII – em que figure como parte instituição de ensino com a qual tenha relação de emprego ou decorrente de contrato de prestação de serviços;
VIII – em que figure como parte cliente do escritório de advocacia de seu cônjuge, companheiro ou parente, consanguíneo ou afim, em linha reta ou colateral, até o terceiro grau, inclusive, mesmo que patrocinado por advogado de outro escritório;
IX – quando promover ação contra a parte ou seu advogado.
§ 1º Na hipótese do inciso III, o impedimento só se verifica quando o defensor público, o advogado ou o membro do Ministério Público já integrava o processo antes do início da atividade judicante do juiz.
§ 2º É vedada a criação de fato superveniente a fim de caracterizar impedimento do juiz.
§ 3º O impedimento previsto no inciso III também se verifica no caso de mandato conferido a membro de escritório de advocacia que tenha em seus quadros advogado

por meio do Artigo 138, inciso III, aos peritos.* De acordo com a norma legal, pois, o médico psiquiatra não poderá atuar como perito nos processos em que:

> for parte
> houver prestado depoimento como testemunha
> for cônjuge, parente em linha reta em qualquer grau ou parente em linha colateral até segundo grau (irmão ou cunhado) do advogado da parte
> for cônjuge, parente em linha reta em qualquer grau ou parente em linha colateral até terceiro grau (tio e sobrinho) da parte
> for membro da administração de pessoa jurídica que seja parte no feito

O novo CPC[2] amplia as hipóteses de impedimento, em especial aquelas previstas nos incisos de VI a IX do Artigo 144.

Como se pode constatar, os impedimentos dizem respeito a situações extremamente objetivas, fáceis de demonstrar, as quais, por sua natureza, deixam evidente que o perito não poderá exercer sua função com a imparcialidade necessária.

SUSPEIÇÕES
As razões de suspeição estão previstas no Artigo 135 do CPC.[1,**] Da mesma forma que na situação anterior, o psiquiatra não poderá ser perito nas causas em que:

> for amigo íntimo ou inimigo capital de qualquer das partes
> for credor ou devedor de qualquer das partes ou o mesmo ocorrer a seu cônjuge, bem como aos parentes em linha reta em qualquer grau ou em linha colateral até terceiro grau (tio e sobrinho)
> for herdeiro, donatário ou empregador de qualquer das partes
> houver recebido presentes de qualquer das partes, aconselhado em relação à causa ou auxiliado financeiramente com as despesas do processo
> tiver qualquer interesse no julgamento do feito em favor de uma das partes

Visto que o Artigo 135 do CPC[1,***] é basicamente dirigido aos magistrados, nele não está expressa a suspeição de parcialidade pela condição de empregado de qualquer das partes. Entretanto, por analogia, deve-se considerá-la como existente para quem for designado perito. O novo CPC[2] traz a hipótese de vínculo empregatício do perito com qualquer das partes, ou mesmo de prestação de serviços, como condição de impedimento, conforme inciso VII do Artigo 144.

É interessante registrar, também, que o CPC[1] relaciona como razão de suspeição apenas a amizade íntima ou a inimizade capital. Essa restrição, porém, não poderá ser considerada se o perito, em razão de amizade ou inimizade, mesmo que não ínti-

---

que individualmente ostente a condição nele prevista, mesmo que não intervenha diretamente no processo."
* Correspondência no novo CPC[2] – Artigo 148. "Aplicam-se os motivos de impedimento e de suspeição:
II – aos auxiliares da justiça [...]"
** Artigo 145. "Há suspeição do juiz:
I – amigo íntimo ou inimigo de qualquer das partes ou de seus advogados;
II – que receber presentes de pessoas que tiverem interesse na causa antes ou depois de iniciado o processo, que aconselhar alguma das partes acerca do objeto da causa ou que subministrar meios para atender às despesas do litígio;
III – quando qualquer das partes for sua credora ou devedora, de seu cônjuge ou companheiro ou de parentes destes, em linha reta até o terceiro grau, inclusive;

IV – interessado no julgamento do processo em favor de qualquer das partes.
§ 1º Poderá o juiz declarar-se suspeito por motivo de foro íntimo, sem necessidade de declarar suas razões.
§ 2º Será ilegítima a alegação de suspeição quando:
I – houver sido provocada por quem a alega;
II – a parte que a alega houver praticado ato que signifique manifesta aceitação do arguido."
*** orrespondência no novo CPC[2] – Artigo 145.

ma ou não capital, perceber que não tenha condições de exercer seu ofício com a neutralidade exigida. Nesse caso, à semelhança de faculdade concedida aos magistrados no parágrafo único do mencionado Artigo 135 do atual CPC,[1] poderá se declarar "suspeito por motivo íntimo".[*] Já o novo CPC,[2] em seu Artigo 145, ampliou a hipótese de suspeição ao omitir o termo "inimizade capital", mantendo tão somente a expressão "inimizade", inclusive estendendo-a ao advogado de qualquer das partes.

Das razões de suspeição mencionadas, a mais corriqueira, principalmente nos centros pequenos ou entre profissionais muito reconhecidos na área forense, diz respeito ao aconselhamento prévio de uma das partes. Em certas causas, os advogados, ou a própria parte, percebendo que o desfecho da lide dependerá da prova pericial que construírem, algumas vezes consultam profissionais antes do ingresso da petição inicial para melhor aquilatarem suas possibilidades e os limites do que poderiam dizer ou requerer. Essa orientação prévia é totalmente válida e moral, mas inviabiliza em definitivo que o profissional seja perito nesse processo. Se vier, então, a ser nomeado pelo juiz, deverá mencionar esse fato e se declarar suspeito. Estará liberado, porém, para intervir como assistente técnico da parte que o consultara.

MOTIVO LEGÍTIMO

O Artigo 146 do CPC[1,**] prevê que o perito poderá "escusar-se do encargo alegando motivo legítimo". A rigor, diante da discricionariedade judicial, motivo legítimo será aquele aceito pelo juiz da causa como tal. Contudo, juristas do porte de Amaral Santos[3] relacionam diversas hipóteses nas quais possa estar presente um motivo legítimo a liberar o profissional de atuar como auxiliar da Justiça em determinado caso. Entre outras, são mencionadas:

- ocorrência de força maior impeditiva de que aceite o encargo
- versar a perícia sobre questão a que não possa responder sem grave dano a si próprio, a seu cônjuge, a parentes em linha reta ou a colaterais até segundo grau (irmão ou cunhado) – nesse caso, aplica-se, por analogia, o Artigo 406, inciso I, do CPC,[1,***] equiparando-se a situação do perito à da testemunha
- versar a perícia sobre fato em relação ao qual deva guardar sigilo profissional (art. 406, inciso II, do CPC)[1,****] – a esse propósito, o Código de Ética Médica (CEM)[4] veda expressamente, em seu Artigo 93, que o médico seja perito de paciente seu; a regra do CPC, porém, é mais ampla, abrangendo todo e qualquer fato sigiloso, quer a perícia tenha como foco a pessoa do paciente, quer não
- estar ocupado com outra ou mais perícias no mesmo período, de forma que não teria condições de aceitar aquela para a qual foi nomeado

Outro motivo legítimo de escusa diz respeito à insuficiência dos honorários periciais, aspecto que será abordado adiante. Por fim, é importante que o psiquiatra tenha claro que razões do tipo "não tenho

---

* Correspondência no novo CPC[2] – Artigo 145.

** Correspondência no novo CPC[2] – Artigo 157. "O perito tem o dever de cumprir o ofício no prazo que lhe designar o juiz, empregando toda sua diligência, podendo escusar-se do encargo alegando motivo legítimo."

*** Correspondência no novo CPC[2] – Artigo 448. "A testemunha não é obrigada a depor sobre fatos:
I – que lhe acarretem grave dano, bem como ao seu cônjuge ou companheiro e aos seus parentes consanguíneos ou afins, em linha reta ou colateral, até o terceiro grau [...]"

**** Correspondência no novo CPC[2] – Artigo 448. "A testemunha não é obrigada a depor sobre fatos:
II – a cujo respeito, por estado ou profissão, deva guardar sigilo."

interesse em trabalhar profissionalmente nessa área" ou "não tenho formação em psiquiatria forense" serão insuficientes, *per si*, para constituírem motivo legítimo a exonerá-lo.

REQUISITOS DO PERITO

Do que foi exposto, depreende-se que o requisito básico para alguém ser nomeado perito psiquiatra é sua condição de médico que exerça a psiquiatria, ou seja, que tenha conhecimento técnico específico do tema em exame. Uma vez que deverá fazer a ligação entre dois mundos diferentes – o médico-psiquiátrico e o jurídico –, quanto maior sua proficiência no segundo, melhor. Além disso, sendo um auxiliar do juízo, deverá ser rigorosamente imparcial. Em síntese, constituem requisitos conhecimento psiquiátrico, conhecimento jurídico e imparcialidade. Além disso, a Lei n° 13.105/2015[2] estabelece em seu Artigo 156, §1°, que

> [...] os peritos serão nomeados entre os profissionais legalmente habilitados e os órgãos técnicos ou científicos devidamente inscritos em cadastro mantido pelo tribunal ao qual o juiz está vinculado.

Como se observa, o novo CPC[2] estabelece a necessidade de inscrição do profissional em cadastro mantido pelo tribunal ao qual o juiz está vinculado.

A questão do conhecimento técnico e da eventual necessidade de que a perícia seja exercida por um psiquiatra com superespecialização já foi discutida. Nesse contexto, está incluído o domínio da técnica do exame pericial psiquiátrico.

O conhecimento jurídico, por sua vez, é imprescindível para que o perito consiga estabelecer uma correta conexão entre dois campos tão diferentes. Nesse sentido, espera-se que possa funcionar como espécie de "conversor de linguagem", colocando em termos jurídicos questões próprias do domínio psiquiátrico, uma vez que, na maior parte das situações, o simples diagnóstico psiquiátrico é insuficiente para gerar uma definição legal. No campo médico, por exemplo, existe a entidade nosológica denominada doença de Alzheimer; no jurídico, o Código Civil brasileiro (CC),[5] ao regulamentar a capacidade, fala em *enfermidade ou deficiência mental* que afete *o necessário discernimento* para a prática de atos da vida civil. No caso, seria toda pessoa com demência do tipo Alzheimer um *enfermo mental* cujo necessário discernimento estaria afetado? Qual a extensão do conceito de *discernimento*? Quais os seus elementos? E, se a incapacidade estiver presente, em qual extensão deve ser declarada para que se obtenha um adequado equilíbrio entre a proteção da pessoa e o respeito a sua autonomia? Essas e outras questões serão mais bem respondidas quanto mais profundos forem os conhecimentos jurídicos do perito. Só assim, então, será possível estabelecer a necessária ligação entre esses dois mundos tão diversos, convertendo a linguagem de um para a do outro.

O terceiro requisito fundamental do perito é a imparcialidade, visto um auxiliar do juízo ser uma entidade neutra por definição. Essa condição é regulamentada de forma objetiva em lei nos já mencionados artigos do CPC que tratam das causas de impedimento e de suspeição discutidas. O Artigo 52 da Resolução n° 2.056/2013[6] do Conselho Federal de Medicina, publicada no ano de 2013, a fim de normatizar procedimentos médicos, estabelece que: "os médicos peritos estão submetidos aos princípios éticos da imparcialidade, do respeito à pessoa, da veracidade, da objetividade e da qualificação profissional". Em seu parágrafo único, a resolução estabelece que o ato pericial em medicina é privativo de médico, nos termos da Lei n° 12.842/2013.[7] O Artigo 53, por sua vez, diz que:

> [...] os médicos assistentes técnicos estão submetidos aos mesmos princípios, com ên-

fase ao da veracidade. Como são profissionais a serviço de uma das partes, não são imparciais.

O dever de isenção do perito não se esgota nos pressupostos legais, havendo outras circunstâncias que devem também ser levadas em consideração para que o relato seja genuinamente imparcial (nos limites, é claro, das possibilidades humanas).

A primeira dessas circunstâncias refere-se a um tema pouco discutido na literatura forense, o da contratransferência pericial. Assim como a contratransferência pode se manifestar no contexto clínico, poderá estar presente no *setting* pericial, afetando a objetividade e a precisão do exame e, em consequência, do relatório médico-legal. No contexto forense, consideram-se inclusos no conceito de contratransferência não apenas os sentimentos gerados no examinador pela conduta ou pela história de vida do examinando como também aqueles desenvolvidos na relação com o juiz da causa ou com os advogados das partes. Da mesma forma que no contexto clínico, o psiquiatra deverá estar atento a sinais precoces de que sua isenção poderá estar sendo comprometida. Entre esses sinais, podem ser mencionados: excessiva preocupação com o examinando e com sua situação; intensa identificação com o ponto de vista do examinando ou, contrariamente, intensa repulsa pelo que fez ou pleiteia em juízo; desenvolvimento de quadro de transtorno de estresse pós-traumático secundário, ou seja, a presença, no examinador, de sintomas da síndrome pós-traumática derivados da oitiva de detalhes horrendos de crimes praticados (se a perícia ocorrer no contexto criminal) ou do trauma sofrido (em ações cíveis de indenização por dano psíquico); revivescência de situações sofridas ou traumáticas já experimentadas pelo examinador (p. ex., avaliação de abuso infantil realizada por perito que tenha sido abusado na infância); extrema identificação com o juiz, ou rejeição, conjugada à "adivinhação" do lado para o qual pende sua simpatia; o mesmo sentimento em relação aos advogados das partes; no caso dos assistentes técnicos, "compromisso" com a vitória judicial da parte que o contratou.

Em qualquer dessas situações, o psiquiatra deverá estar mais atento do que o habitual para o risco de que sua isenção e sua objetividade fiquem comprometidas de forma definitiva, o que transformaria seu relatório médico-legal em um instrumento falho e passível de levar a erros judiciários ou, ainda, de ser criticamente demolido pelo assistente técnico da parte prejudicada. Percebendo a impossibilidade de conduzir a bom termo a avaliação, à semelhança do que faria em um contexto clínico, o psiquiatra deve renunciar ao encargo. Seria hipótese de invocar o já mencionado Artigo 135, parágrafo único, do CPC,[1,*] e declarar-se *suspeito por motivo íntimo*.

Outro fenômeno que interfere na imparcialidade do perito refere-se ao caso dos profissionais que, superidentificados com a função de auxiliar do juízo – sentindo-se "olhos e ouvidos" do juiz para um tema que o magistrado não está habilitado a ver ou a ouvir –, em vez de proferirem uma avaliação isenta, passam a julgar a causa, adequando suas conclusões ao veredito – este, sim, "imparcial" – que fizeram. Essa distorção pode ocorrer porque os peritos, geralmente, mercê de sua experiência, sabem os efeitos que as conclusões do laudo exercerão sobre a decisão do juiz. O princípio de que o juiz não está adstrito ao laudo, embora com frequência lembrado nas discussões doutrinárias, raramente prevalece na prática forense. Ou seja, na maioria das vezes, a decisão judicial é harmônica com as conclusões do laudo pericial. Esquecem-se esses peritos de que o dever de distribuir justiça é atribuição exclusiva e inalienável

---

* Correspondência no novo CPC[2] – Artigo 157.

do magistrado. Mesmo que as conclusões do laudo levem a uma sentença *não desejável* ou *injusta*, o dever do perito é relatar friamente o que constatou, deixando com o juiz a árdua tarefa de aplicar a lei ao caso concreto. Exemplos desse tipo de viés podem ocorrer em crimes sexuais, nos quais o examinando, se for enquadrado no parágrafo único do Artigo 26 do Código Penal (CP)[8] por alguma *perturbação da saúde mental*, poderia receber uma pena de reclusão mitigada. Nesses casos, não são raros os peritos que sugerem a aplicação concomitante do Artigo 98 do CP[8] para transformar a pena em medida de segurança (MS). Visam, com isso, à proteção futura da sociedade, pois sabem que a MS é mais dificilmente revogável em certos casos. Com isso, na prática, estão criando uma espécie de prisão perpétua. Entretanto, esses peritos, quando questionados, não conseguem indicar em que consistiria o *especial tratamento curativo* (motivação legal prevista no Artigo 98 do CP[8] para que a pena seja transformada em MS) a ser ministrado àquela pessoa.

ASSISTENTE TÉCNICO

Assistente técnico é a denominação que a lei dá ao profissional especializado em determinado tema, contratado e indicado exclusivamente por qualquer das partes, para que a auxilie durante a elaboração da prova pericial. Sua denominação e suas atribuições têm sido modificadas em larga escala ao longo das últimas décadas. Na sistemática do CPC[9] de 1939, a prova pericial era produzida apenas por peritos indicados pelas partes. Somente na hipótese de divergência entre ambos, diante da qual o magistrado não conseguisse se definir, é que seria nomeado pelo juiz seu próprio *expert*, denominado perito desempatador.[9]

Com o advento do CPC de 1973,[1] os peritos da parte passaram a ser chamados de assistentes técnicos, e o perito desempatador, apenas de perito. Os assistentes técnicos mantiveram, porém, o *status* e os privilégios dos peritos nomeados pelos magistrados, eis que estavam sujeitos aos mesmos impedimentos e suspeições e prestavam também compromisso "de conscienciosamente cumprir o encargo". Além disso, compartilhavam com o perito o poder de investigar a matéria em discussão de maneira ampla. No fim dos procedimentos periciais, que poderiam ser executados em conjunto ou de forma isolada, deveriam conferenciar de modo reservado e, se houvesse acordo, lavrariam um relatório médico-legal que seria assinado por todos. Somente em caso de divergência é que produziriam documentos paralelos, para cuja apresentação tanto peritos quanto assistentes técnicos teriam o mesmo prazo.

A Lei n° 8.455/1992,[10] entretanto, trouxe importantes alterações ao CPC no que tange à produção da prova pericial e às atribuições dos assistentes técnicos. Estes claramente perderam seu *status* de peritos, passando de auxiliares do juízo a auxiliares das partes. O melhor indicativo dessa nova condição encontra-se no Artigo 422 do vigente CPC, que esclarece que os assistentes técnicos são "de confiança da parte, não sujeitos a impedimento ou suspeição".* Essas modificações, porém, não têm sido bem compreendidas por alguns peritos e mesmo pelos tribunais, o que tem levado a um inegável cerceamento do direito da parte de produzir sua prova e fiscalizar e criticar a prova carreada aos autos. Essa importante questão – a restrição do âmbito de atuação dos assistentes técnicos –, a depender da natureza da perícia, poderá representar um prejuízo incalculável para a parte. É o que ocorre com as perícias psiquiátricas, como será abordado mais adiante.

---

* Correspondência no novo CPC[2] – Artigo 466. "O perito cumprirá escrupulosamente o encargo que lhe foi cometido, independentemente de termo de compromisso.
§ 1° Os assistentes técnicos são de confiança da parte e não estão sujeitos a impedimento ou suspeição."

A ideia norteadora da reforma do CPC[10] de 1992 foi a simplificação da produção da prova pericial. Aboliram-se as prestações de compromisso formais e a necessidade de que perito e assistentes técnicos conferenciassem reservadamente e emitissem laudo unânime. O artigo que previa a averiguação conjunta também foi revogado. De modo formal, todavia, o CPC,[1] em seu Artigo 429,* atribui aos peritos e assistentes técnicos os mesmos poderes, ou seja, utilizar-se de todos os meios necessários, ouvindo testemunhas, obtendo informações, solicitando documentos, que estejam em poder de parte ou em repartições públicas, bem como instruir o laudo com plantas, desenhos, fotografias e outras quaisquer peças.

Na prática, porém, essa igualdade de poderes inexiste, uma vez que o prazo de entrega do parecer do assistente técnico é de apenas 10 dias após a entrega do laudo pericial, o qual foi ampliado para 15 dias no novo CPC.** Ou seja, se o perito promover uma investigação singela, descuidada e rápida, faltará ao assistente técnico tempo suficiente para concluir a sua. Ademais, não é raro que pessoas vinculadas à parte contrária e que teriam informações relevantes a fornecer se recusem a ser entrevistadas pelo assistente técnico. O mesmo acontece com a liberação de documentos por repartições ou empresas, facilmente fornecidos ao perito, mas nem tanto aos assistentes técnicos. Qual o sentido, então, de a lei processual continuar a prever a existência de assistentes técnicos?

Por um lado, depreende-se da reforma de 1992 a clara intenção do legislador de suprimir do assistente técnico a função de produzir prova pericial. Esse encargo é agora atribuição exclusiva do perito judicial, entendimento corroborado pelo novo CPC.[2] Por outro, a melhor hermenêutica considera que, na lei, não existem palavras ou disposições supérfluas. Assim, se as velhas atribuições do assistente técnico lhe foram retiradas, mas sua figura subsiste intacta no CPC, quais seriam, então, seus novos encargos? Ao que tudo indica, em primeiro lugar, cabe ao assistente técnico a relevante missão de fiscalizar a produção da prova pericial, verificando se os diversos procedimentos tomados pelo perito o foram de acordo com as normas técnicas vigentes, se não omitiu detalhes relevantes, se viu corretamente o que havia para ser visto e se o reportou de forma acurada em seu relato. Além disso, deverá fazer a crítica das conclusões do perito, apontando se há discrepâncias entre asserção e razão, entre o que foi visto e relatado e o que foi concluído. Secundariamente, poderá também o assistente técnico fornecer suas próprias conclusões sobre o fato em exame, as quais deverão ser recebidas em juízo com muita reserva, dada sua condição de auxiliar da parte. Por fim, há outra inovação na legislação de 1992 que reforça a ideia de que a principal função do assistente técnico é a de fiscalizar o perito, em vez de com ele colaborar na produção da prova pericial. Trata-se da alteração do prazo para a entrega do parecer. Antes, o prazo concedido tanto a perito quanto a assistente técnico era o mesmo, visto que ambos haviam exercido seus misteres em pé de igualdade e visando às mesmas finalidades. Agora, o assistente técnico se manifesta apenas após a entrega

---

* Correspondência no novo CPC[2] – Artigo 473. "O laudo pericial deverá conter:
§ 3° Para o desempenho de sua função, o perito e os assistentes técnicos podem valer-se de todos os meios necessários, ouvindo testemunhas, obtendo informações, solicitando documentos que estejam em poder da parte, de terceiros ou em repartições públicas, bem como instruir o laudo com planilhas, mapas, plantas, desenhos, fotografias ou outros elementos necessários ao esclarecimento do objeto da perícia."

** Artigo 477. "O perito protocolará o laudo em juízo, no prazo fixado pelo juiz, pelo menos 20 (vinte) dias antes da audiência de instrução e julgamento.
§ 1° As partes serão intimadas para, querendo, manifestar-se sobre o laudo do perito do juízo no prazo comum de 15 (quinze) dias, podendo o assistente técnico de cada uma das partes, em igual prazo, apresentar seu respectivo parecer."

em cartório do laudo pericial, tendo esse como documento orientador de seu parecer crítico. A sistemática de entrega do parecer do assistente técnico após a entrega do laudo pericial pelo perito foi reproduzida na Lei nº 13.105/2015,[2] por meio do Artigo 477.

Repita-se, dada a relevância deste ponto: a função precípua do assistente técnico é a de fiscalizar o trabalho do perito. Deve-se ter em mente que, apesar da excelência de seus conhecimentos técnicos, peritos podem fazer apreciações erradas, tanto pela singela razão de que errar faz parte da natureza humana quanto pela remota hipótese de venalidade. Se não houver, então, a rígida fiscalização do trabalho pericial, conclusões errôneas poderão servir de base à decisão judicial, com prejuízo a uma das partes e ao sistema de distribuição de justiça. Reforça-se também o seguinte: na sistemática anterior, a atribuição de fiscalizar era apenas secundária, uma vez que o assistente técnico dispunha das mesmas condições do perito, e suas conclusões proviriam de um auxiliar do juízo (pago e escolhido pela parte, mas, ainda assim, auxiliar do juízo). Pela sistemática de 1992, reproduzida na Lei nº 13.105/2015,[2] se houver equívoco nas observações do perito, as do assistente técnico poderão corrigi-las.

Correta a assertiva de que ao assistente técnico cabe principalmente a fiscalização dos procedimentos periciais, quais as repercussões desse entendimento na prática da psiquiatria forense? Diferindo de perícias de outra natureza – contábeis, de engenharia civil, de avaliação de imóveis, por exemplo –, nas quais os elementos disponíveis aos técnicos são extremamente objetivos, em psiquiatria há o predomínio de elementos imateriais que devem ser transformados em achados concretos, para que, a partir desses dados objetivados, o perito possa atingir conclusões de magnitude probatória. Essa é uma operação complexa, que demanda rigor técnico e precisão. A possibilidade de erros e falhas de interpretação é enorme, tanto quanto na clínica psiquiátrica. A diferença é que, nesta, a própria sequência do tratamento fornecerá a chave para as correções de rumo, enquanto naquela uma apreciação equivocada levará a uma cristalização do erro. Dessa forma, é imprescindível que o assistente técnico observe todos os procedimentos adotados pelo perito, pois só assim poderá verificar suas incorreções, acertos e omissões. Essa observação poderá ser feita presencialmente na sala de entrevista ou por meio de espelho unidirecional ou, então, pela análise de gravações em áudio ou audiovisuais. (A questão da presença de terceiros no *setting* pericial ou do uso de instrumentos de gravação será mais desenvolvida ao serem abordados os aspectos técnicos do exame psiquiátrico forense.)

Ressalte-se, por fim, que é dever do perito facilitar o acesso do assistente técnico aos procedimentos que realiza, e a esse respeito o Artigo 466, § 2º,* da Lei nº 13.105/2015,[2] não deixa qualquer dúvida, além de ser uma norma de cortesia entre dois colegas de profissão. Esse tipo de conduta é invariavelmente seguido por todos os psiquiatras forenses experientes e de bom nível técnico, pois com frequência estão se deparando uns com os outros em papéis trocados nos diversos processos. Nesse sentido, o Artigo 54 da Resolução CFM nº 2.0566 (texto também abordado na Resolução CFM 2.057/2013,[11] específica para a área da psiquiatria) também assim o diz: "Peritos e médicos assistentes técnicos devem se tratar com respeito e consideração, cabendo ao perito informar aos assistentes técnicos, previamente, todos os passos de

---

* Artigo 466. "O perito cumprirá escrupulosamente o encargo que lhe foi cometido, independentemente de termo de compromisso.
§ 2º O perito deve assegurar aos assistentes das partes o acesso e o acompanhamento das diligências e dos exames que realizar, com prévia comunicação, comprovada nos autos, com antecedência mínima de 5 (cinco) dias."

sua investigação e franquear-lhes o acesso a todas as etapas do procedimento".

HONORÁRIOS PERICIAIS

A contraprestação monetária paga a um profissional pelos serviços que vier a realizar se constitui em uma das bases da atividade liberal. É parte integrante e indissolúvel desta e, portanto, questão da mais alta relevância. Recomenda-se, pois, que – à semelhança da atividade clínica de caráter não urgente – toda atividade pericial se inicie pela fixação dos honorários. Dessa forma, evitam-se constrangedoras discussões posteriores sobre o valor cobrado e, quiçá, futuras lides em torno do assunto.

A fixação de honorários é problema que só não ocorrerá quando estiverem atuando no processo peritos oficiais, ou seja, psiquiatras servidores públicos cuja atribuição precípua de seus cargos seja a de realizar procedimentos periciais. Poderão estar vinculados diretamente ao poder judiciário ou ao poder executivo, tanto na órbita da segurança pública quanto na da administração penitenciária, ou mesmo ao poder legislativo. Não estão inclusos nesse conceito os psiquiatras servidores públicos cuja função seja a de prestação de atendimento à saúde (em geral funcionários de secretarias da saúde ou órgãos similares).

Assim, ao ser designado perito, após estudo prévio dos autos do processo para estar ciente da matéria em discussão, de sua relevância patrimonial e/ou moral, da complexidade da perícia, do tempo e esforço que demandará, e tendo constatado não haver impedimentos, suspeições ou "motivos legítimos" que o impeçam de aceitar o encargo, o psiquiatra deverá encaminhar petição ao magistrado na qual dirá, em síntese, que aceita o encargo e o valor de seus honorários. O novo CPC[2] estabelece que no prazo de cinco dias o perito nomeado deverá apresentar a proposta de honorários, currículo, com comprovação de especialização, bem como contatos profissionais, especialmente o endereço eletrônico para o qual serão enviadas as intimações.* Deverá alertar que neles não estão inclusos os valores de exames complementares que se fizerem necessários, bem como solicitar seu prévio depósito e o levantamento de 50% da importância antes do início das atividades. Essa providência é interessante pelas seguintes razões: antecipa a discussão sobre os honorários a serem fixados para um momento anterior ao da realização da perícia e garante o recebimento integral destes logo após a realização do trabalho. Contudo, há de se salientar que "[...] quando a perícia for inconclusiva ou deficiente, o juiz poderá reduzir a remuneração inicialmente arbitrada para o trabalho", nos termos do que dispõe o Artigo 465, § 5°, do novo CPC.[2] No ponto, de se repudiar a redução dos honorários para os casos de resultado inconclusivo, porquanto nem sempre é possível estabelecer resultado absolutamente conclusivo nos termos que o magistrado assim o entender ou exigir, por maior que seja a especialização do perito e a dedicação despendida à perícia.

Para a estimativa dos honorários, recomenda-se a utilização da seguinte fórmula: H = x (n° de horas × valor da hora), em que x é função dos parâmetros antes apontados (dificuldade técnica da perícia e valor da causa, quer material, quer moral), bem como do currículo profissional do perito, devendo sempre ser superior a 1. Essa fórmula, entretanto, não deve ser aplicada de maneira rígida, nem necessita ser explicitada nos autos, pois serve apenas para que o

---

* Artigo 465. "O juiz nomeará perito especializado no objeto da perícia e fixará de imediato o prazo para a entrega do laudo.
§ 2° Ciente da nomeação, o perito apresentará em 5 (cinco) dias:
I – proposta de honorários;
II – currículo, com comprovação de especialização;
III – contatos profissionais, em especial o endereço eletrônico, para onde serão dirigidas as intimações pessoais."

psiquiatra tenha uma ideia sobre o valor correto de seus honorários. Estes devem ser apresentados apenas por seu valor total, para evitar discussões do tipo "foram estimadas 10 horas de trabalho, mas, na verdade, apenas 9 horas foram trabalhadas". Em relação ao número de horas despendidas, deve-se nelas incluir o tempo gasto em visitas ao foro para retirada e entrega dos autos, leitura e estudo do processo, realização das diversas entrevistas, pesquisa da literatura e redação do relatório médico-legal. Deve-se prever, também, possível chamamento a juízo para comparecer a audiência, quando sem dúvida um turno de trabalho no consultório estará comprometido. Outro aspecto importante é que o valor da hora pericial não necessita estar relacionado ao preço da consulta do profissional, podendo, se assim for entendido, ser mais elevado. Frise-se: a atividade pericial é de natureza essencialmente liberal, tendo o psiquiatra ampla liberdade para estabelecer seus honorários. Se forem considerados elevados pelas partes ou pelo magistrado, que seja designado outro profissional que aceite trabalhar por valores inferiores.

Ocorre, infelizmente, que nem sempre as coisas acontecem de maneira tão simples. Há um elevado número de processos em que as partes são pobres e não têm condições de financiar essa despesa. Nesses casos, o Estado provê o acesso gratuito à Justiça, isentando-as de custas e colocando-lhes à disposição toda sua estrutura. Os emolumentos de cartório não serão pagos, e advogados públicos defenderão seus interesses.

Não é raro, também, que o advogado seja particular e que tenha feito uma espécie de *contrato de risco*: no fim do processo, se vencer, receberá seus honorários; se perder, terá gasto tempo e trabalho. Em tal situação, em jurisdições nas quais não existam peritos oficiais para intervir nas causas de assistência judiciária gratuita (AJG), o único figurante a trabalhar rigorosamente de graça e sem ter qualquer dever funcional para tal é o perito. Isso porque receber honorários simbólicos, às vezes equivalentes ao valor de uma consulta pela tabela da AMB, é sinônimo de trabalhar graciosamente. Existe também o agravante de que esse pagamento irrisório pode ser efetuado meses ou anos após a realização da perícia. Essa situação adquire contornos de calamidade nas pequenas cidades do interior, onde há pouquíssimos psiquiatras, ou apenas um, recaindo sempre sobre a mesma pessoa o encargo pericial. Como pode, então, o profissional se posicionar diante dessa nova versão de "trabalho escravo"?

A lei determina que "o perito tem o dever de cumprir o ofício" (Artigo 146 do CPC),[1,*] exceto se houver impedimentos, suspeições ou *motivo legítimo* para escusa. Reside nesse artigo a exigência de que deve realizar a perícia que lhe foi atribuída. Contudo, obrigação de aceitar o encargo não corresponde à obrigação de trabalhar a preço vil, mesmo que em nome de uma causa nobre – a do amplo acesso da população à Justiça. Esse é um grave problema social que cabe ao Estado e a seus agentes resolver. O cidadão particular, por dever de consciência, poderá livremente colaborar com esse objetivo, mas jamais poderá ser compelido a prestar seu serviço por valores irrisórios ou que considere insuficientes.

Na busca de uma solução para esse problema, o mais razoável é que se elabore um acordo informal com o magistrado. Em geral, os juízes são pessoas bastante razoáveis e muito mais acessíveis do que a imaginação do leigo supõe. O contato franco, expondo as dificuldades para conciliar o desejo do psiquiatra de servir à Justiça com a realidade de que necessita trabalhar e receber remuneração condigna por seu tempo, poderá ser muito útil. Poderão ser estabele-

---

* Correspondência no novo CPC[2] – Artigo 157.

cidos, portanto, o número de processos de AJG que serão encaminhados pela unidade de tempo (um por semana, um por mês, etc.), a relação entre a quantidade desses processos e de privados a serem destinados ao perito, os honorários a serem fixados ou qualquer outro ponto que entenderem ser relevante. Será, também, uma forma de estabelecerem uma relação pessoal e de confiança mútua, essencial para o desempenho das atividades periciais.

Se não puder ou não quiser estabelecer contato pessoal com o magistrado, o perito designado deverá estimar seus honorários e solicitar seu prévio depósito. Se o juiz não quiser fixá-los previamente ou se fixá-los em valores que o profissional considere insatisfatórios, ou se não determinar o prévio depósito (o que é comum ocorrer em casos de AJG), caberá ao perito designado declinar do encargo por *motivo legítimo*, eis que não pode trabalhar na incerteza de quanto virá a receber ou por valores que considere vis ou insuficientes.

A propósito da arguição de motivo legítimo, por insuficiência de honorários, para exonerar-se de perícia, veja-se que a remuneração pelo trabalho é um direito constitucional e, no caso do profissional liberal, é estabelecida tão somente por ele e pelas regras do mercado e da livre concorrência, desde que haja acerto antecipado com quem deverá pagar. Para fazer valer sua inconformidade e sua motivação para recusar-se a trabalhar por valores que não considere justos, o perito designado poderá se valer de medidas extremas, tais como mandado de segurança e, se necessário, recurso de mandado de segurança perante o Superior Tribunal de Justiça. A depender da forma como a questão for inicialmente formulada, essa discussão poderá terminar no Supremo Tribunal Federal.

A corroborar essa orientação, em 30/9/2010, o CFM, mediante o Parecer nº 34/10,[12] pontificou que: "EMENTA: O ato pericial em medicina é privativo e exclusivo do médico que, quando designado por autoridade judiciária, tem direito a ser remunerado quando, sem impedimentos, aceitar sua feitura". E, mais adiante, no mesmo parecer:[12]

> O parecer é, pois, no sentido de que, ao ser designado perito judicial em processo de assistência judiciária gratuita ou custeado pelas partes, o médico aceita o encargo desde que obedeça aos seguintes parâmetros:
>
> 1) A perícia médica é ato médico exclusivo.
> 2) O objeto da perícia esteja de acordo com sua capacitação técnica.
> 3) Não ser perito do seu próprio paciente ou se existirem outros impedimentos ou suspeições.
> 4) Que encaminhe ofício ao magistrado estabelecendo seus honorários periciais – que deverão levar em consideração o tempo despendido para o ato, a complexidade da matéria discutida e seu currículo profissional – e solicitando prévio depósito.

Caso as partes não desejem arcar com esse custo ou o magistrado estabeleça parâmetros diversos, entende-se que se fará presente o *motivo legítimo* para recusa do encargo pericial.

Por fim, pode ser alegado como motivo legítimo para exonerar-se de perícia o fato de já estar realizando outra(s) perícia(s) naquele momento. Essa possibilidade é prevista por Amaral Santos,[3] conforme já citado. De acordo com esse entendimento, se o médico já estiver atuando em um processo, pode recusar a aceitação de novos casos enquanto perdura a perícia que realiza. Faz sentido a regra, uma vez que se trata de uma pessoa que, além de suas atribuições e responsabilidades habituais, está realizando uma atividade extraordinária em colaboração com o poder judiciário. Da mesma forma que na hipótese anterior, caberia mandado de segurança contra ato judicial cujo objetivo fosse impor a aceitação do encargo pericial e recurso de mandado de segurança se o tribunal mantivesse a decisão atacada.

PSIQUIATRA FUNCIONÁRIO PÚBLICO

A condição de psiquiatra que atua como funcionário público lotado em órgão de assistência à saúde pode gerar algumas controvérsias. Não é raro, para compensar a falta de peritos concursados, os juízes determinarem a algum serviço de saúde de sua jurisdição que designe um psiquiatra para atuar como perito em determinado caso.

Na maioria das vezes, as chefias, entre submissas e atemorizadas, prontamente atendem à ordem judicial sem perquirir sua legalidade: determinam a um subordinado que realize a perícia, que será um encargo cumulativo às funções que desempenha no cotidiano, sem qualquer ganho pecuniário extra.

De um ponto de vista estritamente legal, um funcionário público realizar funções estranhas ao cargo que ocupa configura desvio de função. Isso ocorrerá sempre que um psiquiatra concursado para atuar como médico assistente realize perícias por determinação de sua chefia. Assim, não existe o dever de aceitar uma ordem ilegal de seu superior. Uma vez que haja desejo, porém, de efetuar a perícia, os atos periciais devem ser realizados integralmente no horário de expediente, cabendo a sua chefia providenciar a forma mais adequada de substituí-lo, de modo que ele não acumule atividades extraordinárias para compensar sua ausência.

PERITO PSIQUIATRA FUNCIONÁRIO PÚBLICO

É uma realidade, em muitos ambientes do funcionalismo público, o número expressivo de perícias psiquiátricas solicitadas nos processos judiciais com prazos exíguos e impossíveis de serem cumpridos, o que interfere direta e substancialmente na qualidade do trabalho. A exigência, por parte de superiores hierárquicos, de que o perito psiquiatra concursado realize um número maior de perícias do que o considerado razoável por ele no prazo predeterminado, a fim de atender a enorme demanda existente nos serviços públicos, pode incutir erro e enorme prejuízo às partes. A perícia psiquiátrica é um trabalho intelectual de alta complexidade, de modo que deve ser conduzida de maneira minuciosa e detalhada, e sua realização às pressas está associada não somente à potencialização de possíveis erros e prejuízos às partes como ao adoecimento profissional, visto que se cria um dilema ético. Nessa situação, o psiquiatra se vê dividido entre a tentativa de atender às exigências da administração para não ser punido individualmente e o esforço de manter a qualidade técnica das perícias. Tal qualidade depende de inúmeras horas de trabalho conforme o caso, desde a análise dos autos, a marcação das entrevistas com as diferentes pessoas envolvidas, o contato com instituições da rede de saúde, escolar, assistencial e de justiça, a solicitação de documentos médicos para outras instituições, a revisão da literatura e, por fim, a elaboração e digitação do laudo. O trabalho minucioso é a essência fundamental desse ofício, e conduzi-lo de forma apressada pode comprometer a conclusão do laudo. O interesse prioritário deve ser preservar a execução da perícia com a qualidade técnica e ética, evitando erros e prejuízos às partes. Em curto prazo, essas questões podem gerar intensa preocupação, angústia e estresse. Em médio e em longo prazo, podem levar a esgotamento profissional e até mesmo a um quadro de adoecimento psíquico. Importante ressaltar, ainda, que essa situação ocorre não somente na seara da psiquiatria, mas na da psicologia e do serviço social. Pelas razões citadas, conclui-se que se deve respeitar o tempo que o perito considera necessário para a realização de cada perícia.

PECULIARIDADES DAS PERÍCIAS CRIMINAIS

No sistema brasileiro, cabe ao Código de Processo Penal (CPP)[13] a regulamentação das perícias criminais. Até recentemente, essas perícias eram realizadas por dois peritos oficiais, e o CPP não fazia menção à intervenção de assistente técnico das partes. A partir da reforma processual penal[14] de 2008, houve algumas mudanças que poderão gerar dúvidas até que os tribunais firmem entendimento sobre seu alcance.

A principal delas é que, no Título VII (Da Prova), Capítulo II (Do Exame do Corpo de Delito e das Perícias em Geral) do CPP, consta nova redação dos Artigos 159 e seguintes. Segundo a reforma,[14] "O exame de corpo de delito e outras perícias serão realizados por perito oficial portador de diploma de curso superior" (art. 159), o que implicitamente derrogou a exigibilidade de dois peritos oficiais. A seguir, nos parágrafos 3° e 4° do mesmo artigo, prevê a possibilidade de designação de assistente técnico pelas partes, mas ressalva que estes somente atuarão "a partir de sua admissão pelo juiz e após a conclusão dos exames e a elaboração do laudo pelos peritos oficiais".[14]

O entendimento desses autores é o de que a referida norma tem aplicação estrita a perícias em vestígios concretos de infração criminal, como fica claro da leitura do parágrafo 6° do Artigo 159:[14]

> Havendo requerimento das partes, o material probatório que serviu de base à perícia será disponibilizado no ambiente do órgão oficial, que manterá sempre sua guarda, e na presença de perito oficial, para exame pelos assistentes, salvo se for impossível sua conservação.

O que não é o caso da perícia de imputabilidade penal.

A perícia de imputabilidade penal é realizada mediante incidente de insanidade mental do réu, tema que é regulamentado em outra parte do CPP,[13] no Título VI (Das Questões e Processos Incidentes), no Capítulo VIII (Da Insanidade Mental do Acusado), bem como nos Artigos 149 e seguintes. Visto que a redação desses artigos não foi alterada pela reforma processual de 2008 – lá constando ainda a menção a peritos, no plural, vide Artigos 150 e 151 do CPP[13] –, a interpretação constante do parágrafo anterior fica reforçada. Dessa forma, o papel do assistente técnico em matéria psiquiátrica no processo criminal é basicamente o mesmo que desempenha nas perícias cíveis, com o que se observam os princípios constitucionais da ampla defesa e do contraditório.

Em relação a impedimentos, incompatibilidades e suspeições, terminologia empregada pelo CPP,[13] este não especifica suas causas, as quais devem ser buscadas no CPC, o qual se aplica subsidiariamente às omissões do CPP.[13] À semelhança do CPC,[1] o CPP[13] também considera o encargo pericial obrigatório, salvo ocorrência de *escusa atendível* (art. 277 do CPP). Vale para essa expressão do CPP o mesmo que foi dito a respeito do *motivo legítimo* de escusa do CPC.[1]

Perícias cíveis e criminais

Em que pese a possibilidade de ser necessária a realização de perícia psiquiátrica em qualquer ramo do direito material – civil, penal, administrativo, tributário, trabalhista, infortunístico ou comercial –, é costume dividir as perícias em cíveis ou criminais de acordo com a lei processual que as oriente.

TIPOS DE AVALIAÇÕES PERICIAIS

As avaliações periciais psiquiátricas, cíveis ou criminais, podem ser classificadas em três grandes tipos: avaliações transversais, retrospectivas e prospectivas. Essa divisão tem finalidade puramente didática e serve apenas para enfatizar o objetivo principal da perícia – se dirigida a estabelecer uma situação presente, se voltada a um esclarecimento de fato pretérito ou se objetivando prognóstico de risco. Na verdade, como na atividade clínica, encontra-se em quase todas as avaliações a ocorrência de pelo menos dois desses elementos, uma vez que avaliações do presente não prescindem do passado – e vice-versa –, e a prognose do futuro é fortemente embasada tanto no presente quanto no passado.

AVALIAÇÕES TRANSVERSAIS

As avaliações transversais são aquelas nas quais o examinador tem por objetivo estabelecer o que está ocorrendo naquele momento. Por sua natureza, são as que mais se aproximam da avaliação psiquiátrica aplicada na clínica diária, uma vez que consistem em um exame da situação atual, em seu diagnóstico e na indicação de uma medida *terapêutica* jurídica imediata.

Na esfera criminal, o exemplo mais notório é a perícia de constatação de superveniência de doença mental (SDM). Considera-se que houve a SDM quando uma pessoa, após cometer um delito, apresenta sinais e sintomas de doença mental. Tal fato, sendo comprovado mediante perícia, terá importantes repercussões jurídicas: se ocorrido antes ou durante a instrução do processo, levará a sua suspensão até a plena recuperação do acusado; se após condenação, levará à interrupção do cumprimento da pena e poderá transformá-la em medida de segurança.

Na área cível, o melhor exemplo são as perícias de interdição. Nestas, busca-se estabelecer a presença de um transtorno mental no examinando e se essa condição de alguma forma prejudica seu *necessário discernimento*. Isso ocorrendo, a pessoa deverá ser declarada incapaz para a prática de todos ou de alguns dos atos da vida civil. Ainda na área cível, podem ser classificadas como transversais as perícias de constatação de dano psíquico ou de maus-tratos a criança.

As avaliações transversais, uma vez que são dirigidas a examinar o *aqui e agora*, costumam ser muito precisas em seus achados e conclusões, em geral não ensejando margem a grandes divergências.

AVALIAÇÕES RETROSPECTIVAS

São aquelas nas quais, a partir do momento presente, o examinador busca estabelecer com a maior precisão possível a condição psíquica do examinando em determinado momento do passado. São avaliações que exigem muito conhecimento técnico e experiência por parte do perito e costumam ter consequências jurídicas muito relevantes.

No âmbito criminal, a mais importante dessas perícias é a de imputabilidade penal, ou seja, a perícia realizada com o objetivo de esclarecer se, no momento do crime, o réu padecia de algum transtorno mental que, de alguma forma, quer total, quer parcial, afetasse sua capacidade de entender o que estava fazendo ou de se determinar de acordo com esse entendimento (CP, art. 26); isto é, se era inimputável ou semi-imputável. Algumas vezes, afirma-se que as perícias de imputabilidade ou responsabilidade penal constatariam a capacidade penal, traçando-se um paralelo entre esse conceito e o de capacidade civil. É recomendável, porém, que não se confunda uma situação com a outra, uma vez que, em um caso, a perícia avaliará uma situação presente que terá reflexos no futuro (a pessoa poderá ou não gerir livremente sua vida), enquanto, no outro, será voltada ao passado e no passado se encerrará (a pessoa era ou não imputável do ponto de vista penal ao cometer o delito). O Código Penal Militar[15] e a Lei de Tóxicos[16] preveem perícias similares à de imputabilidade penal.

Em matéria cível, as mais relevantes perícias retrospectivas ocorrem em processos de anulação de ato jurídico e de anulação de testamento. De forma paralela a sua congênere criminal, visam ao estabelecimento da condição psíquica da pessoa ao praticar determinado ato em momento preciso do passado. No primeiro caso, em geral, o autor do ato está vivo e poderá ser examinado diretamente, buscando-se estabelecer se ele padece de algum transtorno mental, como essa doença evoluiu ao longo da vida e de que forma teria interferido no ato inquinado de nulidade. Na segunda hipótese, a pessoa já é falecida, e deve-se realizar uma perícia indireta, buscando informações com familiares, amigos, médicos e enfermagem, bem como analisando prontuários hospitalares e documentos de qualquer natureza.

As avaliações retrospectivas, ainda que tecnicamente difíceis, costumam ser muito precisas e efetivas, sobretudo quando conduzidas por perito experiente. Entretanto, sendo suas conclusões necessariamente de caráter inferencial, a margem de incerteza e de discordância entre peritos diversos deverá ser um pouco maior do que nas perícias transversais.

AVALIAÇÕES PROSPECTIVAS
São aquelas nas quais, a partir da condição presente e considerando os fatos do passado, o examinador busca estabelecer o risco futuro de que determinado comportamento venha a acontecer. Por sua própria natureza, são bastante imprecisas, mas, de forma contraditória, muito valorizadas pelos operadores do direito. Magistrados, promotores e advogados costumam depositar muita fé nos poderes que psiquiatras e psicólogos, teoricamente profundos conhecedores da alma humana, teriam de avaliar a periculosidade de alguém.

As avaliações de risco mais comuns ocorrem em matéria penal, principalmente no âmbito das varas de execuções criminais. Em relação a prisioneiros que estejam no cumprimento de pena privativa de liberdade, as perícias costumam ser multidisciplinares e são realizadas no momento em que o detento atinge o tempo mínimo de pena para receber um benefício legal, tal como livramento condicional, progressão de regime ou indulto de Natal. Em relação a prisioneiros sob medida de segurança detentiva, a avaliação é realizada por psiquiatra e visa atestar se ocorreu a cessação da periculosidade.

Na órbita cível, as avaliações de risco são frequentes em direito de família ou em processos movidos sob a égide do Estatuto da Criança e do Adolescente (ECA).[17] Nesses casos, alguns pais são afastados de seus filhos em defesa da integridade física ou moral da criança. Em causas dessa espécie, sempre ocorrem perícias, não raro mais de uma ao longo do feito. A primeira, transversal, para constatar o dano; as demais, prospectivas, para estabelecer se o genitor perigoso já estaria em condições de conviver com o filho e sob quais condições.

As avaliações de risco ainda são bastante empíricas em nosso meio, apesar de já existirem instrumentos objetivos validados para uso na população brasileira.[18,19] Tais avaliações, por exigência legal, incidem em um erro conceitual incontornável, o de que se faça o diagnóstico de ausência de periculosidade, utilizando um formato dicotômico: perigoso ou não perigoso. Nos dias atuais, propugna-se que as avaliações tenham um caráter prognóstico,[20] sendo estabelecida a probabilidade de que um fato possa ocorrer, uma vez que seja rigorosamente impossível afirmar que alguém não virá a praticar determinado ato. Por essas razões, as avaliações prospectivas são, de longe, as menos confiáveis das perícias psiquiátricas.

Explicitando, todo ser humano é passível de cometer algum ato específico de violência, ou de natureza antissocial, em grau maior ou menor de probabilidade. Cada pessoa tem níveis de risco diferentes para a prática de cada um dos diferentes crimes. Por isso, a nova questão proposta não é a de estabelecer se alguém é perigoso (diagnóstico de periculosidade), pois isso todos são, em maior ou menor grau, mas, sim, qual o risco de cometimento de infração que essa pessoa apresenta para um determinado intervalo de tempo (prognóstico).[20] A avaliação de risco é específica para o contexto no qual o sujeito será reintegrado, devendo ser enunciada em termos de probabilidade e tendo prazo de validade determinado.[20] A avaliação adequada do risco de comportamento violento constitui-se em tarefa complexa e depende de fatores que estão muito além daqueles relacionados à presença de doença mental, englobando, por exemplo, fatores ambientais e sociais.[21] O conceito de risco, que surgiu em substituição ao de periculosidade, acentua a natureza dinâmica e mutável dos fatores envolvidos na previsão de condutas do indivíduo. Com a ideia do prognóstico de risco, foge-se da impossível exigência de que se determine se alguém é ou não é perigoso, uma vez que todos são, em maior ou menor grau, e que isso, como visto, varia em função de períodos de tempo e de fatores multideterminados.[21]

Portanto, o que a literatura psiquiátrica forense moderna preconiza é a avaliação de risco, uma análise dos fatores pregressos à prática do ato de violência, a condição de vida atual do examinando e os fatores desestabilizadores com os quais se defrontará no futuro. Com base nesses elementos, pode-se fazer um prognóstico de risco para a prática de um determinado ato de violência e qual a probabilidade de que o referido ato venha a ocorrer (baixa, média, alta).[20] Além disso, o prognóstico deve centrar-se em um determinado e hipotético ato de violência.[20] A aproximação das linguagens psiquiátrica e jurídica deve tentar abrandar expectativas e terminologias divergentes das duas ciências na seara da avaliação de risco.[21]

Exame pericial

O exame pericial psiquiátrico tem por base e fundamento o exame psiquiátrico clínico. Como este, vale-se do domínio da técnica de entrevista, do conhecimento de psicopatologia e da capacidade diagnóstica do examinador. Cessam aí, entretanto, as semelhanças, uma vez que se distinguem por um aspecto fundamental: a finalidade da avaliação. Em decorrência dessa discrepância, surgem importantes questões éticas e técnicas, que serão abordadas a seguir. Para que se estabeleça um contraponto, será feita antes uma breve revisão dos princípios e das diversas etapas da avaliação psiquiátrica clínica.

EXAME PSIQUIÁTRICO CLÍNICO

O exame psiquiátrico é uma avaliação médica cujos objetivos são o estabelecimento de um diagnóstico psiquiátrico, a criação e o desenvolvimento de uma aliança de trabalho, um planejamento terapêutico e o prognóstico do paciente. Esse é um processo estruturado e compõe-se de diversos elementos.[22]

ESTRUTURA DO EXAME PSIQUIÁTRICO

Ao ser realizado um exame psiquiátrico, dois eixos e uma variável devem ser considerados.

Ao eixo longitudinal corresponde a linha de vida, iniciando-se no período pré-natal, passando pelo nascimento e pela história pregressa, chegando até o momento da doença atual. Ao eixo transversal corresponde o exame do estado mental (EEM), um corte do funcionamento mental do paciente na ocasião. A variável em jogo é a social. Pode-se considerá-la como o pano de fundo sobre o qual se desenvolve a situação de doença com suas implicações familiares, interpessoais e econômicas.

Conforme se pode visualizar na Figura 4.1, há uma intersecção entre os eixos longitudinal e transversal à altura da história da doença atual (HDA). Do eixo transversal, por meio do EEM e da HDA, obtém-se o diagnóstico sindrômico, do qual são retiradas as hipóteses diagnósticas. Do eixo longitudinal, por meio da HDA e da história pregressa, às quais deve ser agregada a história familiar, chega-se ao diagnóstico nosológico. Tanto do eixo transversal quanto do longitudinal será possível extrair um plano de trabalho; na primeira hipótese, visando a uma investigação das alternativas diagnósticas e/ou ao tratamento sintomático do paciente; na última, objetivando o tratamento específico necessário. Nesse ponto é que a variável social adquire grande importância, sendo elemento fundamental à determinação da conduta médica, pois da inter-relação das forças de apoio àquela pessoa é que se poderá escolher a melhor alternativa terapêutica, desde obviedades, como a de que não se deve prescrever medicação onerosa a quem não a puder adquirir, até situações clínicas mais sutis, como a decisão de hospitalizar ou não um paciente, levando-se em consideração a capacidade que teria seu grupo familiar de ampará-lo e/ou contê-lo.

INSTRUMENTOS DO EXAME PSIQUIÁTRICO

É frequente a confusão entre as noções de exame psiquiátrico e de entrevista psiquiátrica. Aquele é o todo, do qual esta faz parte. Algumas vezes, entretanto, basta a entrevista com o paciente para que os objetivos do exame sejam atingidos. Apenas nesses casos é que se superpõem.

Um exame completo necessita, em geral, dos seguintes elementos: entrevista com o paciente; entrevista com terceiros; exame físico, com ênfase nas avaliações neurológicas, endocrinológicas e cardiológicas; exames complementares, o que abrange a rotina laboratorial; exames funcionais e exames de imagem; e testes neuropsicológicos.

ENTREVISTA PSIQUIÁTRICA

É o mais importante dos instrumentos citados. Com ela é possível colher a HDA, os dados da história pessoal e familiar do paciente, realizar um acurado EEM e estabelecer

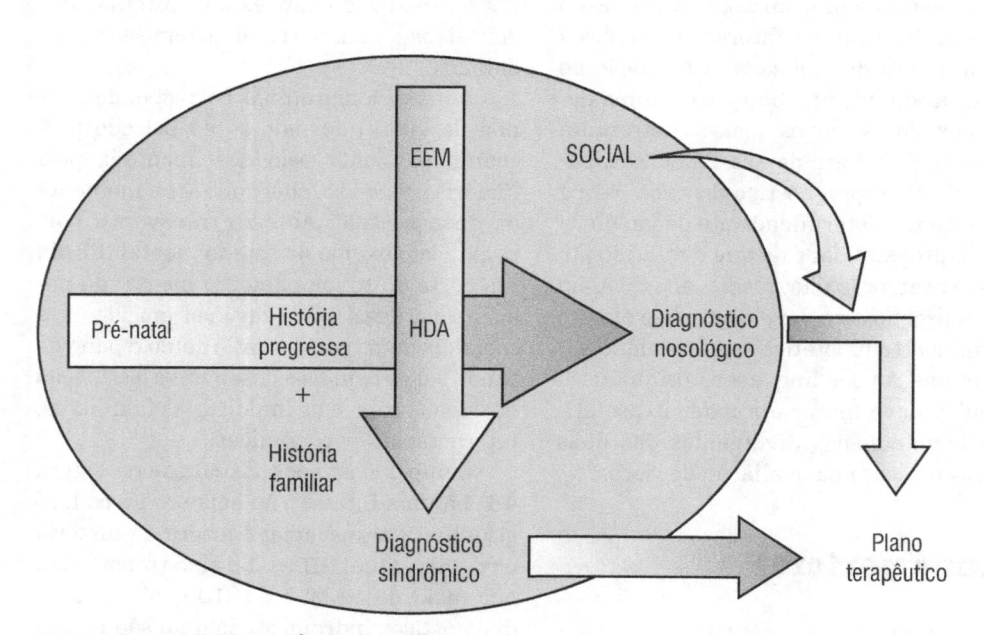

FIGURA **4.1** EXAME PSIQUIÁTRICO PADRÃO.

as bases de uma sólida aliança terapêutica. Compõe-se de três grandes fases – inicial, intermediária e final –, a cada uma delas correspondendo objetivos a serem atingidos por meio de técnicas específicas.[23]

Na fase inicial, que se subdivide em fase de abertura e fase de triagem do problema, deverá haver uma preocupação com o estabelecimento do *rapport*. Além disso, são tarefas inerentes a essa fase a identificação da queixa principal (QP) e da HDA, além da busca pela impressão diagnóstica preliminar. A postura inicial deverá ser cordial e receptiva, para deixar o paciente à vontade. Depois disso, perguntas abertas deverão identificar a QP, as quais serão fechadas de forma gradual ao ser detalhada a HDA.

A seguir, na fase intermediária, haverá o seguimento da impressão clínica inicial e a coleta de informações gerais sobre seu modo de ser e de particularidades de sua história pessoal. No fim dessa etapa, o psiquiatra deverá ter logrado uma visão mais abrangente do paciente e formulado um diagnóstico positivo – ou, ao menos, hipóteses diagnósticas –, tendo claro, dessa forma, qual seria o "caminho a seguir". Do ponto de vista técnico, requer muita habilidade por parte do entrevistador. É uma fase que inicia com o que se chama de *transição abrupta*, e ao longo da qual deverá haver tanto o seguimento focado da história quanto a mudança intermitente de tópicos, a depender do relato que estiver sendo feito.

Obtidos todos os dados relevantes, chegando a um diagnóstico positivo ou a hipóteses diagnósticas e tendo claro quais alternativas terapêuticas propor, ingressa-se na fase final da entrevista. Em essência, essa fase caracteriza-se pela comunicação clara ao paciente das conclusões clínicas e das opções disponíveis. Seu principal objetivo é conseguir a adesão ao plano de tratamento proposto. Do ponto de vista da técnica de entrevista, além da clareza das comunicações, é importante que haja espaço para manifestação e solução de dúvidas, além de que ocorra adequada motivação para que o paciente adira à conduta indicada.

REGISTRO DO EXAME PSIQUIÁTRICO

Embora não seja integrante do exame psiquiátrico em si, o registro posterior do exame é muito relevante, tanto sob perspectiva clínica, uma vez que consolida de forma ordenada as principais informações sobre o paciente e serve de orientação durante o seguimento do caso, quanto sob perspectiva legal, pois se configura em um dos principais elementos de prova em eventual processo por erro médico.

Até 2013, não havia qualquer modelo acabado de registro dos dados obtidos durante o exame psiquiátrico. Então foram instituídas as Resoluções CFM n° 2.056/2013[6] e 2.057/2013.[11] A primeira, entre outras funções, tratou dos roteiros de anamnese médica a serem adotados em todo o Brasil, bem como dos roteiros para perícias médicas e da organização do prontuário de pacientes assistidos nos ambientes de trabalho dos médicos. A segunda consolidou as diversas resoluções da área da psiquiatria, aprovando normas, roteiros de vistoria, princípios universais de proteção ao ser humano, defesa do ato médico privativo de psiquiatras, critérios mínimos de segurança para os estabelecimentos hospitalares ou de assistência psiquiátrica de quaisquer naturezas, definindo também o modelo de anamnese e roteiro pericial em psiquiatria. Com base nessas novas resoluções, citam-se, a seguir, de forma sumária e apenas para que sirvam de contraponto ao formato adotado na avaliação forense, os principais itens que devem ser mencionados na anamnese do exame psiquiátrico clínico:

a) *Identificação do paciente* – Dados pessoais completos (nome, idade, data de nascimento, filiação, estado civil, raça, sexo, religião, profissão, naturalidade, procedência, endereço e telefone).

b) *Queixa principal* – Descrição sucinta da razão da consulta (de preferência, nas palavras do próprio paciente).
c) *História da doença atual* – Relato do adoecimento, início, principais sinais e sintomas, tempo de duração, forma de evolução, consequências, tratamentos realizados, internações, outras informações relevantes. Sugere-se relato cronológico do surgimento dos sintomas, de sua relação com fatores precipitantes, do impacto na vida do paciente e de sua resposta a medicamentos. É importante referir ganhos secundários e o uso de álcool ou drogas para alívio sintomático.
d) *História familiar* – Doenças pregressas na família, estado de saúde dos pais (se falecidos, a idade e a causa), principal ocupação dos pais, quantidade de filhos na prole e forma de relacionamento familiar. Também se deve registrar a existência de doença mental na família.
e) *História pessoal* – Informações sobre gestação, doenças intercorrentes da mãe durante a gestação, doenças fetais, parto eutócito ou distócito, condições de nascimento, evolução psicomotora com informações sobre idade em que falou e deambulou; doenças intercorrentes na infância, ciclo vacinal, aprendizado na escola, sociabilidade em casa, na escola e na comunidade; trabalho, adoecimento no trabalho, relações interpessoais na família, no trabalho e na comunidade; puberdade, vida sexual e reprodutiva, menopausa e andropausa; se professa alguma religião e qual; doenças preexistentes relacionadas ou não ao atual adoecimento (relato das doenças clínicas e cirúrgicas prévias, incluindo tratamentos e hospitalizações); situação atual de vida. É importante coletar a história cronológica de vida, buscando relacioná-la ao problema atual apresentado. Deve-se dar atenção às crises vitais e acidentais e a como reagiu a elas, bem como ao padrão habitual de comportamento. Costuma, portanto, abranger as seguintes etapas evolutivas: pré-natal e nascimento, infância, adolescência e idade adulta.
f) *Exame físico* – Pele e anexos, sistemas olfatório e gustativo, visual, auditivo, sensitivo-sensorial, cardiocirculatório e linfático, osteomuscular e articular, geniturinário e neurológico, com avaliação da capacidade mental.
g) *Exame do estado mental* – Corresponde a um corte transversal do funcionamento mental do paciente no momento da entrevista. Engloba a análise de diversas funções psíquicas que devem ser observadas e que serão fundamentais para a realização de um diagnóstico sindrômico. O Artigo 51 da Resolução n° 2.056/2013[6] cita sensopercepção, representação, conceito, juízo e raciocínio, atenção, consciência, memória, afetividade, volição e linguagem. A Resolução n° 2.057/2013,[11] de forma mais genérica, refere-se à "descrição das funções psíquicas do examinando".
h) *Hipóteses diagnósticas* – Possíveis doenças que orientarão o diagnóstico diferencial e a requisição de exames complementares.
i) *Exames complementares* – Exames solicitados e registro dos resultados (ou cópia dos próprios exames). Descrição dos achados laboratoriais, bem como dos resultados de exames funcionais ou de imagem e de testes aplicados.
j) *Diagnóstico* – De acordo com a *Classificação internacional de doenças e problemas relacionados à saúde* (CID), da Organização Mundial da Saúde, em vigor.
k) *Conduta* – Terapêutica instituída e encaminhamento a outros profissionais. Plano de tratamento.
l) *Prognóstico* – Quando necessário, por razões clínicas ou legais; em relação às

diversas comorbidades, se presentes, bem como aos problemas psicossociais.
m) *Sequelas* – Encaminhamento para outros profissionais ou prescrições específicas.
n) *Causa da morte* – Em caso de falecimento.

O parágrafo único do Artigo 51 da Resolução CFM n° 2.056/2013,⁶ no entanto, pontua que "[...] nos atendimentos em ambulatórios ou consultórios de especialidades, o registro da anamnese poderá restringir-se aos itens imprescindíveis"; no caso, à boa prática diagnóstica e à conduta terapêutica. Portanto, na anamnese psiquiátrica, o item de *exame físico** pode ser mais resumido. Pontua-se que deve constar a descrição dos achados físicos relevantes, tanto do ponto de vista do diagnóstico psiquiátrico quanto da terapêutica a ser implementada. Além disso, na anamnese psiquiátrica, normalmente, não se fazem presentes os itens *sequelas* e *causa da morte*.

Em contrapartida, são acrescidos, como sugestão, os seguintes itens:

a) *Circunstâncias do exame* – Descrição da forma como foram obtidos os dados registrados: número de entrevistas, medicamentos em uso, local, terceiros entrevistados. Esse item pode ser colocado após o item *identificação do paciente*.
b) *História psiquiátrica prévia* – Relato dos contatos psiquiátricos prévios, em especial tratamentos e hospitalizações. Esse item poderia ser entendido como constando dentro da *história pessoal*, mas, pela importância com que se reveste na anamnese psiquiátrica, sugere-se que seja colocado em um item separado. Pode ser inserido após a *história pessoal*.
c) *Discussão diagnóstica* – A partir do diagnóstico sindrômico e das principais hipóteses diagnósticas, apresentando o porquê do diagnóstico a ser formulado. Esse item pode ser colocado após o item *hipóteses diagnósticas*.

Observa-se, ainda, que o roteiro do CFM incluiu a *história médica* dentro do item *história pessoal*.

EXAME PSIQUIÁTRICO FORENSE

Conforme já referido, o exame pericial psiquiátrico é uma espécie de avaliação psiquiátrica, cuja finalidade é elucidar fato do interesse de autoridades judiciária, policial, administrativa ou eventualmente de particular, sendo utilizado como prova. Tem por base e fundamento o exame psiquiátrico clínico, valendo-se o examinador do domínio da técnica de entrevista, do conhecimento de psicopatologia e de sua capacidade diagnóstica. Como seu paradigma, é também um processo estruturado, dele se distinguindo, entretanto, por aspectos éticos e técnicos que serão discutidos adiante.

O exame psiquiátrico forense consiste, em essência, em uma avaliação médica acurada e no registro fiel do que foi observado, bem como na formulação de comentários médico-legais, nos quais se buscará relacionar os achados clínicos à legislação vigente, e na resposta aos quesitos formulados pelo juiz e pelas partes.

ESTRUTURA DO EXAME PSIQUIÁTRICO FORENSE

O exame psiquiátrico forense estrutura-se, também, ao longo de dois eixos. Da mesma forma que em relação ao exame psiquiátrico padrão, ao eixo longitudinal corresponde a linha de vida do sujeito, iniciando-se no período pré-natal, passando pelo nascimento e história pregressa e chegando até o momento presente. Ao eixo transversal corresponde o EEM, um corte de seu funcionamento mental, quer naquele momento (diretamente observado, caso se trate de uma avaliação do tipo transversal), quer no passado (inferindo-o, no caso das avaliações retrospectivas).

Constata-se, também, conforme a Figura 4.2, que os eixos longitudinal e transversal desse exame também têm intersecção à altura da HDA. Do primeiro, por meio do EEM e da HDA, se obtém o diagnóstico sindrômico, do qual são retiradas as hipóteses diagnósticas. Do segundo, pela HDA e pela história pregressa, às quais deve ser agregada a história familiar, chega-se ao diagnóstico nosológico. Porém, o exame psiquiátrico forense difere de forma fundamental de seu paradigma, porque o resultado final da avaliação será estritamente uma conclusão médico-legal, nada sendo proposto como terapêutica para eventual patologia de que o sujeito em exame esteja sofrendo.

A finalidade legal do exame condiciona também outras características de sua estrutura. Diante da necessidade jurídica de certeza – a avaliação pericial é um meio de prova –, é de todo recomendável que sempre se busque um diagnóstico positivo, se possível. Por isso, devem-se evitar conclusões com base apenas em diagnósticos sindrômicos, sendo aconselhável esgotar as alternativas de investigação. Ademais, uma vez que as conclusões médico-legais independem do contexto socioeconômico, a variável social, no caso, não tem maior relevância.

INSTRUMENTOS DO EXAME PSIQUIÁTRICO FORENSE

Utilizam-se no exame psiquiátrico forense basicamente os mesmos instrumentos da avaliação padrão, sendo o mais importante de todos, também, a entrevista com o examinando. Entretanto, devido às características da cena judiciária, na qual todas as provas colhidas são submetidas ao duplo escrutínio das partes adversas, sendo refutadas com veemência pela que se sentir prejudicada, é interessante que o examinador se valha de elementos objetivos que confortem sua apreciação subjetiva. Assim, o perito forense poderá solicitar exames complementares que, sob uma perspectiva estritamente clínica, seriam desnecessários.

Cresce a importância, pois, do uso de entrevistas estruturadas; de instrumentos objetivos para medir funções psíquicas, in-

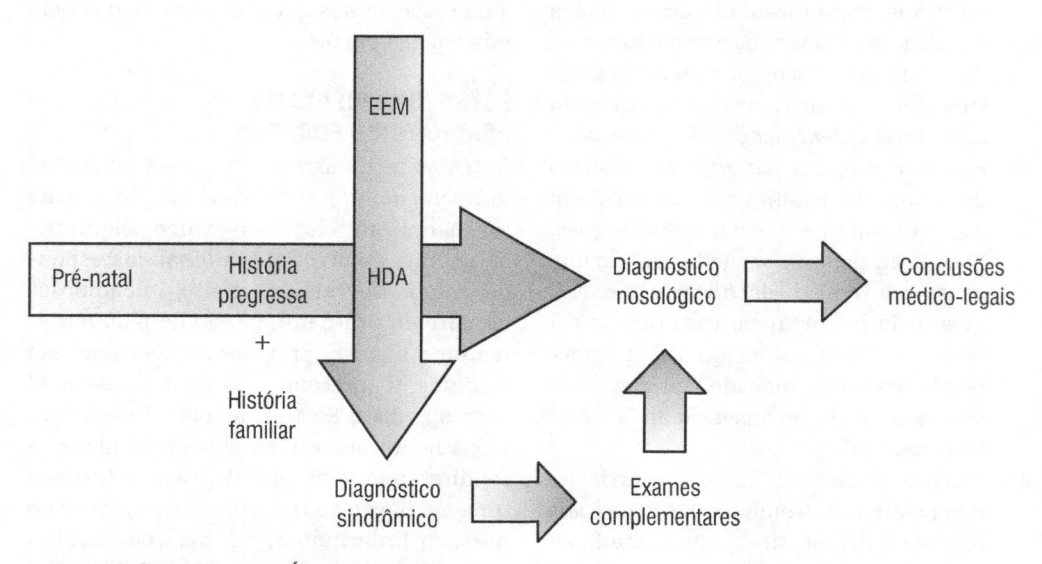

FIGURA **4.2** EXAME PSIQUIÁTRICO FORENSE.

cluindo risco de violência; de exames funcionais e de imagem; bem como de testes neuropsicológicos. Além disso, quaisquer exames complementares que possam alicerçar afirmativas do perito serão, em princípio, bem-vindos.

Além das entrevistas, dos testes e dos exames realizados na pessoa sob avaliação, constituem importantes recursos a realização de entrevistas com terceiros (familiares, amigos ou vítimas e quaisquer pessoas de alguma forma envolvidas com o examinando ou com a situação em pauta) e a análise minuciosa de documentos. Entre estes estão desde prontuários médicos e carcerários a escritos esparsos produzidos pelo sujeito ou documentos que haja firmado. O objetivo da avaliação é que determinará a extensão e a necessidade de busca desses elementos externos.

ENTREVISTA PSIQUIÁTRICA FORENSE

A entrevista psiquiátrica forense é o cerne do exame psiquiátrico forense quando este não se tratar de avaliação retrospectiva de estado psíquico de pessoa já falecida (como é o caso das anulações de testamento). Por sua importância, será examinada em item próprio mais adiante.

RELATÓRIO MÉDICO-LEGAL

O relatório médico-legal é o registro escrito e fiel de todos os elementos de interesse médico-legal observados pelo perito, acrescido de seus comentários, conclusões e respostas a quesitos, quando formulados. Denomina-se laudo quando for escrito pelo próprio especialista (distinguindo-se dos autos, que são ditados a escrivães). Poderá ser chamado, ainda, parecer, quando elaborado por assistente técnico.

Embora de certa forma corresponda ao registro do exame psiquiátrico próprio das avaliações clínicas padrão e mantenha alguma similaridade com esse tipo de documento, o laudo se reveste de importância muito maior, uma vez que é indissociável da avaliação em si: é por meio dele que a máxima pericial *visum et repertum* se concretiza. O Artigo 55 da Resolução CFM n° 2.056/2013[6] estabelece que "É fundamental, nos procedimentos periciais, a observância do princípio *visum et repertum* (ver e registrar), de forma que o laudo pericial possa ser objeto de análise futura sempre que necessário". Até a publicação das Resoluções CFM n° 2.056/2013[6] e 2.057/2013[11] não existia um modelo definitivo para a apresentação do laudo; cada serviço e cada perito tinham sua própria forma de ordenar e relatar os dados observados. Com a publicação de tais resoluções, ficou definido o *Roteiro básico do relatório pericial*, sendo dever dos médicos peritos proceder de acordo com o preconizado nessas normas. É importante frisar, no entanto, que cada tipo de perícia exigirá tópicos específicos, os quais deverão ser incluídos no registro. O Artigo 56 da Resolução n° 2.056/2013, nesse sentido, afirma que:[6]

> Os relatórios periciais (laudos) poderão variar em função da natureza e das peculiaridades da perícia (cível, criminal, administrativa, trabalhista ou previdenciária; transversal, retrospectiva ou prospectiva; direta ou indireta); entretanto, sempre que possível, deverá ser observado o roteiro normatizado na resolução.

O Artigo 59 da mesma resolução, por sua vez, pontua que:[6]

> Excetuam-se dessa exigência os exames efetuados nos institutos médico-legais, de medicina do tráfego, aeroespacial, do trabalho, do esporte e previdenciária, por terem modelos próprios e oficiais relacionados no *Manual de vistoria e fiscalização da medicina no Brasil*.

O manual referido consta como anexo na Resolução CFM n° 2.056/2013.[6]

A seguir, são citados e comentados os pontos que devem constar no relatório pericial psiquiátrico (Quadro 4.1), conforme a

Resolução n° 2.057/2013.[11] Há de se registrar que o roteiro pericial contido na referida resolução é específico para a área da psiquiatria e, em parte, difere do roteiro da Resolução n° 2.056/2013,[6] elaborado para as especialidades médicas em geral. Assim, aqui será descrito o roteiro com base na resolução específica da psiquiatria.

1) *Preâmbulo* – Autoapresentação do perito, na qual informa sobre sua qualificação profissional na matéria em discussão. Deve relacionar seus dados pessoais, principais títulos acadêmicos e experiência profissional. É extremamente importante porque, no contexto forense, o argumento de autoridade tem peso.
2) *Individualização da perícia* – Detalhes objetivos sobre o processo e as partes envolvidas (contém a indicação da comarca e juízo que determinou a perícia, número do processo e nomes das partes).
3) *Circunstâncias do exame pericial* – Descrição objetiva dos procedimentos realizados (entrevistados, número de entrevistas, tempo despendido, documentos examinados, exames complementares, etc.). Objetiva minuciar como foram obtidos os dados registrados. Além dos dados solicitados pelo CFM, sugere-se incluir: indicação do local onde as entrevistas ocorreram; indicação de visitas ou inspeções domiciliares realizadas; indicação das entrevistas realizadas em hospital ou cárcere; indicação da utilização de entrevistas estruturadas ou semiestruturadas, bem como de instrumentos objetivos de mensuração psíquica; descrição dos exames complementares solicitados e nome do profissional que os realizou; indicação de documentos pesquisados e examinados; discriminação dos atos realizados sob o escrutínio de assistente técnico das partes; e indicação dos atos que foram filmados ou gravados. A importância desse item consiste em transmitir uma ideia da natureza e da magnitude do trabalho realizado, afastando a suspeita de açodamento nas conclusões do laudo.
4) *Identificação do examinando* – Nome e qualificação completa da pessoa que foi alvo dos procedimentos periciais (nome completo, idade, data de nascimento, sexo, profissão, grau de instrução, estado civil, raça, religião, nacionalidade, naturalidade, filiação, endereço e local onde se encontra internado ou detido, se for o caso). (Em avaliações ambulatoriais ou realizadas no domicílio, é importante que se registre o número da cédula de identidade do sujeito.)
5) *Quesitos* – Transcrição dos quesitos formulados pela autoridade e pelas partes.
6) *História pessoal* – Síntese da história de vida do examinando, com ênfase na sua relação com o objeto da perícia, se houver. Deve-se obter a história cronológica da situação atual e vida pregressa do examinando, além de dar atenção a seu padrão habitual de comportamento. Costuma abranger as seguintes etapas evolutivas: pré-natal e nascimento, infância, adolescência e idade adulta. Nesta, incluem-se as áreas familiar, social e profissional. A história sexual, a depender do tipo de perícia, poderá ser apreciada nesse tópico. Na medida do possível, deve-se enfocar esse item sob a perspectiva da questão pericial central. Em perícias cíveis, por exemplo, nas quais se busque anular ato jurídico praticado por alguém, é muito importante constatar a *coerência biográfica* do ato praticado.
7) *História psiquiátrica prévia* – Relato dos contatos psiquiátricos prévios, em especial tratamentos e hospitalizações.
8) *História médica* – Relato das doenças clínicas e cirúrgicas atuais e prévias, incluindo tratamentos e hospitalizações.

9) *História familiar* – Registro das doenças psiquiátricas e não psiquiátricas nos familiares próximos.
10) *Exame do estado mental* – Descrição das funções psíquicas do examinando. Extremamente relevante em perícias transversais, pois consiste na descrição do funcionamento mental no momento da entrevista. Engloba a análise de diversas funções psíquicas que devem ser observadas e que serão fundamentais para a realização de um diagnóstico sindrômico. Em perícias retrospectivas, na medida do possível se tentará inferir o estado mental do sujeito ao tempo dos fatos em discussão no processo.
11) *Exame físico* – Descrição da condição clínica geral do examinando, com ênfase para achados relevantes à conclusão pericial.
12) *Exames e avaliações complementares* – Descrição de achados laboratoriais, de resultados de exames funcionais ou de imagem e de testes neuropsicológicos aplicados.*
13) *Diagnóstico positivo* – Segundo a nosografia preconizada pela Organização Mundial da Saúde (OMS), oficialmente adotada pelo Brasil.
14) *Comentários médico-legais* – Esclarecimento sobre a relação entre a conclusão médica e as normas legais que disciplinam o assunto em debate. É o mais importante elemento do laudo. Momento no qual se relaciona o que foi constatado no examinando com a discussão que ocorre no processo, enquadrando a conclusão médica nas normas legais existentes. Se, por exemplo, a ação em causa for a interdição de uma pessoa que apresente um quadro demencial avançado, o perito deverá se estender sobre a natureza da doença, seu caráter irreversível, as limitações que acarreta para a administração da própria vida e como isso se insere no conceito legal de enfermidade mental que afeta o *necessário discernimento*.
15) *Conclusão* – Frase curta, objetiva e direta que sintetiza todo o pensamento do perito. No exemplo citado no item anterior: "Conclui-se que [nome do examinando] está total e definitivamente incapacitado para a prática dos atos da vida civil". Ou, se a incapacidade for parcial, discriminar os atos para os quais o examinando estaria impedido. Eventuais recomendações, muito comuns, por exemplo, em perícias das varas da infância e juventude e das varas de família, também podem ser incluídas nesse item. Cita-se, como exemplo, tratamento psiquiátrico e/ou psicoterapia para as partes de processos de destituição de poder familiar ou de casos de alienação parental.
16) *Resposta aos quesitos* – Respostas claras, concisas e objetivas. Se for o caso, o perito poderá remeter o entendimento da resposta ao corpo do laudo. Inicialmente são respondidos os quesitos do juiz; a seguir, os do Ministério Público, do autor e do réu.

Sugere-se, ainda, apesar de não constar no roteiro básico do relatório pericial, incluir o item *discussão diagnóstica*, antes do item *diagnóstico positivo*. Sua elaboração se dá a partir do diagnóstico sindrômico e das principais hipóteses diagnósticas, apresentando o porquê do diagnóstico a ser formulado.

Ambas as resoluções CFM de 2013 aqui abordadas prescrevem que nas perícias de responsabilidade penal, muito comuns na

---

* Artigo 61 (Resolução CFM n° 2.056/2013).[6] "Os serviços públicos que praticam a medicina pericial estão obrigados a fornecer aos médicos peritos o acesso aos exames complementares necessários à elucidação diagnóstica e prognóstica, com o objetivo de garantir conclusões baseadas na ciência médica.
Parágrafo único: É vedado aos médicos peritos desempenhar suas funções sem a garantia de meios de apoio diagnóstico que entenderem necessários."

prática forense, é imprescindível que mais dois itens sejam contemplados, e devem constar nas posições 6 e 7:[6,11]

1) *Elementos colhidos nos autos do processo* – Descrição do fato criminoso de acordo com o relato da vítima, testemunhas ou de outras peças processuais, bem como quaisquer outras informações de relevo constantes do processo.
2) *História do crime segundo o examinando* – Descrição do fato criminoso de acordo com o relato do examinando ao perito. Tópico que compreende os antecedentes remotos e próximos do crime, sua preparação e execução e os momentos posteriores a ele, todos de acordo com a perspectiva do autor do delito. É essencial para que se avaliem os elementos cognitivo e volitivo descritos no Artigo 26 do CP.

Nas outras perícias que não as de responsabilidade penal, sugere-se incluir o item *síntese processual*, não exigido no roteiro do CFM. Refere-se a um resumo objetivo da discussão que está ocorrendo nos autos, sem qualquer juízo de valor. Serve para mostrar claramente o foco da avaliação realizada e a querela judicial que a perícia tentará esclarecer. Esse item pode ser posicionado após *identificação do examinando*.

Com relação aos pareceres dos assistentes técnicos, cabe ainda ressaltar que, conforme o Artigo 57 da Resolução CFM n° 2.056/2013,[6]

> Os pareceres dos assistentes técnicos terão forma livre, podendo seguir o mesmo modelo adotado pelo perito ou limitar-se a enfatizar ou refutar pontos específicos de seu relatório.

Por fim, há de se ter garantidas as condições mínimas exigidas na Resolução n° 2.057/2013,[11] como se lê no Artigo 60:

QUADRO **4.1 ESTRUTURA DO LAUDO PERICIAL**

– Preâmbulo
– Individualização da perícia
– Circunstâncias do exame pericial
– Identificação do examinando
– *Síntese processual*
– Quesitos
– (Elementos colhidos nos autos do processo)
– (História do crime segundo o examinando)
– História pessoal
– História psiquiátrica prévia
– História médica
– História familiar
– Exame do estado mental
– Exame físico
– Exames e avaliações complementares
– *Discussão diagnóstica*
– Diagnóstico positivo
– Comentários médico-legais
– Conclusão
– Resposta aos quesitos

Obs. 1: Os itens entre parênteses devem constar apenas das perícias de imputabilidade.

Obs. 2: Os itens em itálico são sugestões dos autores e não constam nas exigências do Roteiro Básico do Relatório Pericial das Resoluções CFM n° 2.056/2013 e 2.057/2013.
Fonte: Conselho Federal de Medicina.[6,11]

Os consultórios, ambulatórios, institutos previdenciários e médico-legais devem estar dotados das condições mínimas definidas no *Manual de vistoria e fiscalização da medicina no Brasil*, para que os exames periciais sejam realizados com a segurança necessária ao seu objetivo.

ENTREVISTA PSIQUIÁTRICA FORENSE

Apesar de, na forma, assemelhar-se à entrevista psiquiátrica padrão – pois consiste basicamente em um encontro entre um psiquiatra e uma pessoa que pode estar apresentando algum transtorno mental ou alteração comportamental que necessitem ser diagnosticados –, a entrevista psiquiátrica forense (EPF) distingue-se por apresentar questões éticas e técnicas que interferirão nas peculiaridades de suas diversas fases e na organização do *setting*, bem como pela utilização de recursos eletrônicos.

A EPF constitui-se no mais importante dos instrumentos à disposição do psiquiatra forense. Por meio dela é possível obter informações relevantes sobre a história de vida do examinando e realizar um adequado EEM. Além disso, é imprescindível para a correta compreensão das motivações que levaram alguém à prática de determinado ato (em perícias de responsabilidade penal ou de anulação de ato ou negócio jurídico), para se estabelecerem a aptidão e os limites da prática de atos da vida civil e, mesmo, para o prognóstico de risco.

A seguir, serão discriminados os principais aspectos pelos quais a EPF se distingue da entrevista psiquiátrica padrão.

QUESTÕES ÉTICAS

A confidencialidade, seu alcance e seus limites, e a necessidade de que o examinando tenha uma clara noção dessas circunstâncias é o primeiro e mais relevante problema ético que deve ser enfrentado já na abertura da EPF. Uma vez que esta é conduzida por um médico, e a noção de sigilo médico é bastante conhecida de todos, é bem possível que o examinando, se não suficientemente alertado, venha a comunicar ao perito fatos, sentimentos ou pensamentos que preferiria ocultar se soubesse que não estavam acobertados pelo dever de manutenção do sigilo.

Além dessa importante questão, outro ponto merece atenção do examinador: diz o consentimento para que se proceda à avaliação. Entretanto, visto que a validade do consentimento é indissociável da clareza das informações prestadas, uma série de cuidados deve ser tomada na abertura da EPF. São eles:

1) *O duplo enunciado* – Ao se apresentar ao examinando, o psiquiatra deve fazer duplo enunciado, um positivo e outro negativo, os quais consistem basicamente em: afirmar que é o Dr. [nome do psiquiatra], médico psiquiatra, nomeado pelo juiz para atuar como perito no caso tal e que, apesar de ser médico, não é o seu médico, ou seja, não é um profissional que esteja naquele momento atuando em benefício de sua saúde. Com esse cuidado, já fica implícito que as regras básicas da moral médica tradicional não estão sendo aplicadas de modo integral a essa relação.

2) *O esclarecimento da finalidade* – Durante a apresentação, deve-se informar também a finalidade da avaliação a ser realizada, em palavras simples, mas claras o suficiente para serem compreendidas. Em uma perícia de responsabilidade penal, por exemplo, deverá ser dito que o objetivo da perícia seria constatar se, no dia tal (dia do crime), o examinando estaria sofrendo de alguma doença mental (embora a lei use outras expressões além de doença mental, crê-se que tal menção seja suficiente e preferível, uma vez que é mais facilmente apreensível por uma pessoa leiga) e se ela de alguma forma interferiu nos atos praticados naquele dia (deve-se evitar, nessa etapa, a menção direta ao crime, uma vez que o examinando poderá estar negando sua autoria. Além disso, considera-se a expressão *de alguma forma interferiu* suficiente, pois é desnecessário se estender sobre os elementos cognitivo e volitivo do delito, o que só geraria confusão). Em uma perícia de interdição, o examinando deverá ser informado de que se pretende avaliar seu estado mental para estabelecer se está em plenas condições de gerir sua vida e seu patrimônio ou se haveria alguma redução dessa capacidade.

3) *Advertência de não confidencialidade* – Nessa ocasião, deve-se informar explicitamente ao examinando sobre a

natureza não confidencial das informações que prestar, ou seja, que haverá o registro escrito da avaliação, o qual será encaminhado ao juiz (ou à autoridade que determinou a perícia), e nele constará tudo o que for de interesse médico-legal. É importante salientar que o dever de sigilo do perito permanece em relação às informações desprovidas de interesse forense e para com terceiros não envolvidos no processo.

4) *Outras informações* – Deve-se comunicar também se a entrevista estiver sendo filmada ou gravada; se houver espelho unidirecional na sala, quem se encontra do outro lado; e, se houver outros psiquiatras no *setting*, de quem eles são assistentes técnicos.

5) *Consentimento esclarecido* – A autorização do examinando é essencial para que se perscrute sua intimidade psíquica e, sempre que possível, deve ser obtida. Há processos, entretanto, nos quais a mera determinação judicial é suficiente para que uma avaliação pericial possa ser conduzida de forma eticamente correta mesmo diante de recusa do sujeito. Os melhores exemplos são as perícias de responsabilidade penal e as de interdição. Nesses casos, a pessoa deve ser alertada pelo perito de que, mesmo assim, o exame deverá ser realizado – uma vez que existe uma ordem judicial para tal –, mas que sua recusa poderá redundar em prejuízo às conclusões médico-legais. As avaliações prognósticas (de risco) nas quais o interesse maior é de natureza pessoal e do próprio sujeito em exame não podem ser conduzidas sem sua aquiescência. O magistrado deve ser informado, então, da recusa.

QUESTÕES TÉCNICAS

Há diversas variáveis que podem se manifestar ao longo do processo de avaliação, distorcendo-o, prejudicando a correta apreciação dos fatos e afetando as conclusões médico-legais. As mais relevantes são o interesse em jogo e a não confidencialidade.

Em geral, ao se realizar uma avaliação forense, a pessoa em exame tem um interesse direto e concreto no resultado do processo. Esse interesse pode ser o mais diverso possível, oscilando desde algo de natureza estritamente patrimonial a um bem essencialmente intangível, como a liberdade. Quem é parte de uma lide – cível ou criminal – está envolvido em um embate que deseja vencer e, para isso, lançará mão de todas as armas das quais dispuser. Logo, se tiver interesse em que a prova se cristalize em determinada direção, é lícito e presumível que aja no sentido de lograr tal objetivo, muito diferente, pois, do exame psiquiátrico padrão, no qual se espera que as partes envolvidas construam uma aliança de trabalho que favorecerá o lavor do médico e resultará benéfica ao paciente. Na avaliação forense, o examinador pode ser visto – e muitas vezes o é – como alguém potencialmente ameaçador, já que poderia sonegar a vitória judicial esperada. Por essa razão, não é raro que o entrevistado omita informações que considere prejudiciais e potencialize o que sinta como favorável. Nessa linha, a simulação, sob todas as suas formas, poderá se fazer presente. Cabe ao perito estar atento a essa possibilidade e buscar confirmação por fontes colaterais (entrevista com terceiros, exame de documentos e prova técnica carreada aos autos) da fidedignidade do que é afirmado.

A não confidencialidade também é um importante fator que afeta a percepção correta da realidade psíquica do examinando, mesmo que ele de fato deseje colaborar com o processo de avaliação. Em toda perícia, sempre haverá a presença invisível de um terceiro potencialmente ameaçador no *setting*: a autoridade que a determinou, em geral um magistrado. Esse fenômeno trará como consequência uma distorção do processo de comunicação entre os personagens em cena, ensejando a presunção da EPF com menor poder discriminatório em relação à entrevista psiquiátrica padrão.

Além dessas importantes variáveis, outras, de menor poder deturpatório, também podem ocorrer: a presença de assistentes técnicos das partes no *setting* e a utilização de recursos audiovisuais. Tanto a presença de terceiros na sala de entrevista quanto a utilização de recursos tecnológicos ou de espelho unidirecional são artefatos que podem de alguma forma afetar a avaliação que está sendo realizada. Entretanto, essa desvantagem – se é que assim pode ser chamada – é superada de forma consistente pelos aspectos positivos que carreia. Há peritos que, em razão de uma deficiente compreensão da natureza de sua atividade, tanto das peculiaridades éticas e técnicas quanto de seu caráter probatório, se recusam a permitir o acesso de assistentes técnicos durante a realização das entrevistas, bem como a gravar de alguma forma o encontro com o examinando. Isso é um grave erro. Esquecem-se eles de dois pontos muito relevantes:

> a maior das distorções já está sendo causada pela presença invisível do juiz e pela não confidencialidade
> a comunicação verbal e não verbal entre duas pessoas é algo extremamente subjetivo e dela não queda registro, exceto na memória dos participantes

Dessa forma, a observação presencial da EPF ou sua gravação possibilitam às partes a fiscalização e a crítica do trabalho pericial; ao perito, em contrapartida, a tranquilidade de que seu trabalho não será alvo de suspeitas ou críticas infundadas e, mais, a de que tudo aquilo que afirma poderá ser objetivamente demonstrado.

A questão técnica final diz respeito à finalidade da entrevista. A EPF deve ter sempre um objetivo médico-legal muito bem definido. Sendo atingido, ou seja, colhidos todos os elementos de interesse judicial, a avaliação deve se dirigir para sua fase final. Nesse sentido, costuma ser menos abrangente do que o exame psiquiátrico padrão, no qual um amplo conhecimento do paciente favorecerá o estabelecimento de um plano de tratamento mais adequado. É claro que, em situações específicas, como em algumas perícias de responsabilidade penal (em geral homicídios passionais, sexuais ou seriais), em perícias de anulação de ato jurídico (p. ex., doação de bens a terceiros) ou em perícias de verificação de risco, a ampla investigação biográfica do examinando será essencial.

FASES DA ENTREVISTA PSIQUIÁTRICA FORENSE

A EPF compreende, também, três grandes fases.

Na fase inicial, durante a abertura da entrevista, deverá haver preocupação com o estabelecimento das regras do jogo, ou seja, com os aspectos éticos referidos. É tarefa primordial fazer nessa etapa todos os esclarecimentos imprescindíveis ao examinando, certificar-se de que houve compreensão correta e, se possível, obter seu consentimento esclarecido.

A fase intermediária será extremamente variável, a depender do tipo de perícia que se estiver realizando e de sua finalidade. Poderá iniciar focalizando o motivo da avaliação, embora isso nem sempre seja possível ou desejável, uma vez que frequentemente se deve fazer uma aproximação aberta, a distância, do tema. Como na entrevista psiquiátrica padrão, exigirá muita habilidade do examinador para que se obtenham dados relevantes. Assim, ao longo da entrevista, deve-se utilizar perguntas abertas que poderão ser gradualmente fechadas, realizar mudanças de tópico apropriadas, de preferência aproveitando "ganchos" fornecidos pelo examinando, e recorrer a quaisquer técnicas habituais de entrevista, tais como: clarificações, especificações, manifestações de aceitação, estímulos a que continue a falar, verificação de sintomas, confrontação e outras. Em pacientes com características obsessivas de personalidade ou muito ansiosos, intervenções discretamente bem-humoradas poderão ser úteis e favorecer que falem com mais liberdade. Naqueles com importantes traços antissociais, induzi-los à jactância, expressar admiração por suas "qualidades", esperteza ou coragem pode fazê-los expor-se com mais facilidade.

Obtidos os dados necessários para que uma conclusão médico-legal seja emitida, ingressa-se na fase final da entrevista. Deve-se informar ao examinando que a avaliação está concluída e abrir espaço para que ele relate ou indague o que entender relevante. Caso pergunte sobre as conclusões periciais, em princípio não se deve fornecer essa informação. A reflexão sobre todos os elementos colhidos e, se necessário, a discussão com colegas mais experientes são boas conselheiras. Ademais, o destinatário do laudo pericial é a autoridade que o solicitou, e a ela é que cabe a primazia da informação.

É claro que o que está sendo aqui chamado de EPF poderá se desdobrar em diversas entrevistas, tal como na avaliação psiquiátrica padrão. Nesse caso, no fim da primeira entrevista, deve-se informar ao examinando que outros encontros serão necessários em continuação ao atual. Dessa forma, nos subsequentes, não será necessário repetir todos os passos característicos da fase inicial.

Diagnóstico psiquiátrico no contexto forense

A questão do diagnóstico psiquiátrico e da classificação dos transtornos mentais foi objeto de muita controvérsia ao longo do século XX. As razões para isso foram diversas, tanto tecnológicas – como a escassez de métodos de investigação que pudessem visualizar o funcionamento do cérebro ao vivo e o incipiente desenvolvimento das neurociências – quanto ideológicas, uma vez que as alterações mentais em geral se fazem acompanhar por alterações comportamentais, o que suscitava críticas sobre a validade dos diagnósticos realizados e até sobre a existência das doenças psiquiátricas. Além disso, no início do século XX, surgiu a psicanálise, método de investigação do funcionamento mental que atribuía os sintomas psiquiátricos a fenômenos psicológicos inconscientes. Essa corrente de pensamento pôde se desenvolver fortemente ao longo das décadas subsequentes e ocupar um vácuo deixado pelo incipiente desenvolvimento da psiquiatria. Em alguns locais, sua presença se fez tão forte que psiquiatria e psicanálise eram entendidas como sinônimos, e as pessoas leigas não sabiam compreender a diferença entre uma e outra. E pior: muitas vezes, os próprios profissionais também não sabiam...

Em decorrência da fraca compreensão das bases orgânicas das doenças mentais – afinal, com exceção dos quadros infecciosos, os diagnósticos de certeza quase sempre só podiam ser realizados *post mortem* –, havia uma discrepância muito grande entre os sistemas classificatórios das doenças mentais em cada país, mesmo entre os critérios diagnósticos para uma determinada patologia. Essas discordâncias ficaram muito bem demonstradas por meio de um projeto para o estudo do diagnóstico de esquizofrenia nos Estados Unidos e na Inglaterra, no qual se constatou que o conceito norte-americano dessa patologia era bem mais amplo do que o inglês, o que produzia taxas de prevalência maiores da doença. Essa dificuldade de comunicação, associada ao desenvolvimento das neurociências, ao surgimento de métodos de neuroimagem e à síntese crescente de novos psicofármacos, impôs a necessidade de que critérios objetivos e uniformes para a diagnose de transtornos psiquiátricos fossem adotados.

Os primeiros conjuntos de critérios diagnósticos surgidos, entretanto, eram eminentemente dirigidos à pesquisa médica e não tinham uma finalidade ordenatória,[24] mas vieram a constituir a base para as atuais classificações.

Atualmente, existem dois grandes sistemas diagnósticos: o proposto pela American Psychiatric Association (APA), denominado *Manual diagnóstico e estatístico de transtornos mentais*, atualmente em sua 5ª edição, DSM-5,[25] e o patrocinado pela OMS, *Classificação de transtornos mentais e de comportamento da CID-10*, conhecido como CID-10, apresentado em duas versões: as *Descrições clínicas e diretrizes diagnósticas* (livro azul)[26] e os *Critérios diagnósticos para pesquisa* (livro verde).[27] O sistema da APA, que remonta a 1980, por meio do DSM-III,[28] seguido por sua edição revisada, o DSM-III-R,[29] em 1987, e depois por sua nova edição, DSM-IV,[30] em 1994, seguida por sua edição revisada, o DSM-IV-TR,[31] em 2000, e, por último, o DSM-5,[25] em 2013, apresenta extrema objetividade e é o que melhor atende às necessidades do clínico; contudo, não é oficialmente adotado no Brasil. Assim, ao realizar uma perícia, o médico deverá se valer da classificação proposta pela OMS.

O advento de critérios diagnósticos psiquiátricos objetivos, além de sua enorme importância para o desenvolvimento da ciência, por favorecer a pesquisa e a comunicação entre os profissionais do campo, trouxe consequências muito positivas à atividade forense. Por meio deles, o diagnóstico deixa de ser inferencial e necessita ser demonstrado com clareza. Se, por exemplo, um perito afirmar que alguém está psicótico, precisa provar em que consiste a quebra do juízo de realidade, quais delírios ou alucinações estão ocorrendo. A simples afirmativa de que determinada pessoa estaria *regredida a um nível psicótico de funcionamento*, ou de que apresentaria *ansiedades psicóticas*, seria insuficiente para esse diagnóstico, pois não está claro em que consiste um nível psicótico de funcionamento ou uma ansiedade psicótica. Esse tipo de assertiva é resquício da prática psiquiátrica fortemente baseada nos pressupostos da psicanálise e deve ser evitado com rigor no contexto judiciário, pela impossibilidade de ser sustentado de forma concreta.

O sistema proposto pela APA, a partir do DSM-III,[28] adota uma formulação semelhante à utilizada nas demais áreas da medicina por meio de um raciocínio conectivo: se A + B + C, então D; na qual D seria o diagnóstico clínico, e A, B e C seriam seus elementos constitutivos. O psiquiatra, então, somente poderá afirmar a realidade D se, ao mesmo tempo, puder demonstrar com clareza que A, B e C estão presentes. Esse modelo (utilizado também no DSM-III-R, no DSM-IV, no DSM-IV-TR e na versão atual, DSM-5)[25,28-31] adapta-se muito bem ao contexto forense, visto que retira ao máximo a carga de subjetividade do diagnóstico e, principalmente, permite que as afirmativas do perito possam ser criticadas ou endossadas de forma objetiva tanto pelos assistentes técnicos quanto por juízes, promotores e advogados. Acima de tudo, torna o diagnóstico psiquiátrico algo compreensível para o leigo, que, recebendo noções básicas sobre a estrutura e o funcionamento de dado sistema classificatório, terá condições de se manifestar com segurança sobre as conclusões de uma perícia psiquiátrica.

O sistema da APA mostrou-se tão eficaz que, apesar das críticas que recebeu e das discussões que suscitou, acabou servindo de inspiração à OMS ao revisar sua *Classificação internacional de doenças* e publicar a CID-10,[26] em 1992. Até então, as diversas CIDs referiam os distintos quadros clínicos de forma essencialmente descritiva e impressionista, e, apesar do constante aperfeiçoamento a cada edição, restava margem para muita imprecisão e divergência. A CID-10 foge por completo do formato de suas antecessoras, busca ser estritamente objetiva, mas, mesmo assim, o livro azul,[26] seu documento fundamental, ainda não consegue alcançar o grau de eficiência do DSM-5.[25] Isso por uma singela razão: algumas vezes, os elementos A, B ou C que integrarão o diagnóstico D estão mencionados de forma não tão clara e direta quanto em sua congênere norte-americana. Quando essa situação estiver por ocorrer – ou seja, a formulação de um diagnóstico pela CID-10[26] que não esteja descrito com total objetividade naquele manual –, para prevenir futuro questionamento por parte de assistente técnico ou mesmo objeções e pedidos de esclarecimento pelas partes, os quais talvez não possam ser contestados de forma absolutamente clara, é recomendável que seja também consultado o livro verde da CID-10[27] para verificar se os critérios diagnósticos ali explicitados estão preenchidos de maneira efetiva. Justifica-se essa providência pelo fato de o livro verde ser tão objetivo quanto o DSM-5,[25] pois é dirigido essencialmente à pesquisa.

A ideia, enfim, que norteia os parágrafos anteriores é a de que o diagnóstico psiquiátrico deve ser um processo fundamentalmente objetivo, lógico, com base em sinais e sintomas claramente perceptíveis, passível de ser entendido e criticado pelo leigo, em vez de dotado de características fantasiosas, mágicas, pelas quais apenas poderia ser formulado por pessoas que entendessem os mistérios da mente e os fenômenos inconscientes.

Considerações finais

Neste capítulo, procurou-se demonstrar que o exame pericial psiquiátrico é dotado de características especiais, as quais o distinguem sobremaneira do exame psiquiátrico padrão. A principal delas é sua natureza probatória, o que o torna passível de amplo escrutínio pelas partes e pelos profissionais do direito. Em decorrência disso, há importantes modificações técnicas em sua execução, e deve-se atribuir grande importância a sua objetividade. Observa-se, também, a atuação de diferentes questões de natureza ética, o que demanda adoção de novos paradigmas, novos referenciais e novas medidas preventivas.

Referências

1. Brasil. Presidência da República. Casa Civil. Lei n° 5.869, de 17 de janeiro de 1973. Institui o Código de Processo Civil [Internet]. Brasília: Casa Civil; 1973 [capturado em 20 jun. 2015]. Disponível em: http://www.planalto.gov.br/ccivil_03/leis/L5869.htm.

2. Brasil. Presidência da República. Casa Civil. Lei n° 13.105, de 16 de março de 2015. Código de Processo Civil [Internet]. Brasília: Casa Civil; 2015 [capturado em 20 jun. 2015]. Disponível em: http://www2.senado.leg.br/bdsf/item/id/507525.

3. Amaral Santos M. Primeiras linhas de direito processual civil. 22. ed. São Paulo: Saraiva; 2002. v. 2.

4. Conselho Federal de Medicina. Resolução CFM n° 1.931, de 24 de setembro de 2009. Aprova o código de ética médica [Internet]. Brasília: CFM; 2009 [capturado em 20 jun. 2015]. Disponível em: http://www.cremers.org.br/pdf/codigodeetica/codigo_etica.pdf.

5. Brasil. Presidência da República. Casa Civil. Lei n° 10.406, de 10 de janeiro de 2002. Institui o Código Civil [Internet]. Brasília: Casa Civil; 2002 [capturado em 20 jun. 2015]. Disponível em: http://www.planalto.gov.br/ccivil_03/leis/2002/l10406.htm.

6. Conselho Federal de Medicina. Resolução CFM n° 2.056/2013. Disciplina os departamentos de Fiscalização nos Conselhos Regionais de Medicina, estabelece critérios para a autorização de funcionamento dos serviços médicos de quaisquer naturezas, bem como estabelece critérios mínimos para seu funcionamento, vedando o funcionamento daqueles que não estejam de acordo com os mesmos. Trata também dos roteiros de anamnese a serem adotados em todo o Brasil, inclusive nos estabelecimentos de ensino médico, bem como os roteiros para perícias médicas e a organização do prontuário de pacientes assistidos em ambientes de trabalho dos médicos [Internet]. Brasília: CFM; 2013 [capturado em 20 jun. 2015]. Disponível em: http://www.portalmedico.org.br/resolucoes/CFM/2013/2056_2013.pdf.

7. Brasil. Presidência da República. Casa Civil. Lei n °12.842, de 10 de julho de 2013. Dispõe sobre o exercício da Medicina [Internet]. Brasília: Casa Civil; 2013

[capturado em 20 jun. 2015]. Disponível em: http://presrepublica.jusbrasil.com.br/legislacao/1035484/lei-12342-13.

8. Brasil. Presidência da República. Casa Civil. Lei n° 7.209, de 11 de julho de 1984. Altera dispositivos do decreto-lei n° 2.848, de 7 de dezembro de 1940 – Código Penal, e dá outras providências [Internet]. Brasília: Casa Civil; 1984 [capturado em 20 jun. 2015]. Disponível em: http://www.planalto.gov.br/ccivil_03/leis/1980-1988/L7209.htm.

9. Brasil. Presidência da República. Casa Civil. Decreto-lei n° 1.608, de 18 de setembro de 1939. Código de Processo Civil [Internet]. Brasília: Casa Civil; 1939 [capturado em 20 jun. 2015]. Disponível em: http://www.planalto.gov.br/ccivil_03/Decreto-Lei/1937-1946/Del1608.htm.

10. Brasil. Presidência da República. Casa Civil. Lei n° 8.455, de 24 de agosto de 1992. Altera dispositivos da Lei n° 5.869, de 11 de janeiro de 1973 – Código de Processo Civil, referentes à prova pericial [Internet]. Brasília: Casa Civil; 1992 [capturado em 20 jun. 2015]. Disponível em: http://www.planalto.gov.br/ccivil_03/leis/1989_1994/L8455.htm.

11. Conselho Federal de Medicina. Resolução CFM n° 2.057/ 2013. Consolida as diversas resoluções da área da Psiquiatria e reitera os princípios universais de proteção ao ser humano, à defesa do ato médico privativo de psiquiatras e aos critérios mínimos de segurança para os estabelecimentos hospitalares ou de assistência psiquiátrica de quaisquer naturezas, definindo também o modelo de anamnese e roteiro pericial em psiquiatria [Internet]. Brasília: CFM; 2013 [capturado em 20 jun. 2015]. Disponível em: http://www.portalmedico.org.br/resolucoes/CFM/2013/2057_2013.pdf.

12. Conselho Federal de Medicina. Processo-consulta n° 2.210/09. Parecer n° 34/10. Pagamento de honorários para emissão de laudos periciais para fins de apresentação junto a repartições públicas da União, Estado e/ou municípios [Internet]. Salvador: CFM; 2010 [capturado em 20 jun. 2015]. Disponível em: http://www.portalmedico.org.br/pareceres/CFM/2010/34_2010.htm.

13. Brasil. Presidência da República. Casa Civil. Decreto-lei n° 3.689, de 03 de outubro de 1941. Código de Processo Penal [Internet]. Brasília: Casa Civil; 1941 [capturado em 20 jun. 2015]. Disponível em: http://www.planalto.gov.br/ccivil_03/decreto-lei/Del3689.htm.

14. Brasil. Presidência da República. Casa Civil. Lei n° 11.690, de 9 de junho de 2008. Altera dispositivos do Decreto-Lei no 3.689, de 3 de outubro de 1941 – Código de Processo Penal, relativos à prova, e dá outras providências [Internet]. Brasília: Casa Civil; 2008 [capturado em 20 jun. 2015]. Disponível em: http://www.planalto.gov.br/ccivil_03/_ato2007-2010/2008/lei/l11690.htm.

15. Brasil. Presidência da República. Casa Civil. Decreto-lei n° 1.001, de 21 de outubro de 1969. Código penal militar [Internet]. Brasília: Casa Civil; 1969 [capturado em 20 jun. 2015]. Disponível em: http://www.planalto.gov.br/ccivil_03/decreto-lei/Del1001.htm.

16. Brasil. Presidência da República. Casa Civil. Lei n° 11.343, de 23 de agosto de 2006. Institui o Sistema Nacional de Políticas Públicas sobre Drogas – Sisnad; prescreve medidas para prevenção do uso indevido, atenção e reinserção social de usuários e dependentes de drogas; estabelece normas para repressão à produção não autorizada e ao tráfico ilícito de drogas; define crimes e dá outras providências. [Internet]. Brasília: Casa Civil; 2006 [capturado em 20 jun. 2015]. Disponível em: http://www.planalto.gov.br/ccivil_03/_ato2004-2006/2006/lei/l11343.htm.

17. Brasil. Presidência da República. Casa Civil. Lei n° 8.069, de 13 de julho de 1990. Dispõe sobre o Estatuto da Criança e do Adolescente e dá outras providências [Internet]. Brasília: Casa Civil; 1990 [capturado em 20 jun. 2015]. Disponível em: http://www.planalto.gov.br/ccivil_03/leis/l8069.htm.

18. Morana HC, Câmara FP, Arboleda-Flórez J. Cluster analysis of a forensic population with antisocial personality disorder regarding PCL -R scores: differentiation of two patterns of criminal profiles. Forensic Sci Int. 2006;164(2-3):98-101.

19. Telles LE, Day VP, Folino JO, Taborda JG. Reliability of the Brazilian version of HCR-20 Assessing Risk for Violence. Rev Bras Psiquiatr. 2009;31(3):253-6.

20. Taborda JGV, Bins HDC, Dohler C. Da avaliação de periculosidade à avaliação de risco. Multijuris. 2007;2(4):44-8.

21. Teitelbaum PO, Martins CDN, Machado AM, Bins HDC, Schwengber HE, Moreira LL, et al. Comportamento violento e doença mental: o que sabemos na atualidade? Multijuris. 2011;6(10):45-57.

22. Taborda JGV. Exame psiquiátrico. In: Taborda JGV, Prado-Lima P, Busnello EA, organizadores. Rotinas em psiquiatria. Porto Alegre: Artmed; 1996. p. 11-23.

23. Othmer E, Othmer SC. The clinical interview using DSM-IV. Washington: American Psychiatric; 1994. v. 1.

24. Feighner JP, Robins E, Guze SE, Woodruff RA Jr, Winokur G, Munoz R. Diagnostic criteria for use in psychiatric research. Arch Gen Psychiatry. 1972;26(1):57-63.

25. American Psychiatric Association. Manual diagnóstico e estatístico de transtornos mentais: DSM-5. 5. ed. Porto alegre: Artmed; 2014.

26. Organização Mundial da Saúde. Classificação de transtornos mentais e de comportamento da CID-10. Porto Alegre: Artmed; 1993.

27. Organização Mundial da Saúde. Classificação de transtornos mentais e de comportamento da CID-10: critérios diagnósticos para pesquisa. Porto Alegre: Artmed; 1998.

28. American Psychiatric Association. Diagnostic and statistical manual of mental disorders: DSM-III. 3rd ed. Washington: APA; 1980.

29. American Psychiatric Association. Diagnostic and statistical manual of mental disorders: DSM-III-R. 3rd ed. Washington: APA; 1987.

30. American Psychiatric Association. Diagnostic and statistical manual of mental disorders: DSM-IV. 4th ed. Washington: APA; 1994.

31. American Psychiatric Association. Diagnostic and statistical manual of mental disorders: DSM-IV-TR. 4th ed. Washington: APA; 2000.

LEITURAS SUGERIDAS

Gowers SG. Assessing adolescent mental health. In: Bailey S, Dolan M, editors. Adolescent forensic psychiatry. London: Arnold; 2004. p. 3-13.

Rosner R, editor. Principles and practice of forensic psychiatry. 2nd ed. London: Arnold; 2003.

Simon RI, Gold LH. Part 1: introduction to forensic psychiatry. In: Simon RI, Gold LH, editors. Textbook of forensic psychiatry. 2nd ed. Washington: American Psychiatric; 2010.

CAPÍTULO 5

Exames, Escalas e Avaliações Complementares em Psiquiatria Forense

Jerson Laks,
Felipe Kenji Sudo

PONTOS-CHAVE

> O emprego de exames complementares em psiquiatria forense pode ser útil por agregar evidências clínicas à prova pericial, o que é frequentemente determinante para o livre convencimento do juiz.
> Laudos periciais baseados em mera "opinião de especialista" vêm sendo criticados pelo caráter subjetivo, pela falta de confiabilidade e por não utilizarem métodos baseados em evidências.
> Dificuldades na interpretação dos achados em exames e de suas repercussões sobre o comportamento de um indivíduo ainda limitam a adoção de novas tecnologias na área. Escalas e entrevistas semiestruturadas têm sido propostas como métodos de avaliação baseados em evidências.

A utilização de exames complementares e testes neuropsicológicos na avaliação psiquiátrico-forense é pouco explorada, de modo que a maioria das decisões ainda é baseada no julgamento pessoal e na experiência clínica do perito.[1] O desenvolvimento de novas tecnologias diagnósticas tem desafiado a noção de que os transtornos mentais podem ser compreendidos apenas a partir de métodos subjetivos, e o uso de testes neuropsicológicos, escalas de avaliação e exames de neuroimagem passou a ser incentivado por poder conferir objetividade e confiabilidade às avaliações.

A necessidade de aproximar a psiquiatria forense dos conhecimentos sobre neurociências, neurologia cognitiva e neuroimagem vem sendo demandada tanto por profissionais de direito quanto de saúde, que passaram a questionar a qualidade de laudos médicos baseados em metodologias antiquadas, pouco objetivas e sem fundamentação científica.[2] Tanto a legislação em vigor quanto o Conselho Federal de Medicina recomendam tal prática. Conforme a Resolução nº 1488/1988[3] do referido conselho, são considerados atribuições e deveres do médico perito judicial e do assistente técnico a solicitação de exames complementares necessários à elucidação dos quadros. A Lei nº 10.876,[4] que criou a carreira de perito médico da Previdência Social, determina no parágrafo único do Artigo 2º que os avaliadores poderão solicitar exames complementares ou pareceres especializados, de acordo com a necessidade do caso. Ainda que não explicitado no Código de Processo Civil, o direito à solicitação de exames complementares e pareceres poderia ser incluído como parte da autonomia técnica e científica do perito, garantida na Lei nº 12.030.[5]

Entretanto, a falta de biomarcadores que possibilitem demonstrar de maneira clara e acessível o complexo fenômeno biológico dos transtornos mentais relegou os exames complementares a um papel coadjuvante na avaliação psiquiátrica. O difícil acesso ao tecido cerebral, o conhecimento ainda incipiente da fisiopatologia do sistema nervoso e a inespecificidade dos achados em testes biológicos ainda são obstáculos a serem superados pelos pesquisadores. Além disso, estudos de coorte que avaliaram a acurácia dos exames de neuroimagem funcional para o diagnóstico de transtornos do humor e esquizofrenia apresentaram resultados conflitantes ou inconclusivos.[6-8] Com isso, as vantagens da adoção de exames complementares em psiquiatria, frequentemente tidos como custosos e de interpretação controversa, ainda são objeto de discussão, tanto em ambientes clínicos quanto periciais.[9,10] Outras dificuldades são a ausência de padronização quanto aos testes neuropsicológicos e exames complementares mais adequados ao uso em psiquiatria forense. A escolha de exames deve ser especialmente criteriosa nessa área, de modo que não gere gastos desnecessários e não retarde o deslinde do processo.

Sabe-se que o objetivo da perícia médico-forense é produzir provas. Considerando que a contribuição da medicina baseada em evidências ao campo jurídico vem sendo valorizada ao prover elementos técnico-científicos para o convencimento de juízes, em detrimento de laudos que consistem em mera *opinião de especialista*, uma atualização da metodologia aplicada às perícias se faz pertinente. Este capítulo busca revisar, a partir de evidências na literatura, alguns métodos complementares que poderão auxiliar o psiquiatra forense em sua prática pericial.

Uso de exames e testes no direito civil e trabalhista

CAPACIDADE CIVIL, INTERDIÇÃO E CURATELA

O novo Código Civil brasileiro,[11] em vigor desde 2003, representou um avanço em relação ao antecessor no que se refere à indicação de interdição judicial. Ao substituir o mero diagnóstico psiquiátrico ("loucos de todos os gêneros", do Artigo 446 do Código Civil de 1916)[12] por um critério funcional ("os que, por enfermidade ou deficiência mental, não tiverem o necessário discernimento para a prática desses atos", do Artigo 1.767 do novo Código)[11] na determinação daqueles incapazes para o exercício de atos da vida civil, o Código alinhou-se a um movimento crescente desde a década anterior, que abordava a doença mental com ênfase na autonomia e na reinserção social, no lugar da passividade nas decisões e das internações prolongadas. Esse novo olhar sobre a doença mental, cuja materialização se deu com a promulgação da Lei nº 10.216,[13] portanto, promoveu a relativização do impacto da doença sobre a capacidade do enfermo para gerir a própria vida, condicionando a privação dos direitos civis à perda total ou parcial da capacidade de discernimento.

DISCERNIMENTO > A determinação da capacidade de discernimento, ainda que central no processo de interdição, mostrou-se, desde o início, desafiadora aos psiquiatras forenses. A noção de discernimento, termo não existente na literatura médica até então, precisou ser traduzida para o saber científico, e, ainda hoje, não há uma definição universalmente aceita. De modo geral, observa-se uma associação de discernimento intacto à preservação de funções cognitivas, como demonstram as seguintes definições encontradas na literatura:

> *[Discernir é] A possibilidade conferida – ou não – a cada pessoa para decidir com base em distinções, em avaliação de consequências, em ponderação de fatos, circunstâncias e valores.*[14]

> *[Discernimento é] A capacidade de agir voluntária, livremente e com autodeterminação.*[15]

A primeira definição refere-se ao papel das funções cognitivas envolvidas na capacidade decisória sobre o discernimento. Segundo estudos que utilizaram neuroimagem funcional, toda decisão parece envolver diferentes regiões cerebrais responsáveis por atribuir categorias positivas ou negativas às experiências (córtex pré-frontal ventromedial, córtex orbitofrontal lateral e medial). Tais *valores* são, então, transmitidos ao córtex cingulado anterodorsal e ao córtex pré-frontal dorsomedial, responsáveis pela ponderação e avaliação das opções. A esses circuitos cerebrais é atribuída a decisão final, que se baseia, em geral, na busca por recompensa e na esquiva à punição.[16] Por meio desses circuitos cerebrais, o indivíduo é capaz de decidir acerca de sua vida patrimonial, de sua saúde, de seu corpo, de seus direitos políticos e de seus direitos jurídicos.

Já a segunda definição acrescenta à capacidade decisória a propriedade de, depois de feita uma escolha, o sujeito com pleno discernimento ser capaz de realizar ações dirigidas a tal objetivo. Para isso, faz-se necessário um planejamento e um sequenciamento de ações, a recordação imediata de elementos necessários à consecução da tarefa (memória de trabalho), a capacidade de agir com rapidez e de realizar tarefas simultâneas, a inibição de estímulos externos e internos irrelevantes e a capacidade de abstração (p. ex., para categorizar elementos, pensamento matemático, etc.). Tais elementos compõem o que se designa como função executiva, que envolve interconexões entre córtex pré-frontal dorsolateral e látero-orbital, córtex cingulado, núcleos da base e tálamo.[17] Nota-se a importância da função executiva para a capacidade civil ao se avaliar a habilidade para questões ligadas à gestão patrimonial, por exemplo. Além de tomar decisões, o indivíduo necessita realizar uma série de ações complexas que o levem a uma gestão adequada dos seus bens, como realizar transferências bancárias, realizar cálculos, operar caixa eletrônico ou computador, etc. No entanto, em função da sobreposição de funções e de estruturas cerebrais entre tomada de decisão e função executiva, alguns autores optaram por incluir a capacidade decisória no conjunto de funções executivas.[18] Para fins de avaliação, ainda assim, são utilizados testes neuropsicológicos distintos para essas duas funções, conforme será detalhado a seguir.

AVALIAÇÃO DA CAPACIDADE DECISÓRIA ❭ A avaliação rotineira da capacidade para tomada de decisão quase nunca requer o uso de exames de neuroimagem funcional, em função de alguns fatores: do alto custo dos exames, do fato de os setores clínicos não terem fácil acesso a eles e também da frequente presença de artefatos de imagem na avaliação de certas áreas cerebrais, como o córtex orbitofrontal.[18] Nesse caso, a testagem neuropsicológica é a mais indicada, sendo os instrumentos de MacArthur os mais consagrados para esse tipo de avaliação. Desenvolvido por um grupo de pesquisadores que incluem Grisson & Appelbaum, o MacArthur Competence Assessment Tool apresenta variantes criadas para avaliação da capacidade decisória referente ao tratamento médico,[19] ao exercício do voto em eleições,[20] e ao consentimento para participação em pesquisas clínicas.[21] Uma quarta versão do instrumento destina-se à avaliação da capacidade de *enfrentar um processo*, isto é, a capacidade de defender-se ativamente de uma acusação e se articular com sua defesa.[22] Tal habilidade se refere a um aspecto da legislação norte-americana que não se aplica à lei brasileira em vigência.[23] A capacidade decisória, nesses testes, é dividida em quatro componentes, sendo cada um deles avaliado individualmente: entendimento, apreciação/ julgamento, raciocínio e expressão de uma escolha.

A avaliação da capacidade de entendimento de um municipal, de modo geral, consiste no relato de uma situação a ele (referente a um tratamento médico, eleições ou pesquisa), seguido do pedido de que ele explique, utilizando sua própria linguagem, a mesma situação. A realização de um relato compatível com a explicação previamente fornecida pelo examinador caracteriza uma boa capacidade de entendimento. A avaliação de apreciação/julgamento, por sua vez, mede a capacidade do indivíduo para compreensão do impacto de um evento (doença ou tratamento médico, voto em um candidato ou participação em pesquisa clínica) sobre sua vida cotidiana. A habilidade de raciocínio é medida por meio da capacidade para analisar diferentes opções, apontando riscos e benefícios de cada uma delas. Já a capacidade de expressão de uma escolha refere-se à comunicação da decisão final do paciente. Indivíduos com afasias decorrentes de doença cerebrovascular podem apresentar comprometimento apenas nessa etapa final da capacidade decisória. Essa condição, por si mesma, pode ser indicativa de necessidade de interdição, conforme inciso II do Artigo 1.767 do Código Civil ("aqueles que, por outra causa duradoura, não puderem exprimir a sua vontade").[11]

Outros instrumentos utilizados incluem a University of California Brief Assessment of Capacity to Consent (para capacidade de consentir a própria participação em pesquisas),[24] a semiestruturada Clinical Interview for Financial Capacity (para capacidade relacionada à administração financeira),[25] o Financial Competence Assessment Inventory (para capacidade de gerenciamento financeiro)[26] e o Iowa Gambling Test (mede impulsividade e raciocínio relacionado a riscos e benefícios).[27] O Miniexame do Estado Mental demonstrou grande acurácia para detectar pacientes com doença de Alzheimer incapazes para tomada de decisão relacionada a questões médicas por meio de um ponto de corte abaixo de 17-19 pontos.[28-30]

Os instrumentos psicométricos podem, ainda, auxiliar em decisões relativas aos limites da curatela, indicando a possibilidade de interdição parcial, quando apenas parte da capacidade decisória se encontrar comprometida. Por exemplo, uma revisão sistemática relatou que pessoas com doença de Alzheimer em estágio leve apresentariam preservação na capacidade de votar e de realizar tarefas financeiras simples (realizar cálculos simples, identificar preços de produtos, realizar pequenas compras, etc.), ao passo que decisões relativas a questões médicas e ao exercício de operações financeiras complexas estariam comprometidas.[31]

AVALIAÇÃO DA FUNÇÃO EXECUTIVA > A multiplicidade de testes que avaliam a função executiva tornou necessário o estabelecimento de consensos por grupos de estudiosos, buscando-se a uniformização de métodos de avaliação. A Academia Brasileira de Neurologia, no ano de 2011, analisou o nível de evidência dos testes validados para o diagnóstico de doença de Alzheimer e publicou recomendações para a avaliação de cada função cognitiva. Em relação à função executiva, o consenso recomendou o emprego do Teste do Desenho do Relógio, do Teste de Fluência Verbal, do Teste de Semelhanças da bateria WAIS-III, do Teste de Seleção de Cartas de Wisconsin e do Teste de Trilhas A e B.[32] O desempenho no Teste de Trilhas A e B correlacionou-se inversamente com a capacidade de desempenho das funções relacionadas à administração financeira e à direção de veículos em pacientes com doença de Alzheimer.[33-36]

INVALIDEZ E AVALIAÇÃO DA CAPACIDADE PARA O TRABALHO

O conceito de capacidade para o trabalho é uma condição complexa resultante da combinação entre recursos físicos, mentais e sociais relacionados ao trabalho, os quais se articulam com a cultura organizacional e com o ambiente.[37] O impacto das doenças psiquiátricas sobre o desempenho de indivíduos no trabalho já foi bem estabelecido tanto por estudos quanto por sucessivos relatórios do Ministério da Previdência Social, que apontam os transtornos mentais e as doenças musculoesqueléticas como importantes causas de invalidez.[38-40]

O exame médico-pericial é uma etapa necessária à obtenção de aposentadoria por invalidez, como determina o § 1º do Artigo 42 da Lei nº 8.213/1991[41] – "A concessão de aposentadoria por invalidez dependerá da verificação da condição de incapacidade mediante exame médico-pericial a cargo da Previdência Social, podendo o segurado, às suas expensas, fazer-se acompanhar de médico de sua confiança" –, e consta na Consolidação das Leis do Trabalho[42] (art. 827-830). Contudo, uma avaliação objetiva e ecológica da capacidade para o trabalho costuma ser de difícil aplicação; nesses casos, os questionários de autoavaliação podem ser ferramentas úteis e de fácil uso, ainda que vieses, como percas em validade externa e respostas pouco fidedignas por parte dos examinandos, possam ser apontados. Entre os instrumentos criados para avaliar a capacidade laboral, destaca-se o Índice de Capacidade para o Trabalho (ICT), que se encontra traduzido e validado para uso no Brasil.[43-45] Esse questionário baseia-se no relato do examinando acerca de sete dimensões:[45]

1) capacidade para o trabalho, atual e comparada com a melhor de toda a vida
2) capacidade para o trabalho em relação às exigências físicas e mentais da ocupação
3) número atual de doenças autorreferidas e diagnosticadas por médico
4) perda da produtividade estimada devido a doenças
5) faltas ao trabalho por doença

6) prognóstico próprio sobre a capacidade para o trabalho
7) recursos mentais (mede prazer em atividades diárias, capacidade de se manter alerta e otimismo em relação ao futuro)

As dimensões 1, 2, 4, 6 e 7 são pontuadas por uma escala tipo Likert. Escores abaixo de 37 pontos no ICT indicam prejuízo na capacidade para o trabalho e necessidade de reabilitação.[46]

Outro instrumento traduzido e validado, o Questionário Sobre Limitações no Trabalho (Work Limitations Questionnaire – WLQ), vem sendo aplicado em pesquisa para quantificar a magnitude das perdas de produtividade em função de doenças.[47] Trata-se de um questionário autoadministrável com 25 itens, agrupados em quatro domínios de limitação de trabalho: gerência de tempo (dificuldades em cumprir horários e tarefas no tempo previsto), demanda física (capacidade de realizar tarefas que exijam força corporal, resistência), demanda mental e interpessoal (capacidade para realizar tarefas cognitivas e de relacionar-se com outras pessoas) e demanda de produção (capacidade de concluir, em tempo hábil, a quantidade necessária de trabalho com qualidade satisfatória). O WLQ possibilita a medição não apenas do absenteísmo (tempo de ausência do trabalho por doença) como também do presenteísmo (perda de produtividade e de *performance*). Essa ferramenta foi aplicada em uma amostra de pacientes com depressão e revelou que esses indivíduos apresentaram três vezes mais problemas relacionados a presenteísmo comparados a controles saudáveis, além de mais que o dobro de faltas ao trabalho em um ano.[48]

A grande prevalência de depressão e de transtornos de ansiedade como razões de afastamento do trabalho, de acordo com relatórios do Ministério da Previdência Social, pode demandar do médico perito a adoção de metodologias que permitam quantificar a intensidade dos sintomas e comparar os resultados em diferentes momentos. Estas são algumas escalas amplamente utilizadas para mensurar sintomas depressivos: Beck Depression Inventory, Hamilton Rating Scale for Depression (HAM-D), Montgomery-Åsberg Depression Rating Scale (MADRS) e Patient Health Questionnaire (PHQ). Entre as escalas usadas para medir sintomas ansiosos encontram-se a Hamilton Anxiety Rating Scale (HAM-A) e o Beck Anxiety Inventory (BAI). Por fim, nos casos em que há suspeita de simulação, seja a produção intencional de sintomas, seja um exagero de sintomas genuínos, o Structured Inventory of Malingered Symptomatology (SIMS) pode ser aplicado. Esse instrumento visa à detecção de simulação dos sintomas de quatro grupos clínicos: deficiência intelectual, transtornos do humor, comprometimento neurológico e transtornos psicóticos. Estudos demonstraram sensibilidade acima de 95% na detecção de simuladores.[49]

Uso de exames e testes no direito criminal

O uso de exames complementares em perícias criminais ainda é incipiente e guarda importantes questões legais e éticas. O princípio de ampla defesa (art. 5°, inciso LV, da Constituição Federal)[50] assegura uma série de direitos aos acusados de delitos, como o direito de permanecer em silêncio e o direito de não produzir provas contra si mesmo. Em acordo com esse princípio, o Artigo 5°, inciso LVI, da Constituição Federal[50] anuncia: "são inadmissíveis, no processo, as provas obtidas por meios ilícitos". O Artigo 157 do Código de Processo Penal,[51] por sua vez, determina que "são inadmissíveis, devendo ser desentranhadas do processo, as provas ilícitas, assim entendidas as obtidas em violação a normas constitucionais ou legais". Portanto, de acordo com a legislação, o polígrafo ("detector de mentira") e a neuroimagem funcional usada para detectar inconsistências em depoimentos não podem ser incluídos como provas, sendo considerados meios comprobatórios ilícitos. O mesmo pode ser dito quanto ao uso forçoso de testes de bafômetro ou de medidas séricas ou urinárias de álcool e outras drogas, bem como de seus resíduos e metabólitos.

De acordo com a legislação, são estas as principais situações em que o médico psiquiatra é convocado a participar em processos criminais: (1) na avaliação da responsabilidade penal de um indivíduo que alegue perda de entendimento e determinação por doença mental, no momento de um ato ilícito, e (2) na avaliação de cessação de periculosidade de um indivíduo em medida de segurança.

Embora ainda não exista consenso quanto à sistemática mais adequada a ser aplicada na avaliação pericial criminal, os exames baseados apenas em impressões clínicas foram considerados inadequados por alguns autores.[52] Com isso, alguns instrumentos desenvolvidos para auxiliar as decisões médicas em situações periciais serão descritos a seguir.

RESPONSABILIDADE PENAL

O Artigo 26 do Código Penal[53] decreta: "É isento de pena o agente que, por doença mental ou desenvolvimento mental incompleto ou retardado, era, ao tempo da ação ou da omissão, inteiramente incapaz de entender o caráter ilícito do fato ou de determinar-se de acordo com esse entendimento". Do ponto de vista cognitivo, trata-se de avaliar a influência da doença mental sobre a tomada de decisão do examinando, buscando aferir se essa influência encontrava-se presente durante a ocorrência do ato ilícito.

A análise da responsabilidade penal de um indivíduo é, entre todas, talvez a mais desafiadora para o perito, sobretudo em decorrência de seu caráter retrospectivo. Além disso, o relato de que sintomas psiquiátricos prejudicaram o julgamento do acusado no momento do crime é uma alegação comum entre simuladores.

As Escalas de Responsabilidade Criminal de Rogers (R-CRAS) são talvez as mais conhecidas no meio psiquiátrico forense, tendo sido criadas na década de 1980. Foram desenvolvidas visando à avaliação do acusado de acordo com os critérios do American Law Institute. Elas consistem em 30 questões, cada uma com pontuação tipo Likert, em que são avaliadas cinco dimensões: o grau de confiabilidade do examinando (medindo o risco de simulação), a presença de *organicidade* (averigua risco de dano cerebral ou deficiência intelectual), psicopatologia, controle cognitivo (avalia cognição global, consciência do ato ilícito e capacidade de planejamento) e controle do comportamento (capacidade de controlar comportamento criminoso e de se engajar em atividades não criminosas). A validade das R-CRAS foi demonstrada por meio de diferentes estudos, tendo apresentado bom poder discriminatório entre indivíduos com doença mental e simuladores e também correlações entre os domínios indicativos de comprometimento (organicidade ou alterações cognitivas) e os itens de descontrole comportamental.[54]

O Mental State at the Time of the Offense Screening Evaluation (MSE) é uma entrevista semiestruturada que utiliza dados colhidos tanto junto ao examinando quanto de fontes externas. Compreende uma primeira parte em que o histórico patológico pregresso é levantado; uma segunda parte em que informações sobre o momento do crime são obtidas; e uma terceira parte, em que o estado mental do examinando no momento da avaliação é registrado. Dessa forma, o instrumento busca integrar informações acerca do quadro psiquiátrico do acusado durante os momentos que antecederam e sucederam o crime com indícios de possível perda de capacidade decisória no momento do ato ilícito. A confiabilidade e a validade do MSE vêm sendo objeto de debate. Estudos que utilizaram o instrumento, porém, ainda são escassos.[55]

Apesar de possivelmente úteis ao médico perito, nenhum dos instrumentos é capaz de fornecer informações conclusivas acerca de ligação causal entre transtorno psiquiátrico e o ato ilícito. Conforme sugerido por Vijaynath e colaboradores, essas ferramentas podem fornecer valiosos dados descritivos acerca do estado mental do examinando na época do crime, os quais, ao serem fornecidos ao juiz, poderão contribuir de modo significativo na decisão final.[55]

EXAME DE CESSAÇÃO DE PERICULOSIDADE

Uma vez constatada a inimputabilidade do sujeito que cometeu um crime, ele não recebe pena, e sim medida de segurança, cujo término só se dá após perícia médica de cessação de periculosidade (art. 175 da Lei de Execução Penal).[56] A avaliação de risco de violência em pacientes psiquiátricos vem sendo objeto de interesse entre estudiosos, conforme sugeriu uma metarrevisão publicada em 2010, que identificou mais de 120 instrumentos formulados para esse fim na literatura.[57] De forma consonante, a sistematização da avaliação da violência nessa população tem sido recomendada por órgãos governamentais. No ano de 2007, o Departamento de Saúde do governo inglês publicou um manual de práticas recomendadas para a avaliação e o manejo de risco de violência em usuários de dispositivos de saúde mental (*Best Practice in Managing Risk: Principles and Evidence for Best Practice in the Assessment and Management of Risk to Self and Others in Mental Health Services*). Tal iniciativa objetivou auxiliar profissionais de saúde mental a identificar e manejar potenciais episódios de violência em instituições psiquiátricas.

Segundo a publicação, uma abordagem contemporânea de avaliação do risco de violência deve ser estruturada, baseada em evidências e padronizada para facilitar a comunicação entre diferentes setores.[58]

Entre os principais instrumentos utilizados na avaliação de periculosidade encontram-se alguns desenvolvidos na década de 1980, que enfocaram populações carcerárias com diagnóstico de psicopatia. De fato, a pontuação no Psychopathy Checklist (PCL), publicado originalmente em 1980 e revisado em 1990,[59] demonstrou correlação de moderada a forte com recorrência de episódios de violência em amostras de indivíduos cuja detenção ocorrera por crimes violentos, crimes sexuais e transtornos mentais. Dessa forma, a presença de características psicopáticas foi considerada um importante preditor para eventos violentos em uma amostra carcerária.[60] O PCL-R consiste em uma entrevista semiestruturada com 20 questões que contabilizam a presença de características compatíveis com personalidade psicopática (charme superficial, autovaloração excessiva, tendência a se entediar, mentiras patológicas, falta de sensação de culpa, entre outras). Um estudo que avaliou o ponto de corte para psicopatia em uma amostra carcerária brasileira apresentou o escore de 23 pontos no PCL-R como definidor daqueles com o transtorno da personalidade em sua forma mais grave.[61]

O HCR-20 – cujo nome se refere à organização em 20 fatores de risco agrupados em três domínios: histórico pessoal, características clínicas e avaliação de risco – foi desenvolvido buscando-se estruturar o exame com as informações mais relevantes relacionadas ao risco para violência. Dados de histórico pessoal incluem itens relacionados a episódios passados de violência, idade do primeiro incidente de violência, instabilidade em relações, uso de substâncias, presença de transtornos mentais ou de personalidade, etc. A análise de aspectos clínicos inclui os itens: falta de consciência da doença, sintomas ativos de transtornos mentais, impulsividade e falta de resposta ao tratamento. A avaliação de risco investiga a presença de planos futuros inviáveis, instabilidade, ausência de suporte social, falta de adesão ao tratamento.[62] Segundo Dolan e colaboradores,[63] o HCR-20 apresentou boa acurácia em detectar recidiva de violência em pacientes psiquiátricos tanto na comunidade quanto em internação hospitalar (área sob a curva = 0,80).

Já o Violence Risk Appraisal Guide (VRAG) é uma escala composta por 12 itens, dois relacionados ao período de desenvolvimento (separação dos pais em idade precoce grau de ajustamento em ambiente escolar), quatro que avaliam características do sujeito e de atos violentos pretéritos (idade, tipo de ferimento/dano provocado no passado, características da vítima) e seis que abrangem características psicopáticas, indícios de transtorno psicótico, uso de álcool e episódios de problemas quando em liberdade condicional.[64] Em estudos, o VRAG apresentou-se como um bom preditor de recidiva de violência em indivíduos psicopatas,[65] com esquizofrenia[66] e pessoas com déficits intelectuais.[67]

Outras escalas desenvolvidas para avaliar sintomas de determinadas doenças mentais podem auxiliar na previsão de comportamento violento. Um estudo demonstrou que a pontuação acima da média para sintomas positivos e abaixo da média para sintomas negativos na Positive and Negative Syndrome Scale (PANSS) seria fator de risco para atos violentos graves, como crimes envolvendo armas letais, atos que resultaram em lesões ou ferimentos ou violência sexual (OR = 3,05; P < 0,001). Entre os itens da PANSS mais fortemente associados ao risco de atos violentos graves, hostilidade, suspicácia, sintomas persecutórios e atitude alucinatória conferiram risco 1,5 vez maior em relação àqueles sem esses sintomas. Outros itens, como agitação e ideias de grandiosidade, associaram-se à violência grave com menor tamanho de efeito. A presença de sintomas negativos, como perda de espontaneidade, isolamento social, afeto pobre e *rapport* pobre, associou-se à diminuição de risco para atos violentos graves, embora com pequeno tamanho de efeito.[68] Outro estudo apontou que pacientes violentos apresentaram pontuação superior a quatro no item da PANSS que mede consciência da doença, o que também pode ser tomado como preditor de risco.[69]

Outros exames complementares

NEUROIMAGEM

Exames de neuroimagem podem ser desejáveis em certos casos, conferindo – como se refere em linguagem jurídica – *materialidade* ao fato que se deseja comprovar. Tal afirmativa é verdadeira para condições em que a aplicabilidade do exame para o diagnóstico é consensual. Na doença de Alzheimer, a demonstração de atrofia hipocampal e de outras áreas corticais por meio de neuroimagem estrutural pode agregar evidência à prova pericial que aponte para a necessidade de curatela, por exemplo. A espectroscopia de prótons, que demonstra indícios de lesão neuronal, e a visualização de oligômeros de peptídeo beta-amiloide difusos no cérebro, por tomografia computadorizada por emissão de pósitrons (PET, do inglês *positron emission tomography*), também podem contribuir de modo relevante para o convencimento do magistrado.

As técnicas de neuroimagem funcional vêm acrescentando novos dados ao entendimento do funcionamento cerebral de indivíduos violentos. Um estudo demonstrou que alcoolistas com comportamento antissocial apresentavam menor perfusão em lobo frontal em exame de tomografia computadorizada por emissão de fóton único (SPECT, do inglês *single photon emission* computed tomography) quando comparados a alcoolistas sem transtornos da personalidade.[70] Outro estudo observou que indivíduos violentos com demência apresentavam hipoperfusão no córtex temporal anterior esquerdo e no córtex frontal superior bilateral em relação a controles com demência e o mesmo grau de comprometimento cognitivo.[71] Estudos com PET também demonstraram menor atividade frontal em indivíduos violentos em unidades psiquiátricas detentivas em comparação a controles.[72] Do mesmo modo, indivíduos com transtorno da personalidade antissocial, borderline ou narcisista apresentaram menor atividade nos córtices orbitofrontal anteromedial e anterior esquerdo se comparados ao grupo controle em exames que utilizaram PET.[73] Esses achados reforçam o papel da disfunção frontal sobre o comportamento violento, conforme já havia sido sugerido por estudos que avaliaram pacientes com lesões frontais.[74] A consistência nos achados que indicam redução na atividade do lobo frontal aponta para uma importante perspectiva de avaliação da periculosidade de pacientes psiquiátricos e antissociais por meio de técnicas funcionais.

O emprego da ressonância magnética funcional – técnica blood oxygenation level dependent – (BOLD-fMRI) para a detecção de mentiras já foi visto em tribunais norte-americanos, apesar das críticas dos profissionais do direito e da saúde que defendem a necessidade de validação do método para uso forense. A BOLD-fMRI possibilita mostrar as variações no fluxo sanguíneo cerebral em tempo real, tornando viável obter imagens da atividade cerebral durante a realização de uma tarefa. Com isso, estudos puderam detectar variações na atividade do giro frontal inferior, do giro frontal medial e do córtex cingulado inferior em situações nas quais um indivíduo mentiu. Como já mencionado, o uso de técnicas que se assemelhem a detectores de mentira fere o direito à ampla defesa garantido pela Constituição Federal brasileira, e as provas obtidas por esses métodos são consideradas ilícitas, não podendo ser aproveitadas em processos.

As controvérsias nessa área surgem nos casos em que os achados no exame são inespecíficos ou quando ainda não houve estabelecimento de padrões de resultados que apontem para doenças específicas. Um exemplo do primeiro caso é justamente o achado de diminuição de atividade no lobo frontal em estudos utilizando métodos de medicina nuclear. Tal alteração foi descrita em transtornos psiquiátricos muito diversos, tais como síndrome de dependência de substâncias, intoxicação por álcool ou drogas sedativas, esquizofrenia, depressão uni e bipolar, transtorno de déficit de atenção/hiperatividade, transtornos do controle de impulsos e demência frontotemporal. Dessa forma, o mero achado de diminuição da atividade metabólica frontal não é o bastante para se comprovar a existência de uma entidade clínica específica. Outra situação refere-se ao achado de exames cujas alterações têm significados difíceis de interpretar pela falta de padronização na análise dos resultados. Esse é o caso das alterações de neuroimagem em pacientes com esquizofrenia, as quais abrangem tanto diferenças morfológicas em várias áreas cerebrais (tálamo e córtices frontal, parietal e temporal) – em relação a indivíduos sem a doença – quanto modificações na integridade de feixes nervosos (tractos no giro do cíngulo, no fascículo uncinado, na cápsula interna e no corpo caloso), visualizadas por técnicas de tractografia. A imensa heterogeneidade dos achados em diferentes estudos ainda não possibilitou o estabelecimento de parâmetros para um diagnóstico de esquizofrenia por neuroimagem.[75]

EXAMES DE NEUROFISIOLOGIA CLÍNICA

A associação entre epilepsia e violência tem origens históricas. Os atos violentos podem ser classificados como peri-ictais ou interictais e costumam ocorrer mais frequentemente em indivíduos com epilepsia temporal. Estudos demonstraram maior ocorrência de atos violentos em períodos interictais, sobretudo em indivíduos com quadros psicóticos e déficits intelectivos. Raramente, casos de agitação pós-ictal podem cursar com agressões a terceiros.[76] O exame eletrencefalográfico é geralmente necessário nos casos que envolvem epilepsia e agressividade.

A videopolissonografia pode auxiliar no diagnóstico de distúrbios comportamentais do sono que cursam com ausência de atonia durante o sono REM. Nesses casos, a ocorrência de parassonia com atos violentos que tenham culminado em agressões a terceiros pode ser identificada como aumento de atividade motora durante o sono REM no exame.[77]

ANÁLISES CLÍNICAS

Com exceção dos testes toxicológicos, a indicação de exames laboratoriais de análises clínicas em psiquiatria forense não difere daquela usada na clínica. O uso de marcadores de consumo de álcool pode ser útil na avaliação pericial criminal, nos casos em que a defesa de um acusado alegue intoxicação alcoólica durante o ato infracional, e também na perícia cível, considerando que os ditos *ébrios habituais* são passíveis de interdição. Por meio dos metabólitos do etanol, é possível detectar o consumo de álcool dentro de um curto período (de 12 horas até quatro dias, no caso da etil-glucuronida) ou até 14 dias após a exposição do organismo a derivados alcoólicos (pela detecção do fosfatidil etanol).[78]

Outras substâncias podem ser detectadas, desde que consumidas em doses suficientes e que as amostras sejam colhidas em tempo adequado. No caso da anfetamina, a substância pode ser detectada no sangue até 46 horas após a ingestão de 10 mg. Se for realizada dosagem urinária, o exame pode resultar positivo até três dias após o consumo. Indivíduos que fumam 22 mg de hidrocloreto de metanfetamina podem apresentar níveis detectáveis da substância no sangue, após o uso, por até 48 horas e por até 60 horas na urina. No caso da *Cannabis*, após o consumo de um cigarro contendo de 5 a 30 mg da substância, é possível detectar o tetra-hidrocanabinol (THC) durante as primeiras 5 horas no plasma e durante 10 horas na urina. Outro metabólito da *Cannabis*, o 11-nor-9-carboxi-tetha-THC (THCCOOH), pode ser detectável por 25 dias. No caso de ingestão de *Cannabis*, o THC pode ser detectado por até 5,9 dias. A cocaína usada por aspiração pode ser identificada no sangue no intervalo de 4 a 6 horas após o uso de 20 mg. O principal metabólito da cocaína, a benzoilecgonina, pode ser encontrado no sangue de usuários por uma média de cinco dias após a aspiração. O flunitrazepam, benzodiazepínico – comumente usado no golpe conhecido como *boa noite, Cinderela* –, pode ser identificado sob forma de seu metabólito (7-aminoflunitrazepam) por até 14 dias na urina de indivíduos que consumiram ao menos 2 mg da droga.[79]

Considerações finais

O emprego de exames complementares em medicina legal pode ser útil por agregar evidências clínicas à prova pericial, o que é frequentemente determinante do livre convencimento do juiz. No caso da psiquiatria forense, a literatura é repleta de comentários críticos de profissionais do direito, da saúde e de outras ciências humanas a respeito de laudos baseados apenas na experiência profissional e na opinião clínica do perito. O uso de métodos complementares poderia, pela demonstração de lesões ou restrições funcionais, apresentar fatos que contribuiriam para incrementar a validade de provas periciais baseadas apenas em indícios. Contudo, as dificuldades na interpretação dos achados em exames e de suas repercussões sobre o comportamento de um indivíduo ainda limitam a adoção de novas tecnologias na área.

Ainda assim, a aproximação entre conhecimentos científicos e a prática psiquiátrico-forense tem evoluído em alguns países, graças a esforços para padronização de métodos, instrumentos e linguagem, sobretudo pelo surgimento de manuais que apresentam recomendações de entidades governamentais ou de especialistas (como a já citada publicação do governo inglês, Best Practices in Managing Risk,[58] além da Specialty Guidelines for Forensic Psychology, da American Psychological Association).[80] Tais publicações, se ainda não foram capazes de apontar os melhores exames de neuroimagem para auxílio em questões jurídicas, apresentaram escalas e entrevistas semiestruturadas validadas e mais adequadas à prática psiquiátrico-forense baseada em evidências. No Brasil, a validação desses instrumentos e sua adoção por centros de referência poderiam impulsionar a melhoria da qualidade das avaliações periciais.

São muitas as barreiras para que exames complementares, instrumentos de avaliação e testes neuropsicológicos passem a ser empregados na rotina de avaliações periciais. De caráter especialmente preocupante, temos o fato de que muitos médicos peritos parecem satisfeitos com a qualidade de seus laudos e tendem a considerar desnecessários os métodos que visem à sofisticação de suas avaliações.[2] Diretrizes futuras na área deverão demandar o estabelecimento de parâmetros de qualidade para os pareceres e a formulação de métodos que aproximem a psiquiatria forense dos novos e vindouros conhecimentos em ciências da cognição, neuroimagem e ciências básicas.

Referências

1. Markson LJ, Kern D, Annas G, Glantz L. Physician assessment of patient competence. J Am Geriatr Soc. 1994;42(10):1074-80.

2. Wettstein RM. Quality and quality improvement in forensic mental health evaluations. J Am Acad Psychiatry Law. 2005;33(2):158-75.

3. Conselho Federal de Medicina. Resolução n° 1488/1988. Brasília: CFM; 1988.

4. Brasil. Presidência da República. Casa Civil. Lei n° 10.876, de 2 de junho de 2004. Cria a Carreira de Perícia Médica da Previdência Social, dispõe sobre a remuneração da Carreira de Supervisor Médico-Pericial do Quadro de Pessoal do Instituto Nacional do Seguro Social – INSS e dá outras providências [Internet]. Brasília: Casa Civil; 2004 [capturado em 20 jun. 2015]. Disponível em: http://www.planalto.gov.br/ccivil_03/_ato2004-2006/2004/lei/l10.876.htm.

5. Brasil. Presidência da República. Casa Civil. Lei n° 12.030, de 17 de setembro de 2009. Dispõe sobre as perícias oficiais e dá outras providências [Internet]. Brasília: Casa Civil; 2009 [capturado em 20 jun. 2015]. Disponível em: http://www.planalto.gov.br/ccivil_03/_ato2007-2010/2009/lei/l12030.htm.

6. Drevets WC, Price JL, Furey ML. Brain structural and functional abnormalities in mood disorders: implications for neurocircuitry models of depression. Brain Struct Funct. 2008;213(1-2):93-118.

7. Groenewold NA, Opmeer EM, de Jonge P, Aleman A, Costafreda SG. Emotional valence modulates brain functional abnormalities in depression: evidence from a meta-analysis of fMRI studies. Neurosci Biobehav Rev. 2013;37(2):152-63.

8. Demirci O, Clark VP, Magnotta VA, Andreasen NC, Lauriello J, Kiehl KA, Pearlson GD, Calhoun VD. A review of challenges in the use of fMRI for disease classification / characterization and a projection pursuit application from multi-site fMRI schizophrenia study. Brain Imaging Behav. 2008;2(3):147-226.

9. Macqueen GM. Will there be a role for neuroimaging in clinical psychiatry? J Psychiatry Neurosci. 2010;35(5):291-3.

10. Moriarty JC. Flickering admissibility: neuroimaging evidence in the U.S. courts. Behav Sci Law. 2008;26(1):29-49.

11. Brasil. Presidência da República. Casa Civil. Lei n° 10.406, de 10 de janeiro de 2002. Institui o Código Civil [Internet]. Brasília: Casa Civil; 2002 [capturado em 20 jun. 2015]. Disponível em: http://www.planalto.gov.br/ccivil_03/leis/2002/l10406.htm.

12. Brasil. Presidência da República. Casa Civil. Lei n° 3.071, de 1° de janeiro de 1916. Código Civil dos Estados Unidos do Brasil [Internet]. Brasília: Casa Civil; 1916 [capturado em 20 jun. 2015]. Disponível em: http://www.planalto.gov.br/ccivil_03/leis/L3071.htm.

13. Brasil. Presidência da República. Casa Civil. Lei n° 10.216, de 6 de abril de 2001. Dispõe sobre a proteção e os direitos das pessoas portadoras de transtornos mentais e redireciona o modelo assistencial em saúde mental [Internet]. Brasília: Casa Civil; 2001 [capturado em 10 abr. 2015]. Disponível em: http://www.planalto.gov.br/ccivil_03/leis/leis_2001/l10216.htm.

14. Martins-Costa J. Capacidade para consentir e esterilização de mulheres. In Martins-Costa J, Moller LL, organizadores. Bioética e responsabilidade. Rio de Janeiro: Forense, 2009. p. 320.

15. Hironaka GMFN. Responsabilidade civil: circunstâncias naturalmente, legalmente e convencionalmente escusativas do dever de indenizar o dano. Rev Atual Juríd. 1999;1:139-58.

16. Rushworth MF, Kolling N, Sallet J, Mars RB. Valuation and decision-making in frontal cortex: one or many serial or parallel systems? Curr Opin Neurobiol. 2012;22(6):946-55.

17. Royall DR, Lauterbach EC, Cummings JL, Reeve A, Rummans TA, Kaufer DI, et al. Executive control function: a review of its promise and challenges for clinical research. A report from the Committee on Research of the American Neuropsychiatric Association. J Neuropsychiatry Clin Neurosci. 2002;14(4):377-405.

18. Krain AL, Wilson AM, Arbuckle R, Castellanos FX, Milham MP. Distinct neural mechanisms of risk and ambiguity: a meta-analysis of decision-making. Neuroimage. 2006;32(1):477-84.

19. Grisso T, Appelbaum PS, Hill-Fotouhi C. The MacCAT-T: a clinical tool to assess patients' capacities to make treatment decisions. Psychiatr Serv. 1997;48(11):1415-9.

20. Appelbaum PS, Bonnie RJ, Karlawish JH. The capacity to vote of persons with Alzheimer's disease. Am J Psychiatry. 2005;162(11):2094-100.

21. Appelbaum PS, Grisso T. MacCAT-CR: MacArthur competence assessment tool for clinical research. Sarasota: Professional Resource; 2001.

22. Poythress NG, Nicholson R, Otto RK, Edens JF, Bonnie RJ, Monahan J, et al. The MacArthur Competence Assessment Tool-Criminal Adjudication: professional manual. Odessa: Psychological Assessment Resources; 1999.

23. Abdalla-Filho E, Bertolote JM. Sistemas de psiquiatria forense no mundo. Rev Bras Psiquiatr. 2006;28 Suppl 2:S56-61.

24. Duron E, Boulay M, Vidal JS, El Bchiri J, Fraisse ML, Rigaud AS, et al. Capacity to consent to biomedical research's evaluation among older cognitively impaired patients. A study to validate the University of California Brief Assessment of Capacity to Consent questionnaire in French among older cognitively impaired patients. J Nutr Health Aging. 2013;17(4):385-9.

25. Marson DC, Martin RC, Wadley V, Griffith HR, Snyder S, Goode PS, et al. Clinical interview assessment of financial capacity in older adults with mild cognitive impairment and Alzheimer's disease. J Am Geriatr Soc. 2009;57(5):806-14.

26. Kershaw MM, Webber LS. Assessment of financial competence. Psych Psychol Law. 2008;15(1):40-5.

27. Bechara A, Damasio AR, Damasio H, Anderson S. Insensitivity to future consequences following damage to human prefrontal cortex. Cognition. 1994;50(1-3):7-15.

28. Karlawish JH, Casarett DJ, James BD, Xie SX, Kim SY. The ability of persons with Alzheimer disease (AD) to make a decision about taking an AD treatment. Neurology. 2005;64(9):1514-9.

29. Pucci E, Belardinelli N, Borsetti G, Rodriguez D, Signorino M. Information and competency for consent to pharmacologic clinical trials in Alzheimer disease: an empirical analysis in patients and family caregivers. Alzheimer Dis Assoc Disord. 2001;15(3):146-54.

30. Kim SY, Caine ED. Utility and Limits of the Mini Mental State Examination in Evaluating Consent Capacity in Alzheimer's Disease Psychiatr Serv. 2002;53(10):1322-4.

31. Sudo FK, Salles AC, Santiago CR. What are the boundaries of legal guardianship in Alzheimer's disease? A systematic review and discussion in the context of the Brazil's Civil Code. Rev Bras Psiq. No prelo 2015.

32. Chaves MLF, Godinho CC, Porto CS, Mansur L, Carthery-Goulart MT, et al. Doença de Alzheimer. Avaliação cognitiva, comportamental e funcional. Dement Neuropsychol. 2011;5(Suppl 1):21-33.

33. Sherod MG, Griffith HR, Copeland J, Belue K, Krzywanski S, Zamrini EY, et al. Neurocognitive pre-

dictors of financial capacity across the dementia spectrum: Normal aging, mild cognitive impairment, and Alzheimer's disease. J Int Neuropsychol Soc. 2009;15(2):258-67.

34. Grace J, Amick MM, D'Abreu A, Festa EK, Heindel WC, Ott BR. Neuropsychological deficits associated with driving performance in Parkinson's and Alzheimer's disease. J Int Neuropsychol Soc. 2005;11(6):766-75.

35. Uc EY, Rizzo M, Anderson SW, Shi Q, Dawson JD. Driver landmark and traffic sign identification in early Alzheimer's disease. J Neurol Neurosurg Psychiatry. 2005;76(6):764-8.

36. Ott BR, Festa EK, Amick MM, Grace J, Davis JD, Heindel WC. Computerized maze navigation and on-road performance by drivers with dementia. J Geriatr Psychiatry Neurol. 2008;21(1):18-25.

37. Ilmarinen J. Aging and work. Occup Environ Med. 2001;58(8):546-51.

38. Kessler RC, Frank RG. The impact of psychiatric disorders on work loss days. Psychol Med. 1997;27(4):861-873.

39. Ferrari AJ, Norman RE, Freedman G, Baxter AJ, Pirkis JE, Harris MG, et al. The burden attributable to mental and substance use disorders as risk factors for suicide: findings from the Global Burden of Disease Study 2010. PLoS One. 2014;9(4):e91936.

40. Brasil. Ministério da Previdência Social. Estatísticas: segurança e saúde ocupacional tabelas – CID-10 [Internet]. Brasília: MPS; 2015 [capturado em 20 jun. 2015]. Disponível em: http://www.previdencia.gov.br/estatisticas/menu-de-apoio-estatisticas-seguranca-e-saude-ocupacional-tabelas/.

41. Brasil. Presidência da República. Casa Civil. Lei n° 8.213, de 24 de julho de 1991. Dispõe sobre os Planos de Benefícios da Previdência Social e dá outras providências [Internet]. Brasília: Casa Civil; 1991 [capturado em 20 jun. 2015]. Disponível em: http://www.planalto.gov.br/CCIVIL_03/leis/L8213cons.htm.

42. Brasil. Presidência da República. Casa Civil. Decreto-lei n.° 5.452, de 1° de maio de 1943. Aprova a consolidação das Leis do Trabalho [Internet]. Brasília: Casa Civil; 1943 [capturado em 20 jun. 2015]. Disponível em: http://www.planalto.gov.br/ccivil_03/decreto-lei/Del5452.htm.

43. Tuomi K, Ilmarinen J, Jahkola A, Katajarinne L, Tulkki A. Índice de capacidade para o trabalho. São Carlos: EduFSCar; 2005.

44. Silva Junior SH, Vasconcelos AG, Griep RH, Rotenberg L. Test-retest reliability of the Work Ability Index (WAI) in nursing workers. Rev Bras Epidemiol. 2013;16(1):202-9.

45. Martinez MC, Latorre MRDO, Fischer FM. Validade e confiabilidade da versão brasileira do índice de capacidade para o trabalho. Rev Saúde Pública. 2009;43(3):525-32.

46. Bethge M, Radoschewski FM, Gutenbrunner C. The Work Ability Index as a screening tool to identify the need for rehabilitation: longitudinal findings from the Second German Sociomedical Panel of Employees. J Rehabil Med. 2012;44(11):980-7.

47. de Soárez PC, Kowalski CC, Ferraz MB, Ciconelli RM. Translation into Brazilian Portuguese and validation of the Work Limitations Questionnaire. Rev Panam Salud Publica. 2007;22(1):21-8.

48. Lerner D, Adler DA, Chang H, Berndt ER, Irish JT, Lapitsky L, et al. The clinical and occupational correlates of work productivity loss among employed patients with depression. J Occup Environ Med. 2004;46(6 Suppl):S46-55.

49. Smith GP, Burger GK. Detection of malingering: validation of the Structured Inventory of Malingered Symptomatology (SIMS). J Am Acad Psychiatry Law. 1997;25(2):183-9.

50. Brasil. Presidência da República. Casa Civil. Constituição da República Federativa do Brasil de 1988 [Internet]. Brasília: Casa Civil; 1988 [capturado em 20 jun. 2015]. Disponível em: http://www.planalto.gov.br/ccivil_03/constituicao/constituicao.htm.

51. Brasil. Presidência da República. Casa Civil. Decreto-lei n° 3.689, de 03 de outubro de 1941. Código de Processo Penal [Internet]. Brasília: Casa Civil; 1941 [capturado em 20 jun. 2015]. Disponível em: http://www.planalto.gov.br/ccivil_03/decreto-lei/Del3689.htm.

52. Melton GB, Petrila J, Poythress NG, Slobogin C. Psychological evaluations for the courts: a handbook for mental health professionals and lawyers. 2nd ed. New York: Guilford; 1997.

53. Brasil. Presidência da República. Casa Civil. Decreto-Lei n° 2848, de 07 de dezembro de 1940. Código penal [Internet]. Brasília: Casa Civil; 1990 [capturado em 20 jun. 2015]. Disponível em: http://www.planalto.gov.br/ccivil_03/decreto-lei/del2848.htm.

54. Rogers R, Sewell KW. The R-CRAS and insanity evaluations: a reexamination of construct validity. Behav Sci Law. 1999;17(2):181-94.

55. Vijaynath V, Anitha MR, Raju GM. Specialized scales for criminal responsibility assessments. J Indian Acad Forensic Med. 2009;31(4):409-12.

56. Brasil. Presidência da República. Casa Civil. Lei n° 7.210, de 11 de julho de 1984. Institui a Lei de Execução Penal [Internet]. Brasília: Casa Civil; 1984 [capturado em 20 jun. 2015]. Disponível em: http://www.planalto.gov.br/ccivil_03/LEIS/L7210.htm.

57. Singh JP, Fazel S. Forensic risk assessment: a meta-review. Crim Justice Behav. 2010;37:965-88.

58. Department of Health. Best practice in managing risk: principles and evidence for best practice in the assessment and management of risk to self and others in mental health services [Internet]. London: NIMHE; 2007 [capturado em 20 jun. 2015]. Disponível em: http://webarchive.nationalarchives.gov.uk/+/www.dh.gov.uk/prod_consum_dh/groups/dh_digitalassets/@dh/@en/documents/digitalasset/dh_076512.pdf.

59. Hare R, Harpur T, Hakistan R, Forth A, Hart S, Newman J. The revised psychopathy checklist: reliability and factor structure. Psychol Assessment. 1990;2(3):338-41.

60. Salekin R, Rogers R, Sewell K. A review and meta-analysis of the psychopathy checklist and psychopathy checklist-revised: predictive validity of dangerousness. Clin Psychol: Sci Practice. 1996;3(3):203-15.

61. Morana HCP. Identificação do ponto de corte para a escala PCL-R (Psychopathy Checklist Revised) em população forense brasileira: caracterização de dois subtipos da personalidade; transtorno global e parcial [tese]. São Paulo. USP; 2003.

62. Webster CD, Eaves D, Douglas KS, Wintrup A. The HCR-20 scheme: the assessment of dangerousness and risk. Vancouver: Simon Fraser University; 1995.

63. Dolan M, Doyle M, McGovern J. The validity of North American risk assessment tools in predicting in-patient violent behavior in England. Legal Criminol Psychol. 2002;7(2):141-54.

64. Quinsey VL, Harris GT, Rice ME, Cormier CA. Violent offenders: appraising and managing risk. 2nd ed. Washington: APA; 2006.

65. Harris GT, Rice ME. Risk appraisal and management of violent behavior. Psychiatr Serv. 1997;48(9):1168-76.

66. Mills JF, Jones MN, Kroner DG. An examination of the generalizability the LSI-R and VRAG probability bins. Crim Justice Behav. 2005;32:565-85.

67. Gray N, Fitzgerald S, Taylor J, Macculloch MJ, Snowden RJ. Predicting future reconviction in offenders with intellectual disabilities: the predictive efficacy of VRAG, PCL-SV, and the HCR-20. Psychol Assessment. 2007;19(4):474-9.

68. Swanson JW, Swartz MS, Van Dorn RA, Elbogen EB, Wagner HR, Rosenheck RA, et al. A national study of violent behavior in persons with schizophrenia. Arch Gen Psychiatry. 2006;63(5):490-9.

69. Buckley PF, Hrouda DR, Friedman L, Noffsinger SG, Resnick PJ, Camlin-Shingler K. Insight and its relationship to violent behavior in patients with schizophrenia. Am J Psychiatry. 2004;161(9):1712-4.

70. Kuruoğlu AC, Arikan Z, Vural G, Karataş M, Araç M, Işik E. Single photon emission computerized tomography in chronic alcoholism. Br J Psychiatry. 1996;169(3):348-54.

71. Hirono N, Mega MS, Dinov ID, Mishkin F, Cummings JL. Left frontotemporal hypoperfusion is associated with aggression in patients with dementia. Arch Neurol. 2000;57(6):861-6.

72. Volkow ND, Tancredi LR, Grant C, Gillespie H, Valentine A, Mullani N, et al. Brain glucose metabolism in violent psychiatric patients: a preliminary study. Psychiatry Res. 1995;61(4):243-53.

73. Goyer PF, Andreason PJ, Semple WE, Clayton AH, King AC, Compton-Toth BA, et al. Positron emission tomography and personality disorders. Neuropsychopharmacology. 1994;10(1):21-8.

74. Brower MC, Price BH. Neuropsychiatry of frontal lobe dysfunction in violent and criminal behaviour: a critical review. J Neurol Neurosurg Psychiatry. 2001;71(6):720-6.

75. Wheeler AL, Voineskos NA. A review of structural neuroimaging in schizophrenia: from connectivity to connectomics. Front Hum Neurosci. 2014;8:653.

76. Kim JM, Chu K, Jung KH, Lee ST, Choi SS, Lee SK. Characteristics of epilepsy patients who committed violent crimes: report from the national forensic hospital. J Epilepsy Res. 2011;1(1):13-8.

77. Delgado-Rodrigues RN, Allen AN, Santos LG, Schenck CH. Sleep Forensics: a critical review of the literature and brief comments on the Brazilian legal situation. Arq Neuropsiquiatr. 2014;72(2):164-9.

78. Wurst FM, Vogel R, Jachau K, Varga A, Alling C, Alt A, Skipper GE. Ethyl glucuronide discloses recent covert alcohol use not detected by standard testing in forensic psychiatric inpatients. Alcohol Clin Exp Res. 2003;27(3):471-6.

79. Verstraete A. Detection times of drugs of abuse in blood, urine, and oral fluid. Ther Drug Monit. 2004;26(2):200-5.

80. American Psychological Association. Specialty guidelines for forensic psychology. Am Psychol. 2013;68(1):7-19.

LEITURA SUGERIDA

Farahany N, Bernet W. Behavioural genetics in criminal cases: past, present, and future. Genomics Soc Policy. 2006;2(1):72-9.

CAPÍTULO 6

Direito de Família e Psiquiatria Forense da Criança e do Adolescente

Jairo Werner Júnior,
Maria Cristina Milanez Werner

PONTOS-CHAVE

- O psiquiatra forense da infância e da adolescência é um profissional que atua, preferencialmente, em equipe e necessita estar preparado para compreender a pluralidade das configurações das famílias atuais.
- Como profissional forense, ele deve estar atento aos novos dilemas bioéticos decorrentes do avanço tecnológico, como inseminação artificial realizada com gametas oriundos de banco de sêmen.
- Nos laudos e relatórios de avaliação forense de adolescentes em conflito com a lei, é necessário levar em conta o processo de desenvolvimento da personalidade, evitando a excessiva patologização de seus comportamentos, o que gera prognósticos negativos e contribui para estigmatização.
- Os profissionais da prática forense infantil e juvenil devem estar habilitados para atuar em casos que envolvam crianças e adolescentes que vivem nas ruas, que sofrem violência e que fazem uso de álcool e outras drogas, contribuindo para o adequado encaminhamento de medidas protetivas e garantia de direitos fundamentais.

VINHETA

CASO 1
Por indicação do promotor da infância, o magistrado da Vara da Infância, da Juventude e do Idoso determinou a realização de perícia psiquiátrica em Vinícius (sexo masculino, 16 anos, pardo, que não frequenta escola há dois anos), na qual consta que "o genitor relatou que seu filho estaria apresentando comportamento alterado, agredindo seus irmãos e cometendo furtos na própria residência". Verificou-se, no curso da ação, que o adolescente vive em situação de risco, tendo em vista o consumo abusivo de drogas. Ele tem se recusado a fazer tratamento no Centro de Atenção Psicossocial Infantojuvenil (CAPSi) do município onde reside. Foi internado em hospital psiquiátrico por solicitação dos genitores e determinação judicial há cerca de dois meses, quando evadiu. A questão central é definir o diagnóstico e o tratamento, a ser disponibilizado pelo poder público municipal, mais adequado ao adolescente.

CASO 2
João Carlos, 15 anos, branco, estudante da 8ª série do ensino fundamental, residente em um abrigo municipal no interior do Estado do Rio de Janeiro, foi encaminhado à equipe de serviço universitário de psiquiatria forense da criança e do adolescente. Tal encaminhamento decorre de determinação da magistrada, em razão de quadro com "alterações de comportamento, atos infracionais contra o patrimônio, violência e ameaças contra pessoas, incluindo ato infracional análogo à tentativa de estupro; uso e comércio de drogas ilícitas, uso de álcool, humor muito oscilante, relações interpessoais constantemente conflituosas e dificuldade em aceitar regras". Além dos processos pelos delitos, há mais dois processos relacionados ao adolescente: um para *averiguação de situação de risco* e outro contra sua genitora, para a extinção do poder familiar, proposto pelo Ministério Público. Neste último, a genitora-ré declarou, em juízo, que "prefere ir presa a ter de aceitar o filho de volta em casa". Na análise documental de seu histórico médico-legal, consta: abandono, fuga de casa aos 13 anos e evasão do centro de atendimento onde cumpria medida socioeducativa. Dos 13 aos 15 anos, o adolescente recebeu vários diagnósticos de instituições públicas, e, em laudos oficiais, foram identificadas várias alterações mentais e de comportamento, como as seguintes: (i) "desprovido de compaixão ou culpa, sem noção de limite, denotando frieza, além de dito ser portador de personalidade psicopática, sem qualquer possibilidade de reversão"; (ii) "quadro de ambivalência afetiva, alucinações auditivas, dissociação do pensamento, ideação delirante de cunho persecutório, sendo seu quadro no momento diagnosticado como transtorno esquizofrênico"; (iii) "retardo mental leve e transtorno da conduta não socializado". Além dos vários exames psiquiátricos, já haviam sido realizados eletrencefalograma digital e mapeamento cerebral, os quais indicaram *instabilidade da atividade das áreas posteriores*. Esse adolescente, entretanto, foi novamente avaliado e, em seguida, acompanhado pelo setor de neuropsiquiatria infantil da universidade federal, onde seus primeiros diagnósticos foram reformulados. Depois disso, ingressou em um programa de jurisprudência terapêutica supervisionado pelo juízo.

Os dois casos apresentados representam demandas comuns para profissionais que atuam na interface entre saúde mental e lei, principalmente no que se refere à psiquiatria forense da criança e do adolescente. A propósito, no Brasil, atualmente, foi proposta a redução da maioridade penal, visando processar, condenar criminalmente e encarcerar adolescentes em conflito com a lei a partir de 16 anos, em vez dos atuais 18 anos, sendo mais provável que os parlamentares revejam a idade para a responsabilização criminal apenas nos casos de crime hediondo, homicídio doloso e lesão corporal.

De qualquer forma, será mantido o processo de culpabilização da vítima, uma vez que se exige com rigor os deveres, mas denega-se os direitos básicos desse segmento da população, haja vista que

> [...] um jovem habitante das nossas periferias tem 300 vezes mais chance de ser vítima de homicídio do que um senhor de meia-idade residente em bairro de classe média.[1]

Quanto à criminalidade, sabe-se que a intervenção preventiva é muito mais eficaz que as políticas meramente repressivas. O psiquiatra forense da infância e adolescência, portanto, deve estar preparado para opinar se o menor de 18 anos apresenta desenvolvimento mental completo e é capaz de agir de acordo com esse grau de entendimento, tendo em vista que, pelo critério biológico hoje adotado, a idade (seja 18 ou mude para 16 anos) é o único modo de aferir a maioridade penal, independentemente do grau de discernimento do indivíduo.

Da mesma forma, o profissional precisará estar a par do que se compreende hoje por família. No momento em que um projeto de lei no Brasil tenta engessar o que venha a ser família na contemporaneidade, torna-se necessário fundamentar o conceito de família, que vem sofrendo transformação pelas mudanças culturais, sociais e econômicas, conforme mostra Werner,[2] exigindo a permanente atualização da equipe psiquiátrica forense em função do elevado número de crianças e adolescentes que se encontram no centro de disputas judiciais geradas por dissolução do vínculo conjugal ou por situações sociofamiliares complexas e desafiadoras. Escreve Werner:[2]

> [...] nos dias de hoje, constituir uma família, que nasce com a chegada de um filho, independentemente de sua origem, é montar um quebra-cabeças, sem olhar o desenho da cena que está na capa da caixa que o trouxe; não se sabe ao certo como será o "desenho final" a ser produzido, mas se confia no bom andamento do processo.

Encontra-se em tramitação, no Congresso Nacional, o Projeto de Lei que trata do Estatuto da Família,[3] fato que vem gerando muita polêmica, em função da definição que essa proposta legal está apregoando: entidade familiar é o núcleo formado a partir da união entre homem e mulher. Em tempos de diversidade cultural e social, reduzir a ideia de família apenas ao núcleo formado por heterossexuais em co-habitação é ir contra todos os avanços sociais e políticos que vêm se descortinando no mundo, como o ocorrido recentemente, nos Estados Unidos, a partir da aprovação do casamento homoafetivo em todos os Estados que compõem aquela federação.

É sabido que mudanças sociais esbarram em obstáculos (barreiras oriundas da própria estrutura social) e em resistências (atuações conscientes e deliberadas para impedir a mudança social). A partir do momento em que tal projeto de lei define entidade familiar como núcleo social formado a partir somente da união entre um homem e uma mulher, por meio de casamento ou união estável, ou derivações dessa união, como viuvez ou divórcio, estimula-se intenso debate social, com posições tradicionais – e às vezes reacionárias –, de um lado, em oposição a posturas mais progresistas – e às vezes revolucionárias –, de outro. Assim, entre posições ideológicas, igrejas e partidos políticos, muitas crianças e adolescentes, oriundas de famílias homoafetivas (por adoção, recasamento ou técnicas de reprodução assistida [TRAs]), serão consideradas filhos sem *status*, por não terem pais, mães e famílias dentro da norma social vigente, que é excludente, atemporal e injusta.

Nesse sentido, analisar questões relacionadas à *função parental* de proteger e educar os filhos,[4] as quais vão além dessa função, torna-se mister, considerando que os profissionais forenses terão de lidar com famílias constituídas desde pela forma tradicional – nuclear, casada pela primeira e única vez (e nem por isso com garantia de equilíbrio ou harmonia) – até:[4]

> *Famílias pós-separação*, que sempre geram duas famílias monoparentais, quando um dos cônjuges pode ficar com a guarda unilateral do(s) filho(s) da família nuclear original, ou ambos os cônjuges podem dividir formalmente as responsabilidades, por meio da guarda compartilhada.
> *Famílias monoparentais ou uniparentais não oriundas de separações*, mas já fundadas na situação de um só genitor. É o caso das chamadas *mães solteiras* – caso em que um pai conhecido, em uma relação estável, rompe a relação afetiva diante de uma situação de gravidez, restando à mulher assumir sozinha a gestação e a criação do filho; daquelas constituídas por técnicas de inseminação artificial – a partir de doadores anônimos, por meio de bancos de sêmen, chamadas de "produções independentes"; e também daquelas oriundas de relações sexuais fortuitas, com ou sem consentimento, anuência, concordância ou conhecimento do *doador* do sêmen, quando a mulher deseja ficar grávida ou aceita a gestação após sua constatação, mesmo sem apoio ou conhecimento do parceiro.
> *Família recasada ou recomposta ("família mosaico")*, com toda sua complexidade devido aos diversos arranjos possíveis; compreende a união de pessoas com estado civil distinto (homens que podem ser solteiros, casados, separados, divorciados ou viúvos; com mulheres que podem ser solteiras, casadas, separadas, divorciadas ou viúvas), em presença ou não de filhos, biológicos ou adotados, oriundos do casamento anterior de qualquer um dos cônjuges, ou advindos da atual união, dando origem à famosa frase "os seus, os meus e os nossos". Essa complexidade de arranjos torna o trabalho do profissional de saúde mental, dos peritos e dos operadores da lei um desafio a mais.
> *Famílias homoafetivas*, possíveis a partir da adoção por um dos membros do casal (de acordo com a lei vigente) ou por ambos (de acordo com algumas decisões da jurisprudência). Essas famílias também podem surgir pelas técnicas de inseminação artificial, pela doação de um gameta masculino a um casal de mulheres ou pela doação de óvulo e uso de "barriga de aluguel" por um casal masculino. Também podem ocorrer por acordos entre casais masculinos e femininos, em que o sêmen do doador masculino é introduzido na receptora feminina, de forma manual, ou por meio de fertilização *in vitro*, comum na reprodução assistida. Assim, todos se tornam pais e mães, em arranjo familiar peculiar (nesses casos, em geral, os outros dois cônjuges que não participaram da fertilização tornam-se padrinhos da criança gerada, e essa criança tem pai e mãe biológicos conhecidos, mas que nunca moraram juntos em razão da orientação sexual de cada um). Há, ainda, outra possibilidade: quando um dos parceiros dessas uniões

homoafetivas viveu em união heterossexual anterior e, ao romper essa relação, levou consigo seu(sua) filho(a) para o novo arranjo familiar. Nesse caso, o par do casal homoafetivo irá se tornar pai ou mãe socioafetivo, uma vez que exercerá a função materna ou paterna – dependendo do caso – como *madrasta* ou *padrasto* de enteado(a), filho(a) biológico(a) de seu par atual.

> *Famílias formadas por transexual e sua parceria*, constituída por um(a) transexual que se submeteu, ou não, a cirurgia de redesignação sexual, para a construção de nova genitália (neopênis ou neovagina). Nesses casos, a possibilidade de serem pais ou mães seria muito próxima à dos casais homoafetivos: por adoção, por doação de gametas e uso de TRAs no parceiro não transexual ou pela utilização de útero de substituição; ou, ainda, a maternidade/paternidade socioafetiva, através dos(a) filhos(as) de casamentos anteriores dos parceiros, tanto do parceiro *trans* como do parceiro não *trans*. A diferença dessas famílias em relação às famílias homoafetivas é que, se um dos parceiros tiver optado pela transgenitalização, ficará infértil, pois a cirurgia limita a reprodução. Entretanto, os gametas podem ser retirados e congelados antes da cirurgia definitiva, possibilitando sua utilização por meio de TRAs.

> *Famílias, em futuro próximo, com crianças geradas por engenharia genética*, criando dilemas bioéticos já previstos por Jürgen Habermans[5] e Francis Fukuyama.[6] A disponibilização de técnicas científicas reproduzirá novos seres humanos, possibilitando aos pais idealizarem, projetarem e *criarem* a prole com características orgânicas previamente definidas. Tudo isso aconteceria, obviamente, sem a autorização prévia dos filhos, os quais poderiam mais tarde questionar as escolhas – baseadas em gosto, credo, cultura, preconceito, etc. – dos pais, inclusive juridicamente.

Outro aspecto a ser ressaltado é a máxima a respeito do *melhor interesse da criança*, que reflete o paradigma atual do ordenamento jurídico brasileiro consagrado tanto na Constituição Federal (CF)[7] como no Estatuto da Criança e do Adolescente (ECA)[8] e no atual Código Civil (CC).[9] Nessa perspectiva, este capítulo visa contribuir na construção de uma base conceitual que articule princípios éticos e jurídicos com o conhecimento sobre as peculiaridades das crianças e dos adolescentes. Para tanto, será feito um breve resumo da evolução histórica do conceito de família, fornecendo algumas indicações socioculturais para a compreensão dos problemas familiares contemporâneos. Serão também apresentadas noções de direito de família, principalmente no que diz respeito à base legal do novo direito de família no Brasil. No tópico referente à *psiquiatria forense da criança e do adolescente*, será apontada a necessidade de se utilizar o modelo mais adequado de articulação da psiquiatria da infância e adolescência com o direito, apresentando, ainda, parâmetros operacionais para sua concretização na prática.

Direito de família: aspectos de interesse médico-legal

A organização familiar, de um ponto de vista jurídico, pode distribuir-se em regimes diversos, a saber: o da família consanguínea ou biológica, havida com o casamento; o da família civil, advinda da adoção; o da entidade familiar, existente a partir da união estável entre homem e mulher, ou até mesmo na comunidade representada por um dos pais com seus descendentes.

Para cada uma dessas configurações, segundo Bittar,[10] existe um mecanismo jurídico. Ainda em termos jurídicos, Diniz[11] identifica três acepções fundamentais do vocábulo *família*:

> *Amplíssima* – abrange todos os indivíduos ligados por consanguinidade ou afinidade, incluindo, em alguns casos, até pessoas do serviço doméstico. O Estatuto do Servidor Público Civil da União,[12] por exemplo, considera como família do funcionário, além do cônjuge e da prole, quaisquer pessoas que vivam às suas expensas e constem de seu assentamento individual.
> *Lata* – na qual, além dos cônjuges e seus filhos, abrange os parentes das linhas reta e colateral, bem como afins.
> *Restrita* – refere-se à família (art. 226, §§ 1° e 2° da CF/88)[7] como um conjunto de pessoas unidas pelos laços de matrimônio e de filiação, e a entidade familiar (art. 226, §§ 1° e 2° da CF/88)[7] como oriunda de união estável e da comunidade monoparental ou unilinear, formada por qualquer dos pais e seus descendentes (divórcio, adoção unilateral, produção independente, etc.).

Com a entrada em vigor do Código Civil[9] de 2002, consolida-se um novo direito de família, trazendo no bojo a ideia, entre outras, de que as decisões judiciais devem procurar sempre *o melhor interesse* dos filhos. No caso das separações, por exemplo, o juiz poderá recusar a homologação se os interesses dos filhos menores não estiverem devidamente contemplados (CC, art. 1.574 e 1584).[9] Não subsiste mais, portanto, a regra do Artigo 10 da Lei do Divórcio,[13] segundo a qual os filhos menores ficarão com o cônjuge que não houver dado causa à dissolução da sociedade. Assim, o que está em questão, no caso da guarda dos filhos menores, é qual dos cônjuges tem melhores condições de exercê-la e, não mais quem é *culpado* pela separação.

Deve-se lembrar que há sempre corresponsabilidade, como bem ilustram as teorias sistêmicas, pela construção de ambiência que leve à separação, mas o que fazer com o *mal-estar* construído a dois é decisão sempre de cunho pessoal. Além disso, se for verificado que tanto o pai quanto a mãe são incapazes de cuidar dos filhos menores (p. ex. por problemas como dependência química ou doença mental grave), o juiz deferirá a guarda das crianças a familiar idôneo de qualquer dos cônjuges, que seja adequado à função, devendo-se levar em conta a interação afetiva dessa pessoa com a criança (como avós e tios).

É importante ressaltar, entretanto, que se deve sempre buscar preservar o direito de convivência dos filhos com os pais. Assim, diante de um quadro de psicose puerperal, por exemplo, deve-se considerar a premissa de não colocar em risco convivência entre mãe e filho, preservando, mesmo quando há necessidade de internação psiquiátrica ou de cuidados mais intensos, o contato da mãe com seu bebê, adequadamente monitorado e mediado.[14] Nesse sentido, Wendland[15] demonstra a importância de dispositivos de acolhimentos de apoio aos pais com filhos pequenos, existentes há mais de 20 anos na França.

Nesse contexto – decisões judiciais sobre guarda dos filhos, visitação, suspensão ou extinção do poder familiar e investigação de paternidade –, pode-se depreender a necessidade, cada vez maior, de avaliações forenses consistentes, que contribuam de forma efetiva para a melhor forma de proteção dos filhos e da relação deles com seus genitores. A expectativa é a de que, em decorrência do novo direito de família, aliado ao aumento das taxas de dissolução do vínculo conjugal, se torne indispensável um número cada vez maior de profissionais habilitados a atuar como peritos forenses em questões relacionadas, principalmente, aos interesses de crianças, adolescentes e também de seus familiares, como no caso de avós que pleiteiam direito de convivência com os netos.

ABORDAGEM HISTÓRICO-SOCIAL DA FAMÍLIA

CONCEITO DE FAMÍLIA[16]

Etimologicamente, a palavra *família* provém do latim *famulus*, que significava, na Roma Antiga, o conjunto de empregados de um senhor. Naquela época, o pertencimento a uma família era determinado mais pela autoridade a que alguém estava submetido do que pelos laços de sangue. Os dicionários franceses e ingleses, entre os séculos XVI e XVII, traziam definições de família centradas ora na coabitação, ora no parentesco ou na consanguinidade. Em meados do século XVIII, teve início a redução dos membros da família a uma tríade, assim como a agregação das ideias de coabitação e parentesco. No século XIX, essas noções foram definidas com exatidão, como aparece em Littré, em 1869:[17] "[...] as pessoas de um mesmo sangue, vivendo sob o mesmo teto, e, mais especialmente, o pai, a mãe e os filhos".

Shorter[18] compara a família na sociedade tradicional "como um navio amarrado ao seu ancoradouro", a qual, para se transformar em família moderna (do século XIX para o XX), rompeu as amarras, separando-se da comunidade ao seu redor, alijando-se da ideia tanto de linhagem como a de considerar parentes somente os familiares mais próximos. Para esse historiador, tais fatos ocorreram devido ao surgimento de três sentimentos: *o amor romântico*, presente na escolha do parceiro, quando a prioridade deixou de ser a busca do dote e da linhagem e passou a ser a busca pela felicidade pessoal, pelo autodesenvolvimento e pelo amor conjugal; *o amor maternal*, pelo qual as mães passaram dar prioridade à relação com seus bebês, considerando o bem-estar dos filhos como seu maior objetivo de vida; e *o amor ao lar*, com a família deixando de ser uma unidade produtiva e reprodutora, passando a constituir uma unidade emocional, capaz de prover tudo aquilo que antes a comunidade oferecia. Esses fatos geraram a troca da fidelidade ao *grupo de iguais* pela fidelidade à *intimidade emocional*, bem como a troca da *sociabilidade* pela *domesticidade*. Assim, a família passou a se constituir como uma unidade sociológica, incumbida de transformar organismos biológicos em seres sociais. Os pais, agentes socializatórios por excelência, são os responsáveis primordiais pela transmissão dos padrões culturais, ideológicos e morais. Na perspectiva histórico-cultural, "todo indivíduo é formado nas e por meio das relações sociais", e:[19]

> Cada um nasce simultaneamente duas vezes: ao mesmo tempo em que nasce biologicamente, por meio do parto, nasce socialmente em um grupo familiar, pertencendo a uma classe social, em determinada época, imerso em signos culturais.

Na sociedade atual, mais mulheres se vincularam ao mercado de trabalho, em uma intensidade só antes vista na Revolução Industrial, no século XVIII. Com isso, elas passaram a ter acesso aos recursos financeiros antes disponíveis apenas aos homens. Esse fato gerou desequilíbrio de poder dentro da família, uma vez que a mulher passou a ter grande importância no orçamento doméstico e a influir na determinação dos destinos da família. Além disso, tem havido maior relaxamento das normas morais tradicionais, que proibiam o divórcio, a separação de fato, a união não legalizada e as expressões da homoafetividade. Esses acontecimentos causaram uma crise relacional e de sentimentos na família pós-moderna, como afirma Shorter:[18] "[...]

homens e mulheres ligam-se e separam-se como vagões de mercadorias em um pátio de manobras". Tal crise gerou dois efeitos: instabilidade inerente ao casal, com consequente aumento na taxa de divórcio, e perda de controle dos pais sobre os filhos, principalmente os adolescentes. Isso tornou-se muito evidente pela ruptura da maioria dos controles sociais que o casal parental era capaz de exercer sobre seus filhos, especialmente a partir das décadas de 1960 e 1970, em quase todos os recantos da sociedade industrial ocidental.

Com a passagem da primazia do dote para a primazia do amor romântico (na família moderna), além da questão da sexualidade (na família contemporânea) como vínculo entre homem e mulher, a instabilidade nas relações conjugais aumentou consideravelmente, uma vez que afetos, amor e sexualidade se assentam em bases transitórias e imprevisíveis. Esse acréscimo, da valorização da sexualidade como fonte obrigatória de prazer no casamento, ajudou a intensificar, ainda mais, a taxa de divórcios, segundo Werner.[16]

Lévi-Strauss, após estudar famílias e grupos sociais em todas as latitudes, traçou um *modelo reduzido* que engloba todos os critérios invariantes e estruturais que, a seu ver, distinguem uma família. Esse modelo estruturalista mostra-se bastante inadequado se comparado aos acontecimentos e possibilidades a que as famílias atuais estão expostas (adoção, divórcio e técnicas de inseminação artificial, como doação de sêmen e útero de substituição) e às estruturas familiares contemporâneas (famílias monoparentais, recasadas, sociais, homoafetivas que adotam crianças). Para incorporar e compreender esses e outros fatos relativos às famílias contemporâneas, postulamos que o modelo dos Estressores Verticais e Horizontais, difundido por Carter e McGoldrick,[20] mostra-se mais adequado. Essas autoras desenvolveram seu modelo a partir do conceito de *ciclo de vida da família*, criado pelos sociólogos Duvall e Hill na década de 1940, o qual preconizava que as famílias passam por oito estágios em seu desenvolvimento, cada um deles com tarefas desenvolvimentais distintas. O conceito foi modificado, por Carter e McGoldrick, transformando as *tarefas desenvolvimentais* em *processos emocionais de transição* e reduzindo de oito para seis os estágios do ciclo de vida familiar:[20]

1) saindo de casa: jovens solteiros
2) a união de famílias no casamento: o novo casal
3) famílias com filhos pequenos
4) famílias com filhos adolescentes
5) lançando os filhos e seguindo em frente (etapa do "ninho vazio")
6) famílias no estágio tardio da vida

Roudinesco[21] trouxe à discussão a questão da grande desordem pela qual passa a família atual, com a ascensão das mulheres no controle da natalidade e a morte da autoridade paterna. Conforme a autora:

> Sem ordem paterna, sem lei simbólica, a família mutilada das sociedades pós-industriais seria pervertida em sua própria função de célula de base da sociedade, monoparental, homoparental, recomposta, desconstruída, clonada, gerada artificialmente.

ASPECTOS SOCIOCULTURAIS

Os dados da Pesquisa Nacional por Amostra de Domicílios (PNAD)[22] de 2013 e a análise dos indicadores sobre as famílias podem ser úteis para a compreensão das transformações que vêm ocorrendo nas condições de vida de grupos que têm relações de parentesco e convivência, ou seja, apresentam laços de consanguinidade, adoção ou casamento, abrangidos pelo conceito mais sociológico que se entende por família.

Verifica-se que, apesar de a consanguinidade ser o principal tipo de composição das famílias brasileiras (86,2%), houve redução de 13,7% na proporção de casais com filhos, caindo de 50,9% (2004) para 43,9% (2013). Os casais sem filhos, inversamente, cresceram 33% no mesmo período, chegando a 19,4% do total de arranjos familiares.

Análises indicam que as mudanças na composição e nas características de arranjos familiares ocorreram inicialmente nas regiões cujo dinamismo socioeconômico foi maior – o que indica a incorporação de novos hábitos e valores ao processo de reprodução social das famílias brasileiras. Além das diferenças observadas no tipo de composição interna da família consanguínea, ocorreram mudanças em suas formas de organização, havendo, por exemplo, crescimento de 35% na proporção de arranjos unipessoais, os quais passaram de 10 a 13,5% do total entre 2004 e 2013. Esse fato deve-se ao envelhecimento da população (em 2013, 61,7% dos arranjos unipessoais eram compostos por pessoas com 50 anos ou mais), que, por sua vez, decorre da queda das taxas de fecundidade e da elevação da esperança de vida (em 2004, a proporção foi de 57,4%). Importante assinalar a existência de *famílias conviventes* – quando mais de um núcleo familiar reside na mesma unidade domiciliar. Esse fato, além de envolver fatores culturais, representa uma maneira de enfrentamento do baixo nível de rendimento familiar.

O perito em direito de família precisa ter visão social ampla e estar atento aos aspectos socioculturais e aos diferentes arranjos de famílias. No Brasil, é bom lembrar, desde a época da colonização, as famílias das classes populares eram pressionadas a se adaptar ao modelo patriarcal, considerado, na época, o único tipo de arranjo familiar reconhecido e valorizado. Até hoje, a referência de modelo de educação e de organização familiar ainda é baseado em idealizações que têm no imaginário a classe média como seu padrão. É preciso identificar que as classes médias estão mais próximas do modelo de família nuclear burguês, o estilo é mais individualista, e a criança, em geral, é superprotegida. Já nas camadas populares, encontram-se características de socialização em estilo mais comunitário e de menos *paparico*. Em razão do contexto social, a criança ocupa diferentes posições na família: na classe média, costuma ser o centro de atenção e de investimento familiar, enquanto nas camadas populares filhos e pais estão lado a lado na luta pela sobrevivência.

Não cogitar as variedades e diferenças socioculturais no que diz respeito à criança e à família pode gerar graves distorções no processo de avaliação pericial, como é evidenciado no relatório de uma profissional de saúde mental sobre um menino de 7 anos. Para ela, o menino seria vítima de violência (violência psicológica), pois sofria exigências acima de sua capacidade. Como dado comprobatório, constava o fato de a mãe acordá-lo cedo para carregar água e obrigá-lo a permanecer no barraco durante toda a manhã. A mãe foi considerada autoritária, pois impedia a criança de brincar na rua. A profissional também relacionava esses *abusos* à condição de mãe solteira, que não desejara nem planejara a gestação desse e de outros filhos (a criança teria sido rejeitada), sendo obrigada a criá-lo sozinha, com muita dificuldade.

Contextualizando melhor a situação, entretanto, sob outra perspectiva, os fatos ganham nova interpretação. A mãe trabalhava como camelô e precisava sair cedo de casa. Uma vez que sempre se preocupava em fazer e deixar almoço pronto para os filhos e em realizar as múltiplas tarefas domésticas, cada um também tinha sua obrigação. Nesse caso, cabia ao menino a tarefa de carregar a água. A outra preocupação da mãe era protegê-lo da violência da favela onde moravam, por isso não o deixava brincar na rua, onde, inclusive, havia muitos casos de atropelamento, ofensa sexual, contato com o tráfico de drogas. É bom lembrar que, na faixa etária do menino em foco, as principais causas de morte são externas, como acidentes de trânsito e homicídio. Em resumo: o que era próprio da condição social – estado civil da mãe, necessidade de trabalho fora do lar, falta de água potável – e significava, para a mãe, proteção e afeto para com seu filho fora interpretado como violência.

Esse exemplo é expressão de um processo perverso chamado *culpabilização da vítima*, conceito que remete ao livro *Blaming the Victim*,[23] que aborda a questão da culpabilização das minorias étnicas dos Estados Unidos, desfazendo mitos sobre raça, pobres e pobreza. Entre os mitos apontados e desconstruídos por Ryan, destacam-se o que afirma que as crianças das minorias fracassam na escola porque são *culturalmente privadas*, que os afro-americanos são deficientes em função de suas famílias serem desestruturadas e geralmente monoparentais e matriarcais ou, ainda, que os pobres padecem de problemas de saúde por causa de sua ignorância e da falta de interesse em se cuidar.

DEFINIÇÃO DE DIREITO DE FAMÍLA

Para muitos juristas, o direito de família é considerado direito privado,

> [...] pelos sujeitos das relações que disciplina, pelo conteúdo dessas relações, pelos fins de seu ordenamento e pelas formas de atuação.[11]

Para outros, entretanto, é de natureza mista, pois tutela interesses privados e públicos, justamente devido ao grande interesse público no núcleo social básico, a família. É possível, pois, definir direito de família como

> [...] a parte do direito que, norteado pelo interesse social, rege as relações jurídicas constitutivas da família e delas decorrentes. Tem por matérias as relações jurídicas que formam a família, ou seja, entre esposos, entre pais e filhos e entre parentes.[24]

Portanto, pessoas ligadas por vínculos naturais ou jurídicos, conjugais ou de parentesco.

A abrangência do direito de família contempla o *direito matrimonial*, que disciplina o casamento, as relações entre marido e mulher nos planos pessoal e patrimonial, o término da sociedade conjugal e a dissolução do vínculo; o *direito convivencial*, que trata, entre outros aspectos, da união estável e do concubinato; o *direito parental*, referente aos liames naturais e afins, à filiação natural ou por adoção e aos institutos do poder familiar e dos alimentos; e o *direito assistencial*, institutos complementares de proteção a incapazes e a ausentes, que inclui a tutela, a curatela e a curadoria dos ausentes.

BASE LEGAL

A prática pericial em psiquiatria forense da criança e do adolescente tem por fundamento principal as normas legais explicadas a seguir.

CONSTITUIÇÃO DA REPÚBLICA FEDERATIVA DO BRASIL DE 1988 E FAMÍLIA BRASILEIRA CONTEMPORÂNEA

A CF[7] de 1988, marco legislativo do novo direito de família e da família brasileira, traz os seguintes princípios para essa discussão:

- equivalência entre homem e mulher na sociedade conjugal, pois "os direitos e deveres referentes à sociedade conjugal são exercidos igualmente pelo homem e pela mulher"
- inexistência de filhos legítimos, legitimados, naturais, adulterinos ou incestuosos,[25] apenas a existência de filhos, sem adjetivos, segundo a norma que dispõe: "os filhos, havidos ou não da relação do casamento, ou por adoção, terão os mesmos direitos e qualificações, proibidas quaisquer designações discriminatórias relativas à filiação"

Os Artigos 227 e 229 da CF[7] determinam que é dever da família, da sociedade e do Estado garantir os direitos básicos da criança e do adolescente. No Artigo 227, o desenvolvimento da criança é apresentado a partir de uma visão integral, demarcando a necessidade de atendimento aos vários aspectos de seu desenvolvimento. Nesses artigos, a competência e o dever dos pais ficam bem demarcados: cabe a eles criar e educar os filhos menores.[7]

CÓDIGO CIVIL DE 2002 E O NOVO DIREITO DE FAMÍLIA

O CC[9] de 2002 incorporou princípios da CF[7] de 1988 e outros que já estavam, na prática, regendo as decisões judiciais – como pode ser observado na jurisprudência de casos de guarda de filhos, por exemplo. Serão apresentados, a seguir, os artigos do atual CC[9] que determinam que as decisões judiciais estejam pautadas no interesse dos filhos, devendo, por isso, guiar as avaliações forenses de determinação de guarda ou de perda do poder familiar em relação aos filhos.

Capítulo X: da dissolução da sociedade e do vínculo conjugal > Define, no Artigo 1.574, parágrafo único, que o juiz pode recusar a homologação e não decretar a separação judicial, se apurar que a convenção não preserva suficientemente os interesses dos filhos ou de um dos cônjuges.[9]

Segundo o Artigo 1.579, o divórcio não modificará os direitos e os deveres dos pais em relação aos filhos.[9]

Capítulo XI: da proteção da pessoa dos filhos > Trata-se de uma nova lei[26] que alterou os Artigos 1.583, 1.584, 1.585 e 1.634 da Lei nº 10.406/2002 (CC)[9] para estabelecer o significado da expressão *guarda compartilhada* e dispor sobre sua aplicação. Determina, no Artigo 1.583, que a guarda dos filhos será *unilateral* ou *compartilhada*. Por guarda unilateral, compreende-se a atribuída a um só dos genitores ou a alguém que os substitua; por guarda compartilhada, a responsabilização conjunta e o exercício de direitos e deveres do pai e da mãe que não vivam sob o mesmo teto, concernentes ao poder familiar sobre os filhos comuns. A guarda unilateral será atribuída ao genitor que revele melhores condições para exercê-la e obriga o pai ou a mãe que não a detenha a supervisionar os interesses dos filhos.[26]

Na guarda compartilhada, o tempo de convívio com os filhos deve ser dividido de forma equilibrada entre a mãe e o pai, sempre tendo em vista as condições fáticas e os interesses dos filhos. Além disso, a cidade considerada base de moradia será aquela que melhor atender aos interesses dos filhos. Ainda há certa confusão entre a guarda compartilhada e a alternância de residência, o que fica mais bem esclarecido na descrição dos papéis do perito do juízo e dos assistentes técnicos, no Artigo 1.584.[26] Esse artigo prevê que, para estabelecer as atribuições do pai e da mãe, os períodos de convivência de cada um com os filhos, bem como a divisão equilibrada do tempo, mesmo quando não há consenso a respeito, o juiz poderá basear-se em orientação técnico-profissional ou de equipe interdisciplinar.[26]

Caso o juiz verifique que os filhos não devem permanecer nem com o pai nem com a mãe, deferirá a guarda a alguém que revele compatibilidade com a natureza da medida, considerados, de preferência, o grau de parentesco e as relações de afinidade e afetividade.

De acordo com o Artigo 1.586,[9] havendo motivos graves, o juiz pode, em qualquer caso, a bem dos filhos, regular a situação deles para com os pais, de maneira diferente da estabelecida nos artigos antecedentes.

Capítulo V: o poder familiar > Na *Seção II: do exercício do poder familiar*, o Artigo 1.634[26] prescreve que compete aos pais, em relação à pessoa dos filhos menores, dirigir-lhes a criação e a educação e tê-los em companhia e guarda.

Na *Seção III: da suspensão e extinção do poder familiar*, o Artigo 1.635[9] diz que o poder familiar se extingue pela morte dos pais ou do filho, pela emancipação, pela maioridade, pela adoção e por decisão judicial.

O Artigo 1.636,[9] por sua vez, dispõe que o pai ou a mãe que contraem novas núpcias, ou estabelecem união estável, não perdem, quanto aos filhos do leito anterior, os direitos ao poder familiar, exercendo-o sem qualquer interferência do novo cônjuge ou companheiro.

Segundo o Artigo 1.637,[9] se o pai ou a mãe abusarem de sua autoridade, faltando aos deveres a eles inerentes ou arruinando os bens dos filhos, o juiz poderá adotar medida que lhe pareça reclamada pela segurança do menor e seus haveres, até mesmo suspendendo o poder familiar quando conveniente. O exercício do poder familiar também será suspenso quando pai e/ou mãe forem condenados por sentença irrecorrível em crime cuja pena exceda dois anos de prisão.

Por fim, o Artigo 1.638[9] determina a perda do poder familiar do pai ou da mãe que castigarem imoderadamente, abandonarem ou praticarem atos contrários à moral e aos bons costumes.

O ESTATUTO DA CRIANÇA E DO ADOLESCENTE E O PRINCÍPIO DA PROTEÇÃO INTEGRAL

A consagração dos direitos de crianças e adolescentes como direitos fundamentais (CF Artigo 227), incorporando a doutrina da proteção integral e vedando referências discriminatórias entre os filhos (CF 227, § 6°), alterou profundamente os vínculos de filiação. O princípio não é uma recomendação ética, mas diretriz determinante nas relações da criança e do adolescente com seus pais, com sua família, com a sociedade e com o Estado. A maior vulnerabilidade e fragilidade dos cidadãos até 18 anos, como pessoas em desenvolvimento, os faz destinatários de um tratamento especial. Daí a consagração do princípio da prioridade absoluta, de repercussão imediata sobre o comportamento da administração pública, na entrega, em condições de uso, às crianças e adolescentes, dos direitos fundamentais específicos que lhes são consagrados constitucionalmente.[27]

O ECA[8] foi promulgado logo após a CF[7] de 1988 e tinha por objetivo adaptar a legislação sobre crianças e adolescentes aos direitos enunciados na Carta Magna.

Assim, os Artigos 4° e 5° reforçam o papel e a competência da família junto à criança, ratificando que aquela deve contar com apoio para poder cumprir sua função social de criar e educar seus filhos.[8]

No capítulo "Do direito à convivência familiar e comunitária", a família, seja a natural (a comunidade formada pelos pais da criança e seus descendentes), seja a substituta, é reconhecida como espaço privilegiado para a construção da identidade social básica da criança. Espera-se que os filhos desenvolvam, no seio da família, o sentimento de pertencer a um grupo de pessoas pelo qual, desde o nascimento, serão protegidos para que sobrevivam e estabeleçam relações que os levarão à constituição dos sentimentos de alteridade, cooperação e intimidade.

O ECA[8] estabelece o direito da criança a uma convivência familiar e comunitária em ambiente que apresente hábitos e comportamentos saudáveis. Ressalta, também, que o pátrio poder (*poder familiar*, a partir do CC[9] de 2002) será exercido em igualdade de condições pelo pai e pela mãe, os quais, como já expresso na CF, têm o dever de sustento, guarda e educação dos filhos menores. Além disso, o ECA[8] destaca que a falta ou carência de recursos materiais não constitui motivo suficiente para a perda ou suspensão do pátrio poder, o que só será decretado em caso de os pais não cumprirem suas obrigações.

Mais adiante, o Artigo 70 explicita o dever de familiares e membros da comunidade da criança na prevenção de ocorrências de ameaça ou violação aos seus direitos. Sob o título *Medidas pertinentes aos pais ou responsáveis*, estão definidas medidas aplicáveis a pais ou responsáveis que estejam passando por problemas, ou a grupos familiares com dificuldades específicas, em razão dos quais não estejam podendo cumprir seus deveres de cuidar e educar. Existem várias medidas para apoiar esses pais, a fim de ajudá-los a vencer tais dificuldades. Só em último caso aplica-se a extinção do poder familiar. Na hipótese de suspeita de violência, opressão ou ofensa sexual,[28,29] a autoridade judiciária poderá, como medida cautelar, determinar o afastamento da criança da família ou do agressor.

INSTÂNCIAS MUNICIPAIS RELACIONADAS AOS DIREITOS DA CRIANÇA

O profissional forense de saúde mental que atua no campo da criança e do adolescente pode ser solicitado a participar na elaboração e na fiscalização de políticas públicas para essa parte da população, bem como a assessorar instâncias e organizações não judiciárias relacionadas à garantia e à defesa dos seus direitos e interesses, tais como o Conselho Municipal dos Direitos da Criança e do Adolescente (CMDCA). A composição desse conselho é paritária e inclui representantes de órgãos governamentais e não governamentais, e sua função é deliberar sobre todas as questões relativas ao atendimento aos direitos da criança e do adolescente, bem como controlar as ações governamentais e não governamentais para essas questões.

Também foram criados os conselhos tutelares, órgãos permanentes e autônomos. A instalação de um conselho tutelar depende da extensão e do número de habitantes de um município e é realizada por meio de uma eleição coordenada pelo CMDCA. Entre as principais atribuições dos conselhos tutelares, destacam-se: zelar pelo cumprimento dos direitos da criança; requisitar serviços públicos (p. ex., tratamentos de saúde, laudos e relatórios médicos para vítimas de ofensa sexual); e representar ao Ministério Público sempre que violado o direito da criança.

Psiquiatria forense da criança e do adolescente: base teórico-metodológica

A psiquiatria forense da criança e do adolescente pode ser considerada especialização da psiquiatria forense, que, por sua vez, é o ramo da psiquiatria dedicado a atividades relacionadas a questões legais, em matérias de natureza civil, criminal ou legislativa. Os profissionais desse campo atuam como peritos, por designação formal de autoridade judicial ou administrativa, ou como assistentes ou assessores técnicos, contratados pelas partes interessadas. Para propiciar o exercício dessas funções, a psiquiatria forense utiliza conhecimentos científicos e clínicos, a fim de fornecer aos procedimentos jurídicos noções técnicas indispensáveis à solução de questões de ordem técnico-psiquiátrica ou afins.

A psiquiatria forense da criança e do adolescente reveste-se, portanto, de complexidade própria, decorrente tanto das peculiaridades da infância, da adolescência e de seu posicionamento social como do próprio ordenamento jurídico especial que estabelece tratamento diferenciado para os menores de 18 anos. Assim, um psiquiatra (forense ou não) não pode abordar a criança ou o adolescente seguindo os mesmos critérios da psiquiatria geral e/ou da psiquiatria forense geral – problema recorrente entre nós, na medida em que o treinamento em psiquiatria infantil ainda é insuficiente e, na maioria das vezes, incapaz de mudar a visão dominante da "criança como um adulto em miniatura". Para exemplificar, há certo fato ocorrido em um ambulatório de psiquiatria de uma grande universidade pública, em um exame mental de uma criança de 3 anos: no relatório escrito pela médica assistente constava que, quando a paciente foi perguntada sobre seus planos para o futuro, e se era feliz, não respondera à primeira questão, mas respondera "sim" à segunda.

Em razão da complexidade daquilo que é tratado, o perito e a equipe interdisciplinar que atuam nesse ramo devem procurar reunir conhecimentos teóricos e práticos sobre desenvolvimento infantil, saúde mental da criança e do adolescente, sistema familiar, avaliação psicológica e exame mental nesse público, além de ética forense, legislação, entre outros. Quase sempre, portanto, haverá necessidade de se trabalhar em equipe, razão pela qual este capítulo muitas vezes se refere ao *profissional forense*, em geral, e não apenas ao médico psiquiatra.

O desafio a ser enfrentado a seguir é escolher o modelo epistemológico mais útil à interlocução entre o direito, a psiquiatria da infância e da adolescência e as áreas afins.

MODELO EPISTEMOLÓGICO

A elaboração de laudos e relatórios (ver roteiro no Capítulo 14) para diferentes fins de direito e, especialmente, para servir de prova em juízo é solicitada em casos de suspeita de violência (sobretudo sexual), definição de guarda e do modelo de convivência entre os genitores e os filhos, habilitação para a adoção, determinação do tipo de abordagem e tratamento de crianças em situação de rua e/ou usuárias de drogas e avaliação de transtornos mentais e de comportamento em adolescentes em conflito com a lei, para a aplicação de medidas protetivas de tratamento articuladas a medidas socioeducativas (jurisprudência terapêutica).

Muitas vezes, a solicitação judicial apresenta-se sob a forma de quesitos objetivos que precisam ser respondidos pelo perito. Para tanto, há necessidade de um modelo epistemológico e semiótico capaz de estabelecer uma condição discursiva mais produtiva entre duas áreas distintas do conhecimento, o direito e a psiquiatria.

Nesse sentido, constata-se a hegemonia dos modelos denominados *objetivista-abstrato* e *idealista-ativista*,[30] ambos vinculados a modelos advindos das ciências naturais e, portanto, insuficientes ante a complexidade do comportamento e do psiquismo humano.

No Quadro 6.1 é apresentada, de forma esquemática, a relação entre paradigma da ciência, modelo epistemológico, relação epistemológica e metodologia de avaliação.

MODELO OBJETIVISTA-ABSTRATO

Na categoria de análise epistemológica *objetivista-abstrata*, vinculada ao paradigma científico *mecanicista*, a relação entre sujeito e objeto do conhecimento centra-se no objeto, sendo que o examinador é passivo. Sua atuação semiológica baseia-se, prioritariamente, em instrumentos padronizados, como questionários e testes objetivos. Apesar da pretensa objetividade desses métodos semiológicos, eles se tornam abstrações, pois é impossível enquadrar a complexidade da realidade humana em limites tão reduzidos e fragmentados. Ainda que na avaliação forense de crianças seja possível utilizar instrumentos padronizados, eles jamais deverão ser utilizados isoladamente e de forma acrítica. Mesmo os diagnósticos clínicos não devem ficar reduzidos a tabelas de pontuação. Se o objetivo é conhecer melhor o sujeito, o ideal é aproximar-se da realidade subjacente do examinando.

MODELO IDEALISTA-ATIVISTA

Na categoria de análise epistemológica *idealista-ativista*, vinculada ao paradigma científico *organicista*, a relação entre sujei-

QUADRO **6.1** MODELOS EPISTEMOLÓGICOS E A RELAÇÃO ENTRE PSIQUIATRIA E DIREITO

Paradigma científico	Modelo epistemológico (categorias de análise)	Relação epistemológica (sujeito-objeto)	Metodologia de avaliação (privilegiada)
Mecanicista	Objetivista-abstrato (objetivismo)	Sujeito ← Objeto Centrada no objeto	Testes padronizados
Organicista	Idealista-ativista (subjetivismo)	Sujeito → Objeto Centrada no sujeito	Método clínico
Histórico-cultural	Interatividade (concreto)	Sujeito – Mediação – Objeto Centrado na mediação semiótica	Análise microgenética-indiciária

to e objeto do conhecimento está centrada no sujeito, sendo o conhecimento uma produção individual deste. Na prática avaliativa, não há preocupação, por exemplo, em mensurar as habilidades mentais (como em um teste de quociente de inteligência) de uma criança, mas em descrever e avaliar qualitativamente seu estágio de desenvolvimento cognitivo baseado em um padrão de desenvolvimento muitas vezes idealizado e subjetivo. Uma consequência da utilização dessa metodologia semiológica é que crianças e famílias de diferentes classes e culturas em relação à classe média padrão podem ser avaliadas de forma inadequada, sendo a diferença considerada expressão de deficiência e de patologia. Em avaliações forenses, isso pode levar a decisões judiciais injustas e prejudiciais ao melhor interesse da criança ou do adolescente, como no caso apresentado no início deste capítulo. Assim, por confundir certas regularidades com universalidade, esse modelo apresenta caráter a-histórico e idealista. Outro problema desse modelo é a tendência a centrar-se, primordialmente, na subjetividade, tanto a do avaliador como a do avaliado, a ponto de se tornar extremamente abstrato e relativista, não servindo para a compreensão mais adequada do problema investigado nem atendendo às exigências técnicas das demandas judiciais (como as respostas a quesitos do tipo *sim* ou *não* ou definições relativas à guarda, aos agravos ao desenvolvimento da criança, às suspeitas de ofensa sexual, à suspensão de visitas, entre outras).

Há necessidade, portanto, de outro e mais adequado modelo epistemológico. Ginzburg[31] já indicava que esse é um problema tanto para a medicina quanto para a psiquiatria em geral:

> É claro que o grupo de disciplinas que chamamos indiciárias (incluída a medicina) não entra absolutamente nos critérios de cientificidade dedutíveis do paradigma galileano. Trata-se, de fato, de disciplinas eminentemente qualitativas, que têm por objetos casos, situações e documentos individuais, enquanto individuais, e justamente por isso, têm uma margem ineliminável de causalidade.

MODELO HISTÓRICO-CULTURAL – O PARADIGMA SEMIÓTICO-INDICIÁRIO

A partir do que foi dito anteriormente, portanto, pode-se propor a categoria de análise epistemológica da *interatividade*, vinculada ao modelo *histórico-cultural*[32] e ao paradigma indiciário.[29] Nela, a relação epistemológica entre o sujeito e objeto do conhecimento não está centrada em nenhum desses dois elementos, mas na mediação semiótica (interação por meio de signos) entre o sujeito e qualquer objeto estudado. Logo, não se trata de ficar entre objetivistas ou subjetivistas, mas de superá-los. Na avaliação forense, é preciso atuar no concreto, o que é bastante distinto do que se considera objetivo. O concreto humano é, antes de tudo, simbólico, materializado nas relações de parentesco, nas normas e regras jurídicas, no significado atribuído aos diferentes papéis sociais, nas consequências culturais e econômicas das deficiências físicas, sensoriais e mentais. O impacto emocional e o efeito psíquico de uma relação incestuosa sobre uma criança, por exemplo, não podem ser mensurados de forma objetiva, mas podem e precisam ser concretamente considerados no processo avaliativo. É necessário ressaltar que, no modelo histórico-cultural, o natural biológico é transformado pela interação social, e, desse modo, considera-se que o psiquismo humano constitui-se, ou seja, *o sujeito se constitui nas e pelas relações sociais significativas*.

Quanto ao paradigma *indiciário*, ele tem raízes muito antigas, e sua origem remonta ao homem caçador. Por milênios, o homem aprendeu a interpretar pegadas na lama, galhos quebrados, aprendeu a farejar, registrar, interpretar e classificar pistas infinitesimais e a tomar decisões em função delas. Muitas operações mentais foram sendo constituídas e transmitidas ao longo das gerações.[33]

Da mesma forma, a metodologia privilegiada no modelo interativo-concreto é a análise semiótico-indiciária, que consiste, justamente, na utilização de signos, pistas e indícios para conhecer a realidade de forma mais concreta e profunda. Assim, por exemplo, quando o perito estiver diante da necessidade de recomendar ao juízo quem deve ficar com a guarda dos filhos, terá um modelo útil para articular informações, dados, exames e relatos com processos interativos observados durante a ocorrência do exame – microanálise de processos afetivo-cognitivos.[33]

A partir do paradigma histórico-social e de seu modelo epistemológico é possível tornar mais produtivo o diálogo entre saúde mental e direito, particularmente no campo da psiquiatria forense.

BASE LEGAL

A psiquiatria forense da criança e do adolescente trabalha com uma faixa etária que tem estatuto próprio, o ECA.[8] Infelizmente, após quase três décadas, ainda há fracassos e dificuldades em sua plena aplicação, denegando os direitos adquiridos. Tais dificuldades não devem desestimular sua utilização, mas denunciar que, além do baixo nível de desenvolvimento social e econômico, persiste grande invisibilidade social da criança e de suas peculiaridades.

Em termos jurídicos, a visibilidade da criança começa pelo Código Criminal[34] de 1830, que considerou menor o indivíduo com menos de 14 anos. A partir disso, outras ações jurídico-institucionais importantes em relação ao *menor* foram sendo propostas, em especial: em 1908, fundação do Patronato de Menores do Rio de Janeiro; em 1923, criação do Primeiro Juízo de Menores do Rio de Janeiro; em 1927, homologação do Primeiro Código de Menores; em 1949, o novo código estabeleceu a menoridade até 18 anos; em 1941, criação do Serviço de Assistência aos Menores (SAM); em 1964, criação da Funabem; em 1976, instituição da CPI do menor; em 1979, homologação do segundo Código de Menores;[35] em 1989, extinção da Funabem e criação do Centro Brasileiro para a Infância e a Adolescência (CBIA).

Em 1990, o ECA[8] vem substituir toda a ideologia menorista, pela qual a criança e o adolescente eram vistos como objeto. A partir do ECA,[8] passa-se a considerá-los sujeitos de direito. É comum, inclusive na jurisprudência do Supremo Tribunal Federal, que a criança pequena, desde que tenha entendimento, seja ouvida sobre com quem deseja ficar em processos de separação ou divórcio.

Segundo Bazílio,[36] os princípios gerais que balizaram a redação do ECA[8] foram o entendimento da criança e do adolescente como pessoas em condição particular de desenvolvimento e a garantia – por meio de responsabilidades e mecanismos amplamente descritos – da condição de sujeitos de direitos fundamentais e individuais. Além dessa mudança de orientação, podem-se registrar outras alterações significativas nos seguintes pontos: *pátrio poder* ("falta de recursos materiais não constitui motivo suficiente para a perda ou suspensão do pátrio poder"); *detenção de menores* ("nenhum adolescente será privado de sua liberdade senão em flagrante de ato infracional ou por ordem escrita e fundamentada de autoridade judiciária competente"); *direito de defesa* (deixa de ser restrito ao curador do menor, como figura no Código de Menores[35] de 1979, ou ao Ministério Público, podendo ser exercido por outros atores durante o processo legal); *internação de menores* (não ocorre mais por prazo indeterminado); *função do magistrado* (não mais absoluta); e *mecanismo de participação* (cria mecanismos de participação da sociedade por intermédio de diferentes conselhos).

ADOLESCENTES EM CONFLITO COM A LEI

Além de medidas protetivas (art. 98 a 102), o ECA[8] estabelece medidas socioeducativas (art. 112 a 125) e garantias processuais (art. 110 e 111) para adolescentes em conflito com a lei – assim chamados os que se encontram na faixa etária dos 12 aos 18 anos incompletos envolvidos na prática de ato infracional análogo aos delitos tipificados na legislação brasileira. Tendo em vista as peculiaridades psíquicas e sociais características do adolescente, em razão do momento do desenvolvimento humano, há consenso sobre a necessidade de se organizar um sistema de atendimento a adolescentes em conflito com a lei, distinto do sistema penal dirigido aos adultos. Nesse sentido, o ECA[8] não reproduz as sanções penais, uma vez que não tem caráter persecutório ou punitivo e que seu principal objetivo é a ressocialização do adolescente em conflito com a lei. O Quadro 6.2 apresenta a sinopse das diversas medidas socioeducativas passíveis de aplicação a adolescentes em conflito com a lei.

REDUÇÃO DA MAIORIDADE PENAL EM DEBATE

Está em curso uma proposta de emenda à Constituição (PEC) que pretende modificar os Artigos 129 e 228 da CF, acrescentando um parágrafo que torna possível desconsiderar a inimputabilidade penal de maiores de 16 anos e menores de 18 anos. Assim, apesar de os adolescentes menores continuarem sendo julgados nas varas especializadas criminais da infância e da juventude, o Ministério Público poderá pedir para que a inimputabilidade do adolescente seja desconsiderada (critério biológico/idade), cabendo, então, apenas ao juiz decidir se o adolescente tem capacidade para responder por seus delitos (critério psicossocial), sendo necessário recurso aos estudos psicossociais e perícia psiquiátrica diante de atos infracionais praticados, entre eles tráfico de drogas e lesão corporal grave.

O Fundo das Nações Unidas para a Infância (UNICEF)[37] manifestou-se contra a redução da maioridade penal, uma vez que a proposta está em desacordo com o que foi estabelecido na Convenção sobre os Direitos da Criança,[38] da Organização das Nações Unidas (ONU). Além disso, segundo esse órgão, os adolescentes são mais vítimas do que autores de atos de violência, sendo que, de 21 milhões de adolescentes brasileiros, apenas 0,013% cometeu atos contra a vida. Os adolescentes é que estão sendo assassinados no Brasil – somos o se-

QUADRO **6.2** MEDIDAS SOCIOEDUCATIVAS A SEREM APLICADAS A ADOLESCENTES EM CONFLITO COM A LEI

Advertência – repreensão verbal aplicada pela autoridade judicial, em que deve estar presente o juiz e o membro do Ministério Público.
Obrigação de reparar o dano – com finalidade de devolução, ressarcimento e compensação do prejuízo causado.
Prestação de serviço à comunidade – realização de tarefas gratuitas em hospitais, escolas ou entidades assistenciais. O prazo não pode ser superior a seis meses, e as atividades devem ocorrer em jornadas máximas de 8 horas semanais.
Liberdade assistida – imposição de ser acompanhado em suas atividades diárias (escola, família e trabalho) de forma personalizada.
Semiliberdade – privação parcial da liberdade; condição em que o adolescente realiza atividades externas durante o dia e é recolhido ao estabelecimento apropriado no período noturno, com acompanhamento de um orientador.
Internação – a mais grave e complexa das medidas socioeducativas; deve ser aplicada somente em casos de grave ameaça ou violência à pessoa, de reiteração no cometimento de infrações e de descumprimento de medida proposta anteriormente.

gundo país no mundo em número absoluto de homicídios de adolescentes, atrás apenas da Nigéria. Um dado a mais assinalado pelo UNICEF é que a maioria das vítimas têm cor, classe social e endereço, ou seja, são meninos negros, pobres, que vivem nas periferias das grandes cidades. Em resumo,

> [...] estamos diante de um grave problema social que, se tratado exclusivamente como caso de polícia, poderá agravar a situação de violência no País.[39]

Em 2007, por ocasião do 25º Congresso Brasileiro de Psiquiatria, realizado em Porto Alegre, defendemos o argumento de que a redução da maioridade penal não apenas seria ineficaz no combate à criminalidade praticada por menores de idade como os impulsionaria a uma carreira criminosa mais ampla. Reduzir a maioridade penal seria colocar o adolescente – cujos direitos vinham sendo continuamente denegados – na "escola do crime". Diversos países, mesmo sem terem reduzido a maioridade penal, têm baixos índices de comportamento violento entre adolescentes. Na Europa, por exemplo, os menores que cometem crimes são responsabilizados legalmente, mas têm suas penas ligadas a um forte trabalho de assistência social.

DESARMONIA EVOLUTIVA/ DESENVOLVIMENTO MENTAL INCOMPLETO

Vivendo sob forte desigualdade social, crianças e adolescentes são vítimas de fenômenos sociais complexos. Um caótico contexto familiar tem levado, em geral, esses meninos e meninas às ruas, onde estão mais sujeitos a manifestar problemas psicossociais como depressão, ansiedade, abuso de substâncias, condutas sexuais de risco, dificuldades escolares. Muitos desses meninos e meninas acabam por se envolver com tráfico de drogas e com outros tipos de crimes e, ainda muito jovens, adquirem habilidades e conhecimentos para sobreviver e se adaptar à estrutura social vigente e na atmosfera hostil da rua e/ou de suas comunidades. Como resultado desse contexto de vida, verificam-se desarmonias evolutivas peculiares no desenvolvimento e no funcionamento mental, podendo coexistir habilidades precoces, como, por exemplo, a agilidade para executar um roubo – com déficits cognitivos *seletivos* e pobre juízo de valor. Assim, ao avaliar adolescentes em conflito com a lei encaminhados para exame pericial, é possível identificar que neles, ao lado de atitudes desafiadoras, de vanglória e de ameaças, coexistem pensamentos pueris e atitudes infantis. Muitos só querem se afirmar e ser reconhecidos. A desarmonia psíquica observada é de tamanha relevância que deveria servir para justificar, em vez de a redução, o aumento da maioridade penal para 21 anos, pois, se por um lado agem como adultos, em determinadas circunstâncias são afetiva e cognitivamente infantilizados. Diante desse quadro, a atuação dos operadores do direito (jurisprudência terapêutica) e o fortalecimento do sistema de medidas socioeducativas devem garantir que a punibilidade do adolescente esteja associada à assistência psicossocial mais efetiva, sem precisar recorrer à supressão da imputabilidade como solução meramente paliativa.

Segundo o Mapeamento Nacional da Situação das Unidades de Execução de Medida de Privação de Liberdade ao Adolescente em Conflito com a Lei, 89,6% dos adolescentes nessa situação não concluíram o ensino fundamental, apesar de já terem idade para frequentar o ensino médio; 66% vêm de famílias com renda mensal de até dois salários mínimos; 85,6% usavam drogas antes de irem para uma unidade de privação de liberdade; 67,1% usavam maconha; 32,4%, álcool; 31,3%, cocaína ou *crack*; e 22,6%, inalantes.[39]

Os únicos dados mais recentes – extraídos do relatório *Retrato das unidades de internação de adolescentes em conflito com a lei*[40] – publicado pelo Conselho Federal de Psicologia e pelo Conselho Federal da Ordem dos Advogados do Brasil – indicam que as unidades de internação de adolescentes em conflito com a lei estão em péssimas condições físicas e não seguem a Resolução n° 46/1996 do Conselho Nacional dos Direitos da Criança e do Adolescente (CONANDA),[41] não têm projeto pedagógico profissionalizante e abrigam muitos adolescentes usuários de substâncias psicoativas sem tratamento.

COMENTÁRIO SOBRE O CASO 1

O Caso 1, apresentado na vinheta introdutória deste capítulo, trata de um adolescente de 16 anos, a quem uma magistrada determinou que passasse por perícia psiquiátrica para "estabelecer o diagnóstico e definir o tratamento – em regime de internação ou ambulatorial – que seja mais adequado ao jovem", cuja história representa um drama existente em muitas famílias, relacionado ao uso de drogas, à alteração de comportamento e ao envolvimento com a criminalidade. Segundo os genitores, o filho faz uso de maconha e de outras drogas, precisa de tratamento para dependência química, não aderiu ao tratamento para o qual foi encaminhado no CAPSi, vem tirando dinheiro de casa para comprar drogas e já furtou objetos (celular e relógio) do irmão e da genitora. Na história de Vinícius, chama atenção a defasagem escolar do adolescente e de seus dois irmãos mais velhos. Em seu histórico, ele sempre teve dificuldades de aprendizagem, "lê e escreve muito mal", segundo os pais. Vem demonstrando revolta e irritabilidade, com episódios de raiva e agressividade. Há cerca de dois anos e meio, segundo os genitores, com 14 anos, iniciou o uso de maconha, e eles chegaram a levá-lo ao CAPSi, por orientação da Promotoria da Infância. Vinícius resistia, segundo os genitores, a continuar no CAPSi, pois alegava que não tinha problema mental. O quadro de uso de drogas e de alteração de comportamento foi se agravando, e o pai chegou a amarrá-lo. Por determinação judicial, foi internado em um hospital psiquiátrico. Na história patológica familiar, é importante ressaltar a prevalência de alcoolismo entre os tios paternos e o fato de a avó materna também ter sido internada em hospital psiquiátrico (não se sabe o diagnóstico). No exame, o rapaz ficou inquieto e reconheceu que, quando se irrita, fica agressivo, pois não aceita ser repreendido pelos pais. Na escola, sentia-se mal "desde pequeno" em relação à aprendizagem. Não demonstrou habilidade de leitura e escrita compatível com a idade e o ano escolar. Contrastando com esse atraso significativo, mostrou-se altivo e esperto, com habilidades das quais se orgulha, como dirigir bem motocicletas e já ter trabalhado em moto-táxi (sic). No exame, apesar de verbalização adequada, em certos momentos, apresentou dificuldade em se comunicar, cognição pouco rebaixada, puerilidade, dificuldade de crítica e de autocontrole. Em relação ao diagnóstico, Vinícius apresentou no passado, e ainda apresenta, de forma latente ou explícita: uso de substâncias psicoativas, labilidade afetiva, ansiedade, agitação psicomotora, rebaixamento das funções executivas e cognitivas, associados a comportamentos persistentemente agressivos e desafiadores, com episódios recorrentes e intermitentes de explosão e agressividade. Em função do exposto, de acordo com os critérios diagnósticos propostos na *Classificação internacional de doenças e problemas relacionados à saúde* (CID-10)[42] no *Manual diagnóstico e estatístico de transtornos mentais* (DSM-5),[43] Vinícius apresenta um quadro compatível com as seguintes hipóteses diagnósticas principais: transtorno de uso de substâncias psicoativas (CID-10, F 12.2),[42] com alterações graves do humor (CID-10, F 34.1),[42] em comorbidade com transtorno da conduta (CID-10, F 92)[42] e transtorno explosivo intermitente (DSM-5, 312.34).[43] As hipóteses diagnósticas devem ser confirmadas com o acompanhamento da evolução desse quadro, a partir de reavaliações e revisões periódicas. Entre as recomendações em razão do exame e das hipóteses diagnósticas levantadas, pode-se depreender a necessidade de um programa terapêutico integrado, multidisciplinar, que envolva: acompanhamento psiquiátrico especializado em problemas relacionados a drogas em adolescentes, utilização de psicofármacos (estabilizadores do humor e neurolépticos atípicos), além de psicoterapia individual e em grupo. Recomenda-se incluir avaliação e terapia de família. Também deve ser considerada a necessidade de acompanhamento psicopedagógico e de reforço escolar. Tendo em vista provável resistência do adolescente em aderir ao tratamento ambulatorial, associada à falta de autoridade paterna em garantir e participar efetivamente do programa, seria recomendável a utilização da autoridade "paterna" exercida pela Justiça e pelos operadores do direito (jurisprudência terapêutica), como no Caso 2, a seguir.

COMENTÁRIO SOBRE O CASO 2[44]

A institucionalização de crianças e adolescentes no Brasil – como é o Caso 2 (João Carlos) apresentado no início deste capítulo – constitui problemática de grande relevância. Segundo levantamento da Secretaria de Direitos Humanos da Presidência da República,[45] no Brasil, o número de internações de adolescentes em conflito com a lei – o que inclui internação, internação provisória e regime de semiliberdade – aumentou 4,5% em 2010. Ao todo, são 12.041 adolescentes brasileiros cumprindo medida de internação, seguidos de 3.934 em internação provisória e 1.728 em semiliberdade.

Outro risco derivado dessa condição é a patologização precoce do comportamento, como pode ser observado no Caso 2. Segundo Guedes,[46]

Na literatura sobre a morbidade psiquiátrica na população de adolescentes institucionalizados verifica-se prevalência muito elevada de diagnóstico de transtornos mentais e de comportamento.

Pinho e colaboradores[47] verificaram a seguinte distribuição na avaliação de adolescentes infratores: 75% da população estudada preencheu critérios para um ou mais transtornos psiquiátricos de acordo com CID-10,[42] sendo o transtorno da conduta (14,8%) o mais prevalente, seguindo de retardo mental (6,9%). Além disso, foi observado que 47,7% apresentavam transtornos em comorbidade, ou seja, foram diagnosticados com dois ou mais transtornos.

No caso de João Carlos, após um ano de acompanhamento na proposta de jurisprudência/justiça terapêutica, o adolescente apresentou boa evolução, com diminuição significativa da agressividade, sem novos episódios de fuga ou reincidência de ato infracional, expressando de forma mais adequada seus sentimentos e emoções nas relações sociais e controlando suas variações de humor. Tal evolução indica prognóstico bastante favorável para o rapaz, que havia sido diagnosticado como "desprovido de compaixão ou culpa, sem noção de limite, denotando frieza, além de dito ser portador de personalidade psicopática, sem qualquer possibilidade de reversão" – bem como apresentava, segundos os laudos anteriores, transtorno esquizofrênico, retardo mental leve e transtorno da conduta não socializado.

Contudo, ele ainda depende de mediação adequada em situações nas quais se sente inseguro (sexualidade, escolaridade, frustrações), uma vez que seu novo repertório de comportamentos e formações afetivo-cognitivas ainda está em processo de consolidação e constituição intrapsíquica. A partir do caso exposto, observa-se a importância da abordagem afetivo-cognitiva[48] utilizada em relação a adolescentes em conflito com a lei, pautada no paradigma histórico-cultural, que compreende o sujeito na sua complexidade interativa.

A evolução do quadro do adolescente indica que houve um processo gradual de *despatologização*. Observa-se também que a carga afetiva da mediação social talvez tenha sido o fator que mais contribuiu para essa mudança (visão prospectiva), superando as expectativas negativas decorrentes dos transtornos mentais e de comportamento diagnosticados, uma vez que eram baseados apenas em seus comportamentos (visão retrospectiva). Nessa perspectiva, percebe-se o quanto os critérios diagnósticos estabelecidos pelos manuais[42,43] podem causar visões estigmatizantes que dificultam a reinserção desses jovens em seus grupos sociais, além de criarem crenças e distorções a respeito de suas autoimagens. Segundo Vygotsky,[49] o diagnóstico cristaliza o que deveria ser considerado como processo.

MENINOS EM SITUAÇÃO DE RUA E *CRACK*: DENEGAÇÃO DOS DIREITOS HUMANOS

No Brasil, assim como em muitos países da América Latina, os chamados *meninos de rua* são considerados grupo de risco em termos de saúde e segurança pública, uma vez que são vítimas de violência física, exploração sexual e exposição ao uso de drogas, o que favorece que precocemente se tornem delinquentes. Esses fatores representam a denegação de direitos humanos e sociais e são decorrentes da desigualdade, da urbanização desordenada e do fracasso ou da ausência de políticas públicas para a saúde, a educação, a habitação e o trabalho. A prevalência crescente de crianças de rua usuárias de *crack* é alarmante, principalmente, em espaços denominados *crackolândias*. Além de analisar os dados relativos a uso constante de drogas, morte por causas violentas, ingresso precoce na criminalidade e submissão à exploração sexual, é preciso identificar o modelo de intervenção para abordar meninos de rua e jovens infratores que abusam de substâncias. A intervenção, seja clínica ou forense, deve sempre partir da compreensão da complexa problemática desses jovens. Para tanto, foram utilizadas as categorias *conformismo e resistência*[50] e *perspectiva histórico-cultural*.[51]

CONFORMISMO E RESISTÊNCIA

Marilena Chauí[50] considera que a relação entre a cultura popular e a cultura dominante tem como base o conceito de conformismo e resistência. Os meninos e meninas que vivem nas ruas estão, de alguma forma, tentando mostrar para a sociedade que existem, ao mesmo tempo que estão na luta por garantir lugar dentro dela. Uma característica marcante e comum a todos esses adolescentes em situação de rua é o desejo de ser livre. A liberdade seria uma busca constante desses indivíduos, e as instituições sociais, assim como os abrigos, tenderiam a infantilizá-los e a suprimir suas manifestações de liberdade. Assim, como forma de resistência a esse processo, esses meninos teriam desejo de expressar suas características peculiares, sua individualidade, rejeitando a tentativa de imposição das formas de cultura dominante e considerando que as regras serviriam para *matá-los psiquicamente* e gerar um modelo de comportamento para homogeneizá-los, de acordo com o que é preconizado como *comportamento correto*.[40]

Essa atitude, que os identifica como um grupo, é vista pela sociedade como transgressora, uma vez que os meninos em situação de rua assumiriam uma identidade ameaçadora e delinquente. Talvez essa seja a representação da liberdade que é vivida nas ruas de forma atemorizante e incômoda, pois a formação psíquica peculiar do adolescente que vive na rua faz sua conduta tender a se manifestar mais como resistência do que como conformismo. Logo, no caso desses meninos, o roubo seria um exemplo de contraposição à passividade do pedinte, pois esses adolescentes estariam evitando viver dos *restos* da sociedade, roubando para exigir aquilo a que acreditam ter de direito. A cultura popular não seria uma cultura à parte, e sim uma cultura que tem sua participação e age dentro da cultura dominante, para aceitá-la ou não. Desse modo, a cultura popular poderia se manifestar de forma a assimilar a cultura dominante (atitude conformista) ou reapropriando-se dela, modificando-a ou, mesmo, recusando-a (atitude de resistência). No ambiente das ruas, entretanto, em função de as relações serem permeadas pela droga, que os filia e os identifica, o risco a que esses jovens estão submetidos é ampliado, reforçando-se a subalternidade e eliminando as forças de resistência.[52]

PERSPECTIVA HISTÓRICO-CULTURAL: DROGA COMO SIGNO

O conceito de *mediação social e semiótica* proposto por Vygotsky[49] pressupõe que todas as funções mentais típicas do homem passam de um plano interpessoal e interpsíquico para então se transformarem em uma expressão interior, intrapessoal e intrapsíquica. O problema do abuso das substâncias psicoativas também se enquadra nesse perfil, não sendo simplesmente uma manifestação primária do organismo individual, o que impede que seja examinada como tal.

Diante da discussão sobre o uso de drogas, cabe ressaltar o papel do significado social que a droga adquiriu em nossa sociedade. Assim, esse significado é capaz, inclusive, de influenciar ou modificar o julgamento do sujeito sobre as sensações decorrentes dos efeitos físicos palpáveis da substância.

O uso de drogas se estabelece como processo influenciado socialmente, em que o indivíduo vai se apropriando do significado da droga como um signo, e a partir disso se constitui como uma *quase linguagem* conum àquele grupo social. A droga entendida como um signo envolve "aspectos afetivo-cognitivos, culturais e sociais",[52] sedimentando-se como padrão específico de funcionamento cerebral e havendo maior dificuldade para seu *esquecimento*, uma vez que foi dado a ela um significado social e pessoal, assim como ocorre com a língua materna.

O que se observa, portanto, é que para muitos meninos em situação de rua a droga-signo foi internalizada com o sentido de liberdade, prazer, sociabilidade, contestação, resistência, identidade social, coragem, entre outros significados individuais e sociais. Por conseguinte, a adolescência nas ruas pode ser entendida como de grande risco psicossocial, pois o jovem encontra a droga no mesmo momento em que passa por profundas transformações que produzem desequilíbrios e instabilidade, fazendo-o acreditar que, para se autoafirmar, precisa se perceber como transgressor e desobediente, como expressão de liberdade e de autonomia.

Diante da complexidade da relação entre o sujeito e a droga, o modelo histórico-cultural é capaz de compreender que ela é consequência do conjunto de relações sociais internalizadas pelo indivíduo e "mediada pelas significações do grupo social".[53] Esse conceito permite a compreensão fundamental de que, para modificar a linguagem já aprendida, é necessária a construção de outro motivo socialmente significativo que lhe dê instrumentos para operar sua realidade de nova forma, podendo desvinculá-lo do rótulo de delinquente, desafiliado e infrator. Nesse sentido é que devem se orientar as abordagens terapêuticas para os problemas relacionados ao uso de drogas nessa população de jovens.

JURISPRUDÊNCIA TERAPÊUTICA

A jurisprudência terapêutica é um termo relativamente recente na área jurídica brasileira e representa um movimento que já existe em vários países, cujo objetivo é refletir as consequências terapêuticas e antiterapêuticas da lei. Segundo David Wexter,[54] pioneiro nesse campo, em seu artigo *Jurisprudência terapêutica: como podem os tribunais contribuir para a reabilitação dos transgressores*:

> A jurisprudência terapêutica representa uma perspectiva interdisciplinar que analisa como o direito, em acordo com os conceitos de justiça e de processo judicial próprios de um Estado de Direito, pode produzir melhores resultados terapêuticos. Esse novo domínio começou a desenvolver-se, há alguns anos, no contexto do direito de saúde mental e estendeu-se muito rapidamente a várias outras áreas do direito (v.g, criminal, juvenil, da família, danos pessoais). Atualmente, a jurisprudência terapêutica é uma área inteiramente interdisciplinar – envolve direito, psicologia, criminologia, serviço social e outras disciplinas –, tem um alcance internacional, bem como uma dimensão comparativa, e interessa tanto aos técnicos orientados para a prática profissional como aos acadêmicos ou aos investigadores.

No Brasil, foram desenvolvidos, há alguns anos, programas que buscam uma sintonia entre os operadores de direito e os profissionais de saúde mental. Um desses programas foi denominado *justiça terapêutica* e é dirigido a adolescentes e adultos que praticaram algum ato infracional ou delito e são usuários de álcool e outras drogas.

PROGRAMA DE JUSTIÇA TERAPÊUTICA[53]

A realidade demonstra que permanece a inadequação do quadro institucional ante a legislação vigente, em especial no tocante às exigências do ECA[8]. Ao mesmo tempo, constata-se elevada incidência de atos infracionais, análogos aos crimes previstos no CP,[55] praticados por adolescentes usuários de drogas. Diante disso, o desafio é oferecer programas que atendam as especificidades do adolescente com problemas legais relacionados, direta ou indiretamente, ao uso de drogas e respeitem e assegurem a proteção aos seus direitos. Com esse espírito, surgiu a ideia de *justiça terapêutica*, na qual se propõe uma transação ao adolescente, que pode optar pela alternativa terapêutica em vez de sofrer o processo por ato infracional e uma possível aplicação de medidas socioeducativas.

O programa de justiça terapêutica destina-se, prioritariamente, aos adolescentes em conflito com a lei por infrações praticadas sem violência ou grave ameaça e que estejam com problemas médico-sociais relacionados ao uso, abuso ou dependência de drogas. A justiça terapêutica é, na verdade, uma medida protetiva de tratamento em substituição ao processo e suas consequências. Para participar do programa, a adesão do adolescente deve ser voluntária e ética, exigindo-se seu consentimento, por escrito, e a anuência de sua família. Na prática, o programa proporciona acesso a diversos serviços e é supervisionado pelo juiz do processo e pelo promotor. O adolescente é abordado de forma multidisciplinar, devendo o psiquiatra estabelecer o nível de seu comprometimento em relação ao uso de drogas e à existência de outros transtornos mentais e de comportamento (comorbidade). A partir dessa avaliação, é proposto um plano terapêutico e médico-social individualizado, do qual o juizado é plenamente informado para que possa realizar a supervisão do processo. Bem aplicado, esse programa representa uma proposta efetiva de recuperação do adolescente em conflito com a lei que tenha, simultaneamente, problemas relacionados ao uso de drogas. Espera-se que, além do usuário, a justiça/jurisprudência terapêutica se consolide no País e amplie sua atuação para outras áreas, tais como família, saúde mental e violência contra a mulher e a criança.

Ética forense

A seguir, serão apresentados alguns tópicos de interesse dos profissionais de saúde mental no que se refere à ética na prática forense. Além dos princípios éticos próprios do exercício profissional e da atividade pericial, a psiquiatria forense da criança e do adolescente, em razão das características específicas da população com a qual trabalha, deve observar algumas peculiaridades.

IMPARCIALIDADE NAS RELAÇÕES POLIÁDICAS

Em primeiro lugar, é preciso sempre considerar que a relação com a criança e o adolescente nunca é diádica (o municipiando e o psiquiatra), e sim poliádica, pois entram em cena outros atores sociais relacionados, como pais, cuidadores, instituições, etc. O psiquiatra perito, por exemplo, não estará sendo ético em caso de litígio pela guarda dos filhos se ouvir apenas uma das partes ou só a criança. Nesse caso, o resultado da perícia poderá ficar totalmente prejudicado, pois o perito não terá sido imparcial. No entanto, será ético que esse profissional evite contatos com apenas um dos progenitores, pois deixará claro que a avaliação sobre a guarda envolve ambas as partes. Essa regra só deverá ser modificada caso uma das partes não seja localizada ou se recuse a participar da avaliação. É necessário que as partes se sintam contempladas para apresentar sua versão, em termos de tempo e do número de sessões. Documentos trazidos por uma das partes, mesmo que não venham a ser utilizados, devem ser recebidos e lidos, para não se criar a impressão de desinteresse ou parcialidade. O perito deve ouvir as partes e não as julgar, assumindo papel de magistrado.

CONFIANÇA E SIGILO NA RELAÇÃO COM A CRIANÇA

Outro aspecto refere-se à relação de confiança e sigilo entre o perito e a criança ou o adolescente. Deve-se ter o cuidado de explicar com propriedade e clareza, respeitando a capacidade de compreensão da criança, o objetivo e a natureza dos encontros de avaliação. Para tanto, são úteis alguns conhecimentos sobre o nível de entendimento e o tipo de informação de que já dispõe a criança sobre os fatos que a envolvem. Por exemplo: um pai de uma menina de 3 anos, acusado de ofensa sexual, teve a visitação suspensa por ordem judicial. Na entrevista com o perito, a mãe relata que a criança, após a suspensão das visitas, manifestou insistentemente à mãe sua vontade de estar com o pai novamente. Informada de que essa permissão não cabia à mãe, mas ao juiz, a criança ficou mais tranquila.

CUIDADOS NA UTILIZAÇÃO DE GRAVAÇÕES

Dois adolescentes recusavam-se à visitação do pai. Na avaliação, o perito designado pela vara de família decidiu gravar em vídeo as sessões conjuntas do pai com os filhos, mesmo sem a concordância dos últimos. Os adolescentes se recusaram a permanecer na sala de exame e, mais tarde, em sessão, relataram o ocorrido ao psiquiatra-assistente que os acompanha desde a separação dos genitores. O psiquiatra-assistente, então, a pedido dos próprios adolescentes, comunicou o fato à mãe (detentora da guarda), que, por intermédio de seu advogado, transmitiu a informação ao juiz. Em decorrência, por determinação judicial, imediatamente foi suspensa a perícia e solicitado ao perito esclarecimento sobre o incidente. Esse fato indica como é importante, mesmo em avaliação pericial, estabelecer-se com a criança e o adolescente um clima de confiança e entendimento, evitando-se, assim, constrangimentos desse tipo.

Considerações finais

Os casos judiciais que envolvem crianças e adolescentes, sejam de natureza essencialmente cível, sejam infracionais, geralmente guardam íntima relação com os postulados legais do direito de família. Na primeira hipótese, são comuns as disputas sobre a guarda dos filhos e a necessidade de intervenções que protejam a prole de disputas e condutas inadequadas dos genitores ou familiares próximos. É frequente, também, no âmbito desses litígios, a investigação judicial de suposta exploração sexual e/ou de maus-tratos físicos e/ou psicológicos. Em relação aos atos infracionais cometidos por adolescentes, muitas vezes deve-se esclarecer o papel da família, que, por alguma razão, está falhando na formação de seu filho. Dessa forma, o psiquiatra forense da criança e do adolescente, além da capacidade técnica de avaliação, deve levar em consideração o mosaico social no qual está inserida a criança ou o adolescente. Assim, contando com a colaboração de uma equipe multidisciplinar, poderá fornecer a melhor orientação e a melhor conduta ao caso concreto.

Referências

1. Beato C. Antes do primeiro crime. Ciência Hoje. 2004;34(204).

2. Werner MCM. Parentalidade pós-moderna na primeira infância. In: Comissão de Valorização da Primeira Infância e Cultura da Paz do Senado Federal. Primeira Infância: Ideias e intervenções oportunas. Brasília; Senado Federal; 2012.

3. Brasil. Congresso Nacional. Projeto de Lei n° 6583, de 2013. Dispõe sobre o Estatuto da Família e dá outras providências [Internet]. Brasília: Senado Federal; 2013 [capturado em 20 jun. 2015]. Disponível em: http://

www.camara.gov.br/proposicoesWeb/fichadetramitacao?idProposicao=597005.

4. Paulino da Rosa C. Nova lei da guarda compartilhada. São Paulo: Saraiva; 2015.

5. Habermas J. O futuro da natureza humana. São Paulo: Martins Fontes; 2004.

6. Fukuyama F. Nosso futuro pós-humano: consequências da revolução da biotecnologia. Rio de Janeiro: Rocco; 2003.

7. Brasil. Presidência da República. Casa Civil. Constituição da República Federativa do Brasil de 1988 [Internet]. Brasília: Casa Civil; 1988 [capturado em 20 jun. 2015]. Disponível em: http://www.planalto.gov.br/ccivil_03/constituicao/constituicao.htm.

8. Brasil. Presidência da República. Casa Civil. Lei n° 8.069, de 13 de julho de 1990. Dispõe sobre o Estatuto da Criança e do Adolescente e dá outras providências [Internet]. Brasília: Casa Civil; 1990[capturado em 20 jun. 2015]. Disponível em: http://www.planalto.gov.br/ccivil_03/leis/l8069.htm.

9. Brasil. Presidência da República. Casa Civil. Lei n° 10.406, de 10 de janeiro de 2002. Institui o Código Civil [Internet]. Brasília: Casa Civil; 2002 [capturado em 20 jun. 2015]. Disponível em: http://www.planalto.gov.br/ccivil_03/leis/2002/l10406.htm.

10. Bittar C. Direito de família. 2. ed. Rio de Janeiro: Forense Universitária; 1993.

11. Diniz MH. Curso de Direito Civil Brasileiro: Direito de Família. Vol 5. Rio de Janeiro: Saraiva, 2002.

12. Brasil. Presidência da República. Casa Civil. Lei n° 8.112, de 11 de dezembro de 1990. Dispõe sobre o regime jurídico dos servidores públicos civis da União, das autarquias e das fundações públicas federais [Internet]. Brasília: Casa Civil; 1990 [capturado em 20 jun. 2015]. Disponível em: http://www.planalto.gov.br/ccivil_03/Leis/L8112cons.htm.

13. Brasil. Presidência da República. Casa Civil. Lei n° 6515, de 26 de dezembro de 1977. Regula os casos de dissolução da sociedade conjugal, seus efeitos e respectivos processos, e dá outras providências [Internet]. Brasília: Casa Civil; 1977 [capturado em 20 jun. 2015]. Disponível em: http://www.planalto.gov.br/ccivil_03/leis/L6515.htm.

14. Werner J. Depressão pré e pós-natal. In: Dutra A, organizador. Medicina neonatal. Rio de Janeiro: Revinter; 2006.

15. Wendland, J. Prevenção, intervenções e cuidados integrais na gravidez e no popós-parto. In: Comissão de Valorização da Primeira Infância e Cultura da Paz do Senado Federal. Primeira infância: ideias e intervenções oportunas. Brasília: Subsecretaria de Edições Técnicas; 2012.

16. Werner MCM. O papel da instituição família na (re) inserção social de crianças e adolescentes no Brasil: ressignificando o papel das famílias das classes populares. In: Werner MCM. Família e direito: reflexões terapêuticas e jurídicas sobre a infância e a adolescência. 2.ed. rev. ampl. Rio de Janeiro: Booklink; 2010.

17. Flandrin JL. Famílias: parentesco, casa e sexualidade na sociedade antiga. 2. ed. Lisboa: Estampa; 1995.

18. Shorter E. A formação da família moderna. Lisboa: Terramar; 1995.

19. Werner J. Saúde e educação: desenvolvimento e aprendizagem do aluno. Rio de Janeiro: Gryphus Forense; 2001.

20. Carter B, Mcgoldrick M, editores. As mudanças no ciclo de vida familiar: uma estrutura para a terapia de família. 2. ed. Porto Alegre: Artes Médicas; 1995.

21. Roudinesco E. A família em desordem. Rio de Janeiro: Jorge Zahar; 2003.

22. Instituto Brasileiro de Geografia e Estatística. Pesquisa Nacional por Amostra de Domicílios: PNAD 2013 [Internet]. Rio de Janeiro: IBGE; 2013 [capturado em 20 jun. 2015]. Disponível em: http://www.ibge.gov.br/home/estatistica/populacao/trabalhoerendimento/pnad2013/.

23. Rayan W. Blaming the victim. New York: Vintage Books; 1976.

24. Gusmão P. Introdução ao estudo do direito. Rio de Janeiro: Forense; 2003.

25. Lima R. Breve estudo sobre as entidades familiares. In: Barretto V, editor. A nova família: problemas e perspectivas. Rio de Janeiro: Renovar; 1997.

26. Brasil. Presidência da República. Casa Civil. Lei n° 13.058, de 22 de dezembro de 2014. Altera os arts. 1.583, 1.584, 1.585 e 1.634 da Lei no 10.406, de 10 de janeiro de 2002 (Código Civil), para estabelecer o significado da expressão "guarda compartilhada" e dispor sobre sua aplicação [Internet]. Brasília: Casa Civil; 2014 [capturado em 20 jun. 2015]. Disponível em: http://www.planalto.gov.br/ccivil_03/_ato2011-2014/2014/Lei/L13058.htm.

27. Dias MB. Manual de direito das famílias. 8 ed. rev. atual. São Paulo: Revista Dos Tribunais; 2011.

28. Werner J, Werner MCM Child sexual abuse in clinical and forensic psychiatry: a review of recent literature. Curr Opin Psychiatry. 2008;21(5):499-504.

29. Werner MCM. Família e situações de ofensa sexual. In: Osório LC, Valle EP, organizadores. Manual de terapia familiar. Porto Alegre: Artmed, 2009. p. 366-75.

30. Schaff A. História e verdade. 4. ed. São Paulo: Martins Fontes; 1987.

31. Ginzburg C. Mitos, emblemas, sinais: morfologia e história. São Paulo: Companhia das Letras; 1989.

32. Werner J. Transtornos hipercinéticos: contribuições do trabalho de Vygotsky para reavaliar o diagnóstico [tese]. Campinas: Universidade Estadual de Campinas; 1997.

33. Werner J. Mikrogenetishe Analyse: Vygotsky Beitrag zur Diagnosefinddung auf dem Gebeit der Kinderpsychiatrie.Int J Prenatal Perinatal Psychol Med. 1999;11:157-71.

34. Brasil. Presidência da República. Casa Civil. Lei de 16 de dezembro de 1830. Manda executar o Código Criminal [Internet]. Brasília: Casa Civil; 1830 [capturado em 20 jun. 2015]. Disponível em: http://www.planalto.gov.br/ccivil_03/leis/LIM/LIM-16-12-1830.htm.

35. Brasil. Presidência da República. Casa Civil. Lei n° 6.697, de 10 de outubro de 1979. Institui o Código de Menores [Internet]. Brasília: Casa Civil; 1979[capturado em 20 jun. 2015]. Disponível em: http://www.planalto.gov.br/ccivil_03/leis/1970-1979/L6697.htm.

36. Bazílio L. Política pública de atendimento à criança e ao adolescente: uma experiência de cooperação no Estado do Rio de Janeiro. In: Brito LMT. organizador. Jovens em conflito com a lei: a contribuição da universidade ao sistema socioeducativo. Rio de Janeiro: UERJ; 2000.

37. Stahl G. UNICEF é contra a redução da maioridade penal [Internet]. Brasília: UNICEF Brasil; 2015 [capturado em 20 jun. 2015]. Disponível em: http://www.unicef.org/brazil/pt/media_29163.htm.

38. Organização das Nações Unidas. Convenção sobre os direitos da criança [Internet]. Brasília: UNICEF Brasil; 1989 [capturado em 20 jun. 2015]. Disponível em: http://www.unicef.org/brazil/pt/resources_10120.htm.

39. Agência de Notícias dos Direitos da Infância, Instituto Airton Senna. Relatório 2002/2003. Infância na mídia: a criança e o adolescente no olhar da imprensa brasileira. Brasília: ANDI/IAS; 2003. p. 25.

40. Conselho Federal de Psicologia, Conselho Federal da Ordem dos Advogados do Brasil. Retrato das unidades de internação de adolescentes em conflito com a lei. 2.ed. [Internet]. Brasília: CFP; 2006 [capturado em 20 jun. 2015]. Disponível em: http://site.cfp.org.br/wp-content/uploads/2006/08/relatoriocaravanas.pdf.

41. Brasil. Conselho Nacional Dos Direitos da Criança e do Adolescente. Resolução n° 46, de 29 de outubro de 1996. Regulamenta a execução da medida sócio-educativa de internação prevista no Estatuto da Criança e do Adolescente, Lei n° 8069/90 [Internet]. Brasília: CONANDA; 1996 [capturado em 20 jun. 2015]. Disponível em: http://www.crianca.mppr.mp.br/arquivos/File/legis/conanda/resolucao_conanda_n46_1996.pdf.

42. Organização Mundial da Saúde. Classificação de transtornos mentais e de comportamento da CID-10. Porto Alegre: Artmed; 1993.

43. American Psychiatric Association. Manual diagnóstico e estatístico de transtornos mentais: DSM-5. 5. ed. Porto Alegre: Artmed; 2014.

44. Bruce PA. Despatologização de adolescente abrigado com diagnóstico de "personalidade psicopática sem qualquer possibilidade de reversão" [monografia] Niterói: UFF; 2011.

45. Secretaria de Direitos Humanos. Atendimento socioeducativo ao adolescente em conflito com a lei: levantamento nacional 2011. Brasília: 2011.

46. Guedes JCR. Jovens em situação de rua: uma reflexão sobre o crack seu papel na denegação dos direitos humanos [monografia] Niterói: UFF; 2011.

47. Pinho SR, Dunningham W, Filho WMAAS, Guimarães K, Almeida TR, Dunningham VA. Morbidade psiquiátrica entre adolescentes em conflito com a lei. J Bras Psiquiatr. 2006;55(2):126-30.

48. Werner J. Abordagem afetivo-cognitiva na prevenção e tratamento dos problemas relacionados com o uso de drogas. In: Silva GL, organizador. Drogas: políticas e práticas. São Paulo: Roca; 2010.

49. Vygotsky L. A formação social da mente. São Paulo: Martins Fontes; 1998.

50. Chaui, M. Conformismo e resistência: aspectos da cultura popular no Brasil. São Paulo: Brasiliense; 1986.

51. Werner J. A relação sujeito- drogas na perspectiva histórico-cultural: abordagens preventivas e terapêuticas. Rev Educ Cogeime.2004;13(25):77-87.

52. Werner MCM. Família e direito: reflexões terapêuticas e jurídicas sobre a infância e a adolescência. 2. ed. rev. ampl. Rio de Janeiro: Booklink; 2010.

53. Werner MCM. Justiça Terapêutica: a possibilidade dos encontros improváveis. In: Diversidades e abordagens na família brasileira: ciclo vital, sexualidade e diferentes atuações do terapeuta de família/organização. Rio de Janeiro: Booklink; 2006.

54. Wexler D. Jurisprudência terapêutica: como podem os tribunais contribuir para a reabilitação dos trans-

gressores. In: Fonseca AC, editor, Psicologia e justiça. Coimbra: Almedina; 2008.

55. Brasil. Presidência da República. Casa Civil. Decreto-Lei n° 2848, de 07 de dezembro de 1940. Código penal [Internet]. Brasília: Casa Civil; 1990 [capturado em 20 jun. 2015]. Disponível em: http://www.planalto.gov.br/ccivil_03/decreto-lei/del2848.htm.

LEITURAS SUGERIDAS

Ackerman MJ. Essentials of forensic psychological assessment. New Jersey: John Wiley & Sons; 2010.

Ariès P. História social da criança e da família. Rio de Janeiro: Zahar; 1978.

Badinter E. Um amor conquistado: o mito do amor materno. 2. ed. Rio de Janeiro: Nova Fronteira; 1985.

Benedek EP, Scott CL, editors. Principles and practice of child and adolescent forensic mental health. Washington: APA; 2010.

Brandão AS, Williams LCA. O Abrigo como fator de risco ou proteção: avaliação institucional e indicadores de qualidade. PsicolRefl Crít. 2009;22(3):334-43.

Cahali Y. Divórcio e separação. São Paulo: Revista dos Tribunais; 2000.

Henriques RP. De H. Cleckley ao DSM-IV-TR: a evolução do conceito de psicopatia rumo à medicalização da delinquência. Rev. Latinoam Psicopatol Fundam. 2009;12(2):285-302.

Instituto Brasileiro de Geografia e Estatística. Síntese de indicadores sociais uma análise das condições de vida da população brasileira 2014. Rio de Janeiro: IBGE; 2014. (Estudos e pesquisas informação demográfica e socioeconômica; n. 34).

Marcílio M. História social da criança abandonada. São Paulo: HUCITEC; 1998.

Marinho ML, Caballo VE. Comportamento antissocial infantil e seu impacto para a competência social. Psicol Saúde Doenças. 2002;3(2):141-7.

Miermont J, editor. Dicionário de terapias familiares: teorias e práticas. Porto Alegre: Artes Médicas; 1994.

Miranda Sá Jr LS, Bayardo E, Bayardo G. Ética na perícia psiquiátrica. In: Moraes T. Ética e psiquiatria forense. Rio de Janeiro: IPUB/CUCA; 2001.

Moraes T. Ética e psiquiatria forense. Rio de Janeiro: IPUB/CUCA; 2001.

Mota CP, Matos PM. Adolescentes institucionalizados: o papel das figuras significativas na predição da assertividade, empatia e autocontrolo. Análise Psicol. 2010;28(2):245-54.

Nichols M, Schwartz R. Terapia familiar: conceitos e métodos. 3. ed. Porto Alegre: Artmed; 1998.

Pacheco J, Alvarenga P, Reppold C, Piccinini CA, Hutz CS. Estabilidade do comportamento antissocial na transição da infância para a adolescência: uma perspectiva desenvolvimentista. Psic Teor Pesq. 2005;18(1):55-61.

Queiroga AE. Curso de direito civil: direito de família. Rio de Janeiro: Renovar; 2011.

Schuckit MA. Drug and alcohol abuse: a clinical guide to diagnosis and treatment. New York: Plenum; 1984.

Scivoletto S, Stivanin L, Ribeiro ST, Oliveira CCC. Avaliação diagnóstica de crianças e adolescentes em situação de vulnerabilidade e risco social: transtorno de conduta, transtornos de comunicação ou "transtornos do ambiente"? Rev Psiquiatr Clín.2009;36(5):206-7.

Siqueira AC, Dell'aglio DD. Crianças e adolescentes institucionalizados: desempenho escolar, satisfação de vida e rede de apoio social. Psic Teor Pesq. 2010;26(3):407-15.

Springer DW. Substance abuse treatment for juvenile delinquents promising and not-so-promising practices in the U.S. Social Perspectives. 2006;8.

Vasconcellos SJL, Gauer GJC. A abordagem evolucionista do transtorno de personalidade antissocial. Rev Psiquiatr RS. 2004;26(1):78-85.

Vygotsky L. La imaginación y el arte na infância. Mexico: Hispanicas; 1987.

Werner MCM. Terapia familiar na ofensa sexual. In: Werner MCM. Família e direito: reflexões terapêuticas e jurídicas sobre a infância e a adolescência. 2.ed. rev. ampl. Rio de Janeiro: Booklink; 2010.

Werner MCM, Werner J. Facing problems in family and society: brazilian experiences with drugs, child sexual abuse and human rights. 2nd ed. Rio de Janeiro: Booklink; 2009.

CAPÍTULO 7

Ética em Psiquiatria Forense

José Roberto Goldim, Mariana Ribeiro de Almeida,
Caroline Galli Moreira, Elias Abdalla-Filho

PONTOS-CHAVE

- A ética se caracteriza pela busca de justificativas para avaliar e analisar a adequação das ações humanas. A moral e o direito, por sua vez, se referem a sistemas de regras – seguidas ou por respeito, no caso da moral, ou pelo seu caráter coercitivo, no caso das regras legais.
- Pode haver conflitos entre aspectos éticos, legais e morais, uma vez que nem tudo que é legal é também eticamente bom. A reflexão adequada sobre as diferentes alternativas e suas respectivas consequências pode auxiliar no processo de decisão.
- A prática da psiquiatria forense, em sentido amplo, compreende atividades periciais, assistenciais, clínicas, educacionais, de pesquisa e consultoria, envolvendo principalmente presidiários, embora alcance também a esfera cível.
- É fundamental diferenciar as atuações do psiquiatra forense como perito e como médico assistente, pois cada uma apresenta suas peculiaridades éticas, especialmente quanto ao comprometimento com a sociedade ou com o próprio paciente.
- A atuação pericial também se distingue da assistência técnica prestada por um psiquiatra no âmbito forense, pois este último não tem compromisso com a imparcialidade, que é base da ação pericial.
- Uma das questões éticas mais importantes e delicadas na prática da psiquiatria forense é estabelecer os limites da confidencialidade.

VINHETA

"Ao manter o primeiro contato com um réu acusado de homicídio, em incidente de insanidade mental, a Dra. Jaqueline, psiquiatra forense, colocou-o a par de sua condição de perita e dos limites da confidencialidade, inclusive explicando-lhe que não estava obrigado a responder a qualquer pergunta que ela fizesse. A entrevista correu em bom ritmo, e estabeleceu-se uma relação positiva entre ambos, o que facilitou o objetivo da examinadora de obter informações. Em determinado momento, o entrevistado disse: 'Doutora, estou gostando muito da senhora e do jeito com que está conversando comigo. Assim, como vi que a senhora é uma boa médica, quero lhe falar agora uma coisa que não falei ainda para ninguém'. A Dra. Jaqueline, como já havia anteriormente alertado o examinando de que o encontro entre ambos não tinha objetivo terapêutico e que suas comunicações não seriam guardadas sob sigilo médico, considerou desnecessário repetir o aviso. O acusado passou, então, a relatar as motivações do homicídio, as quais contradiziam o que até então fora apurado pelas investigações".[1]

Um dos pontos centrais que caracteriza a atividade médica assistencial é a confidencialidade. Os pacientes esperam esse comportamento por parte do profissional que os atende e nele confiam informações, as quais são habitualmente preservadas. No imaginário das pessoas, "Ao médico diz-se tudo."[2] Por esse motivo, a confidencialidade, entendida como dever de preservar as informações dadas em confiança, é fundamental na prática da medicina.

O psiquiatra forense, portanto, atuando como perito, não como terapeuta, deve esclarecer à outra pessoa, de forma clara e adequada, sobre a diferença entre ambas as situações: a pericial e a assistencial. Na perícia, o profissional assume outro dever, que é o de comunicar à autoridade que lhe atribuiu esse mandato informações que possam esclarecer dúvidas remanescentes de outros procedimentos investigatórios. Aquele que está sendo periciado deve ser esclarecido sobre essa diferença fundamental, pois deve compreender que o ambiente pericial, ao contrário do assistencial, não é protegido em termos de informações reveladas. Por esse motivo, a mudança de compromisso profissional deve ser explicitada e reiterada previamente a qualquer outra interação. Se informações novas forem agregadas e permitirem esclarecer melhor a situação que está sendo investigada, isso deve prevalecer na conduta pericial, e não preservar a confidencialidade, como é feito na prática assistencial.

Psiquiatria forense e sua prática

A psiquiatria forense, em sentido estrito, é aquela que se relaciona a questões judiciais. As atividades desenvolvidas podem visar ao esclarecimento de fatos anteriores à definição da sentença, como é o caso das perícias de *imputabilidade penal* (IP), no âmbito criminal, e de anulação de ato jurídico ou anulação de testamento, em matéria cível. As atividades da psiquiatria forense também podem se dar nas ditas avaliações transversais – nas quais o examinador tem por objetivo estabelecer o que está se passando no momento presente –, sendo o exemplo mais notório, na esfera criminal, a perícia de constatação de superveniência de doença mental (SDM); já na área cível, o melhor exemplo são as perícias de interdição. As avaliações prospectivas, por fim, podem ocorrer durante a própria fase de execução penal, sendo as avaliações de risco o melhor exemplo de sua aplicação. Nesses casos, a atuação do psiquiatra forense dirige-se ao fim específico de esclarecer um ponto legal relevante em determinado processo criminal ou cível. Sua atuação está restrita exclusivamente ao cenário forense, e sua atividade profissional é a de perito.[1]

As perícias psiquiátricas forenses não se limitam às relações entre médicos e seus pacientes. Elas podem abranger também questões administrativas e previdenciárias ou, ainda, avaliações que envolvem situações de indenização por parte de seguradoras.[1]

A prática da psiquiatria forense, em sentido amplo, compreende, além das atividades periciais em si, a realização de assistência técnica, bem como de atendimento clínico a presidiários ou a internos em medida de segurança. Além disso, também devem ser consideradas as atividades de educação, pesquisa e consultoria.

É extremamente importante que o psiquiatra forense, no exercício de suas múltiplas atividades profissionais, fique atento aos seus diferentes tipos de compromissos – sejam eles periciais, terapêuticos, educacionais, de pesquisa ou de consultoria – com instituições ou pessoas que os demandem.[3] Esse cuidado poderá minimizar potenciais conflitos de interesses, os quais se evidenciam quando o julgamento de um profissional a respeito de um interesse primário tende a ser influenciado indevidamente por um interesse secundário.[4]

O PSIQUIATRA FORENSE COMO PERITO E COMO ASSISTENTE TÉCNICO

No Brasil, distingue-se a atuação do psiquiatra forense como perito – que atende às demandas feitas pelo juiz – da atuação como assistente técnico – caso em que seu trabalho está vinculado a uma das partes. O psiquiatra forense, tanto quando atua de um quanto de outro modo, é, antes de tudo, médico. É essa qualificação profissional que lhe permite exercer tais funções.

No desempenho de ambas as atividades, é fundamental a capacitação profissional específica e adequada a essas demandas, a fim de garantir a qualidade técnica da atuação. O perito ou o assistente técnico deve agir pautado pela capacitação técnica, pela honestidade e pela veracidade no exercício de suas funções.[1]

Os assistentes técnicos, de acordo com o Código de Processo Civil,[5] em seu Artigo 422, são de confiança da parte, não estando sujeitos a impedimentos ou suspeição. As duas atividades, de perito ou de assistente técnico, como dito antes, devem estar baseadas na honestidade e na veracidade. Na atuação como perito, a imparcialidade do psiquiatra forense é uma característica ética fundamental, a qual não está presente, porém, na atuação como assistente técnico, o que se deve não somente a sua vinculação a apenas uma das partes, mas também ao próprio objetivo de seu trabalho.

A medicina é uma profissão cuja garantia é de meios, e não de fins. Dessa forma, o perito e o assistente técnico não devem atender aos desejos e demandas específicos de resultados quando elaborarem seus laudos, mas garantir que sejam ética e tecnicamente defensáveis.

O PSIQUIATRA FORENSE PRESTANDO ATENDIMENTO CLÍNICO

A atividade assistencial na área da psiquiatria forense se refere, principalmente, ao cuidado prestado a pacientes que estão em penitenciárias, ou outras instituições nas quais sejam cumpridas penas de reclusão ou de detenção, hospitais forenses ou instituições vinculadas ao Poder Judiciário. Essa atuação, como ramo da psiquiatria forense, pode também receber a designação de *psiquiatria penitenciária* ou *psiquiatria correcional*.[6]

Como já foi ressaltado, o psiquiatra forense é, antes de tudo, médico. Dessa forma, deve assegurar aos seus pacientes todos os direitos e deveres associados a sua prática profissional.

Os pacientes têm direito ao atendimento com conduta profissional ética e tecnicamente adequada. A confidencialidade é um dever do médico que deve ser resguardado também nesses atendimentos. As informações obtidas durante os atendimentos assistenciais são consideradas de acesso privilegiado, ou seja, são protegidas e devem ser utilizadas no melhor interesse dos pacientes. A confidencialidade está associada à privacidade, direito fundamental garantido pela Constituição Brasileira desde 1988. Em situações excepcionais, e devidamente justificadas, nas quais o risco a terceiros pode ser caracterizado como relevante, existe a possibilidade de se compartilhar informações que sejam estritamente necessárias para prevenir danos ao próprio paciente e aos terceiros envolvidos.

O paciente presidiário dispõe da liberdade de opção por alternativas de tratamento oferecidas pelo seu médico, desde que esteja preservada sua capacidade de decisão em função de seu melhor interesse. A pena de privação de liberdade que lhe foi imposta não restringe essa possibilidade de decisão sobre cuidados médicos, que é garantida pelo Código de Ética Médica,[7] em vários de seus artigos, e pelo Artigo 15 do Código Civil.[8]

O Código de Ética Médica,[7] em seu Artigo 93, afirma que é vedado ao médico ser perito do próprio paciente. Contudo, não há impedimento para que o médico que trata um paciente possa vir a atuar como seu assistente técnico em uma demanda judicial, quando solicitado ou autorizado pelo próprio paciente. Isso ficou devidamente esclarecido no Parecer nº 31/13[9] do próprio Conselho Federal de Medicina, cuja base é a relação de confiança entre médico e paciente.

É fundamental evitar que o psiquiatra forense assuma, simultaneamente, para com uma mesma pessoa, o duplo papel de terapeuta e perito. Tal dupla relação é, habitualmente, denominada *duplo agenciamento*, a qual traz consigo, intrinsecamente, a discussão sobre conflito de interesses.[10]

A expressão *duplo agenciamento* não é utilizada apenas no âmbito da psiquiatria forense. Ela já havia sido empregada anteriormente para caracterizar as atividades de psiquiatras em instituições educacionais[11] e, posteriormente, também foi aplicada aos médicos em geral no que diz respeito a sua relação com empresas de prestação de serviços de saúde.[12] A rigor, ela se refere à caracterização de potenciais conflitos entre interesses primários e secundários no exercício da prática profissional.[4]

Mesmo a atuação exclusivamente clínica do psiquiatra forense não é isenta de conflitos éticos e legais. Um bom exemplo disso é o caso Ford *versus* Wainwright, ocorrido na Flórida, Estados Unidos, em 1985.

No ano de 1974, Alvin Bernard Ford foi condenado à morte por ter matado um policial em um assalto. Na época de seu julgamento, ele não apresentava, nem alegou, qualquer problema psiquiátrico. Ao longo do período em que aguardou sua execução no chamado *corredor da morte*, ele começou a ter importantes alterações comportamentais. De acordo com o sistema legal norte-americano, a pena de morte só pode ser aplicada a pessoas que tenham plena consciência de sua culpa e entendam o procedimento que será realizado em sua execução. Para esclarecer essa questão psiquiátrica, uma junta médica, composta por três psiquiatras forenses, foi nomeada por um juiz e deu parecer de que o quadro de saúde mental do paciente, caracterizado como esquizofrenia paranoide, não impedia sua execução. Os advogados do apenado entraram com uma ação na Justiça questionando a avaliação. A decisão de um tribunal superior a essa demanda foi no sentido de que ele deveria ser transferido a um hospital, mantido pelo Estado da Flórida, para tratamento. Caso fosse diagnosticado como novamente capaz durante o tratamento, seria, então, executado. Uma decisão judicial subsequente voltou a considerá-lo capaz e autorizou sua execução. Novamente, seus advogados solicitaram outra avaliação. Enquanto essa questão estava tramitando, o presidiário faleceu no presídio, aos 37 anos, por problemas respiratórios, 15 anos após sua condenação à morte.[13]

A questão ética presente nesse caso – considerando que os psiquiatras forenses tinham uma relação médico-paciente sem caráter pericial com o presidiário – é a de que o sucesso do tratamento, do ponto de vista médico, acarretaria a morte do paciente pela execução de sua pena. Isso é um paradoxo criado pela interface entre aspectos médicos e jurídicos, com repercussão direta sobre o paciente presidiário.

O PSIQUIATRA FORENSE COMO EDUCADOR

O psiquiatra forense, assim como todo profissional de saúde, é potencialmente um educador, uma vez que pode servir de exemplo para outros alunos e profissionais em formação. A modelagem social é uma das estratégias educacionais mais utilizadas na área da saúde. Os alunos acompanham as atividades profissionais de seu professor ou preceptor. Dessa forma, observam sua conduta com pacientes reais em situações de assistência. É fundamental que alunos e profissionais também acompanhem atividades assistenciais realizadas em instituições prisionais, como forma de exercitarem sua aprendizagem sob supervisão adequada.[14]

Também é fundamental salientar aos alunos e profissionais em formação que o dever de confidencialidade abrange a todos. O acesso a dados privilegiados dos pacientes, bem como aos seus registros e a sua própria pessoa, como parte de suas atividades educacionais, acarreta o cumprimento integral do dever de proteger tais informações. Isso está previsto no Código de Ética Médica.[7]

Nas atividades educacionais também podem ser incluídos os programas voltados a profissionais da área do direito (juízes, advogados, defensores públicos e promotores) no sentido de esclarecer pontos relevantes da prática psiquiátrica.[1]

O PSIQUIATRA FORENSE COMO PESQUISADOR

O psiquiatra forense, quando realiza pesquisas científicas, tem os mesmos deveres de todos os pesquisadores, ou seja, deve planejar e executar projetos que atendam às diretrizes estabelecidas para essa prática. No Brasil, o marco regulatório para a pesquisa em seres humanos está baseado, além de na legislação em vigor, nas resoluções do Conselho Nacional de Saúde, especialmente a Resolução nº 466.[15] No item IV.6.b desse texto está previsto que todas as pesquisas que envolvam presidiários devem buscar garantir a adequação do processo de consentimento. A pena de privação de liberdade não restringe a capacidade de consentimento. Essa situação pode afetar a autodeterminação ao estabelecer, talvez, uma percepção de coerção associada à solicitação de consentimento. Os presidiários preservam as mesmas prerrogativas e direitos que os demais participantes de projetos de pesquisa.

A segunda edição das *Diretrizes internacionais para a pesquisa em seres humanos*,[16] proposta pelo Conselho das Organizações Internacionais de Ciências Médicas (CIOMS), em 1993, dedicou integralmente a sétima diretriz à questão da pesquisa com presidiários. Para tanto, foi utilizado o argumento de que não se pode equiparar a pesquisa com presidiários às realizadas com crianças ou doentes mentais, uma vez que esses dois grupos têm características próprias e específicas em relação a doenças. Essa diretriz tem como objetivo impedir a discriminação dos presidiários quanto ao acesso a novos recursos terapêuticos. Muitas vezes, os pesquisadores excluíam de seus estudos, por definição, os apenados; no entanto, estes poderiam ter benefícios. No documento, foram citadas, como exemplo, as pesquisas sobre aids e hepatite, nas quais os presidiários poderiam ser incluídos, não por estarem privados da liberdade, mas por estarem doentes.

Para o psiquiatra forense, essa situação pode ser agravada, pois pode haver uma soma de vulnerabilidades em participantes de uma pesquisa quando ela envolver, por exemplo, presidiários diagnosticados com doença mental. Todas as medidas adicionais de proteção devem ser planejadas e descritas, previamente a sua execução, no projeto encaminhado à avaliação pelo comitê de ética em pesquisa da instituição.

O psiquiatra forense, como responsável por um projeto de pesquisa, tem o dever de informar aos demais membros de sua equipe sobre as características gerais e peculiares dessa área de conhecimento.

O PSIQUIATRA FORENSE COMO CONSULTOR

Na atividade de consultor, o psiquiatra forense pode auxiliar profissionais e instituições, especialmente as vinculadas à área da saúde, a adotar práticas preventivas de eventuais conflitos ético-legais.[1]

Como consultor, o psiquiatra clínico pode esclarecer questões de sua área específica de atuação a membros do Poder Judiciário, sem que isso implique uma perícia propriamente dita.

Cabem, ainda, outras atividades de consultoria, como as realizadas para os Poderes Executivo e Legislativo com a finalidade de auxiliar na elaboração de políticas públicas ou normas legais na área de saúde mental.[1]

A psiquiatria forense e suas relações com a ética, a moral e o direito

Na abordagem das questões associadas à prática da psiquiatria forense, assim como em qualquer outra área do conhecimento, existem situações que geram desconforto e conflitos associados a uma determinada ação. Existem diferentes referenciais que podem ser utilizados para avaliar a adequação de uma ação humana, como, por exemplo, o direito, a moral e a ética. Tanto o direito como a moral se referem ao regramento da ação. Ambos se diferenciam em função da coerção, referindo-se ao direito, ou do respeito associado à regra, no caso da moral. A ética, por sua vez, não se refere às regras, e sim às justificativas associadas às ações.[17]

Na tradição jurídica brasileira, o direito se baseia na perspectiva de *civil law*, cuja base é a legislação vigente. Outros países, como os Estados Unidos e o Reino Unido, utilizam outro referencial, *common law*, que se baseia na jurisprudência.[18] Além da legislação e da jurisprudência, outras duas fontes também podem ser utilizadas: os costumes e os atos negociais.[19] Essas quatro fontes – legislação, jurisprudência, costumes e atos negociais – podem ser utilizadas e articuladas em modelos normativos para a resolução de problemas.

A moral pode ser entendida como um sistema de regras, e a essência de toda a moralidade consiste no respeito que o indivíduo sente por tais regras.[20] Nesse contexto se inserem as normas morais religiosas, por exemplo. Ao contrário da legislação, as normas morais não se restringem a fronteiras geográficas. A moral se refere apenas ao grupo de pessoas que respeita essas normas, diferentemente da legislação, que se aplica a todas as pessoas que vivem em determinado Estado.

Muitas vezes, a ética é entendida apenas como a percepção de que uma dada situação é correta ou incorreta. Quando uma pessoa se depara com um problema ético, pode ter uma resposta intuitiva inicial sobre sua adequação, o que pode ser denominado *sentimento de retidão*.[21] Contudo, a percepção desse sentimento não é o bastante, ela deve ser o elemento motivador para a busca de argumentos que fundamentem o entendimento inicial.

A ética é a realização de uma reflexão disciplinada dessas intuições morais e das escolhas morais que as pessoas fazem.[22] Dessa forma, busca justificativas para a adequação das ações humanas,[17] as quais devem ser passíveis de argumentação. Ao contrário da lei, ela é plural e admite contestações, desde que devidamente sustentadas.

Em algumas situações, os três referenciais – direito, moral e ética – podem ser entendidos de forma pouco clara, gerando confusões conceituais. Um exemplo disso é o próprio Código de Ética Médica. Do ponto de vista jurídico, esse conjunto de regras para a adequada conduta profissional do médico é uma resolução formal do Conselho Federal de Medicina,[7] o que lhe atribui um caráter infralegal. Na ausência de outro documento legal que estabeleça parâmetros para a adequação jurídica de determinada ação, essas resoluções podem servir como orientação aos juízes e outros profissionais da área do direito. Entretanto, tal código pode ser entendido como a expressão de uma moral médica, ao estabelecer um conjunto de regras de conduta que se aplica apenas a um segmento da sociedade: os médicos. No entanto, ele não responde a uma série de conflitos surgidos na prática clínica ou forense. Um exemplo disso foi apresentado por Abdalla-Filho no exame psiquiátrico em periciandos algemados.[23] Por fim, na perspectiva da ética, esse documento tem um claro referencial deontológico, ou seja, sua justificativa de adequação são os deveres associados à prática da medicina. São três perspectivas complementares a respeito de um mesmo documento e situação. Apenas para completar o raciocínio, a denominação ideal para o documento seria Código de Conduta Profissional Adequada dos Médicos.

A reflexão ética extrapola essa perspectiva meramente deontológica, podendo avaliar a adequação das ações humanas por meio de inúmeros outros referenciais teóricos, tais como o dos princípios, das virtudes, das intenções, dos direitos humanos, das consequências, da alteridade e da responsabilidade. Essa reflexão não busca *a* atitude correta, e, sim, as possíveis atitudes eticamente adequadas.

Ética e princípios

A ética baseada em princípios, também denominada *principialismo*, é um dos referenciais mais utilizados na ética e na bioética contemporâneas. Essa reflexão se baseia, predominantemente, nos princípios da *beneficência*, do *respeito às pessoas* e da *justiça*,[24] que foram desdobrados, posteriormente, em *beneficência, não maleficência, autonomia e justiça*.[25]

Na sua concepção original, o princípio da beneficência incluía tanto "fazer o bem" quanto "evitar o mal".[26] Posteriormente, ele foi desdobrado em beneficência, referindo-se a "fazer o bem", e não maleficência, referindo-se a "evitar o mal".[27] A rigor, a não maleficência deveria se restringir a não fazer uma ação cuja intenção seria a de causar o mal, e não evitar todo e qualquer mal associado a uma ação. A beneficência é o princípio norteador da ação do médico, seja qual for sua atividade assistencial, pericial, educacional ou de pesquisa.

O princípio do respeito às pessoas foi também denominado, de forma restritiva, como princípio da autonomia[27] e, posteriormente, de respeito à autonomia.[28] O princípio do respeito às pessoas inclui, além da autonomia, entendida como autodeterminação, os deveres de veracidade e de confidencialidade. O respeito às pessoas se mantém em qualquer situação, independentemente de a pessoa estar em liberdade ou em um presídio. É nesse princípio que se baseia a possibilidade de um paciente presidiário poder participar de uma decisão compartilhada com seu psiquiatra forense sobre alternativas de tratamento. É igualmente o respeito às pessoas que estabelece o dever de confidencialidade, presente nas atividades assistenciais e até mesmo nas periciais. O perito tem o dever de preservar as informações privilegiadas a que teve acesso durante sua atividade, mas que não se associam aos quesitos que lhe foram apresentados. Essas informações, que esclarecem e justificam a realização da perícia, podem e devem ser compartilhadas com os envolvidos no processo, mas as demais devem permanecer protegidas.

O princípio da justiça estabelece critérios para a distribuição de bens na sociedade. A ele está associado o dever de não discriminar, de entender que a existência de características que diferenciam as pessoas entre si não pode caracterizar desigualdades. A justiça também envolve o dever de reconhecer que existe vulnerabilidade e que as pessoas que estão nessa situação merecem, por esse motivo, medidas de proteção adicionais. A vulnerabilidade não é estática, e sim dinâmica, de modo que depende dos tipos de relação que se estabelecem entre pessoas ou entre pessoas e instituições. As pessoas podem estar em diferentes situações de vulnerabilidade ao longo de suas vidas. O princípio da justiça também tem uma aplicação direta na psiquiatria forense. O dever de não discriminar é uma das justificativas para a imparcialidade, característica fundamental do perito. O reconhecimento da vulnerabilidade é essencial para o encaminhamento de medidas assistenciais em ambientes que estabelecem restrições de liberdade, como os presídios.

Os princípios devem ser entendidos como deveres *prima-facie*,[29] ou seja, como deveres que devem ser cumpridos, salvo quando houver um conflito entre eles. Os princípios não devem ser hierarquizados, e sim cotejados quanto a sua adequação em cada situação particular e, somente assim, devidamente priorizados. No caso de um conflito entre princípios, o não cumprimento de um dever necessita de uma justificativa ética para seu não cumprimento.

Ética e virtudes

A ética das virtudes é o mais antigo referencial utilizado. As virtudes são comportamentos pessoais valorizados socialmente devido às boas ações a eles associadas. As virtudes se aperfeiçoam com o hábito[30] e são associadas à excelência das ações realizadas por uma pessoa. Dessa forma, esse referencial se aplica à expectativa de comportamentos adequados ao exercício profissional. Nas atividades educacionais, as virtudes podem ser um importante elemento de aprendizado por meio de observação e vivência de bons exemplos profissionais. Entre as inúmeras virtudes existentes, algumas podem ser destacadas, tais como a polidez, a fidelidade, a temperança, a justiça e a prudência.[31]

A polidez, por exemplo, que também pode ser denominada cordialidade, caracteriza os comportamentos adequados às diferentes situações a que as pessoas são expostas ou às relações sociais que elas estabelecem entre si. Quando presente, a polidez facilita a relação entre as pessoas. Contudo, a ausência de cordialidade pode dificultar ou até mesmo impossibilitar o estabelecimento ou a continuidade de uma relação interpessoal. A polidez é uma virtude que expressa adequação do profissional em suas relações interpessoais tanto na esfera social quanto na profissional. Essa virtude evita que se assuma um protagonismo desnecessário na atividade profissional.

A fidelidade é a base de uma relação de confiança, é uma virtude fundamental para o adequado exercício profissional. Essa virtude se estabelece e se fortalece com o cumprimento dos compromissos estabelecidos; disso resulta a confiança. É a fidelidade que consolida o vínculo terapêutico; permite que o juiz reconheça que um perito cumpre com aquilo que se comprometeu a realizar; faz as partes reconhecerem que o psiquiatra forense que atua como assistente técnico está comprometido com seu papel; leva os alunos a reconhecer seu professor como alguém confiável, assim como os membros de uma equipe de pesquisa ou os próprios participantes em relação à figura do pesquisador responsável.

A temperança, ou comedimento, é a virtude que estabelece que o uso dos recursos deve ser realizado com moderação. Refere-se ao uso dos recursos de forma adequada. Reconhecer que existem situações extraordinárias que merecem reflexão e discussão em seu contexto real também é uma característica dessa virtude. A moderação no uso de recursos é fundamental em todas as ações desempenhadas pelo psiquiatra forense. É essa virtude que estabelece a diferença entre um excesso e o uso adequado de recursos extraordinários.

De acordo com a virtude da justiça, a existência de diferenças entre as pessoas não deve ser utilizada para a discriminação. Essa virtude pode justificar o tratamento de pessoas diferentes de forma diferente, o que se traduz em equidade; trata-se de atender diferentes demandas de forma a corrigir distorções, sem que isso gere, por si só, discriminações. A virtude da justiça é a base da imparcialidade. O psiquiatra forense deve reconhecer e explicitar diferenças existentes entre as pessoas envolvidas, mas isso não deve ser motivo de discriminação por meio dessas mesmas características. Imparcialidade é diferente de neutralidade. A imparcialidade consiste em não deixar que valores, crenças, desejos e interesses conflitantes com os da pessoa que decide algo influenciem sua decisão. Em contrapartida, é justamente a ausência de neutralidade que mobiliza emocionalmente os profissionais. Contudo, a não neutralidade não deve influenciar de forma discriminatória a decisão do profissional, e é a virtude da justiça que caracteriza esse comportamento imparcial.

A prudência é uma virtude de suma importância, pois se baseia na razão prática, ou seja, tem referência em situações reais, e não em perspectivas apenas ideais associadas ao problema sobre o qual está sendo feita a reflexão. É ela que provê a noção de adequação à realidade. Prudência não é sinônimo de cautela, mas esta pode ser a base para justificar sua adoção. A prudência se associa a todas as ações do psiquiatra forense. Na atividade pericial, ela se manifesta como o comportamento de manter-se apegado aos fatos e às circunstâncias, de buscar evidências que elucidem as questões apresentadas. Nas atividades assistenciais, a prudência influencia decisões terapêuticas, buscando adequar tratamentos à realidade, não no sentido de acomodação, mas no sentido de adequação.

Ética e intenções

O intencionalismo é um referencial que justifica as ações por meio das intenções a elas associadas. Nesse contexto, uma ação, mesmo se entendida como errada, pode ser considerada justificada por suas consequências, se a intenção associada a ela for boa.[32] Além da intenção, também o consentimento para a ação é levado em consideração no estabelecimento do valor moral associado à ação.[32]

O intencionalismo é um antigo referencial ético, estabelecido na Idade Média, que serve de base para inúmeros outros referenciais éticos posteriores, os quais nem sempre o explicitam como origem. Nas discussões contemporâneas sobre a noção de autonomia, por exemplo, dois elementos têm sido destacados: a liberdade e a intenção associadas à ação planejada ou realizada.[33] O referencial intencionalista já considerava que o ato voluntário, pela liberdade em realizá-lo ou não, devia ser considerado, do ponto de vista ético, de forma diferente daquele realizado por necessidade, justamente pelo conjunto dessas duas características.[32] A liberdade existe quando a decisão se dá com base na possibilidade de optar entre alternativas, livre de coerção, e a intenção associa a vontade pessoal à escolha realizada. Quando uma escolha é feita por necessidade, essas duas características – liberdade e intenção – ficam, no mínimo, comprometidas.

Essa diferença entre possibilidade e necessidade tem inúmeras repercussões para a psiquiatria forense, tanto em termos periciais quanto assistenciais. Considerar a intenção envolvida pode afetar o entendimento de uma ação realizada sob forte pressão emocional. Considerar a necessidade envolvida pode determinar que certa medida terapêutica possa ser realizada, mesmo sem o consentimento do paciente, devido à conjunção de características de capacidade e risco associado.

Ética e direitos humanos

Os direitos humanos são um importante referencial ético que pode e deve ser utilizado na abordagem de problemas éticos. Eles se referem a uma expectativa de ação dos outros em relação a um indivíduo, a uma coletividade ou à humanidade como um todo.[34] Os direitos humanos se consagraram na mesma época em que a dignidade humana passou a ser considerada um valor inalienável das pessoas. Os direitos individuais, como o direito à vida, à privacidade, à liberdade e à não discriminação, estão presentes no processo diário de tomada de decisão dos profissionais. Os direitos coletivos, como saúde, educação e assistência social, surgem posteriormente, no início do século XX, em diferentes países e ideologias. Os gestores do sistema de saúde devem garantir o direito coletivo à saúde e à assistência social. A solidariedade é um direito transpessoal, isto é, está além da expectativa individual ou coletiva, refere-se à humanidade. É importante diferenciar os direitos humanos como referencial para verificar a adequação ética de ações da reivindicação de direitos como atividade de militância social.

Na área da psiquiatria forense, os direitos humanos, entendidos como referencial ético, são fundamentais. Uma pessoa não perde os seus demais direitos ao ter sua liberdade restringida por uma pena judicial. Existe uma justificativa ética para garantir que esses direitos sejam preservados. É o reconhecimento do direito à vida que faz a Associação Mundial de Medicina impedir a participação de médicos em procedimentos envolvidos com o cumprimento das penas de morte.[35]

Ética e consequências

O referencial baseado nas consequências tem como uma de suas vertentes principais o utilitarismo. A utilidade de uma ação é medida pela abrangência das consequências associadas a uma ação, sejam elas benefícios ou danos.[36] O uso de avaliações de custo-benefício, ou de risco-benefício, no processo decisório se baseia, predominantemente, nesse referencial. Esse referencial é muito mais adequado às decisões não personalizadas de macroalocação de recursos. Nas decisões de microalocação, que se referem a pacientes específicos, esse processo pode gerar importantes distorções se realizado pela equipe assistente, especialmente quando se refere à relação custo-benefício associada. O utilitarismo busca maximizar os benefícios para o maior número de pessoas.

É a ética consequencialista que justifica uma exceção à confidencialidade quando existem terceiros em risco. A possibilidade de gerar esse benefício, ou de eventualmente reduzir danos, justifica o descumprimento do dever de preservar informações privilegiadas. Da mesma forma, esse referencial permite reivindicar demandas que beneficiem um grande número de pessoas em detrimento de outros poucos que serão prejudicados ou não terão benefícios com tal decisão. O referencial consequencialista também é muito utilizado nas questões de alocação de recursos escassos.

Ética e alteridade

A alteridade, que é um dos referenciais éticos mais recentes, parte do pressuposto de que, ao estabelecer uma genuína relação entre as pessoas, um vínculo de nova dimensão emerge, de modo não mais individual, mas coletivo.[37] Essa é a diferença principal entre a existência de uma relação efetiva e apenas uma ligação, quando prevalecem somente os interesses individuais, sem que haja um vínculo de complexidade. Na relação efetiva, existe comunicação, afeto, intercâmbio de ideias e de emoções, além da possibilidade de aconselhar e censurar. As ligações, ao contrário, são meras relações de utilidade.[38] O vínculo que se estabelece entre um psiquiatra forense na condição de perito e um paciente presidiário é diferente daquele existente entre o psiquiatra atuando como assistente técnico. Por esse motivo, é fundamental para as demais pessoas envolvidas que haja clareza em relação aos diferentes papéis que o psiquiatra forense pode assumir.

Quando uma efetiva relação ocorre, existe corresponsabilidade nas ações realizadas; as pessoas reconhecem que têm uma copresença ética, e disso resulta a impossibilidade da neutralidade de cada um perante o outro.[37]

Em uma efetiva relação, o reconhecimento da responsabilidade para com o outro faz o próprio indivíduo se responsabilizar por si próprio, pois ambos constituem essa nova dimensão ética. A alteridade demonstra adequação da busca por decisões compartilhadas, de uma deliberação conjunta, preservando as características de cada um dos participantes em termos de experiência prévia, conhecimentos, vulnerabilidade, vínculos, interesses e crenças. O equilíbrio no reconhecimento dessas diferenças, sem que isso se constitua em uma discriminação por parte dos envolvidos, garante a adequação das decisões tomadas, não por indivíduos, mas por pessoas que se relacionam umas com as outras.

Ética e responsabilidade

Por fim, a ética da responsabilidade parte do pressuposto de que as pessoas devem responder pelas consequências previsíveis de seus atos.[39] É importante também distinguir dois tipos de perspectivas diferentes para a responsabilidade, a retrospectiva e a prospectiva.

A responsabilidade retrospectiva busca estabelecer uma relação de causa e efeito entre a ação e a consequência associada. Com base nessa relação, e especialmente na consequência associada, o indivíduo pode sentir orgulho ou remorso pelo que fez, e os outros podem reconhecer que a ação merece ser elogiada ou censurada, ou ainda que, devido às suas consequências, é passível de receber uma recompensa ou uma punição.

A responsabilidade prospectiva, por sua vez, se baseia na precaução, isto é, em uma ação que antecipa o agir; é a responsabilidade pelo que ainda está por ocorrer.[40] Se existe a possibilidade de que ocorra um dano previsível, é importante que sejam estabelecidas medidas de contingência no sentido de evitar que isso ocorra. O reconhecimento da responsabilidade prospectiva justifica ações preventivas, as quais nem sempre são valorizadas.

Muitas vezes, responsabilidade é confundida com culpa, e é fundamental estabelecer a diferença entre ambas para evitar o uso equivocado de qualquer uma delas. A culpa pode ser estabelecida com base na negligência, na imprudência ou na imperícia; todas se referem à falta de prudência. Resta ainda outra forma de culpa, a má-fé, que é a ação intencional visando lesar o outro. O profissional é sempre responsável pelas suas ações. O exercício da medicina e das demais profissões da área da saúde se baseia na responsabilidade em relação a meios, e não a fins.

Ao emitir um laudo, o psiquiatra forense, seja como perito, seja como assistente técnico, deve evitar incorrer nesses enquadramentos de culpa. Esse laudo deve espelhar preocupações e cuidados com o adequado cumprimento de sua função, evitando o reconhecimento de uma eventual negligência. O laudo e as atividades de perícia e assistência técnica exigem que o profissional seja adequadamente qualificado para tal. Da mesma forma, o profissional deve ater-se aos quesitos que lhe forem apresentados, evitando ir além e dar uma abrangência indevida a sua atividade. A demonstração clara da manutenção da imparcialidade, por parte do perito, e da adequação técnica, associada à honestidade e ao compromisso com a verdade, tanto do perito quanto do assistente técnico, são a base do reconhecimento da boa-fé associada à atuação do psiquiatra forense.

A atuação assistencial do psiquiatra forense em nada se diferencia, em termos de responsabilidade, das demais atividades realizadas em outros ambientes de cuidados de saúde. Dessa forma, a mesma atenção deve ser dada a todos esses critérios de adequação profissional.

No campo educacional, a atuação do psiquiatra forense também deve assumir a responsabilidade pelas atividades realizadas por seus alunos e junto a eles. A exposição dos alunos à realização da atividade da psiquiatria forense gera responsabilidades e, por isso, também merece cuidados. O psiquiatra forense que atua como professor ou preceptor, por sua vez, deve se responsabilizar pela adequada supervisão das atividades realizadas por seus alunos, no sentido de verificar a adequação das ações realizadas, dos registros e sua adequada preservação.

Nas atividades de pesquisa, o psiquiatra forense tem, igualmente, as mesmas responsabilidades que os demais pesquisadores para com os participantes de um projeto que esteja conduzindo: a responsabilidade pelo fornecimento adequado de informações, pela condução do processo e documentação do consentimento, pela integridade dos participantes e pela adequada interpretação e divulgação dos resultados. Esses cuidados devem ser reforçados em função da vulnerabilidade dos participantes.

Ética e complexidade

A reflexão ética acerca dos problemas apresentados pela psiquiatria forense pode ser feita com base em qualquer um ou em combinações entre os diferentes referenciais. Em uma reflexão, é importante buscar argumentos racionais para justificar a adequação das ações planejadas ou já realizadas. Essa reflexão, contudo, não pode se restringir apenas aos aspectos éticos, que são seu fundamento essencial. No mínimo, os enfoques legais e morais também devem ser considerados quando o problema for abordado. Nem sempre os aspectos éticos, morais e legais coincidem; outros devem ser igualmente considerados. Os aspectos assistenciais, científicos, educacionais, sociais, psicológicos, espirituais e econômicos, entre tantos outros que também podem influenciar uma decisão, são exemplos da abrangência possível que uma reflexão adequada pode assumir. A reflexão complexa acerca dos problemas garante melhor perspectiva de entendimento e resolução.[41]

Tendo em vista a multiplicidade de ações que podem ocorrer no âmbito da psiquiatria forense, é importante que sejam também considerados os múltiplos aspectos envolvidos e que essa reflexão não seja realizada apenas de forma superficial e baseada em um único argumento. Discutir e compartilhar problemas com outros profissionais pode ampliar as perspectivas e melhorar a qualidade das alternativas e soluções. Para auxiliar nessa elucidação, existem os diferentes conselhos, comitês e comissões de ética. São exemplos desses colegiados os órgãos profissionais vinculados à prática da medicina, como os Conselhos Regionais (CRMs) e Federal de Medicina (CFM), que têm em suas comissões de ética médica sua representação institucional; passando pelos Comitês de Ética em Pesquisa (CEPs) e pela Comissão Nacional de Ética em Pesquisa (CONEP), com atuação nas pesquisas envolvendo seres humanos; até os comitês de bioética clínica, os quais infelizmente ainda são poucos, mas atuam no sentido de auxiliar a resolução de problemas éticos oriundos da prática assistencial. Na área da psiquiatria forense, todas essas instâncias podem auxiliar na ampliação e na qualificação da reflexão sobre problemas éticos oriundos de sua prática.

Referências

1. Taborda JGV, Arboleda-Flórez J. Ética em psiquiatria forense. In: Taborda JGV, Abdalla-filho E, Chalub M, organizadores. Psiquiatria forense. 2. ed. Porto Alegre: Artmed; 2012. p. 118-35.

2. Machado de Assis JM. Não consultes médico. In: Machado de Assis JM. Obras completas. Rio de Janeiro: Nova Aguilar; 1994.

3. Taborda JGV, Arboleda-Florez J. Forensic medicine in the next century: some ethical challenges. Offend Ther Comp Criminol. 1999;43:188-201.

4. Thompson DF. Understanding financial conflicts of interest. N Engl J Med. 1993;329(8):573-6.

5. Brasil. Presidência da República. Casa Civil. Lei n° 5.869, de 17 de janeiro de 1973. Institui o Código de Processo Civil [Internet]. Brasília: Casa Civil; 1973 [capturado em 20 jun. 2015]. Disponível em: http://www.planalto.gov.br/ccivil_03/leis/L5869.htm.

6. Metzner JL. An introduction to correctional psychiatry: part I. J Am Acad Psychiatry Law. 1997;25(3):375-81.

7. Conselho Federal de Medicina. Resolução CFM n° 1.931, de 24 de setembro de 2009. Aprova o código de ética médica [Internet]. Brasília: CFM; 2009 [capturado em 20 jun. 2015]. Disponível em: http://www.cremers.org.br/pdf/codigodeetica/codigo_etica.pdf.

8. Brasil. Presidência da República. Casa Civil. Lei n° 10.406, de 10 de janeiro de 2002. Institui o Código Civil [Internet]. Brasília: Casa Civil; 2002 [capturado em 20 jun. 2015]. Disponível em: http://www.planalto.gov.br/ccivil_03/leis/2002/l10406.htm.

9. Conselho Federal de Medicina. Processo-consulta n° 37/11 – Parecer n° 31/13. Participação de advogados, engenheiro e enfermeiro do trabalho em perícia médica judicial [Internet]. Brasília: CFM; 2013 [capturado em 20 jun. 2015]. Disponível em: http://www.portalmedico.org.br/pareceres/CFM/2013/31_2013.pdf.

10. Callahan D, Gaylin W. Case studies in bioethics: the psychiatrist as double agent. Hastings Cent Rep. 1974;4(1):12.

11. Szasz TS. The psychiatrist as double agent. Trans Action. 1967;4(10):17-24.

12. Lenaz M. Ethics in managed care. Conn Med. 1997;61(11):753-4.

13. Appelbaum PS. Law & psychiatry: death row delusions: when is a prisoner competent to be executed? Psychiatr Serv. 2007;58(10):1258-60.

14. Fisher CE. General psychiatric residents and corrections: moving forensic education beyond the classroom. Acad Psychiatry. 2014;38(6):680-4.

15. Conselho Nacional de Saúde. Resolução n° 466, de 12 de dezembro de 2012 [Internet]. Brasília: CNS; 2012 [capturado em 20 jun. 2015]. Disponível em: http://conselho.saude.gov.br/resolucoes/2012/Reso466.pdf.

16. Conselho das Organizações Internacionais de Ciências Médicas, Organização Mundial da Saúde. Propostas de diretrizes éticas internacionais para pesquisas biomédicas envolvendo seres humanos. Genebra: CIOMS/OMS; 1993.

17. Vasques AS. Ética. Rio de Janeiro: Civilização Brasileira; 2000.

18. David R. Os grandes sistemas do direito contemporâneo. São Paulo: Martins Fontes; 2002.

19. Reale M. Fontes e modelos do direito: para um novo paradigma hermenêutico. São Paulo: Saraiva; 1994.

20. Piaget J. El juicio moral en el niño. Madrid: Beltrán; 1935.

21. Thompson VA, Turner JAP, Pennycook G. Intuition, reason, and metacognition. Cogn Psychol. 2011;63(3):107-40

22. Veatch RM. Medical ethics. 2nd ed. Sudbury: Jones and Bartlett; 1997.

23. Abdalla-Filho E. A bioética entre a liberdade e a segurança: um estudo crítico do exame psiquiátrico em periciandos algemados [tese]. Brasília: UnB; 2002.

24. The National Commission for the Protection of Human Subjects of Biomedical and Behavioral Research The Belmont report: ethical guidelines for the protection of human subjects [Internet]. Washington: U. S. Government; 1978 [capturado em 20 jun. 2015]. Disponível em: http://videocast.nih.gov/pdf/ohrp_belmont_report.pdf.

25. Beauchamp T, Childress J. Principles of biomedical ethics. 5th ed. Oxford: Oxford University; 2001.

26. Frankena WK. Ética. 3. ed. Rio de Janeiro: Zahar; 1981.

27. Beauchamp TL, Childress JF. Principles of biomedical ethics. New York: Oxford University; 1978.

28. Beauchamp TL, Childress JF. Principles of biomedical ethics. 6th ed. Oxford: Oxford University; 2009.

29. Ross WD. The right and the good. Oxford: Clarendon; 1930.

30. Aristóteles. Ética a nicômacos. 2. ed. Brasília: UnB; 1992.

31. Comte-Sponville A. Pequeno tratado das grandes virtudes. São Paulo: Martins Fontes; 1995.

32. Abelard P. Ethical writings: "ethics" and "dialogue between a philosopher, a jew and a christian." Indianapolis: Hackett; 1995.

33. Beauchamp TL. Standing on principles: collected essays. Standing on principles: collected essays. New York: Oxford University; 2010.

34. Bobbio N. A era dos direitos. Rio de Janeiro: Elsevier; 2004.

35. Okasha A. The Declaration of Madrid and its implementation. An update. World Psychiatry. 2003;2(2):65-7.

36. Singer P. Practical ethics. 2nd ed. New York: Cambridge; 1993.

37. Lévinas E. Entre nós: ensaios sobre a alteridade. 2. ed. Petrópolis: Vozes; 2005.

38. Montaigne M. Da amizade. Ensaios. São Paulo: Nova Cultural; 1996.

39. Weber M. Economy and society: an outline of interpretive sociology. Berkeley: University of California; 1978.

40. Jonas H. O principio responsabilidade: ensaio de uma ética para a civilização tecnológica. Rio de Janeiro: Contraponto; 2006.

41. Goldim JR. Bioética: Origens e complexidade. Rev HCPA. 2006;26(2):86-92.

PARTE 2

Perícias Criminais

CAPÍTULO 8

Perícia de Imputabilidade Penal

José G. V. Taborda, Miguel Chalub,
Gabriela de Moraes Costa

PONTOS-CHAVE

- A avaliação da imputabilidade é sempre retroativa e visa avaliar o estado mental do réu ao tempo da prática do delito.
- A lei brasileira adota o critério biopsicológico para a avaliação da imputabilidade de um agente. Por tal critério, o réu deveria apresentar um transtorno mental na ocasião da prática do crime e, em razão desse transtorno mental (nexo de causalidade), ser inteiramente incapaz de entender o que fazia (elemento cognitivo) ou de determinar-se conforme esse entendimento (elemento volitivo).
- A lei brasileira prevê a possibilidade de semi-imputabilidade, categoria na qual se enquadram aqueles que, em função de transtorno mental, tinham reduzida capacidade de entendimento ou de determinação na ocasião da prática do crime.
- O diagnóstico de doença mental, mesmo grave, por si só não implica que o agente seja inimputável.
- A emoção e a paixão, se não forem manifestações sintomáticas de algum transtorno mental, não têm qualquer relevância para a determinação da imputabilidade do réu.
- A substituição da pena reduzida imposta ao semi-imputável por medida de segurança de tratamento psiquiátrico somente se justifica quando houver *especial tratamento curativo* para o transtorno mental que o agente apresenta.

VINHETA

Em maio de 1993, Bert Stone,[1,2] 42 anos, casou-se em terceiras núpcias com Donna, 34 anos, em British Columbia. Os dois filhos do segundo casamento, de 16 e 14 anos de idade, residiam em Vancouver com a genitora. Em março de 1994, Stone planejara uma viagem de negócios a Vancouver, quando aproveitaria para visitar seus filhos. A mulher exigiu acompanhá-lo e, durante a viagem, passou a repreendê-lo. Após ter visto rapidamente seus filhos, Stone seguiu viagem com Donna, e ela o ameaçou com divórcio. Ele, então, parou em um terreno vazio e desligou o carro, descrevendo da seguinte forma o que se sucedeu:

> Eu me mantive de cabeça baixa, enquanto ela gritava que eu não era nada, me ofendia com palavras de baixo calão, dizia que havia falado com a polícia, contado mentiras sobre eu estar abusando dela, e que estavam preparando toda a documentação para me prender, bastava que ela telefonasse para eles; uma vez preso, ela obteria uma ordem judicial para que eu não retornasse à nossa propriedade; eu teria de ir morar com minha mãe; [...] ela iria parar de trabalhar e eu precisaria pagar pensão alimentícia [...]. Bem, ela seguia falando, enquanto eu permanecia lá, com a cabeça baixa. Dizia que não suportava me ouvir assobiando, cada vez que eu a tocava, sentia repugnância, que eu era um péssimo amante, tinha o membro pequeno e jamais voltaria a tocá-la; a essa altura ela se encontrava gritando ajoelhada em seu assento.

Stone disse que a voz de sua mulher começou a desaparecer, e ele sentiu uma sensação estranha dos pés à cabeça. Quando voltou a si, estava segurando uma faca de caça de seis polegadas que mantinha no veículo, enquanto Donna estava caída sobre o assento. Ela faleceu de exsanguinação em decorrência de 47 facadas. Stone colocou o corpo da esposa em uma caixa de ferramentas na parte de trás do veículo, trocou as vestes e dirigiu-se de volta para casa, onde empacotou algumas roupas e escreveu à enteada o seguinte bilhete:[1,2]

> Desculpe-me, Nicole, mas ela simplesmente não parava de gritar comigo. Meu empréstimo junto ao banco está assegurado, caso eu venha a morrer.
>
> Com amor, Bert.

O corpo de Donna foi encontrado dois dias depois. Enquanto isso, o marido havia fugido para o México, retornando ao Canadá seis semanas depois e entregando-se à polícia. Ele não tinha nenhum histórico prévio de transtorno psiquiátrico.

A defesa solicitou sua absolvição, alegando que ele havia agido de forma involuntária, sob forte emoção, perdendo o controle devido à provocação e que não tinha memória do ataque. No decurso de seu processo, ele foi submetido a avaliação por dois psiquiatras forenses.[1,2]

Neste capítulo, será abordada a mais relevante perícia psiquiátrica em matéria criminal, a de imputabilidade ou de responsabilidade penal, cujo fundamento se encontra no Artigo 26, em seu parágrafo único, do Código Penal (CP).[3] Serão examinados os diversos elementos que constituem a imputabilidade e como devem ser investigados. Além disso, será apresentado e discutido o conceito de imputabilidade de acordo com o Código Penal Militar (CPM),[4] que segue os mesmos princípios da norma geral.

Conceito de crime

Para bem realizar uma perícia de imputabilidade penal, o psiquiatra deve ter uma clara noção do conceito de crime, pois assim poderá entender melhor os limites e a finalidade do ato que realizará. As definições de crime entre os tratadistas de direito penal, como se pode imaginar, são abundantes, mas, de uma forma ou outra, convergem para a ideia de que *crime é toda a ação ou omissão, típica, antijurídica e culpável*.[5] Nessa construção simples estão contidos seus principais elementos definidores, com os quais os operadores do direito se devem haver.

Assim, para que haja crime é necessário que:

> o fato lesivo decorra de uma ação ou omissão humanas
> que o fato praticado seja *típico*, isto é, previamente descrito na lei penal
> que seja *antijurídico*, uma vez que alguns fatos típicos podem não ser antijurídicos, como, por exemplo, matar alguém em legítima defesa
> que o ato seja *culpável*, tanto pela modalidade *dolo* quanto pela *culpa*

Dos elementos descritos, deflui que se pode vislumbrar na estrutura do conceito de crime um componente *objetivo* e outro *subjetivo*. A parte objetiva compõe-se da *tipicidade* e da *antijuridicidade*.[6] Se apenas essas duas variáveis se fizerem presentes, já se pode afirmar que, sob um ponto de vista estritamente material, ocorreu um delito. Tome-se como exemplo matar alguém sem estar ao abrigo de uma excludente de antijuridicidade (estado de necessidade, legítima defesa, exercício regular de um direito ou estrito cumprimento do dever legal). O ilícito em si houve, mas isso não implica que obrigatoriamente o agente será responsabilizado na esfera penal. É necessário, para tal, que o elemento subjetivo também marque presença. Entretanto, antes de perquirir se o acusado agiu com dolo ou culpa – a *culpabilidade* –, é necessário que se estabeleça a capacidade de imputação – ou *imputabilidade* – dessa pessoa. Assim, temos que o elemento subjetivo do delito é formado pelo binômio imputabilidade + culpabilidade.[6] Com essa "equação do crime" em mente, ficam mais claros para o perito os objetivos e limites de sua atuação ao realizar uma perícia de imputabilidade penal.

Imputabilidade e responsabilidade penal

Todo indivíduo que comete um delito – ação ou omissão tipificadas no CP ou na Lei de Contravenções Penais (LCP)[7] – deve responder perante a Justiça por aquilo que praticou. Responsabilidade penal significa, assim, a obrigação de arrostar judicialmente as consequências de um ato praticado, o qual é considerado pela lei vigente como crime ou contravenção. Ao que pratica ação ou omissão ilícitas, a Justiça lhe imputa, se culpado, o dever de responder por elas, tornando-se, assim, o agente responsável. Esse é o sentido de imputabilidade: a faculdade de ser chamado à responsabilidade. Ainda que ambos os conceitos possam se confundir, são distintos em seu significado mais preciso. A imputabilidade é uma pré-condição para que seja apreciada a culpabilidade do agente, ao passo que a responsabilização somente ocorrerá quando, imputável o agente, ele vier a ser declarado culpado. A responsabilidade é, pois, uma decorrência da imputabilidade e da culpabilidade.

Dessa forma, a reforma penal de 1984, ao disciplinar o novo Título III do CP, adotou uma solução mais precisa tecnicamente. No código anterior, o Título III tratava *Da responsabilidade* e definia os *irresponsáveis* em seu Artigo 22.[8] No atual,[3] ocupa-se *Da imputabilidade penal* e conceitua os *inimputáveis* no Artigo 26. Assim, como a essência de ambos os artigos é praticamente a mesma – houve uma mera troca de expressões equivalentes –, a mais notável alteração, de um código para o outro, foi o *nomen juris* adotado pelo legislador, o que foi uma escolha adequada.

A imputabilidade penal segundo a lei brasileira

A lei brasileira prevê duplo critério para considerar um agente inimputável. O primeiro deles é muito singelo, o *cronológico*, e consta no Artigo 27 do CP,[3] que diz: "Os menores de 18 (dezoito) anos são penalmente inimputáveis, ficando sujeitos às normas estabelecidas na legislação especial". Apesar da relevância social da criminalidade adolescente, a apreciação da imputabilidade por esse prisma não será aqui realizada.

O segundo critério é o dito *biopsicológico*, constante no Artigo 26, parágrafo único, do CP.[3] Esse artigo trata do caso de agentes maiores de idade que não podem ser responsabilizados, ou o são apenas parcialmente, embora tenham cometido um crime. Na primeira hipótese, constante no *caput* do artigo, eles terão sua imputabilidade abolida, e, na segunda, prevista no parágrafo único, diminuída. Assim, ao lado de infratores menores de idade, sujeitos a tratamento jurídico especial, a lei declara isentos de pena, sob certas condições, aqueles que cometem ação ou omissão criminosa e apresentam transtornos mentais, bem como, também sob certas condições especiais, a redução da pena respectiva para algumas formas de transtorno mental. O critério biopsicológico é o que será examinado ao longo deste capítulo.

Coerente com o modelo de "equação do crime" antes mencionado, a lei não afirma que "não há crime", como nos casos de exclusão de antijuridicidade (Artigo 23 do CP:[3] estado de necessidade, legítima defesa, estrito cumprimento de dever legal ou exercício regular de direito), e sim que o agente "é isento de pena", reconhecendo, assim, que, objetivamente, houve ação ou omissão típica e antijurídica, mas aquele que a praticou não responderá por ela, e, por causa disso, o fato não lhe será imputado. Caso venha a ser considerado imputável, o agente poderá vir a ser responsabilizado por meio de ação penal.

Critérios de avaliação da imputabilidade penal

Além do critério cronológico, as legislações modernas têm tradicionalmente três critérios para a avaliação da imputabilidade, o *biológico*, o *psicológico* e o *biopsicológico*. O CP brasileiro, como mencionado anteriormente, adota, por meio do Artigo 26, o critério biopsicológico ao dispor sobre a matéria da seguinte forma:[3]

> É isento de pena o agente que, por doença mental ou desenvolvimento mental incompleto ou retardado, era, ao tempo da ação ou da omissão, inteiramente incapaz de entender o caráter ilícito do fato ou de determinar-se de acordo com esse entendimento.
>
> Parágrafo único – A pena pode ser reduzida de um a dois terços, se o agente, em virtude de perturbação da saúde mental ou por desenvolvimento mental incompleto ou retardado não era inteiramente capaz de entender o caráter ilícito do fato ou de determinar-se de acordo com esse entendimento.

Se houvesse dúvidas sobre a adoção do critério biopsicológico pelo Artigo 26 e seu parágrafo, a *Exposição de Motivos da Parte Geral* do CP de 1940 expressamente as dissiparia, como se pode constatar pelo trecho a seguir:[8]

> Na fixação do pressuposto da responsabilidade penal (baseada na capacidade de culpa moral), apresentam-se três sistemas: o biológico ou etiológico (sistema francês), o psicológico e o biopsicológico. O sistema biológico condiciona a responsabilidade à saúde mental, à normalidade da mente. Se o agente é portador de uma enfermidade ou grave deficiência mental, deve ser declarado irresponsável sem necessidade de ulterior indagação psicológica. O método psicológico não indaga se há uma perturbação mental mórbida: declara a irresponsabilidade se, ao tempo do crime, estava abolida no agente, seja qual for a causa, a faculdade de apreciar a criminalidade do fato (momento intelectual) e de determinar-se de acordo com essa apreciação (momento volitivo). Finalmente, o método biopsicológico é a reunião dos dois primeiros: a responsabilidade só é excluída, se o agente, em razão de enfermidade ou retardamento mental, era, no momento da ação, incapaz de entendimento ético-jurídico e autodeterminação.
>
> O método biológico, que é o inculcado pelos psiquiatras em geral, não merece adesão: admite aprioristicamente um nexo constante de causalidade entre o estado mental patológico do agente e o crime: coloca os juízes na absoluta dependência dos peritos médicos, e, o que é mais, faz *tabula rasa* do caráter ético da responsabilidade. O método puramente psicológico é, por sua vez, inaceitável, porque não evita, na prática, um demasiado arbítrio judicial ou a possibilidade de um extensivo reconhecimento da irresponsabilidade, em antinomia com o interesse da defesa social.

Lamentavelmente, a *Exposição de Motivos da Parte Geral* do CP[3] de 1984 é paupérrima em comparação a sua antecedente de 1940 e, entre outras omissões, não aborda a questão da inimputabilidade. O intérprete pode, no entanto, valer-se do texto de 1940 em função da similitude conceitual entre o Artigo 22 do código anterior e o Artigo 26 do atual código.[3,8]

Apesar do brilho da *Exposição de Motivos* de 1940,[8] que é quase um tratado de direito penal, discorda-se do expositor ao afirmar que o critério biológico "é o inculcado pelos psiquiatras", uma vez que os psiquiatras, em especial os psiquiatras forenses, devem ser meros auxiliares da aplicação da lei, não seus *inculcadores*. De qualquer forma, a observação, em seu âmago, está correta, pois, adotado o critério biológico, e bastando a declaração pericial de existência de transtorno mental para a elisão da imputabilidade, o perito se tornaria o juiz da causa, o que, evidentemente, transpassaria suas funções técnico-científicas. Além do mais, em muitos e numerosos casos, o transtorno mental não elimina ou sequer diminui as faculdades cognitivas ou volitivas, não havendo razões de patologia mental para que o agente fosse avaliado como inimputável. Uma pessoa com transtorno psicótico pode cometer um crime e, apesar de sua patologia mental, ter plena capacidade de entender que sua ação é reprovável e ter inteira noção de que poderia se conduzir de outro modo, não ilícito.

Por sua vez, o critério psicológico, não atentando para a existência de patologia mental, e sim perscrutando exclusivamente a motivação psíquica e levando em conta apenas a capacidade intelectiva e a volitiva, tornaria a avaliação pericial extremamente subjetiva – mais do que ela inevitavelmente já é –, além de tornar facilmente aceita qualquer ação ou omissão humanas para as quais houvesse um ou mais fatores que se desviassem da conduta social e culturalmente esperada. Se adotado, voltaríamos ao tempo da famosa *privação de sentidos*, que, sem nada dizer sob o ponto de vista médico-psicológico, tanto sucesso obteve nos tribunais sob a égide do primeiro Código Penal da República.[9]

O critério biopsicológico exige, pois, a presença dos seguintes requisitos:

› o elemento biológico, ou causal, representado, no texto legal, pelas expressões *doença mental, perturbação da saúde mental* e *desenvolvimento mental incompleto ou retardado* – pela nomenclatura médica atual, todas essas expressões estão subsumidas dentro do conceito de *transtorno mental*
› o elemento psicológico, ou consequencial, que requer o prejuízo, total ou parcial, da capacidade de entender o caráter ilícito do fato ou de determinar-se de acordo com esse entendimento – trata-se dos componentes *cognitivo* (entendimento) e *volitivo* (determinação), que orientam a conduta humana autônoma
› elemento cronológico, ou seja, a verificação dos requisitos descritos no momento da prática do delito

Somente com a positivação dessas variáveis é que se pode considerar satisfeito o critério biopsicológico da lei penal brasileira.

Aplicação psiquiátrico--forense do critério biopsicológico

De posse do referencial teórico descrito, para que haja a correta e adequada aplicação do critério biopsicológico da imputabilidade, devem ser, então, estabelecidos os seguintes pontos:

› Verificação da existência ou não de transtorno mental – o exame de sanidade mental deverá avaliar se o acusado apresentava transtorno à época do fato e, em caso afirmativo, qual transtorno.

› Constatação de nexo ou relação de causalidade – é necessário que entre o transtorno mental e o fato indigitado houvesse relação de causa e efeito, ou seja, a ação ou omissão delituosa foi consequência ou expressão sintomatológica do transtorno mental.
› Avaliação da capacidade de entendimento – caso existente o transtorno mental, e caso o fato criminoso estava a ele conectado, é necessário verificar se tal situação aboliu ou reduziu, à época do crime, a capacidade de entendimento do caráter ilícito da ação ou omissão.
› Avaliação da capacidade de determinação – uma vez considerada normal a capacidade de entendimento, e havendo transtorno mental e nexo de causalidade, verifica-se, finalmente, se ocorreu a abolição ou a redução da capacidade de determinação ou de autogoverno.

Para que tais objetivos sejam alcançados, além da anamnese psiquiátrica do examinando – com boa colheita de história clínica, pessoal e familiar, bem como a realização de todos os exames e avaliações complementares que se fizerem necessários –, é importante que o examinador preste especial atenção à *criminogênese* e à *criminodinâmica* do caso, que são métodos seguros para investigar a imputabilidade do agente. A criminogênese preocupa-se em esclarecer o porquê do comportamento criminoso. Pode corresponder à própria psicopatologia criminal, como é o caso do sujeito que informa haver praticado tal ação sob comando da voz divina. A criminodinâmica é o estudo do comportamento do indivíduo durante o *iter criminis*. Devem-se esmiuçar suas atividades antes, durante e depois do fato. Pode-se dizer que seja uma espécie de levantamento do "teatro do crime". Como, quando, com quem, contra quem, como se encontrava no local, como lá chegou, o que fez logo após. As respostas a essas questões fornecerão valiosos subsídios aos peritos.

A seguir, serão examinadas, uma a uma, as variáveis ora discriminadas.

TRANSTORNO MENTAL

Transtorno mental não é uma expressão utilizada pelo CP, e sim pela Organização Mundial da Saúde[10] em sua *Classificação de transtornos mentais e de comportamento da CID-10*. Da mesma forma, é a tradução para o português da expressão *mental disorder*, termo genérico empregado pela American Psychiatric Association na quinta edição de seu *Manual diagnóstico e estatístico de transtornos mentais*, o DSM-5:[11]

> Um transtorno mental é uma síndrome caracterizada por perturbação clinicamente significativa na cognição, na regulação emocional ou no comportamento de um indivíduo, que reflete uma disfunção nos processos psicológicos, biológicos ou de desenvolvimento subjacentes ao funcionamento mental. Transtornos mentais estão frequentemente associados a sofrimento ou incapacidade significativos que afetam atividades sociais, profissionais ou outras atividades importantes. [...] Desvios sociais de comportamento (p. ex., de natureza política, religiosa ou sexual) e conflitos que são basicamente referentes ao indivíduo e à sociedade não são transtornos mentais a menos que o desvio ou conflito seja resultado de uma disfunção do indivíduo.

A expressão engloba, dessa forma, as quatro categorias previstas pelo CP[3,8] – doença mental, perturbação da saúde mental, desenvolvimento mental retardado e desenvolvimento mental incompleto –, embora a última não configure propriamente uma anomalia mental. A seguir, são descritos cada um desses casos.

DOENÇA MENTAL

O termo *doença mental* usado pelo CP exige algumas ponderações. A psiquiatria sempre se valeu de tal expressão e equivalentes (enfermidade mental, moléstia mental, distúrbio psíquico e outras) para designar toda e qualquer anormalidade que acometesse o psiquismo, desde um simples problema de ajustamento até grave e irreversível deterioração mental, como ocorre nos transtornos neurocognitivos maiores. No entanto, percebe-se, na *Exposição de Motivos da Parte Geral* do CP[3,8] – na doutrina por intermédio dos autores que trataram da matéria e na jurisprudência –, que doença mental, para o CP, tem um sentido muito mais restrito: refere-se aos casos de *alienação mental*, o que compreende apenas as patologias mentais graves, como psicoses e transtornos neurocognitivos maiores (demências). Ficam excluídos do conceito legal de doença mental, pois, os transtornos da personalidade, as parafilias e todos os quadros classicamente denominados de neuroses. Dessa forma, teria sido melhor e mais preciso se o legislador utilizasse diretamente a expressão *alienação mental*, como, aliás, já é feito em outros contextos legais, como o das legislações de servidores públicos e o da Previdência Social. De qualquer modo, é consensual que a expressão *doença mental* do CP[3,8] se refere a situações nas quais exista, em grau maior ou menor, a alienação mental. Uma discussão mais ampla sobre alienação mental pode ser vista em capítulo próprio deste livro, mas pode-se acrescer que, para sua configuração, é fundamental a ocorrência do comprometimento do *juízo de realidade*, quadro que se desdobra em muitos sinais e sintomas cognitivos, afetivos, volitivos e valorativos que não serão aqui mencionados, bastando lembrar as alucinações e as ideias delirantes.

PERTURBAÇÃO DA SAÚDE MENTAL

Perturbação da saúde mental não corresponde a uma categoria psiquiátrica, mas é expressão utilizada pela lei penal. Veja-se o objetivo do legislador com sua adoção, por meio, novamente, da *Exposição de Motivos da Parte Geral* do CP de 1940:[8]

> O projeto teve em vista, aqui, principalmente, os chamados "fronteiriços" (anormais psíquicos, psicopatas). É conhecida a controvérsia que esses indivíduos suscitam no campo da psiquiatria. Ora são declarados verdadeiramente loucos e, portanto, irresponsáveis; ora se diz que são apenas semiloucos e reconhece-se a sua imputabilidade restrita; e, finalmente, não falta quem afirme, com indiscutível autoridade, a sua nenhuma identidade com os insanos mentais.

Tirante a nomenclatura, que expressa a realidade psiquiátrica da década de 1930, observa-se que o legislador desejava, nessa categoria, englobar todos os transtornos mentais que não implicassem quebra do juízo de realidade, ou seja, os quadros psiquiátricos menos graves. A jurisprudência e a doutrina médico-legal confirmaram essa orientação e interpretam o dispositivo legal como congregando os transtornos da personalidade, as parafilias e as ditas neuroses.

DESENVOLVIMENTO MENTAL RETARDADO

A interpretação do que seja *desenvolvimento mental retardado* não oferece maior dificuldade: trata-se de deficiência mental, oligofrenia ou deficiência intelectual (retardo mental). Como essa entidade nosológica admite níveis de acometimento de intensidades diversas – desde a inteligência fronteiriça ou subnormal até graves casos de encefalopatia crônica irreversível –, entende-se que o legislador a tenha utilizado tanto no *caput* quanto no parágrafo único do Artigo 26 do CP,[8] pois os portadores dessa condição apresentam psicopatologia extremamente díspar. A questão médico-legal mais importante em relação a esses sujeitos é, pois, a avaliação do nexo de causalidade e de se a deficiência intelectual chegou a comprometer as capacidades de entendimento e de autodeterminação.

DESENVOLVIMENTO MENTAL INCOMPLETO

Desenvolvimento mental incompleto é a categoria reservada para certos casos especiais que, embora não sejam propriamente transtornos mentais, têm com eles a identidade de também poder comprometer as capacidades de entendimento ou de determinação. É oportuno lembrar que essa expressão do CP[8] remonta a 1940, uma época em que a imensa maioria da população era analfabeta, a maior parte dos silvícolas não era aculturada, e os meios audiovisuais de comunicação de massa eram inexistentes, pois a radiodifusão era incipiente no Brasil. Predominavam, nos rincões afastados dos grandes centros urbanos, a cultura local e as leis particulares, sendo quase ficção a ideia de Estado Nacional. Podem ser enquadrados nessa categoria: silvícolas não adaptados, surdos-mudos com total ou quase total impossibilidade de comunicação e incorporação de conhecimento e pessoas com tal grau de primitivismo, rudeza ou achavascamento que seria lícito questionar suas capacidades intelectiva e volitiva, ainda que elas não fossem tecnicamente deficientes mentais. Na prática clínica, essas pessoas, se submetidas a testes de avaliação de inteligência, apresentam desempenho equivalente ao daquelas com deficiência intelectual. É desnecessário dizer que, cada vez menos, essa categoria é encontrável na prática forense, estando destinada ao armário das antiguidades.

Em suma, tendo-se em conta que os transtornos mentais e comportamentais podem ser incluídos em cinco grandes formas de adoecimento psíquico (oligofrenias, demências, psicoses, neuroses e parafilias e transtornos da personalidade), pode-se fazer a correspondência entre as expressões da lei e os principais quadros psiquiátricos. À doença mental correspondem as psicoses, o *delirium* e os transtornos neurocognitivos maiores; à perturbação da saúde mental, os transtornos neurocognitivos leves, as neuroses, as parafilias e os transtornos da personalidade; e, ao desenvolvimento mental retardado, as deficiências intelectuais.[11]

NEXO DE CAUSALIDADE

De acordo com o critério biopsicológico, torna-se necessária a existência de um nexo causal entre o transtorno mental e o delito cometido, ou seja, é necessário que este seja expressão daquele. A ação ou omissão praticada deve ser um sintoma do transtorno, assim como o serão os sintomas patopsíquicos propriamente ditos. Além disso, o transtorno mental deve se manifestar de tal forma que tolde a capacidade de entendimento ou de autodeterminação do indivíduo. Se o fato inquinado não guardar esse tipo de relação com o transtorno mental, o nexo causal deve ser negado. Em outras palavras: o fato tem de ser efeito de uma causa, e esta será o transtorno mental ou uma de suas manifestações. Entretanto, a conclusão da relação de causalidade não deve emergir apenas de tal diagnose – o que corresponderia, de fato, à adoção do critério estritamente biológico –, uma vez que, a depender das circunstâncias do evento, não se poderá evidenciar tal nexo. É diferente, do ponto de vista da lei penal, a situação do doente mental grave que comete um delito em razão de sua enfermidade e a daquele que, apesar de portador de grave quadro psiquiátrico, pratica um ato delitivo que nada tem a ver com sua doença.

O nexo de causalidade é bem mais fácil de ser estabelecido em relação aos pacientes gravemente doentes, pois estes facilmente exteriorizam sua psicopatologia, de forma que fica evidente a relação que houve – se é que houve – com o ato criminoso. Entretanto, nas psicoses incipientes e leves, em suas manifestações reativas, por exemplo, essa pode ser uma tarefa muito complexa.

Em relação às pessoas enquadráveis como portadoras de perturbação da saúde mental, o mesmo pode ser dito. Da mesma forma, é difícil estabelecer o nexo de causalidade, como, mais ainda, é muito raro que patologias dessa natureza possam guardar relação com a prática de algum delito. Nesse sentido, não se tem dúvidas em afirmar que a maioria dos laudos que opinam pela semi-imputabilidade de determinado agente decorre de má compreensão do critério biopsicológico e de sua aplicação forense, pois, com as devidas cautelas e reservas, pode-se dizer que ninguém comete um delito em função de sua neurose, parafilia ou transtorno da personalidade, ou, se o praticou, que tivesse sua capacidade de entendimento ou de autodeterminação sequer parcialmente prejudicada pela patologia mental. Assim, somente em casos excepcionais será possível demonstrar nexo de causalidade entre a perturbação e o delito. Alguns casos de transtornos dissociativos, reação grave a trauma e reações de ajustamento poderiam ser incluídos entre esses após cuidadoso exame das circunstâncias. O mesmo pode ser dito sobre parafilias, psicopatias e quadros *borderline*, com acréscimo da dificuldade de se demonstrar que houve prejuízo real da autodeterminação ocasionado pela perturbação.

À semelhança dos pacientes com doença mental grave, aqueles com deficiência intelectual moderada ou grave não apresentam maior dificuldade para que o nexo com o delito fique *per si* evidente. A depender, inclusive, do grau de deficiência, pode-se questionar também que tenha ocorrido *ação* criminosa, da mesma forma que não se consideraria como *ato* criminal o praticado por uma criança de 3 anos que matasse um irmãozinho com o revólver paterno desleixadamente guardado. De qualquer modo, as possibilidades são diversas, tantas quantas a multiplicidade de manifestações psicopatológicas associadas ou decorrentes de uma deficiência intelectual. Assim, pessoas com deficiência grave ou moderada, em função da fraca compreensão da realidade externa e da extrema vulnerabilidade a estressores ambientais, facilmente poderiam realizar atos criminosos em função dessa fragilidade. Os indivíduos com deficiência leve, entretanto, apresentam dificuldades muito maiores para a avaliação pericial, devendo ser considerados, então, os efeitos da psicopatologia de base sobre sua cognição – e sua relação com o nível de complexidade do delito praticado – e sobre sua autodeterminação, uma vez que são muito mais suscetíveis à manipulação por terceiros.

CAPACIDADES DE ENTENDIMENTO

A capacidade de entendimento é a "possibilidade ou faculdade de compreender que o fato é reprovado pela moral jurídica".[12] Corresponde ao elemento cognitivo da ação humana. Observe-se que o CP[3] de 1984 substitui a expressão "entender o caráter *criminoso* do fato" por "entender o caráter *ilícito* do fato". Tal alteração está de acordo com a lição de Hungria, que interpretava essa incapacidade de entendimento de forma ampla, nos seguintes termos:[12]

> Não se trata aqui, aqui, da efetiva ou possível consciência da injuridicidade objetiva, [...] mas da capacidade de discernimento ético-jurídico *in genere*, no momento da ação ou omissão. Tal capacidade deve ser entendida no sentido da possível consciência ético-jurídica normal ou comum. [...] Em outros termos: a possibilidade de consciência do dever ético é presunção da possibilidade de consciência do dever jurídico. [...] Basta, assim, a capacidade de perceber que o fato seja possivelmente criminoso – o que é diferente do efetivo conhecimento do caráter criminoso do fato ou mesmo da possibilidade de *positivo* conhecimento de que o fato seja crime.

É evidente que os elementos cognitivo e volitivo da ação delitiva integram-se harmonicamente na ocasião prática do crime ou de qualquer outra ação humana autônoma e deliberada. Entretanto, como a lei distingue esses dois fatores, é necessário que o perito também os distinga no caso concreto e avalie os indícios que apontem no sentido de preservação, redução ou abolição, tanto da capacidade de entendimento quanto da de autodeterminação.

Na análise da capacidade de entendimento na ocasião prática do delito, além de pesquisar o funcionamento intelectual do examinando, em especial seu nível de inteligência e abstração do pensamento, deve-se estabelecer seu estado de consciência e atenção, bem como sua memória e orientação. Além disso, a existência de sintomas claramente denotativos de quebra do teste de realidade – delírios e alucinações – podem ser elementos semiológicos importantes para que o perito consiga se pronunciar sobre esse ponto.

CAPACIDADE DE AUTODETERMINAÇÃO

A capacidade de autodeterminação é a "capacidade de dirigir a conduta de acordo com o entendimento ético-jurídico".[12] Corresponde ao elemento volitivo da ação humana. Veja-se o que Nelson Hungria complementa sobre esse ponto:[12]

> É a capacidade do *homo medius* no sentido de uma suficiente força de vontade para resistir ao impulso para a ação e agir em conformidade com a consciência ético-jurídica geral. É a capacidade de resistência ou de inibição ao impulso criminoso. *Não se trata de autodeterminação no sentido filosófico, mas no sentido empírico ou da vida habitual*. Pode ser razoável ou adequado o entendimento do agente sobre a significação do seu ato, mas um defeito de vontade (resultante de estado psíquico mórbido) impede-o de dirigir sua conduta como devia corresponder a esse entendimento. É,

em última análise, a capacidade de ajustar a ação aos motivos, a faculdade de agir normalmente, de conformar a conduta a motivos razoáveis.

Como se pode inferir, a avaliação do elemento volitivo é bem mais difícil do que a do elemento cognitivo, estando sujeita a maiores imprecisões e subjetividades. De qualquer forma, é essencial que o perito distinga semiologicamente um impulso irresistível de um impulso não resistido, uma vez que, no último caso, o agente simplesmente satisfaz seu ânimo delitivo para satisfação própria, sem qualquer movimento psíquico para freá-lo. Nesse sentido, é interessante o que a literatura forense norte-americana denomina de *the policeman at elbow test*, ou seja, o teste do policial ao cotovelo.[13] Por tal critério, deve-se investigar o que faria o examinando se estivesse por perto um policial ou, mesmo, terceiras pessoas com condições de evitar sua conduta ou de, futuramente, fornecerem dados sobre sua identidade.

Responsabilidade penal no Código Penal Militar

O CPM,[4] em seu Artigo 48, ao definir a imputabilidade penal dos que praticam crimes militares, de forma similar ao CP,[3,8] adota o critério biopsicológico, prescrevendo o que segue:

> Não é imputável quem, no momento da ação ou da omissão, não possui a capacidade de entender o caráter ilícito do fato ou de determinar-se de acordo com esse entendimento, em virtude de doença mental, de desenvolvimento mental incompleto ou retardado.
>
> Parágrafo único – Se a doença ou a deficiência mental não suprime, mas diminui consideravelmente a capacidade de entendimento da ilicitude do fato ou a de autodeterminação, não fica excluída a imputabilidade, mas a pena pode ser atenuada, sem prejuízo do disposto no art. 113.

Como pode ser percebido, são usados os mesmos termos da lei penal comum: doença mental, desenvolvimento mental retardado e desenvolvimento mental incompleto, o que não oferece dificuldades. Mas a lei militar fala também em *deficiência mental* e omite menção à perturbação da saúde mental. Pacificamente, pode-se interpretar deficiência mental como equivalente a desenvolvimento mental retardado e aplicar àquela expressão a hermenêutica destinada à última.

A ausência, entretanto, de menção à perturbação da saúde mental causa dificuldades para se estabelecer uma analogia perfeita entre essas duas normas penais. A solução será uma das seguintes:

> interpretar a expressão *doença mental*, quando estiver no contexto do parágrafo único do Artigo 48 do CPM,[4] em sentido mais amplo, como sinônimo de transtorno mental, e, assim, concluir que portadores de transtornos da personalidade, parafilias ou neuroses poderiam, também, em tese, ver reconhecida a diminuição de sua imputabilidade desde que apresentem considerável prejuízo de sua capacidade de entendimento ou de determinação

> não interpretar dessa forma e, assim, concluir definitivamente que portadores das entidades apontadas não poderiam ser considerados semi-imputáveis pela lei penal militar. Esse benefício atingiria apenas aqueles que fossem portadores de doenças mentais, ou seja, quadros psiquiátricos graves que configuram alienação mental, e os deficientes mentais, desde, é claro, que

tivessem considerável prejuízo do elemento psicológico (cognição e volição).

A opinião dos autores é a de que a segunda alternativa é a que mais se coaduna com o espírito da lei penal militar e a que melhor expressa a realidade psiquiátrico-forense. Nesse caso, estaria aberta a porta para que muitos indivíduos inadaptados à vida de caserna por suas idiossincrasias pessoais pudessem ser beneficiados por uma atenuação do rigor castrense.

Nesse bosquejo comparativo entre a lei penal geral e a militar cabe ressaltar que a exigência de nexo causal entre transtorno mental e delito, bem como a de que a psicopatologia deve ser aferida retrospectivamente, ou seja, no momento cronológico do ato delitivo, remanescem inalteradas. Entretanto, há outra relevante diferença entre os dois comandos legais: o CPM,[4] no parágrafo único do Artigo 48, ao descrever a natureza do prejuízo causado pela doença ou a deficiência mental, reconhece somente diminuições da capacidade de entendimento ou de autodeterminação que sejam consideráveis. É um critério mais econômico que o da lei penal geral no que tange aos casos de semi-imputabilidade, pois prevê apenas que o agente "não [seja] inteiramente capaz de entender [...] ou de determinar-se", não exigindo que essa incapacidade seja considerável. Na prática forense, entretanto, observa-se que os peritos meticulosos, ao realizarem perícias de inimputabilidade de acordo com as regras do Artigo 26 do CP,[3,8] apenas opinam pela semi-imputabilidade quando constatarem considerável prejuízo da capacidade de entendimento ou de autodeterminação.

Assim, pode-se afirmar que o CPM[4] e o CP[3,8] têm definições de abrangência equivalentes para inimputabilidade. Entretanto, para a semi-imputilidade, a lei militar é, teoricamente, mais estrita em seus critérios e, portanto, de menor amplitude.

Emoção e paixão

O CP,[3,8] em seu Artigo 28, determina que: "Não excluem a imputabilidade penal: I – a emoção ou a paixão". Com tal dispositivo, o legislador quer deixar expresso seu repúdio ao critério psicológico da imputabilidade, apesar de que a adoção expressa do critério biopsicológico já implicava essa rejeição. De qualquer forma, para um país que vivera décadas sob a égide da *privação de sentidos* como um dos critérios de inimputabilidade, nenhuma cautela era demais nesse aspecto. Reforça essa hipótese o fato de que o CPM,[4] que veio à luz exatamente três décadas após o CP[8] – quando já não pairavam mais dúvidas sobre o primado do critério biopsicológico da imputabilidade –, não considerou necessário sublinhar que a emoção e a paixão não excluíam a imputabilidade.

Segundo o *Novo Dicionário Aurélio da Língua Portuguesa*, emoção é uma "reação intensa e breve do organismo a um lance inesperado, a qual se acompanha de um estado afetivo de conotação penosa ou agradável", ao passo que paixão é definida como:[14]

> [...] sentimento ou emoção levados a um alto grau de intensidade, sobrepondo-se à lucidez ou à razão; afeto dominador e cego; obsessão; atividade, hábito ou vício dominador; desgosto, mágoa, sofrimento; arrebatamento, cólera; disposição contrária ou favorável a alguma coisa, e que ultrapassa os limites da lógica; parcialidade marcante; fanatismo, cegueira.

Dessas definições, deduz-se que podem ser consideradas emoções o medo, a alegria, a vergonha, a ira, a surpresa, o prazer e outros sentimentos de natureza súbita, intensa e breve. A paixão, diferentemente, englobaria sentimentos permanentes, crônicos e estáveis, como amor, ódio, ciúme, inveja, avareza e ambição, desde que dominantes da vida psíquica e dos afetos do indivíduo.

Os tratadistas do direito penal estão conformes às definições anteriormente apresentadas. Noronha[5] esclarece que "a emoção é caracteristicamente transitória, ao passo que a paixão é duradoura; é um estado crônico, embora possa apresentar períodos agudos. Aquela subitânea; esta é permanente". Segundo Kant, citado por Hungria,[12] "[...] a emoção é como *uma torrente que rompe o dique da continência*, enquanto a paixão é o *charco que cava o próprio leito, infiltrando-se, paulatinamente, no solo*". Diferenciam também as paixões *sociais*, inspiradas em motivos úteis e de valor, como a piedade e o patriotismo, das *antissociais*, cujos móveis são nefastos ao interesse da coletividade. Tal distinção é relevante porque, embora a emoção e a paixão não excluam a imputabilidade, são reconhecidas pelo CP[3,8] e pelo CPM[4] como circunstâncias atenuantes ou como integradoras de tipos penais específicos, o homicídio e a lesão corporal privilegiados, desde que antecedidas por *injusta provocação da vítima*.

O especial tratamento curativo

Tanto o CP,[3,8] em seu Artigo 98, quanto o CPM,[4] em seu Artigo 113, falam em *especial tratamento curativo* – quando ocorrerem hipóteses previstas no Artigo 26, parágrafo único, do CP,[3,8] ou no Artigo 48, parágrafo único, do CPM[4] – como alternativa legal posta à disposição do magistrado ao prolatar a sentença condenatória.

Como se sabe, os parágrafos únicos dos artigos mencionados tratam dos casos de semi-imputabilidade, uma peculiaridade da legislação brasileira, introduzida no País a partir do CP[8] de 1940. As pessoas aí enquadradas eram o que, à época, no jargão médico-legal, denominavam-se fronteiriças, passíveis, portanto, em alguns casos – e com determinados limites –, de serem alvo de esforços bem-sucedidos no tratamento de sua patologia mental ou comportamental. Assim, seguindo orientação de política criminal, em vez de serem enviadas a um cárcere comum, teriam a pena privativa de liberdade "substituída pela internação, ou tratamento ambulatorial, pelo prazo mínimo de 1 (um) a 3 (três) anos" segundo a regra do CP,[3,8] ou, então, nos termos do CPM,[4] "[...] substituída pela internação em estabelecimento psiquiátrico anexo ao manicômio judiciário ou ao estabelecimento penal, ou em seção especial de um ou de outro".

Para o alcance desse dispositivo, é necessário inicialmente ter claro que a substituição da pena imposta ao semi-imputável por especial tratamento curativo não se faz de forma automática. É imprescindível, primeiro, que haja especial tratamento curativo para a condição apresentada pelo criminoso. Assim, esse é um tema que pode e deve ser abordado na perícia de imputabilidade quando a conclusão for pela redução parcial da capacidade de entendimento ou de autodeterminação do periciado. Dessa forma, o perito se adianta a uma questão que possivelmente seria logo mais levantada, a da eventual existência de especial tratamento curativo para aquele determinado caso.

Outro ponto relevante é a interpretação que deve ser dada às palavras *especial* e *curativo*, uma vez que a palavra *tratamento* deve ser tomada em sua acepção mais ampla, qual seja a abordagem dirigida para minorar ou aliviar determinada condição clínica. Nesse caso, *especial* significa um programa de tratamento penitenciário para determinada condição, por exemplo, programas de reeducação de psicopatas e de criminosos sexuais. Entretanto, em nosso entender, pode ser aplicado também a quaisquer programas de tratamento ordinariamente disponíveis no sistema penitenciário, uma vez que a melhor interpretação da lei é a que favorece a condição de saúde do, a essas alturas, interno. Assim, a chave da interpretação desse dispositivo reside no adjetivo *curativo*. A lei não aceita qualquer tipo de tratamento como substitutivo da pena privativa de liberdade, mas apenas aquele que seja curativo. Novamente, entende-se que a interpretação da expressão deve ser liberal, compreendendo as alternativas terapêuticas que possam efetivamente melhorar a condição clínica do interno ou tratar de maneira eficaz a sintomatologia apresentada. Tal hermenêutica pode favorecer pessoas com deficiência intelectual leve e com déficits cognitivos leves, que se beneficiariam de estar em um ambiente protegido e terapêutico, em vez de cumprirem pena em um cárcere comum. Alguns casos de transtornos neuróticos, bem como de personalidades do tipo *borderline*, também poderiam ser beneficiados com a aplicação desse dispositivo.

Criminosos com personalidade antissocial ou com características psicopáticas, bem como pedofílicas, não poderiam se beneficiar desse dispositivo, pois, como regra, não preenchem os requisitos do critério biopsicológico para serem considerados semi-imputáveis. Além disso, os tratamentos disponíveis para essas condições, além de não serem curativos, sequer são efetivos.

Conclusão pericial

Ao realizar uma avaliação pericial de imputabilidade e, na sequência, redigir seu relatório médico-legal, deve o perito observar certa ordem lógica e cronológica. O algoritmo, pois, que deve seguir é o seguinte:

1. Há transtorno mental?
2. Esse transtorno mental existia à época do delito? Caso não tenha havido transtorno mental à época dos fatos, a avaliação pericial está praticamente concluída, pois o fundamento basilar do critério biopsicológico não se faz presente.
3. Qual o diagnóstico? Deve-se formular o diagnóstico clínico e indicar seu código de acordo com a CID-10,[10] que é a classificação oficialmente adotada no Brasil. Após o diagnóstico, convertê-lo à terminologia jurídica: *doença mental* ou *desenvolvimento mental retardado*, de acordo com o CP[3,8] ou o CPM;[4] *perturbação da saúde mental*, conforme o CP;[3,8] ou *deficiência mental*, segundo o CPM.[4]
4. Em função do transtorno mental diagnosticado, qual o estado da capacidade de entendimento à época dos fatos? Normal, abolida ou reduzida.
5. Em função do transtorno mental diagnosticado, qual o estado da capacidade de determinação à época dos fatos? Normal, abolida ou reduzida.

Dessa forma, o perito estará apto a emitir sua opinião final, que deverá se restringir sempre aos aspectos médico-legais do caso, sem adentrar na área de competência do magistrado. Não deverá, pois, finalizar seu laudo afirmando que o periciado é imputável ou inimputável ou que se enquadra ou não se enquadra em tal ou qual artigo de lei. Essas são questões jurídicas – e não técnicas –, estranhas, portanto, ao lavor pericial. Trata-se do que a literatura forense anglo-saxã denomina *ultimate question*, que deve ser respondida exclusivamente pelo júri.

Assim, além da formulação básica em caso de imputabilidade plena – o periciado era, ao tempo da ação (ou da omissão), plenamente capaz de entender o caráter ilícito do fato e de determinar-se de acordo com esse entendimento –, se tiver realizado sua avaliação de acordo com a norma do CP,[3,8] o perito terá, ainda, as seguintes alternativas:

1. O periciado, por doença mental, era, ao tempo da ação (ou da omissão), inteiramente incapaz de entender o caráter ilícito do fato.
2. O periciado, por doença mental, era, ao tempo da ação (ou da omissão), inteiramente incapaz de determinar-se de acordo com o entendimento do caráter ilícito do fato.
3. O periciado, por doença mental, era, ao tempo da ação (ou da omissão), inteiramente incapaz de entender o caráter ilícito do fato e de determinar-se de acordo com esse entendimento.
4. As mesmas formulações em 1, 2, e 3, para *desenvolvimento mental retardado*.
5. O periciado, em virtude de perturbação da saúde mental, não era inteiramente capaz de entender o caráter ilícito do fato.
6. O periciado, em virtude de perturbação da saúde mental, não era inteiramente capaz de determinar-se.
7. O periciado, em virtude de perturbação da saúde mental, não era inteiramente capaz de entender o caráter ilícito do fato e determinar-se de acordo com esse entendimento.
8. As mesmas formulações em 5, 6 e 7, para *desenvolvimento mental retardado*.

Se a avaliação foi realizada de acordo com a regra do CPM, sua opinião final poderá ser expendida como segue:[4]

1. O periciado, por doença mental, não tinha, ao tempo da ação (ou da omissão), capacidade de entender o caráter ilícito do fato.
2. O periciado, por doença mental, não tinha, ao tempo da ação (ou da omissão), capacidade de determinar-se de acordo com o entendimento do caráter ilícito do fato.
3. O periciado, por doença mental, não tinha, ao tempo da ação (ou da omissão), capacidade de entender o caráter ilícito do fato e determinar-se de acordo com esse entendimento.
4. As mesmas formulações em 1, 2, e 3, para *desenvolvimento mental retardado*.
5. O periciado, em virtude de doença mental, tinha diminuída consideravelmente sua capacidade de entendimento da ilicitude do fato.
6. O periciado, em virtude de doença mental, tinha diminuída consideravelmente sua capacidade de autodeterminação de acordo com o entendimento da ilicitude do fato.
7. O periciado, em virtude de doença mental, tinha diminuída consideravelmente sua capacidade de entendimento da ilicitude do fato e de autodeterminação de acordo com esse entendimento.
8. As mesmas formulações em 5, 6 e 7, para *deficiência mental*.

Referências

1. Supreme Court of Canada. Docket 25969: Bert Thomas Stone v. Her Majesty the Queen [Internet]. Ontario: SCC; 1999 [capturado em 20 jun. 2015]. Disponível em: http://www.scc-csc.gc.ca/case-dossier/info/dock-regi-eng.aspx?cas=25969.

2. McSherry B. Criminal responsibility, "fleeting" states of mental impairment, and the power of self-control. Int J Law Psychiatry. 2004;27(5):445-57.

3. Brasil. Presidência da República. Casa Civil. Lei n° 7.209, de 11 de julho de 1984. Altera dispositivos do decreto-lei n° 2.848, de 7 de dezembro de 1940 – Código Penal, e dá outras providências [Internet]. Brasília: Casa Civil; 1984 [capturado em 20 jun. 2015]. Disponível em: http://www.planalto.gov.br/ccivil_03/leis/1980-1988/L7209.htm.

4. Brasil. Presidência da República. Casa Civil. Decreto-lei n° 1.001, de 21 de outubro de 1969. Código penal militar [Internet]. Brasília: Casa Civil; 1969 [capturado em 20 jun. 2015]. Disponível em: http://www.planalto.gov.br/ccivil_03/decreto-lei/Del1001.htm.

5. Noronha EM. Direito penal. 19. ed. São Paulo: Saraiva; 1981.

6. Bruno A. Direito Penal. 3. ed. Rio de Janeiro: Forense; 1967.

7. Brasil. Presidência da República. Casa Civil. Decreto-lei n° 3.688, de 3 de outubro de 1941. Lei das contravenções penais [Internet]. Brasília: Casa Civil; 1941 [capturado em 20 jun. 2015]. Disponível em: http://www.planalto.gov.br/ccivil_03/decreto-lei/Del3688.htm.

8. Brasil. Presidência da República. Casa Civil. Decreto-Lei n° 2848, de 07 de dezembro de 1940. Código penal [Internet]. Brasília: Casa Civil; 1940 [capturado em 20 jun. 2015]. Disponível em: http://www.planalto.gov.br/ccivil_03/decreto-lei/del2848.htm.

9. Pierangeli JH. Códigos penais do Brasil: evolução histórica. Bauru: Jalovi; 1980.

10. Organização Mundial da Saúde. Classificação de transtornos mentais e de comportamento da CID-10. Porto Alegre: Artmed; 1993.

11. American Psychiatric Association. Manual diagnóstico e estatístico de transtornos mentais: DSM-5. 5. ed. Porto alegre: Artmed; 2014.

12. Hungria N. Comentários ao código penal. Rio de Janeiro: Forense; 1949.

13. Prosono M. History of forensic psychiatry. In: Rosner R, editor. Principles and practice of forensic psychiatry. 2nd ed. London: Hodder Arnold; 2003. p. 25-6.

14. Ferreira ABH. Novo dicionário Aurélio da língua portuguesa. 2. ed. Rio de Janeiro: Nova Fronteira; 1986.

LEITURAS SUGERIDAS

Chalub M. Introdução à psicopatologia forense. Rio de Janeiro: Forense; 1981.

Giorgi-Guarnieri D, Janofsky J, Keram E, Lawsky S, Merideth P, Mossman D, et al. AAPL practice guideline for forensic psychiatric evaluation of defendants raising the insanity defense. American Academy of Psychiatry and the Law. J Am Acad Psychiatry Law. 2002;30(2 Suppl):S3-40.

Scott CL. Competency to stand trial and the insanity defense. In: Simon RI, Gold LH, editors. Textbook of forensic psychiatry. 2nd ed. Washington: American Psychiatric; 2010. p. 337-71.

CAPÍTULO 9

Perícia nos Transtornos por Uso de Substâncias

Gabriela de Moraes Costa, Miguel Chalub, José G. V. Taborda

PONTOS-CHAVE

> A apuração da imputabilidade do agente que tenha cometido um delito em razão de dependência ou sob efeito de droga perfaz-se de acordo com o critério biopsicológico.

> À semelhança da avaliação de imputabilidade penal, o perito deverá verificar a existência de transtorno mental (no caso, decorrente do uso de substância psicoativa), o nexo de causalidade entre o transtorno e o delito e realizar percuciente exame da capacidade de entendimento e da capacidade de determinação.

> É necessário que a condição de estar "sob o efeito [...] de droga" seja "proveniente de caso fortuito ou força maior" para o reconhecimento da inimputabilidade ou da semi-imputabilidade.

> Aplica-se, aos indivíduos que cometeram delitos sob efeito de álcool ou de outra substância psicoativa, o princípio da *actio libera in causa*.

> A condição de embriaguez, seja por álcool, seja por substância de efeitos análogos, pode ser classificada de acordo com o tipo (não acidental ou acidental) e o grau (completa ou parcial). De acordo com a natureza da embriaguez, as consequências jurídico-penais poderão sofrer profundas alterações.

> **VINHETA**
>
> Cláudio, 48 anos, sexo masculino, casado, bancário, é usuário de álcool desde os 16 anos. Por muito tempo, teve bom desempenho profissional, mas problemas na vida familiar, como brigas constantes, eventuais agressões aos filhos e muito ciúmes da esposa, Jussara. Progressivamente, Cláudio aumentou o consumo de bebidas alcoólicas, evoluindo do uso de fermentados para destilados. Simultaneamente, passou a ter problemas no trabalho, de onde acabou afastado para o tratamento do alcoolismo. Nas vezes em que tentou interromper o consumo de bebidas, ficava inquieto, irritado, sudorético, com tremores nas mãos e cãibras musculares, o que o levava a recair. Também não conseguia aderir aos tratamentos que iniciava. Recentemente, seu quadro piorou, e ele desenvolveu a convicção de que estava sendo traído por Jussara. Procurou por "provas" de infidelidade, constantemente acusando-a em função de "indícios" que descobria e aumentando seu grau de agressividade, inclusive com agressões físicas. Um dia, ao perceber que a esposa havia saído de casa sozinha, convenceu-se de que ela teria ido ao encontro de um amante. Quando Jussara chegou em casa, Cláudio, após uma discussão, matou-a com uma faca de cozinha.

Este capítulo deve ser entendido como uma complementação do capítulo sobre perícia de imputabilidade penal, uma vez que trata exatamente do mesmo tema, mas visto sob a ótica da legislação brasileira sobre drogas. Por uma questão metodológica, serão discutidas também as patologias associadas ao uso de álcool e os efeitos da embriaguez sobre a responsabilidade penal, reguladas pelo Código Penal (CP)[1] e pelo Código Penal Militar (CPM).[2]

Inicialmente, cabe um pequeno esclarecimento sobre a dualidade de normas legais a respeito de inimputabilidade desde o advento da Lei de Tóxicos (LT)[3] de 1976. Até então, a única norma penal disciplinadora da matéria era o Artigo 22 do Código Penal[1] de 1940. Essa orientação foi mantida na reforma da Parte Geral do Código Penal[4] em 1984 e vige até o presente. A promulgação do Código Penal Militar,[2] em 1969, manteve inalterada a sistemática da lei geral e reiterou o critério biopsicológico no âmbito do direito penal castrense. Com a norma de 1976, também filiada ao critério biopsicológico, ocorreu uma importante alteração, que ensejou problemas em sua aplicação, como se verá a seguir.

A Lei de Tóxicos e suas alterações posteriores

Em outubro de 1976, foi promulgada a Lei n° 6.876,[3] conhecida como *Lei de Tóxicos*, que

> [...] dispõe sobre medidas de prevenção e repressão ao tráfico ilícito e uso indevido de substâncias entorpecentes ou que determinem dependência física ou psíquica, e dá outras providências.

Substituiu a LT[5] anterior, de 1971, que previa, em seus Artigos 10 e 11, a aplicação do critério biopsicológico e dizia respeito apenas aos infratores do Artigo 281 do CP[1] (comércio, posse ou uso de substância que determine dependência física ou psíquica). A

LT de 1976, entretanto, trazia uma importante novidade em seu Artigo 19, *in verbis*:[3]

> Art. 19. É isento de pena o agente que, em razão da dependência ou sob o efeito de substância entorpecente ou que determine dependência física ou psíquica proveniente de caso fortuito ou força maior, era, ao tempo da ação ou da omissão, qualquer que tenha sido a infração penal praticada, inteiramente incapaz de entender o caráter ilícito do fato ou de determinar-se de acordo com esse entendimento.
>
> Parágrafo único. A pena pode ser reduzida de 1/3 (um terço) a 2/3 (dois terços) se, por qualquer das circunstâncias previstas neste artigo, o agente não possuía, ao tempo da ação ou da omissão, a plena capacidade de entender o caráter ilícito do fato ou determinar-se de acordo com esse entendimento.

Trata-se efetivamente de uma novidade, porque, apesar de a LT[3] de 1976 reiterar a adoção do critério biopsicológico para a determinação da imputabilidade, a antiga LT era aplicável exclusivamente aos delitos previstos no Artigo 281 do CP,[1] ao passo que a norma de 1976 abrangia qualquer delito, desde que o agente fosse dependente químico e/ou estivesse sob efeito de substância entorpecente que o privasse de compreensão ou de autodeterminação na ocasião de sua prática. Além dessa alteração, a LT[3] de 1976 revogou o Artigo 281 do CP[1] e trouxe para seu âmbito a descrição das figuras típicas relacionadas aos crimes de tráfico e/ou de uso de substâncias ilícitas.

Outra novidade da legislação constava no Artigo 29, que dizia o seguinte:[3]

> Art. 29. Quando o juiz absolver o agente, reconhecendo por força de perícia oficial que ele, em razão de dependência, era, ao tempo da ação ou da omissão, inteiramente incapaz de entender o caráter ilícito do fato ou de determinar-se de acordo com esse entendimento, ordenará que seja o mesmo submetido a tratamento médico.
>
> § 1°. Verificada a recuperação, será esta comunicada ao juiz, que, após comprovação por perícia oficial, e ouvido o Ministério Público, determinará o encerramento do processo.

Desse dispositivo originou-se o exame de recuperação de dependência, análogo ao exame de verificação de cessação de periculosidade, conceitos equívocos, que igualam transtorno mental a suposta periculosidade (vide discussão mais profunda desse tema no capítulo sobre avaliação de risco de violência).

Ao longo do último quartel do século XX, houve pequenas alterações na legislação sobre tóxicos, as quais não alteraram o conceito legal de inimputabilidade. Em 2002, foi promulgada uma lei tecnicamente muito mal redigida, a Lei n° 10.409,[6] que visava substituir inteiramente a LT[3] de 1976. Sua redação foi tão desastrada que o País passou a conviver com duas normas: a de 2002, disciplinando alguns temas, e a de 1976, disciplinando outros, entre eles o da inimputabilidade.

Essa anômala situação não poderia persistir. Assim, em agosto de 2006, foi promulgada a Lei n° 11.343,[7] que

> Institui o Sistema Nacional de Políticas Públicas sobre Drogas – SISNAD; prescreve medidas para prevenção do uso indevido, atenção e reinserção social de usuários e dependentes de drogas; estabelece normas para repressão à produção não autorizada e ao tráfico ilícito de drogas; define crimes e dá outras providências,

e é conhecida como *Lei de Drogas* (LD). A LD mantém inalterada a orientação da LT sobre os critérios de inimputabilidade de usuários de drogas ilícitas, como se vê a partir dos artigos a seguir:[7]

Art. 45. É isento de pena o agente que, em razão da dependência, ou sob o efeito, proveniente de caso fortuito ou força maior, de droga, era, ao tempo da ação ou da omissão, <u>qualquer que tenha sido a infração penal praticada</u>, inteiramente incapaz de entender o caráter ilícito do fato ou de determinar-se de acordo com esse entendimento.

Parágrafo único. Quando absolver o agente, reconhecendo, por força pericial, que este apresentava, à época do fato previsto neste artigo, as condições referidas no *caput* deste artigo, poderá determinar o juiz, na sentença, o seu encaminhamento para tratamento médico adequado.

Art. 46. As penas podem ser reduzidas de um terço a dois terços se, por força das circunstâncias previstas no art. 45 desta Lei, o agente não possuía, ao tempo da ação ou da omissão, a plena capacidade de entender o caráter ilícito do fato ou de determinar-se de acordo com esse entendimento.

Do que foi exposto, constata-se o seguinte:[7]

- a apuração da imputabilidade do agente que tenha cometido delito em razão de dependência ou sob efeito de droga perfaz-se de acordo com o critério biopsicológico
- aos semi-imputáveis pode haver a redução de um a dois terços da pena imposta. Nesse caso, pelo teor do Artigo 98 do CP, se houver "especial tratamento curativo", a pena poderá ser substituída por medida de segurança
- é necessário que a condição de estar "sob o efeito [...] de droga" seja "proveniente de caso fortuito ou força maior" para o reconhecimento da inimputabilidade ou da semi-imputabilidade
- aplica-se aos agentes incursos na LD o princípio da *actio libera in causa*
- a apuração da inimputabilidade, nos termos da LD, abrange a prática de qualquer delito, não apenas aqueles relacionados ao tráfico de drogas

Imputabilidade penal dos usuários de substâncias psicoativas

O texto a seguir é uma adaptação do que foi discutido no capítulo voltado aos transtornos mentais decorrentes do uso de substâncias psicoativas (SPAs). Assim, muitas questões importantes serão apenas mencionadas, pois já foram abordadas com maior profundidade anteriormente. Será dada ênfase às diferenças entre os dois comandos legais: CP[1] e LD.[7]

Uma vez que a LD também adota o critério biopsicológico, deve-se observar a presença dos seguintes requisitos:[7]

- *Elemento biológico, ou causal* – representado, no texto legal, pela expressão "dependência, ou sob o efeito [...] de droga". Na *Classificação de transtornos mentais e de comportamento da CID-10*,[8] corresponde à maioria dos quadros descritos no capítulo Transtornos Mentais e de Comportamento Decorrentes do Uso de Substância Psicoativa: códigos F11 (opioides), F12 (canabinoides), F14 (cocaína), F15 (anfetaminas), F16 (alucinógenos), F18 (solventes voláteis) e F19 (múltiplas drogas). Não estão abrangidos pela LD o álcool (F10), os sedativos e hipnóticos (F13), a cafeína (F15) e o tabaco (F17). O código F19 poderá não ser aplicável também se "as múltiplas drogas" não incluírem alguma das substâncias ilícitas. No caso de usuários de álcool, deve-se recorrer ao Artigo 26 do CP[1] e a seu conceito legal de *doença mental*, que abrange algumas das patologias do código F10, uma vez que os transtornos decorrentes do uso de álcool devem ser dirimidos nos aspectos psiquiátrico-forenses pelas determinações do Código Penal.[1]

> *Elemento psicológico, ou consequencial* – requer prejuízo total ou parcial da capacidade de "entender o caráter ilícito do fato" ou "de determinar-se de acordo com esse entendimento". Diz respeito aos componentes *cognitivo* (entendimento) e *volitivo* (determinação) que orientam a conduta humana autônoma. Nesse ponto, não há qualquer diferença em relação à norma do Artigo 26 do CP.[1]

> *Fator cronológico* – à semelhança do Artigo 26 do CP,[1] exige a verificação do estado dos elementos biológico e psicológico no momento do fato delituoso.

À semelhança da avaliação de imputabilidade penal, o perito deverá verificar a existência de transtorno mental (no caso, decorrente do uso de substância psicoativa), o nexo de causalidade entre o transtorno e o delito e examinar a capacidade de entendimento e de determinação do agente à época do fato. Com tal objetivo, deverá proceder à anamnese e ao levantamento de dados da história clínica, pessoal e familiar do examinando. Em usuários de substâncias psicoativas, os exames complementares sempre devem incluir *screening* de urina para metabólitos de drogas e/ou álcool. Da mesma forma que na perícia de imputabilidade penal, o estudo da criminogênese e da criminodinâmica fornecerá subsídios decisivos para o psiquiatra forense.

A seguir, são descritas as variáveis ora discriminadas.

TRANSTORNO MENTAL

Transtorno mental, no sentido em que a LD[7] emprega a expressão – "dependência, ou sob o efeito [...] de droga" –, compreende todos os especificadores (terceiro dígito) dos transtornos decorrentes do uso de opioides, canabinoides, cocaína, anfetaminas, alucinógenos e solventes voláteis. Assim, inclui síndrome de dependência (F1x.2), estado de abstinência (F1x.3), estado de abstinência com *delirium* (F1x.4), transtorno psicótico (F1x.5), síndrome amnéstica (F1x.6), transtorno psicótico residual e de início tardio (F1x.7) e outros transtornos mentais e de comportamento (F1x.8), bem como seus subtipos (quarto dígito). Os especificadores intoxicação aguda (F1x.0) e uso nocivo (F1x.1), por força do princípio *actio libera in causa*, dificilmente poderão levar a uma conclusão de inimputabilidade. No caso da intoxicação aguda, entretanto, caso se dê sob a forma de intoxicação patológica ou como decorrência de um quadro de dependência, a inimputabilidade poderá ser reconhecida. Na última hipótese, porém, a patologia determinante para tal conclusão será a dependência (F1x.2), não a intoxicação (F1x.0).

No caso de quadros psiquiátricos decorrentes do uso de álcool, aplica-se o disposto no Artigo 26 do CP.[1] Esse mesmo artigo aplica-se aos quadros associados a sedativos ou hipnóticos, mas o papel dessas substâncias na gênese de crimes não tem maior relevância, exceto por alguns relatos de estados confusionais agudos durante o uso de zolpidem, nos quais houve prejuízos na tomada de decisões, associados a amnésia anterógrada, alucinações e automatismos.[9,10]

A determinação de quais substâncias estão enquadradas na LD[7] consta em seu Artigo 1°, parágrafo único, que determina:

> Para fins desta Lei, consideram-se como drogas as substâncias ou os produtos capazes de causar dependência, assim especificados em lei ou relacionados em listas atualizadas periodicamente pelo Poder Executivo da União".

No caso, o órgão do Poder Executivo encarregado de elaborar essa lista é a Agência Nacional de Vigilância Sanitária (Anvisa), que, no Anexo 1 da Portaria n° 344, discrimina, na Lista F (Lista das Substâncias Proscritas no Brasil), os entorpecentes (Lista F1) e psicotrópicos (Lista F2) de uso proibido no território nacional.[11] Em 14 de janeiro de 2015, a Anvisa decidiu pela retirada do derivado canabinoide canabidiol (CBD) da lista de substâncias proscritas no Brasil. Com isso, o CBD passou a ser enquadrado no rol de substâncias sujeitas a controle especial (Lista C1).[11]

NEXO DE CAUSALIDADE

A avaliação do nexo causal de acordo com a LD[7] segue os mesmos critérios observados nas perícias de imputabilidade penal realizadas sob a égide do CP.[1]

CAPACIDADES DE ENTENDIMENTO

A capacidade de entendimento, *elemento cognitivo* da ação humana, deve ser apreciada da mesma forma que nas avaliações de imputabilidade penal realizadas de acordo com o CP.[1] Estando preservada a capacidade de entendimento, o ato deve ter sido praticado de acordo com adequada avaliação da realidade externa, tendo o indivíduo compreensão do que fez e se agiu de forma certa ou errada, preservando a crítica acerca da natureza socialmente reprovável de sua conduta.

A CAPACIDADE DE DETERMINAÇÃO

A capacidade de determinação corresponde ao *elemento volitivo* da ação humana. Assim como nas avaliações de imputabilidade, essa é uma das tarefas mais complexas das perícias de dependência química, principalmente quando se está diante de pacientes cujo diagnóstico é, propriamente, o de dependência (F1x.2) de alguma substância ilícita. O paciente com transtorno por uso de substância grave (dependente) – não estando intoxicado, nem em estado de abstinência com *delirium*, nem em quadro psicótico, nem com considerável déficit cognitivo –, em princípio, deve manter sua capacidade de entendimento e distinguir o permitido do proibido. Entretanto, pode-se discutir a possibilidade de autodeterminação daqueles que se encontram em crise de abstinência pura. Em tais condições, surgindo o desejo/necessidade de consumo da droga, poderia o indivíduo controlar sua conduta de forma a não transgredir a lei? Poderia ele não praticar a ação ilícita se assim o quisesse? As opiniões se dividem. Um critério prático para esclarecer tal ponto remonta ao antigo conceito de dependência, que contemplava a possibilidade de dependência física ou psíquica. A dependência física é aquela cujos sintomas de abstinência são de natureza objetiva, causando graves perturbações fisiológicas no organismo, muitas delas potencialmente fatais. A dependência psíquica manifesta-se apenas por meio de sintomas de abstinência subjetivos, como ansiedade, irritabilidade, inquietude e insônia, nenhum deles grave nem ameaçador à sobrevivência, e todos dentro das possibilidades de autocontrole. Dentro desse critério, substâncias como *Cannabis*, anfetaminas, alucinógenos e voláteis, como regra, tenderiam a ser consideradas não causadoras de prejuízo da determinação. O mesmo se poderia dizer da cocaína aspirada. No sentido contrário, álcool e opioides, devido à intensidade do sofrimento produzido pela abstinência, podem reduzir ou abolir o elemento volitivo da conduta, bem como, em determinados casos, o *crack*. Acentua-se que a existência de fissura ou forte desejo ou necessidade de usar a substância (*craving*) não significa abstinência.

De qualquer forma, deve-se avaliar cuidadosamente cada caso, com a identificação precisa da cadeia de fatos: início do uso, quantidades consumidas, frequência de consumo, fatores desencadeantes do consumo, última dose utilizada antes do crime, sintomas de abstinência e sua intensidade e motivação para o delito (como o delito praticado poderia aplacar imediatamente o desejo/necessidade de mitigar os sintomas de abstinência). Com esses elementos e o auxílio da criminodinâmica, pode-se chegar a uma conclusão precisa.

Os transtornos por uso de substâncias no DSM-5

Em 1980, o DSM-III (terceira edição do *Manual diagnóstico e estatístico de transtornos mentais*)[12] introduziu as categorias de abuso e dependência de substâncias, tendo como pressupostos para esta a existência de tolerância ou abstinência e para aquele um padrão patológico de uso ou consequências negativas decorrentes dele. Em 2013, sob outro prisma, o DSM-5 aboliu a dicotomia abuso/dependência, passando a viger uma combinação dos critérios de abuso e dependência em um diagnóstico único de transtorno por uso de substâncias (TUS), indo de leve a grave em relação à intensidade.[13] A característica essencial de um TUS consiste na ocorrência de um agrupamento de sintomas cognitivos, comportamentais e fisiológicos, indicando o uso contínuo da substância apesar de problemas significativos a ele relacionados. Em uma estimativa geral de intensidade, um TUS leve é sugerido pela presença de dois ou três dos sintomas descritos a seguir; moderado, por quatro ou cinco sintomas; e grave, por seis ou mais sintomas. A modificação da gravidade ao longo do tempo também reflete a redução ou o aumento na dose e/ou na frequência do uso da substância, conforme a avaliação do relato do próprio indivíduo, de outras pessoas cientes do caso, observações médicas e exames biológicos.

A intoxicação pode, às vezes, persistir além do tempo durante o qual a substância é detectável no corpo, em decorrência de efeitos duradouros sobre o sistema nervoso central, cuja recuperação leva mais tempo do que a eliminação da substância. Esses efeitos prolongados da intoxicação devem ser diferenciados da abstinência (i.e., sintomas iniciados por um declínio nas concentrações de uma substância no sangue e nos tecidos). Os critérios do DSM-5 para intoxicação e abstinência estão descritos neste capítulo nas seções específicas para cada substância.[13] Os critérios diagnósticos para TUS estão relacionados no Quadro 9.1, devendo-se registrar o nome da substância específica em cada caso.

Especificidades clínicas do álcool e das principais drogas ilícitas

A seguir, são descritas algumas características clínicas, de acordo com o DSM-5,[13] do álcool e de algumas drogas ilícitas – estas últimas, "substâncias proscritas no Brasil", segundo a Anvisa[14] – que podem ser de interesse para o perito psiquiatra.

ÁLCOOL

O álcool é a substância psicoativa mais consumida pela população brasileira. O I Levantamento Nacional de Álcool e Drogas[15] apontou que 65% dos homens e 41% das mulheres eram não abstinentes em 2006 (total = 52%), passando às taxas de 62 e 38%, respectivamente (total = 50%), no II Levantamento, de 2012.[16] Nesse período, não houve mudanças específicas na população abstinente por gênero, ou seja, manteve-se a proporção significativamente maior de bebedores entre os homens (o número de homens adultos não abstinentes observado em 2012 é 1,6 vezes maior que o número de mulheres). Ainda que a prevalência de bebedores não tenha apresentado alterações significativas, ao analisarmos o tipo de consumo realizado, encontramos mudanças nas quantidades e na rotina de consumo do álcool, como, por exemplo, no caso de ingestão em *binge* – ingerir, em uma mesma ocasião, em um intervalo de

QUADRO 9.1 CRITÉRIOS DIAGNÓSTICOS PARA TRANSTORNO POR USO DE SUBSTÂNCIAS

A. Um padrão problemático de uso da substância, levando a um comprometimento ou sofrimento clinicamente significativos, manifestado por pelo menos dois dos seguintes critérios, ocorrendo durante um período de 12 meses:
  1. A substância é frequentemente consumida em maiores quantidades ou por um período mais longo do que o pretendido.
  2. Existe um desejo persistente ou esforços malsucedidos no sentido de reduzir ou controlar o uso da substância.
  3. Muito tempo é gasto em atividades necessárias para a obtenção da substância, sua utilização ou na recuperação de seus efeitos.
  4. Fissura ou um forte desejo ou necessidade de usar a substância.
  5. Uso recorrente da substância, resultando no fracasso em desempenhar papéis importantes no trabalho, na escola ou em casa.
  6. Uso continuado da substância, apesar de problemas pessoais ou interpessoais persistentes ou recorrentes causados ou exacerbados por seus efeitos.
  7. Importantes atividades sociais, profissionais ou recreativas são abandonadas ou reduzidas em virtude do uso da substância.
  8. Uso recorrente da substância em situações nas quais isso representa perigo para a integridade física.
  9. O uso é mantido apesar da consciência de ter um problema físico ou psicológico persistente ou recorrente que tende a ser causado ou exacerbado pela substância.
  10. Tolerância, definida por qualquer um dos aspectos:
      a. Necessidade de quantidades progressivamente maiores da substância para alcançar a intoxicação ou o efeito desejado.
      b. Efeito acentuadamente menor com o uso continuado da mesma quantidade da substância.
  11. Abstinência, manifestada por qualquer um dos aspectos (exceto para os inalantes e o alucinógeno fenciclidina):
      a. Síndrome de abstinência característica da substância.
      b. A substância ou outra substância estreitamente relacionada é consumida para aliviar ou evitar os sintomas de abstinência.

Fonte: American Psychiatric Association.[12]

até 2 horas, cinco doses ou mais, no caso de homens, e quatro doses ou mais, no caso de mulheres. Em 2006, 45% dos não abstinentes declararam ter bebido em *binge* alguma vez nos últimos 12 meses – em 2012, esse número subiu para 58%. Entre os homens, a proporção de indivíduos que bebeu dessa forma aumentou de 54%, em 2006, para 66%, em 2012, enquanto entre as mulheres passou de 34%, em 2006, para 48%, em 2012. Adicionalmente, houve crescimento na frequência da ingestão alcoólica. Em 2006, 42% da população não abstinente declarou beber pelo menos uma vez por semana; em 2012, essa proporção subiu para 53%. Outro dado que merece atenção é a precocidade na experimentação: entre os brasileiros adultos em 2006, 13% tinham experimentado bebidas alcoólicas com menos de 15 anos, enquanto em 2012 esse número passou para 22% (lembrando que 18 anos é a idade mínima permitida legalmente). Além disso, foi observada prevalência de dependentes (TUS grave) na população brasileira de 6,8% (10,5% entre os homens e 3,6% entre as mulheres).[16]

A intoxicação pelo álcool pode provocar alterações no afeto, na linguagem, na conduta e na cognição, conforme observado nos critérios diagnósticos (Quadro 9.2).

QUADRO 9.2 CRITÉRIOS DIAGNÓSTICOS PARA INTOXICAÇÃO PELO ÁLCOOL

A. Ingestão recente de álcool.

B. Alterações comportamentais ou psicológicas clinicamente significativas ou problemáticas (p. ex., comportamento sexual ou agressivo inadequado, humor instável, julgamento prejudicado) desenvolvidas antes ou logo após a ingestão de álcool.

C. Um ou mais dos seguintes sinais ou sintomas, desenvolvidos durante ou logo após o uso de álcool:
  1. Fala arrastada
  2. Incoordenação
  3. Instabilidade na marcha
  4. Nistagmo
  5. Comprometimento da atenção ou da memória
  6. Estupor ou coma

D. Os sinais ou sintomas não são atribuíveis a outra condição médica nem mais bem explicados por outro transtorno, incluindo intoxicação por outra substância.

Fonte: American Psychiatric Association.[12]

O indivíduo intoxicado com frequência irá apresentar-se com hálito etílico, conjuntivas hiperemiadas e marcha ébria, em estágios que variam da embriaguez leve à anestesia, de acordo com o tipo e a quantidade de bebida ingerida, bem como a tolerância do usuário.[17] Ante a hipótese de embriaguez, pode-se utilizar para sua corroboração a dosagem de alcoolemia, por meio das seguintes matrizes biológicas: saliva, urina, líquido cerebrospinal, ar expirado e sangue. Não obstante a vasta gama de opções, o ar expirado guarda melhor correlação com os níveis sanguíneos (p. ex., via utilização de etilômetros/bafômetros).[18,19] A correlação entre os níveis plasmáticos de álcool e seus correspondentes clínicos pode ser vista no Quadro 9.3. Todavia, o teste clínico da alcoolemia deve ser validado mediante exame clínico (sinais de embriaguez) e, eventualmente, prova testemunhal.

A literatura relata a ocorrência de delírios de ciúmes em 5,6 a 34% dos alcoolistas, especialmente na fase de intoxicação e comumente associada a comportamento violento.[20] O *delirium tremens* é uma consequência da abstinência (absoluta ou relativa) do álcool, em portadores de TUS grave. Estima-se que esteja presente em 3 a 5% dos pacientes hospitalizados por abstinência alcoólica (os critérios para abstinência são descritos no Quadro 9.4).[21] Trata-se de verdadeira psicose orgânica, cuja tríade clássica de sintomas inclui alteração no nível de consciência, alucinações ou ilusões vívidas afetando quaisquer modalidades sensoriais e tremor marcante. Convulsões são percebidas em cerca de 20% dos pacientes com *delirium tremens*.[21,22] Além disso, pode ocorrer quadro alucinatório (visual e auditivo), similar ao *delirium tremens*, aproximadamente 48 horas após a diminuição, o aumento ou a interrupção do consumo de álcool. Essa condição, denominada alucinose alcoólica, não provoca alteração no nível de consciência.[22]

Como cediço, o álcool está associado à violência e à criminalidade. Uma investigação sobre 9 mil crimes violentos encontrou que dois terços dos autores e quase a metade das vítimas havia consumido álcool previamente ao fato criminoso.[23] Em outro estudo, que avaliou homicídios cometidos por idosos, 44% dos agressores e 40% das

QUADRO **9.3** NÍVEIS PLASMÁTICOS DE ÁLCOOL E SINTOMATOLOGIA RELACIONADA

Alcoolemia (mg%)	Quadro clínico
30	Euforia, excitação, leves déficits na atenção
50	Incoordenação motora discreta, alterações comportamentais
100	Incoordenação motora proeminente, ataxia, diminuição da concentração, alteração dos reflexos, piora do humor
200	Piora da ataxia, náuseas, êmese
300	Disartria, amnésia, hipotermia, anestesia
400	Coma, óbito

Fonte: Adaptado de Marques e colaboradores.[17]

vítimas estavam sob influência do álcool.[24] Uma revisão sistemática evidenciou que, mesmo entre amostras de usuários de drogas ilícitas, o álcool foi a substância mais associada a violência.[25] Em amostra de infratores liberados da prisão e com história de uso de álcool nos dias que antecederam o cárcere, a quantidade e a frequência de uso da bebida foram variáveis preditoras de conduta violenta.[26] Não obstante, um fator que emerge de outro estudo acerca da relação entre álcool e homicídio são as altas

QUADRO **9.4** CRITÉRIOS DIAGNÓSTICOS PARA ABSTINÊNCIA PELO ÁLCOOL

A.	Cessação ou redução do uso pesado e prolongado de álcool.
B.	Dois ou mais dos seguintes sintomas, desenvolvidos no período de algumas horas a alguns dias após a cessação ou redução: 1. Hiperatividade autonômica (p. ex., sudorese ou taquicardia) 2. Tremor aumentado nas mãos 3. Insônia 4. Náuseas ou vômitos 5. Alucinações ou ilusões visuais, táteis ou auditivas transitórias 6. Agitação psicomotora 7. Ansiedade 8. Convulsões tônico-clônicas generalizadas
C.	Os sinais e os sintomas do critério B causam sofrimento clinicamente significativo ou prejuízo no funcionamento social, profissional ou em outras áreas importantes da vida do indivíduo.
D.	Os sinais ou sintomas não são atribuíveis a outra condição médica nem são mais bem explicados por outro transtorno mental, incluindo intoxicação por, ou abstinência de outra substância.

Fonte: American Psychiatric Association.[13]

taxas de envolvimento prévio com o sistema legal entre homicidas que eram usuários de álcool.[27]

Dados nacionais indicam que 2,6% da população brasileira já teve envolvimento em brigas com agressão física, sendo igual a 6% a quantidade de agressores homens com menos de 30 anos. Todavia, esse número aumenta para 27% quando se considera a população de homens bebedores problemáticos menores de 30 anos. Além disso, 6% dos brasileiros relataram ter sido vítimas de agressão física pelo parceiro, havendo relação com o consumo de álcool pelo agressor em 50% desses casos (3,4 milhões de pessoas); 22% dos brasileiros declararam ter sofrido violência física na infância, e em 20% dos casos o abusador havia bebido (6 milhões de pessoas).[16]

CANABINOIDES

No Brasil, mais de 1,5 milhão de adultos consomem *Cannabis* diariamente, 8 oito milhões já a experimentaram alguma vez na vida – o equivalente a 6,8% da população, sendo que 62% destes tiveram contato com a droga antes dos 18 anos. Em torno de 40% dos consumidores tinham TUS grave (dependência), o equivalente a mais de 1% da população brasileira.[16] O Uruguai e os Estados norte-americanos de Washington e Colorado legalizaram o uso recreativo dessa substância, e nos EUA já é maior a procura por tratamento para seus efeitos adversos. Embora seja demasiado cedo para avaliar o impacto da legalização em termos de saúde pública e criminalidade, as estimativas do United Nations Office on Drugs and Crime (UNODC) são de que o uso irá se tornar mais frequente e de início cada vez mais precoce, aumentando os gastos com prevenção e tratamento. Na América Latina e no Caribe, por exemplo, as admissões para tratamento de transtornos por uso de *Cannabis* subiram de 24 para 40% entre 2003 e 2012.[28] Substância de usos recreativo e industrial, a *Cannabis* teve o seu componente canabidiol (CBD) liberado para uso medicinal e terapêutico no Brasil em crianças e adolescentes portadores de epilepsias refratárias aos tratamentos convencionais, uma vez que esse canabinoide, usado isoladamente, não gera dependência nem apresenta os efeitos psicotrópicos da *Cannabis sativa*. No que concerne ao seu uso terapêutico, é vedada ao médico a prescrição da *Cannabis in natura* para uso medicinal, bem como de quaisquer outros derivados que não o CBD.[29] A *Cannabis* pode induzir sintomas psicóticos transitórios (com resolução espontânea em torno de 3 a 4 horas) em indivíduos saudáveis durante a fase de intoxicação, os quais parecem estar relacionados aos níveis de delta-9-tetra-hidrocanabinol (THC), seu principal componente ativo, à frequência e à idade de início do uso da substância. Déficits motores, cognitivos (perda de memória de curto prazo, com dificuldade em recordar eventos ocorridos imediatamente após sua utilização) e quadros de natureza ansiosa costumam acompanhar a intoxicação.[30] A *psicose induzida por maconha* (persistência de sintomas psicóticos além da fase de intoxicação, com clareza de consciência e recorrência apenas no contexto de reexposição canábica) é também reconhecida na clínica e na literatura,[31,32] entretanto, não sem algum debate. Nesse sentido, um estudo dinamarquês acompanhou, pelo tempo mínimo de três anos, 535 indivíduos com diagnóstico inicial de psicose canábica. Esses pacientes foram mantidos em abstinência, sendo 44,5% reclassificados como portadores de transtorno do espectro esquizofreniforme e 4,1% de transtorno delirante.[33] Todavia, permanece controverso se a maconha precipitaria transtornos psicóticos que, de outra forma, jamais teriam ocorrido, se ela os provoca somente em sujeitos com predisposição à psicose ou se ela simplesmente antecipa os sintomas em indivíduos com doença em fase subclínica.[30,31,34] Nos Quadros 9.5 e 9.6 estão relacionados os critérios para intoxicação e abstinência canábica.

Uma metanálise demonstrou associação entre o uso de maconha e envolvimento criminal (ainda que essa associação

QUADRO **9.5** CRITÉRIOS DIAGNÓSTICOS DA INTOXICAÇÃO POR *CANNABIS*

A. Uso recente de *Cannabis*.

B. Alterações comportamentais ou psicológicas clinicamente significativas e problemáticas (p. ex., prejuízo em coordenação motora, euforia, ansiedade, sensação de lentidão do tempo, julgamento prejudicado, retraimento social) desenvolvidas durante ou logo após o uso de *Cannabis*.

C. Dois ou mais dos seguintes sinais ou sintomas, desenvolvidos no período de duas horas após o uso de *Cannabis*:
 1. Conjuntivas hiperemiadas
 2. Apetite aumentado
 3. Boca seca
 4. Taquicardia

D. Os sinais ou sintomas não são atribuíveis a outra condição médica nem são mais bem explicados por outro transtorno mental, incluindo intoxicação por outra substância.

Especificar se: com perturbações da percepção.

Fonte: American Psychiatric Association.[13]

QUADRO **9.6** CRITÉRIOS DIAGNÓSTICOS PARA ABSTINÊNCIA DE *CANNABIS*

A. Cessação do uso pesado e prolongado de *Cannabis* (i.e., normalmente uso diário ou quase diário durante o período mínimo de alguns meses).

B. Três ou mais dos seguintes sinais ou sintomas, desenvolvidos no prazo de aproximadamente uma semana do Critério A:
 1. Irritabilidade, raiva ou agressividade
 2. Nervosismo ou ansiedade
 3. Dificuldade em dormir (insônia, sonhos perturbadores)
 4. Apetite reduzido ou perda de peso
 5. Inquietação
 6. Humor deprimido
 7. Pelo menos um dos seguintes sintomas físicos causa desconforto significativo: dor abdominal, tremor, sudorese, calafrios ou cefaleia

C. Os sinais e os sintomas do Critério B causam sofrimento clinicamente significativo ou prejuízo no funcionamento social, profissional ou em outras áreas importantes da vida do indivíduo.

D. Os sinais ou sintomas não são atribuíveis a outra condição médica nem são mais bem explicados por outro transtorno mental, incluindo intoxicação por, ou abstinência de outra substância.

Fonte: American Psychiatric Association.[13]

tenha sido mais forte para outras substâncias ilícitas, como anfetaminas, cocaína ou opiáceos).[35] O uso da *Cannabis* estaria implicado em prejuízos atencionais, de memorização e declínio cognitivo gradual (mais comuns em usuários crônicos), os quais poderiam encorajar decisões que levam ao crime; além disso, os usuários interagiriam com redes de uso de substâncias ilícitas, ficando expostos a uma subcultura de violência.[36] Em usuários de maconha com histórico de agressividade, a presença de sintomas de abstinência aumentou em aproximadamente 60% o risco de agressão ao parceiro.[37] Ademais, de acordo com o último relatório do UNODC, a *Cannabis* é a droga mais associada a crimes relacionados ao uso de substâncias.[28]

COCAÍNA E DERIVADOS

Na América, ao contrário da tendência mundial de estabilização, o uso de cocaína permanece em níveis elevados. No Brasil, vem ocorrendo aumento no consumo de cocaína e seus derivados (particularmente o *crack*).[28] A prevalência do uso da cocaína na vida (*lifetime*) pela população brasileira adulta é de 3,8% (cerca de 5 milhões de brasileiros), com 1,7% de uso nos últimos 12 meses (mais de 2 milhões de brasileiros) para a cocaína aspirada e de 1,4% (*lifetime*) e 1% (último ano) para a cocaína fumada (*crack* e *oxi*). Enquanto 2,6% dos brasileiros já tiveram envolvimento em brigas com agressão física, o percentual de agressores que haviam feito uso de cocaína foi de alarmantes 57%.[16] Os quadros de intoxicação e abstinência pelos psicoestimulantes cocaína e seus derivados estão relacionados nos Quadros 9.7 e 9.8.

O uso da cocaína afeta áreas do cérebro relacionadas a função motora, aprendizagem, emoção, memória e função executiva (tomada de decisão, controle inibitório, atenção seletiva e monitoramento de desempenho). A cocaína, após ser fumada na

QUADRO **9.7 CRITÉRIOS DIAGNÓSTICOS PARA INTOXICAÇÃO POR ESTIMULANTES**

A. Uso recente de uma substância tipo anfetamina, cocaína ou outro estimulante.
B. Alterações comportamentais ou psicológicas clinicamente significativas ou problemáticas (p. ex., euforia ou embotamento afetivo, alterações na sociabilidade, hipervigilância, sensibilidade interpessoal, ansiedade, tensão ou raiva, comportamentos estereotipados, julgamento prejudicado) desenvolvidas durante ou logo após o uso de um estimulante.
C. Dois ou mais dos seguintes sinais ou sintomas desenvolvidos durante ou logo após o uso de estimulantes: 1. Taquicardia ou bradicardia 2. Dilatação pupilar 3. Pressão arterial elevada ou diminuída 4. Transpiração ou calafrios 5. Náuseas ou vômitos 6. Evidências de perda de peso 7. Agitação ou retardo psicomotor 8. Fraqueza muscular, depressão respiratória, dor torácica ou arritmias cardíacas 9. Confusão, convulsões, discinesias, distonias ou coma
D. Os sinais ou sintomas não são atribuíveis a outra condição médica nem são mais bem explicados por outro transtorno mental, incluindo intoxicação por, ou abstinência de outra substância.

Fonte: American Psychiatric Association.[13]

QUADRO **9.8** CRITÉRIOS DIAGNÓSTICOS PARA ABSTINÊNCIA DE ESTIMULANTES

A. Cessação ou redução do uso prolongado de substância do tipo cocaína, anfetamina ou outro estimulante.

B. Humor disfórico e duas ou mais das seguintes alterações fisiológicas, desenvolvidas no prazo de algumas horas a vários dias após o Critério A:
   1. Fadiga
   2. Sonhos vívidos ou desagradáveis
   3. Insônia ou hipersonia
   4. Aumento do apetite
   5. Retardo ou agitação psicomotora

C. Os sinais e os sintomas do Critério B causam sofrimento clinicamente significativo ou prejuízo no funcionamento social, profissional ou em outras áreas importantes da vida do indivíduo.

D. Os sinais ou sintomas não são atribuíveis a outra condição médica nem são mais bem explicados por outro transtorno mental, incluindo intoxicação por, ou abstinência de outra substância.

Fonte: American Psychiatric Association.[13]

forma de *crack*, é absorvida em segundos por ampla superfície pulmonar, chegando rapidamente ao sistema nervoso central; apresenta duração de efeitos muito curta (em torno de 5 minutos), o que faz o indivíduo voltar a usá-la com maior frequência do que ocorreria por outras vias. A cocaína atua em áreas do córtex pré-frontal, temporal e em circuitos do sistema de recompensa cerebral (de natureza dopaminérgica). A alteração de neurotransmissores (dopaminérgicos, serotoninérgicos e noradrenérgicos) pode estar relacionada aos sintomas depressivos, de fissura ou compulsivos muitas vezes observados nesses usuários, uma vez que a cocaína, no lobo frontal, produz o mecanismo de vasoespasmo, que parece reduzir o consumo de glicose no córtex pré-frontal.[38] Ademais, quando o lobo frontal é ativado, as regras do comportamento social nele armazenadas levam à inibição de reações mais primitivas (tais como comportamento violento ou agressivo, ameaças físicas, intimidações) diante de provocações ambientais. Quando existe lesão ou disfunção do lobo frontal, formas de comportamento socialmente inadequadas podem surgir em resposta às ameaças (reais ou potenciais).[39]

ANFETAMINAS

O termo *estimulantes do tipo anfetamina* compreende um grupo de substâncias sintéticas: anfetamina, metanfetamina, *ecstasy* (MDMA e seus análogos). Os Estados Unidos estão passando por grave crise em função da disseminação do uso de metanfetamina (especialmente em sua forma cristalina – *ice*), de modo que se especula que as anfetaminas estejam atuando como substitutas da cocaína naquele país.[28] A prevalência de uso por adultos no Brasil foi de 0,3% para o cristal (na vida e nos últimos 12 meses), e para o *ecstasy* foi de 0,7% na vida e 0,2% no último ano.[16] Sua utilização é seguida de sintomas euforizantes e estimulantes, podendo ocorrer ansiedade, irritabilidade, labilidade afetiva, sensação de poder e comportamentos agressivos, bem como delírios paranoides e alucinações (sendo mais comuns as táteis e as visuais). A síndrome de abstinência não é incomum; além disso, os psicoestimulantes anfetamínicos são um fator de risco para o desenvolvimento de sintomas psicóticos.[28] Em sujeitos que desenvolvem tais sintomas, a remissão costuma ocorrer dentro de dias ou semanas, embora eles possam ser prolongados ou mesmo persistentes.[31] Ressalta-se que os efeitos psicofisiológicos das anfetaminas estão relacionados a conduta agressiva/violenta.[28] Os critérios diagnósticos para intoxicação e abstinência são os mesmos descritos anteriormente para a cocaína.[13]

OPIOIDES

Proveniente da papoula, o ópio contém substâncias psicoativas cujos derivados naturais incluem morfina, codeína, papaverina, tabaína e noscapina. Essas substâncias, e seus derivados semissintéticos (heroína, oxicodona, hidrocodona, oximorfina, hidromorfona), são descritos como opiáceos. Opioide é o termo genérico utilizado para designar substâncias psicoativas com ações similares à da morfina, as quais incluem os opiáceos já citados e os produtos sintéticos que, apesar de estrutura química distinta, apresentam efeitos semelhantes aos dos opiáceos em termos de analgesia e depressão do sistema nervoso central (fentanil, metadona, meperidina e propoxifeno). A estimativa de uso de opioides no mundo foi de 0,7% em 2012,[28] enquanto no Brasil, nesse mesmo ano, foi de 0,2% para morfina e 0,2% para heroína em relação ao uso na vida, com respectivas taxas de uso no último ano de 0,6 e 0,2%. Em nosso país, os números mais significativos encontram-se relacionados ao uso de medicamentos à base de opioides, a maioria desviada de serviços de saúde (p. ex., fentanil, metadona, morfina).[16] Os critérios diagnósticos para intoxicação e abstinência de opioides estão descritos nos Quadros 9.9 e 9.10.

Conduta criminosa e uso de opioides tendem a influenciar-se mutuamente.[28] Por exemplo, um estudo canadense evidenciou, entre consumidores de opioides, que 47% tinham cometido algum delito contra a propriedade nos últimos 30 dias, 36% estiveram envolvidos em roubos, e 68%, em tráfico de drogas.[40]

ALUCINÓGENOS

Drogas perturbadoras do sistema nervoso central, os alucinógenos dividem-se em naturais (cogumelos e plantas, tais como psilocibina, mescalina e *Ayahuasca*) e sintéticos (cujo protótipo é o ácido lisérgico, ou LSD). Muitas são usadas desde a antiguidade em rituais religiosos ou místicos.[17] Essas subs-

---

QUADRO 9.9 CRITÉRIOS DIAGNÓSTICOS PARA INTOXICAÇÃO POR OPIOIDES

A. Uso recente de um opioide.
B. Alterações comportamentais ou psicológicas clinicamente significativas ou problemáticas (p. ex., euforia inicial seguida por apatia, disforia, agitação ou retardo psicomotor, julgamento prejudicado) desenvolvidas durante ou logo após o uso de um opioide.
C. Miose (ou midríase devido a anoxia decorrente de *overdose* grave) e um ou mais dos seguintes sinais ou sintomas, desenvolvidos durante ou logo após o uso de um opioide: 1. Torpor ou coma 2. Fala arrastada 3. Prejuízo na atenção ou na memória
D. Os sinais ou sintomas não são atribuíveis a outra condição médica nem são mais bem explicados por outro transtorno mental, incluindo intoxicação por, ou abstinência de outra substância.

Fonte: American Psychiatric Association.[13]

QUADRO **9.10** CRITÉRIOS DIAGNÓSTICOS PARA ABSTINÊNCIA DE OPIOIDES

A. Presença de qualquer um dos seguintes:
  1. Cessação ou redução do uso pesado e prolongado de opioides (i.e., algumas semanas ou mais)
  2. Administração de um antagonista de opioides após o período de uso de opioides

B. Três ou mais dos seguintes sintomas, desenvolvidos no prazo de alguns minutos a alguns dias após o Critério A:
  1. Humor disfórico
  2. Náuseas ou vômito
  3. Dores musculares
  4. Lacrimejamento ou rinorreia
  5. Midríase, piloereção ou sudorese
  6. Diarreia
  7. Bocejos
  8. Febre
  9. Insônia

C. Os sinais e os sintomas do Critério B causam sofrimento clinicamente significativo ou prejuízo no funcionamento social, profissional ou em outras áreas importantes da vida do indivíduo.

D. Os sinais ou sintomas não são atribuíveis a outra condição médica nem são mais bem explicados por outro transtorno mental, incluindo intoxicação por, ou abstinência de outra substância.

Fonte: American Psychiatric Association.[13]

tâncias caracterizam-se por sua capacidade de produzir distorções sensoperceptivas e alterar tanto o pensamento quanto o humor do usuário, conforme se pode observar nos sintomas de intoxicação, relacionados mais adiante. O uso de alucinógenos foi de 0,9% na vida e 0,5% no último ano para a população de brasileiros adultos.[16] Os efeitos do LSD podem incluir delírios, geralmente de natureza persecutória ou grandiosa, acarretando tanto conduta violenta quanto perda da habilidade de perceber e avaliar situações de perigo.[17] Ademais, o LSD é capaz de gerar alterações persistentes na percepção, fenômeno conhecido como *flashback* (reações recorrentes, breves e transitórias, nas quais o usuário volta a experimentar distorções perceptivas similares às observadas em intoxicações prévias, decorridas semanas, meses ou anos após o último consumo).[22] A tolerância desenvolve-se rapidamente, embora não ocorram sintomas de abstinência na sua retirada.[13]

INALANTES

Inalantes são substâncias voláteis (hidrocarbonetos) ou nitritos, cujo objetivo é o de obter euforia e desinibição. Compreendem os solventes, tintas, vernizes, colas, tíner, removedores de esmalte ou pintura, essências de álcool etílico ou benzina (como *loló*). A prevalência de uso na vida de solventes foi de 2,2% nos brasileiros adultos, com 0,5% de uso no último ano.[16] O uso crônico e em grandes quantidades pode levar a atrofia cortical e cerebelar.[41]

A embriaguez e sua repercussão legal

A palavra *embriaguez*, de acordo com os mais importantes dicionários da língua portuguesa, é utilizada para descrever uma condição associada exclusivamente ao álcool. Entretanto, seu uso em sentido figurado também é admitido. Nesse sentido, o di-

QUADRO **9.11** CRITÉRIOS DIAGNÓSTICOS PARA INTOXICAÇÃO POR ALUCINÓGENOS

A. Uso recente de alucinógeno (que não fenciclidina).
B. Alterações comportamentais ou psicológicas clinicamente significativas e problemáticas (p. ex., ansiedade ou depressão acentuadas, ideias de referência, medo de perder o juízo, ideação paranoide, julgamento prejudicado) desenvolvidas durante ou logo após o uso de alucinógenos.
C. Alterações da percepção ocorrendo em um estado de plena vigília e alerta (p. ex., intensificação subjetiva de percepções, despersonalização, desrealização, ilusões, alucinações, sinestesias) desenvolvidas durante ou logo após o uso de alucinógeno.
D. Dois ou mais dos seguintes sinais, desenvolvidos durante ou logo após o uso de alucinógenos: 1. Midríase 2. Taquicardia 3. Sudorese 4. Palpitações 5. Visão borrada 6. Tremores 7. Incoordenação
E. Os sinais ou sintomas não são atribuíveis a outra condição médica nem são mais bem explicados por outro transtorno mental, incluindo intoxicação por, ou abstinência de outra substância.

Fonte: American Psychiatric Association.[13]

QUADRO **9.12** CRITÉRIOS DIAGNÓSTICOS PARA INTOXICAÇÃO POR INALANTES

A. Exposição breve e recente, intencional ou não, a altas doses de substâncias inalantes, incluindo hidrocarbonetos voláteis como tolueno ou gasolina.
B. Alterações comportamentais ou psicológicas clinicamente significativas e problemáticas (p. ex., beligerância, agressividade, apatia, julgamento prejudicado) desenvolvidas durante ou logo após o uso ou a exposição a inalantes.
C. Dois ou mais dos seguintes sinais ou sintomas: 1. Tontura 2. Nistagmo 3. Incoordenação 4. Fala arrastada 5. Instabilidade de marcha 6. Letargia 7. Reflexos deprimidos 8. Retardo psicomotor 9. Tremor 10. Fraqueza muscular generalizada 11. Visão borrada ou diplopia 12. Estupor ou coma 13. Euforia
D. Os sinais ou sintomas não são atribuíveis a outra condição médica nem são mais bem explicados por outro transtorno mental, incluindo intoxicação por, ou abstinência de outra substância.

Fonte: American Psychiatric Association.[13]

cionário *Aurélio*[42] descreve: "**Embriaguez**. s.f. 1. Estado de indivíduo embriagado; bebedeira, ebriedade. 2. Fig. Inebriamento, êxtase, enlevação, ebriedade". E também: "**Embriagado**. Adj. 1. Que se embriagou ou alcoolizou". O dicionário *Houaiss*,[43] por sua vez, descreve: "**Embriaguez**. 1. Estado causado pela ingestão de bebidas alcoólicas; embriagamento. 2. Fig. Exaltação causada por grande alegria ou admiração; enlevação, inebriamento, êxtase".

O CP,[1] entretanto, em seu Artigo 28, prevê que "a embriaguez, voluntária ou culposa, pelo álcool ou substância de efeitos análogos", não exclui a imputabilidade penal. Dessa forma, o legislador prevê a possibilidade de haver um estado de ebriedade causado por qualquer SPA, seja uma droga ilícita, seja uma droga lícita, abrangendo, com isso, substâncias não atingidas pela LD.[7]

É nesse artigo que a lei brasileira torna explícita sua adoção do princípio da *actio libera in causa*, anteriormente mencionado, pois, se um indivíduo em estado de embriaguez voluntária (beber com o objetivo de se embriagar) ou culposa (beber a ponto de se embriagar, embora não visando a esse objetivo) tiver sua capacidade de entendimento ou de determinação prejudicada, responderá plenamente pelo ato praticado. A adoção do princípio mencionado vê-se reafirmada no Artigo 28, parágrafos 1° e 2°, do CP,[1] que admite exclusivamente as exceções da *força maior* e do *caso fortuito* a interferir na imputabilidade dos agentes que cometeram delitos em estado de embriaguez, como se constata pelo seguinte:

> § 1°. É isento de pena o agente que, por embriaguez completa, proveniente de caso fortuito ou força maior, era, ao tempo da ação ou da omissão, inteiramente incapaz de entender o caráter ilícito do fato ou de determinar-se de acordo com esse entendimento.

> § 2°. A pena pode ser reduzida de um a dois terços, se o agente, por embriaguez, proveniente de caso fortuito ou força maior, não possuía, ao tempo da ação ou da omissão, a plena capacidade de entender o caráter ilícito do fato ou de determinar-se de acordo com esse entendimento.

Além dos dispositivos mencionados, o legislador preocupou-se em reprimir com maior intensidade os delitos cometidos por meio do recurso facilitador da embriaguez. Assim, dispôs da seguinte forma:[1]

> Art. 61. São circunstâncias que sempre agravam a pena, quando não constituem ou qualificam o crime: [...]
>
> II. ter o agente cometido o crime: [...]
>
> l) em estado de embriaguez preordenada.

Dessa forma, a condição de embriaguez, seja por álcool, seja por "substância de efeitos análogos", pode ser classificada de acordo com o tipo de embriaguez (não acidental ou acidental) e com o grau da embriaguez (completa ou parcial). Do cruzamento dessas variáveis decorrem diversas possibilidades legais, como se vê no Quadro 9.13.

Em síntese: a embriaguez pelo álcool ou substância de efeitos análogos, seja voluntária, seja culposa, não exclui a imputabilidade penal, exceto se:

> a embriaguez for completa, proveniente de caso fortuito ou força maior e retirar inteiramente, ao tempo da ação ou omissão, a capacidade de entender o caráter ilícito do fato ou determinar-se de acordo com esse entendimento

> se a embriaguez for parcial, proveniente de caso fortuito ou força maior e diminuir, mas não abolir, ao tempo da ação ou da omissão, a capacidade de enten-

QUADRO **9.13** CONSEQUÊNCIAS LEGAIS DO TIPO E GRAU DE EMBRIAGUEZ

		Completa	Parcial
NÃO ACIDENTAL	Voluntária	Imputável (Art. 28, II)	Imputável (Art. 28, II)
	Culposa	Imputável (Art. 28, II)	Imputável (Art. 28, II)
	Preordenada	Agravante (Art. 61, II, l)	Agravante (Art. 61, II, l)
ACIDENTAL	Caso fortuito	Inimputável (Art. 28, §1°)	Semi-imputável (Art. 28, §2°)
	Força maior	Inimputável (Art. 28, §1°)	Semi-imputável (Art. 28, §2°)

Fonte: Brasil.[1]

der o caráter ilícito do fato ou de determinar-se de acordo com esse entendimento

Na primeira hipótese, haveria isenção de pena; na segunda, redução facultativa da pena.

O exame de sanidade mental, em geral, é feito muito tempo após a ação ou a omissão (pode levar meses e até anos!), e, destarte, a comprovação da embriaguez fica dependente da existência de exame médico-legal de embriaguez (o que não é muito comum), da versão narrada aos peritos pelo próprio acusado ou de elementos colhidos nos autos. Se houver exame de embriaguez, o problema fica dirimido, inclusive se se tratava de embriaguez completa ou não. Na versão narrada pelo periciado, deve-se analisar bem a conduta antes, durante e após a prática do delito. Uma conduta ordenada, bem concatenada, coerente, adequada, consistente e congruente fala contra a embriaguez completa ou não. A amnésia lacunar, desde que afastada a simulação, é também um bom indicador.

A declaração de testemunhas e informantes, desde que tenham assistido ao fato ou tido contato com o agente pouco antes ou logo após o delito, deve ser levada em conta, caso não se vislumbre outro interesse senão a verdade.

O caso fortuito (ingestão acidental) e a força maior (ingestão sob coação), ainda que previstos em lei, são hoje de rara aplicação. Quando for pertinente, o perito pode fazer referência a tal circunstância, embora não se trate de matéria propriamente pericial.

Há de se estabelecer também o nexo de causalidade entre a embriaguez e o delito, ou seja, o delito foi resultado de alteração de consciência (turvação ou obnubilação) e com ela guarda íntima conexão. Assim, ações ou omissões que para sua prática exigem um bom estado de vigília e lucidez, que não podem ser adequadamente mantidas sob obnubilação de consciência ou turvação sensorial, não se prestam a essa relação. Da mesma forma, deve haver uma percuciente avaliação da capacidade de entendimento e da capacidade de determinação, pois será o estado dessas faculdades psíquicas que, normais, diminuídas ou abolidas, decidirá sobre a imputabilidade. A intoxicação patológica (embriaguez patológica) exige um tratamento psiquiátrico-forense especial. Não é importante a discussão sobre a quantidade de bebida ingerida. É claro que uma relação desproporcional entre a reação e a ingestão da bebida fala a favor da ocorrência do fenômeno. No entanto, mais importante é a magnitude do comportamento advindo logo após o uso. Agitação psicomotora intensa, grande excitabilidade psíquica e agressividade, frangofilia, turvação do sensório e obnubilação da consciência, amnésia lacunar posterior, hostilidade contra os circunstantes, mesmo pessoas com as quais se tinha bom relacionamento prévio, são os aspectos psicopatológicos mais comuns. A mania *a potu* deve ser considerada verdadeira psicose aguda transitória e, assim, enquadrada nos dispositivos do Artigo 26 ou de seu parágrafo.

A embriaguez é tratada da mesma forma no Código Penal Militar (art. 49).[2]

Considerações finais

Neste capítulo, foi abordada a perícia de inimputabilidade dos indivíduos que cometeram crimes sob a influência de SPA, com ênfase na avaliação das capacidades de entendimento e de determinação. Discutiu-se, também, a forma como a lei brasileira aborda a embriaguez – seja acidental ou não acidental, seja completa ou parcial – e a aplicação do princípio *actio libera in causa*. Não se conseguiu vislumbrar a razão de o legislador brasileiro remeter à LD[7] a avaliação da imputabilidade daqueles que cometeram crimes não associados ao tráfico de substâncias ilícitas. Essa determinação legal é um fator de confusão que termina favorecendo delinquentes comuns que costumam agir sob o efeito de alguma SPA e urge ser revogada.

Referências

1. Brasil. Presidência da República. Casa Civil. Decreto-Lei n° 2848, de 07 de dezembro de 1940. Código penal [Internet]. Brasília: Casa Civil; 1940 [capturado em 20 jun. 2015]. Disponível em: http://www.planalto.gov.br/ccivil_03/decreto-lei/del2848.htm.

2. Brasil. Presidência da República. Casa Civil. Decreto-lei n° 1.001, de 21 de outubro de 1969. Código penal militar [Internet]. Brasília: Casa Civil; 1969 [capturado em 20 jun. 2015]. Disponível em: http://www.planalto.gov.br/ccivil_03/decreto-lei/Del1001.htm.

3. Brasil. Presidência da República. Casa Civil. Lei n° 6.368, de 21 de outubro de 1976. Dispõe sobre medidas de prevenção e repressão ao tráfico ilícito e uso indevido de substâncias entorpecentes ou que determinem dependência física ou psíquica, e dá outras providências [Internet]. Brasília: Casa Civil; 1976 [capturado em 20 jun. 2015]. Disponível em: http://www.planalto.gov.br/ccivil_03/leis/L6368.htm.

4. Brasil. Presidência da República. Casa Civil. Lei n° 7.209, de 11 de julho de 1984. Altera dispositivos do decreto-lei n° 2.848, de 7 de dezembro de 1940 – Código Penal, e dá outras providências [Internet]. Brasília: Casa Civil; 1984 [capturado em 20 jun. 2015]. Disponível em: http://www.planalto.gov.br/ccivil_03/leis/1980-1988/L7209.htm.

5. Brasil. Presidência da República. Casa Civil. Lei n° 5.726, de 29 de outubro de 1971. Dispõe sôbre medidas preventivas e repressivas ao tráfico e uso de substâncias entorpecentes ou que determinem dependência física ou psíquica e dá outras providências [Internet]. Brasília: Casa Civil; 1971 [capturado em 20 jun. 2015]. Disponível em: http://www.planalto.gov.br/ccivil_03/leis/1970-1979/L5726.htm.

6. Brasil. Presidência da República. Casa Civil. Lei n° 10.409, de 11 de janeiro de 2002. Dispõe sobre a prevenção, o tratamento, a fiscalização, o controle e a repressão à produção, ao uso e ao tráfico ilícitos de produtos, substâncias ou drogas ilícitas que causem dependência física ou psíquica, assim elencados pelo Ministério da Saúde, e dá outras providências [Internet]. Brasília: Casa Civil; 2002 [capturado em 20 jun. 2015]. Disponível em: http://www.planalto.gov.br/ccivil_03/leis/2002/L10409.htm.

7. Brasil. Presidência da República. Casa Civil. Lei n° 11.343, de 23 de agosto de 2006. Institui o Sistema Nacional de Políticas Públicas sobre Drogas – Sisnad; prescreve medidas para prevenção do uso indevido, atenção e reinserção social de usuários e dependentes de drogas; estabelece normas para repressão à produção não autorizada e ao tráfico ilícito de drogas; define crimes e dá outras providências. [Internet]. Brasília: Casa Civil; 2006 [capturado em 20 jun. 2015]. Disponível em: http://www.planalto.gov.br/ccivil_03/_ato2004-2006/2006/lei/l11343.htm.

8. Organização Mundial da Saúde. Classificação de transtornos mentais e de comportamento da CID-10. Porto Alegre: Artmed; 1993.

9. Daley C, McNiedel DE, Binder RL. "I did what?" Zolpidem and the courts. J Am Acad Psychiatry Law. 2011;39(4):535-42.

10. Gunja N. In the Zzz zone: the effects of z-drugs on human performance and driving. J Med Toxicol.

2013;9(2):163-71.

11. Brasil. Ministério da Saúde. Agência Nacional de Vigilância Sanitária. Portaria n° 344/98, de 12 de maio de 1998. Aprova o regulamento técnico sobre substâncias e medicamentos sujeitos a controle especial [Internet]. Brasília: Anvisa; 1998 [capturado em 20 jun. 2015]. Disponível em: http://www.anvisa.gov.br/hotsite/talidomida/legis/Portaria_344_98.pdf.

12. American Psychiatric Association. Diagnostic and statistical manual of mental disorders: DSM-III. 3rd ed. Washington: APA; 1980.

13. American Psychiatric Association. Manual diagnóstico e estatístico de transtornos mentais: DSM-5. 5. ed. Porto alegre: Artmed; 2014.

14. Brasil. Ministério da Saúde. Agência Nacional de Vigilância Sanitária. Listas de substâncias uso proscrito no Brasil (prevista na RDC n° 39 de 9 de julho de 2012) [Internet]. Brasília: Anvisa; 2012 [capturado em 20 jun. 2015]. Disponível em: http://portal.anvisa.gov.br/wps/wcm/connect/49d5ae804fb7cf5cae51ff9a-71dcc661/Lista+de+subst%C3%A2ncias+proscritas+-
-+Port+344-98.pdf?MOD=AJPERES.

15. Laranjeira R, organizador. I Levantamento nacional de álcool e drogas (LENAD). São Paulo: INPAD; 2006.

16. Laranjeira R, Madruga CS, Pinsky I, Caetano R, Ribeiro M, Mitsuhiro S. II Levantamento nacional de álcool e drogas [Internet]. São Paulo: INPAD; 2013 [capturado em 20 jun. 2015]. Disponível em: http://inpad.org.br/lenad/.

17. Marques ACPR, Ribeiro M. Álcool, abuso e dependência. In: Laranjeira R, Oliveira RA, Nobre MRC, Bernardo WM, organizadores. Usuários de substâncias psicoativas: abordagem, diagnóstico e tratamento. 2. ed. São Paulo: CREMESP; 2003. p. 36.

18. Cone EJ, Huestis MA. Interpretation of oral fluid tests for drugs of abuse. Ann N Y Acad Sci. 2007;1098:51-103.

19. Pechansky F, Duarte PCAV, DeBoni RB, organizadores. Uso de bebidas alcoólicas e outras drogas nas rodovias brasileiras e outros estudos. Brasília: SENAD; 2010.

20. Michael A, Mirza S, Mirza KA, Babu VS, Vithayathil E. Morbid jealousy in alcoholism. Br J Psychiatry. 1995;167(5):668-72.

21. Schuckit MA. Recognition and management of withdrawal delirium (delirium tremens). N Engl J Med. 2014;371(22):2109-13.

22. Diehl A, Cordeiro DC, Laranjeira R, organizadores. Tratamentos farmacológicos para dependência química: da evidência científica à prática clínica. Porto Alegre: Artmed; 2010.

23. Murdoch D, Pihl O, Ross D. Alcohol and crimes of violence: present issues. Int J Addict. 1990;25(9):1065-81.

24. Kratcoski PC. Circumstances surrounding homicides by older offenders. Crim. Justice Behav.1990;17:420-30.

25. Hoaken PN, Stewart SH. Drugs of abuse and the elicitation of human aggressive behavior. Addict Behav. 2003;28(9):1533-54.

26. Sacks S, Cleland CM, Melnick G, Flynn PM, Knight K, Friedmann PD, et al. Violent offenses associated with co-occurring substance use and mental health problems: evidence from CJDATS. Behav Sci Law. 2009;27(1):51-69.

27. Shaw J, Hunt IM, Flynn S, Amos T, Meehan J, Robinson J, et al. The role of alcohol and drugs in homicides in England and Wales. Addiction. 2006;101(8):1117-24.

28. United Nations Office on Drugs and Crime. World drug report 2014. New York: United Nations; 2014.

29. Conselho Federal de Medicina. Resolução CFM N° 2.113/2014. Aprova o uso compassivo do canabidiol para o tratamento de epilepsias da criança e do adolescente refratárias aos tratamentos convencionais [Internet]. Brasília: CFM; 2014 [capturado em 20 jun. 2015]. Disponível em: http://www.portalmedico.org.br/resolucoes/CFM/2014/2113_2014.pdf.

30. Volkow ND, Baler RD, Compton WM, Weiss SRB. Adverse health effects of marijuana use. N Engl J Med. 2014;370(23):2219-27.

31. Carroll A, McSherry B, Wood D, Yannoulidis S. Drug-associated psychosis and criminal responsibility. Behav Sci Law. 2008;26(5):633-53.

32. Hall W, Degenhardt L. What are the policy implications of the evidence on cannabis and psychosis? Can J Psychiatry. 2006;51(9):566-74.

33. Arendt M, Rosenberg R, Foldager L, Perto G, Munk-Jørgensen P.Cannabis-induced psychosis and subsequent schizophrenia-spectrum disorders: Follow-up study of 535 incident cases. Br J Psychiatry. 2005;187:510-5.

34. McLaren JA, Silins E, Hutchinson D, Mattick RP, Hall W. Assessing evidence for a causal link between cannabis and psychosis: a review of cohort studies. Int J Drug Policy. 2010;21(1):10-9.

35. Bennett T, Holloway K, Farrington D. The statistical association between drug misuse and crime: a meta-analysis. Aggress Violent Behav. 2008;13(2):107-18.

36. Pedersen W, Skardhamar T. Cannabis and crime: Findings from a longitudinal study. Addiction. 2010;105(1):109-18.

37. Smith PH, Homish GG, Leonard KE, Collins RL. Marijuana withdrawal and aggression among a representative sample of U.S. marijuana users. Drug Alcohol Depend. 2013;132(0):63-8.

38. Monteiro MFA, Ribeiro M. Avaliação neuropsicológica. In: Ribeiro M, Laranjeira R, organizadores. O tratamento do usuário de crack: avaliação clínica, psicossocial, neuropsicológica e de risco, terapias psicológicas, farmacologia e reabilitação, ambientes de tratamento. São Paulo: Casa Leitura Médica; 2010. p. 208-27.

39. Grafman J, Schwab K, Warden D, Pridgen A, Brown HR, Salazar AM. Frontal lobe injuries, violence and aggression. Neurology. 1996;46(5):1231-8.

40. Fischer B, Rehm J. Illicit opioid use and treatment for opioid dependence: Challenges for Canada and beyond. Can J Psychiatry. 2006;51(10):621-3.

41. Laranjeira R, organizador Usuários de substâncias psicoativas: abordagem, diagnóstico e tratamento. 2. ed. São Paulo: CREMESP; 2003.

42. Ferreira ABH. Novo dicionário Aurélio da língua portuguesa. 2. ed. Rio de Janeiro: Nova Fronteira; 1986.

43. Houaiss A, Villar MS. Dicionário Houaiss da Língua Portuguesa. Rio de Janeiro: Objetiva; 2001.

CAPÍTULO 10

Exame de Superveniência de Doença Mental

Lisieux E. de Borba Telles,
Rogério Göttert Cardoso, Paulo Blank

PONTOS-CHAVE

- Considera-se superveniência de doença mental o aparecimento de sintomas psiquiátricos em determinado indivíduo em qualquer período após a prática de um ato criminoso.
- A ausência de avaliação psiquiátrica dos presos, no início do cumprimento da pena, dificulta a detecção de doenças mentais importantes, seu adequado tratamento e recuperação.
- Deve-se superar a dificuldade de identificação das patologias desses indivíduos o mais rápido possível e criar programas de atenção dirigidos à população prisional no que diz respeito às suas enfermidades mais frequentes: transtornos relacionados ao uso e abuso de álcool e drogas, transtornos do humor, transtornos psicóticos, transtornos da personalidade e retardo mental.
- Para a conversão da pena em medida de segurança, não basta o prisioneiro apresentar uma "perturbação da saúde mental", pois é imprescindível que haja "especial tratamento curativo" para sua patologia.
- A alta prevalência de suicídio no meio prisional alerta para a necessidade de desenvolvimento de prevenção a esse fenômeno.

VINHETA

Robson, 35 anos, solteiro, pedreiro, estudou até a 4ª série do ensino fundamental. Aos 10 anos, fugiu de casa pela primeira vez e deu início à prática de furtos, os quais culminaram com sua internação em uma instituição destinada a adolescentes infratores, aos 16 anos. Ao ser liberado da instituição, voltou a praticar atos infracionais. Aos 18 anos, já penalmente responsável, cometeu novos furtos e foi condenado a cinco anos de reclusão, tendo cumprido sua pena. Posto em liberdade, envolveu-se em novos delitos, como porte ilegal de armas, roubo, tentativa de homicídio e estupro de uma criança. Em razão de seu comportamento perturbador no ambiente prisional (envolvimento constante em brigas e desrespeito contumaz ao regulamento penitenciário), quando flagrado no uso de drogas no interior do cárcere, foi solicitada uma avaliação psiquiátrica, com o objetivo de identificar possível transtorno mental, e a transformação da pena em medida de segurança. Ao exame do estado mental, apresentou um discurso eloquente e intelectualizado, projetando nas vítimas a culpa por seus atos. O afeto era frio, e ele apresentava ausência de empatia ou qualquer sentimento de arrependimento por seus atos criminais. Sua conduta denotava um padrão transgressor iniciado precocemente, com envolvimento em delitos de crescente violência. Relatava uso ocasional e recreativo de maconha no presídio. Recebeu o diagnóstico de transtorno da personalidade antissocial, sendo-lhe contraindicada a substituição da pena por medida de segurança.

Considera-se superveniência de doença mental (SDM) o aparecimento de sintomas psiquiátricos em um determinado indivíduo em qualquer período após a prática de um ato criminoso. O quadro clínico poderá ser devido à condição médica, decorrente de uso ou abuso de substância psicoativa ou idiopático. Como as SDMs ocorrem, na maioria das vezes, dentro de um estabelecimento penitenciário, frequentemente se tornam de difícil percepção, pois as casas prisionais quase não dispõem de profissionais da área da saúde com treinamento na detecção de doenças mentais. Assim, não raro, o prisioneiro com sintomatologia psiquiátrica não tem seu quadro identificado de imediato, a não ser quando o transtorno mental alcança proporções maiores.

Sabe-se que patologias mentais na população prisional resultam de diversas razões. Uma das mais comuns é o ingresso de indivíduos no sistema penitenciário já apresentando sintomas psiquiátricos ativos não detectados. Isso ocorre porque não se realiza, como rotina, uma avaliação dos prisioneiros no início do cumprimento da pena. Outra possibilidade, menos comum, é a do sujeito com transtorno mental reconhecido e diagnosticado por meio de exame de imputabilidade penal, mas cuja patologia não teve relação de causalidade com o crime cometido. Desse modo, apesar de apresentarem transtorno mental, essas pessoas são consideradas imputáveis[1] e encaminhadas a um presídio para cumprimento da pena. Incluem-se aí alguns casos de transtornos relacionados ao uso ou abuso de substância psicoativa, transtornos da personalidade ou retardo mental leve.[2] Uma terceira possibilidade é a eclosão do quadro psiquiátrico após o encarceramento, favorecida pelas condições do ambiente prisional. Essa alternativa compreende tanto as reações aos estressores naturais da vida carcerária quanto a abstinência da substância psicoativa que estava sendo consumida em liberdade.

Em nosso sistema, a SDM pode ocorrer tanto enquanto o réu aguarda julgamento (mesmo que em liberdade) quanto depois de condenado, durante o cumprimento da pena. Em qualquer dessas alternativas, a presença de sintomatologia psiquiátrica em pessoas processadas ou presas é muito mais frequente do que se pensa, e, assim, o exame para constatar a SDM tem crucial importância não só para evitar as sequelas de uma enfermidade não tratada como também para prevenir as funestas consequências que podem advir da permanência de uma pessoa com transtorno mental ativo em um ambiente hostil e instável.

Entre os indivíduos encaminhados para exame de SDM, pode-se perceber, na avaliação, que alguns são pessoas inadaptadas ao ambiente prisional, causando incômodos ou complicações na rotina diária dos estabelecimentos penitenciários. Repetem, dentro do presídio, a conduta errática que tinham antes do aprisionamento. Nesses casos, o encaminhamento à instituição psiquiátrico-forense representaria a exclusão da comunidade prisional, pois a incapacidade de ser tolerado e cuidado na sociedade reproduz-se também dentro da prisão. Grande parte deles, entretanto, não apresenta doença mental na acepção jurídica do termo e, portanto, não teria indicação de tratamento psiquiátrico em hospital forense. Essa característica de nossa população prisional, como se verá adiante, é idêntica à descrita na literatura proveniente de outros países.

Neste capítulo, após o estabelecimento de sua importância clínica e epidemiológica, será discutida a natureza do exame de SDM, os dois momentos em que costuma ocorrer, suas respectivas fundamentações legais e as possíveis repercussões jurídicas.

Importância do tema

Sabe-se que é elevada a prevalência de transtornos mentais nos presídios. Nesse sentido, um estudo desenvolvido por Chiswick e Dooley[3] em prisões inglesas indicou que:

> Os sintomas psiquiátricos são comuns nos primeiros dois meses de aprisionamento [...]; entre um terço e metade dos apenados pode ter transtornos classificáveis pela *Classificação internacional de doenças*, em sua décima edição (CID-10)[4] [...]; transtornos da personalidade e abuso de substâncias são os diagnósticos mais comuns [...] e altas taxas de transtornos psicóticos existem em prisioneiros reencarcerados [...].

Segundo Cloud e colaboradores,[5] a concentração de pessoas encarceradas com doença mental e problemas físicos nos Estados Unidos conduziu à rotulação das prisões e penitenciárias como *hospitais de último recurso* para aqueles incapazes de acessar serviços de saúde na comunidade. Já em 2006, havia uma estimativa de mais 705 mil adultos com doença mental alojados em prisões estaduais, mais de 70 mil em prisões federais e mais de 470 mil em penitenciárias, determinando o custo de 9 bilhões de dólares por ano em seus cuidados.[5]

Um levantamento realizado pelo Departamento de Justiça dos Estados Unidos também mostrou alta prevalência de doença mental segundo os critérios do *Manual diagnóstico e estatístico de transtornos mentais* (DSM-IV-TR).[6] Nos 12 meses que antecederam a realização do levantamento, o índice atingia mais de 50% dessa população.[7] As mulheres apresentaram mais doenças mentais do que os homens (73 para 55%). A prevalência de abuso ou dependência de drogas foi de 75%. Foram encontrados 43% dos prisioneiros com sintomas de mania, 23% com sintomas de depressão maior e 15% com sintomas psicóticos. Quando os sintomas de doença mental se manifestaram no transcurso do cumprimento da pena privativa de liberdade, os fatores pessoais relacionados à vulnerabilidade ao meio foram os principais determinantes da SDM. Os sintomas mais prevalentes foram as alterações do humor e, em menor escala, as manifestações psicóticas sem relação causal com abstinência de drogas ou doenças mentais não diagnosticadas antes do aprisionamento. Prisioneiros que apresentavam alguma doença mental tinham três vezes mais história de abuso físico ou sexual na infância em relação aos demais.

Na clássica investigação conduzida por Fazel e Danesh,[8] metanálise de 62 pesquisas com prisioneiros de 12 países diferentes, encontraram-se as seguintes prevalências de transtornos mentais em população masculina: 3,7% de transtornos psicóticos, 10% de depressão maior e 65% de transtornos da personalidade, incluindo 47% de transtornos da personalidade antissocial (TPAS). Entre as prisioneiras, os índices foram de 4% de transtornos psicóticos, 12% de depressão maior e 42% de transtornos da personalidade, sendo 21% de TPAS. A avaliação conduzida por Maden e colaboradores,[9] com 25% das mulheres presas na Inglaterra, encontrou predomínio de problemas decorrentes de abuso de drogas em 26%, transtornos da personalidade em 18%, retardos mentais em 6%, e psicoses em 2%. Nesse mesmo estudo, examinando amostra de 5% dos homens aprisionados, foram encontradas, comparativamente, taxas mais baixas: 12% com problemas de abuso de substâncias, 10% com transtornos da personalidade, 10% com neurose, 2% com retardo mental e 2% com psicose. Nos Estados Unidos, Teplin e colaboradores examinaram 1.272 mulheres detidas em Chicago, Illinois, utilizando a National Institute of Mental Health Diagnostic Interview Schedule Version III-R, e observaram, em mais de 80%, a presença de algum transtorno psiquiátrico.[10]

Um recente estudo sueco encontrou taxas de transtorno de déficit de atenção/hiperatividade em 40% da população criminal masculina. Além disso, havia comorbidade com transtornos relacionados ao uso de substâncias, transtornos do espectro autista, transtornos do humor, transtornos de ansiedade e psicopatia.[11]

Em relação ao Brasil, uma pesquisa realizada em diferentes presídios paulistas demonstrou prevalência de transtornos mentais, nos 12 meses que antecederam o estudo, em 39,2% das mulheres e 22% dos homens. Os índices variaram de acordo com o sexo. Os transtornos de ansiedade tiveram prevalência de 27,7% nas presas e de 13,6% nos presos; os transtornos do humor, de 21% em homens e de 9,9% em mulheres; os transtornos relacionados ao álcool ou a outras substâncias, de 1,6% em mulheres e de 1,3% em homens; e os transtornos severos representados por quadros psicóticos e depressões severas, de 14,7% em mulheres e de 6,3% em homens.[12] No País, o número de prisioneiros doentes mentais tem crescido muito, o que pode estar associado às precárias e estressantes condições de nossos presídios, bem como às mudanças no modelo de atenção psiquiátrica, que resultaram em grave e aguda desassistência à população mais carente e aumento do número de moradores de rua, de mortes e ataques aos doentes mentais e da criminalização de doentes mentais graves.[13,14] A carência de locais de atendimento, o reduzido número de leitos psiquiátricos, bem como as restrições à internação involuntária, contribuem para que as famílias de indivíduos gravemente perturbados, sentindo-se ameaçadas ou sendo vitimadas por eles, acabem denunciando-os à polícia, sendo a internação hospitalar substituída pela carceragem. Observa-se o triste fenômeno da transinstitucionalização dos hospitais às penitenciárias e presídios.[14]

Esse fenômeno ocorreu também na Itália, nos Estados Unidos e na Dinamarca, onde a desinstitucionalização favoreceu a vitimação de doentes mentais graves e o aumento da violência e da criminalidade nessa população, com consequente crescimento na ocupação de leitos psiquiátricos forenses.[15,16] O aumento do número de doentes mentais em prisões e a redução dos leitos psiquiátricos nos Estados Unidos contribuíram para que as prisões norte-americanas se tornassem "os novos hospitais psiquiátricos".[17]

Outro tema preocupante em relação à população prisional é a alta prevalência de suicídio. Segundo Chiswick e Dooley,[3] o suicídio é o modo mais comum de morte nas prisões, apresentando uma taxa aproximadamente 8 a 9 vezes maior que na população em geral. Estudos latinos apontam que o perfil de presos suicidas é composto por homens, brancos, jovens (idade média de 28 anos), solteiros, sem filhos, provenientes do interior, com baixa qualificação profissional e pouca escolaridade e legalmente primários.[18,19] A forma mais utilizada para a execução do suicídio é o enforcamento na própria cela, durante a madrugada.[20] Como fatores de risco, destacam-se: presença de um transtorno mental grave, uso abusivo de álcool ou drogas, pouco apoio social e familiar, tentativas anteriores de suicídio e altos índices de impulsividade e agressividade.

A magnitude desses dados afiança, por si só, a importância do tema e a necessidade de diagnosticar, entre os prisioneiros, quais apresentam doenças mentais ou descompensações psicóticas durante o encarceramento. O não reconhecimento desses quadros poderá contribuir para a piora da doença e o surgimento de possíveis comportamentos disruptivos, prejudicando gravemente os pacientes e, em consequência, dificultando seu processo de ressocialização. Como agravante, obstrui o andamento dos processos judiciais e o respectivo cumprimento das penas. Entretanto, a identificação dessas condições não ocorre com facilidade, exceto quando a sintomatologia é grave. Essa dificuldade advém, na maioria das vezes, dos percalços na detecção de indivíduos sintomáticos, pois o sistema penitenciário enfrenta grande carência de pessoal treinado – ou minimamente informado – para identificar e manejar detentos com doença mental, transtornos decorrentes de uso ou abuso de substância psicoativa e/ou risco de suicídio. A falta de conhecimento sobre essas patologias por parte de servidores do Sistema de Justiça Criminal (SJC) (policiais, operadores do direito e agentes penitenciários) conduz a cuidados insuficientes e inadequados, quando não impróprios.

As dificuldades descritas não são exclusivas de tal meio, sendo mencionadas por outros autores. Maier e Miller[21] examinaram vários modelos de serviços de saúde mental para transgressores da lei mentalmente perturbados e descreveram que o provimento de assistência nessa área é crítico. Sintetizam tais aspectos fazendo referência à dificuldade em resolver o conflito básico que se estabelece entre os princípios do SJC, que pune e intimida para reabilitar, e à premissa fundamental da relação médico-paciente, a confiança.

O adequado reconhecimento da condição de portador de doença mental proporciona, pois, que os agentes do SJC adotem medidas mais compatíveis com o caso concreto, agindo, a um só tempo, de forma mais eficaz e de acordo com o respeito aos direitos humanos. Para que isso seja possível, é imprescindível a realização do exame de SDM.

O momento do exame de superveniência de doença mental

A SDM, como seu próprio nome indica, ocorre *após* o delito, tanto antes do julgamento do caso quanto após decisão condenatória transitada em julgado. Em qualquer dessas hipóteses, deve ser realizado o exame que a identifica. É importante observar que, em cada caso, a fundamentação ideológica e as consequências jurídicas são distintas.

ANTES DO JULGAMENTO

De acordo com o Artigo 149 do Código de Processo Penal (CPP)[22] brasileiro, quando houver dúvida sobre a integridade mental do acusado, o juiz ordenará – por meio de ofício ou requerimento do Ministério Público, do defensor, do curador, do ascendente, do descendente, do irmão ou do cônjuge do acusado – que ele seja submetido a exame médico-legal.

Nessa ocasião, o processo poderá ser suspenso por até 45 dias para a realização da perícia. Logo a seguir, o Artigo 152, *caput*, da mesma lei, determina: "se se verificar que a doença mental sobreveio à infração,

> o processo retomará seu curso, desde que se restabeleça o acusado, ficando-lhe assegurada a faculdade de reinquirir as testemunhas que houverem prestado depoimento sem a sua presença (parágrafo 2°).

No entanto, se o acusado já estava enfermo no momento do crime, o processo transcorrerá normalmente até o fim, conforme determina o Artigo 151 do CPP:[22]

> [...] se os peritos concluírem que o acusado era, ao tempo da infração, irresponsável nos termos do art. 22 do Código Penal [art. 26, de acordo com o CP vigente], o processo prosseguirá, com a presença de curador.

Em síntese, a eclosão de alguma doença mental após a prática de um ato criminoso tem o condão de motivar a suspensão do feito até o restabelecimento do réu, enquanto a presença de doença mental anterior ou concomitante ao delito, mesmo que ainda ativa durante a instrução criminal, não o tem. As razões dessa distinção levam a crer que não se trata, no caso, de um correlato brasileiro ao instituto da *competency to stand trial*, do direito anglo-saxão, mas de mera medida de proteção aos direitos do acusado. (Para uma discussão mais aprofundada desse tema, consultar o Capítulo 36 deste livro.)

O exame de SDM anterior ao julgamento do feito, caso positivo, trará como consequências a suspensão do processo indefinidamente e, se necessário, a internação do acusado em hospital de custódia e tratamento psiquiátrico (HCTP). Nenhuma interferência terá, pois, na decisão do processo, uma vez que não está em discussão a imputabilidade do autor.

APÓS CONDENAÇÃO TRANSITADA EM JULGADO

Conforme já discutido, a doença mental poderá se manifestar durante a execução da pena por diversas razões. Seja esse o caso, e sendo identificado pela administração penitenciária, encaminha-se o preso para tratamento. Nessa ocasião, o detento será examinado para o estabelecimento de algum diagnóstico psiquiátrico e, caso se confirme a SDM, receber o tratamento indicado a sua condição psíquica.

Na prática, existem duas situações diferentes: a) as inúmeras transferências de apenados para algum HCTP – no caso do Rio Grande do Sul, o Instituto Psiquiátrico Forense (IPF) Dr. Maurício Cardoso – a partir da determinação das direções das penitenciárias em decorrência de SDM; b) as determinações judiciais de exame de SDM cujo objetivo é uma eventual substituição da pena de reclusão por medida de segurança (MS).

Em geral, as últimas são decorrentes das primeiras. Uma vez que o juiz saiba da ocorrência de algum problema psiquiátrico com o preso, poderá determinar, por meio de ofício ou requerimento do Ministério Público, da Defensoria Pública ou da autoridade administrativa, a conversão da pena em MS.[23] Para que ocorra tal conversão, entretanto, é fundamental que haja um exame de SDM que a ampare.

A primeira hipótese, a transferência de presos para HCTP, por sua vez, decorre de dispositivos do CPP,[22] mais especificamente do Artigo 154 – "se a insanidade mental sobrevier no curso da execução da pena, observar-se-á o disposto no Artigo 682" – e do Artigo 682 e seu parágrafo 1º:

> [...] o sentenciado a que sobrevier doença mental, verificada por perícia médica, será internado em manicômio judiciário ou, à falta, em outro estabelecimento adequado, onde lhe seja assegurada a custódia, e, em caso de urgência, o diretor do estabelecimento penal poderá determinar a remoção do sentenciado, comunicando imediatamente a providência ao juiz, que, em face da perícia médica, ratificará ou revogará a medida.

De modo geral, os diretores de estabelecimentos prisionais se valem da exceção da *urgência* para a remoção imediata do apenado para um HCTP.

No Rio Grande do Sul, na maioria dos casos, o apenado é transferido para o IPF ou levando-se em conta a urgência do quadro clínico, ao hospital psiquiátrico da rede pública mais próximo. Quando isso ocorre e o transtorno mental é grave, a equipe médica sugere ao Poder Judiciário o exame de SDM com finalidade de conversão da pena em MS, o que em geral é acolhido pelo magistrado. Outras vezes, entretanto, trata-se de um episódio psicótico transitório ou de uma reação de ajustamento que cede ao tratamento instituído, podendo o detento, com o esbatimento da sintomatologia, retornar ao presídio de origem e concluir o cumprimento de sua pena. Nessa última hipótese, porém, se ocorrerem novas descompensações e outros deslocamentos do presídio ao HCTP, apenas por meio do exame de SDM é que se definirá a situação legal do detento de forma definitiva, pois será possível indicar a conversão da pena em MS.

Em 2010, foram atendidos no IPF 650 presos encaminhados para avaliação de SDM. Os diagnósticos variaram de simulação a casos graves de crises psicóticas e *delirium tremens*. No mesmo ano, em 56 detentos, foi realizado o exame de SDM necessário para conversão da pena em MS. Constataram-se as seguintes características nessa população: predomínio de homens (91%), brancos (69%), jovens (média de idade igual a 26 anos), solteiros (75%) e com baixa escolaridade. Entre os motivos da solicitação da perícia destacaram-se uso de álcool e/ou drogas (51%), surto psicótico (34%), resultado negativo no exame de progressão de pena (10%) e tentativa de suicídio (5%). Um grupo expressivo de presos (46%) já havia sido avaliado anteriormente no IPF. A maioria deles cumpria pena em regime fechado (66%) por furto ou roubo (46%), homicídio (14%), delito sexual (11%), tráfico (9%), lesões corporais (9%) ou latrocínio (7%). Destes, 61% apresentaram intercorrências durante o cumprimento da pena, tais como fugas, reincidência, agressividade, incêndio ou rebelião. Em 57% dos casos, houve preenchimento de critérios diagnósticos para os seguintes transtornos mentais: uso ou abuso de múltiplas drogas, esquizofrenia e transtorno depressivo recorrente. A conclusão da perícia foi pela não indicação de substituição da pena por MS em 79% dos casos, em virtude de os presos não se beneficiarem do *especial tratamento curativo* ou porque os cuidados necessários poderiam ser oferecidos no próprio local do cumprimento da pena.[24]

Um problema comum nos exames de SDM realizados durante o cumprimento da pena diz respeito aos casos de presos com alguma patologia psiquiátrica enquadrada no conceito legal de *perturbação da saúde mental*. Como já referido, o Artigo 183 da Lei de Execução Penal (LEP) permite, também nessa hipótese, a substituição da pena por MS. Esses casos podem ser divididos em dois grupos: os que necessitam de especial tratamento curativo, nos termos do Artigo 98 do CP, e os que não têm essa indicação.[25] Em relação aos primeiros, não há maiores dificuldades, pois basta ao perito diagnosticar de maneira adequada o transtorno mental presente, demonstrar que se enquadra no conceito de perturbação da saúde mental e indicar o especial tratamento curativo necessário. Entretanto, em relação aos demais, poderá haver alguns percalços, uma vez que muitos magistrados responsáveis pelas varas de execuções penais têm dificuldades em compreender que algumas pessoas podem ter uma perturbação da saúde mental (na verdade, um transtorno mental) e não haver a indicação de substituição da pena por MS. Ocorre que, entre os detentos que apresentam esse tipo de transtorno mental, a maioria não se beneficia das abordagens terapêuticas existentes, e de fato não existe um especial tratamento curativo para sua patologia. Esse é o caso daqueles que apresentam algumas parafilias, retardo mental leve e transtornos da personalidade, em especial TPAS. Em relação aos últimos, é totalmente contraindicada a conversão da pena em MS, não só porque necessitam dos limites claros, firmes e rígidos dos regimes penitenciários, mas também por reeditarem durante a internação em HCTPs sua conduta antissocial, dirigindo-a contra pacientes psicóticos que não sabem se defender de maneira adequada e dificultando a vida institucional e o tratamento dos demais. Esse, aliás, é um grave problema dos HCTPs, pois não é raro que pacientes com TPAS – que, nos presídios, causam distúrbios entre a massa carcerária por não se adaptarem às rotinas prisionais ou por praticarem agressões sistemáticas contra os colegas – sejam encaminhados para exame de SDM visando à troca da pena por MS. A experiência tem demonstrado que, quando internados nos HCTPs, não só se mostram impermeáveis às abordagens terapêuticas como causam tumultos, funcionando como líderes dos demais enfermos, sobretudo daqueles com psicoses, congregando-os e induzindo-os a comportamentos antissociais.

A avaliação de superveniência de doença mental

O exame de um detento com o objetivo de constatar SDM é um ótimo exemplo de avaliação pericial transversal e, portanto, de um procedimento muito semelhante ao de uma avaliação psiquiátrica comum na clínica diária. O objetivo do médico é identificar o que está se passando naquele momento, estabelecer um diagnóstico clínico e indicar a melhor terapêutica possível ao caso, inclusive, se conveniente ao paciente, a conversão da pena a MS.

A avaliação de SDM será iniciada por minuciosa anamnese. Durante esse exame, após a apreciação do relato do paciente a partir de sua queixa principal e história da doença, deverá lhe ser perguntado sobre sua história médica geral e psiquiátrica, com destaque aos seguintes aspectos: história familiar, uso de álcool e/ou outras substâncias psicoativas, intoxicações prévias, sinais e sintomas de dependência química a qualquer substância, história de abuso físico e/ou sexual, história de traumatismos craniencefálicos. O risco de suicídio deve ser considerado e sopesado em todas as avaliações por SDM, uma vez que a população prisional e de hospitais psiquiátricos forenses constitui um grupo de grande vulnerabilidade a esse evento. História de comportamento agressivo ou violento ou, ainda, de manifestações de crueldade com pessoas ou animais deve igualmente ser investigada. Tratamentos prévios, adesão e resultados devem ser perguntados e registrados.

Muitas vezes, assim como na clínica psiquiátrica comum, serão imprescindíveis as entrevistas com terceiros. No caso dos exames de SDM, entretanto, esses terceiros são em geral funcionários do sistema penitenciário que conduzem o examinando do presídio de origem ao HCTP, por terem constatado sua alteração comportamental. Esses funcionários não têm condições, portanto, de fornecer dados relevantes de natureza longitudinal. Quando houver familiares disponíveis, ou for possível contatá-los, é importante que sejam ouvidos para que se consiga estabelecer com clareza as manifestações sintomatológicas pregressas.

A literatura confirma a importância de que todos os prisioneiros sejam investigados quanto à existência de doença mental, ao uso de substâncias psicoativas e ao risco de violência assim que ingressarem no sistema penitenciário e a cada etapa do processo de progressão da pena.[26] Recomenda-se que essas avaliações sejam complementadas por meio de instrumentos padronizados e que seus resultados sejam guardados para posterior acompanhamento. As escalas Assessing Risk for Violence: Version 2 (HCR-20), de avaliação de risco de violência, e Psychopathy Checklist Revised (PCL-R), para detecção de psicopatia, encontram-se validadas no País e são de grande utilidade nessa avaliação.[27-30]

Concluída a avaliação, o psiquiatra deverá elaborar o laudo pericial, o qual, em linhas gerais, obedecerá ao formato descrito no Capítulo 4. E o item *Comentários médico-legais* deve recebe atenção especial, pois lá está descrito o fundamento para a possível conversão da pena em MS. Nesse mesmo tópico, são enfatizados os aspectos psiquiátricos do caso e a fundamentação técnica para a pretendida transformação da pena em MS quando se tratar de patologia psiquiátrica que possa se beneficiar de especial tratamento curativo. Quando estiver contraindicada a conversão da pena em MS, as razões correspondentes também devem constar no relatório. Enriquecerão o laudo os comentários com sugestões sobre qual seria a melhor abordagem terapêutica indicada. Todos os pontos devem ser redigidos em linguagem simples, concisa e clara, evitando abreviações que, embora de conhecimento médico, possam ser ininteligíveis para os operadores do direito. Não se deve esquecer que o laudo é dirigido sempre a quem o solicitou, o juiz das execuções penais.

Por fim, uma palavra sobre simulação. Ao examinar um prisioneiro com possível SDM, essa é uma probabilidade que não deve ser esquecida, uma vez que, em muitos casos, é conveniente ao detento ser transferido de seu presídio de origem para um HCTP, tanto para se livrar de um ambiente hostil quanto para ter facilitado um eventual projeto de fuga.

Recomendações

A melhora da atenção à saúde mental da população carcerária deve ser uma constante preocupação do psiquiatra forense. Nesse sentido, Taborda e colaboradores[31] descrevem o impacto positivo da criação de um ambulatório de cuidados psiquiátricos em uma unidade hospitalar geral, dispondo de leitos para atenção inicial e elucidação diagnóstica, no interior de um presídio brasileiro de grande porte. Esse recurso possibilitou não só a detecção de problemas mentais com maior rapidez como reduziu de forma significativa a transferência de presos para internações no HCTP de referência.

Sempre que detectada a presença de alterações comportamentais sugestivas de um transtorno mental em indivíduos encarcerados, impõe-se a necessidade de diagnóstico imediato para a implementação do tratamento específico. Na situação em que for constatada doença mental passível de se beneficiar com especial tratamento curativo, o paciente deverá ter sua pena substituída por MS e ser transferido a um HCTP ou outro estabelecimento psiquiátrico se não houver HCTP em sua região. Nos demais casos, essa pessoa necessitará de cuidados diferenciados, que deverão ser oferecidos no próprio local do cumprimento da pena. Ante as dificuldades de bem atender a esses detentos, os autores recomendam que os estabelecimentos penitenciários disponham de um corpo de saúde com pessoal de nível superior e médio habilitado em saúde mental. Dessa forma, a detecção, o tratamento e a orientação geral dos pacientes serão mais eficientes.

Essa recomendação parte do pressuposto de que o cumprimento da execução penal deve se dar não apenas com ênfase nos aspectos disciplinares e punitivos, mas também a partir de uma perspectiva de respeito à pessoa em cumprimento de pena. Para que isso ocorra, é necessário que um de seus direitos básicos, o direito de atenção à saúde, seja integralmente respeitado.

Considerações finais

No Brasil, a importância do tema tem sido negligenciada, considerando-se a escassez de dados epidemiológicos e bibliográficos específicos sobre o exame de SDM. Especula-se que isso ocorra provavelmente em decorrência de a avaliação de SDM não diferir de forma significativa do exame psiquiátrico padrão realizado em matéria não forense. A importância desse exame está relacionada ao grande número de problemas psiquiátricos que ocorrem durante o aprisionamento – quer enquanto o réu aguarda o julgamento, quer durante o cumprimento da pena –, bem como ao uso e abuso de substâncias psicoativas e à eclosão de sintomatologia psiquiátrica nas pessoas encarceradas. Diversos estudos evidenciaram que sintomas psiquiátricos são detectados na população carcerária em percentuais significativamente acima da média da população em geral. A experiência indica que essas pessoas exigem cuidados específicos. As mulheres e os reencarcerados apresentam incidência de sintomatologia psiquiátrica superior à encontrada em homens e em aprisionados pela primeira vez. Além disso, não raro são pessoas com características de personalidade que as tornam mais frágeis para o enfrentamento do dia a dia em estabelecimentos penitenciários. Por essas razões, é necessário superar as dificuldades em identificar as patologias desses indivíduos o mais precocemente possível e criar programas de atenção dirigidos à população prisional e às suas enfermidades mais frequentes: transtornos relacionados ao uso e abuso de álcool e drogas, transtornos do humor, transtornos psicóticos, transtornos da personalidade e retardo mental, definindo programas para tais quadros e implementando o tratamento mais adequado para cada caso.

Referências

1. Taborda JGV, Folino JO, Salton R. Forensic mental health care in South America: an overview of the Brazilian law and Angentinian cases. Int J Prison Health. 2007;3(2):125-33.

2. Telles LEB. Perícias de responsabilidade penal realizadas no Instituto Psiquiátrico Forense. Multijuris. 2007;2(3):44-9.

3. Chiswick D, Dooley E. Psychiatry in prisons. In: Chiswick D, Cope R, editors. Practical forensic psychiatry. London: Gaskell; 1995.

4. Organização Mundial da Saúde. Classificação de transtornos mentais e de comportamento da CID-10. Porto Alegre: Artmed; 1993.

5. Cloud D, Dougherty M, May RL, Parsons J, Wormeli P, Rudman WJ. At the intersection of health and justice. Perspect Health Inf Manag. 2014;11:1c.

6. American Psychiatric Association. Diagnostic and statistical manual of mental disorders: DSM-IV-TR. 4th ed. Washington: APA; 2000.

7. James DJ, Glaze LE. Mental health problems of prison and jail inmates. Rockville: Justice Statistics Clearinghouse; 2006.

8. Fazel S, Danesh J. Serious mental disorder in 23000 prisoners: a systematic review of 62 surveys. Lancet. 2002;359(9306):545-50.

9. Maden T, Swinton M, Gunn J. Psychiatric disorder in women serving a prison sentence. Br J Psychiatry. 1994;164(1):44-54.

10. Teplin LA, Abram KM, McClelland GM. Prevalence of psychiatric disorders among incarcerated women. I. Pretrial jail detainees. Arch Gen Psychiatry. 1996;53(6):505-12.

11. Ginsberg Y, Hirvikoski T, Lindefors N. Attention Deficit Hyperactivity Disorder (ADHD) among longer-term prison inmates is a prevalent, persistent and disabling disorder. BMC Psychiatry. 2010;10:112.

12. Andreoli SB, dos Santos MM, Quintana MI, Ribeiro WS, Blay SL, Taborda JGV, et al. Prevalence of mental disorders among prisoners in the State of Sao Paulo, Brazil. PLoS One. 2014;9(2):e88836.

13. Taborda JGV, Arboleda-Flórez J. Ética em psiquiatria forense: atividades pericial e clínica e pesquisa com prisioneiros. Rev Bras Psiquiatr. 2006;28 Suppl 2:S86-92.

14. Taborda JGV, Telles LEB, Costa GM. A reforma da atenção psiquiátrica. In: Cordeiro Q, organizador. Medida de segurança uma questão de saúde e ética. São Paulo: CREMESP; 2013. p. 87-106.

15. Palermo GB, Smith MB, Liska FJ. Jails versus mental hospitals: a social dilemma. Int J Offender Ther Comp Criminol. 1991;35:97-106.

16. Kramp P, Gabrielsen G. The organization of the psychiatric service and criminality committed by the mentally ill. Eur Psychiatry. 2009;24(6):401-11.

17. Torrey EF, Kennard SAD, Eslinger SD, Lamb R, Pavle J. More mentally ill persons are in jails and prisons than hospitals: a survey of the States [Internet] Arlington: Treatment Advocacy Center; 2010 [capturado em 20 jun. 2015]. Disponível em: http://www.treatmentadvocacycenter.org/storage/documents/final_jails_v_hospitals_study.pdf.

18. Coelho ER, Azevedo F, Gauer GJC, Cataldo Neto A. Suicídio de internos em um hospital de custódia e tratamento. J Bras Psiquiatr. 2009;58(2):92-6.

19. Folino JO, Marchiano SE, Wilde AS. Suicídios em convictos bonaerenses. Rev Argent Psiquiatr. 2003;14:286-91.

20. Schneider AMN. Ato suicida: a relação com o perfil biopsicossocial legal do preso nas instituições prisionais do Rio Grande do Sul [dissertação]. Porto Alegre: PUCRS; 2006.

21. Maier GJ, Miller RD. Models of mental health service delivery to correctional institutions. J Forensic Sci. 1987;32(1):225-32.

22. Brasil. Presidência da República. Casa Civil. Decreto-lei n° 3.689, de 03 de outubro de 1941. Código de Processo Penal [Internet]. Brasília: Casa Civil; 1941 [capturado em 20 jun. 2015]. Disponível em: http://www.planalto.gov.br/ccivil_03/decreto-lei/Del3689.htm.

23. Brasil. Presidência da República. Casa Civil. Lei n° 7.210, de 11 de julho de 1984. Institui a Lei de Execução Penal [Internet]. Brasília: Casa Civil; 1984 [capturado em 20 jun. 2015]. Disponível em: http://www.planalto.gov.br/ccivil_03/LEIS/L7210.htm.

24. Telles LEB, Blank P, Costa GM, Schwengber H, Jaeger CM, Meyer LF. Perícia de troca de pena por medida de segurança no Estado do Rio Grande do Sul. Multijuris. 2012;7(11):45-51.

25. Brasil. Presidência da República. Casa Civil. Lei n° 7.209, de 11 de julho de 1984. Altera dispositivos do decreto-lei n° 2.848, de 7 de dezembro de 1940 – Código Penal, e dá outras providências [Internet]. Brasília: Casa Civil; 1984 [capturado em 20 jun. 2015]. Disponível em: http://www.planalto.gov.br/ccivil_03/leis/1980-1988/L7209.htm.

26. Peters RH, Bartoi MG, Sherman PB. Screening and assessment of cooccurring disorders in the justice system. Delmar: CMHS Gains Center; 1999.

27. Telles LEB, Taborda JGV, Folino JO. Avanços na avaliação de risco de violência. Multijuris. 2010;5(9):36-43.

28. Morana HC, Arboleda-Flórez J, Câmara FP. Identifying the cutoff score for the PCL-R scale (psychopathy checklist-revised) in a Brazilian forensic population. Forensic Sci Int. 2005;147(1):1-8.

29. Telles LE, Day VP, Folino JO, Taborda JG. Reliability of the Brazilian version of HCR-20 assessing risk for violence. Rev Bras Psiquiatr. 2009;31(3):253-6.

30. Telles LEB, Folino JO, Taborda JGV. Accuracy of the Historical, Clinical and Risk Management Scales (HCR-20) in predicting violence and other offenses in forensic psychiatric patients in Brazil. Int J Law Psychiatry. 2012;35(5-6):427-31.

31. Taborda JGV, Bertolote JM, Cardoso RG, Blank P. The impact of primary mental health care in a prison system in Brazil. Can J Psychiatry. 1999;44(2):180-2.

LEITURAS SUGERIDAS

Taborda JCV, Telles LEB, Bins HDC. Ethical issues in prision psychiatry: forensic mental health care in Brazil. In: Konrad N, Völlm B, Weisstub DN, editors. Ethical issues in prision psychiatry. London: Springer; 2013. p. 153-61.

Wilson S, Cumming I, editors. Psychiatry in prisons: a comprehensive textbook. London: Jessika Kingsley; 2010.

CAPÍTULO 11

Avaliação de Risco de Violência

Elias Abdalla-Filho,
Lisieux E. de Borba Telles

PONTOS-CHAVE

- A avaliação de risco de comportamento violento é realizada em populações psiquiátricas, presidiárias e psiquiátrico-forenses.
- Avaliar o risco de violência em níveis baixo, moderado ou alto é um procedimento mais fidedigno do que concluir pela cessação ou não da periculosidade de quem esteja cumprindo medida de segurança, pena ou recebendo tratamento psiquiátrico.
- O desenvolvimento de instrumentos padronizados de avaliação tem contribuído para melhorar a validade e a fidedignidade das previsões quanto ao risco de violência. Alguns dos instrumentos mais promissores são o Assessing Risk for Violence – Version 2 (HCR-20) e o Hare Psychopathy Checklist – Revised (PCL-R). Ambos os instrumentos se encontram validados para uso no Brasil.
- O exame de verificação da cessação de periculosidade destina-se àqueles que se encontram no cumprimento de medida de segurança, enquanto o exame criminológico e as demais avaliações previstas na lei de execução penal são realizados em condenados a pena de prisão.
- O uso de instrumentos de avaliação de risco de violência associado à cuidadosa e abrangente avaliação clínica aumentou a acurácia preditiva desse exame, tornando a avaliação mais uniforme, abrangente, objetiva e transparente.

VINHETA

Juliano, 28 anos, solteiro, sem profissão, foi encaminhado para exame de verificação de cessação de periculosidade (EVCP). Três anos antes, havia sido submetido a avaliação de imputabilidade penal após ter praticado homicídio. Recebeu o diagnóstico de transtorno da personalidade antissocial. Na ocasião, o juiz responsável considerou-o semi-imputável, absolveu-o da pena e determinou o cumprimento de medida de segurança (MS), embora o laudo contraindicasse tal encaminhamento. Em sua história pregressa, consta o ingresso na vida escolar aos 7 anos de idade. Frequentou quatro escolas, onde apresentou problemas disciplinares. Aos 15 anos, foi expulso do colégio interno após incendiar o quarto. Ao retornar para casa, envolveu-se em vários atos infracionais e brigas com vizinhos. Diz ter trabalhado em diversos locais por períodos máximos de um mês, pois costumava "enjoar da função e abandonar o serviço". Envolveu-se em vários relacionamentos afetivos superficiais ao mesmo tempo. Acredita ter uma filha, para a qual não presta nenhum auxílio financeiro. No período de cumprimento da MS, no hospital psiquiátrico forense, sucederam-se inúmeras atuações antissociais. Durante certa madrugada, saqueou pertences de um paciente regressivo, fugiu da instituição e, ao retornar, tentou ingressar com cerveja, cachaça e maconha. Sucederam-se outros episódios de furtos dentro da instituição, abuso sexual de pacientes portadores de retardo mental, conduta ameaçadora e consumo de maconha. O periciado conta com o suporte familiar de uma tia que comparece mensalmente ao hospital e demonstra muito medo de Juliano. Durante a avaliação pericial, o examinando apresentou afeto frio e conduta de total irresponsabilidade, mentindo e colocando em outros internos a culpa por seus atos sem qualquer sentimento de arrependimento ou culpa. O paciente prosseguiu buscando seduzir, manipular e dissociar pacientes, familiares e equipe da instituição. Quando questionado quanto ao futuro, afirmou não ter planos; estava certo de que não voltaria a ter patrões, pois não gostava de ser mandado por "boçais", e de que gostava de "viver de acordo com as oportunidades". O resultado da aplicação do HCR-20 foi 35/40, indicativo de altíssimo risco de violência. O escore do PCL-R foi 34, compatível com quadro de psicopatia. No laudo de verificação de cessação de periculosidade, a perita contraindicou a desinternação do periciado, ressaltou seu alto risco de violência, salientando que diversos fatores responsáveis pelo risco de reincidência e de violência apresentados por esse paciente estavam mantidos, tais como: psicopatia, uso de droga, antecedente delitivo grave, ausência de vínculos afetivos consistentes, incapacidade de vincular-se a um trabalho, ausência de metas realistas e de longo prazo, impulsividade, ausência de crítica, culpa ou empatia, falta de vínculo terapêutico e de resposta ao tratamento.

A violência e a criminalidade são fenômenos complexos resultantes de múltiplos determinantes biopsicossociais e formam parte da própria condição humana desde os primeiros tempos. Tais problemas interessam a toda sociedade, e seu amplo impacto envolve a justiça, a segurança pública, a saúde e a economia.

No começo do século passado, as causas mais frequentes de prisão no Brasil eram atentado à ordem pública, vadiagem, desordem e embriaguez. Entre os crimes cometidos, predominavam os delitos contra a pessoa, como homicídio, tentativa de homicídio e lesão corporal. Os delitos de sangue ou vinganças privadas ocorriam entre conhecidos, em espaços privados. Durante o período pós-guerra, houve um declínio nos índices criminais, o que também ocorreu nos países europeus e nos Estados Unidos. No entanto, a partir da década de 1980, observou-se aumento da criminalidade, do número de delitos relacionados com drogas (tráfico e uso), delitos contra o patrimônio e crimes violentos, tais como roubo, sequestro e homicídio.[1,2]

Atualmente, prevalecem homicídios praticados contra homens jovens, crimes cometidos por psicopatas, crimes sexuais cometidos por supostos pedófilos e violência praticada contra mulheres.

O comportamento violento adotado pelo ser humano vem sendo alvo de atenção cada vez maior, não só por diferentes classes profissionais como também pela população em geral. Tal curiosidade já havia sido manifestada por Aristóteles,[3] que questionava, em *Ética a Nicômaco*, a possibilidade de assassinatos bizarros serem decorrentes da loucura dos homicidas. De fato, a associação entre transtorno psiquiátrico e comportamento violento de seu portador é bastante frequente no senso comum e vem sendo investigada de forma cada vez mais criteriosa por estudiosos da psiquiatria, o que tem contribuído para a construção de uma visão mais fidedigna e menos preconceituosa e simplista do assunto.

Com o aumento dos índices criminais, dos diferentes tipos de agressão e de agressores, a evolução dos estudos nessa área suscita perguntas como: "É possível prever conduta violenta?", "A violência é consequência de transtorno mental?", "Quais indivíduos, sofrendo de quais tipos de transtorno mental, sob que circunstâncias, poderiam adotar comportamento violento?". De fato, é possível constatar que certos grupos de doentes mentais apresentam um comportamento mais violento se comparados à população em geral, o que acaba por dificultar a luta contra tal estigma. Dessa forma, se, de um lado, não se pode negligenciar a existência de doença mental como fator contribuinte do comportamento violento, não se deve, por outro lado, supervalorizar sua importância.

Além disso, alguns preditores de comportamento violento diferem de acordo com o tipo de transtorno mental, situação e o tipo de conduta violenta. Por exemplo, estudos realizados com pacientes hospitalizados encontraram maior chance de conduta violenta entre portadores de síndrome cerebral orgânica, retardo mental e psicoses com leves sinais neurológicos. Na sociedade, os psicopatas representam o grupo com maiores taxas de crime violento, bem como reincidem mais rapidamente quando comparados ao grupo sem esse diagnóstico.[4]

Existem alguns fatores sociais que podem colaborar para a adoção de comportamento violento por pacientes psiquiátricos. Entre eles está o fechamento de hospitais psiquiátricos promovido pela reforma psiquiátrica sem a devida assistência substitutiva, o que acabou por deixar muitos pacientes desassistidos. Há também a possibilidade de um indivíduo adoecer após alguma prática criminal, então não se trataria de um doente criminoso, mas de um criminoso adoecido. Nesse caso, a criminalidade estaria mais relacionada às condições socioeconômicas desse indivíduo e ao seu passado criminal do que propriamente às suas condições psicopatológicas.

À luz do século XXI, quando a questão da criminalidade se manifesta de forma tão intensa, os psiquiatras são chamados a avaliar e prever risco de conduta violenta em populações psiquiátricas, presidiárias e psiquiátrico-forense, assim como ocorre na detecção de violência doméstica, escolar ou institucional, nas internações psiquiátricas compulsórias, nos exames de verificação de cessação de periculosidade, exame de cessação de dependência química, exame criminológico, parecer para troca de pena e exame para livramento condicional.

Avaliação de risco de violência

Durante o século XX, no Brasil e na América Latina, realizava-se uma avaliação clínica não estruturada baseada na experiência clínica do avaliador e no diagnóstico do avaliado.[5-7] Tais situações contribuíam para um possível exagero na predição da periculosidade de indivíduos com transtorno mental.[8] Vários estudos realizados ao longo dos anos de 1970 denunciaram o despreparo dos médicos no sentido de realizar uma adequada avaliação do risco de violência por parte dos pacientes psiquiátricos.[9] Os profissionais envolvidos com esse tema estavam sujeitos a um duplo viés: a) suas avaliações realizavam-se com base exclusiva em parâmetros clínicos subjetivos, ou seja, o avaliador, valendo-se de seu conhecimento teórico sobre fatores etiológicos de violência, bem como de sua experiência pessoal, chegava a determinada conclusão sobre a *periculosidade* da pessoa em exame apenas clínico; e b) as avaliações eram realizadas em um formato dicotômico, estabelecendo a presença ou ausência de periculosidade, ou seja, fazendo um *diagnóstico* categórico, em vez de estabelecer um *prognóstico* probabilístico.[10,11]

Em nosso meio, a carência de aplicação de instrumentos objetivos de avaliação de risco de violência dificultava uma avaliação mais fidedigna, a execução de pesquisas e a comunicação com outros centros científicos. Além disso, avaliações assistemáticas obstaculizavam a transparência do processo, sua compreensão e sua crítica. Essa condição era especialmente preocupante, pois o papel do psiquiatra forense é justamente o acessoramento do Poder Judiciário, fornecendo informações periciais bem fundamentadas e compreensíveis pelos operadores do direito.

Instrumentos de avaliação

Nas últimas décadas, ocorreram importantes avanços científicos na sistematização da avaliação de risco de violência. Diferentes grupos de trabalho e investigação, em múltiplos países, desenvolveram instrumentos com o objetivo de tornar a avaliação de risco de violência mais eficaz, identificando fatores de risco relevantes, o que auxilia a melhora da avaliação do prognóstico, o tratamento e promove uma prevenção mais justa e menos restritiva de liberdade.

O uso de instrumentos de avaliação de risco encontra-se difundido junto a profissionais da saúde mental, em *settings* da justiça criminal e nos diferentes ambientes da saúde dos seis continentes, sendo considerado por Jay Singh como um fenômeno global.[12] Tais avaliações embasam decisões contidas nos laudos relativos à indicação de medida de segurança, alteração da mesma de detentiva para restritiva e vice-versa, realização da classificação criminal e da progressão (ou regressão) de regime da pena e, por fim, auxílio para qualquer outro exame relativo à liberdade do examinado.

Essas contribuições não foram implementadas de maneira rápida e uniforme na América Latina, mas a Argentina foi pioneira na validação e no uso dos instrumentos mais promissores: o HCR-20 e o PCL-R.[13,14]

O HCR-20 se constitui na escala mais utilizada no mundo para avaliação de risco de violência, seguido pelo PCL-R.[12] Ambos os instrumentos se encontram validados para uso no Brasil e serão descritos a seguir.

HCR-20

Pesquisadores da Simon Fraser University, na British Columbia, Canadá, desenvolveram um instrumento objetivo, o HCR-20, que busca apresentar de forma sistematizada os pontos essenciais da avaliação de risco,[15] seguido de uma segunda versão.[16] O HCR-20 abrange diversas variáveis, as quais são agrupadas sob as denominações: *Itens Históricos, Itens Clínicos* e *Itens de Manejo de Risco*.

O HCR-20, desde sua primeira versão, em 1995, vem sendo largamente testado e empregado em 44 países, sendo considerado o instrumento mais usado para avaliação de risco de violência.[12] Na América Latina, a Argentina foi pioneira no uso e na validação do HCR-20 por meio de um estudo em determinada população prisional na cidade de La Plata.[13]

No Brasil, o instrumento foi validado por meio de estudo em população psiquiátrica forense.[17,18] Essa escala tem sido objeto de inúmeras publicações em periódicos e apresentações em congressos. Inicialmente, os trabalhos utilizavam como elemento de comparação apenas o PCL-R, o que evoluiu com o surgimento de inúmeros outros instrumentos, tais como o Risk Matrix 2000 Violence (RM2000v), o Offender Group Reconviction Scale (OGRS) e o Offender Assessment System (OASyS).[19] Ao estudar *settings* diversos (hospitais psiquiátricos comuns, hospitais psiquiátricos forenses e penitenciárias), busca-se avaliar o risco de violência de doentes mentais não criminosos, de doentes mentais criminosos e de criminosos comuns.

Os autores do HCR-20 sugerem que a avaliação final seja estimada em um de três níveis de risco: baixo (que inclui a ausência de risco), moderado ou alto, válido para um período de tempo e para um contexto. Além disso, deve-se ter em conta que as conclusões da avaliação não se devem restringir apenas ao escore total. Um único item pode indicar periculosidade relevante no indivíduo em exame, mas é pertinente relembrar que a combinação de diferentes itens pode determinar um acréscimo no risco. O instrumento é um importante guia de avaliação de risco, sendo o resultado da soma útil também para fins de pesquisa e para avaliar a resposta terapêutica de alguma intervenção. Dolan e Blattner[20] estudaram a utilidade dessa escala para auxiliar a decisão de transferência de pacientes internados em instituições de alta segurança (ou segurança máxima) a outras de menor segurança (ou segurança mínima), concluindo por sua eficácia.

O HCR-20 é constituído de 20 itens: 10 referentes ao passado – à história do examinando (H = *historical items*); 5 correspondentes a fatores presentes – do ponto de vista clínico (C = *clinical items*); e os últimos 5 relacionados a fatores futuros – em relação ao gerenciamento de risco (R = *risk management*). Uma observação a ser feita é que os fatores considerados estáticos, ou seja, relacionados ao passado, correspondem à metade do total de todos eles, o que pode ter um significado especial no caso de indivíduos que recebam alta pontuação nessa categoria. Por mais que algum paciente testado avance em determinado tratamento psiquiátrico, os "pontos" que ele recebeu em uma avaliação referente ao passado jamais mudarão, o que seria um fator contrário à cessação de sua periculosidade.

Cada um dos 20 itens do HCR-20 recebe, na avaliação, uma pontuação que oscila em uma escala de 0 a 2, na dependência da certeza da ocorrência daquilo que o item refere, além da possibilidade de utilizar a resposta "sem elementos". Assim, 0 significa que o item está definitivamente ausente ou não se aplica; 1 significa que o item está possivelmente presente ou presente apenas de forma limitada; e 2 é aplicado quando o item está definitivamente presente. Quando não se tem a informação, o item é omitido. Não é recomendado que se omitam mais do que cinco itens no total.

Os autores do HCR-20 não fornecem uma nota de corte para delimitar o nível de risco por reconhecerem que ela seria um valor arbitrário, desprovido de sentido e perigoso se for usado de forma rígida. Dessa forma, argumentam que o perito avaliador tem condições de perceber um alto risco de violência do periciando na presença de um simples fator de risco.

O Quadro 11.1 descreve os fatores de risco considerados nessa *checklist*.

As predições devem ser feitas em termos e períodos específicos. Devem-se declarar tipos particulares de resultados possíveis. Pode ser mais útil e preciso fazer predições de curto e de longo prazo e estabelecer quais fatores podem contribuir para aumentar ou reduzir o risco em cada estágio. Além disso, as predições não devem ser estruturadas no formato "Sim/Não", mas em termos de probabilidade, estipulando períodos de tempo durante os quais elas têm validade, como cada predição poderia variar de acordo com mudanças nas circunstâncias situacionais e índices-base de violência em amostras pertinentes.

Recentemente, foi lançada a terceira versão do HCR-20.[21]

PCL-R

O PCL-R é uma escala criada por Robert Hare para servir como instrumento de pesquisa de psicopatia.[22] Conforme abordado no capítulo sobre transtornos da personalidade, comportamento psicopático é aquele que revela tendência a práticas criminais, com padrão recidivista e encontrado em indivíduos que apresentam uma personalidade transtornada.

A escala PCL-R tem-se mostrado útil como instrumento de avaliação de risco de violência, incluindo a identificação de prováveis recidivistas. Dessa forma, o PCL-R tem o mérito de ser um recurso tanto

QUADRO **11.1** FATORES DE RISCO CONSIDERADOS NA AVALIAÇÃO PARA COMPORTAMENTO VIOLENTO DO HCR-20

Itens históricos (passado)

H1. Violência prévia
H2. Idade precoce no primeiro incidente violento
H3. Instabilidade nos relacionamentos
H4. Problemas no emprego
H5. Problema com uso de substâncias
H6. Doença mental importante
H7. Psicopatia
H8. Desajuste precoce
H9. Transtorno da personalidade
H10. Fracasso em supervisão prévia

Itens clínicos (presente)

C1. Falta de *insight*
C2. Atitudes negativas
C3. Sintomas ativos de doença mental importante
C4. Impulsividade
C5. Sem resposta ao tratamento

Itens de manejo de risco (futuro)

R1. Planos sem viabilidade
R2. Exposição a fatores desestabilizantes
R3. Falta de apoio pessoal
R4. Não aderência às tentativas de tratamento
R5. Estresse

diagnóstico (identificar os indivíduos com psicopatia) quanto prognóstico (avaliar a probabilidade de recidiva). Essa escala enfoca exclusivamente a personalidade do indivíduo examinado, diferentemente do HCR-20, que inclui elementos externos na avaliação de risco, tais como exposição a fatores desestabilizadores ou falta de apoio pessoal.

Trata-se de uma *checklist* de 20 itens, com pontuação de 0 a 2 para cada, como no HCR-20, perfazendo um total de 40 pontos. A nota de corte não é estabelecida de forma rígida, mas, segundo Dolan e Doyle,[9] um resultado acima de 30 pontos traduziria um psicopata típico. Dåderman e Kristiansson[23] também afirmam que um valor de 30 pontos tem sido recomendado como limite para um diagnóstico de psicopatia, apesar de fazerem observações sobre estudos que consideraram valores inferiores, tais como 25 e 26. O PCL-R está validado para uso no Brasil por Morana e colaboradores,[24] e o ponto de corte definido para a população brasileira foi de 23.

Os 20 itens componentes da escala estão divididos entre os quatro fatores: afetivo, interpessoal, comportamental e antissocial. Esses itens estão descritos em detalhes no Capítulo 28.

O Quadro 11.2 descreve os 20 elementos que compõem a escala PCL-R.

O PCL-R recebeu o suplemento de uma versão compacta, a Screening Version (PCL:SV). Essa versão é composta de 12 itens, mostrou-se válida para previsão de violência institucional e comunitária e, por esse motivo, tem sido incluída em outra escala de avaliação, a Violence Risk Assessment Study (VRAS), posteriormente denominada VRAG, sigla para Violence Risk Assessment Guide. Por se tratar de uma versão resumida e condensada, a PCL:SV demanda menor tempo de aplicação e pode ser utilizada, como lembram Jozef e Silva,[25] em um exame prévio de triagem. A pontuação varia de 0 a 24, tendo como nota de corte, segundo Dolan e Doyle,[9] 18 pontos. Os elementos que compõem a PCL:SV são: superficialidade; grandiosidade; manipulação; falta de remorso; falta de empatia; falha na assunção de responsabilidade; impulsividade; frágil controle comportamental; falta de objetivos; irresponsabilidade; comportamento antissocial na adolescência; e comportamento antissocial na vida adulta.

Por fim, é necessário reforçar a extrema importância do uso do bom senso e de capacitação técnica na avaliação de risco. Por um lado, não se pode exagerar a importância da associação entre transtorno psiquiátrico e comportamento violento, por outro, também não é possível negligenciar essa associação como fator de risco a ser analisado. O mesmo equilíbrio é imprescindível no sentido de não avaliar o risco de comportamento violento apenas tomando como base impressões superficiais, tampouco seguindo de forma rígida os fatores de risco citados neste capítulo. Tais fatores devem servir como referenciais norteadores a serem lembrados quando o exame for realizado e devem ser considerados da forma mais pertinente possível. Esse equilíbrio é decisivo para a elaboração de um laudo que possa elucidar de forma fiel a dimensão do risco de violência e, assim, colaborar de forma positiva para a construção do tratamento jurídico a ser aplicado sobre o indivíduo examinado. Somente dessa maneira os psiquiatras podem de fato ser verdadeiros auxiliares da Justiça.

QUADRO **11.2 OS 20 ELEMENTOS QUE COMPÕEM A ESCALA PCL-R**

1. Loquacidade/charme superficial
2. Superestima
3. Necessidade de estimulação/tendência ao tédio
4. Mentira patológica
5. Vigarice/manipulação
6. Ausência de remorso ou culpa
7. Insensibilidade afetivo-emocional
8. Indiferença/falta de empatia
9. Estilo de vida parasitário
10. Descontroles comportamentais
11. Promiscuidade sexual
12. Transtornos da conduta na infância
13. Ausência de metas realistas e de longo prazo
14. Impulsividade
15. Irresponsabilidade
16. Incapacidade de aceitar responsabilidade pelos próprios atos
17. Muitas relações conjugais de curta duração
18. Delinquência juvenil
19. Revogação da liberdade condicional
20. Versatilidade criminal

A informação de terceiros confiáveis, bem como o acesso a antecedentes criminais, documentos médico-legais, relatórios sobre o funcionamento do examinado no ambiente prisional e prontuário médico, são de extrema importância para complementação pericial em casos de avaliação de risco de violência.

Nas últimas décadas, observamos que, enquanto a América Latina busca introduzir e validar em seus países as escalas PCL-R e HCR-20, centros de pesquisa europeus, canadenses e norte-americanos estão avaliando a acurácia desses instrumentos e criando novas escalas para uso em populações específicas de diferentes idades e sexo e em portadores de diferentes transtornos mentais.

A seleção do instrumento de avaliação de risco costuma ocorrer a partir do ajuste entre o objetivo da avaliação, a população e o ambiente para o qual o profissional está trabalhando, as ferramentas disponíveis, o treinamento necessário, o custo, a disponibilidade de tempo e a formação do aplicador.[12]

Após essas considerações sobre avaliação de risco de violência, serão abordados o Exame de Verificação de Cessação de Periculosidade (EVCP), o Exame de Cessação de Dependência Química (CDQ), o Exame Criminológico (EC) e outros previstos na legislação penitenciária.

Os exames de verificação de cessação de periculosidade e de cessação de dependência química

O EVCP é um exame psiquiátrico-forense aplicado em indivíduos que se encontram em MS e tem como propósito, conforme o próprio nome revela, averiguar se foi debelada ou não a condição perigosa do indivíduo. Segundo o Artigo 775 do Código de Processo Penal (CPP),[26] a cessação ou não da periculosidade será verificada ao fim do prazo mínimo de duração da medida de segurança pelo exame das condições da pessoa a que tiver sido imposta.

Esse exame, entretanto, conforme o teor do Artigo 777 do CPP,[26] pode ser realizado "[...] em qualquer tempo, ainda durante o prazo mínimo de duração da medida de segurança", se houver determinação judicial para isso.

O CDQ pode ser considerado uma variante do EVCP, uma vez que o indivíduo a ser examinado também se encontra em MS por haver sido considerado inimputável ou semi-imputável em decorrência de transtorno por uso de substância psicoativa estabelecido em perícia psiquiátrica prévia. Esse exame visa verificar se ainda persiste ou se já está cessado o quadro de dependência, que, por sua vez, é considerado um fator a ser analisado na avaliação de risco. Nos quadros de dependência química, o indivíduo, não tendo controle pleno sobre sua capacidade volitiva, poderá ter apresentado comprometimento da capacidade de determinação em relação ao uso da droga da qual é dependente. Dessa forma, poderia adotar algum comportamento violento com o objetivo de obter a droga para satisfazer seu desejo de consumo.

PERICULOSIDADE *VERSUS* RISCO

Como lembra Feeney,[27] o conceito de periculosidade está ligado mais a uma ação do que ao indivíduo em si e, assim, depende de diversas circunstâncias. Como conceito, foi superado pelo de avaliação de risco. De fato, conforme exposto no início deste capítulo, a avaliação de risco de violência tem-se tornado cada vez mais complexa, passando a considerar outros elementos que possam exercer influência sobre o comportamento violento de um indivíduo, além do exame da sua condição patológica. Nesse sentido, a avaliação de risco, em vez de tão somente examinar se um determinado indivíduo é considerado perigoso ou não, abrange também elementos ambientais, situacionais e sociais.[16]

No EVCP, o psiquiatra é solicitado a responder se a periculosidade do indivíduo periciado está ou não cessada. Espera-se do psiquiatra uma resposta dicotômica – sim ou não –, quando, na verdade, o profissional tem condições apenas de estabelecer a probabilidade de o indivíduo voltar ou não a cometer algum delito. Essa limitação fica mais evidente quando se leva em conta o fato de que o médico não pode exercer qualquer controle sobre as variáveis ambientais anteriormente referidas. Dessa forma, a avaliação de risco pesquisa se o grau do risco de violência de um indivíduo é pequeno, médio ou grande. Trata-se de uma abordagem mais fiel às reais possibilidades de alcance de um exame psiquiátrico.

MEDIDA DE SEGURANÇA

A medida de segurança é um procedimento jurídico aplicado às pessoas que cometeram algum delito e que, em decorrência de motivos psiquiátricos, não podem responder penalmente por ele. Sua imposição encontra respaldo no *caput* do Artigo 97 do Código Penal (CP),[28] que estabelece o seguinte:

> [...] se o agente for inimputável, o juiz determinará sua internação (art. 26). Se, todavia, o fato previsto como crime for punível com detenção, poderá o juiz submetê-lo a tratamento ambulatorial.

Esse artigo permite realizar duas observações. A primeira delas é a existência de dois tipos de MS, como descrito no Artigo 96 do CP. Segundo esse artigo, as medidas de segurança são: I – internação em hospital de custódia e tratamento psiquiátrico ou, à falta, em outro estabelecimento adequado; II – sujeição a tratamento ambulatorial.[28] A segunda observação possível é alvo de inúmeras críticas por parte dos psiquiatras. Ela se refere ao fato de o tipo de tratamento psiquiátrico judicialmente determinado ser aplicado sob a forma de internação hospitalar ou ambulatorial e com base não, como deveria ser, a partir da natureza e da gravidade do transtorno psiquiátrico, e sim da natureza e da gravidade do crime praticado. Em outras palavras, a internação ou o tratamento ambulatorial não se realizam segundo critérios médicos, mas legais.

Outra crítica que se faz em relação à MS é o fato de se privilegiar a segurança da sociedade, o que justifica seu próprio nome, de forma desproporcional à atenção dada ao tratamento do transtorno detectado no indivíduo infrator. É possível observar a carência de recursos, tanto humanos quanto estruturais, destinados ao tratamento psiquiátrico da população carcerária.

Não existe uma determinação prévia para a duração da MS. Segundo o § 1° do Artigo 97 do CP,[28] a internação, ou tratamento ambulatorial, ocorrerá por tempo indeterminado, perdurando enquanto não for averiguada, mediante perícia médica, a cessação de periculosidade. O prazo mínimo deverá ser de 1 a 3 anos

A desinternação, ou a liberação, segundo o § 3° do mesmo artigo, será sempre condicional, devendo ser restabelecida a situação anterior se o agente, antes do decurso de um ano, praticar algum novo ato que indique a persistência de sua periculosidade.[13]

O DUPLO BINÁRIO

O sistema dualista, ou duplo binário, preconiza a aplicação cumulativa e sucessiva da pena e da MS. Na reforma do CP, ele foi substituído pelo sistema vicariante, que se refere à aplicação excludente da pena ou da MS. Isto é, ou o agente é condenado e apenado, ou é considerado inimputável e recebe uma MS. Uma pena pode até ser substituída por uma MS, mas não mais somada a ela.

Nesse sentido, o Artigo 98 do CP[28] determina o seguinte:

[...] na hipótese do parágrafo único do artigo 26 deste Código, e necessitando o condenado de especial tratamento curativo, a pena privativa de liberdade pode ser substituída pela internação, ou tratamento ambulatorial, pelo prazo mínimo de 1 (um) a 3 (três) anos.

Isso significa que os indivíduos considerados semi-imputáveis também podem se beneficiar da MS, desde que necessitem de tratamento psiquiátrico.

Outra situação que pode ocorrer é a superveniência de um transtorno mental durante o cumprimento da pena. Seja esse o caso, o juiz da execução pode substituir temporariamente a pena por internação para o tratamento indicado, segundo o Artigo 183 da Lei de Execução Penal (LEP).[29] No entanto, uma vez constatada a recuperação do paciente, ele deverá retornar ao presídio para continuar a cumprir a pena fixada antes do desenvolvimento do transtorno mental, sendo que o período de internação é contado como tempo de cumprimento da pena.

REALIZAÇÃO DO EXAME

O EVCP é realizado por psiquiatra forense nas próprias instituições que tratam os indivíduos em MS, como os hospitais de custódia e tratamento, ou em instituições periciais oficiais, como é o caso dos institutos de medicina legal. Seu objetivo é pesquisar a probabilidade de um indivíduo voltar a delinquir, concluindo pela cessação ou não de sua periculosidade. Essa pesquisa pode ter por base não somente critérios clínicos, mas também instrumentos padronizados de avaliação de risco.[30] Nosso entendimento é o de que os critérios clínicos são aqueles pesquisados essencialmente no exame psiquiátrico do periciando, tanto na história colhida na entrevista como nos elementos procedentes do exame de seu estado mental. Também podem ser utilizadas informações de terceiros, como os relatórios psicossociais do comportamento do periciando na instituição onde se encontra internado. Dessa forma, os elementos investigados podem se aproximar muito de alguns pesquisados nos instrumentos padronizados. A diferença básica está no fato de que os critérios clínicos, não sendo padronizados, dependem da valorização de cada perito. Em outras palavras, enquanto um psiquiatra pode valorizar, por exemplo, o desajustamento social como um elemento indicador de risco de violência, outro profissional pode não incluir esse fator em sua avaliação. Isso já não acontece em um instrumento padronizado, uma vez que os quesitos investigados são aplicados de forma homogênea em todos os indivíduos examinados.

Os fatores de risco pesquisados no exame psiquiátrico, conforme já explicado, podem ser advindos da história do periciando e do exame de seu estado mental. Os fatores provenientes da história desse indivíduo podem, por sua vez, ser divididos em fatores da época pré-delito, da época do delito e da época pós-delito. A importância dessa separação reside no reconhecimento de que somente os últimos fatores (concernentes à história pós-delito) poderão mudar ao longo da realização de mais de um EVCP. A seguir, serão citados, a título de ilustração, alguns elementos que podem estar incluídos nos critérios clínicos da avaliação de risco.

Fatores da história pré-delito ❯ história de desajustamento social, como abandono escolar ou fracasso em manter um vínculo empregatício; dificuldade na manutenção de vínculos interpessoais; transtornos precoces da conduta, incluindo comportamento violento prévio; reincidência em práticas criminais; história de doença mental, transtorno da personalidade ou dependência de álcool e outras drogas; não adesão a tratamento psiquiátrico.

Fatores da história do delito ❯ crimes praticados com requintes de crueldade ou agravantes legais; crimes praticados com frieza emocional; crimes precipitados por falta de controle sobre os impulsos agressivos.

Fatores da história pós-delito > história de comportamento violento ou transgressor no ambiente hospitalar ou carcerário; persistência do transtorno psiquiátrico detectado antes da MS.

Exame do estado mental > falta de *insight*, não conseguindo realizar uma crítica satisfatória do comportamento criminoso adotado, com consequente falta de arrependimento; sintonia do periciando com o delito praticado; reações psíquicas carregadas de fortes emoções (como hostilidade, desconfiança e irritabilidade) ou reveladoras de descontrole emocional, como humor explosivo; sintomas psicóticos comprometendo o discernimento crítico da realidade, sobretudo delírios persecutórios.

É de extrema importância observar o meio social que irá receber o periciando após sua possível desinternação: a situação da família e interesse desta em recebê-lo, as probabilidades de trabalho e a ligação afetiva do periciando com sua família. A observação desses aspectos é fundamental, pois o psiquiatra não pode esquecer que o indivíduo foi examinado em um ambiente artificial, diferente de seu *habitat* social natural. Também é fundamental que os peritos não concluam apenas pela cessação ou não da periculosidade, mas informem em seus laudos os critérios que os levaram a uma conclusão. Esse procedimento dá maior transparência ao laudo e torna esse documento médico-legal mais convincente e fidedigno. É particularmente útil ter em mãos o laudo ou os laudos psiquiátricos anteriores, para que seja possível fazer uma avaliação da evolução do quadro clínico do periciado. Isso será sempre possível, uma vez que o fato de alguém estar sob MS significa necessariamente que ele já fora periciado por psiquiatras.

ASPECTOS ÉTICOS

Vários estudos vêm denunciando a não existência de diretrizes definidas com clareza capazes de nortear, do ponto de vista ético, as condutas de psiquiatras forenses durante a realização de seu trabalho.[31] No entanto, a prática forense apresenta certas peculiaridades que a diferenciam substancialmente da prática clínica, o que a faz merecer considerações éticas específicas, como enfatizado por Taborda e Arboleda-Flórez.[32] Na prática pericial, o compromisso maior do psiquiatra forense é com a justiça, não com os interesses pessoais do indivíduo examinado. O segredo médico não existe, uma vez que o psiquiatra comunica ao magistrado tudo aquilo que for relevante para o esclarecimento do que lhe é solicitado.

Essa particularidade dos compromissos éticos do psiquiatra forense tem repercussão direta sobre o EVCP e o CDQ. Indivíduos que se encontram em MS têm contato compulsório tanto com psiquiatras que exercem função pericial quanto com aqueles que exercem papel assistencial. Taborda e colaboradores[33] já chamaram atenção sobre a incompatibilidade de um mesmo psiquiatra exercer a função assistencial e o papel pericial em relação ao mesmo indivíduo. Ou seja, é eticamente inviável que um mesmo psiquiatra realize o tratamento do indivíduo que se encontra em MS e depois elabore o laudo de seu EVCP ou de CDQ.

O Código de Ética Médica (CEM)[34] brasileiro, recentemente revisado, estabelece, em seu Artigo 93, que é vedado ao médico ser perito ou auditor do próprio paciente, de pessoa de sua família ou de qualquer outra com a qual tenha relações capazes de influir em seu trabalho ou de empresa em que atue ou tenha atuado. Esse preceito não exclui, obviamente, a situação que envolve o EVCP ou o CDQ. Dessa forma, o psiquiatra que trata o paciente em MS está eticamente impedido de realizar seu exame pericial de avaliação de risco. Essa delicada situação, descrita na literatura internacional como *the wearing of two hats problem*, recebe tratamentos distintos em diferentes países. Na Inglaterra e no País de Gales, por exemplo, quando solicitado pela autoridade judicial, o mesmo profissional realiza o exame psiquiátrico e elabora o relatório pericial de um mesmo indivíduo, não existindo qualquer impedimento ético a esse respeito descrito no Conselho Médico Geral (CMG) inglês. As diretrizes éticas fornecidas pelo CMG revelam uma flexibilidade muito maior, se comparadas ao modelo brasileiro.

O exame criminológico e outros previstos na legislação penitenciária

EXAME CRIMINOLÓGICO

O exame criminológico (EC) é multidisciplinar (médico, psicológico, jurídico e social). É aplicado ao indivíduo condenado, com o objetivo de auxiliar sua classificação em termos de antecedentes e personalidade, bem como individualizar a execução de sua pena. Esse exame é cercado de divergências em quase todas as classes profissionais, sofrendo mudanças a todo instante, além de gerar equívocos em relação até mesmo a sua própria conceituação, conforme será visto adiante.

Como já foi comentado, o EC é diferente do EVCP, uma vez que o último é aplicado não a criminosos comuns, mas àqueles indivíduos infratores com transtorno psiquiátrico comprovado e que se encontram sob MS.

De fato, a importância de um estudo médico, psicológico e social dos criminosos foi reconhecida já no século XIX, tendo sido declaradamente defendida por Cesare Lombroso e Rafaelli Garofalo, nos primórdios da criminologia. Desde aquela época, percebia-se a necessidade de se ter um conhecimento mais abrangente e aprofundado a respeito do indivíduo infrator em sua totalidade, sendo estudados tanto os fatores externos (socioculturais) quanto os internos (biopsíquicos) que pudessem exercer alguma influência significativa em seu comportamento, principalmente sobre sua conduta transgressora. Ao longo dos anos, a criminologia foi abrindo um espaço cada vez maior para estudos dessa natureza, tornando-os temas de cursos, congressos e publicações literárias.

OBJETIVOS

Conforme abordado, o EC tem como objetivo maior auxiliar a classificação do condenado e a individualização de sua pena. Depreende-se, portanto, que o exame preceda a classificação do preso. Isso colabora para que o sentenciado receba tratamento penitenciário adequado, permitindo o planejamento de sua assistência, bem como a escolha de um estabelecimento prisional que lhe seja mais adequado, respeitando, assim, as diferentes realidades de cada um, uma vez que, antes de ser um preso, cada ser humano é único, dotado de características singulares. O programa de tratamento penitenciário individualizado, por sua vez, deve ter, conforme uma visão humanista, o objetivo de ressocializar, e não ser apenas punitivo e segregante, visando propiciar ao preso o desenvolvimento de valores e princípios que sustentem um respeito a si próprio e ao próximo, possibilitando, assim, uma boa convivência na sociedade.

No entanto, não se pode ignorar a realidade atual, na qual são observados estabelecimentos prisionais que não oferecem condições mínimas para a realização da assistência teoricamente traçada. Além disso, é muito questionável a eficácia de qualquer projeto terapêutico ou de ressocialização imposto a alguém, seja qual for a procedência da autoridade de tal projeto, uma vez que a prática parece demonstrar o fracasso dessas medidas quando não vão ao encontro dos interesses do próprio indivíduo tratado. O EC também se diferencia do exame psiquiátrico realizado nos casos de incidente de insanidade mental, pois, neste último, o objetivo é avaliar a responsabilidade penal do indivíduo examinado. Considerando que avalia a personalidade do apenado, sua periculosidade, o possível arrependimento e a possibilidade de cometer novos crimes, o EC é visto como tendo um objetivo prognóstico, facilitador da decisão de progressão ou regressão de regime carcerário. Como se verá adiante, esse objetivo é alcançado em um exame corretamente chamado de *parecer para troca de regime*, mas que tem sido generalizadamente nomeado também de exame criminológico.

NÃO OBRIGATORIEDADE DO EXAME

O EC passou a não ser mais obrigatório em atendimento à Lei n° 10.792,[26] que entrou em vigor em dezembro de 2003, alterando, portanto, a LEP. Segundo a nova lei, o sujeito condenado tem direito à progressão de regime após o cumprimento mínimo de um sexto da pena que lhe foi aplicada, desde que apresente bom comportamento carcerário. A nova redação não faz menção ao EC, o que leva alguns profissionais do direito a interpretarem de forma equivocada que ele foi extinto, embora apenas tenha passado a ser facultativo. Nesse sentido, o juiz pode determinar sua realização quando considerar necessário para embasar sua decisão.[26]

O EC poderá favorecer a formação da convicção do juiz, uma vez que permite uma avaliação mais profunda dos riscos de colocar um condenado em convívio social. Observe-se que ele não é obrigatório. Na prática, porém, há frequentes manifestações que contestam a avaliação realizada, o que dá margem a inúmeros pedidos de *habeas corpus*.[35]

Até os dias atuais não há consenso sobre o valor do exame criminológico e continua a polêmica quanto à sua obrigatoriedade. Em abril de 2015, o Supremo Tribunal Federal, por meio do ministro Luís Roberto Barroso, determinou que o Juízo da Vara de Execuções Penais de Presidente Prudente (SP) se abstivesse do EC prévio para verificar o mérito na progressão de regime.[36]

COMPOSIÇÃO DO EXAME

Devem compor o exame criminológico:

> Uma avaliação jurídica da situação do preso, incluindo sua realidade carcerária.
> Exame médico geral, também chamado de exame biológico, no qual o indivíduo é examinado em seu plano físico. Essa avaliação pode incluir algum exame especializado, bem como exames complementares, sempre que houver indicação.
> Exame psiquiátrico com o objetivo de verificar se o indivíduo apresenta algum transtorno mental. Avalia-se a possibilidade de ele apresentar distúrbios psíquicos que possam ter sido determinantes em sua conduta delituosa – bem como em sua personalidade –, a presença ou não de psicopatia e seu grau de risco de violência. Tais exames têm sua confiabilidade aumentada com o uso de instrumentos padronizados para tais fins, como o HCR-20 e o PCL-R.
> Exame psicológico: exame clínico com base em entrevistas psicológicas, acompanhado de testes psicológicos adequados a cada situação e relacionados ao que se deseja investigar.
> Exame das condições sociais do indivíduo sob perícia. Tem sido destacada, por diversos autores, a necessidade de entrevistas com seus familiares. Devem-se pesquisar não somente as condições socioeconômicas, mas também os vínculos afetivos entre os membros da família.

Na avaliação psíquica do EC, a personalidade do indivíduo é examinada não de forma estática, mas dinâmica, na tentativa de estabelecer uma relação com o crime praticado. Dessa forma, destaca-se, no exame, a leitura que o preso faz de seu próprio comportamento delituoso, buscando, com isso, analisar sua autocrítica. Avalia-se, ainda, seu pragmatismo, questionando, por exemplo, quais são seus planos de vida, verificando se dizem respeito a planos exequíveis. Como ele se mostra do ponto de vista afetivo? Que emoções afloram? Predominam manifestações violentas? Qual o nível do controle apresentado sobre seus impulsos? Essas são algumas das questões propostas.

Cabe ressaltar a existência de uma grande distância entre a teoria e a prática, entre o que é preconizado e o que é realizado. O que se observa com bastante frequência é um EC reduzido a mera avaliação psicológica. Os psiquiatras têm um grande papel a desempenhar nessa importante tarefa por meio da avaliação de risco de violência. Quanto às avaliações sociais – importantíssimas para se ter uma ideia mais fidedigna da realidade social, conjugal e familiar, enfim, extramuros, do periciando –, elas nem sempre são realizadas, principalmente em razão da falta de condições inerente a um sistema carente de recursos.

ÉPOCA DE REALIZAÇÃO DO EXAME

O EC é realizado apenas em réus que já foram condenados. Embora tenha sido cogitada a ideia de sua realização antes do julgamento, com o propósito de se conseguir o maior número possível de elementos sobre a realidade do réu, incluindo o funcionamento de sua estrutura psíquica – o que proporcionaria melhor embasamento para a própria fixação da pena –, tal medida não foi adotada pela legislação, que privilegiou, por sua vez, o princípio da inocência. Dessa forma, o exame, que só é admissível após o reconhecimento da culpa do indivíduo, pode tão somente auxiliar a aplicação, da melhor forma possível, da pena já fixada.

Apesar da necessidade de realização do EC imediatamente após a condenação do réu, a fim de que ele possa ser classificado, não é isso o que se observa na realidade, em que a individualização só ocorre ao longo do cumprimento da pena. Tal procedimento favorece uma enorme confusão entre esse exame específico para auxiliar a classificação do condenado e outros exames previstos na lei (descritos mais adiante) que visam à concessão de determinados benefícios. Consequentemente, observa-se que, na prática, todos esses exames costumam ser chamados de ECs.

LOCAL DE REALIZAÇÃO DO EXAME

A LEP[29] estabelece, segundo seu Artigo 96, a instalação de um centro de observação criminológica (COC), local onde deve ser realizado o EC: "[...] no centro de observação serão realizados os exames gerais e o criminológico, cujos resultados serão encaminhados à comissão técnica de classificação [...]". Trata-se de uma unidade penal fechada, que propicia o exame global do indivíduo, sobretudo de sua personalidade, cujo objetivo é obter subsídios geradores de dados e diretrizes que orientarão o tratamento penitenciário recomendado pela comissão técnica de classificação. Esse centro pode ser instalado em unidade independente ou estar ligado a um estabelecimento prisional. Segundo o Artigo 98 da LEP,[29] "[...] os exames poderão ser realizados pela comissão técnica de classificação, na falta do centro de observação". Observam-se também algumas situações consideradas variantes, como no Estado de São Paulo, onde foi extinto o COC e criado o Núcleo de Observação Criminológica (NOC), igualmente composto de equipe interdisciplinar, com médico psiquiatra, assistente social, psicólogo e bacharel em ciências jurídicas e sociais.[35]

COMISSÃO TÉCNICA DE CLASSIFICAÇÃO

O Artigo 6° da LEP determina:[29]

A classificação será feita por Comissão Técnica de Classificação (CTC), que elaborará o programa individualizador e acompanhará a execução das penas privativas de liberdade e restritivas de direitos, devendo propor, à autoridade competente, as progressões e regressões dos regimes, bem como as conversões.

Conforme já abordado, o EC pretende fornecer elementos importantes para subsidiar a classificação dos presos, que será, por sua vez, realizada pela CTC, que deve existir em todo e qualquer estabelecimento em que a pena seja cumprida. Na prática, porém, a classificação é uma tarefa cujos resultados têm sido alvo de inúmeras críticas, diante da extrema dificuldade em agrupar as semelhanças de indivíduos com realidades tão complexas e diferentes entre si, tanto do ponto de vista interno (psíquico) quanto externo (sociocultural). Existe uma proposta de mudança do nome *Comissão Técnica de Classificação* para *Comissão Técnica Interdisciplinar*, que inclui a sistematização de suas funções.[37]

A CTC recebe do COC os resultados constatados no EC, elabora um programa individualizado, preparando o preso para a reinserção social, e acompanha a execução da pena. Cabe também à CTC a proposição de mudança de regime, seja a progressão (transferência de um regime mais rigoroso para outro menos rigoroso), seja a regressão (transferência de um regime menos rigoroso para outro mais rigoroso). No caso de a mudança de regime ser solicitada pelo preso, cabe à CTC a elaboração de um parecer a respeito. O Artigo 6º da LEP[29] refere-se ainda ao papel da CTC nas proposições de conversões. Essas proposições podem ser: da pena privativa de liberdade em restritiva de direito, das penas restritivas de direito em privativa de liberdade, da pena de multa em detenção, da pena privativa de liberdade em MS e do tratamento ambulatorial em internação. Por fim, a CTC também acompanha as penas restritivas de direitos, podendo fazer proposições a respeito. Tais penas podem ser de três tipos: prestação de serviços à comunidade, interdição temporária de direitos e limitação de fim de semana.

OUTROS EXAMES PREVISTOS NA LEGISLAÇÃO PENITENCIÁRIA

A legislação penitenciária prevê outros exames, chamados, de forma generalizada, de *exames criminológicos*. São, no entanto, exames específicos, solicitados geralmente quando o indivíduo sentenciado está prestes a receber algum benefício – por exemplo, uma progressão de regime, um livramento condicional ou mesmo um indulto, como o de Natal –, embora sejam também indicados em situações desfavorecedoras ao sentenciado, como uma regressão de regime. A seguir, serão abordados alguns dos principais exames.

PARECER PARA TROCA DE REGIME

O parecer para troca de regime é realizado com base no parágrafo único do Artigo 112 da LEP, que reza o seguinte:[29]

> A pena privativa de liberdade será executada em forma progressiva, com a transferência para regime menos rigoroso, a ser determinada pelo juiz, quando o preso tiver cumprido ao menos um sexto da pena no regime anterior e seu mérito indicar a progressão.
>
> Parágrafo único: A decisão será motivada e precedida de parecer da Comissão Técnica de Classificação e do exame criminológico, quando necessário.

Novamente, é possível observar o uso do nome *exame criminológico* para outros fins que não o auxílio à classificação do condenado. No caso citado, trata-se do parecer para troca de regime. Esse parecer deverá ser realizado também por uma equipe multidisciplinar, composta por psiquiatra, psicólogo e assistente social, além de requerer uma avaliação jurídica. Consiste essencialmente em uma avaliação da evolução apresentada ao longo do tempo pelo preso, desde a realização de seu exame criminológico inicial. Visando à elaboração do parecer, o indivíduo deverá ser examinado pela equipe atual, que analisa seu percurso prisional e observa seu grau de aproveitamento do tratamento penitenciário que lhe foi dispensado. Além dessa abordagem diagnóstica da situação atual, tenta-se formular uma visão prognóstica, avaliando o risco de reincidência criminal em um regime carcerário mais brando, no qual o preso terá contato direto com a sociedade.

EXAME PARA LIVRAMENTO CONDICIONAL

O exame para livramento condicional (ELC) é determinado no parágrafo único do Artigo 83 do CP.[28] Tal artigo trata dos requisitos necessários para a obtenção desse benefício e determina que o preso poderá ser posto em liberdade condicional nas seguintes condições: decurso de certo prazo, que variará de um a dois terços da pena recebida, dependendo da gravidade do crime cometido; comportamento carcerário satisfatório; aptidão para prover sua própria subsistência pelo trabalho e reparação do dano causado pela infração. O parágrafo único do referido artigo determina o seguinte:

> [...] para o condenado por crime doloso, cometido com violência ou grave ameaça à pessoa, a concessão do livramento ficará também subordinada à constatação de condições pessoais que façam presumir que o liberado não voltará a delinquir.

Tais condições pessoais são examinadas justamente no ELC. Diante disso, fica claro que esse exame nada mais é que uma avaliação, que torna a ser feita por uma equipe multidisciplinar e cujo propósito é mensurar o grau de periculosidade do periciando, bem como a probabilidade de que volte a delinquir. Ele apresenta as mesmas dificuldades técnicas do EVCP, mas não os mesmos problemas éticos. Essas dificuldades estão relacionadas ao questionamento que a Justiça faz aos técnicos quanto à periculosidade do examinando e espera como resposta um sim ou um não, ou seja, uma resposta que revele a presença ou a ausência de periculosidade, quando, na realidade, o que pode ser feito é uma avaliação do grau do risco de comportamento violento em alto, moderado ou baixo. Quanto aos problemas éticos do EVCP, eles estão presentes naquelas instituições onde os psiquiatras assistentes dos pacientes em MS são os mesmos que realizam a perícia para verificar a cessação de sua periculosidade. Obviamente, isso não ocorre no ELC, uma vez que se trata de criminosos comuns e que não têm, portanto, qualquer vínculo terapêutico com os peritos.

Considerações finais

O processo de avaliação de periculosidade apresentou grande evolução nas últimas décadas: de um modelo diagnóstico, no qual se devia declarar a periculosidade de um agente exclusivamente em decorrência de sua doença mental, a um modelo probabilístico, a partir da avaliação de risco; a incorporação de fatores dinâmicos na avaliação, a sistematização do exame, a contextualização temporal e em relação à especificidade dos prognósticos, a integração de múltiplas fontes de informações e a incorporação de diferentes serviços envolvidos na avaliação e na prevenção da violência. O uso de instrumentos de avaliação de risco de violência, associado à cuidadosa e abrangente avaliação clínica, aumentou a acurácia preditiva desse exame, tornou a avaliação mais uniforme, abrangente, objetiva e transparente, equilibrando os interesses da sociedade com a proteção dos direitos humanos do indivíduo avaliado.

Referências

1. Zaluar A. Para não dizer que não falei de samba: os enigmas da violência no Brasil. In: Novais FA, editor. História da vida privada no Brasil 4. São Paulo: Companhia das Letras; 1998.

2. Irion A, Saccomori C, Mietlicki D, Melo I, Bissigo L, Lopes L. O que mudou no Brasil do século 20 Zero Hora [Grupo RBS Ed.]. 2003 Set 30:4-6.

3. Aristóteles. Ética a nicômaco. São Paulo: Atlas; 2009.

4. Telles LEB, Taborda JGV, Folino JO. Avanços na avaliação de risco de violência. Multijuris. 2010;5(9):36-43.

5. Folino JO, Escobar F. Nuevos aportes a la evaluación del riesgo de violencia. Rev Med UNAB. 2004;7:99-105.

6. Taborda JGV, Telles LEB. Periculosidade e avaliação de risco. In: Rigonatti SP, Andrade MLC, organizadores Psiquiatria forense e cultura. São Paulo: Vetor; 2009.

7. Folino JO, Singh J, Condemarín C. El uso de instrumentos de evaluación de riesgo de

violencia en Argentina y Chile. Rev Criminalidad. 2013;55(3):279-90.

8. Webster CD, Bailes G. Assessing violence risk in mentally and personality disordered individuals. In: Hollin CR, editor. The essential handbook of offender assessment and treatment. New Jersey: John Wiley & Sons; 2000.

9. Dolan M, Doyle M. Violence risk prediction. Clinical and actuarial measures and the role of the Psychopathy Checklist. Br J Psychiatry. 2000;177:303-11.

10. Abdalla-Filho E. A bioética entre a liberdade e a segurança: um estudo crítico do exame psiquiátrico em periciandos algemados [tese]. Brasília: UnB; 2002..

11. Taborda JGV. Exame pericial psiquiátrico. In: Taborda JGV, Chalub M, Abdalla-Filho E, organizadores. Psiquiatria forense. Porto Alegre: Artmed, 2004. p. 52-82.

12. Singh JP, Desmarais SL, Hurducas C, Arbach-Lucioni K, Condemarin C, Dean K, et al. International perspectives on the practical application of violence risk assessment: a global survey of 44 countries. Int J Forensic Ment Health. 2014;13(3):193-206..

13. Folino JO. Evaluacion de riesgo de violencia: HCR-20. Version en español adaptada y comentada. La Plata: Interfase Forense; 2003.

14. Folino JO. Estudio de cohorte psiquiátrico: factores de riesgo de violencia. Buenos Aires: Sociedad Médica de La Plata; 2006.

15. Webster CD, Eaves D, Douglas KS, Wintrup A. The HCR-20 Scheme: the assessment of dangerousness and risk. Vancouver: Simon Fraser University; 1995.

16. Webster CD, Douglas KS, Eaves D, Hart SD. HCR-20: assessing risk for violence version 2. Vancouver: Simon Fraser University; 1997.

17. Telles LE, Day VP, Folino JO, Taborda JG. Reliability of the Brazilian version of HCR-20 assessing risk for violence. Rev Bras Psiquiatr. 2009;31(3):253-6.

18. Telles LEB, Folino JO, Taborda JGV. Accuracy of the Historical, Clinical and Risk Management Scales (HCR-20) in predicting violence and other offenses in forensic psychiatric patients in Brazil. Int J Law Psychiatry. 2012;35(5-6):427-31.

19. Coid J, Yang M. A comparison of six risk assessment instruments for violence among released prisoners. 30th International Congress on Law and Mental Health; 2007 June 24-30; Padua, Italy; 2007.

20. Dolan M, Blattner R. The utility of the Historical Clinical Risk-20 scale as a predictor of outcomes in decisions to transfer patients from high to lower levels of security-a UK perspective. BMC Psychiatry. 2010;10:76.

21. Douglas KS, Hart SD, Webster CD, Belfrage H, Guy LS, Wilson CM. Historical-Clinical-Risk Management-20, Version 3 (HCR-20V3): development and overview. Int J Forensic Ment Health. 2014;13(2):93-108.

22. Hare R. The revised psychopathy checklist. Toronto: Multi-Health Systems; 1991.

23. Dåderman AM, Kristiansson M. Degree of psychopathyimplications for treatment in male juvenile delinquents. Int J Law Psychiatry. 2003;26(3):301-15.

24. Morana HC, Arboleda-Flórez J, Câmara FP. Identifying the cutoff score for the PCL-R scale (psychopathy checklist-revised) in a Brazilian forensic population. Forensic Sci Int. 2005;147(1):1-8.

25. Jozef F, Silva JAR. Psiquiatria forense no Brasil: modelo de entrevista semiestruturada para emprego em pesquisa psiquiátricoforense, com utilização do Hare PCL-R. J Bras Psiquiatr. 2002;51(1):47-54.

26. Brasil. Presidência da República. Casa Civil. Lei n° 10.792, de 1° de dezembro de 2003. Altera a Lei n° 7.210, de 11 de junho de 1984 – Lei de Execução Penal e o Decreto-Lei n° 3.689, de 3 de outubro de 1941 – Código de Processo Penal e dá outras providências[Internet]. Brasília: Casa Civil; 2003 [capturado em 20 jun. 2015]. Disponível em: http://www.planalto.gov.br/ccivil_03/LeIs/2003/L10.792.htm.

27. Feeney A. Dangerous severe personality disorder. Adv Psychiatr Treat. 2003;9(5):349-58.

28. Brasil. Presidência da República. Casa Civil. Lei n° 7.209, de 11 de julho de 1984. Altera dispositivos do decreto-lei n° 2.848, de 7 de dezembro de 1940 – Código Penal, e dá outras providências [Internet]. Brasília: Casa Civil; 1984 [capturado em 20 jun. 2015]. Disponível em: http://www.planalto.gov.br/ccivil_03/leis/1980-1988/L7209.htm.

29. Brasil. Presidência da República. Casa Civil. Lei n° 7.210, de 11 de julho de 1984. Institui a Lei de Execução Penal [Internet]. Brasília: Casa Civil; 1984 [capturado em 20 jun. 2015]. Disponível em: http://www.planalto.gov.br/ccivil_03/LEIS/L7210.htm.

30. Douglas KS, Ogloff JR, Hart SD. Evaluation of a model of violence risk assessment among forensic psychiatric patients. Psychiatr Serv. 2003;54(10):1372-9.

31. Abdalla-Filho E, Garrafa V. Psychiatric examinations on handcuffed convicts in Brazil: ethical concerns. Dev World Bioeth. 2002;2(1):28-37.

32. Taborda JGV, Arboleda-Flórez JA. Ética em psiquiatria forense: atividades pericial e clínica e pesquisa com prisioneiros. Rev Bras Psiquiatr. 2006;28(Supl 2):86-92.

33. Taborda JG, Abdalla-Filho E, Garrafa V. Ethics in forensic psychiatry. Curr Opin Psychiatry. 2007;20(5):507-10.

34. Conselho Federal de Medicina. Resolução CFM n° 1.931, de 24 de setembro de 2009. Aprova o código de ética médica [Internet]. Brasília: CFM; 2009 [capturado em 20 jun. 2015]. Disponível em: http://www.cremers.org.br/pdf/codigodeetica/codigo_etica.pdf.

35. Superior Tribunal de Justiça. Exame criminológico não é obrigatório, mas, se for realizado, deve ser seguido [Internet]. Brasília: STJ; 2009 [capturado em 20 jun. 2015]. Disponível em: http://www.direito-publico.jusbrasil.com.br/noticias/754189/exame-criminologico-nao-e-obrigatorio-mas-se-for-realizado-deve-ser-seguido.

36. Brasil. Supremo Tribunal Federal. Exame criminológico para progressão penal só pode ser exigido com base em fundamentação concreta [Internet]. Brasília: STF; 2015 [capturado em 18 set. 2015]. Disponível em: http://www.stf.jus.br/portal/cms/verNoticiaDetalhe.asp?idConteudo=289756

37. Sá AA. Criminologia clínica e psicologia criminal. São Paulo: Revista dos Tribunais; 2010.

LEITURAS SUGERIDAS

Folino JO, Escobar-Córdoba F. Evaluación de riesgo de recidiva violenta em homicidas. In: Folino JO, Escobar-Córdoba F, editores. Estudios sobre homicídios: perspectivas forenses, clínica y epidemiológica. La Plata: Platense; 2010.

Otto RK, Douglas KS, editors. Handbook of violence risk assessment. New York: Routledge; 2010.

PARTE 3

Perícias Cíveis, Administrativas e Previdenciárias

CAPÍTULO 12

Avaliação da Capacidade Civil

José G. V. Taborda, Elias Abdalla-Filho,
Kátia Mecler, Talvane de Moraes

PONTOS-CHAVE

- As perícias de avaliação da capacidade civil têm como objetivo fundamental verificar a existência de transtorno mental no examinando e, em caso positivo, avaliar se esse transtorno afeta sua capacidade, de forma parcial ou completa, de realizar os atos da vida civil.
- O Código de Ética Médica,[1] em seu Artigo 93, veda ao médio ser perito ou auditor do próprio paciente, de pessoa de sua família ou de qualquer outra com a qual tenha relações capazes de influir em seu trabalho ou de empresa em que atue ou tenha atuado.
- A interdição é um processo legal de proteção ao paciente. Dessa forma, deve ser o menos restritiva possível, na tentativa de se respeitar ao máximo sua autonomia possível. O psiquiatra tem importante papel na orientação do juiz quanto à capacidade mental remanescente do examinando.
- A prodigalidade não é um conceito médico-psiquiátrico, mas jurídico. Dessa forma, pode não ter conexão direta com transtorno mental. Cabe ao perito se restringir à possível avaliação do pródigo dentro da esfera psiquiátrica.
- O Código Civil[2] atual adotou um equivalente do critério biopsicológico para definir incapacidade. Assim, além de transtorno mental, deverá haver prejuízo do necessário discernimento ou redução do discernimento para que a incapacidade seja declarada.

> **VINHETA**
>
> O Sr. Vicentini, 74 anos, é um exemplo de empresário que se fez por si. Filho de imigrantes italianos, cedo abandonou a colônia para trabalhar na cidade e alcançou grandes conquistas. Realizou todo tipo de serviço até conseguir se instalar com pequena serralheria. A partir daí, não parou de crescer e atualmente é um dos grandes industriais de sua região. Aos 60 anos, separou-se da esposa, com quem, na época, tinha cinco filhos, entre 25 e 35 anos. Na separação dos bens, ficou com a maior parte do patrimônio, incluindo a empresa. Entregou alguns imóveis à ex-mulher e passou a lhe pagar uma pensão mensal compatível com suas posses. Após a separação, o Sr. Vicentini teve várias namoradas, cujos relacionamentos duraram alguns meses, e elas sempre receberam bons presentes ou viajaram a lugares turísticos interessantes. Nada desse comportamento punha em risco o patrimônio da empresa, pois eram gastos perfeitamente suportáveis por seu nível de ganhos. Nos últimos tempos, entretanto, tomou algumas decisões questionáveis que causaram prejuízos limitados ao negócio, o que foi percebido pelos filhos mais velhos, os quais participam da administração da empresa. Em razão de seu temperamento autoritário, não levou em consideração as ponderações feitas por eles. Além disso, tem demonstrado eventuais lapsos de memória, fato extremamente incomum, e maior irritabilidade do que o habitual. De forma simultânea, mantém inédita relação amorosa há três anos com uma mesma mulher, 35 anos mais jovem, a qual tem presenteado com valores bem mais expressivos do que costumava fazer com as anteriores. Após investigação recente, os filhos souberam que ele havia comprado um bom apartamento em nome dessa namorada. Por esse motivo, entraram com uma ação de interdição.

Este capítulo apresenta ao psiquiatra conceitos básicos de direito civil, bem como aborda as diversas práticas judiciárias nessa esfera, entre as quais se encontram as perícias para verificação da capacidade civil em geral do examinando e as capacidades para atos específicos diversos. Para tornar mais claro o tema, será feita uma síntese histórica de sua evolução no ordenamento jurídico brasileiro e das implicações das sucessivas alterações legislativas até a adoção, pelo atual Código Civil, de um equivalente ao critério biopsicológico para a avaliação da capacidade civil.

Direito civil e psiquiatria forense

O direito civil regula os direitos e as obrigações de ordem privada concernentes às pessoas e aos bens. Caracteriza-se, assim, por ser uma intervenção do Estado no campo das relações particulares, com o objetivo de assegurar a construção e a manutenção do modelo de sociedade previsto na Constituição Federal,[3] disciplinando, na prática, o dia a dia dos cidadãos.

A maneira como o ordenamento jurídico baliza os assuntos privados, entretanto, é muito ampla e, não raro, parece conflituosa. Isso decorre de dois fatores. O primeiro deles é o fato de que a norma jurídica tem como fonte uma série de leis escritas em épocas diferentes, cada uma utilizando a linguagem própria de seu tempo. Para que a vontade do legislador seja compreendida no momento de sua aplicação, os termos empregados precisam ser contextualizados ao momento histórico em que foram formulados e adaptados às condições da realidade posterior. O segundo deriva da própria amplitude da lei civil, que, além de regulamentar questões básicas – a capacidade civil é uma delas –, se detém sobre matérias aparentemente muito díspares, como propriedade e posse, casamento, família e sucessão, obrigações e contratos, enfim, sobre quase todos os temas que dizem respeito à vida cotidiana.

Assim, não são raras as falhas e inconsistências nos textos legais, bem como diferentes as interpretações de seus conteúdos. Disso decorre ser indispensável a percepção do espírito da lei – e, portanto, da sociedade que a criou – por meio da interpretação, para que possa ser aplicada em todos os conflitos judiciais, mesmo em contextos que não tenham sido descritos com clareza pelo legislador.

Sendo a lei relativamente estática – mutável apenas após complexo e demorado processo legislativo ou de consolidação jurisprudencial –, e a realidade fática à qual deve ser aplicada extremamente rica, heterogênea e dinâmica, é compreensível que os operadores do direito necessitem muitas vezes se socorrer do auxílio de especialistas em determinadas áreas para que possam apreender a realidade subjacente de forma adequada. Uma dessas áreas, requisitada com frequência pelos tribunais, é a psiquiatria. Da aplicação judicial da psiquiatria ao ambiente do fórum deriva, pois, a expressão *psiquiatria forense*. Cabe, então, ao psiquiatra forense, em síntese, informar magistrados, membros do Ministério Público e advogados sobre questões fáticas que digam respeito basicamente a transtornos mentais e às consequências jurídicas que eles ensejam.

São diversos os processos judiciais cíveis nos quais o psiquiatra forense é chamado a opinar sobre a condição de saúde mental de uma das partes ou de terceiros. Tal diversidade reflete a própria riqueza e a complexidade das relações humanas. Entretanto, com propósitos esquemáticos, pode-se dizer que, em essência, a atividade do psiquiatra forense como perito em processo cível consiste em:

- estabelecer a existência ou não de doença mental, perturbação da saúde mental ou transtorno do desenvolvimento em determinada pessoa
- definir se essa pessoa – apresentando um transtorno mental – demonstra aptidão mental suficiente que lhe permita gerir de forma autônoma seus interesses, de forma pragmática e objetiva, de acordo com seus valores e história de vida

Essas questões, por sua vez, podem se referir:

- ao momento atual, visando a autorizá-la ou não ao exercício (sem ou com restrições) dos atos da vida civil (gerando a chamada perícia transversal)
- a algum momento do passado em que tenha praticado algum ato da vida civil, com o objetivo de estabelecer sua validade jurídica (gerando a perícia retrospectiva)

Conforme mencionado, as situações específicas em que esses problemas são levantados variam, mas em geral envolvem um cidadão suposta ou efetivamente acometido por um transtorno mental. Além dos processos clássicos de interdição, podem ocorrer discussões sobre validade, nulidade ou anulabilidade de negócios jurídicos, testamentos e casamentos, bem como de aptidão para o trabalho, testemunhar, receber citação e da possibilidade de ele próprio assumir tutela ou curatela de incapaz e de exercer o poder familiar. Neste capítulo, serão discutidos apenas os fundamentos das interdições absolutas e relativas. Os demais pontos serão abordados no Capítulo 13.

O psiquiatra forense no processo de interdição

A ação do psiquiatra forense ocorre de forma específica no campo da produção da prova pericial. Essa ação é regrada deontologicamente pelo Código de Ética Médica (CEM),[1] em seus Artigos 92 a 98, os quais vedam ao médico "ser perito ou auditor do próprio paciente, de pessoa de sua família ou de qualquer outra com a qual tenha relações capazes de influir em seu trabalho ou de empresa em que atue ou que tenha atuado" (art. 93); exigem que a perícia seja imparcial (art. 98); proíbem aos peritos intervir em, ou comentar, atos profissionais de outros médicos fora de seu relatório, exceto em situações de emergência e de risco de vida (art. 94 e 97); e impedem que os peritos assinem laudos periciais quando não houverem participado pessoalmente do exame (art. 92). Além disso, com objetivos não muito evidentes, o CEM[1] proíbe exames periciais em dependências policiais, penitenciárias ou militares (art. 95). Por fim, veda ao perito receber "valores vinculados [...] ao sucesso da causa" (art. 96).

Uma vez instaurada a lide, e havendo elementos a esclarecer no terreno especializado da psicopatologia e do funcionamento sociocomportamental, o juiz determina a avaliação do examinando pelo perito. É recomendável que este seja um profissional especificamente qualificado para a tarefa – um psiquiatra forense com título de especialista em psiquiatria forense pela Associação Brasileira de Psiquiatria (ABP) ou, na sua falta, um psiquiatra generalista também com título de especialista em psiquiatria conferido pela ABP.

Nomeado o perito, caberá às partes o direito de indicar assistentes técnicos, que são psiquiatras forenses comprometidos com as teses de cada uma das partes que os contratou e que terão a função de acompanhar todos os passos da avaliação pericial. Os assistentes técnicos poderão sugerir quesitos aos respectivos advogados. Poderão, também, sugerir diligências, fazendo o caso ser examinado o mais profundamente possível e colaborando, dessa forma, para o surgimento da verdade processual. Após a reforma do Código de Processo Civil (CPC) de 1992,[4] os assistentes técnicos passaram a ser reconhecidos como técnicos de confiança das partes e não estão sujeitos a impedimentos ou suspeições, diferentemente do perito, submetido à disciplina judiciária e às vedações do Artigo 422 do CPC.[4] (Sobre a função do assistente técnico em mais detalhes, ver o Capítulo 4 deste livro.)

Entregue o laudo pericial em juízo, os assistentes técnicos oferecerão seus pareceres no prazo comum de 10 dias após intimação das partes (art. 433, parágrafo único, do CPC).[4] Na hipótese de um dos assistentes técnicos concordar com as conclusões oferecidas pelo perito, bastará que se apresente ao juiz um documento ratificando o teor do laudo pericial. Caso haja discordância entre ambos, caberá àquele oferecer parecer crítico, buscando convencer tecnicamente o magistrado da conclusão imprópria do referido especialista, contestando o laudo pericial. Dependendo de seu poder de convencimento, poderá o juiz não acolher a conclusão do perito, aceitando a argumentação apresentada pelo assistente da parte.

Independentemente da condição de assistente técnico, o laudo do perito poderá ser examinado por qualquer parecerista especializado e qualificado que disponha de conhecimentos e raciocínio pericial a serviço da parte que o contratar, revisando o laudo na busca de equívocos, incongruências ou erros que possam estar expondo de forma indevida quem o contratou, sob risco de ser privado de seus direitos. O profissional oferecerá, então, um parecer técnico-psiquiátrico, que subsidiará o patrono da parte na impugnação que venha a oferecer ao laudo pericial.

Os procedimentos processuais para a interdição de direitos civis dos indivíduos com transtornos mentais estão previstos nos Artigos 1.177 e seguintes do CPC.[5] O processo se inicia quando uma pessoa interessada ("pai, mãe ou tutor" ou o "cônjuge ou algum parente próximo") apresenta uma petição inicial especificando os atos que a seu ver revelam a existência de uma *anomalia psíquica* em alguém, com indícios preliminares de sua alegação. Diante desse pedido, obedecendo aos princípios do contraditório e da ampla defesa, o juiz mandará citar o réu para dar-lhe conhecimento da solicitação do autor e para que compareça em data designada em audiência, na qual será interrogado "[...] minuciosamente acerca de sua vida, negócios, bens e do que mais [...] parecer [ao juiz] necessário para ajuizar do seu estado mental" (art. 1.181).[5] A partir dessa audiência, o requerido terá cinco dias para, se quiser, tentar impugnar o pedido. Decorrido esse prazo, será nomeado um perito para realizar exame no interditando. Caberá a este constituir advogado e assistente técnico para se defender no processo. Uma vez apresentado o laudo, o juiz marcará audiência de instrução e julgamento, à qual comparecerá o representante do Ministério Público. Se o magistrado formar convicção favorável ao pedido inicial, declarará a incapacidade e decretará, por sentença, a interdição, ocasião em que definirá seus limites e nomeará um curador ao interdito.

Aos parcial e aos totalmente incapazes se lhes atribui curatela. Cabe ao curador dos totalmente incapazes sua representação geral na vida civil, tomando as iniciativas necessárias ao seu bem-estar e aos seus interesses. Cabe ao curador dos parcialmente incapazes assisti-los nas decisões que tomarem, orientando-os quando solicitado e vetando quando for apropriado.

Será levantada a interdição uma vez cessada a causa que a determinou. O pedido de levantamento da interdição poderá ser feito pelo próprio interditado. O juiz deverá nomear perito novamente. Entregue o laudo, será designada uma audiência de instrução e julgamento. Acolhido o pedido, o juiz decretará o levantamento da restrição e, tal como no momento da interdição, mandará publicar a sentença, seguindo-se sua averbação no registro de pessoas naturais.

Avaliação da capacidade civil

Segundo o Artigo 1º do Código Civil brasileiro (CC),[2] "[...] toda pessoa é capaz de direitos e deveres na ordem civil". No caso, o CC[2] refere-se às pessoas naturais, os seres humanos, conceito que se contrapõe ao das pessoas jurídicas, os entes coletivos públicos ou privados. A seguir, o CC,[2] em seu Artigo 2º, dispõe que "[...] a personalidade civil da pessoa começa do nascimento com vida, mas a lei põe a salvo, desde a concepção, os direitos do nascituro".[2] Da previsão legal decorre que, apesar de o legislador reconhecer a existência de um novo ser humano a partir da concepção, somente o reconhece como dotado de personalidade jurídica a partir do nascimento com vida. Pelo termo *personalidade* entende-se a *mera circunstância de existir*, que, por sua vez, confere ao homem a possibilidade de ser titular de direitos. A personalidade, que o indivíduo adquire ao nascer com vida, termina com a morte (art. 6º).[2]

A capacidade, por sua vez, é a *medida jurídica da personalidade*, sendo o reconhecimento da existência, em uma pessoa, um dos "requisitos necessários para agir por si, como sujeito ativo ou passivo de uma relação jurídica". Capacidade de direito, por conseguinte, é a "aptidão para adquirir direitos e contrair obrigações", portanto, é atributo da personalidade. Já a capacidade de exercício, ou capacidade de fato, é a possibilidade de praticar por si os atos da vida civil, o que depende da correta apreciação que tenha da realidade, de que consiga distinguir o lícito do ilícito e o conveniente do prejudicial. Incapacidade é "a restrição legal ou judicial ao exercício da vida civil".[6,7]

O exercício de um direito e a capacidade de exercê-lo são, como regra, eventos indissociáveis e, ambos, expressão da autonomia da pessoa. Para que essa autonomia seja restringida, faz-se necessário que o juízo crítico do indivíduo esteja comprometido e que não consiga vislumbrar quais são os seus melhores interesses. Dessa forma, visando ao benefício e à proteção do interditando – e apenas a isso –, podem ser judicialmente impostas restrições ao exercício direto dos direitos de que alguém seja titular. Nesse sentido, é correta a orientação do CC[2] ao distinguir a capacidade absoluta (art. 3º) da relativa (art. 4º), uma vez que esta é uma realidade clínica, e que nenhum efeito benéfico advirá de se restringir a autonomia de uma pessoa além do estritamente necessário para protegê-la. Os incapazes, embora titulares de direitos, não os poderão exercer de forma direta ou pessoal, devendo ser representados ou assistidos, a depender do caso, pelos pais, tutores ou curadores.

A última versão do Código Civil,[3] Lei nº 10.406/2002, em vigor desde janeiro de 2003, tramitou durante aproximadamente 25 anos no Congresso Nacional. Em razão desse lapso, chegou a ser considerado defasado para os tempos atuais. É interessante salientar que o mesmo tipo de crítica havia sido formulado em 1916, quando ocorreu a entrada em vigor do CC anterior.[8]

O Quadro 12.1 apresenta uma comparação entre ambas as leis.

O CC de 1916 estabelecia entre os absolutamente incapazes "os loucos de todo o gênero" (art. 5º, inciso II).[9] Tal expressão, que remonta ao Código Criminal do Império, de 1830, já era, na ocasião de sua promulgação, tida como superada, e nem mesmo o autor do projeto, Clóvis Bevilacqua, a

QUADRO **12.1 COMPARAÇÃO ENTRE O CÓDIGO CIVIL DE 1916 E O DE 2002**

Código Civil de 1916
Art. 5º São absolutamente incapazes de exercer pessoalmente os atos da vida civil: I – *omissis*;   II – os loucos de todo o gênero;   [...]
Art. 6º São incapazes, relativamente a certos atos, ou à maneira de os exercer: I – *omissis*;   II – os pródigos;   [...]

Código Civil de 2002
Art. 3º São absolutamente incapazes de exercer pessoalmente os atos da vida civil: I – *omissis*;   II – os que, por enfermidade ou deficiência mental, não tiverem o necessário discernimento para a prática desses atos;   III – os que, mesmo por causa transitória, não puderem exprimir sua vontade.
Art. 4 º São incapazes, relativamente a certos atos, ou à maneira de os exercer: I – *omissis*;   II – os ébrios habituais, os viciados em tóxicos, e os que, por deficiência mental, tenham o discernimento reduzido;   III – os excepcionais, sem desenvolvimento mental completo;   IV – os pródigos.

Fonte: Brasil.[2,9]

defendeu, tendo sido, contudo, inserida na lei civil à sua revelia por uma comissão de juristas. Logo após sua promulgação, diversos juristas, psiquiatras e médicos-legistas eminentes criticaram o conteúdo dos Artigos 5° e 6° do CC[9] de 1916 e deploraram a falta do instituto da interdição parcial para os casos mais brandos de transtornos mentais. Entre estes, ressalta-se a figura de Raul Camargo, 2° procurador de órfãos do Rio de Janeiro, em célebre monografia apresentada em 1921, *Loucos de todo o gênero*.[10] Esse autor realizou pesquisa de campo, por meio de cartas enviadas para os principais médicos-legistas e psiquiatras da época, e formulou quatro perguntas sobre o tema.

Em suas respostas, os médicos afirmaram que a expressão *loucos de todo o gênero* era imprópria. Para os psiquiatras, a noção de loucura estava contida na de alienação, esta muito mais ampla. Todos concordavam que o louco não poderia ser comparado a outras categorias, também merecedoras de proteção jurídica, tais como as do idiota e a do demente regredido pela senilidade.[8] Quanto à escolha de um termo que pudesse englobar todas as anomalias, a maioria não fez sugestões, uma vez que consideravam a tarefa impossível. Afrânio Peixoto sugeriu a especificação das anomalias por grupos; Franco da Rocha e Murillo de Campos propuseram a expressão *alienação mental*. Os entrevistados concordaram com a introdução do instituto da interdição parcial aplicável aos casos em que a incapacidade fosse limitadora apenas de alguns aspectos da vida civil da pessoa. Ressaltaram, ainda, o atraso de nossa legislação em relação às de outros países, uma vez que nestas haveria providências legais aplicáveis às pessoas no estado intermediário. A propósito, observe-se a opinião de Humberto Gottuzo:[10]

> Quantos tem o hábito das pericias mentaes forenses bem sabem como é indispensável esse acréscimo ao nosso Codigo, afim de atender a hipótese de indivíduos que, não tendo a capacidade para o exercício de certa classe de atos, poderiam entretanto ficar livres de deliberar por si mesmos noutras esferas menos importantes. No atual estado de cousas, o perito é obrigado a concluir pela interdicção para esses apenas incapazes parciais tendo embora a consciência de que propõe demasiado. Mas como a lei só o deixa escolher entre a perda total dos direitos e o total gozo delles claro que o perito não pode hesitar: ha de determinar-se pela solução que melhor defende a pessoa e os bens do anormal.

Nos anos de 1920, provocada por Raul Camargo, a Sociedade de Neurologia, Psiquiatria e Medicina Legal pronunciou-se da seguinte forma:[10]

> A Sociedade de Neurologia, Psychiatria e Medicina Legal cuida de seu dever pedir para o caso a attenção do Congresso Nacional, que bem pode corrigir a expressão infeliz, onde se achar, por uma destas mais adequadas, "alienados de todo o genero", ou "loucos e deficientes mentaes", ou ainda outras, deste intuito, que ocorra á sua sabedoria, cuidando tambem, de que haja no Codigo além da interdição, um conselho legal. Juliano Moreira – Afranio Peixoto – Henrique Roxo.

A expressão *incapacidade dos loucos de todo o gênero* sofreu modificação com a publicação do Decreto n° 24.559/1934, de 3 de julho de 1934.[11] Essa lei abordava a questão da interdição do seguinte modo: "Art. 26: os psicopatas [...] são absoluta ou relativamente incapazes de exercer pessoalmente os atos da vida civil".

O legislador de 1934 tentava, desse modo, corrigir a equívoca expressão do CC de 1916, substituindo a restritiva e imprecisa categoria dos *loucos de todo o gênero* por outra mais genérica e abrangente, a dos *psicopatas*, aqui entendidos no sentido etimológico do termo, ou seja, o de indivíduo com uma doença (*pathos*) do espírito (*psique*). A maior inovação dessa lei, entretanto, foi a possibilidade conferida ao juiz de determinar a interdição parcial do doente mental, o qual, a partir de então, poderia ser incluído entre os relativamente incapazes, conforme a gravidade de sua perturbação psíquica.[8]

O novo CC adotou, em seu Artigo 3°, o termo *enfermidade mental*, originalmente proposto em 1900 por Rui Barbosa. Segundo Silvio Rodrigues,[6] a experiência do decreto de 1934 foi aproveitada pelo legislador de 2002 no Artigo 3°, inciso II, pois incluiu entre os beneficiados da proteção os que por deficiência mental não tiverem o *necessário discernimento*. Da mesma forma, ainda inspirado no Decreto n° 24.559/1934,[11] dispôs no Artigo 4°, inciso II, sobre a proteção aos viciados em tóxicos, ébrios habituais e deficientes mentais com *discernimento reduzido*, bem como aos excepcionais, sem desenvolvimento mental completo.[2]

No entanto, o código atual infelizmente foi aprovado sem se haver valido de contribuições psiquiátricas atualizadas que poderiam aperfeiçoar os conceitos legais. Cotejando-se os Artigos 5° e 6° do CC[9] de 1916 com os Artigos 3° e 4° do CC[2] de 2002, observa-se o seguinte:

› importante aperfeiçoamento no que tange à conceituação da incapacidade absoluta
› grave falha na definição da incapacidade relativa
› tratamento contraditório da questão da prodigalidade
› a perda de inestimável oportunidade para atualizar a nomenclatura utilizada

Esses pontos serão abordados a seguir, bem como um item específico sobre o conceito de discernimento e sua avaliação na prática pericial.

INCAPACIDADE ABSOLUTA

O atual CC[2] apresenta uma importante inovação em relação à legislação de 1916. Como visto neste capítulo, no CC anterior, o Artigo 5° estabelecia que "[...] são absolutamente incapazes de exercer os atos da vida civil: II – os loucos de todo o gênero".[9] Já a legislação atual estabelece em seu artigo 3° que:

> [...] são absolutamente incapazes de exercer pessoalmente os atos da vida civil: II – os que, por enfermidade ou deficiência mental, não tiverem o necessário discernimento para a prática desses atos.[2]

Com a mudança, para que o juiz declare a absoluta incapacidade de um cidadão para exercer pessoalmente os atos da vida civil, o código atual exige que ele seja portador de uma enfermidade mental qualquer e, em decorrência desta, não tenha de fato as necessárias condições de discernimento para a prática dos referidos atos.

Repita-se: não basta apresentar transtorno mental. É indispensável, pela nova lei, que a patologia mental interfira de tal forma no plano psicológico a ponto de impedir que a pessoa tenha a indispensável compreensão do significado, das implicações e das consequências, para si ou para outrem, do ato que pretende realizar ou já realizou. Dessa maneira, fica evidente que, de modo diferente da antiga lei material civil, que adotava o critério meramente biológico, qual seja o de que a simples existência do transtorno mental era causa suficiente para determinar a incapacidade absoluta dos então chamados loucos de todo o gênero, o atual CC[2] se sustenta no critério biopsicológico, pois não basta mais a existência de enfermidade ou deficiência mental – componente biológico –, mas exige-se que tal distúrbio impeça o sujeito de ter o necessário discernimento para a prática dos atos da vida civil – componente psicológico.

No entanto, é necessário destacar que os relativamente incapazes também não têm *o necessário discernimento para a prática desses atos*, porém em grau parcial. Dessa forma, teria sido mais adequada a formulação em relação aos absolutamente incapazes da seguinte forma: aqueles que não têm o mínimo discernimento necessário para a prática desses atos. Para ilustrar o que foi dito, pode-se pensar no retardo mental leve ou moderado. Da forma como está redigida a lei, nenhum dos dois portadores apresenta o necessário discernimento, mas observa-se que o levemente retardado tem um mínimo de discernimento que pode lhe conferir uma interdição parcial, o que não é possível no retardo moderado.

Além disso, o legislador de 2002 contempla uma hipótese cada vez mais frequente nos dias atuais, o da pessoa que não pode exprimir sua vontade, mesmo por causa transitória (art. 3°, inciso III).[2] Com isso, ficam cobertos os inúmeros casos de pacientes que sofrem traumatismos craniencefálicos, os que apresentam situações clínicas graves que os colocam em estado de coma ou os que estejam impossibilitados de comunicação.

No entanto, o atual CC[2] não define quem são os que não têm o necessário discernimento para exercer pessoalmente os atos da vida civil (art. 3°, inciso II) – ou o apresentam apenas em grau reduzido (art. 4°, incisos II e III) – devido a alguma patologia mental. A detecção da presença e do grau do discernimento, então, é uma tarefa exclusiva do psiquiatra forense, que deverá se valer de seu instrumental técnico, à semelhança do que ocorre quando o perito busca fixar a capacidade de entendimento e determinação ao averiguar a responsabilidade penal de um criminoso. Nesse sentido, o CC[2] brasileiro está no mesmo compasso da maioria das legislações contemporâneas, as quais, em sua maioria, deixam de fixar critérios que deveriam ser levados em consideração na avaliação dos limites de capacidade da pessoa.

INCAPACIDADE RELATIVA

No que tange à regulamentação da incapacidade relativa, entretanto, a nosso ver, não foi feliz o legislador. Se o Artigo 3°, inciso II, do CC,[2] menciona enfermidade ou deficiência mental como categorias nosológicas que poderiam estar privadas de discernimento, o Artigo 4°, inciso II, refere-se exclusivamente a ébrios habituais, viciados em tóxicos e indivíduos com deficiência mental como potenciais pessoas com discernimento reduzido. Para não deixar dúvidas de que a enumeração do inciso II é exaustiva, no inciso III há menção aos excepcionais, sem desenvolvimento mental completo, em relação aos quais não se exige a demonstração da redução de discernimento para que venham a ser considerados relativamente incapazes. Dessa redação anacrônica, decorrem alguns problemas de ordem médico-legal.

O primeiro deles refere-se a uma injustificada restrição do universo de pessoas que poderiam ser beneficiadas com o instituto da interdição relativa. Observe-se que, em relação à interdição absoluta, tal restrição não existe, porque a expressão *enfermidade ou deficiência mental* abrange todos os transtornos mentais existentes, à exceção dos transtornos da personalidade, e, para estes, por definição, não se poderia pensar em interdição total. O Artigo 4°, inciso II, entretanto, substitui enfermidade mental por ébrio habitual e viciado em tóxicos, mantendo inalterada a possibilidade para os deficientes mentais. Com tal dispositivo, o legislador, entre as enfermidades mentais, cinge-se apenas às relacionadas ao capítulo das dependências químicas, seja por substância lícita (álcool), seja por ilícita (drogas). Fecha a possibilidade, portanto, de que inúmeras pessoas com outras enfermidades mentais possam ser protegidas com restrições parciais de sua autonomia. Para elas, continuará a valer a regra de 1916 – ou tudo, ou nada – se os tribunais não entenderem que continua a viger, nesse aspecto, o decreto de 1934 e seu conceito de psicopata, passível de interdição relativa.

Além desse aspecto, a expressão *excepcional* poderá trazer algumas dificuldades práticas, uma vez que, entre os excepcionais, sem desenvolvimento mental completo – para os quais o Artigo 4°, inciso III, não exige que haja o discernimento reduzido para que sejam considerados relativamente incapazes –, encontra-se a categoria dos deficientes mentais. Surgiria, então, a questão: a pessoa com retardo mental (deficiente mental, na expressão da lei) necessitaria de um comprometimento da faculdade de compreensão para ser declarada como tal, ou sempre o deveria ser? No caso, parece que a melhor hermenêutica indicaria que o legislador, nesse inciso, estaria abrangendo apenas outros excepcionais, cegos, surdos-mudos e deficientes motores que não conseguirem expressar com clareza sua vontade.

PRODIGALIDADE

A lei civil brasileira não conceitua a prodigalidade. Entretanto, no período pré-codificação, as *Ordenações Filipinas*12 definiam o pródigo como "aquele que, desordenadamente, gasta, destrói a sua fazenda, reduzindo-se à miséria por sua culpa" (Livro IV, Título 43). Pródigo é o que pratica a prodigalidade, ou, no dizer do conselheiro Lafayette, "quem consome e estraga seu patrimônio com gastos improdutivos sem um fim útil".[13] O termo provém de *prodigus*, aquele que dissipa, desperdiça, malbarata. O conceito de prodigalidade é jurídico, não psiquiátrico, embora transtornos mentais possam ser responsáveis pelo comportamento pródigo, o qual será, então, um sintoma.

O CC[2] de 2002, a exemplo do de 1916,[9] aponta os pródigos como passíveis de interdição parcial, independentemente de apresentarem enfermidade mental ou déficit do discernimento. Porém, como não existe uma definição legal de prodigalidade, deverá o operador do direito lançar mão de fontes históricas para apreender seu conceito. Nesse sentido, constata-se que a noção de prodigalidade remonta ao direito romano, constando já na Lei das XII Tábuas e sofrendo modificações ao longo dos tempos. Conforme Cretella Jr.,[14] pródigo seria o que "[...] dilapida, em prejuízo dos filhos, o patrimônio recebido por sucessão legítima dos parentes paternos". Ou seja, o conceito de pródigo, a princípio, apresentava íntima vinculação com: a) um patrimônio recebido por herança; b) a existência de herdeiros desse mesmo patrimônio. Depois, essa noção se expandiu para incluir todo e qualquer patrimônio do qual a pessoa fosse titular, havido ou não por herança. Essa concepção atravessou os séculos e fez-se presente nas leis das nações cujas bases jurídicas remontam ao direito romano.

Na transição do século XIX para o século XX, época da elaboração do CC[9] de 1916, diversas legislações dispunham sobre a curatela dos pródigos ou sobre alguma espécie de restrição na administração de seus bens. Entre essas legislações, ressaltam-se os códigos de Portugal, Espanha, França, Itália, Alemanha, Suíça e Chile; em sentido contrário, não admitindo a imposição de restrições, Inglaterra, Argentina, Uruguai e diversos Estados norte-americanos. Natural, pois, que, nesse contexto, não fosse pacífica a inserção da prodigalidade no código então em gestação no Brasil. Clóvis Bevilacqua, autor do projeto que viria a se transformar na lei de 1916, era contrário a esse dispositivo. Segundo esse autor:[15]

> [...] ou a prodigalidade é um caso manifesto de alienação mental, e não há necessidade de destacá-la para constituir uma classe distinta de incapacidade, pois entra na regra comum; ou tal não é positivamente, e não há justo motivo para feri-la com a interdição.

Dessa forma, ele considerava que a curatela dos pródigos correspondia a uma fase já ultrapassada da evolução da propriedade, constituindo-se em medida anacrônica para ser contemplada nos códigos modernos.[16] À sua opinião somou-se a de Afrânio Peixoto, que também considerava obsoleto manter na lei civil a interdição por prodigalidade, exceto se fosse o *sintoma econômico da doença mental*. Nesse caso, porém, a regra geral da interdição do *louco de todo o gênero* seria suficiente para solucionar a questão.

A posição de Bevilacqua foi vencida. Contra ela ergueram-se Rui Barbosa e o conselheiro Andrade Figueira, com o aval da opinião do grande Nina Rodrigues, que considerava a prodigalidade sempre uma manifestação patológica.[11,15] Essa também é a opinião de Alves Garcia, que a vê como "um sintoma mórbido" que, se "não exprime a psicose, traduz a psicopatia".[16]

O CC[9] de 1916, ao consagrar a interdição parcial do pródigo em seu Artigo 6°, inciso II, disciplina esse tema nos Artigos 459, 460 e 461. No primeiro deles, esclarece que a interdição se restringe à prática de atos negociais, liberando todos os demais aspectos da vida civil. Entretanto, nos Artigos 460 e 461, adota posições contraditórias. Por um lado, restringe a possibilidade da restrição por prodigalidade à existência de herdeiros (art. 460),[9] o que está de acordo com a concepção de Bevilacqua e a dos que defendem a tese de que essa é uma questão estritamente jurídica e de política legislativa: prevenir a dilapidação do patrimônio de alguém que, em plena aptidão mental, por livre deliberação, está se encaminhando, com seus familiares, à ruína. Por outro, prescreve que "levantar-se-á a interdição cessando a incapacidade que a determinou" (art. 461),[9] o que traz implícita a ideia de um processo mórbido subjacente, o qual teria sido o suporte fático para a decretação da interdição.

A literatura psiquiátrica forense é abundante na descrição de patologias mentais nas quais o sintoma prodigalidade se manifesta. É comum serem mencionadas as *compulsões* a: a) jogar (cibomania); b) comprar ou realizar negócios (oniomania); e c) beber ou consumir substâncias químicas (dipsomania). De acordo com as classificações psiquiátricas atuais, não seria tarefa difícil imaginar uma série de transtornos mentais que poderiam se manifestar por meio das referidas "compulsões", uma vez que quase todos os quadros psiquiátricos podem abrigar algum desses sintomas, principalmente síndromes maníacas, retardos mentais leves, demências, transtornos do controle de impulsos e todo o capítulo da dependência química. O problema que surgia para o legislador de então – e que, veremos, se repete para o de 2002 – é que muitas dessas pessoas não poderiam ser enquadradas no conceito de *louco de todo o gênero* (ou, mesmo, no de *alienação mental*, como ampliou com sabedoria a jurisprudência). O Código de 1916[9] adotava o critério do "ou tudo, ou nada" para o doente mental – ou apresentava absoluta incapacidade ou plena capacidade –, uma vez que considerava relativamente incapazes, além dos pródigos, apenas os menores entre 16 e 21 anos e os silvícolas. É possível que essa seja a razão de haver sido vitoriosa a corrente que defendeu a inclusão dos pródigos entre os cidadãos a necessitar de curatela. Esse problema de ordem prática somente foi solucionado com o advento do Decreto n° 24.559/1934,[11] que instituiu em nosso meio a interdição parcial aos *psicopatas*, termo que abrange todo o universo de pessoas que apresentam transtornos mentais.

O CC[2] de 2002, embora tenha previsto em seu Artigo 4°, inciso II, a interdição parcial para dependentes químicos e deficientes mentais, apresenta o mesmo problema hermenêutico do código de 1916.[9] Apesar de haver mencionado mais categorias nosológicas como base das interdições (doença mental e retardo mental podem ensejar interdição absoluta, enquanto dependência química e retardo mental, interdição parcial), está longe de esgotar todas as alternativas de patologias mentais que apresentarão em seu quadro sintomatológico o comportamento pródigo. Resultado: ou os tribunais continuariam a aplicar o Decreto de 1934, ou o mesmo vazio legal novamente se observaria, o que deve ter levado o legislador de 2002 a manter esse dispositivo, uma forma oblíqua de possibilitar a interdição parcial de outras categorias de doentes mentais.

Se o novo código tivesse adotado a expressão *transtorno mental* nos Artigos 3° e 4°, estariam cobertos todos os casos de patologias mentais nas quais a prodigalidade fosse um sintoma. Assim, em relação às situações remanescentes, seguramente minoritárias, caberia ao legislador a opção entre proteger a herança familiar mantendo a interdição relativa do pródigo ou respeitar a autonomia individual do cidadão capaz que decide malbaratar seu patrimônio.

UMA NOMENCLATURA ANACRÔNICA

O recurso a expressões anacrônicas nos Artigos 3° e 4° deixa claro o atraso da nova legislação ante os desenvolvimentos científicos da psiquiatria atual. O texto do CC[2] de 2002 seria apropriado para as décadas de 1920 e 1930, contemplando parte dos anseios dos juristas e psiquiatras que se debruçaram sobre o assunto, em especial no tocante à substituição da expressão *loucos de todo o gênero* por *enfermidade mental* e à inclusão da modalidade interdição parcial também para outros que não apenas os pródigos. Assim, deve-se lamentar a perda, pelo legislador de 2002, de inestimável oportunidade para atualizar a nomenclatura médico-legal adotada na legislação civil. Com efeito, deficiência mental, excepcional, ébrio habitual e viciado em tóxicos são expressões ultrapassadas e geradoras de confusão, tanto por sua imprecisão quanto por estarem carregadas de preconceitos. Melhor seria se, tanto no Artigo 3°, inciso II, quanto no Artigo 4°, inciso II, houvesse sido empregada a expressão *transtorno mental*, utilizada pelos mais importantes sistemas classificatórios internacionais atuais, a *Classificação internacional de doenças e problemas relacionados à saúde* (CID-10)[17] e o *Manual diagnóstico e estatístico de transtornos mentais* (DSM-5),[18] expressão que abrange todos os casos de doença mental (enfermidade mental, na qual se incluem as dependências químicas), de retardo mental (deficiência mental e excepcionalidade) e, ainda, os transtornos da personalidade. Em relação a estes últimos, observe-se, a propósito, que, embora difícil de imaginar alguma situação na qual possam ser considerados absolutamente incapazes, poderá, não raro, haver casos nos quais poderiam ser enquadrados como relativamente incapazes para alguns atos. Assim, a incapacidade seria definida sempre: a) pela presença de algum transtorno mental; e b) pelo grau de prejuízo na capacidade de discernimento que esse transtorno causasse à pessoa.

A QUESTÃO DO "DISCERNIMENTO"

Como mencionado, o legislador de 2002 adotou expressamente o critério biopsicológico para a avaliação da capacidade civil, à semelhança do que dispõe a lei brasileira para a avaliação da inimputabilidade. Entretanto, há importantes diferenças entre uma situação e outra, a mais importante dizendo respeito a que esta se volta a um momento do passado e a ele se restringe, enquanto a avaliação da capacidade civil para fins de interdição dirige-se ao presente e exercerá seus efeitos no futuro.

Outra distinção é que a lei penal, na definição do elemento psicológico, engloba tanto a cognição quanto a volição, enquanto o CC, ao utilizar as expressões *necessário discernimento* ou *discernimento reduzido*, limita ao elemento cognitivo. Com efeito, discernimento, segundo o *Novo dicionário Aurélio da língua portuguesa*,[19] é definido como "faculdade de discernir. Faculdade de julgar as coisas clara e sensatamente; critério, tino; juízo. Apreciação, análise". A mesma fonte define discernir como "conhecer distintamente; apreciar; distinguir; discriminar. Estabelecer diferença; separar. Fazer apreciação; julgar, decidir".

Assim, a avaliação do discernimento deve se centrar nos elementos do exame do estado mental que melhor apreciem a cognição e a integridade do teste de realidade do indivíduo. Por meio da investigação da memória, da atenção, da consciência, da orientação e da inteligência, pode-se aferir a vinculação do sujeito com o mundo circundante e a capacidade abstrata de refletir sobre os dados da realidade. Examinando-se a sensopercepção e o pensamento, principalmente buscando verificar a presença de alucinações e delírios, será estabelecida uma ideia objetiva do teste de realidade e do juízo crítico, se íntegros ou prejudicados. No entanto, há quem defenda a possibilidade de o municiando ter esse potencial discernimento, mas ele estar suplantado por limitações emocionais, como ocorreria em quadros de dependência química. Apesar de o dependente ter o discernimento de todo o mal que a droga lhe faz, não consegue resistir ao impulso de consumi-la.

Um aspecto relevante da avaliação do discernimento é a investigação da função humor/afeto, pois o perito pode ter dúvidas em relação à possibilidade de uma alteração afetiva influenciar a cognição. A razão dessa incerteza é que, na prática clínica, é frequente encontrar pacientes com a função humor/afeto alterada sem quebra do teste de realidade expressa por meio de sintomas psicóticos. Assim, é possível que o examinador tenda a valer-se desse referencial ao avaliar a capacidade civil de alguém. A posição dos autores deste capítulo é a de que a avaliação do discernimento é mais ampla do que a mera investigação da integridade do teste de realidade, ou seja, uma pessoa pode manter seu teste de realidade íntegro e apresentar relevante prejuízo do discernimento. Tomando-se como base, pois, as definições mencionadas de discernimento (entendimento, apreciação, juízo) e de discernir (discriminar, distinguir, apreciar, julgar), fica evidente o peso que o elemento afetivo tem nesse processo, pois realidades externas absolutamente idênticas serão apreendidas de modo distinto por pessoas deprimidas, eutímicas ou maníacas – afinal, *todo es del color del cristal con que se mira* –, ϵ, a partir desse dado, o correto processo de discernimento pode ser afetado.

É recomendável que, na investigação semiológica do discernimento, o examinador se detenha a questões básicas, partindo das mais complexas para as mais simples. Logo, deve-se conversar com o municiando sobre seu patrimônio, o que possui, seu valor de mercado, as fontes em que se baseou para essa estimativa, como colocá-lo a render, suas fontes de ganho, como administra seu orçamento, até indagações mais simples sobre os valores de bens comuns do dia a dia, inclusive cédulas de dinheiro. Deve-se indagar sobre sua vida pessoal e familiar, quem são as pessoas significativas, qual a relação que mantém com elas, onde mora e outras questões que entender pertinentes. Os planos de vida, próximos e remotos, também são muito importantes de serem estabelecidos. Com isso, o examinador, em princípio, estará em condições de informar ao magistrado se o discernimento está preservado ou prejudicado e, na última hipótese, em que grau e para quê. Como regra, o discernimento para bem gerir o patrimônio é o que primeiro se prejudica (e mesmo este dependerá da natureza do patrimônio, pois administrar o ganho de uma aposentadoria é diferente de comandar uma grande empresa), enquanto a capacidade para gerir a própria vida se mantém até uma etapa posterior (também com gradações, pois há diferença entre capacidade para decidir onde morar, se só ou acompanhado, para casar, ou para consentir ou recusar tratamento médico, por exemplo).

Considerações finais

Conforme observado, a questão da capacidade civil é um tema palpitante e que tem repercussões nas mais diversas áreas da atividade humana. É importante, no atual estágio da civilização, que as ações restritivas ao exercício de direitos sejam tomadas na medida exata de sua necessidade, sem ferir qualquer esfera de determinação que o doente mental mantenha preservada. Nesse sentido, está correto o atual CC ao determinar no Artigo 1.772 que:[2]

> Pronunciada a interdição das pessoas a que se referem os incisos III e IV do art. 1.767, o juiz assinará, segundo o estado ou desenvolvimento mental do interdito, os limites da curatela, que poderão circunscrever-se às restrições constantes do art. 1.782. [O art. 1.782 trata dos limites da curatela dos pródigos.]

O avanço da psiquiatria, com o aprofundamento do conhecimento das bases neuroquímicas dos transtornos mentais e a introdução de novos e promissores psicofármacos, caminha ao encontro da preocupação internacional com a garantia de respeito à dignidade do enfermo mental. Quanto menos restrições, mais benéfica será a intervenção, uma vez que estimulará o exercício da autonomia em seu limite máximo.

Referências

1. Conselho Federal de Medicina. Resolução CFM n° 1.931, de 24 de setembro de 2009. Aprova o código de ética médica [Internet]. Brasília: CFM; 2009 [capturado em 20 jun. 2015]. Disponível em: http://www.cremers.org.br/pdf/codigodeetica/codigo_etica.pdf.

2. Brasil. Presidência da República. Casa Civil. Lei n° 10.406, de 10 de janeiro de 2002. Institui o Código Civil [Internet]. Brasília: Casa Civil; 2002 [capturado em 20 jun. 2015]. Disponível em: http://www.planalto.gov.br/ccivil_03/leis/2002/l10406.htm.

3. Brasil. Presidência da República. Casa Civil. Constituição da República Federativa do Brasil de 1988 [Internet]. Brasília: Casa Civil; 1988 [capturado em 20 jun. 2015]. Disponível em: http://www.planalto.gov.br/ccivil_03/constituicao/constituicao.htm.

4. Brasil. Presidência da República. Casa Civil. Lei n° 8.455, de 24 de agosto de 1992. Altera dispositivos da Lei n° 5.869, de 11 de janeiro de 1973 – Código de Processo Civil, referentes à prova pericial [Internet]. Brasília: Casa Civil; 1992 [capturado em 20 jun. 2015]. Disponível em: http://www.planalto.gov.br/ccivil_03/leis/1989_1994/L8455.htm.

5. Brasil. Presidência da República. Casa Civil. Lei n° 5.869, de 17 de janeiro de 1973. Institui o Código de Processo Civil [Internet]. Brasília: Casa Civil; 1973 [capturado em 20 jun. 2015]. Disponível em: http://www.planalto.gov.br/ccivil_03/leis/L5869.htm.

6. Rodrigues S. Direito civil. 32. ed. São Paulo: Saraiva; 2002.

7. Mecler K. Capacidade civil e doença mental: um estudo psiquiátricoforense dos fatores determinantes da incapacidade civil no município do Rio de Janeiro [tese]. Rio de Janeiro: UFRJ; 2007.

8. Mecler K, Fridman S, Mendlowicz MV. Loucos de todo o gênero: revisando conceitos e implicações médico-legais. Arq Bras Psiquiatr Neurol Med Legal. 2001;78:31-9.

9. Brasil. Presidência da República. Casa Civil. Lei n° 3.071, de 1° de janeiro de 1916. Código Civil dos Estados Unidos do Brasil [Internet]. Brasília: Casa Civil; 1916 [capturado em 20 jun. 2015]. Disponível em: http://www.planalto.gov.br/ccivil_03/leis/L3071.htm.

10. Camargo R. Loucos de todo o gênero: critério da incapacidade mental no direito civil. Rio de Janeiro: Jacintho Ribeiro dos Santos; 1921.

11. Brasil. Presidência da República. Casa Civil. Decreto n° 24.559, de 3 de julho de 1934. Dispõe sobre a profilaxia mental, a assistência e proteção á pessoa e aos bens dos psicopatas, a fiscalização dos serviços psiquiátricos e dá outras providências [Internet]. Brasília: Casa Civil; 1934 [capturado em 20 jun. 2015]. Disponível em: http://www2.camara.leg.br/legin/fed/decret/1930-1939/de-

creto-24559-3-julho-1934-515889-publicacaooriginal--1-pe.html.

12. Ordenações Filipinas. Livro quarto, título 43: das sesmarias [Internet]. Coimbra: Universidade de Coimbra; 1998 [capturado em 20 jun.2015]. Disponível em: http://www1.ci.uc.pt/ihti/proj/filipinas/ordenacoes.htm.

13. Vargas HS. Manual de psiquiatria forense. Rio de Janeiro: Freitas Bastos; 1990.

14. Cretella Jr J. Curso de direito romano. 28. ed. Rio de Janeiro: Forense; 2002.

15. Bevilaqua C. Teoria geral do direito civil. Rio de Janeiro: Francisco Alves; 1975.

16. Garcia JA. Psicopatologia forense. 3. ed. Rio de Janeiro: Forense; 1979.

17. Organização Mundial da Saúde. Classificação de transtornos mentais e de comportamento da CID-10. Porto Alegre: Artmed; 1993.

18. American Psychiatric Association. Manual diagnóstico e estatístico de transtornos mentais: DSM-5. 5. ed. Porto alegre: Artmed; 2014.

19. Ferreira ABH. Novo dicionário Aurélio da língua portuguesa. 2. ed. Rio de Janeiro: Nova Fronteira; 1986.

LEITURAS SUGERIDAS

Appelbaum PS, Gutheil TG. Competence and substitute decision-making. In: Appelbaum PS, Gutheil TG. Clinical handbook of psychiatry and the law. 4th ed. Philadelphia: Lippincott Williams & Wilkins; 2007. p. 177-214.

Grisso T. Evaluating competencies: forensic assessments and instruments. 2nd ed. New York: Plenum; 2003.

CAPÍTULO 13

Avaliações de Capacidades Civis Específicas

Elias Abdalla-Filho,
José G. V. Taborda

PONTOS-CHAVE

> Em perícia da capacidade de testar e doar, a incapacidade superveniente do testador não invalida o testamento, nem o testamento do incapaz se valida com a superveniência de sua capacidade.

> Ao investigar o pleno discernimento para testar ou doar, deve-se pesquisar variáveis objetivas e subjetivas. Entre as primeiras estão o conhecimento do patrimônio próprio, de seu valor e de quem são seus herdeiros necessários, enquanto entre as últimas está a coerência biográfica do ato.

> Um incapaz na esfera civil pode contrair matrimônio, desde que compreenda o significado do ato e que manifeste com clareza sua concordância. No entanto, o cônjuge que casar com doente mental grave ignorando essa circunstância poderá pleitear a anulação desse ato se a patologia mental tornar insuportável a vida em comum ou for passível de transmissão à prole. A Constituição Federal,[1] em seu Artigo 226, equiparou a união estável entre homem e mulher ao casamento.

> A incapacidade laboral decorrente de transtorno mental restringe-se somente a esse aspecto da vida do cidadão, não implicando, por si só, incapacidade para os atos da vida civil.

> Na avaliação da aptidão mental para dirigir veículo automotor, são consideradas variáveis importantes: a cognição, a integridade e velocidade dos reflexos e a capacidade de atenção.

> O exercício do voto é um direito personalíssimo. Assim, não pode ser exercido por curador em nome do interditando. Na lei brasileira, não há qualquer restrição expressa ao exercício desse direito por relativamente incapazes.

> **VINHETA**

Dr. Pacheco, atualmente com 88 anos, é aposentado de alto cargo público por meio do qual recebe elevados proventos. Foi casado durante mais de 60 anos com D. Maria, que faleceu há três anos. Dessa união, teve um casal de filhos, ambos casados, que moram em cidades distantes. Esses filhos tinham pouco contato com os pais, mantendo essa distância com o Dr. Pacheco, mesmo após sua viuvez. A doença da qual D. Maria sofria foi longa e desgastante, fazendo-se necessários intensos cuidados de enfermagem. Com esse objetivo, o Dr. Pacheco selecionou uma atendente de enfermagem, Camila, moça de 25 anos, de aspecto tranquilo e reservado. Camila cuidou de forma muito efetiva de D. Maria até o óbito. Com a morte da mãe, os filhos acharam melhor que, apesar de o pai ser uma pessoa extremamente autônoma, Camila continuasse a prestar seus serviços, levando em consideração a avançada idade daquele. Seis meses após a morte de D. Maria, Dr. Pacheco e Camila vieram a casar. Após o matrimônio, Dr. Pacheco comprou um imóvel, de bom valor, em nome próprio e da esposa. Algum tempo depois, Dr. Pacheco doou sua metade do imóvel à nova esposa. Os filhos, quando souberam do casamento, da compra do imóvel e da doação de sua metade, desentenderam-se com o pai e acusaram-no de estar sendo manipulado por Camila. Convenceram-no a consultar um neurologista, que diagnosticou comprometimento cognitivo leve. Em razão disso, ingressaram em juízo solicitando a interdição do pai e a anulação do casamento e da doação à Camila de metade do imóvel que o pai comprara.

Após a abordagem panorâmica da relação entre psiquiatria e direito civil realizada no capítulo anterior, no qual foi enfocada a avaliação da capacidade civil de forma geral e o exame psiquiátrico para interdição, este capítulo se dedica a perícias psiquiátricas para avaliação de capacidades civis específicas. Enquanto as perícias de interdição e levantamento de interdição são sempre transversais, do ponto de vista temporal, as avaliações de capacidades civis específicas podem ser transversais ou retrospectivas. Na vinheta apresentada, por exemplo, enquanto o exame para interdição é transversal, os outros dois (anulação do casamento e da doação), por sua vez, são retrospectivos.

Serão aqui considerados os seguintes temas: capacidade para testar e doar, transtorno mental e casamento, capacidade laborativa, capacidade para dirigir, capacidade para receber citação judicial, capacidade para testemunhar, capacidade para assumir curatela ou tutela e capacidade eleitoral.

Capacidade para testar e doar

O Código Civil (CC)[2] de 2002 pouco mudou em relação ao de 1916[3] no que diz respeito às exigências para a validade jurídica do testamento ou da doação. A matéria sobre a capacidade de testar está disciplinada pelos Artigos 1.860 e 1.861, enquanto a doação está tratada nos Artigos 538 a 564, todos do CC. Embora tratem de atos jurídicos essencialmente distintos, sob uma perspectiva psiquiátrica forense apresentam diversos pontos em comum e, por essa razão, serão abordados de forma conjunta. De início, será abordado o tema da avaliação da capacidade testamentária. A seguir, serão assinaladas as peculiaridades próprias das doações.

O CC,[2] em seu Artigo 1.860, determina que "[..] além dos incapazes, não podem testar os que, no ato de fazê-lo, não tiverem pleno discernimento [...]". O Artigo 1.861 esclarece que "[...] a incapacidade superveniente do testador não invalida o testamento, nem o testamento do incapaz se valida com a superveniência da capacidade".[2] Esses dispositivos devem ser interpretados no âmbito da sistemática geral de nosso direito civil no que diz respeito à capacidade geral para a prática dos atos da vida civil.

Assim, deve-se ter bem claro que a incapacidade é uma matéria de fato. Decorre da conjugação de dois fatores: presença de enfermidade mental e déficit ou ausência de discernimento. O juiz, ao fim de um processo de interdição, declarará o estado de incapacidade e decretará a restrição do exercício direto dos atos (ou de alguns atos) da vida civil. A incapacidade não decorre, pois, da decisão judicial, a qual apenas reconhece a sua existência. Pode alguém, portanto, ser incapaz de fato e essa condição passar ao largo dos tribunais. Há, pois, duas categorias de incapazes: aqueles já reconhecidos pela Justiça como tal e aqueles que não o foram. Em relação à primeira, se apresentam absoluta incapacidade, não existe interesse psiquiátrico forense, uma vez que um eventual testamento ou doação, se realizados, seriam liminarmente nulos.

Do exposto, conjugado à norma do Artigo 1.860 do CC,[2] deduz-se que a lei admite a hipótese de haver pessoas não interditadas que não disponham de *pleno discernimento* na ocasião do *ato de fazê-lo* [o testamento]. A essas pessoas estaria também vedada a disposição testamentária. Visto que a condição de capacidade pode oscilar – como de fato oscila – ao longo da vida, um incapaz pode readquirir sua capacidade, enquanto o inverso também ocorre. Se essa pessoa, em algum momento qualquer de sua trajetória de vida, houver elaborado um testamento, haverá forte possibilidade de que seja discutida sua capacidade testamentária no momento do ato.

Na clínica psiquiátrica forense, duas são as situações nas quais essas questões costumam acontecer:

> em vida do testador ou doador – quando busca prevenir futura contestação de sua disposição de vontade contratando os serviços de um psiquiatra que confirmará sua capacidade por meio de uma avaliação transversal
> *post mortem* – no âmbito de processo de anulação de ato jurídico por herdeiro que haja se sentido prejudicado, embora tal exame retrospectivo também possa ser realizado em vida

A seguir, serão examinadas ambas as possibilidades.

EM VIDA

Na avaliação da capacidade testamentária em vida, o perito deverá, a princípio, focalizar sua atenção no diagnóstico de eventual transtorno mental apresentado pelo examinando. Essa etapa em nada diferirá de uma avaliação psiquiátrica padrão. Depois disso, independentemente da existência, ou não, de alguma patologia, irá se buscar estabelecer o pleno discernimento. Aí surge uma importante questão: a da amplitude dessa capacidade. Discernimento geral para todos os atos da vida civil ou limitado de forma específica para o ato pretendido? O adjetivo *pleno*, em um primeiro momento, poderia indicar que o legislador pretendesse haver uma ampla capacidade para todos os atos da vida civil. Entretanto, a melhor interpretação do texto legal indica que se pretende pleno discernimento de todas as implicações daquele ato específico, ou seja, do ato de testar ou de doar.

A pesquisa do pleno discernimento para testar ou doar implica o esclarecimento das mesmas questões objetivas e subjetivas tratadas no capítulo anterior. De um ponto de vista objetivo, deve-se questionar o examinando sobre os seguintes pontos: em que consiste seu patrimônio e em quanto avalia cada um de seus bens, quem são seus herdeiros, a quem pretende beneficiar, as consequências econômicas para os beneficiados e para os excluídos. Evidentemente, as respostas sobre valores patrimoniais não necessitam ter a exatidão inerente à de avaliadores profissionais, mas devem ser lógicas e aceitáveis. Levantando-se esses pontos, os quais devem constar do parecer, ficam bem demonstrados a plena cognição e o entendimento do que se pretende fazer.

As variáveis subjetivas, por sua vez, baseiam-se na história de vida do examinando, buscando compreender suas motivações, sua escala de valores nas relações estabelecidas ao longo da vida com seus herdeiros e donatários, os afetos e as gratidões gerados, tudo confluindo para o estabelecimento de um ponto de extrema importância, o da coerência biográfica do ato em exame. Da conjugação de elementos objetivos e subjetivos, haverá uma conclusão médico-legal segura sobre a presença do pleno discernimento.

POST MORTEM

A avaliação *post mortem* de capacidade testamentária é, como já dito, uma perícia retrospectiva e muito difícil de ser realizada, uma vez que indireta. Nela, o perito busca estabelecer a história de vida do *de cujus*, dividindo-a em três etapas:

- Período pré-testamento – inclui o exame da vida do testador até a declaração de vontade, buscando identificar dois aspectos fundamentais: existência e evolução de possíveis doenças mentais e sua relação com herdeiros legais e donatários.
- Período peritestamento – no qual se busca estabelecer, da melhor maneira possível, o estado mental do testador à época do ato. Esse período é o mais importante de ser investigado, uma vez que interessa à Justiça o estado mental do periciando no período em que elaborou e firmou o testamento.
- Período pós-testamento – evolução de vida até o óbito, com ênfase na história de morbidade mental, uma vez que algumas moléstias poderiam já estar se manifestando de forma insidiosa no período peritestamentário.

Para essa avaliação, deverá ser feita uma espécie de garimpagem de elementos de convicção, compulsando-se documentos de época de qualquer natureza, principalmente prontuários médicos e hospitalares. Entrevistar familiares, amigos, médicos e até mesmo a equipe de enfermagem que cuidou do *de cujus* pode ser de grande utilidade. Além disso, o estudo de documentos escritos pelo paciente, sobretudo no período peritestamento, poderá fornecer importantes elementos semiológicos. A análise do próprio testamento também será relevante, uma vez que poderá haver disposições que indiquem perturbações do pensamento e, se hológrafo, sinalizar problemas de psicomotricidade denotativos de quadros mentais orgânicos relevantes. Como fator fundamental da conclusão pericial, tal como na avaliação em vida, é importante demonstrar a coerência biográfica das disposições testamentárias.

Conforme já assinalado, na avaliação da capacidade para doar – seja no momento atual, seja pretérita –, a abordagem, em linhas gerais, é a mesma. Entretanto, visto que a doação, diferentemente do testamento, é um ato bilateral, pois o donatário deve aquiescer com o recebimento dos "bens ou vantagens" (art. 538 do CC),[2] é necessária a aceitação da liberalidade. Assim, ainda que rara, poderá ser necessária a avaliação da capacidade do donatário para concordar com a doação. É claro que isso não se aplica a quem for absolutamente incapaz, pois o ato de aquiescer será de responsabilidade do representante legal do incapaz.

Transtorno mental e casamento

O CC, ao abordar a relação entre doença mental e casamento, detém-se em dois pontos centrais:

> a validade do casamento do incapaz
> a doença mental como causa de anulação do casamento ou de dissolução da sociedade conjugal

INCAPACIDADE E VALIDADE DO CASAMENTO

Que um incapaz pode casar não resta qualquer dúvida, pois, embora não haja qualquer referência expressa à necessidade de autorização do curador para que o interditado case, o Artigo 1.518 do CC[2] prevê que "até a celebração do casamento podem os pais, tutores ou curadores revogar a autorização". Ou seja, um incapaz devidamente autorizado por seu representante legal poderá contrair matrimônio. Mas qual categoria de incapazes?

O Artigo 1.548 do CC[2] determina: "É nulo o casamento contraído: I – pelo enfermo mental sem o necessário discernimento para os atos da vida civil; [...]". O Artigo 1.550, por seu turno, estabelece: "É anulável o casamento: [...] IV – do incapaz de consentir ou manifestar, de modo inequívoco, o consentimento; [...]".[2]

Da interpretação conjunta desses artigos, deduz-se que a lei veda que alguém que apresente absoluta incapacidade possa validamente casar, uma vez que o mencionado Artigo 1.548 refere-se ao enfermo mental com falta de discernimento para os atos (no plural, ou seja, todos os atos) da vida civil.[2] Como menciona o casamento autorizado por curador, o Artigo 1.518 tem de estar se referindo aos relativamente incapazes citados no Artigo 4°, incisos II e III, do CC,[2] uma vez que os do inciso I (menores) estão sujeitos à tutela ou pátrio poder, e os do inciso IV (pródigos) têm restrição limitada a questões negociais. Abrange, portanto, os "ébrios habituais, os viciados em tóxicos e os que, por deficiência mental, tenham o discernimento reduzido" e os "excepcionais, sem desenvolvimento mental completo".[2]

O Artigo 1.550, inciso IV, do CC,[2] abrange, entretanto, não apenas os relativamente incapazes do Artigo 4°, incisos II e III, mas também toda e qualquer pessoa que esteja de forma momentânea incapaz de "consentir ou manifestar [...] consentimento", tendo uma conotação mais ampla do que a simples previsão da anulabilidade do casamento do relativamente capaz.

As situações, então, em que o psiquiatra forense poderá intervir nesses casos são de duas espécies:

> perícias transversais – para avaliar a capacidade de contrair matrimônio de pessoa parcialmente interditada e que não esteja sendo autorizada a tal por seu curador
> perícias retrospectivas – visando a que se declare a nulidade de casamento realizado por alguém apresentando absoluta incapacidade de fato (e que não estava judicialmente interditado à época do matrimônio) ou que se decrete a anulação de matrimônio de cidadão relativamente incapaz que não conseguiu manifestar consentimento válido.

A investigação pericial da validade do consentimento contempla dois pontos básicos:

> a compreensão daquilo que pretende realizar, uma vez que alguém poderá consentir validamente em casar apenas se tiver suficiente entendimento de

todas as implicações jurídicas, morais, familiares e sociais
> a clareza da manifestação de concordância, que deve ser *inequívoca*

Nas perícias transversais, facilmente se poderá chegar a conclusões médico-legais consistentes; já nas retrospectivas, o perito deverá se valer de todos os elementos da história disponíveis e, se ainda vivo o suposto incapaz, deverá colher diretamente sua impressão.

DOENÇA MENTAL, ANULAÇÃO E DISSOLUÇÃO DO CASAMENTO

A doença mental pode ser causa tanto de anulação do casamento quanto de dissolução da sociedade conjugal.

O Artigo 1.556 do CC[2] prevê que "[...] o casamento pode ser anulado por vício da vontade, se houver por parte de um dos nubentes, ao consentir, erro essencial quanto à pessoa do outro".

O Artigo 1.557, por sua vez, complementa:[2]

> Art. 1.557. Considera-se erro essencial sobre a pessoa do outro cônjuge: [...]
>
> III – a ignorância, anterior ao casamento, de defeito físico irremediável, ou de moléstia grave e transmissível, pelo contágio ou herança, capaz de pôr em risco a saúde do outro cônjuge ou de sua descendência;
> IV – a ignorância, anterior ao casamento, de doença mental grave que, por sua natureza, torne insuportável a vida em comum ao cônjuge enganado.

O vício de consentimento por erro essencial em relação à pessoa de um dos cônjuges é raramente invocado após o advento da lei do divórcio, uma vez que o último logra sucesso nos tribunais com mais facilidade. Entretanto, essa é uma possibilidade que foi mantida pelo legislador de 2002. Tendo sido o matrimônio contraído sob essas circunstâncias, o CC[2] considera-o apenas anulável, não o cominando de nulidade absoluta e imediata. Com isso, permite que o defeito anulável (levar o cônjuge enganado ao erro por esconder-lhe questão pessoal relevante) seja sanado pela simples aceitação dessa condição pelo lesado.

São duas, pois, as possibilidades de anulação por erro essencial que interessam à psiquiatria forense:

> que um dos cônjuges seja portador de moléstia grave transmissível por contágio ou herança capaz de pôr em risco a saúde do outro ou a descendência do casal
> que seja portador de doença mental grave que torne a vida em comum insuportável

Em ambos os casos, o cônjuge enganado ignoraria essas condições anteriormente ao casamento. Em relação à primeira situação, há inúmeras e controversas possibilidades de afecções psiquiátricas ou neuropsiquiátricas que poderiam ser transmitidas por herança – e até mesmo por contágio – e que poderiam pôr em risco a prole. Pode-se especular, por exemplo, com a hipótese de alguém que tivesse sífilis ocultasse essa condição e, em decorrência de alterações cognitivas produzidas pela neurossífilis, se recusasse a fazer o tratamento indicado. Desse modo, estaria pondo em risco a saúde do parceiro e da descendência de ambos. Mais complexas, no entanto, são as repercussões jurídicas de quadros psiquiátricos comuns, uma vez que, na maioria deles, está bem demonstrada sua multicausalidade, despontando a importância dos fatores genéticos. Nesses casos, será de extrema valia a realização do heredograma do indivíduo, identificando-se outros casos de doenças mentais, bem como a realização de estudo genético. A consulta à bibliografia médica mais recente, que indica o estado atual do conhecimento no que tange ao peso da hereditariedade naquela condição, também é relevante.

A segunda hipótese é mais simples, pois se limita a diagnosticar a presença de doença mental grave e a avaliar o impacto dessa condição na vida do cônjuge enganado. Por definição, todos os quadros psiquiátricos psicóticos crônicos são graves, mas o mesmo ocorre também com muitas das condições de dependência química e com alguns dos transtornos classicamente denominados neuróticos. Os transtornos da personalidade, por definição, não podem ser considerados doença mental para qualquer finalidade legal, visto que configuram um quadro apenas de perturbação da saúde mental. Nessa perícia, deverão ficar demonstrados os seguintes pontos:

> que houve manifestação da doença mental em ocasião anterior ao casamento (pois isso indica que o cônjuge afetado poderia saber da condição de saúde do futuro cônjuge)
> que a doença é grave (ou seja, tem forte impacto na vida do examinando e de seus familiares e responde ao tratamento de forma apenas limitada)
> as razões de o cônjuge enganado não haver percebido a doença mental (durante o período de convivência pré-matrimonial não houve qualquer manifestação da doença? Ou, se houve, de que forma lhe foi omitido o conhecimento? É importante lembrar que é extremamente difícil ocultar os sinais de uma doença mental grave a uma pessoa com a qual se convive intensamente)
> o impacto da doença sobre a pessoa do cônjuge enganado, avaliando o grau de intolerância da vida em comum

Em relação à dissolução da sociedade conjugal por doença mental, o Artigo 1.572, parágrafo 2°, do CC, assegura:[2]

Art. 1.572. [...]

§ 2°. O cônjuge pode ainda pedir a separação judicial quando o outro estiver acometido de doença mental grave, manifestada após o casamento, que torne impossível a continuação da vida em comum, desde que, após uma duração de dois anos, a enfermidade tenha sido reconhecida de cura improvável. [...]

Trata-se novamente de perícia na qual se buscará estabelecer a existência de doença mental grave, nesses termos não se distinguindo da situação anterior. Entretanto, alguns aspectos devem ficar bem estabelecidos pelo perito:

> a confirmação de que o transtorno somente se manifestou após o casamento (isso porque, se anterior, ou seria causa de anulação de casamento, como já discutido, ou, se dela o cônjuge já tivesse conhecimento, não poderia, *a posteriori*, invocá-la para pleitear a dissolução da sociedade conjugal)
> que a doença é grave e dura há mais de dois anos
> que é de cura improvável (trata-se de prognóstico); esse é o aspecto mais difícil da avaliação, uma vez que, em medicina, é temerário falar em sempre ou jamais – em todo caso, o perito deverá novamente se valer da bibliografia mais recente para demonstrar o estado do conhecimento científico da moléstia em estudo e formular a prognose mais adequada
> o impacto da doença sobre a pessoa do outro cônjuge, avaliando a impossibilidade da vida em comum

Segundo Vieira,[4] a Constituição Federal (CF), em seu Artigo 226, equiparou a união estável entre homem e mulher ao casamento, e o CC, em seus Artigos 1.723/1.727 e

1.790, estabelece os requisitos fundamentais para a constituição da união estável entre homem e mulher. Esse código, no entanto, foi omisso em relação às uniões homoafetivas, cabendo à jurisprudência a extensão da aplicação da lei a essas relações.[4]

Capacidade laboral

Durante sua vida laboral, uma pessoa pode apresentar diversos transtornos mentais que a tornem temporária ou definitivamente incapacitada para o trabalho. Nesses casos, a depender do regime a que estiver submetida, estatutário ou o da Consolidação das Leis do Trabalho (CLT),[5] entrará em licença para tratamento de saúde ou em auxílio-doença. O ponto central dessa avaliação gira em torno da análise das atividades que o indivíduo deve exercer durante sua jornada de trabalho e o impacto da doença mental sobre esse desempenho. Além disso, poderá ser necessário estabelecer quais aptidões remanescem, de modo que o trabalhador possa ser realocado em outra função. Persistindo o quadro, tornando-se irreversível e não podendo ser deslocado para outras atividades, o trabalhador será aposentado por doença mental.

A constatação da incapacidade laboral temporária ou definitiva é atribuição do médico do trabalho, do perito do Instituto Nacional do Seguro Social (INSS) ou do serviço biométrico estatal. Como a lei brasileira admite que os médicos possam atuar em qualquer especialidade – e, mesmo, considera a atividade pericial em si uma especialidade –, deduz-se que os médicos peritos estejam legalmente habilitados a avaliar trabalhadores com problemas de saúde das mais diversas naturezas. Assim, é comum que não psiquiatras avaliem o impacto de um transtorno mental na capacidade laboral de um indivíduo, apesar de todos os problemas daí decorrentes.

Os transtornos mentais configuram a terceira categoria diagnóstica que se associa com maior frequência à incapacidade laboral, sendo ultrapassados apenas pelas doenças musculoesqueléticas e cardiovasculares.[6] Além disso, a prática em medicina do trabalho demonstra elevada prevalência de queixas de dor (musculoesquelética) e depressão (psiquiátrica), condições geralmente insuscetíveis de demonstração objetiva e passíveis de simulação com mais facilidade. Portanto, seria da maior relevância que médicos peritos, ao examinarem trabalhadores para avaliar sua capacidade laboral diante de transtorno mental, fossem também especialistas em psiquiatria. Reforça essa sugestão a constatação de divergências diagnósticas muito relevantes nos registros médico-periciais de segurados do INSS que requeriam auxílio-doença em razão de transtorno mental,[6] o que autorizaria a hipótese de prováveis falhas no treinamento desses médicos peritos na avaliação de doentes mentais.

Um ponto diverso, mas intimamente associado ao tema da capacidade laboral, diz respeito à exigência de a fonte pagadora – quer previdenciária, quer o tesouro público – liberar o valor do benefício ou da aposentadoria apenas se ele for recebido pelo curador do trabalhador. Essa exigência, entretanto, é, por si só, abusiva e discriminatória. É evidente que, para alguém se manter produtivo em sua profissão, necessita se valer de uma série de aptidões mentais que não são necessariamente as mesmas requeridas para a prática dos atos da vida civil em geral (embora possa haver alguma superposição entre ambas). As primeiras dependem de uma série de funções neuropsicológicas que costumam ser referidas como funções executivas, enquanto as últimas são decorrentes do estado de cognição, das alterações do pensamento, da sensopercepção, do juízo crítico e da integralidade do teste de realidade.

Assim, se houver entendimento de que os fundamentos da incapacidade laboral, temporária ou definitiva, são diversos dos fundamentos da incapacidade para a prática dos atos da vida civil, deve ser concluído que a incapacidade para o trabalho não é, nem deve ser, causa de interdição civil. Da mesma forma, eventual decretação judicial de interdição não será razão suficiente para declarar incapacidade laboral. Essa concepção está até mesmo de acordo com as recomendações da psiquiatria moderna, preocupada em valorizar o doente mental e preservar-lhe ao máximo a dignidade de vida, para o que, o acesso ao trabalho, quando possível, é fundamental.

Capacidade para dirigir veículos

A habilitação para dirigir veículos automotores é disciplinada pelos Artigos 140 e seguintes do Código de Trânsito Brasileiro (CTB)[7] e pela Resolução n° 267/08 do Conselho Nacional de Trânsito.[8] A regra do Artigo 140 do CTB está disposta da seguinte forma:[7]

> Art. 140. A habilitação para conduzir veículo automotor e elétrico será apurada por meio de exames que deverão ser realizados junto ao órgão ou entidade executivos do Estado ou do Distrito Federal, do domicílio ou residência do candidato, ou na sede estadual ou distrital do próprio órgão, devendo o condutor preencher os seguintes requisitos:
>
> I – ser penalmente imputável;
> II – saber ler e escrever;
> III – possuir carteira de identidade ou equivalente.
>
> Parágrafo único. As informações do candidato à habilitação serão cadastradas no RENACH.

A simples leitura do artigo já demonstra uma grave imprecisão técnica do texto legal, pois a condição de inimputabilidade não é um requisito que possa existir em abstrato, desvinculada da prática de um ato criminoso no passado. Assim, a interpretação literal desse artigo excluiria, *a priori*, do universo dos condutores de veículos apenas os menores de 18 anos, os únicos que podem ser considerados inimputáveis na esfera penal. Doentes mentais graves, até interditados civilmente, se vierem a cometer um delito, serão, ou não, inimputáveis, a depender do nexo de causalidade entre o delito e a doença que apresentam. É possível, então, que o legislador tenha desejado se referir aos incapazes e, de forma incorreta, tenha mencionado os inimputáveis. De qualquer modo, a norma legal, tal como está redigida, não apresenta condições de ser aplicada.

Mais adiante, o CTB assim dispõe em seu Artigo 147:[7]

> Art. 147. O candidato à habilitação deverá submeter-se a exames realizados pelo órgão executivo de trânsito, na seguinte ordem:
>
> I – de aptidão física e mental; [...]
>
> § 2° O exame de aptidão física e mental será preliminar e renovável a cada cinco anos, ou a cada três anos para condutores com mais de sessenta e cinco anos de idade, no local de residência ou domicílio do examinado. [...]
>
> § 4° Quando houver indícios de deficiência física, mental, ou de progressividade de doença que possa diminuir a capacidade para conduzir o veículo, o prazo previsto no § 2° poderá ser diminuído por proposta do perito examinador. [...].

Como se observa, o CTB[7] menciona certo exame de *aptidão mental*, no qual será verificada a presença de *deficiência mental* ou de alguma *doença progressiva* que possa afetar a capacidade para conduzir veículo. Não descreve, entretanto, os parâmetros para medir a capacidade. Tal omissão persiste no texto da Resolução do Contran,[8] embora ele seja mais específico, conforme se pode verificar no trecho a seguir:

> Art. 4°. No exame de aptidão física e mental são exigidos os seguintes procedimentos médicos:
>
> I – anamnese [...]
> II – exame físico geral, no qual o médico perito examinador deverá observar: [...]
>
> b) comportamento e atitude frente ao examinador, humor, aparência, fala, contactuação e compreensão, perturbações da percepção e atenção, orientação, memória e concentração, controle de impulsos e indícios do uso de substâncias psicoativas; [...].
>
> Art. 5°. Na avaliação psicológica deverão ser aferidos, por métodos e técnicas psicológicas, os seguintes processos psíquicos:
> I – tomada de informação;
> II – processamento de informação;
> III – tomada de decisão;
> IV – comportamento;
> V – autoavaliação do comportamento;
> VI – traços de personalidade.

Apesar de pouco específicos, esses artigos permitem concluir que um transtorno mental, por si só, não é motivo de inabilitação para dirigir, exceto nos casos de diagnósticos relacionados ao uso de substância psicoativa. De maior relevância seriam as funções cognitivas, pois são elas que permitem um correto contato com o mundo exterior e as decisões relativas à presteza que a direção de veículo automotor exige. No caso de pacientes psiquiátricos, seria importante estabelecer se o transtorno mental teria interferido nessas funções. Outro ponto em aberto tem a ver com a integridade dos reflexos, que podem estar mais lentos em diversas patologias, como é o caso das síndromes depressivas e das doenças neurodegenerativas. Outro subgrupo é o dos sujeitos com características de impulsividade, que também poderiam ser considerados inaptos à condução.

É importante lembrar que substâncias psicoativas (SPAs) prejudicam as funções psicomotoras e consequentemente aumentam o risco de envolvimento em acidentes de trânsito,[9] sendo comum a presença de SPAs, tanto de uso clínico quanto de abuso, na ocorrência desses acidentes.[10] Dessa forma, seria importante que fosse incluída a participação de psiquiatra no processo de avaliação de *aptidão física e mental* para dirigir veículos automotores.[11]

Capacidade para receber citação judicial

Citação é o ato por meio do qual determinada pessoa é chamada em juízo na condição de ré. É uma formalidade essencial para que se tome conhecimento de que uma demanda foi ajuizada contra si. Essa matéria está disciplinada no Código de Processo Civil (CPC),[12] nos Artigos 213 e seguintes, que a define do seguinte modo: "Citação é o ato pelo qual se chama a juízo o réu ou o interessado a fim de se defender" (art. 213). A partir do cumprimento dessa formalidade, os prazos legais de defesa começam a correr para o réu, sendo imprescindível que tenha condições mentais de entender seu significado para que possa tomar medidas adequadas de defesa e não seja considerado revel no processo.

Conforme já discutido, a incapacidade é, acima de tudo, uma matéria de fato. Assim, pode haver – e há – pessoas não interditadas que são ou estão incapazes. Preocupado com essa realidade, o legislador considera inválida a citação realizada diretamente à pessoa incapaz e assim dispôs no Artigo 218 do CPC:[12]

> Art. 218. Também não se fará citação quando se verificar que o réu é demente ou está impossibilitado de recebê-la.

§ 1° O oficial de justiça passará certidão, descrevendo minuciosamente a ocorrência. O juiz nomeará um médico, a fim de examinar o citando. O laudo será apresentado em 5 (cinco) dias.

§ 2° Reconhecida a impossibilidade, o juiz dará ao citando um curador, observando, quanto à sua escolha, a preferência estabelecida na lei civil. A nomeação é restrita à causa.

§ 3° A citação será feita na pessoa do curador, a quem incumbirá a defesa do réu.

Em análise, o texto legal demonstra não estar bem redigido. Em primeiro lugar, porque restringe muito a abrangência do universo dos que não são capazes de receber citação ao mencionar apenas o *demente* e, no momento seguinte, ampliar de forma genérica ao incluir na norma de proteção quem *está impossibilitado de recebê-la*. Seria mais claro se fosse adotada uma fórmula mais simples, como "quando se verificar que o réu não apresenta aptidão mental para recebê-la" ou equivalente, pois é esse, a toda evidência, o espírito da lei.

Como se pode deduzir do texto legal, a perícia a ser realizada é singela e de natureza puramente transversal, pois visa avaliar de modo exclusivo a capacidade do réu para esse ato. Tanto é assim que o curador nomeado o será apenas para receber a citação e defender os interesses do incapaz naquele processo. Não implicará, jamais, interdição para quaisquer outros atos da vida civil, o que exigiria que um processo específico de interdição fosse promovido por alguém legitimado para isso.

No processo de avaliação, o perito deve focar os seguintes pontos:

› presença de doença mental no citando
› compreensão do significado do que seja o ato de citação
› compreensão da necessidade de comparecer em juízo e de se defender com o auxílio de advogado
› preservação do pragmatismo, de forma a poder tomar as medidas essenciais de defesa de acordo com a rigidez dos prazos processuais

Capacidade para testemunhar

A capacidade para prestar testemunho judicial também é objeto de preocupação do legislador. Assim, o CPC, ao tratar "Da Admissibilidade e do Valor da Prova Testemunhal", dispõe da seguinte forma no Artigo 405:[12]

> Art. 405. Podem depor como testemunhas todas as pessoas, exceto as incapazes, impedidas ou suspeitas.
>
> § 1° São incapazes:
>
> I – o interdito por demência;
>
> II – o que, acometido por enfermidade, ou debilidade mental, ao tempo em que ocorreram os fatos, não podia discerni-los; ou, ao tempo em que deve depor, não está habilitado a transmitir as percepções; [...].

O inciso I desse artigo descreve uma situação na qual não será necessária a realização de perícia psiquiátrica, pois se a pessoa já estiver judicialmente interditada, e a patologia psiquiátrica que a motivou tiver sido uma síndrome demencial, a proibição consta da lei. Aquele testemunho não pode ser colhido e, se o for, será apenas na qualidade de informante, se é que haverá condições reais de se ouvir em juízo uma pessoa com demência de moderada a grave.

Desejando o magistrado que seja esclarecida a capacidade de discernimento de putativa testemunha à luz do inciso II, a situação será mais complexa. Sua parte final, do ponto de vista técnico, é mais simples, pois se trata de uma perícia transversal para identificar o estado mental do depoente em momento contemporâneo ao seu comparecimento em juízo. A parte inicial do inciso, entretanto, é bem mais difícil, pois se trata de avaliar a capacidade de discernimento de fatos que presenciou em época pretérita. Seria uma perícia retrospectiva, com todas as dificuldades inerentes a esse tipo de avaliação.

Capacidade para assumir curatela ou tutela

O CC,[2] em seu Artigo 1.781, determina que "[...] as regras a respeito do exercício da tutela aplicam-se ao da curatela [...]". Assim, ambos os institutos, no que tange aos requisitos para seu exercício, são regulados de forma idêntica. Ocorre que o legislador, ao abordar o tema "Dos Incapazes de Exercer a Tutela", não se detém sobre incapacidade de ordem psíquica, atendo-se de forma exclusiva a critérios de natureza objetiva (inimigos dos pais do menor, devedores do tutelado, pessoas com condenações criminais prévias, etc.) (vide art. 1.735 do CC).[2] Da mesma forma, no Artigo seguinte, 1.736 do CC,[2] prevê a possibilidade de escusa da aceitação do encargo de tutor, entre as quais inclui "os impossibilitados por enfermidade" (inciso IV). Depreende-se daí que poderiam ser nomeados tutores, ou curadores, pessoas que tenham alguma enfermidade que possa tornar essa tarefa muito difícil de ser exercida, o que permitiria a escusa do tutor/curador indicado. Como exemplo, pode-se pensar em quadro de depressão recorrente, de difícil tratamento clínico. Nesse caso, poderia ser realizada perícia para verificar se a escusa apresentada se enquadra no dispositivo legal (art. 1.736, IV).[2]

A ausência de dispositivo no CC sobre a capacidade para o exercício de curatela ou tutela faz depreender que a aptidão para tal compromisso obedeça à regra geral do código, que implica investigar a existência de transtorno mental no candidato a curador ou tutor e avaliar a capacidade de discernimento do que seja o exercício dessas funções.

Capacidade eleitoral

As condições para ser eleitor e para ser votado constam na CF[1] e no Código Eleitoral (CE)[13] brasileiro. A CF[1] prevê a regra fundamental da obrigatoriedade do alistamento eleitoral e do voto aos maiores de 18 anos, tornando-o facultativo aos maiores de 16 e menores de 18 anos (art. 14, § 1°). Os critérios de elegibilidade são basicamente os mesmos daqueles para ser eleitor, exceto que há idades mínimas a serem observadas a depender do cargo ao qual se pretende concorrer.

O CE,[13] por sua vez, dispensa do alistamento os inválidos (art. 6°, I, a), e, do voto, os enfermos (art. 6°, II, a). Não há norma indicando que doentes mentais não possam votar nem serem votados. Essa dispensa de alistamento ou do voto não é uma vedação ao alistamento ou ao voto, mas apenas um reconhecimento de que, para algumas pessoas, o exercício desse dever cívico pode ser extremamente oneroso. Essa é também a interpretação da Resolução TSE n° 21/2004,[14] que equipara o inválido ao cidadão maior de 70 anos e não permite que alguém seja alvo de sanção por não estar alistado ou não votar. Nesse sentido, nossa legislação está de acordo com princípios éticos de proteção à pessoa do doente mental, que veda qualquer medida restritiva do exercício da plena cidadania por sua parte.

Assim, a regra a ser observada em relação à capacidade eleitoral é a mesma do Artigo 3° do CC,[2] que define quem está apto para os atos da vida civil e quem necessita de curador que o represente. No caso, entretanto, o exercício do voto, bem como o exercício de um mandato, são atos personalíssimos que ou são realizados pela própria pessoa, ou não o podem ser por meio de curador que o represente. Dessa maneira, conclui-se que o cidadão considerado absolutamente incapaz para a prática dos atos da vida civil está afastado do processo eleitoral enquanto estiver sob interdição judicial. Contudo, em relação às pessoas que sofrerem interdições parciais, limitadas à prática de determinados atos, a possibilidade de exercício direto desse direito dependerá do que constar da sentença. Em caso de omissão, entende-se que prevaleça a possibilidade de votar e de ser votado. Como o exercício do voto é elemento indissociável da dignidade da pessoa, é bastante recomendável aos psiquiatras peritos, ao atuarem em processos de interdição e concluírem por restrição parcial, que se manifestem de forma clara sobre esse ponto.

Considerações finais

Este capítulo tratou das avaliações de capacidades civis específicas. Sempre que houver comprometimento de natureza psiquiátrica ou mesmo simples dúvida quanto à capacidade para prática de qualquer ato específico da vida civil, pode ser necessária a realização de uma perícia psiquiátrica para o esclarecimento judicial. Dessa forma, além dos exames citados neste capítulo, podem ocorrer muitas outras situações nas quais seja necessária a avaliação de determinada pessoa. Nesses casos, a posição do psiquiatra forense deve ser sempre a mesma: primeiro, identifica se é o caso de perícia transversal (exame da condição do periciando no momento presente) ou retrospectiva (exame de sua condição em determinado momento do passado); após, estabelece a existência, ou não, de um transtorno mental; e, por fim, tendo como parâmetro os requisitos básicos da aptidão que deseja investigar, identifica que tipo de impacto o transtorno mental causa no desempenho daquelas tarefas. Nessas avaliações, o psiquiatra deve ter em mente que não está avaliando a capacidade genérica (absoluta ou relativa) para a prática de atos da vida civil, a qual deve ocorrer apenas em processos de interdição.

Referências

1. Brasil. Presidência da República. Casa Civil. Constituição da República Federativa do Brasil de 1988 [Internet]. Brasília: Casa Civil; 1988 [capturado em 20 jun. 2015]. Disponível em: http://www.planalto.gov.br/ccivil_03/constituicao/constituicao.htm.

2. Brasil. Presidência da República. Casa Civil. Lei n° 10.406, de 10 de janeiro de 2002. Institui o Código Civil [Internet]. Brasília: Casa Civil; 2002 [capturado em 20 jun. 2015]. Disponível em: http://www.planalto.gov.br/ccivil_03/leis/2002/l10406.htm.

3. Brasil. Presidência da República. Casa Civil. Lei n° 3.071, de 1° de janeiro de 1916. Código Civil dos Estados Unidos do Brasil [Internet]. Brasília: Casa Civil; 1916 [capturado em 20 jun. 2015]. Disponível em: http://www.planalto.gov.br/ccivil_03/leis/L3071.htm.

4. Vieira CN. A união estável no novo código civil. In: Escola da Magistratura do Estado do Rio de Janeiro. 10 anos do Código Civil: aplicação, acertos, desacertos e novos rumos [Internet]. Rio de Janeiro: Emerj; 2013 [capturado em 20 jun. 2015]. Disponível em: http://www.emerj.tjrj.jus.br/serieaperfeicoamentodemagistrados/paginas/series/13/volumeI/10anosdocodigocivil_76.pdf.

5. Brasil. Presidência da República. Casa Civil. Decreto-lei n.° 5.452, de 1° de maio de 1943. Aprova a consolidação das Leis do Trabalho [Internet]. Brasília: Casa Civil; 1943 [capturado em 20 jun. 2015]. Disponível em: http://www.planalto.gov.br/ccivil_03/decreto-lei/Del5452.htm.

6. Siano AK, Ribeiro LC, Ribeiro MS. Análise comparativa do registro médico-pericial do diagnóstico de transtornos mentais de segurados do Instituto Nacional do Seguro Social requerentes de auxílio-doença. J Bras Psiquiatr. 2010;59(2):131-8.

7. Brasil. Presidência da República. Casa Civil. Lei n° 9.503, de 23 de setembro de 1997. Institui o Código de trânsito brasileiro [Internet]. Brasília: Casa Civil; 1997 [capturado em 20 jun. 2015]. Disponível em: http://www.planalto.gov.br/ccivil_03/LEIS/L9503.htm

8. Conselho Nacional de Trânsito. Resolução n° 267, de 15 de fevereiro de 2008. Dispõe sobre o exame de

aptidão física e mental, a avaliação psicológica e o credenciamento das entidades públicas e privadas de que tratam o art. 147, I e §§ 1° a 4° e o art. 148 do Código de Trânsito Brasileiro [Internet]. Brasília: DE-NATRAN; 2008 [capturado em 20 jun. 2015]. Disponível em: http://www.denatran.gov.br/download/resolucoes/resolucao_contran_267.pdf

9. Ponce JC, Leyton V. Drogas ilícitas e trânsito: problema pouco discutido no Brasil. Rev Psiquiatr Clin. 2008;35(S1):65-9.

10. Drummer OH, Gerostamoulos J, Batziris H, Chu M, Caplehorn JR, Robertson MD, et al. The incidence of drugs in drivers killed in Australian road traffic crashes. Forensic Sci Int. 2003;134(2-3):154-62.

11. Alves Jr DR. Fúria no trânsito. Diagn Tratamento. 2010;15(3):146-7.

12. Brasil. Presidência da República. Casa Civil. Lei n° 5.869, de 17 de janeiro de 1973. Institui o Código de Processo Civil [Internet]. Brasília: Casa Civil; 1973 [capturado em 20 jun. 2015]. Disponível em: http://www.planalto.gov.br/ccivil_03/leis/L5869.htm.

13. Brasil. Presidência da República. Casa Civil. Lei n° 4.737, de 15 de julho de 1965. Institui o Código Eleitoral [Internet]. Brasília: Casa Civil; 1965 [capturado em 20 jun. 2015]. Disponível em: http://www.planalto.gov.br/ccivil_03/leis/l4737.htm.

14. Tribunal Superior Eleitoral. Resolução n° 21.920, de 19 de setembro de 2004 [Internet]. Brasília: TSE; 2004 [capturado em 20 jun. 2015]. Disponível em: http://www.tse.jus.br/legislacao/codigo-eleitoral/normas-editadas-pelo-tse/resolucao-nb0-21.920-de-19-de-setembro-de-2004-vitoria-2013-es.

LEITURAS SUGERIDAS

Appelbaum PS, Gutheil TG. Forensic evaluations. In: Appelbaum PS, Gutheil TG. Clinical handbook of psychiatry & the Law. 4th ed. Philadelphia: Lippincott Williams & Wilkins; 2007. p. 215-60.

Borges MA, Marchi NSA, Sato AK, Aleixo FV, Cordeiro JA. As síndromes e crises epilépticas e suas relações com trabalho. Estudo prospectivo ambulatorial de 412 pacientes. Arq Neuro-Psiquiatr. 2000;58(3):691-7.

Gordon H. Psychiatry, the law and death on the roads. Adv Psychiatr Treat. 2004;10:439-45.

Moye J. Guardianship and conservatorship. In: Grisso T. Evaluating competencies: forensic assessments and instruments. 2nd ed. New York: Plenum; 2003. p. 309-90.

Otto RK, Edens JF. Parenting capacity. In: Grisso T. Evaluating competencies: forensic assessments and instruments. 2nd ed. New York: Plenum; 2003. p. 229-80.

CAPÍTULO 14

Perícias em Direito de Família

Jairo Werner Júnior, Maria Cristina Milanez Werner,
Helena Dias de Castro Bins, Fábio Montano Wilhelms

PONTOS-CHAVE

- Para trabalhar em caso forense que envolva criança ou adolescente, o psiquiatra deve ter capacidade técnica e treinamento específico na área.
- Os psiquiatras forenses da infância e da adolescência devem estar previamente preparados e prevenidos para se defrontarem com dilemas éticos, que costumam ser férteis nesse campo.
- Durante a avaliação de criança ou de adolescente, podem ser utilizados protocolos adequados e de qualidade comprovada, sobretudo em casos de ofensas sexuais.
- A disputa pela guarda dos filhos é uma das ações mais frequentes em Varas de Família. Caracteristicamente, as partes envolvidas estão sob forte tensão emocional e dispostas a "lutar até o fim" em defesa de seus filhos. Essa disputa parental, porém, muitas vezes camufla grandes conflitos conjugais, para além dos parentais.
- A lei brasileira coloca o "melhor interesse da criança" como parâmetro maior nas disputas que envolvem crianças e adolescentes.

VINHETA

Júlio é filho único, tem 10 anos, de família cuja dissolução fora precipitada há cerca de seis anos. Inicialmente, a guarda do menino coube à genitora, estando as visitas livres para serem organizadas entre os genitores. Júlio vivia com a genitora e a meia-irmã, fruto de casamento anterior da mãe. Durante esse período, sua mãe perdeu a guarda da filha, por conta de agressões físicas e morais cometidas, por ela, contra a filha. A menina sustentou que era obrigada a assumir as responsabilidades domésticas, cozinhando, limpando a casa e cuidando do menino. Destaque-se, ainda, que já era o quarto ano consecutivo que a menina repetia o 6° ano do ensino fundamental. Júlio assevera que gosta da mãe, todavia não concorda com muitas de suas atitudes. Solicitado a relacionar as atitudes das quais discorda, menciona: eventuais agressões físicas perpetradas pela genitora; decisões, com repercussão sobre a família, sem maiores explicações, como mudança de cidade; além de perceber a mãe desligada, pois passa grande parte do tempo livre assistindo televisão ou conectada às redes sociais. Constata-se que, não obstante a ausência de transtornos mentais e de comportamento, o periciando exibe desempenho escolar precário, com reprovação de ano em duas oportunidades, na primeira e na terceira séries do ensino fundamental. Renove-se que o desempenho exibido não condizia com o potencial intelectual do examinando, aferido de forma objetiva por bateria psicodiagnóstica completa. Destarte, evidenciou-se diagnóstico de Z55 – Problemas relacionados à educação e alfabetização, bem como Z63.8 – Outros problemas relacionados ao grupo de suporte primário (Problema na Interação Mãe-Filho). Coube ao perito aquilatar a forma de regulamentação de guarda para esse momento específico da vida do periciando, postulando que a configuração familiar que mais parece apropriada para o desenvolvimento dessa criança deveria ensejar alteração de guarda, a qual ficaria sob responsabilidade do genitor, sem prejuízo das visitas da genitora, favorecendo o melhor vínculo possível com ambos os pais, sem perder a perspectiva do maior interesse da criança, mormente pela necessidade do desenvolvimento de valores e virtudes preciosos para a estruturação de uma personalidade saudável.

Este capítulo visa apresentar questões pertinentes à área de atuação dos profissionais de prática forense de crianças e adolescentes, abrangendo a discussão de casos concretos, os parâmetros de avaliação, alguns exemplos de quesitos e o roteiro para elaboração dos relatórios escritos. A intervenção de profissionais forenses é fundamental na obtenção de provas juridicamente úteis, bem como contribui para a saúde mental dessa população de vulneráveis, na medida em que minimiza o risco de revitimização e de outras consequências dos procedimentos e decisões judiciais. Para tanto, agindo sempre com respeito aos direitos humanos, e orientados pelo melhor interesse da criança, os profissionais devem estar habilitados para enfrentar dilemas ético-forenses e atender a antigas e novas demandas que surgem nesse campo.

A natureza e o objetivo do exame psiquiátrico forense são diferentes dos da avaliação clínica ou terapêutica. Os peritos e assistentes técnicos, entretanto, precisam ter conhecimento clínico, assim como os psiquiatras clínicos, os psicólogos e os demais terapeutas devem ser capazes de identificar os casos de violência contra crianças e adolescentes e conhecer os aspectos legais e médico-legais dessas situações.[1] Dessa maneira, profissionais que trabalham com crianças e adolescentes frequentemente exercem duplo papel. Assim, Newton e Vandeven[2] enfatizam a importância dos pediatras como os primeiros profissionais da saúde a perceber os sinais e sintomas de ofensa sexual na criança. Também Laraque e colaboradores[3] preconizam que os profissionais forenses precisam de visão abrangente da criança e de todo seu desenvolvimento, associada a amplo entendimento dos atos ofensivos.

A avaliação da criança e do adolescente, para fins de direito, é solicitada em geral por Varas de Família ou da Infância e Juventude, pelo Conselho Tutelar ou por advogado, promotor, defensor público, tutor, guardião *ad litem* (durante o litígio), genitores, instituições jurídico-educacionais, empresas de seguros, planos de saúde, repartições públicas, entre outras instituições. Os motivos de pedido de avaliação costumam incluir disputa pela guarda e visitação de filhos, acusação de ofensa sexual e de alienação parental, proposta de suspensão e de destituição do poder familiar, pedidos de acolhimento institucional de menor, avaliação do estado mental dos genitores, habilitação de candidatos para adoção ou da própria criança em processos de adoção, avaliação de adolescente envolvido com ato infracional, determinação diagnóstica de transtorno mental ou de comportamento, avaliação de uso de álcool e outras drogas. As avaliações podem ser solicitadas tanto pelos adultos envolvidos quanto pelas crianças e/ou adolescentes.

Entre as diversas demandas que chegam à área da saúde mental forense da criança e do adolescente, serão apresentadas as mais frequentes: guarda, visitação, alienação parental, habilitação para adoção, perda do poder familiar e ofensa sexual. As perícias de adolescentes infratores, cada vez mais comuns nos dias de hoje, já foram detalhadamente descritas no Capítulo 6 (Direito de Família e Psiquiatria Forense da Criança e do Adolescente).

O resultado do trabalho dos profissionais forenses da saúde mental (psiquiatras, psicólogos e assistentes sociais) deve subsidiar de maneira adequada as decisões judiciais e os acordos extrajudiciais a respeito da criança e da família, sendo que, para tanto, a metodologia e as questões a serem abordadas pelo perito dependem da demanda encaminhada. A título de exemplificação, nos casos de guarda, o principal objetivo é avaliar a capacidade dos genitores em proteger, cuidar, educar e interagir com os filhos. Assim, será dada atenção especial ao processo de interação e interlocução com a criança e, quando for o caso, a relação da criança com os genitores e outros membros da família. Na habilitação para adoção, além do exame do estado mental, a avaliação forense deveria, sempre que possível, verificar a adequação dos adotantes às peculiaridades e às necessidades da criança. No caso de ofensa sexual, o perito precisa ter capacidade para recolher todos os indícios necessários à diagnose, à análise da realidade, prevendo suas consequências sobre a criança, no presente e no futuro. No estrito exercício de sua função, o perito nunca deve agir como investigador policial ou juiz do caso e jamais ultrapassar seu papel, que é o de somente apresentar os indícios que fundamentam suas conclusões e recomendações.

Mesmo o psiquiatra não especialista necessita conhecer alguns fundamentos da interface entre o direito e a psiquiatria da infância, adolescência e família, pois, potencialmente, pode ser impelido a se posicionar diante de determinadas demandas. Essencialmente, um dos principais desafios para os profissionais envolvidos é manter uma perspectiva clara do próprio papel diante de indivíduos envolvidos em situações forenses. A atribuição do avaliador forense é distinta da do psiquiatra assistente, e ambos devem permanecer cientes de seus alcances e limites.[4] Os documentos psiquiátricos apropriados ao psiquiatra assistente são os atestados, circunstanciados ou não, as eventuais notificações compulsórias (p. ex., relacionadas a indícios de violência contra crianças ou adolescentes) e, naturalmente, o preenchimento do prontuário. Os documentos cabíveis aos peritos ou assistentes técnicos são, respectivamente, laudos e pareceres. O ato pericial em Medicina é privativo de médico, nos termos da Lei n° 12.842/2013.[5] Os peritos estão submetidos aos princípios éticos da imparcialidade, do respeito à pessoa, da veracidade, da objetividade e da qualificação profissional. Os assistentes técnicos estão submetidos aos mesmos princípios, com ênfase ao da veracidade. Entretanto, como são profissionais a serviço de uma das partes, não são imparciais.[6]

Na abordagem pericial, deve-se evitar a vitimização iatrogênica, ou seja, a realização de avaliações obstinadas e repetidas sobre crianças, adolescentes ou adultos que, alegadamente, tenham sido vítimas de alguma forma de trauma. Existe, inclusive, uma tendência na Justiça brasileira de evitar avaliações reiteradas sobre as crianças, prevendo o registro de um exame, o qual poderá ser examinado por profissionais *a posteriori*. Note-se que a ideia subjacente é evitar que outros profissionais, que intervenham na ação, realizem, pessoalmente, o exame sobre as crianças.

Diante de um cenário de avaliações reiteradas, perante fatos definidos e contra os quais não haja controvérsias, notadamente quando as entidades nosológicas ou suas consequências estão bem definidas, pode-se optar pela elaboração de documento para intervir numa ação em andamento, estudando situações de fatos definidos, sem entrevistar os examinados, avaliando as peças processuais à óptica médico-legal e oferecer parecer. Isso se coaduna perfeitamente com a boa prática pericial, constituindo-se em um exemplo de perícia médica indireta, agregando elementos de prova à elucidação dos pontos controvertidos em determinadas situações periciais.[6]

O arcabouço judicial erigido para proteger a população de crianças e adolescentes tem recebido sistemáticas contribuições. Dessa maneira, evidencia-se, por parte do direito, uma tentativa de acompanhar os relevantes progressos científicos para o entendimento dessa fase do ciclo vital.

O enfoque de proteção integral, concepção sustentadora da Convenção dos Direitos da Criança,[7] aprovada pela Assembleia Geral da Organização das Nações Unidas (ONU), em 20 de novembro de 1989, norteia o sistema de justiça do Brasil no que concerne às questões da criança e do adolescente.[8] A referida Convenção, respectivamente em seus artigos terceiro e vigésimo primeiro, preconiza:[7]

> [...] Todas as ações relativas às crianças, levadas a efeito por instituições públicas ou privadas de bem-estar social, tribunais, autoridades administrativas ou órgãos legislativos, devem considerar, primordialmente, o maior interesse da criança [...].

> [...] Os Estados Partes que reconhecem ou permitem o sistema de adoção atentarão para o fato de que a consideração primordial seja o interesse maior da criança [...].

O Brasil firmou a Convenção Internacional dos Direitos da Criança, em 26 de janeiro de 1990, promulgando-a em 21 de novembro do mesmo ano. Tanto o Artigo 227 da Constituição Federal quanto o Estatuto da Criança e do Adolescente (ECA) (Lei n° 8.069/1990), a Lei n° 12.010/2009, a Lei n° 12.318/2010, a Lei n° 13.058/2014,[9-13] entre outros, encontram-se alinhados com a normativa internacional mencionada. Dessa forma, impende considerar o maior interesse da criança nas demandas envolvendo crianças e adolescentes.

Os reflexos dessa norma abarcam não só as demandas das Varas de Infância e Juventude (casos de exposição a risco claro) como também os processos das Varas de Família, em que vêm *"envoltos em artimanhas construídas pelo mundo adulto, notadamente pelo pai e pela mãe do infante."*[14]

As mesmas autoras afirmam que:[14]

> Não é mais possível desvincular, diante da sistemática atual, o Direito de Família do Direito da Criança e do Adolescente. Ambos formam uma teia, um emaranhado de conexões que não podem ser desmembrados na atuação dos profissionais do Direito, em especial, nos casos que são submetidos à apreciação do Juízo de Família.

A celeridade da avaliação de crianças e adolescentes no processo é ponto crucial que desafia a atenção de todos os envolvidos no processo. Evidencia-se que considerável número de crianças permanece sofrendo negligência/violência ou deixa de ser, efetivamente, adotada, em razão de circunstâncias que envolvem um interregno significativo de tempo entre o princípio e o trânsito em julgado do respectivo processo. Cediço que o decurso de tempo, em situação ambiental adversa, repercute, decisivamente, sobre a higidez da criança.

Avaliação psiquiátrico-forense da criança e do adolescente

O psiquiatra forense da infância e da adolescência deve ter formação e experiência adequadas ao exercício de suas atribuições, o que inclui o conhecimento da legislação pertinente e das alternativas disponíveis no sistema de saúde. Os peritos devem conservar clara a indagação emanada da autoridade competente, focando a avaliação nos aspectos pertinentes. Convém, *a priori*, estabelecer, com a maior acurácia possível, o número e o local das entrevistas, as fontes de informação, bem como os recursos necessários, incluindo os honorários profissionais, para a realização dos procedimentos. Durante as avaliações periciais de crianças e adolescentes, o perito tem a liberdade de buscar informações com os genitores, outros membros da família, assim como com prestadores de serviços vinculados aos examinandos, além de com outros atores que tenham ou venham a ter papel importante na vida psicossocial da criança. Via de regra, é pertinente avaliar, especificamente, a interação pais-examinando. Algumas vezes, é indicado solicitar suporte especializado, como exames complementares laboratoriais ou de imagem, testagem psicológica, avaliação por serviço social, entre outros. Um país com a diversidade sociocultural do Brasil exige atenção especial às peculiaridades do ambiente do qual a família avaliada é oriunda.[4]

Peritos e assistentes técnicos devem se tratar com urbanidade, cabendo ao perito informar aos assistentes técnicos, previamente, todos os passos de sua investigação e franquear-lhes o acesso a todas as etapas do procedimento. Há situações nas quais os advogados das partes solicitam o acompanhamento dos exames, todavia, no momento do exame médico pericial, não é permitida a presença de outras pessoas que não sejam os assistentes técnicos das partes, exceto, a critério do perito, nas situações em que a presença de um acompanhante se torne imprescindível para a elaboração do laudo.

No que concerne às gravações das avaliações periciais, a Constituição Federal,[9] em seu art. 5º, inciso X, prevê a inviolabilidade do direito à intimidade, da proteção da vida privada e da honra, bem como da imagem das pessoas. Para a gravação de voz e imagem, se uma pessoa é considerada incompetente pela lei (como é o caso de um menor de idade), mas é capaz de dar sua anuência para a gravação, o investigador deve obtê-la, além do consentimento do representante legal. Nas perícias médicas judiciais, há previsão legal para a utilização de outros meios de prova, com o objetivo de melhor ilustrar a compreensão e enriquecer o laudo, dependendo da possibilidade ou conveniência considerada pelo perito.[15]

PROCEDIMENTOS INICIAIS

ACEITAÇÃO DO CASO

Em geral, os examinadores forenses são procurados pelos advogados ou nomeados pelo juiz. Antes de aceitar o caso, o profissional da saúde mental necessita avaliar a pertinência da tarefa solicitada e sua capacidade técnica para o tipo de questões às quais terá de responder. É importante ter uma solicitação escrita formal que esclareça a questão legal, constando a fonte e a razão da referência, o serviço solicitado, o propósito da avaliação e o destino de seu relatório técnico. O examinador deve considerar, ainda, sua habilidade de se expressar de forma oral e escrita, no presente ou no futuro, caso seja chamado a esclarecer seu lado, *a posteriori*.

HONORÁRIOS

No caso de aceitar a nomeação, o perito deve comunicar, formalmente, sua concordância à autoridade solicitante e estabelecer os honorários, que devem ser depositados de maneira antecipada. Em caso de guarda, o juiz poderá determinar a porcentagem que cada genitor pagará, com base nas condições financeiras de cada um. O assistente técnico deve fazer acordo prévio de seus honorários com a parte contratante.

ESCLARECIMENTO E RENÚNCIA AO SIGILO PROFISSIONAL

Na entrevista preliminar com os envolvidos no caso, o perito aproveita para informar o objetivo e a natureza da avaliação forense, também esclarecendo que as partes devem renunciar ao direito de sigilo. Isso é necessário, pois, uma vez que, em geral, o médico está regido pelo sigilo profissional, alguns podem desconhecer que, na situação de peritagem, são obrigados a revelar ao juiz ou à autoridade competente as informações pertinentes ao caso. É até recomendável que a sessão seja gravada, para comprovar a utilização correta dos procedimentos por parte do perito. À criança também deverão ser explicados os limites da confidencialidade, na medida de sua compreensão.

É importante observar que o médico psiquiatra ou terapeuta, quando não estiver exercendo a função de perito e for chamado a testemunhar em juízo, é obrigado a comparecer, mas deve manter o sigilo profissional, podendo ser processado, em caso de violação desse sigilo, sem justa causa, de acordo com as normas do Código de Ética Médica.[16]

CONSENTIMENTO

Antes de iniciar a avaliação, é importante que o perito informe aos advogados e às partes que é imprescindível às duas partes concordarem em participar do procedimento, porque, além de necessária, a avaliação evita a suspeição de parcialidade. Deve verificar se os solicitantes têm representação legal sobre a criança, obter o consentimento das partes e até, quando for o caso, a concordância da criança para a realização dos procedimentos. No caso de guarda unilateral, o assistente técnico deve obter o consentimento do genitor guardião da criança.[17]

RECOMENDAÇÕES ÉTICAS

A equipe de psiquiatria forense infantil, na função pericial, além do consentimento esclarecido e da renúncia ao sigilo, deve respeitar todos os princípios éticos, sendo especialmente recomendado:

> Não ser perito de pacientes ou ex-pacientes e, em casos em que tenha ligação pessoal ou profissional, atual ou passada, com a pessoa periciada.

- Não emitir diagnóstico sobre casos que não tenha avaliado diretamente. Ressalva-se, entretanto, a contestação, em termos teóricos apropriados, de laudos apresentados por outros peritos ou assistentes técnicos, deixando bem claro que a avaliação do caso não foi direta.
- Não anexar documentos que exponham a intimidade da criança, como fotografias de área genital, e filmes de adolescentes feitos contra sua vontade.

ROTEIRO DE AVALIAÇÃO

ENTREVISTA COM OS PAIS E/OU ADULTOS SIGNIFICATIVOS

Primeira entrevista ▸ Principalmente nas disputas sobre a guarda de filhos, é conveniente, caso haja anuência das partes, realizar a primeira entrevista em conjunto. Essa medida, além de fornecer as explicações preliminares aos pais e responsáveis, permite ao examinador forense conhecer o tipo de comunicação entre os genitores e favorecer o futuro acordo entre eles, tanto em casos de guarda unilateral quanto de guarda compartilhada.

Entrevistas subsequentes ▸ Após a primeira entrevista, os pais ou responsáveis devem ser vistos separadamente, para a obtenção de informações sobre: relacionamento passado e presente entre pais e filhos e dos filhos entre si; características socioculturais mais relevantes dos progenitores, incluindo suas histórias pessoais (educacional e médico-social) e de seus ascendentes; e conhecimento da perspectiva de cada um sobre peculiaridades e necessidades dos filhos. A quantidade de entrevistas depende da necessidade de cada caso. Apesar de ouvir as partes com atenção e igualdade, mesmo quando estas se criticam mutuamente, o avaliador deve definir o limite de encontros. Também não deve se colocar no papel de juiz, já que o objetivo é conhecer os processos interativos aos quais as crianças estão submetidas, a fim de indicar o que for melhor para elas. Esse é o papel do perito, que deve ser relembrado às partes sempre que necessário.

Documentos ▸ Muitos documentos podem ser necessários à avaliação forense, como autos do processo, relatórios da escola, informações médicas e de outros profissionais. Sabe-se que as partes em litígio procuram convencer o perito utilizando verdadeiro arsenal de "provas" e "evidências". Incluem-se vídeos, gravações em áudio de conversas telefônicas (muitas vezes obtidas ilegalmente), diários, etc. O perito e o assistente técnico não devem aceitar documentos ilegais que não foram juntados ao processo.

Pais ou outros adultos responsáveis com diagnóstico de transtorno mental ▸ Torna-se necessária a avaliação do estado mental dos genitores ou de quem cuida da criança no caso de haver suspeita ou diagnóstico de quadro psiquiátrico prévio, objetivando, em caso de confirmação, verificar se o transtorno mental pode interferir nos cuidados em relação à criança ou ao adolescente.

Outros interlocutores ▸ O perito pode entrevistar outros atores sociais que tenham ou venham a ter papel importante na vida social da criança, como babás, avós e principalmente os novos cônjuges ou companheiros do pai e da mãe. É necessário também estabelecer contato com terapeutas, professores, médicos, tutores ou com qualquer outro adulto que possa fornecer informações importantes para o esclarecimento do caso.

AVALIAÇÃO DA CRIANÇA

Entrevista

O examinador deve orientar a preparação da criança. A recomendação geral é a de que ela receba informação objetiva e compatível com seu entendimento sobre a avaliação forense. No caso de disputa pela guarda de uma criança de 4 anos, por exemplo, já pode ser dito: "Nós vamos à consulta com o doutor Fulano, para que ele ajude a resolver se você vai morar com o papai ou com a mamãe"; ou, na situação de suspensão de visitação, por conta de suposta ofensa sexual perpetrada pelo pai contra uma criança de 3 anos, pode-se dizer: "O doutor Fulano vai conversar com você sobre o papai e depois falar com o juiz. O juiz é quem vai dizer onde vai ser a visita do papai". O importante é não enganar a criança ou subestimar sua percepção, o que gera mais ansiedade e expectativa.

A criança deve ser vista pelo perito, de preferência, sozinha. Para tanto, esse profissional precisa ser experiente na interação com crianças, estabelecendo um clima de confiança e tranquilidade. Recomenda-se que não seja um perito com experiência somente com adultos, pois existe o risco de que ele trate a criança como um adulto em miniatura. O espaço físico e as atividades propostas também devem respeitar as peculiaridades da criança, seus interesses e seu nível de desenvolvimento. As atividades próprias para crianças incluem desenhos livres, pintura, blocos de construção, jogos, bonecos e brinquedos diversos.

Dramatização

A dramatização pode ser bastante ilustrativa da percepção dos conflitos vividos pela criança.

Exemplo 1 ❯ (Apenas o examinador com a criança.) Menino de 4 anos, com suspeita de estar sendo ameaçado pela genitora para não revelar situação de ofensa sexual (supostamente perpetrada por ela), ao ter contato com bonecos de ambos os sexos, começa a bater na boneca do sexo feminino, com raiva, dizendo: "Quando ela crescer e tiver filho ela vai ver! Toma bola de meleca!". (Gritando e batendo com massa de modelar na cara da boneca, repetidas vezes.)

Em alguns casos, a presença de irmãos ou de outras crianças pode facilitar a observação do comportamento da criança a ser examinada, principalmente em relação a determinados aspectos da vida familiar. No caso a seguir, a dramatização foi capaz de revelar atitudes prováveis do genitor.

Exemplo 2 ❯ Na casinha de boneca, com móveis e utensílios próprios, crianças brincavam, dramatizando cena de situação familiar. Participavam da dramatização: André, de 5 anos, no papel de pai; Maria, de 6 anos, no papel de mãe; e Luísa, de 4 anos, como filha, quando ocorreu o seguinte diálogo espontâneo:

1. André (da sala grita para Maria, que está na cozinha): – Maria, traz meu café! (Maria não responde.)
2. André (irritado): – Maria, traz meu café!
3. Maria: – Não levo! Se você quiser, vem pegar!
4. André (aos berros): – Traz meu café senão eu me separo de você e falo mal de você pra nossa filha! E ela vai ficar comigo!
5. Luísa (com convicção): – Eu não vou não!
6. André (batendo com a mão na mesa): – Então eu não brinco mais! Na minha casa é assim!

Avaliação do desenvolvimento da criança

Para avaliar o desenvolvimento da criança, podem-se utilizar instrumentos padronizados, desde que com muito critério e considerando-os apenas como reveladores de indícios. No Brasil, tem-se como possibilidade de uso interdisciplinar a Escala de Desenvolvimento da Criança Brasileira (EDHM), de Heloísa Marinho,[18] em sua forma completa ou reduzida (cartão),[19] respectivamente. O cartão está organizado para acompanhar o desenvolvimento de crianças de 1 mês a 6 anos de idade cronológica, enquanto a escala completa alcança até os

8 anos. Esses instrumentos, além de fornecerem dados concretos sobre o desenvolvimento da criança, privilegiam situações significativas para a vivência infantil e o processo interação/interlocução observador-criança, visando identificar competências e habilidades apresentadas pelas crianças. Para tanto, os comportamentos infantis estão organizados em categorias, de acordo com o tipo de competência mais evidenciado em cada um:

- relacionamento social/comunicação, presente nas interações socioafetivas
- atividade experimental, nos comportamentos que envolvam percepção, investigação e experimentação com objetos e, particularmente, a transição do pensamento prático para o pensamento verbal, o desenho livre e a construção com blocos
- conquista do espaço, em que a postura e a locomoção da criança são evidenciadas

As instruções para avaliação do desenvolvimento da criança incluem as seguintes recomendações:

- O ambiente em que for observada a criança deve ser calmo.
- Para crianças com até 24 meses, as horas da manhã são as melhores.
- Em qualquer idade, a criança deve estar descansada e em bom estado de saúde.
- O observador deve estabelecer a interação adequada a cada tipo de criança, mediando a relação desta com os materiais e as situações.
- O observador deve procurar observar a criança para identificar o nível pelo qual deverá iniciar a avaliação.

Avaliação das funções psíquicas superiores
Para avaliar os processos afetivo-cognitivos, pode-se utilizar a análise microgenético-indiciária, que parte da conjugação da perspectiva histórico-cultural com o paradigma indiciário.[20] Nesse tipo de análise, o estudo das funções psíquicas superiores está em consonância com os princípios de Vygotsky[21] e se pauta pela análise dos processos, e não dos objetos, visando fornecer explicação capaz de revelar as relações dinâmico-causais. Além dessas diretrizes, é proposta uma abordagem interfuncional dos processos psíquicos, que não podem ter seu desenvolvimento estudado de forma isolada. Quanto aos instrumentos utilizados, estes podem ser do tipo tarefas ou situações habituais, sempre pressupondo uma dinâmica interativa (em geral, examinador-examinando, genitor-filho, criança-criança).[22-24]

Na análise microgenético-indiciária, o eixo da avaliação é deslocado do indivíduo para suas relações interpsíquicas, com o objetivo de identificar tanto o modo de operar a realidade (já estabelecido) quanto as transformações de funcionamento. Qualquer ator social que participe do processo de interação é considerado para efeito de análise. Nesse sentido, caso esteja em contato direto com a criança, o examinador terá um papel não apenas ativo, mas interativo, ou seja, será visto como parte integrante do processo de regulação do comportamento, que afeta necessariamente as respostas do examinando, motivo para ter cuidado de não induzir a criança a determinadas respostas ou contribuir para nela fixar falsas memórias.

A análise microgenético-indiciária, apresentada a seguir, exemplifica como é possível avaliar concretamente o funcionamento psíquico da criança, em situações coloquiais (Episódio A), dispensando a utilização de testes psicométricos (p. ex., de QI), os quais, por se enquadrarem no modelo epistemológico objetivista-abstrato, sempre são limitados e, portanto, questionáveis.

Episódio A
> Atividade proposta: desenho livre.
> Situação: o examinador está sentado à mesa de exame com a examinanda, que tem 3 anos e 10 meses.
> Turnos de 1 a 5.
> Descrição do processo interativo:
> 1. Criança: "Me dá o papel para eu desenhar" (dirigindo-se ao examinador). (Ele oferece o papel e as canetas coloridas.)
> 2. Criança: "Dois rosa, dois amarelos e dois pretos, que engraçado!" (referindo-se de forma correta às cores das canetinhas). (A criança fez um círculo rosa [cabeça], pintou dois círculos menores dentro [olhos com cílios], um ponto [nariz] e semicírculo [boca]. Trocou a caneta rosa pela amarela e desenhou os braços saindo da cabeça; voltou a trocar a cor e fez as pernas cor-de-abóbora; finalmente, com a caneta vermelha, pintou os cabelos.)
> 3. Criança: "Eu já acabei!".
> 4. Examinador: "Você sabe quem você desenhou?".
> 5. Criança: "Márcia. Minha mãe é Márcia. Ela sabe o seu nome. Vou dar [o desenho] para minha mãe".

Com os dados fornecidos pela análise microgenético-indiciária, o perito infantil forense pode, de modo concreto, informar se a criança apresenta condições de relatar, de memória, situações vividas (muito importante em casos de ofensa sexual) e se pensamento e consciência estão hierarquizados, desenvolvidos e organizados de forma adequada. A mesma metodologia da análise microgenética pode ser utilizada para verificar o tipo de interação-interlocução entre os genitores e a criança (sessão conjunta).

EPISÓDIO A (ANÁLISE QUALITATIVA)

Funções psíquicas superiores	Indícios observados
a) Memória (expressão gráfica e verbal)	No turno 2, nomeia as cores. Entre os turnos 2 e 3, desenha figura humana reconhecível, de memória, sem recorrer à ajuda do examinador ou de cópia.
b) Atenção (sustentada na atividade)	Focaliza atenção voluntária na atividade e no interlocutor, durante todos os turnos do diálogo.
c) Consciência-volição e função executiva	No turno 1 e entre os turnos 2 e 3, define sua vontade, planifica a ação e se regula (autorregulação) para realizar a ação de desenhar. No turno 5, planeja sua ação de dar desenho à mãe, de acordo com a própria determinação.
c) Percepção e metacognição	No turno 5, fala de pessoa ausente (mãe), faz referência a sua percepção social e demonstra capacidade metacognitiva (sabe que a mãe sabe o nome do examinador).
e) Pensamento verbal	Nos turnos de 1 a 5, observam-se a constituição e a expressão do pensamento por meio dos signos linguísticos.
f) Pensamento e expressão verbal organizados pelo contexto	Nos turnos de 1 a 5, a examinanda orienta-se coerentemente pelo contexto e pelo interlocutor.

AVALIAÇÃO DOS SUBSISTEMAS FAMILIARES

Na avaliação forense, para definir guarda e visitação, são importantes as sessões conjuntas com os subsistemas familiares, ou seja, de cada genitor com os filhos. As sessões conjuntas trazem informações valiosas.

O perito deve assumir postura discreta e possibilitar uma sessão livre e descontraída, gravando os diálogos para posterior análise. O objetivo da sessão conjunta é principalmente observar os processos de interação-interlocução de cada progenitor com os filhos, verificando: o estilo de comunicação; a colaboração nos jogos e brincadeiras; a presença de ansiedade, agressividade, conflitos, conforto e desconforto; e a necessidade de mediação na relação entre progenitor e filhos. De posse desse material, pode-se recomendar, em melhores bases, o tipo de guarda, a forma de visitação e as prescrições a serem sugeridas ao juízo e às famílias (nível de assistência e mediação necessário ao bem-estar e desenvolvimento da criança e o fortalecimento da referência e dos vínculos familiares).

ELABORAÇÃO DO RELATÓRIO ESCRITO

INDICAÇÕES PRELIMINARES

O relatório escrito é um documento definitivo, permanente, e reflete o nível de competência profissional do perito, sendo a principal forma (muitas vezes, a única) de comunicação com a autoridade judicial ou administrativa, com equipes técnicas das Varas de Família e da Infância e da Juventude, com advogados, serviços e conselhos voltados para crianças e adolescentes. A linguagem do relatório deve levar em conta que os destinatários não são profissionais da área da saúde mental. Nele, não se deve, portanto, utilizar termos técnicos muito específicos ou que não tenham sido explicados em linguagem acessível. Deve-se até prever que provavelmente seja lido pelas partes envolvidas e por aqueles que irão cuidar da criança.

O relatório precisa ser conciso e completo, isto é, conter todas as informações necessárias, sem ser prolixo. Entre as informações, incluir: quantidade e tempo das sessões, indicando quem foi entrevistado; citações diretas; documentos utilizados; e metodologia de avaliação.

O relatório deve ser revisado cuidadosamente e ter suas conclusões e recomendações coerentes com dados e informações apresentados.

O perito também pode ser convocado a testemunhar em juízo sobre o relatório, por isso, deve estar bem preparado para defender suas posições.

ESCREVENDO O RELATÓRIO

A documentação dos achados técnicos é aspecto basilar da tarefa pericial, demandando aproximação entre a linguagem médica e a jurídica. Nesse âmbito, cuidado especial deve ser tomado para não invadir a seara de outras profissões. Impõe-se a observância do princípio do *visum et repertum* (ver e registrar), de forma que o laudo pericial possa ser objeto de análise futura, sempre que necessário.

A Resolução do Conselho Federal de Medicina (CFM) n° 2.056/2013, no Capítulo XII – Das Perícias Médicas e Médico-legais, define, no Art. 58, o Roteiro Básico do Relatório Pericial, consoante o que segue abaixo:[25]

- Preâmbulo
- Individualização da perícia
- Circunstâncias do exame pericial
- Identificação do examinando
- História da doença atual
- História pessoal
- História psiquiátrica prévia
- História médica
- História familiar
- Exame físico
- Exame do estado mental

- Exames e avaliações complementares
- Diagnóstico positivo
- Comentários médico-legais
- Conclusão
- Resposta aos quesitos

O preâmbulo, autoapresentação do perito, deve informar sua qualificação profissional na matéria em discussão. A individualização da perícia informa os detalhes objetivos sobre o processo e as partes envolvidas. O item "circunstâncias do exame pericial" exige descrição objetiva dos procedimentos realizados, incluindo entrevistados, número e tempo de entrevistas, documentos examinados, exames complementares, entre outros. Os pontos seguintes – identificação do examinando, história da doença atual, história pessoal, história psiquiátrica prévia, história médica, história familiar – são pertinentes à anamnese psiquiátrica completa. Os aspectos seguintes incluem: exame físico; exame do estado mental, além de exames e avaliações complementares. O item "diagnóstico positivo" deve ter fulcro na nosografia preconizada pela Organização Mundial da Saúde, oficialmente adotada pelo Brasil. Os comentários médico-legais devem esclarecer de forma hialina a relação entre a conclusão médica e as normas legais que disciplinam o assunto em debate. A conclusão deve ser curta e direta, sintetizando todo o pensamento do perito. Nesse item, também podem-se acrescer as recomendações, de acordo com a necessidade do caso. A seguir, a resposta aos quesitos demanda colocações claras, concisas e objetivas. Os pareceres dos assistentes técnicos terão forma livre, podendo seguir o mesmo modelo adotado pelo perito ou limitar-se a enfatizar ou refutar pontos específicos de seu relatório.

Também é importante o entendimento a propósito dos fluxos e indicações para os diferentes serviços, públicos ou privados, disponíveis na rede de saúde. Outro conhecimento importante ao psiquiatra forense diz respeito à avaliação do testemunho de crianças e de adolescentes, tanto no que concerne à indicação ou não de uma criança prestar testemunho quanto à avaliação da credibilidade do testemunho já colhido.

Consoante determinação da autoridade competente, os peritos, assistentes técnicos ou profissionais assistentes poderão ser chamados a prestar depoimentos orais. Destaque-se que, nesse âmbito, o sigilo das informações diverge muito entre os avaliadores forenses (peritos e assistentes técnicos) e os médicos assistentes. Estes últimos, quando instados a se pronunciar sobre uma das partes do processo, devem seguir os ditames dos Artigos 73 e 74 do Código de Ética Médica[16] que permanecem disciplinando a conduta relacionada ao sigilo. Senão vejamos:[16]

[...] É vedado ao médico:

Art. 73. Revelar fato de que tenha conhecimento em virtude do exercício de sua profissão, salvo por motivo justo, dever legal ou consentimento, por escrito, do paciente.

Parágrafo único. Permanece essa proibição:
a) mesmo que o fato seja de conhecimento público ou o paciente tenha falecido;
b) quando de seu depoimento como testemunha. Nessa hipótese, o médico comparecerá perante a autoridade e declarará seu impedimento;
c) na investigação de suspeita de crime, o médico estará impedido de revelar segredo que possa expor o paciente a processo penal.

É vedado ao médico:

Art. 74. Revelar sigilo profissional relacionado a paciente menor de idade, inclusive a seus pais ou representantes legais, desde que o menor tenha capacidade de discernimento, salvo quando a não revelação possa acarretar dano ao paciente [...].

Quando o médico assistente comparecer perante a autoridade e declarar seu impedimento, poderá receber consentimento, por escrito, do paciente ou consentimento, por escrito, dos pais e anuência do paciente com idade inferior a 18 anos. Caso as partes consintam, poderá informar à autoridade as questões cabíveis.

O avaliador forense, por sua vez, deve pautar seu exame pelos ditames éticos da profissão, levando-se em conta que a relação perito/periciando não se estabelece nos mesmos termos da relação médico/paciente. É vedado ao perito divulgar suas observações, conclusões ou recomendações fora do procedimento administrativo ou processo judicial, devendo manter sigilo pericial, restringindo suas observações e conclusões ao documento pericial. O perito ou o assistente técnico têm o direito de examinar e copiar a documentação médica do periciando, obrigando-se a manter sigilo profissional absoluto com relação aos dados não relacionados com o objeto da perícia médico-legal. É vedado ao perito, ainda, modificar procedimentos propedêuticos e/ou terapêuticos, salvo em situação de indiscutível perigo de vida ou perda de função fisiológica, devendo, nesse caso, fundamentar e comunicar por escrito o fato ao médico assistente, devendo ainda declarar-se suspeito a partir desse momento.

Perícias mais comuns nas Varas de Família

A GUARDA DE FILHOS

Na dissolução conjugal, as questões que mais originam litígio giram em torno de bens e filhos (pensão, guarda e visitação). O profissional com atuação forense deve estar bem preparado para essas e outras demandas. O atual Código Civil (CC),[26] de 2002, enfatiza, na parte sobre Direito de Família, que os processos de guarda devem se orientar por um paradigma centrado nos filhos, e não mais nos pais, como anteriormente. Em consequência, as decisões serão tomadas em bases individualizadas, visando identificar e atender às necessidades da criança em cada caso.

É óbvio que o papel do psiquiatra infantil forense não é decidir pelo juiz, mas subsidiá-lo em suas decisões. Deve-se levar em consideração que não se pode definir as necessidades e os interesses da criança em termos apenas psicológicos. Entretanto, é necessário estar atento sobre o fato de que as recomendações do perito terão um peso muito grande nas decisões judiciais. Em razão disso, há necessidade de buscar critérios e parâmetros que possibilitem, em cada caso, sempre atender ao melhor interesse da criança. A título de sugestão, alguns quesitos poderiam ser propostos para balizar o trabalho do perito:

> Qual dos genitores apresenta interação mais adequada com os filhos em termos de afetividade, autoridade (referência e limites) e comunicação?
> Qual genitor está mais disposto e estruturado, psicológica e socialmente, para assumir o compromisso de educar e cuidar dos filhos?
> Qual genitor tem história e estrutura familiar (família de origem e atual, incluindo novos parceiros, se for o caso) mais compatível com a rede de apoio necessária à educação e aos cuidados dos filhos?
> Os genitores apresentam alguma incompatibilidade ou impedimento para exercício da guarda e/ou visitação dos filhos por patologia psíquica ou vida social e profissional?
> A criança, desde que tenha compreensão, expressa livremente sua opção por um dos genitores?
> Quais os vínculos socioafetivos mais significativos da criança?
> No caso de ambos os genitores não preencherem os critérios necessários

para a guarda dos filhos, quem estaria mais apto a exercê-la no âmbito das relações (familiares ou outras) com a criança (incluindo "padrastos" e "madrastas")?
> Quais as recomendações necessárias para a mediação entre os genitores e dos genitores com os filhos?

Veja-se um exemplo de observância do melhor interesse da criança no caso a seguir, que trata de inversão da guarda de um genitor para o outro.

Caso 1 > Um psiquiatra forense, Dr. M., é solicitado, pelo advogado do genitor, para atuar em um caso de guarda de sua filha, de 3 anos, que nesse momento é unilateral, em favor da mãe, com quem ela mora. A menina vem pedindo ao pai para morar com ele. Na última visitação, a criança mais uma vez lhe pediu de forma desesperada para que a ajudasse a não retornar à residência da genitora. Ele optou, então, por não devolvê-la à mãe. Dr. M., diante da situação, orientou-o a se apresentar com a criança à Vara de Família, pois, de outra forma, a pedido da genitora, o juiz poderia determinar a busca e apreensão da menina. A questão central refere-se ao tipo de guarda e visitação que seja melhor para a criança. O médico só pôde avaliá-la após o consentimento da mãe, pois esta detinha a guarda legal. Em seu exame, verificou que, apesar de a menina ter bom funcionamento de suas funções psíquicas, apresenta indícios de ansiedade e medo (gritos e choros), demonstra maior confiança na relação com o pai e tem sentimento de insegurança em relação à mãe e a seu companheiro. Suas atitudes e falas indicam claramente maior vinculação afetiva ao pai. Foi possível, ainda, identificar a ocorrência de pressão psicológica, provocada pela situação vivida com a genitora e seu companheiro. Além disso, há fato concreto indicativo de que a criança não estaria recebendo os cuidados e a proteção devidos, pois a mãe, como comprovado por documentos, comporta-se de forma promíscua, o que caracterizaria ofensa sexual e psicológica contra a filha. O Dr. M. e as peritas do Juízo concordaram com a inversão da guarda para o genitor, visando minimizar o estresse e a insegurança da criança, mantendo-se, entretanto, o vínculo e a visitação da mãe.

TIPOS DE GUARDA

O CC[26] define que, no caso de dissolução conjugal, será observado o que os cônjuges acordarem sobre a guarda dos filhos. Entretanto, não havendo acordo entre eles, a guarda será atribuída a quem demonstrar melhores condições para exercê-la, o que não implica dar prioridade às condições econômicas. As disputas judiciais pela guarda dos filhos decorrem, em geral, da dificuldade ou do fracasso do acordo entre os pais sobre a estrutura e a dinâmica das novas duas famílias após a separação.

A Lei nº 11.698/1998[27] alterou os Artigos 1.583 e 1.584 do CC para instituir e disciplinar a guarda compartilhada. Assim, conforme determina a lei, "a guarda será unilateral ou compartilhada", a saber:[27]

GUARDA UNILATERAL

A que é concedida a um só dos genitores ou a alguém que o substitua (art. 1.583, § 1°). Até o advento da Lei nº 13.058/2014,[13] era o tipo mais comum e o consagrado no ordenamento jurídico brasileiro: apenas um dos genitores fica com a responsabilidade e a autoridade legal dos filhos. Nessa modalidade, a tendência é os filhos ficarem com a mãe; no entanto, tem-se observado com mais frequência que o cônjuge varão vem pleiteando e obtendo a guarda dos filhos – por acordo consensual ou por decisão judicial litigiosa. Assim, de modo gradual, vai se modificando o senso comum de que "os filhos menores devem ficar sempre com a mãe". Da mesma forma, não se justifica mais, legalmente, que o cônjuge considerado culpado pela separação (como no caso de adultério) perca, por esse motivo, o direito a reivindicar e obter a guarda dos filhos.

Com a Lei n° 13.058/2014,[13] alguns aspectos da Lei n° 11.698[27] de 2008 foram alterados: a redação do parágrafo 2° foi alterada; incisos do parágrafo 2° foram revogados; parágrafo 3° também foi revogado; e vale o que se verá no item a seguir.

GUARDA COMPARTILHADA

A Lei n° 13.058/2014[13] estabelece o significado da expressão "guarda compartilhada" e dispõe sobre sua aplicação. Na guarda compartilhada, a responsabilidade legal da guarda é compartilhada por ambos os pais, e o tempo de convívio com os filhos deve ser dividido de forma equilibrada, sempre tendo em vista as condições fáticas e os interesses dos filhos.

Aspecto essencial dessa modificação da legislação concerne a situações nas quais não há acordo quanto à guarda dos filhos, encontrando-se ambos os genitores aptos a exercer o poder familiar. Nesses casos, será aplicada a guarda compartilhada, salvo se um dos genitores declarar ao magistrado que não deseja a guarda do menor. Para estabelecer as atribuições do pai e da mãe e os períodos de convivência sob guarda compartilhada, o juiz poderá basear-se em orientação técnico-profissional ou de equipe interdisciplinar, que deverá visar à divisão equilibrada do tempo com o pai e com a mãe. Descumprimentos imotivados de cláusula de guarda unilateral ou compartilhada poderão implicar a redução de prerrogativas atribuídas ao seu detentor. Nos casos de destituição ou suspensão do poder familiar de ambos os genitores, o juiz deferirá a guarda à pessoa que revele compatibilidade com a natureza da medida, considerados, de preferência, o grau de parentesco e as relações de afinidade e afetividade. Por conseguinte, na avaliação, os peritos devem prever a participação dos avós e de outros parentes que possam vir a solicitar a guarda ou serem designados para exercê-la.

O Artigo 1.634 da mesma lei assevera:[13]

> Art. 1.634. Compete a ambos os pais, qualquer que seja a sua situação conjugal, o pleno exercício do poder familiar, que consiste em, quanto aos filhos:
>
> I – dirigir-lhes a criação e a educação;
> II – exercer a guarda unilateral ou compartilhada nos termos do art. 1.584;
> III – conceder-lhes ou negar-lhes consentimento para casarem;
> IV – conceder-lhes ou negar-lhes consentimento para viajarem ao exterior;
> V – conceder-lhes ou negar-lhes consentimento para mudarem sua residência permanente para outro Município;
> VI – nomear-lhes tutor por testamento ou documento autêntico, se o outro dos pais não lhe sobreviver, ou o sobrevivo não puder exercer o poder familiar;
> VII – representá-los judicial e extrajudicialmente até os 16 (dezesseis) anos, nos atos da vida civil, e assisti-los, após essa idade, nos atos em que forem partes, suprindo-lhes o consentimento;
> VIII – reclamá-los de quem ilegalmente os detenha;
> IX – exigir que lhes prestem obediência, respeito e os serviços próprios de sua idade e condição. (NR)

A guarda compartilhada já encontrava respaldo no ECA[10] e no instituto do Poder Familiar, além de estar sendo, na prática, adotada por vários casais. O objetivo é contemplar os dois lados de forma equivalente e evitar conflitos e disputas. Em alguns casos, os pais combinam entre si que a criança residirá de forma alternada com cada um (custódia alternada). A jurisprudência, entretanto, tem considerado a custódia alternada inconveniente à boa formação da personalidade do filho.[28] Em alguns países, existe o *bird nest* (ninho do passarinho), arranjo no qual são os pais que se alternam no local de moradia, e não os filhos, que permanecem na residência original da família nuclear. Esse arranjo exige dos pais excelente convívio e bom poder aquisitivo para poder manter três residências distintas: a original, onde permanece a criança; a nova residência do pai; e a nova residência da mãe, onde ambos moram quando não estão na casa original com a criança. Contudo, no momento em que um dos cônjuges se recasa, a manutenção do modelo *bird nest* fica inviabilizada, uma vez que mais de uma pessoa (além do pai e da mãe) terá de se adaptar a essa existência nômade. Na verdade, tanto a custódia alternada (para a criança) como a situação de *bird nest* (para os pais) se mostram, na maioria das vezes, confusas e de difícil execução, pois as pessoas necessitam de um endereço de referência principal, mesmo que tenham endereços significativos e variados em sua rede afetiva e social. Ou seja, é necessário que existam a casa do pai, a casa da mãe, a casa da avó materna, a casa da avó paterna, a casa dos tios e das tias, a casa da madrinha, entre outras.

Na realidade, a guarda compartilhada não evita conflitos e dificuldades entre os pais. Deve-se atentar para o fato de que um indicador importante de sucesso da guarda compartilhada é a dinâmica da relação entre os pais anterior à separação, no momento em que ela ocorre e posterior a ela. Nessa modalidade, como o nível de autoridade legal é o mesmo para ambos os genitores, há risco de reforçar a competição entre eles e a dupla orientação educacional (principalmente quando essa regra já fazia parte da relação do casal), acarretando insegurança para o filho. Em situações de pais separados (e mesmo em caso de pais casados), a ausência de referência definida dificulta o estabelecimento da inter-regulação adequada, que impede os filhos de desenvolverem o autocontrole adequado (autorregulação), o que pode gerar problemas comportamentais e interferir na formação da personalidade, além de provocar o surgimento de diversos transtornos mentais (p. ex., uso de drogas).

Independentemente do tipo de guarda, é importante ressaltar que os cuidados e a atenção aos filhos devem sempre ser compartilhados pelos genitores, que, de comum acordo, assumirão uma postura mais uniforme na educação da criança, o que favorecerá sua saúde mental. Para tanto, em alguns países, existe o processo de "custódia mediada", determinada pela autoridade judicial, em que os casais são assessorados por profissionais da saúde mental ou de mediação, desde a fase anterior ao início formal do litígio. A mediação é operacionalizada por meio de sessões conjuntas (com ou sem os filhos) e individuais, incluindo, em alguns casos, advogados e até contadores. Os resultados da guarda mediada dependem de muitos fatores, desde a qualidade da mediação ao tipo de família, não havendo, portanto, um padrão de resposta para todos os casos.

VISITAÇÃO/"CONVIVÊNCIA FAMILIAR"

O direito à visitação foi definido no Artigo 1.589 do CC,[26] que estabelece "[...] que o pai ou a mãe, sob cuja guarda não estejam os filhos, poderá visitá-los e tê-los em sua companhia, segundo o que acordar com o outro cônjuge ou for fixado pelo juiz", e pelo Artigo 15 da Lei n° 6.515/1977,[29] que complementa: "bem como fiscalizar sua manutenção e educação". Assim, o direito à visitação é, na verdade, um direito-dever, pois decorre tanto da manutenção do poder familiar como da necessidade de manutenção do vínculo socioafetivo entre os filhos e o genitor privado da guarda.

Seria mais correto nomear o processo de "visitação" para "convivência familiar", uma vez que nem pai, nem mãe e nem filhos e filhas deveriam ser considerados "visitas" nas vidas um dos outros. O que se pretende, na "visitação" de um(a) genitor(a) a seu rebento, é uma adequada "convivência", profunda e dialética entre esses atores familiares, e não, simplesmente, o cumprimento de medida jurídica, de forma tarefeira e burocrática, como são muitas visitas entre parentes em diversas situações sociais.[30]

É importante ficar atento para a nomenclatura usada quando em definição de termos relativos ao comportamento humano, como salientou Werner,[31-32] quando da proposta de alteração dos nomes "abuso sexual" para "ofensa sexual", bem como "maus-tratos" para "violência". A antropologia preconiza que para atingirmos um alvo comportamental primeiro é necessário mudarmos a forma de nos referirmos a ele.[31,32]

Nesse caso, o papel do perito é contribuir na definição da visitação, pois esse é um direito não regulado por lei, não havendo, portanto, regras fixas a serem cumpridas. Por isso, cabe ao juiz definir horários, dias, períodos e locais de visitação e outras estipulações. Para assegurar o direito dos pais, mas, antes de tudo, os "superiores interesses da criança", o juiz deve sempre contar com parecer especializado da área da saúde mental e relatório de investigação social.

Na definição da visitação, se a criança ainda estiver em fase de amamentação ao seio, recomenda-se que seja feita na casa da criança, em horários adequados, para não prejudicar esse momento importante para seu desenvolvimento. Não existe, assim, uma orientação que vede o pernoite, porém será necessário parecer circunstanciado em cada caso.

Muitos problemas ocorrem quando os pais não conseguem pôr em prática o acordo de visitas ou quando a criança se recusa ou não se adapta ao esquema de visitação. Com o objetivo de minimizar o conflito, é importante um trabalho preventivo realizado entre pais, advogados e profissionais da área da saúde mental. As recomendações de experientes profissionais em saúde mental, forenses e clínicos, podem contribuir para evitar a ansiedade da criança que se vê no centro de muitas disputas judiciais, evitando também a necessidade de frequentes intervenções da Justiça nas relações familiares.

Alguns fatores podem desencadear problemas no processo de visitação, entre eles o recrudescimento de mágoas entre os pais, novos relacionamentos afetivos dos genitores, mudança de domicílio e de cidade. A sugestão de encaminhamento para "terapia familiar de divórcio" poderá aplacar parte desses conflitos pós-separação, bem como a "terapia familiar no recasamento", que se mostra útil ao realinhar, definir e fazer as distinções necessárias entre "papéis parentais" (dos genitores) e o exercício das "funções parentais", que podem ser realizadas pelos(as) novos(as) parceiros(as) dos genitores ou por demais parentes, nas duas novas famílias uniparentais recém-constituídas, como os avós, ou tios e tias. Outra possibilidade viável é o encaminhamento para mediação familiar.[30]

A mudança de endereço, por exemplo, que venha a dificultar a visitação só é permitida, como regra, se realmente for necessária e relevante. No intuito de preservar o direito de visitação e sobretudo o direito da criança à visita, o perito deve verificar particularmente:[33]

- como a criança lidaria com a perda do contato regular com o genitor privado da guarda
- o impacto psicológico provocado pelo corte de laços com a comunidade familiar próxima e pelo estabelecimento de novos laços, em outro lugar
- se o genitor-guardião facilitaria, de forma razoável, as oportunidades para o filho visitar o outro genitor
- a motivação dos pais para deslocamentos frequentes

Além desses itens, acreditamos que é importante salientar que se faz necessária análise das razões dessa possível mudança. Algumas vezes, existem reais motivos laborais que impelem um dos genitores à mudança de domicílio, às vezes interestadual ou até mesmo internacional. Entretanto, há situações que sugerem alijamento da outra figura parental, podendo ser a gênese de uma situação de alienação parental, quando a motivação para a mudança é, simplesmente, o desejo egoísta de ter a criança só para si, apartada do outro genitor, que permanecerá na cidade de origem.[30]

CONDIÇÕES ESPECIAIS DE VISITAÇÃO: VISITAÇÃO MEDIADA (ASSISTIDA OU TUTELADA)

Segundo Cahali,[28]

> Pode o juiz, na consideração do interesse dos menores, restringir ou ampliar o direito de visita dos pais aos filhos, mas não é concebível possa tal direito ser suprimido; mas o direito a visitação entre pais e filhos, embora impostergável, sujeita-se à regulamentação adequada para que não se transforme em fonte de traumatismos psicológicos entre os mesmos: prerrogativa legítima de instruir-se o Juiz de Família das provas necessárias, inclusive de perícias psicológicas e de assistência social.

Em situações especiais, as perícias podem contribuir para a regulamentação adequada das visitas, sugerindo de forma concreta, para o juiz, o nível de assistência necessário à preservação da segurança e dos interesses das crianças à visitação. A visitação mediada (assistida ou tutelada) ocorre quando a situação exige a presença de mediador profissional, ou de pessoa de confiança do guardião, para acompanhar o genitor visitante no lugar de visitação. Observe-se uma decisão da 7ª Câmara Cível do Tribunal de Justiça do Estado do Rio de Janeiro sobre regulamentação de visitas:[28]

> Cautelas que devem ser tomadas quando o pai retira o filho da companhia da mãe para com ele conviver durante certo período. Sendo o pai portador de doença mental, ainda que em estado de franca melhoria, aconselhável é que a pessoa de confiança da mãe o acompanhe.

Há situações – muito especiais – nas quais se exige que a criança receba a visitação do genitor em local seguro. Exemplos: pais psicopatas; pais com dependência química (frequentemente em estado de intoxicação); pais sub judice, acusados de algum crime; pais sob suspeita ou condenados por violência (física, emocional e/ou sexual) contra o filho ou a filha. Nesses casos, podem-se utilizar as "salas de visita" no fórum. Essa prática vigorou por longo tempo, mas na atualidade tem sido evitada,[14] percebendo-se que o sistema de Justiça não se encontra aparelhado para dar conta das demandas cada vez mais crescentes. As mesmas autoras citam que melhor alternativa parece ser a que prevê a realização das visitas no ambiente terapêutico da criança. Corroborando essa ideia, nos casos de suspeita de ofensa sexual, a jurisprudência gaúcha, por exemplo, tem-se manifestado pela realização das visitas no referido ambiente de tratamento do infante.

O retorno à modalidade de visitação plena é sugerido quando o profissional forense verificar que as situações que determinaram as restrições de contato entre progenitor e filho cessaram ou estão sob controle, ainda que se mantenham avaliação e acompanhamento regular. Um exemplo é o pai com quadro compatível com transtorno mental relacionado a dependência de substâncias psicoativas em processo de recuperação, que se encontra em abstinência, sem consumir álcool ou outras drogas há mais de um ano. Esse fato, sempre que possível, pode ser comprovado por exames toxicológicos voluntários, periódicos, de preferência em órgão oficial, cumprindo-se os procedimentos éticos e técnicos de coleta supervisionada. Associadas à abstinência devem também ser observadas: mudanças no estilo de vida, recuperação da credibilidade familiar e social, ausência de indícios de transtornos da personalidade e/ou de comorbidade psiquiátrica significativa.

DIREITO DE VISITA DOS AVÓS E FAMILIARES

A lei não cogitava, expressamente, os direitos extensivos aos avós e outros familiares da criança, inclusive "ex-padrastos" e "ex-madrastas". Não obstante, a Lei n° 12.398, de 28 de março de 2011,[34] deu nova redação ao inciso VII do Artigo 888 da Lei n° 5.869, de 11 de janeiro de 1973 – Código de Processo Civil –, para estender aos avós o direito de visita aos netos. Mesmo quando os pais se opõem, tem sido permitido aos avós o exercício do direito de visitação. As visitas dos avós devem, portanto, ser autorizadas, a não ser que haja prejuízo para a criança, como no caso de avó que não protegia adequadamente o neto.

Quanto ao direito à visitação, a jurisprudência já indicava que:[28]

> [...] se ancora na solidariedade familiar e nas obrigações do parentesco. Na espécie, privar os filhos dos agravantes do convívio com a agravada, com quem aqueles mantêm bom relacionamento, sem dúvida importa em ofensa à Lei n° 8.069/90, especialmente no atinente ao direito que têm as crianças adolescentes à liberdade de ir e vir e de participar da vida familiar e comunitária.

Também, em situações excepcionais, foi concedido a tio o direito de visita, partindo-se da noção e da função de família. Na mesma linha de raciocínio, é comum os filhos estabelecerem relações íntimas e intensas com os novos companheiros dos pais e respectivos filhos – morando juntos, viajando, estudando nos mesmos colégios, ou seja, vivendo como se fossem irmãos, os chamados "irmãos por convivência", ou "irmãos por casamento".[35] Ocorrendo uma nova separação, seria natural a vontade da criança ou do adolescente em manter o vínculo familiar construído – que pode ser tão forte ou maior do que os vínculos de sangue. Assim, como não há previsão legal para a visitação nesses casos, há necessidade de o perito investigar o desejo e a conveniência de ser mantida alguma modalidade de contato ou de visitação.

EXEMPLO DE CASO DE CUSTÓDIA ENVOLVENDO AVÓS

Caso 2 ▶ Marcos e Maria estão separados há quase oito anos. O processo de guarda da filha Ana, de 9 anos, encontra-se na Vara de Família há quatro anos. Após a separação dos genitores, Ana esteve inicialmente em companhia dos avós paternos durante cinco meses, e, posteriormente, quando foi proferida sentença judicial, a genitora ficou com a guarda. Algum tempo depois, Ana passou a conviver, na mesma casa, com o companheiro de sua genitora. Aos 4 anos, em visita à casa dos avós e do pai, Ana se recusou a voltar para a companhia da genitora, relatando fatos condizentes a "atos de ofensa sexual" perpetrados pelo companheiro da genitora contra ela. Em decorrência, a juíza suspendeu a guarda exercida pela genitora, determinando que a menina ficasse sob a guarda provisória dos avós paternos – tendo em vista que o pai também não poderia exercê-la de forma adequada, em razão de viagens frequentes de trabalho. Estabeleceram-se, depois, visitas quinzenais da genitora à filha, com proibição de pernoite. No momento, a situação se mantém inalterada. A Vara de Família encaminhou o caso ao Dr. P., psiquiatra infantil com experiência forense, designando-o perito judicial para "proceder a uma completa avaliação da criança, em prol do seu melhor interesse", visando, assim, contribuir para a decisão do Juízo quanto a sua guarda definitiva.

Para ilustrar o papel do perito, foram extraídas as seguintes informações do relatório psiquiátrico-forense:

> Foram realizadas três entrevistas com a examinanda, três sessões conjuntas (pai, mãe e avós), três entrevistas com os avós paternos, uma entrevista com a mãe e outra com o pai, separadamente. A duração de cada sessão foi de 50 minutos, perfazendo total de nove horas de avaliação. Todas as entrevistas foram realizadas em clínica particular do avaliador, sendo que, para a avaliação da examinanda, foi utilizada a sala de ludoterapia.
>
> Ana apresenta uma história de desenvolvimento cognitivo adequado, conforme declarações de professores, boletins escolares e adequação série/idade. Entrou na escola com 3 anos, e não há relato e evidência de dificuldade no desenvolvimento psicomotor (nos autos, há, inclusive, exemplo de seu desenvolvimento gráfico compatível com os padrões etários e sociais). Há informações escolares de períodos de insegurança e medo na escola, que coincidem com momentos mais acirrados de disputa judicial por sua guarda, sem, entretanto, comprometer seu rendimento escolar. Tais sintomas parecem ter regredido de maneira espontânea, sem tratamento. Atualmente, frequenta colégio particular.
>
> Ana nasceu quando seus genitores estavam casados há apenas cinco meses, e conviveu com eles, na mesma casa, durante dois anos e nove meses. Nesse período, seus genitores trabalhavam fora, e ela recebia muita atenção dos avós paternos. Segundo o estudo social realizado, a avó é quem cozinha e cuida da casa, e a família passa, momentaneamente, por dificuldades financeiras. A avó parece ser a principal fonte de segurança de Ana, havendo demonstrado, em determinada ocasião, preocupação com a morte da avó. O pai viaja muito e está noivo (pretende morar em outra cidade).
>
> No exame mental, Ana apresentou aparência física muito boa, bem cuidada, bons hábitos de higiene; peso, altura e estágio do desenvolvimento sexual compatíveis com a idade cronológica, não apresenta alterações dos tiques na face; expressão facial atenta, calma e sorridente. Comportamento verbal e comunicação: articulação e voz normais; vocabulário de acordo com a idade; capaz de compreender e de se expressar normalmente; ativa, permaneceu sentada de forma adequada durante as atividades propostas; coordenação motora: grossa e fina sem dificuldades (jogar bola, desenhar, respectivamente); ausência de tremores e sinais autonômicos de medo e ansiedade, como palidez rubor, palpitações, taquicardia, suor nas mãos, dificuldade de respirar, mãos frias, etc. (sistema nervoso autônomo). Apresenta-se lúcida, alerta, responde às questões formuladas, apresenta interlocução adequada no diálogo; orientada em relação a tempo, lugar, pessoas e coisas; capaz de manter atenção, vigilante; manteve concentração adequada durante todo o exame; memória intacta, capaz de contar suas histórias pessoais normalmente, em ordem cronológica; pensamento parece normal, da perspectiva de produtividade, relevância e coerência; respondendo apropriadamente às questões formuladas; ausência de medos, fobias, obsessões, alucinações e transtornos de percepção; no julgamento moral/ social, entende o senso comum, tem boa capacidade de tomada de decisão e de percepção social, apresenta maturidade um pouco acima da média de seus pares da mesma idade. Humor e afeto apropriados, e não apresenta nenhuma dificuldade em expressar-se emocionalmente.
>
> Em resumo, Ana não apresenta nenhum indício de comprometimento de funções psicológicas superiores ou de sinais neurológicos menores, tais como descoordenação, dificuldade de lin-

guagem, retardo no desenvolvimento motor e cognitivo.

Foram consideradas três questões que poderiam contribuir para a decisão forense sobre a guarda de Ana:
- sua capacidade de discernimento (julgamento e percepção social)
- sua vontade em relação a sua guarda
- o ambiente mais adequado ao desenvolvimento de sua personalidade

Quanto a sua capacidade de discernimento, fica evidente que Ana apresenta as condições afetivo-cognitivas necessárias e suficientes para avaliar a relação estabelecida no passado e no presente com sua genitora e o companheiro desta, assim como identificar as relações afetivas que lhe garantam maior confiança. Nesse sentido, fica evidenciado que Ana não se sente segura em companhia da genitora, chegando mesmo a explicitar, durante o exame, seu descontentamento com ela. Quanto a sua vontade, demonstra, no plano consciente-volitivo, o desejo de ficar definitivamente em companhia dos avós paternos, provavelmente em função do vínculo afetivo e da confiança construída ao longo de sua vida, desde antes da separação dos genitores. Quanto ao ambiente mais propício ao seu desenvolvimento psíquico, deve-se considerar que, independentemente dos eventos relatados de "ofensa sexual", o ambiente proporcionado pela genitora representa uma ameaça à saúde mental de Ana, por ser fonte de ansiedade e medo para a menor e pelo fato de a genitora não ter sido capaz de estabelecer vínculo afetivo mais significativo com a filha, ainda que a tivesse em sua companhia, no passado, e a visite regularmente, no presente. Apesar de se considerar, por um lado, a necessidade e o direito da genitora de manter contato permanente com a filha, por outro, esta deve ter a garantia de viver em um ambiente em que se sinta segura e amada. Nesse sentido, ficou evidenciado que, no momento, o ambiente oferecido pelos avós-guardiães é o único que preenche tais requisitos. Além disso, é o ambiente que oferece mais riqueza de relações e participação social e comunitária. O bom estado da saúde mental apresentado por Ana, no exame, vem ratificar a adequação da medida judicial tomada em favor da menor, por esse Juízo. Em função do exposto, considera-se que a guarda de Ana deva permanecer (em definitivo) com os avós paternos, sugerindo-se, ainda, orientação profissional para ajudar a genitora no relacionamento com a filha. O genitor também deveria ser orientado na sua relação com Ana.

Alienação parental

O construto de um dos pais alijar a criança do outro progenitor como um castigo por uma separação tem sido descrito há décadas. Reich[36] relatou o "motivo fingido" em 1949, Duncan,[37] em 1978, nominou o "progenitor programado", e Wallerstein e Kelly,[38] em 1980, descrevem a "síndrome de Medeia". [39]

Em 1985, o psiquiatra infantil Richard A. Gardner,[40] tomando como base suas experiências clínicas desde o início de 1980, descreveu uma situação de alijamento parental, a que chamou de "síndrome de alienação parental", conceito aceito com ressalvas pela comunidade científica. Entretanto, se o conceito de "síndrome" é criticado, a circunstância de alienação é pertinente, pois é fato notório que a criança pode, durante a convivência familiar ou após um divórcio dos pais, sentir um estranhamento ou desejar afastar-se de um dos genitores, por vontade própria ou influenciada pelo outro genitor. Esse fato é uma dinâmica conhecida em muitas famílias divorciadas, e o psiquiatra forense precisa ficar atento a ele.

A revolta com suas postulações sobre alienação parental decorre do fato de que tais ideias ajudam pedófilos em suas defesas. Quando genitoras tentam defender filhos ou filhas contra possível ofensa sexual de seus pais, estes alegam, em juízo, estarem sofrendo alienação parental, fato que se chama "movimento *backlash*" – ideias apresentadas como científicas, que fornecem material para defesa de pedófilos, situação muito perniciosa, presenciada por vários profissionais da saúde mental, especialmente em Varas de Família ou da Infância e Adolescência.[41]

A medicina compreende uma síndrome como um "conjunto de sinais e de sintomas de uma doença". A alienação parental não é uma doença, e sim um nefasto processo situacional socioemocional, no qual a criança fica na berlinda, entre acusações – falsas ou reais – de um genitor contra o outro, ou até mesmo entre si. É importante salientar que o genitor alienado poderá agir ativamente, buscando seus direitos, ou se anular, contribuindo para que a situação de alienação parental se instaure, com sua anuência (autoalienação).[42]

Para Gardner, entretanto, trata-se de distúrbio infantil resultante da programação da criança, por parte de um dois pais, para rejeitar e odiar o outro genitor, somada à contribuição da própria criança, que acaba por demonstrar amnésia com relação às experiências positivas vividas com o genitor alvo dos ataques, em função de resposta à programação do genitor alienador.[14] É considerada, por alguns autores, uma forma sofisticada de maltrato ou abuso contra a criança ou adolescente, e o genitor alienante busca destruir os vínculos que esta tem com o genitor alienado.[43] Importante salientar, ainda, que a alienação parental pode envolver também familiares como avós ou outras pessoas que tenham a criança sob sua autoridade, e não somente os pais, embora essa situação seja menos frequente. Casos de alienação parental bilateral também podem ser identificados em situações mais graves.[14] Todas essas possibilidades podem estar presentes, mas, ainda assim, não estamos diante de uma síndrome, mas de uma nefasta circunstância familiar. Por esse motivo, essa situação não consta na última edição do *Manual diagnóstico e estatístico de transtornos mentais* (DSM-5)[44] como doença ou síndrome.

Para Gardner,[40] a suposta Síndrome de Alienação Parental (SAP), conforme sua descrição, exibe uma combinação das seguintes características:

1) campanha denegridora
2) racionalizações fracas, frívolas ou absurdas para a depreciação
3) perda de ambivalência
4) fenômeno do "pensador-independente"
5) apoio do genitor alienante no conflito parental
6) ausência de culpa concernente a crueldade e/ou exploração do genitor alienado
7) presença de cenários nebulosos
8) propagação da animosidade para a família ampla e amigos do genitor alienado

Diga-se que não se afigura necessário o preenchimento de todos os elementos elencados para a configuração da alienação parental, e sim que uma combinação de características comprove sobejamente o fenômeno. Uma controvérsia nosológica importante a propósito do tema diz respeito à síndrome de alienação parental configurar ou não um diagnóstico específico. Até o momento, prevalece posição semelhante à adotada em relação à ofensa sexual, ou seja, trata-se de um fenômeno ambiental com um conjunto de repercussões, porém não um diagnóstico psiquiátrico específico. Dessa forma, a alienação parental está contemplada na edição do DSM-5,[44] publicada recentemente, nas categorias "problema de relacionamento entre pais e filhos" e "criança afetada por sofrimento na relação dos pais".[39]

Desde a descrição da "síndrome" de alienação parental, muitos estudiosos passaram a estudar essa circunstância, notadamente profissionais da área da saúde e do direito. O interesse e o debate em torno do tema evoluíram para a criação de lei sobre a alienação parental, que na sua redação suprimiu a palavra *síndrome*, utilizando-se, corretamente, somente das palavras *situação* ou *circunstância* de "alienação parental". Senão vejamos:

O Art. 2°, da Lei n° 12.318/2010, define alienação parental:[12]

> [...] Considera-se ato de alienação parental a interferência na formação psicológica da criança ou do adolescente promovida ou induzida por um dos genitores, pelos avós ou pelos que tenham a criança ou adolescente sob a sua autoridade, guarda ou vigilância para que repudie genitor ou que cause prejuízo ao estabelecimento ou à manutenção de vínculos com este.
>
> Parágrafo único. São formas exemplificativas de alienação parental, além dos atos assim declarados pelo juiz ou constatados por perícia, praticados diretamente ou com auxílio de terceiros:
>
> I – realizar campanha de desqualificação da conduta do genitor no exercício da paternidade ou maternidade;
> II – dificultar o exercício da autoridade parental;
> III – dificultar contato de criança ou adolescente com genitor;
> IV – dificultar o exercício do direito regulamentado de convivência familiar;
> V – omitir deliberadamente a genitor informações pessoais relevantes sobre a criança ou adolescente, inclusive escolares, médicas e alterações de endereço;
> VI – apresentar falsa denúncia contra genitor, contra familiares deste ou contra avós, para obstar ou dificultar a convivência deles com a criança ou adolescente;
> VII – mudar o domicílio para local distante, sem justificativa, visando a dificultar a convivência da criança ou adolescente com o outro genitor, com familiares deste ou com avós [...].

Examinemos, por oportuno, o que a Lei n° 12.318 estabelece em seus Artigos 6° e 7°:[12]

> [...] Art. 6° Caracterizados atos típicos de alienação parental ou qualquer conduta que dificulte a convivência de criança ou adolescente com genitor, em ação autônoma ou incidental, o juiz poderá, cumulativamente ou não, sem prejuízo da decorrente responsabilidade civil ou criminal e da ampla utilização de instrumentos processuais aptos a inibir ou atenuar seus efeitos, segundo a gravidade do caso:
>
> I – declarar a ocorrência de alienação parental e advertir o alienador;
> II – ampliar o regime de convivência familiar em favor do genitor alienado;
> III – estipular multa ao alienador;
> IV – determinar acompanhamento psicológico e/ou biopsicossocial;
> V – determinar a alteração da guarda para guarda compartilhada ou sua inversão;
> VI – determinar a fixação cautelar do domicílio da criança ou adolescente;
> VII – declarar a suspensão da autoridade parental [...].
>
> [...] Art. 7° A atribuição ou alteração da guarda dar-se-á por preferência ao genitor que viabiliza a efetiva convivência da criança ou adolescente com o outro genitor nas hipóteses em que seja inviável a guarda compartilhada [...].

Percebe-se perspicácia do legislador, especialmente pela possibilidade de determinar a alteração da guarda para guarda compartilhada ou sua inversão, bem como por estabelecer preferência ao genitor que viabiliza a efetiva convivência da criança ou adolescente com o outro genitor em caso de atribuição ou alteração da guarda.

A lei não menciona, pois não é seu papel, que o alienante não consegue, sozinho, seu intento. É necessário, para que o processo de alienação se instaure, a falta de atitude de afeto prévia, do alienado para com a criança (bases verídicas), ou a falta de atuação, ativa e litigante, do alienado contra o alienador, no momento de ação injusta, pois muitas vezes o primeiro se omite, gerando sucesso das intenções do segundo (que atua em bases inverídicas). Sistemicamente falando, a alienação parental só é possível com a participação do alienado, seja por real descaso com a cria, seja por inoperância ou ineficácia de defesa à altura da acusação injusta que sofre. O alienante, sozinho, não tem poder suficiente para impetrar e consumar a alienação parental; é um processo de coconstrução nefasta, de ambos os genitores, contra a criança.[42]

No entendimento etiológico da síndrome tem-se que, apesar do término da relação ser mais palpável temporalmente, muitas vezes este não coincide com a elaboração dos conflitos emocionais entre os ex-cônjuges, com sentimentos de desilusão, traição, tristeza, vazio, luto, bem como vontade, consciente ou não, de vingança. Dessa maneira, os filhos acabam sendo atingidos, tornando-se alvo da conduta dos pais,[14] configurando, em alguns casos, a alienação parental ou "síndrome" de alienação parental, conforme autores que assim acreditam. Fatores de risco e de proteção são descritos na literatura. Como risco, têm-se a quantidade de tempo passada com o genitor alienador sem ver o alienado, bem como existência de irmão que sirva como modelo de rejeição. Como proteção, tem-se a capacidade de resiliência da criança. Nesse ponto salienta-se, ainda, a intervenção precoce dos profissionais da saúde e do direito, a fim de minimizar os danos quando já estabelecidos, identificar atos alienadores e, quiçá, prevenir o aparecimento da síndrome. Além disso, cabe aos profissionais trabalhar a autoestima do alienado, auxiliando-o e exortando-o, a fim de que se fortaleça para buscar seus direitos e deveres ante o filho alienado e a figura alienante, cessando essa triangulação perversa.[42]

Isso porque as sequelas podem ser funestas e perdurar para o resto da vida, pois na alienação parental, segundo Trindade,[43] podem ocorrer comportamentos abusivos contra a criança, além da possibilidade de se instaurar vínculos patológicos, promover vivências contraditórias da relação entre pai e mãe e criar imagens distorcidas das figuras paterna e materna, gerando um olhar destruidor e maligno sobre as relações amorosas em geral.[43]

Nesse sentido,

> A prática indica que, diante dos primeiros sintomas apresentados pelo grupo familiar, faz-se importante uma avaliação e, se recomendado, o encaminhamento a acompanhamento por profissionais de saúde mental, evitando que os danos se alastrem e cronifiquem.[14]

A esse respeito, a Lei nº 12.318/2010 reconheceu o trabalho interdisciplinar em seu Artigo 5º:[12]

> Art. 5º Havendo indício de prática de ato de alienação parental, em ação autônoma ou incidental, o juiz, se necessário, determinará perícia psicológica ou biopsicossocial.
>
> § 1º O laudo pericial terá base em ampla avaliação psicológica ou biopsicossocial, conforme o caso, compreendendo, inclusive, entrevista pessoal com as partes, exame de documentos dos autos, histórico dos relacionamentos do casal e da separação, cronologia dos incidentes, avaliação da personalidade dos envolvidos e exame da forma como a criança ou adolescente se manifesta acerca de eventual acusação contra genitor.
>
> § 2º A perícia será realizada por profissional ou equipe multidisciplinar habilitados, exigido, em qualquer caso, aptidão comprovada por histórico profissional ou acadêmico para diagnosticar atos de alienação parental.
>
> [...]

PERÍCIA PSICOLÓGICA OU BIOPSICOSSOCIAL

A perícia biopsicossocial desafia a avaliação das virtudes e vulnerabilidades da configuração familiar nos períodos pré, peri e pós-separação conjugal. Entre os aspectos a serem verificados, destacam-se a qualidade do vínculo entre os pais e os filhos, as necessidades das crianças, os estilos parentais (autorizante, permissivo ou autoritário), as capacidades parentais, bem como a funcionalidade das unidades familiares oriundas da família inicialmente constituída. Examina-se, ainda, o apego desenvolvido pela criança com cada genitor, o bem-estar físico e emocional da criança, sua segurança, a atmosfera afetiva que a envolve, além do objetivo inicial da avaliação, qual seja a possibilidade de estar acontecendo, ou não, situação de alienação parental.

Amiúde, nessas circunstâncias, o genitor alienante envida esforços para apresentar autoimagem idealizada e, simultaneamente, evidencia perfil desvalorizado a propósito do genitor alienado. Naturalmente, tais situações demandam especial atenção aos limites dos papéis dos avaliadores forenses, dos profissionais assistentes e dos examinandos, Deve-se buscar identificar o desenvolvimento de eventuais sentimentos contratransferenciais, com o intuito de ampliar a compreensão do caso, bem como tentar conhecer a história pregressa e atual do suposto alienado, para se aferir o quanto a desvinculação parental realmente aconteceu ou foi construída.[42] Sugere-se iniciar a abordagem mapeando pontos incontroversos para, então, cotejar informações incongruentes. No momento da confecção do documento, é importante a descrição dos diagnósticos psiquiátricos e as implicações daí decorrentes para os avaliandos, justificando-se a indicação pericial. "Avaliações criteriosas e prolongadas podem evitar conclusões superficiais embasadas em pseudoevidências ou fatos alarmantes."[14]

Acusações de ofensa sexual podem fazer parte do complexo fenômeno da alienação parental. Denúncias como essas costumam vir rebatidas com alegações de alienação parental e implantação de falsas memórias. São casos ainda mais difíceis em termos de avaliação e verificação de sua veracidade ou falsidade, em virtude da ausência, na maioria das vezes, de vestígios físicos,[45] bem como pelo mecanismo psíquico de defesa da criança, representado pela negação. O comprometimento da confiabilidade do relato de uma criança reforça ainda mais a dificuldade da avaliação em questão. Além disso, prolongam o processo, exigindo produção de provas, sem garantias sobre seu esclarecimento.[14]

Talvez seja esta a pior situação: se for verdadeira a acusação de ofensa sexual, a teoria sobre alienação parental prejudica a criança ofendida, pois fornece munição para o ofensor sexual se safar ante o tribunal de justiça: alega alienação parental. Esse fenômeno se chama *backlash*. Ao contrário, se as alegações de ofensa sexual forem falsas, a criança sofre com a alienação do ex-cônjuge inocente, incapaz de se defender à altura. Portanto, a criança sempre perde e sempre será vítima, quer pela atuação errada do suposto ofensor, quer pela atuação alienante de um genitor contra o outro.[42]

Além da indicação forense específica para o caso telado, as conclusões e recomendações frequentemente incluem indicação de tratamento psiquiátrico por parte de qualquer dos envolvidos, bem como acompanhamento psicoterápico, pelos membros familiares. Via de regra, a alienação parental demanda abordagem terapêutica específica para cada um dos membros familiares: criança, alienador e alienado, bem como reavaliação pericial após determinado período.

Caso 3 ▶ Em apertada síntese, trata-se de demanda de regulamentação de visitas e reversão de guarda, suscitada por notificação de que as crianças, com tenra idade, estariam expostas a situação de risco. Muito embora os filhos tenham permanecido sob a guarda e responsabilidade da mãe desde a separação, posteriormente a guarda foi revertida em prol do genitor. Sobrevieram aos autos indícios de que o genitor não estivesse oportunizando e incentivando o convívio saudável dos filhos com a genitora, além de alijá-la de seus poderes de decisão e supervisão. Em face disso, a Juíza de Direito decidiu por advertir ao genitor quanto à possibilidade de reversão da guarda provisória.

Com efeito, se alguns elementos fizeram a guarda das crianças ser deferida ao pai, o genitor demonstrou claramente, na prática, o contrário, na medida em que denegriu a imagem da genitora; expôs as crianças a terceiros, seja a prestadores de serviços da área de saúde, seja à própria companheira, sem atentar à indicação de tais intervenções e à maturação das crianças para tanto; obstruiu o acesso da genitora aos filhos; e desautorizou integralmente a mãe pretendendo sua substituição pela figura da madrasta na tomada de decisões relevantes.

A demanda foi pautada por conduta beligerante entre as partes, com troca de acusações desnecessária. O genitor entabulou relacionamento e implantou precocemente terceira pessoa na vida das crianças, que há pouco viram rompido o vínculo entre seus pais, revelando carência de consideração em relação aos sentimentos dos filhos. Em outro momento, quando a guarda das crianças ainda restava com a genitora, o genitor solicitou dispensa da realização da terapia dos filhos por um período. O incidente careceu de intervenção da autoridade judicial para que se perfectibilizasse o tratamento segundo a indicação das profissionais.

No curso do litígio, o pai criou episódios de desagregação familiar nos momentos de maior tranquilidade, aproveitando-se da ingenuidade e inocência dos próprios filhos para gerar mal-estar, imputando a responsabilidade à mãe diante de entraves perante programas de lazer importantes para os filhos. Houve evidências de exposição dos próprios filhos ao Conselho Tutelar, à Defensoria Pública, etc. O cenário que ensejou esses encaminhamentos sempre foi controverso, diverso da conduta da maioria da população envolvida em circunstâncias semelhantes. De qualquer modo, o relato das crianças, nessas ocasiões e em outras avaliações, evidenciou racionalizações frívolas para a depreciação da mãe, ausência de culpa concernente à crueldade com a genitora alienada, perda de ambivalência em relação à figura materna e o fenômeno do "pensador-independente". Esse fenômeno pôde ser observado na farta documentação do processo, quando o discurso das crianças mostrou fluxo de pensamento compatível com o desenvolvimento de um adulto. Tal circunstância evidencia o fenômeno do "pensador-independente", quando a criança age como um ventríloquo, notando-se colagem ao discurso do genitor alienador.

O parecer elaborado asseverou que se algum elemento sugeriu como profícua a guarda das crianças com o pai, o genitor tratou de comprovar, na prática, o contrário. Engajou-se em campanha de desqualificação da conduta da genitora no exercício da maternidade, constrangendo os próprios filhos a menosprezar e diminuir a genitora. De outra banda, a preservação da figura materna é aspecto elementar na configuração da personalidade infantil.

Destarte, coube questionar a forma de regulamentação de guarda para esse momento específico da vida das crianças, de forma que a configuração familiar mais apropriada para o desenvolvimento dos filhos apontou para a alteração de guarda, sob responsabilidade da genitora, sem prejuízo das visitas do genitor.

Perícias das Varas Especializadas da Infância e da Juventude

As perícias das Varas Especializadas da Infância e da Juventude serão abordadas neste capítulo por envolverem os mesmos personagens das perícias das Varas de Família, geralmente pais e crianças, porém abarcam demandas distintas de avaliação.

As principais determinações judiciais nessa seara envolvem proposta de suspensão do poder familiar, proposta de destituição do poder familiar, pedidos de acolhimento institucional de criança ou adolescente, habilitação de candidatos para adoção ou avaliação do próprio infante em processo de adoção, perícias de menores infratores. Nesses casos, pode-se requerer avaliação do estado mental dos genitores, determinação diagnóstica de transtorno mental ou de comportamento, avaliação de uso de álcool e outras drogas, bem como outros questionamentos específicos. Tanto os adultos envolvidos quanto as crianças e/ou adolescentes podem ser solicitados a serem avaliados, em qualquer desses tipos de processos, a depender da necessidade do caso.

Com o fito de refinar a proteção da criança e do adolescente no processo de adoção, o Estatuto da Criança e do Adolescente recebeu alterações em determinados aspectos após cerca de cinco anos de debates no Congresso Nacional, sendo a Lei nº 12.010[11] sancionada em 2009. As alterações da Lei nº 12.010/2009[11] representam um marco no que diz respeito ao papel dos profissionais de saúde no processo de adoção. Reiteradamente, o texto assevera a necessidade de avaliação da criança ou do adolescente por equipe multidisciplinar ou interprofissional, exigindo da autoridade judiciária decisão fundamentada, lastreada em relatório exarado pela equipe. Já no § 1º do Artigo 19, que versa sobre a reavaliação, no máximo a cada seis meses, de toda criança ou adolescente inserido em programa de acolhimento familiar ou institucional, percebe-se tal alteração. No § 1º do Artigo 28 define-se que a criança ou adolescente sejam previamente ouvidos por equipe interprofissional no processo de adoção; no § 5º do mesmo artigo existe a previsão de preparação gradativa e acompanhamento posterior, realizados por equipe multiprofissional a serviço da Justiça da Infância e da Juventude, quando da colocação da criança ou adolescente em família substituta. No que concerne ao estágio de convivência prévio à adoção, também será acompanhado pela equipe interprofissional a serviço da Justiça da Infância e da Juventude, consoante o § 4º do Artigo 46. Os §§ 3º e 4º do Artigo 50 preveem que o período de preparação psicossocial e jurídica que precede a inscrição dos postulantes à adoção também será orientado, supervisionado e avaliado pela equipe técnica da Justiça da Infância e da Juventude. No inciso III do § 1º do Artigo 51, ratifica-se a necessidade de parecer elaborado por equipe interprofissional no caso de adoção internacional de adolescente, observado o disposto nos §§ 1º e 2º do Artigo 28 dessa lei. Outrossim, no § 3º do Artigo 92, itera-se a necessidade de permanente qualificação dos profissionais que atuam direta ou indiretamente em programas de acolhimento institucional e destinados à colocação familiar de crianças e adolescentes, incluindo membros do Poder Judiciário, Ministério Público e Conselho Tutelar. Nos §§ 3º, 4º e 5º do Artigo 101 determina-se a criação do plano individual de atendimento, documento que versará a propósito da situação de acolhimento institucional ou familiar da criança ou do adolescente, bem como das providências a serem tomadas no caso concreto. Destaque-se que há menção específica da obrigatoriedade, entre outros, dos resultados da avaliação interdisciplinar. No § 1º do Artigo 161, determina-se a realização de estudo social ou perícia por equipe interprofissional ou multidisciplinar que comprovem a presença de uma das causas de suspensão ou destituição do poder familiar. Cabe ainda à equipe interprofissional da Justiça da Infância e da Juventude, em especial no caso de adoção, orientar e esclarecer os titulares do poder familiar a respeito da irrevogabilidade da medida, consoante o § 2° do Artigo 166, ficando também responsável pela orientação à família substituta, conforme o § 7° do mesmo artigo. Já no Artigo 197, relacionado à habilitação de pretendentes à adoção, a equipe interprofissional a serviço da Justiça da Infância e da Juventude orientará, supervisionará e avaliará a etapa preparatória para adoção, bem como elaborará estudo psicossocial, que conterá subsídios que permitam aferir a capacidade e o preparo dos postulantes para o exercício de uma paternidade ou maternidade responsável.[46]

Destaque-se, ainda, que, conforme os §§ 4° e 5° do Artigo 8°, incumbe ao poder público proporcionar assistência psicológica à gestante e à mãe, no período pré e pós-natal, inclusive àquelas que manifestam interesse em entregar seus filhos para adoção. Outro aspecto importante no que tange às mudanças das regras de adoção diz respeito à obrigatoriedade de encaminhamento à Justiça da Infância e da Juventude das gestantes ou mães que manifestem interesse em entregar seus filhos para adoção. A mesma Lei n° 12.010/09 prevê multa para profissionais da saúde que deixarem de efetuar imediato encaminhamento à autoridade judiciária de caso que tenha conhecimento de mãe ou gestante interessada em entregar seu filho para adoção. No que tange ao período máximo de abrigamento, no § 2° do Artigo 19 resta expresso que a permanência da criança e do adolescente em programa de acolhimento institucional não se prolongará por mais de dois anos, salvo comprovada necessidade devidamente fundamentada. Adicionalmente, no § 3° do mesmo artigo, prioriza-se a manutenção ou reintegração de criança ou adolescente a sua família ampliada. Cumpre destacar a definição de família extensa ou ampliada, presente no parágrafo único do Artigo 25, ou seja, aquela que se estende para além da unidade pais e filhos ou da unidade do casal, formada por parentes próximos com os quais a criança ou adolescente convive e mantém vínculos de afinidade e afetividade. O próprio § 1° do Artigo 39, o qual define que a adoção é medida excepcional e irrevogável, destaca a necessidade de esgotar os recursos de manutenção da criança ou adolescente na família natural ou extensa. No Artigo 48, encontra-se explicitado que o adotado pode conhecer sua origem biológica. Outro aspecto digno de nota trata da criação do Cadastro Nacional de Crianças e Adolescentes em sistema de acolhimento familiar ou institucional, que funcionará nos mesmos moldes do Cadastro Nacional de Adoção.[46]

ADOÇÃO: PROCESSO DE HABILITAÇÃO

O ECA, de acordo com modificação estabelecida pela Lei n° 12.010/2009,[11] estabelece, em seu Artigo 197-A, entre os critérios para Habilitação de Pretendentes a Adoção, "atestados de sanidade física e mental". No Artigo 197-B, também faz referência a quesitos que devem ser respondidos pela equipe interprofissional encarregada de elaborar o estudo técnico do caso, e, no Artigo 197-C, determina que:[11]

> Intervirá no feito, obrigatoriamente, equipe interprofissional a serviço da Justiça da Infância e da Juventude, que deverá elaborar estudo psicossocial, que conterá subsídios que permitam aferir a capacidade e o preparo dos postulantes para o exercício de uma paternidade ou maternidade responsável, à luz dos requisitos e princípios desta Lei.

A lei determina, ainda, que é obrigatória a participação dos postulantes em programas que incluam preparação psicológica e, sempre que possível, o contato desses postulantes com crianças e adolescentes em regime de acolhimento familiar ou institucional em condições de serem adotados.

Apesar de todo o cuidado da lei em garantir os interesses da criança em situação de adoção, causa preocupação a exigência de apenas um simples atestado, ou seja, uma única e simples declaração sobre a sanidade mental dos postulantes. Tal fato pode colocar em risco a criança e o próprio processo de adoção.

Recentemente, foi veiculado de forma ampla pela mídia um caso de adoção por alta funcionária pública que, mesmo tendo passado por processo de habilitação, mostrou ser totalmente incapaz de cuidar de maneira adequada da criança adotada: acusada de violência física e psicológica, foi condenada e destituída do poder familiar, sendo a criança adotada por outra família. No caso, pelo que foi noticiado, parecia se tratar de pessoa com grave transtorno do humor e da personalidade. O estudo psicossocial, portanto, deveria estar associado ao relatório psiquiátrico-forense e responder a quesitos bem definidos em relação aos adotantes.

Exemplos de quesitos que podem ser respondidos em avaliação psiquiátrica forense dos postulantes a adoção:

O candidato ou a candidata:
- Apresenta história e quadro compatíveis, ao longo da vida, com algum transtorno mental ou de comportamento? Caso positivo, de que tipo?
- Apresenta algum tipo de transtorno da personalidade? Caso positivo, de que tipo?
- Apresenta alguma condição física especial associada? Qual? Pode interferir em seu estado mental?
- Apresenta alguma situação psicossocial que precise de apoio?
- Faz ou já fez uso de psicofármacos? Caso positivo, quais medicamentos e com que objetivo?
- Faz ou já fez uso de substâncias psicoativas? Caso positivo, qual, ou quais, e em que grau (uso, abuso ou dependência)?
- Faz ou já fez uso de algum tratamento psiquiátrico ou psicológico? Caso positivo, qual o motivo, os tratamentos e os resultados obtidos?

Além dos candidatos a pais adotivos, é importante avaliar a situação da criança a ser adotada, buscando proporcionar as condições mais adequadas e seguras de vida familiar. O objetivo é evitar as frequentes desistências e tentativas de devolução da criança, por um lado, e as dificuldades de adaptação da criança adotada, por outro. Os adotantes acreditam que só o fato de a criança ser adotada é suficiente para torná-la feliz e adaptada a seu novo lar, mas isso nem sempre corresponde à realidade. Veja-se o caso de menino de 10 anos que, apesar de querer ser adotado, não se adaptou à família constituída por apenas dois membros (avó e pai), pois estava acostumado a viver com mais de 35 crianças, em abrigo, desde os 5 anos.

O caso a seguir ilustra o tipo de demanda que chega ao profissional forense e aponta para a necessidade de ampliar as avaliações propedêuticas nos casos de adoção.

Caso 4 › A psiquiatra infantil forense, Dra. F., é solicitada, pelos advogados de um casal, a apresentar parecer que justifique a "devolução" de uma menina de 12 anos, recentemente adotada por este. A questão alegada pelo casal adotante consiste em que, entre a guarda provisória e a sentença da adoção, transcorrera pouco tempo (menos de seis meses), insuficiente para permitir a verificação da real capacidade da família em atender às necessidades da filha adotada, o que vem causando situações graves e de risco para a outra filha do casal. A avaliadora precisa elaborar parecer sobre as dificuldades da família em relação à adoção.

As avaliações realizadas e a análise documental possibilitaram à Dra. F. concluir que os pais adotivos não tinham condições psíquicas para atender adequadamente às necessidades da menina adotada e que havia risco real à integridade física e psíquica da outra filha do casal devido ao quadro psicopatológico preexistente da adotada. Foi recomendada a busca de família ou um ambiente socioafetivo mais apropriado e a garantia de manutenção de acompanhamento médico, psiquiátrico e psicológico da adotada. Foi aberto processo de destituição do poder familiar dos pais adotivos e buscou-se colocação em família com perfil mais adequado ao caso.

SITUAÇÕES SOCIAIS RELEVANTES

Atualmente, existem demandas por parte de juízes de Varas de Família e da Infância e Adolescência relativas a situações específicas, tais como a disputa pela guarda dos filhos no caso de: um dos genitores ser homoafetivo, adoção por par homoafetivo, investigação de paternidade, tecnologia reprodutiva, entre outras possibilidades.

PAIS HOMOAFETIVOS

Os efeitos da decisão do Supremo Tribunal Federal, em maio de 2011, estendendo aos relacionamentos homoafetivos a condição de entidade familiar, geraram novas demandas na atuação do profissional da saúde mental forense. Para Herman,[17] a realização de perícia adequada na disputa pela guarda dos filhos nos casos em que um dos genitores, ou ambos, são homossexuais exige revisão da literatura corrente, com o objetivo de embasar melhor as decisões judiciais sobre a custódia da criança. Ainda, segundo o autor, os estudos comparativos sobre a paternagem homoafetiva parecem sugerir que não há diferenças significativas quanto ao desenvolvimento psicológico e à identidade de gênero dos filhos.

Em outro estudo, focado em crianças concebidas por meio de inseminação artificial, também não se registrou diferença de ajustamento em razão da orientação sexual dos pais. A metanálise dos achados de pesquisas falhou até mesmo em identificar diferenças expressivas entre filhos de pais heteroafetivos e filhos de pais com orientação homoafetiva em relação aos estilos de paternagem, educação, ajustamento emocional e orientação sexual. Filhos de pais ou mães homossexuais, entretanto, podem apresentar desconforto em algum momento de seu desenvolvimento, principalmente nos primeiros anos escolares, dependendo da aceitação de seu grupo social.

INVESTIGAÇÃO DE PATERNIDADE E TECNOLOGIA REPRODUTIVA

A investigação de paternidade possibilitada pela cifra genética do DNA promoveu avanços científicos extraordinários na investigação de paternidade. Entretanto, esses avanços, como os também alcançados pela tecnologia reprodutiva, ainda não foram acompanhados do respaldo jurídico necessário. Por essa razão, os profissionais da saúde mental forense têm um grande desafio pela frente, seja no assessoramento aos legisladores que estudam a matéria, seja na elaboração de laudos periciais.

Segundo Cahali:[28]

> Nos dias de hoje manifesta-se uma preocupação ostensiva e decisiva com a verdade da paternidade, procurando afirmar a filiação para seu reconhecimento conforme a verdade real, biológica, com vista a mais eficiente proteção da pessoa do filho.

A jurisprudência, contudo, não acompanhou essa diretriz, pois, em acórdão do Supremo Tribunal Federal (STF), encontra-se o seguinte relato (STF-HC 71.73-4, RGS):[47]

> Investigação de Paternidade – Exame de DNA – Condução do Réu "Debaixo de Vara". Discrepa, a mais não poder, das garantias constitucionais implícitas e explícitas – preservação da dignidade humana, da intimidade, da intangibilidade do corpo humano, do império da lei e da inexecução específica da obrigação de fazer – provimento judicial que, em ação civil de investigação de paternidade, implique determinação no sentido de o réu ser conduzido ao laboratório, "debaixo de vara", para coleta do material indispensável à feitura do exame DNA. A recusa resolve-se no plano jurídico-instrumental, consideradas a dogmática, a doutrina e a jurisprudência, no que voltadas ao deslinde das questões ligadas à prova dos fatos.

Sobre a questão, outros membros do STF (votos vencidos) assim se manifestaram:[47]

> [...] havendo dois interesses subjetivos em conflito, quais sejam o da criança à sua real identidade e a do suposto pai à incolumidade física, deveria prevalecer o interesse superior da criança.

Como se pode verificar, mesmo diante do direito à identidade e de acordo com o melhor interesse da criança e do adolescente, no caso do exame do DNA, esbarra-se muitas vezes na recusa do provável genitor ou genitora de realizar o referido exame, alegando o direito constitucional à integridade física.

No entanto, os supostos filhos ou filhas também podem se recusar a fazer exame de DNA (p. ex., em casos de suspeita de troca de bebês na maternidade ou de sequestro ocorrido logo após o nascimento), se preferirem não confrontar verdades conhecidas. O papel do psiquiatra forense nessas, e em situações afins, deve ser o de buscar compreender a vontade dos filhos e o impacto que o resultado do exame de paternidade e do conhecimento da origem biológica poderia causar no psiquismo e na estruturação familiar e social do filho. Dessa forma, o papel do perito não é julgar, mas contribuir para que as decisões judiciais possam caminhar na melhor direção para o desenvolvimento da personalidade da criança e do adolescente.

AVALIAÇÕES RELACIONADAS AO PODER FAMILIAR

A Lei n° 12.010/2009,[11] no § 1° do Artigo 161, determina a realização de estudo social ou perícia por equipe interprofissional ou multidisciplinar que comprove a presença de uma das causas de suspensão ou destituição do poder familiar. As avaliações relacionadas ao poder familiar abarcam a aferição da capacidade parental, bem como a avaliação do funcionamento familiar, temas que, pela extensão, não serão esgotados nesta obra. A perícia demanda a aferição das dinâmicas familiares nos períodos pré, peri e pós-separação conjugal. Sugere-se, durante as avaliações, manter presente a atenção a sinais tácitos de desconforto, inconformidade, estresse ou necessidade de aprovação por parte dos examinandos. Convém aos profissionais envolvidos adaptarem-se ao estilo de comunicação das crianças, aceitando desenhos, brincadeiras, encenações ou verbalizações como mensagens válidas, porém não absolutas. A reflexão a sinais de credibilidade ou sugestionabilidade dos relatos dos periciandos é aspecto basilar. É proveitoso iniciar com indagações abertas e neutras e, caso necessário, confirmar afirmativas usando as mesmas expressões utilizadas pelos avaliandos. Em caso de expressões ambíguas, aventa-se solicitar explicação ou exemplificação. Sugere-se iniciar a abordagem mapeando pontos incontroversos para, então, cotejar informações incongruentes. Aquilata-se a capacidade das famílias de propiciar proteção, estimular o crescimento, prover esteio, promover comunicação adequada e circular, delinear regras claras e flexíveis, estabelecer atribuições compatíveis com a faixa etária dos filhos, delimitar hierarquia e encorajar abertura aos sistemas da comunidade e do governo. Avalia-se a presença de violência física, sexual ou emocional. Averigua-se a presença de condições ambientais e transtornos mentais e de comportamento que têm o condão de repercutir sobre as capacidades de exercer adequadamente o poder familiar. A partir de então, indica-se a solução pericial mais apropriada para o caso vertente.

O conceito "do melhor interesse da criança" exige cuidado em sua especificação, especialmente pelo respeito à diversidade inerente à condição humana. Certamente é essencial evitar o litígio, mas, quando instalado, que seja uma oportunidade para avaliação do melhor arranjo para a criança. Além disso, uma série de situações não chega a configurar motivo para destituição de poder familiar, todavia configura óbice ao desenvolvimento da personalidade das crianças.

Ofensa sexual

Avaliações de ofensa sexual podem ser alvo de perícias solicitadas tanto nas Varas de Família quanto nas Varas da Infância e Juventude, em diferentes tipos de processos.

Segundo Miller,[48] "[...] o incesto é uma história de poder mal utilizado, exploração e traição da inocência". A seguir, serão examinados alguns aspectos relacionados à ofensa sexual do ponto de vista da psicologia, da medicina e da psiquiatria forense, essencialmente em suas características periciais, englobando avaliação do diagnóstico, da abordagem terapêutica e análise dos relatos infantis.

O tema ofensa sexual será aprofundado no Capítulo 17 (Violência Infantil), portanto aqui nos deteremos especificamente na seara da avaliação pericial, de acordo com Werner e Werner.[49]

Pode-se identificar a ofensa sexual mediante o relato da vítima ou de um dos responsáveis, pela constatação da existência de lesões genitais ou anais, após o diagnóstico de doenças sexualmente transmissíveis (DSTs) ou por gravidez.

Alguns procedimentos são necessários diante da suspeita de ofensa sexual, tais como anamnese, exame físico, exames complementares e identificação de indícios comportamentais e somáticos.[50]

ANAMNESE

Devido às diversas razões já explicitadas, é comum haver a ocultação, por parte da criança ou de seu responsável, da ofensa sexual. Entretanto, é muito importante salientar que as crianças raras vezes inventam histórias, bem como não discorrem sobre fatos aos quais já não tenham sido expostas. Podem até fantasiar, mas sempre partindo de dados que já têm. É consenso entre os pesquisadores que a criança dificilmente elabora uma falsa história de abuso sexual. Assim, todo relato espontâneo da criança merece, *a priori*, credibilidade. É possível, contudo, haver falsas denúncias de ofensa sexual, em especial quando o relato é feito por um adulto diretamente empenhado em incriminar outro, como no caso de cônjuges em separação litigiosa, ou mesmo por outros parentes, como no caso de avó paterna que, interessada em retirar da mãe a guarda da neta, teceu contra a nora uma história, repetida pela menina quando solicitada pela avó.

A abordagem da vítima deve, portanto, ser realizada por profissionais treinados, para não causar mais sofrimento à criança. A entrevista não deve ser feita caso a criança seja muito nova, não queira falar ou já tenha sido entrevistada muitas vezes. Nesse caso, o profissional buscará informações por meio da família ou de outro profissional que tenha tido contato com a vítima. Na entrevista, o profissional deve evitar fazer à criança perguntas diretas sobre a ofensa, bem como não deve deduzir ou induzir, em hipótese alguma, qualquer resposta. É lícito fazer uso de desenhos livres, bonecos anatomicamente corretos, bonecos da "família colcheteada" (bonecos que têm colchetes nas partes genitais, nas mãos, nos pés e na boca, para serem fixados uns nos outros, pela criança) ou testes psicológicos. É importante salientar que qualquer menção da criança a órgãos sexuais pode sugerir a hipótese de ofensa sexual, porém não pode ser considerada nem interpretada como prova. O próprio uso de bonecos anatomicamente corretos ou bonecos da "família colcheteada" é objeto de controvérsia na literatura que versa sobre avaliação de alegações de ofensa sexual.

EXAME FÍSICO

O exame físico deverá ser realizado sempre na presença de um responsável pela criança. A suspeita de ofensa só pode ser levada em consideração depois de descartadas todas as outras possibilidades de quadros clínicos que possam provocar os mesmos sintomas. O exame físico tem como objetivo detectar alterações genitais (exame ginecológico) e também as não genitais (exame físico). Procurar em todo o corpo – e em especial na boca, nas mamas, nos genitais, na região perineal, nas nádegas e no ânus – sinais de eritema, hiperemia, edema, hematoma, escoriações, lacerações, fissuras, rupturas, sangramentos, corrimentos, presença de sêmen, vaginite, uretrite, evidências de DST e de gravidez. Atentar para o fato de que, em casos de ofensa crônica, quase não se encontram lacerações e hematomas; os sinais são muito sutis. É importante conhecer alguns detalhes: raramente se encontram evidências de líquido seminal, e o tempo de sobrevida do espermatozoide é menor em meninas pré-púberes, que carecem de muco cervical.

Segundo Marmo:[51]

> [...] na penetração anal frequentemente há hiperpigmentação, espessamento da pele perineal, perda das dobras normais do ânus e diminuição do tônus muscular ao exame digital (toque retal).

É importante que o profissional explique os procedimentos que vai adotar, a fim de que o exame não se torne mais uma agressão sexual e uma revitimização.

EXAMES COMPLEMENTARES

Quando a ofensa tiver ocorrido em até 72 horas, será possível coletar sangue, células epiteliais e sêmen, para posterior pesquisa que possa comprovar a ofensa sexual (vulvoscopia e colposcopia). Quanto a materiais para cultura e para pesquisas sorológicas de DST, deve-se levar em consideração que poderá ter havido contato oral, genital e retal.

INDÍCIOS COMPORTAMENTAIS E SOMÁTICOS

A família e os profissionais que lidam com crianças precisam ficar atentos a determinados indícios de ofensa sexual, tendo em vista que os sinais físicos em geral não estão presentes ou só podem ser detectados por exames médicos. Entre os indícios de ofensa sexual, encontram-se: mudanças súbitas de comportamento; fobias; rituais compulsivos; labilidade emocional; comportamentos autodestrutivos ou suicidas; atitude de imitação e/ou de muito interesse em atividades sexualizadas, incompatíveis com a idade e o grupo sociocultural; postura de evitar tudo o que esteja relacionado à sexualidade; brincadeiras sexuais agressivas; ansiedade; pesadelos, terror noturno e dificuldades para dormir; distúrbios da alimentação; tristeza, depressão e isolamento dos amigos e da família; aversão a adultos ou desconfiança deles; problemas escolares; dificuldades de aprendizado;

presença de sinais de abuso em desenhos, jogos e brincadeiras; vergonha e retraimento excessivos; alegação de abuso; ideias e tentativas de suicídio; agressividade incomum; manutenção de segredos; sensação manifesta de que tem o corpo sujo ou danificado; queixas e dores psicossomáticas; medo de ter os órgãos sexuais atingidos por algo ruim; atitudes regressivas; fugas de casa. Especificamente em adolescentes, podem ocorrer, além desses sintomas, troca frequente de parceiros, uso de drogas, tentativa de suicídio, sintomas compulsivos e dissociativos e delinquência juvenil.

ABORDAGEM TERAPÊUTICA E CONSEQUÊNCIAS DA OFENSA SEXUAL

Não resta dúvida de que, entre os ofensores, são os incestuosos os que mais merecem atenção, uma vez que o incesto constitui o primeiro tabu da civilização[52] e, segundo Rush, "[...] o segredo mais bem guardado na história da humanidade".[48] Para Lévi-Strauss, "[...] a proibição do incesto é a própria cultura".[53] No incesto, fica exposto, de forma contundente, o fracasso do casal parental em sua tarefa de assegurar bem-estar aos filhos, visto que o pai impinge dor à filha, e a mãe não consegue evitar tal fato. Também se abre uma ferida no seio da família, ao apresentá-la como disfuncional, desestruturada e com a hierarquia invertida, pois é a filha que passa a ocupar o lugar da mãe nas atividades sexuais com o pai. O incesto vem mostrar relações mal elaboradas no triângulo primordial da família, em que ficam explícitas dificuldades relacionais e sexuais entre o pai e a mãe, relação de disputa por lugar de "companheira" sexual entre mãe e filha e relação invertida entre pai e filha, que troca de lugar do eixo de consanguinidade para o eixo das alianças. Para mais detalhes sobre esses focos sistêmicos de intervenção, sugere-se a leitura de um estudo de um dos autores (MCMW) sobre terapia familiar na ofensa sexual.[32,54]

Furniss[55] distingue três formas básicas de intervenções profissionais:

> intervenção punitiva primária (IPP): tem como alvo a pessoa que ofende
> intervenção primária protetora da criança (IPC): objetiva a proteção da criança
> intervenção terapêutica primária (ITP): objetiva modificar relacionamentos familiares

Ainda segundo o autor:[55]

> Cada tipo lida de modo diferente com os aspectos legais e relacionais de responsabilidade, participação e culpa [...], tem objetivos diferentes e envolve os membros da família de maneiras muito diferentes [...] e também influencia diferentemente a maneira como cada um na família interpreta o significado do abuso.

A ofensa sexual representa desrespeito às peculiaridades do desenvolvimento infantil e impõe um tipo de prática precoce que pode gerar na criança sentimentos e pensamentos angustiantes, assim como interferir na própria estruturação de sua personalidade e particularmente na forma de viver e de expressar, no presente e no futuro, sua sexualidade. A família e todos os que convivem com a criança devem ser informados pelos serviços de saúde e de educação sobre a ofensa sexual, assim como sobre a obrigação legal em denunciar tais fatos. É importante esclarecer que a criança, quando muito pequena (2 a 3 anos), apesar de não ter consciência da inadequação da atividade sexual a que está sendo submetida, pode apresentar problemas decorrentes desse tipo de estimulação, para a qual não tem estrutura psíquica e física que lhe permita suportar a ofensa, além de estar exposta, em muitos casos, a contaminação por DST (caso de criança de 3 anos com sífilis na boca transmitida pelo próprio avô). A criança maior pode se sentir dividida entre o reconhecimento da perversidade das relações que lhe são impostas (com ou sem prazer, por parte dela) e o afeto e a lealdade que sente pelo ofensor. As consequências tardias da ofensa sexual vão depender da idade da criança, do tipo e da frequência da agressão, das características da família e da qualidade do apoio e da aceitação que vier a receber de outros adultos. De maneira geral, entretanto, a criança submetida a ofensa sexual prolongada tem perda significativa da autoestima e pode ficar muito retraída, perder a confiança nos adultos e até pensar em suicídio. Pode apresentar transtornos mentais, da personalidade, distúrbios psicológicos e psicossomáticos, abuso de drogas, sintomas compulsivos e dissociativos, além de condutas automutiladoras e autoaniquiladoras. Quanto à sexualidade, certas crianças podem estabelecer um padrão de relações interpessoais com base na sexualidade, bem como, no futuro, tornarem-se mais propensas a prostituição, prática de ofensa sexual, homossexualidade, disfunções sexuais (anorgasmia, desprazer ou aversão sexual, redução do desejo sexual, vaginismo, dispareunia, disfunção erétil), pedofilia e troca frequente de parceiros.

A MEMÓRIA DA CRIANÇA

Para Vygotsky,[56] a memória, em fases bem iniciais da vida, é uma das funções psicológicas centrais. Para crianças muito pequenas, pensar significa lembrar. Aplicando-se ao caso da avaliação pericial da ofensa, é preciso considerar dois aspectos em relação à memória:

> a criança expressa um resumo muito claro das impressões das situações vividas
> o conteúdo de seu ato de pensar é determinado mais pelas lembranças concretas do que pela estrutura lógica do conceito em si

Assim, a maioria dos relatos espontâneos de crianças sobre ofensa sexual pode ser considerada verdadeira. No caso de uma menina de 3 anos, por exemplo, observou-se principalmente o relato das sensações vividas durante a ofensa, tais como a dor que sentia quando o pai manipulava sua "xoxotinha" e o "xixi" fedorento que ele amparava com a mão, pois, segundo a menina, "não dava tempo de ele ir ao banheiro" (imagem alusiva à ejaculação).

Na avaliação da criança, entretanto, não se pode descuidar do fator sugestão. Estudos mostram que a criança pode ser confundida por adultos e acabar acreditando que viveu situações que não foram reais. Nesse sentido, a forma de intervenção dos próprios avaliadores, médicos, assistentes sociais, psicólogos e policiais pode influenciar a resposta da criança. É por esse motivo que o perito deve evitar perguntas que possam induzir a criança a confirmar ou negar a ofensa sexual. Para não haver dúvida sobre as condições de obtenção das informações, ele deve descrever detalhadamente todo o processo dialógico com a criança ou da criança com outros interlocutores. Para tanto, é importante gravar em áudio e vídeo as sessões, transcrevendo os episódios interativos para depois analisá-los com cuidado (análise microgenética).

No exemplo a seguir, retirado de Bruck e Ceci,[57] observa-se como a descrição da interlocução do examinador com a criança (de duas formas diferentes) pode esclarecer melhor a importância desse ponto.

Entrevista A
Adulto: O que aconteceu hoje na escola?
Criança: O homem com um bigode me tocou.

Entrevista B
Adulto: O que aconteceu hoje na escola?
Criança: Nada.
Adulto: Conte-me.
Criança: Nada aconteceu.
Adulto: Você não viu o homem?

Criança: Não.
Adulto: Você não viu o homem com o bigode?
Criança: Sim.
Adulto: Ele tocou você?
Criança: O quê?
Adulto: Ele tocou você?
Criança: O quê?
Adulto: Ele tocou você, não foi?
Criança: Sim, o homem de bigode me tocou.

TESTES PSICOLÓGICOS E SUAS LIMITAÇÕES

A ofensa sexual é perpetrada, na maioria das vezes, no meio intrafamiliar, de forma contínua e geralmente sem ferimentos corporais. Por esses motivos, muitas vezes não é possível encontrar indícios físicos que a corroborem. Dessa forma, os instrumentos de avaliação se tornam preciosas ferramentas tanto para o psiquiatra e o psicólogo clínico como para análise do perito em psiquiatria e psicologia forense. Entre esses instrumentos, destacam-se os testes psicológicos, os desenhos livres e os bonecos anatômicos.[58] Tais instrumentos, corriqueiros no dia a dia do psicólogo clínico que trabalha com crianças, são utilizados de forma diversa quando no papel de perito, pois seu objetivo, nesse caso, é o da avaliação forense, não o da intervenção clínica terapêutica. As questões forenses sobre crianças e adolescentes deixam os peritos em uma posição de enorme responsabilidade, pois seus pareceres irão influenciar diretamente decisões nos tribunais acerca da vida de uma criança. Assim, dependendo de um parecer psicológico, um juiz pode delegar a guarda para este ou aquele genitor; pode compreender quão injuriada pode estar uma criança, vítima de incesto; pode precisar a necessidade de encaminhar a criança para um abrigo, suspender a visitação do genitor ofensor e, até mesmo, decretar a destituição do poder familiar.

Os testes psicológicos nunca devem ser utilizados de forma isolada. Eles são úteis e às vezes essenciais para o diagnóstico e a avaliação global da situação-problema, pois fornecem informações que, somadas à anamnese, aos exames físicos e complementares e às sessões de avaliação, permitem tanto aos clínicos como aos peritos chegar a conclusões que embasem seu parecer técnico. Os testes psicológicos permitem observar os sujeitos sob condições controladas, minimizando a influência do examinador, uma vez que as mesmas instruções ou questões são propostas aos sujeitos, que a elas se submetem para responder. O clínico e o perito, no entanto, precisam ficar atentos às variáveis culturais, sociais, intelectuais e desenvolvimentais. Para tal, faz-se necessário um bom conhecimento de psicologia do desenvolvimento, teorias da personalidade, psicopatologia e teorias sistêmicas sobre funcionamento de casal e de família. Além disso, necessitam de treinamento específico sobre a construção, aplicação, validação, correção e interpretação adequada dos testes, além de terem larga experiência em sua aplicação. Não se recomenda a utilização de computador para interpretação dos testes, nem análise padronizada. A interpretação das respostas dos testes é uma arte que requer prática, bom senso, sabedoria e humildade.

Apesar de o trabalho do perito ser basicamente voltado para a questão central – saber se houve, ou não, ofensa sexual –, é importante que ele tenha clareza de que não há técnica capaz de garantir ou negar tal fato, uma vez que os testes psicológicos não diagnosticam ofensa sexual na criança, nem distinguem alegações verdadeiras de falsas. Portanto, não se devem fazer conclusões a respeito de ofensa sexual unicamente a partir dos testes, mas o testar pode ser útil como parte do processo de avaliação.

Há três grandes situações nas quais os testes podem ser particularmente úteis. A primeira, quando permitem ao perito assegurar que o relato da criança é confiável;

a segunda, quando possibilitam evidenciar os efeitos da suposta ofensa sexual na vida emocional, sexual e social da criança e do adolescente; e a terceira, quando podem ser utilizados nos adultos envolvidos na questão, para análise da personalidade do provável perpetrador ou, ainda, das características emocionais das demais figuras afetivas importantes na vida da criança.

Primeiro uso dos testes psicológicos: atestar a confiabilidade do relato da criança ▶ Pode ser apoiado no uso dos testes de inteligência, que fornecem informações sobre capacidades mentais da criança, tais como habilidade em relembrar fatos, compreendê-los e corretamente relatá-los, além do conhecimento acerca de seu funcionamento intelectual, de sua capacidade cognitiva e de seu grau de desenvolvimento. Os testes de inteligência mais empregados em crianças são:

- The Wechsler Intelligence Scale for Children, 3rd edition (WISC-III)
- The Wechsler Preschool and Primary Scale of Intelligence, Revised (WPPSI-R)
- The Kaufman Batteries

Segundo uso dos testes psicológicos: avaliar danos psicológicos na criança ▶ Pode ser apoiado no conteúdo das respostas apresentadas nos testes projetivos, assim chamados porque evocam o mecanismo da projeção, por meio do qual o sujeito revela, em parte, seu modo de perceber e reagir a determinadas situações. As respostas com conteúdo de injúrias, medo, terror, ansiedade, angústia, entre outras sensações, a quantidade de respostas, de histórias ou de detalhes acima do esperado (verborragia, detalhamento exagerado) ou uma situação inversa, com poucas respostas, sem afeto e sem emoção, podem indicar tanto reatividade ou exacerbação dos fatos quanto embotamento emocional ou negação dos fatos. Essas situações ilustram um estado de mal-adaptação, o que pode ser compatível com ofensa sexual e violência física ou emocional, que podem ter precedido tais respostas. Assim, a quantidade e a qualidade das respostas podem sugerir ao examinador que algo pernicioso de fato ocorreu e está se evidenciando e influenciando as respostas nos testes, assim como o comportamento atual da criança. São utilizados os seguintes testes projetivos:

- Testes de interpretações de borrões, figuras ou desenhos de Rorschach, que é o teste projetivo por excelência, uma vez que se apresenta como o modelo mais claro e coerente entre todos os incluídos nessa categoria.
- Testes de apercepção temática: Thematic Apperception Test (TAT) para adolescentes; Children's Apperception Test (CAT); e Roberts Apperception Test for Children (RAT-C), os últimos para crianças. Esses testes projetivos são baseados na noção de apercepção, descrita como "a integração de uma percepção com a experiência passada e com o estado psicológico atual do sujeito".
- Testes gráficos: Test du Dessin de Famille; The Kinetic Family Drawing; e Draw-a-Person Test (DAP). As técnicas gráficas abrangem procedimentos que envolvem execução de desenhos ou pinturas. Entre os quatro grupos que compõem as técnicas gráficas, o das "realizações sobre um tema proposto", por implicar maior criação e elaboração pessoal, é o mais indicado nesses casos. Os testes citados pertencem a esse grupo.

Terceiro uso dos testes psicológicos: análise da personalidade dos adultos envolvidos no suposto abuso sexual ▶ Pode ser apoiado no uso de técnicas projetivas, nos inventários de traços e de ajustamento de personalidade, que são questionários que "perguntam por reações individuais em relação a desejos, interesses, gostos, crenças e atitudes",[59] e nos testes de inteligência. Vale ressaltar que os dados obtidos desses testes não são capazes de identificar se um sujeito é culpado ou inocente do delito no qual está envolvido, bem como se seus relatos podem ser ou não considerados verdadeiros e confiáveis. Os testes somente trazem dados que iluminam a discussão sobre esses tópicos. Os mais empregados para adultos são:

> Testes de inteligência: Wechsler Adult Intelligence Scale, 3rd edition (WAIS-III) e Stanford-Binet Intelligence Scale ou Terman-Merrill Scale.
> Inventários de personalidade: Minnesota Multiphasic Personality Inventory-2 (MMPI-2) e The Millon Clinical Multiaxial Inventory, 3rd edition.
> Testes projetivos: Rorschach; Thematic Apperception Test (TAT) e Draw-a-Person Test (DAP).
> Inventários de habilidades e atitudes parentais: The Parent-Child Relationship Inventory e The Child Abuse Potential Inventory.

A lista com os testes psicológicos permitidos pelo Conselho Federal de Psicologia (CFP) varia de tempos em tempos. É prudente orientar os psicólogos a verificar, periodicamente, em seu órgão de classe, quais os testes liberados e quais ainda estão proibidos de serem utilizados, a fim de não sofrerem sanções nessa tarefa já tão desgastante. Muitos testes de grande valia e utilidade, como o CAT, largamente utilizados no mundo inteiro por trazerem excelentes subsídios, tanto no trabalho clínico como no de perícia, estão bloqueados no Brasil, não por qualidade duvidosa, visto serem reconhecidos seus méritos projetivos, mas por falta de estudos de validação em território brasileiro. Neste momento, ainda está proibido seu uso, apesar de ter sido muito utilizado nas faculdades de Psicologia do Brasil durante longos anos.

EXEMPLO DE CASO DE OFENSA SEXUAL INCESTUOSA, COM CRIANÇA DE 3 ANOS DE IDADE

Caso 5 > Maria tem 3 anos e frequenta o jardim de infância. Os pais estão separados consensualmente há um ano. A mãe detém a guarda. Ficou acordado com o pai visitação quinzenal nos fins de semana, com pernoite.

No dia da última visita do genitor, a menina acordou com febre, sem causa física aparente. Ao voltar para casa, após o fim de semana com o pai, sonolenta, mas resistindo ao sono, a menina disse à mãe: "Papai fez maldade". Começou a chorar baixinho e, como se estivesse sentindo dor, colocou a mão sobre a vulva. Depois de duas horas de choro, ocorreu o seguinte diálogo: "Filha, você está com dor na xoxotinha?". A menina respondeu: "Não". "Então tira a mãozinha daí", pediu a mãe. A menina não atendeu, e a mãe perguntou: "Alguém mexeu na xoxotinha?". Ela respondeu: "O papai". "Filha, na hora do banho, para lavar?", contestou a mãe. A menina, então, afirmou: "Não, quando eu durmo". A mãe insistiu: "Mas é para limpar?". "Não, ele mexe e dói muito", continuou afirmando a menina. "Filha, deve ser brincadeira", diz a mãe. "Não, mãe; dói muito", fala a menina. Encerra-se o diálogo.

No dia seguinte, a mãe levou a filha à ginecologista, que não constatou defloração, mas não excluiu a possibilidade de manuseio dos órgãos genitais, observando sinais de vulvovaginite. No mesmo dia, ao ver televisão com a mãe, a menina tomou iniciativa de beijá-la na boca, sendo, então, estabelecido o seguinte diálogo entre mãe e filha: "Mamãe não gosta dessa brincadeira. Beijo de mamãe é na bochecha". A menina retrucou: "Papai me beija na boca". A mãe falou: "Ele faz isso brincando, mas ele vai parar. Como é essa história de mexer na xoxotinha?"". A mãe aproveitou a oportunidade para perguntar sobre os fatos relatados no dia anterior. A menina respondeu: "Papai mexe na minha xoxotinha". Maria, que estava deitada no sofá, abriu as pernas e continuou: "Ele faz assim com a mão [imitou a mão em forma de concha, com movimentos rápidos] e com esse dedinho [dedo mínimo]". A mãe questionou: "Mas quando ele mexe? Quando está no banho?". "Não, mamãe. É sempre quando eu estou dormindo. Aí eu acordo e demora muito, muito. Teve uma vez que ele mordeu o meu bumbum". "Você quer que eu fale com ele para ele parar?", perguntou a mãe. "Eu quero, mamãe. Dói muito, dói muito. O papai é horroroso." A mãe a tranquilizou, dizendo: "Mamãe vai falar com ele para parar. E você vai querer ver ele novamente?". A menina respondeu: "Vou, ele não vai fazer mais não, você fala com ele, tá?". Ao ser perguntada, pela mãe, sobre o que o pai fazia com a outra mão, aquela que não estava tocando na "xoxotinha", a menina respondeu que ele segurava o xixi, pois não dava tempo de ele chegar ao banheiro (fazendo o gesto de aparar, com a mão em concha, descrição que corresponde a uma possível ejaculação do pai).

A mãe denunciou esses fatos às autoridades competentes e propôs medida cautelar, com pedido de suspensão do direito de visitação do pai. A genitora, por meio de seus advogados, solicitou parecer psiquiátrico, visando subsidiar o pedido de suspensão de visitação e processo criminal de atentado violento ao pudor (figura jurídica à época), que tem como réu o genitor da menina.

Para a elaboração do parecer, foram realizadas quatro sessões de avaliação com a examinanda, duas com a genitora e uma sessão conjunta da criança com a genitora, com duração de uma hora cada, perfazendo sete horas de avaliação. Todas as entrevistas foram realizadas em consultório particular. Em razão da idade da examinanda, foram utilizados mobiliário infantil, brinquedos, bonecos anatômicos e espaço físico adequado para a avaliação proposta. O genitor se recusou a comparecer às entrevistas individuais e não foi chamado para avaliação conjunta com a filha, devido ao impedimento legal de contato com a criança.

As fontes de informação utilizadas pelo avaliador foram: as análises documentais (autos do processo, declarações, resultados de exame de corpo de delito); avaliação clínica psiquiátrica do desenvolvimento infantil e das funções psíquicas superiores; avaliação clínica psicológica com o uso de bonecos anatômicos; genograma familiar; resultados dos testes projetivos; sessões conjuntas mãe e filha; e contato telefônico com a psiquiatra-assistente da examinanda.

A avaliação psiquiátrica infantil-forense visa esclarecer, entre outros aspectos, as seguintes questões:

- se o comportamento da examinanda está compatível com a idade
- se está sofrendo algum tipo de trauma de natureza psicológica e, em caso afirmativo, se há correlação com os fatos
- como se encontra a filha em relação aos pais
- se a examinanda manifestou algum desejo de rever o pai ou de ficar na companhia dele, ainda que esporadicamente
- qual foi a reação da criança quando abordada sobre os comportamentos do pai nos períodos em que esteve em sua companhia, sobretudo o narrado nos laudos em relação a ele
- que conclusão efetiva se extrai da questão, cerne de controvérsia nos autos

Na anamnese, além das informações sobre os acontecimentos geradores do conflito atual, foram levantadas informações quanto aos antecedentes familiares e dados do genograma, bem como os antecedentes pessoais e psicossociais dos genitores.

No exame psíquico e do desenvolvimento das funções psíquicas superiores, foi utilizado o recurso da análise microgenético-indiciária das funções psíquicas superiores. Os resultados obtidos indicam que a menina apresentava desenvolvimento adequado: nomeou as cores; desenhou figura humana reconhecível; focalizou a atenção na atividade e no interlocutor; definiu sua vontade e fez referências que demonstraram sua percepção metacognitiva (sabia que a mãe conhecia o nome do examinador); utilizou-se adequadamente de signos linguísticos para articular e organizar o pensamento e a expressão verbal; orientou-se todo o tempo pelo interlocutor ao responder às perguntas formuladas.

Nas entrevistas, a examinanda relatou de forma espontânea, em todos os encontros mantidos com a psicóloga, situações em que houve contato físico com o pai. É importante relatar que não houve indução verbal, por parte da profissional, para que a examinanda falasse do ocorrido. Nos três encontros, o relato espontâneo da criança aconteceu em meio às brincadeiras ou aos testes, sendo que, em duas situações, usou também linguagem corporal: uma vez, sentada no tapete da sala de atendimento, falando e abrindo as pernas, gesticulando com as mãos, e outra, deitada no sofá da mesma sala, brincando com os bonecos anatômicos, parou e falou da situação vivenciada e, abrindo as pernas, reproduziu corporalmente a situação relatada.

No teste de Rorschach, as respostas da examinanda mostraram-se adequadas a sua idade cronológica e ao desenvolvimento psicossocial. Na avaliação cognitiva, apresentou respostas acima da média, bem elaboradas, com palavras bem articuladas, também acima da média. Na área emocional, as respostas foram extremamente compatíveis com as vivências de infância. Maria, porém, apresentou alguns impasses emocionais, externados por meio de respostas de choque, de confabulação, de comentários extras. Visto que, à época dessa perícia, o CFP ainda não havia iniciado a revisão dos testes psicológicos, nem apresentado qualquer lista com os testes permitidos e os proibidos, foi utilizado o CAT. Nesse teste, a menina deu respostas adequadas à prancha 1 (da relação com a figura materna) e à prancha 2 (da relação com o triângulo primário, formado por pai, mãe e filho). Quando a psicóloga apresentou a prancha 3 (da relação com a figura paterna), a examinanda não conseguiu dar resposta alguma, desviou o olhar, desconversou, disse que não queria mais essa "brincadeira de contar histórias" e dirigiu-se para o local da sala onde estavam os bonecos anatômicos e a família colcheteada.

Na avaliação com os bonecos anatômicos, apareceram indícios das brincadeiras eróticas do pai. Em determinado momento, a menina pisou no boneco que representava o pai. No Teste do Desenho da Família, ela afirmou: "Vou fazer uma família de qualquer jeito", e desenhou cinco nódulos (células) separados uns dos outros, com exceção dos dois últimos, circundados por uma única célula, que ela nomeou "minha avó e meu avô". O primeiro núcleo (nomeado "eu") era o único colorido; o segundo, ao lado, era "minha mãe"; e o terceiro/quarto, os avós. Por último, desenhou o pai e rabiscou, com o lápis preto muito forte, sobre o desenho, em uma atitude compatível com sentimentos de raiva, como na brincadeira com o boneco-pai da família colcheteada. O Teste do Desenho da Família retrata claramente a realidade da examinanda no momento. A percepção afetiva de sua relação com o pai é de ambiguidade: por um lado, ele é lembrado com saudade e incluído em sua percepção de família (conotação positiva), por outro, é "pisado" e "rabiscado" com muita raiva e lembrado por "fazer maldade" (conotação negativa).

As considerações sobre as questões psiquiátrico-forenses apresentadas levam à conclusão de que o desenvolvimento das funções psíquicas superiores e os comportamentos sociais da examinanda estão, sem dúvida alguma, de acordo com sua idade cronológica, classe social e nível cultural da família. Em algumas áreas, como cognição e maturidade social, encontra-se acima da média – fato revelado nos diálogos e também nos resultados dos testes projetivos. Assim, pode-se afirmar que seus relatos e alegações de ofensa estão totalmente coerentes com sua capacidade intelectual e comportamento. Considerando: a) a espontaneidade da examinanda ao relatar a situação à mãe, aos parentes e aos profissionais que a atenderam, fornecendo detalhes e reproduzindo gestos específicos compatíveis com masturbação, ejaculação e carícias sexuais; b) as queixas comportamentais e somáticas, como febre sem causa orgânica (antes da visitação), dor na vulva e insônia; c) as modificações no comportamento da examinanda, que passou a se masturbar com frequência, a querer beijar a mãe na boca e a ficar mais ansiosa e dependente da mãe; d) na avaliação psiquiátrica, a preservação da capacidade psíquica, nos padrões de normalidade e adequação à idade; e) nos exames psicológicos, a exposição, pela examinanda, de conflitos emocionais em relação à figura do pai, acompanhados de sentimentos ambivalentes; e f) considerando, em resumo, os resultados das avaliações e os dados obtidos nos documentos analisados, os avaliadores indicaram que se pode inferir a existência de indícios compatíveis com a ocorrência de ofensa sexual incestuosa.

Nesse sentido, recomendou-se que fosse mantida a suspensão da visitação do genitor e que, no futuro, caso venham a ser autorizadas, as visitas do pai sejam regulamentadas como visitação assistida ou tutelada, exigindo-se um mediador profissional ou pessoa de confiança do guardião legal e da criança. O local para a visita do genitor precisa ser seguro – a casa de um parente do guardião ou as "salas de visita" no fórum. Recomendou-se, ainda, acompanhamento psicológico e avaliações periódicas da criança e da situação familiar. Da mesma forma, foi sugerido que o pai fosse avaliado e orientado por profissionais especializados nas questões de sexualidade e na sua relação com a filha, no momento e no futuro.

Conclusão: a função do perito

O papel do profissional da saúde mental forense, na lide com crianças e adolescentes, concretiza-se no relatório escrito (laudo pericial) e, quando solicitado, no testemunho em juízo. O perito designado pela autoridade judicial deve estar sempre buscando o que for melhor para a criança, tendo em mente que seus argumentos, conclusões e recomendações terão muita influência sobre as decisões dos juízes na definição da guarda, nas questões da visitação e na ofensa sexual contra crianças e adolescentes.[60] Além de sua atuação em juízo, o perito pode concorrer para o futuro bem-estar da criança ao cooperar com a família na elaboração do programa a ser cumprido pelos genitores.

A perícia psiquiátrica e psicológica de crianças e adolescentes trabalha em um triângulo inter-relacional cujos vértices são: o juiz, a família e a criança.

- O juiz, que ordena a perícia, preside um processo legal, cuja finalidade é um julgamento, e, para tal, precisa de fatos.
- A família (ou instituição) é o terreno desse processo emocional, objetivando reparação dos fatos, mas trabalha pelo silêncio e pelo esquecimento, a fim de que "tudo volte a ser como antes" (por isso, às vezes, o perito não é bem aceito, por ser percebido como a figura que irá "revirar o baú" das velhas e tristes lembranças).
- A criança, vítima, vive um processo psíquico paradoxal: esquecer (para se proteger e negar o sofrimento) e lem-

brar (para compreender aquilo que está relacionado aos fatos, como o próprio processo judicial).

Não se pode confundir o trabalho de perito com a abordagem terapêutica. Segundo Viaux:[61]

> A perícia não é uma ação de ordem terapêutica: é breve, circunscrita a questões que serão debatidas em processo (credibilidade, consequência da vitimação, prognóstico) e inserida em um momento judiciário. [...] A oportunidade momentânea da perícia não está ligada às pessoas, mas aos autos judiciais.

Assim, a perícia não é um simples exame psicológico ou psiquiátrico clássicos, com objetivos terapêuticos (diagnóstico e tratamento) e pedagógicos (orientação). É necessária uma metodologia específica de abordagem da criança, que leve sempre em consideração dois aspectos: o tempo e a reiteração (repetição) dos fatos, pela criança, e as reticências (omissões) da família ou da instituição que abriga a criança. A credibilidade das afirmações da vítima deve ser referendada tanto em função do contexto como da avaliação psíquica, e não exclusivamente da precisão dos fatos, uma vez que estes já estão contaminados pelo tempo e pela significação da vitimização sofrida pela criança e acolhida (ou não) pela família. Ainda segundo o autor:[61]

> A perícia tem por objetivo descrever (descrever a personalidade de X), fazer uma espécie de balanço (a repercussão que os fatos acarretaram no psiquismo) e ajudar a compreender (mencionar todos os dados úteis à compreensão dos fatos).

Apesar de o perito proceder à investigação em nome da lei, a perícia nunca é neutra – ela cria um diálogo entre a família e a criança sobre o processo judicial e a necessidade de reparação. A perícia reafirma a criança como "sujeito de direito" e, portanto, apta à reparação. Assim como na visão sistêmica, própria da terapia de família, que preconiza que toda traição merece reparação, se considerarmos o incesto uma traição dupla, muitas reparações serão necessárias na família nuclear e ampliada.

Segundo Viaux,[61] "a criança não acusa, ela fala". Entretanto, mesmo sendo a palavra da criança um relato doloroso dos fatos – e não uma acusação –, todos os adultos tendem a reagir. A perícia não pode esquecer a trama que se tece no seio familiar. O silêncio não é sinal de que tudo vai bem com a criança; não é ausência de conflito ou de dor. Uma das tarefas do perito é desvelar o silêncio e compreender as lealdades (da criança para com os adultos e destes entre si), a fim de fornecer ao juiz dados que expliquem atitudes contraditórias dos familiares e até da própria criança.

Por fim, reiteramos que, nos dias atuais, não há como desvincular o Direito de Família do Direito da Criança e do Adolescente, o que aponta para a necessidade de investimento em ações interdisciplinares, lastreada em conhecimento aprofundado dos princípios que regem o desenvolvimento saudável, com vistas à busca do melhor interesse das crianças, estejam no contexto familiar em que estiverem, considerados os diversos paradigmas familiares hoje reconhecidos.

Referências

1. Werner J, Werner MC. Child sexual abuse in clinical and forensic psychiatry: a review of recent literature. Curr Opin Psychiatry. 2008;21(5):499-504.

2. Newton AW, Vandeven AM. Update on child maltreatment. Curr Opin Pediatr. 2007;19(2):223-9.

3. Laraque D, DeMattia A, Low C. Forensic child abuse evaluation: a review. Mt Sinai J Med. 2006;73(8):1138-47.

4. Kraus LJ, Thomas CR, Bukstein OG, Walter HJ, Benson RS, Chrisman A, et al. Practice parameter for child

and adolescent forensic evaluations. J Am Acad Child Adolesc Psychiatry. 2011;50(12):1299-312.

5. Brasil. Presidência da República. Casa Civil. Lei n° 12.842, de 10 de julho de 2013. Dispõe sobre o exercício da Medicina [Internet]. Brasília: Casa Civil; 2013 [capturado em 20 jun. 2015]. Disponível em: http://presrepublica.jusbrasil.com.br/legislacao/1035484/lei-12842-13.

6. França GV. Perícia médico-legal. In: França GV. Medicina legal. 9. ed. Rio de Janeiro: Guanabara Koogan; 2011.

7. Fundo das Nações Unidas para a Infância. Convenção dos direitos da criança: adoptada pela Assembleia Geral nas Nações Unidas em 20 de novembro de 1989 e ratificada por Portugal em 21 de setembro de 1990 [Internet]. Nova Iorque: UNICEF; 1989 [capturado em 20 jun. 2015]. Disponível em: http://www.unicef.pt/docs/pdf_publicacoes/convencao_direitos_crianca2004.pdf.

8. Azambuja MR. O sistema de justiça frente à criança privada do direito à convivência familiar. In: Azambuja MRF, Silveira MV, Bruno DD, organizadores. Infância em família: um compromisso de todos. Porto Alegre: IBDFAM; 2004.

9. Brasil. Presidência da República. Casa Civil. Constituição da República Federativa do Brasil de 1988 [Internet]. Brasília: Casa Civil; 1988 [capturado em 20 jun. 2015]. Disponível em: http://www.planalto.gov.br/ccivil_03/constituicao/constituicao.htm.

10. Brasil. Presidência da República. Casa Civil. Lei n° 8.069, de 13 de julho de 1990. Dispõe sobre o Estatuto da Criança e do Adolescente e dá outras providências [Internet]. Brasília: Casa Civil; 1990[capturado em 20 jun. 2015]. Disponível em: http://www.planalto.gov.br/ccivil_03/leis/l8069.htm.

11. Brasil. Presidência da República. Casa Civil. Lei n° 12.010, de 03 de agosto de 2009. Dispõe sobre adoção; altera as Leis nos 8.069, de 13 de julho de 1990 – Estatuto da Criança e do Adolescente, 8.560, de 29 de dezembro de 1992; revoga dispositivos da Lei no 10.406, de 10 de janeiro de 2002 – Código Civil, e da Consolidação das Leis do Trabalho – CLT, aprovada pelo Decreto-Lei no 5.452, de 1o de maio de 1943; e dá outras providências [Internet]. Brasília: Casa Civil; 2009[capturado em 20 jun. 2015]. Disponível em: http://www.planalto.gov.br/ccivil_03/_ato2007-2010/2009/lei/l12010.htm.

12. Brasil. Presidência da República. Casa Civil. Lei n° 12.318, de 26 de agosto de 2010. Dispõe sobre a alienação parental e altera o art. 236 da Lei no 8.069, de 13 de julho de 1990 [Internet]. Brasília: Casa Civil; 1990[capturado em 20 jun. 2015]. Disponível em: http://www.planalto.gov.br/ccivil_03/_ato2007-2010/2010/lei/l12318.htm.

13. Brasil. Presidência da República. Casa Civil. Lei n° 13.058, de 22 de dezembro de 2014. Altera os arts. 1.583, 1.584, 1.585 e 1.634 da Lei no 10.406, de 10 de janeiro de 2002 (Código Civil), para estabelecer o significado da expressão "guarda compartilhada" e dispor sobre sua aplicação [Internet]. Brasília: Casa Civil; 2014 [capturado em 20 jun. 2015]. Disponível em: http://www.planalto.gov.br/ccivil_03/_ato2011-2014/2014/Lei/L13058.htm.

14. Azambuja MRF, Telles LEB, Day VP. A Alienação parental à luz do Direito da criança. Rev Dir Infânc Juvent. 2013;1:83-100.

15. Conselho Regional de Medicina do Estado de São Paulo. Parecer n° 150.138. Sobre realização de perícia indireta [Internet]. São Paulo: CREMESP; 2012 [capturado em 20 jun. 2015]. Disponível em: http://www.cremesp.org.br/library/modulos/legislacao/pareceres/versao_impressao.php?id=10605&versao=ficha.

16. Conselho Federal de Medicina. Resolução CFM n° 1.931, de 24 de setembro de 2009. Aprova o código de ética médica [Internet]. Brasília: CFM; 2009 [capturado em 20 jun. 2015]. Disponível em: http://www.cremers.org.br/pdf/codigodeetica/codigo_etica.pdf.

17. Benedek EP, Ash P, Scott CL, editors. Principles and practice of child and adolescent forensic mental health. Washington: APP; 2010.

18. Marinho H. Escala de desenvolvimento da criança brasileira. Rio de Janeiro: América; 1978.

19. Marinho H, Werner J. Cartão do desenvolvimento infantil. Niterói: IPHEM; 1986.

20. Ginzburg C. Mitos, emblemas, sinais: morfologia e história. São Paulo: Cia das Letras; 1989.

21. Vygotsky L. Imaginación y el arte na infancia. México: Hispánicas; 1987.

22. Werner J. Transtornos hipercinéticos: contribuições do trabalho de Vygotsky para reavaliar o diagnóstico [tese]. Campinnas: UNICAMP; 1997.

23. Werner J. Mikrogenetishe analyse: vygotsky beitrag zur diagnosefinddung auf dem gebeit der kinderpsychiatrie. Int J Prenatal Perinatal Psychol Med. 1999;11(2):157-71.

24. Werner J. Saúde e educação: desenvolvimento e aprendizagem do aluno. Rio de Janeiro: Gryphus Forense; 2001.

25. Conselho Federal de Medicina. Resolução CFM n° 2.056/2013. Disciplina os departamentos de Fiscalização nos Conselhos Regionais de Medicina, estabelece critérios para a autorização de funcionamento dos serviços médicos de quaisquer naturezas, bem como

estabelece critérios mínimos para seu funcionamento, vedando o funcionamento daqueles que não estejam de acordo com os mesmos. Trata também dos roteiros de anamnese a serem adotados em todo o Brasil, inclusive nos estabelecimentos de ensino médico, bem como os roteiros para perícias médicas e a organização do prontuário de pacientes assistidos em ambientes de trabalho dos médicos [Internet]. Brasília: CFM; 2013 [capturado em 20 jun. 2015]. Disponível em: http://www.portalmedico.org.br/resolucoes/CFM/2013/2056_2013.pdf.

26. Brasil. Presidência da República. Casa Civil. Lei n° 10.406, de 10 de janeiro de 2002. Institui o Código Civil [Internet]. Brasília: Casa Civil; 2002 [capturado em 20 jun. 2015]. Disponível em: http://www.planalto.gov.br/ccivil_03/leis/2002/l10406.htm.

27. Brasil. Presidência da República. Casa Civil. Lei n° 11.698, de 13 de junho de 2008. Altera os arts. 1.583 e 1.584 da Lei n° 10.406, de 10 de janeiro de 2002 – Código Civil, para instituir e disciplinar a guarda compartilhada [Internet]. Brasília: Casa Civil; 2008 [capturado em 20 jun. 2015]. Disponível em: http://www.planalto.gov.br/ccivil_03/_Ato2007-2010/2008/Lei/L11698.htm.

28. Cahali Y. Divórcio e separação. São Paulo: Revista dos Tribunais; 2000.

29. Brasil. Presidência da República. Casa Civil. Lei n° 6.515, de 26 de dezembro de 1977. Regula os casos de dissolução da sociedade conjugal e do casamento, seus efeitos e respectivos processos, e dá outras providências [Internet]. Brasília: Casa Civil; 1977 [capturado em 20 jun. 2015]. Disponível em: http://www.planalto.gov.br/ccivil_03/leis/L6515.htm.

30. Werner MCM. Qualidade do relacionamento parental pós-separação e guarda compartilhada: desafio a ser conquistado [palestra em vídeo]. In: Escola da Magistratura do Estado do Rio de Janeiro. Fórum Permanente da Criança, Adolescente e da Justiça Terapêutica. Rio de Janeiro: EMERJ; 2015.

31. Werner MCM. Família e situações de ofensa sexual. In: Osorio LC, Valle MEP, organizadores. Manual de terapia familiar. Porto Alegre: Artmed; 2009.

32. Werner MCM. Família e direito: reflexões terapêuticas e jurídicas sobre a infância e a adolescência. 2. ed. Rio de Janeiro: Booklink; 2010.

33. Herman S. Child custody evaluations. In: Schetky D, Benedek E, editors. Principles and practice of child and adolescent forensic psychiatry. Washington: APP; 2002.

34. Brasil. Presidência da República. Casa Civil. Lei n° 12.398, de 28 de março de 2011. Acrescenta parágrafo único ao art. 1.589 da Lei no 10.406, de 10 de janeiro de 2002 – Código Civil, e dá nova redação ao inciso VII do art. 888 da Lei no 5.869, de 11 de janeiro de 1973 – Código de Processo Civil, para estender aos avós o direito de visita aos netos [Internet]. Brasília: Casa Civil; 2011 [capturado em 20 jun. 2015]. Disponível em: http://www.planalto.gov.br/ccivil_03/_Ato2011-2014/2011/Lei/L12398.htm.

35. Werner MCM. Os novos modelos de família e as repercussões na infância e juventude. In: Escola da Magistratura do Estado do Rio de Janeiro [palestra em vídeo]. Fórum Permanente da Criança, Adolescente e da Justiça Terapêutica. Rio de Janeiro: EMERJ; 2012.

36. Reich W. El análisis del carácter. Barcelona: Paidós; 1980.

37. Duncan JW. Medical, psychological and legal aspects of the child custody disputes. Mayo Clin Proc. 1978;53(7):463-8.

38. Wallerstein JS, Kelly JB. Surviving the break up: how children and parents cope with divorce. New York: Basic Books; 1980.

39. Telles LEB, Day VP, Barros AJS, Azambuja MRF. O psiquiatra forense frente às demandas dos Tribunais de Família. Rev Fac Med. 2015;63(3):511-6.

40. Gardner RA. Recent trends in divorce and custody litigation. Acad Forum. 1985; 29(2):3-7.

41. Werner MCM. Child sexual abuse: new demands. In: Abstracts of the XXXI International Congress on Law and Mental Health. International Association on Law and Mental Health. New York: New York University Law School; 2009. p. 290.

42. Werner, MCM. A critical view of parental alienation syndrome (PAS). In: Abstracts of the XXXII International Congress on Law and Mental Health. International Association on Law and Mental Health. Berlin: Humboldt University; 2011. p. 40.

43. Trindade J. Síndrome de alienação parental. In: Dias MB, coordenadora. Incesto e alienação parental: realidades que a justiça insiste em não ver. 2. ed. rev. atual. ampl. São Paulo: Revista dos Tribunais; 2010.

44. American Psychiatric Association. Manual diagnóstico e estatístico de transtornos mentais: DSM-5. 5. ed. Porto Alegre: Artmed; 2014.

45. Azambuja MRF, Ferreira MHM, organizadores. Violência sexual contra crianças e adolescentes. Porto Alegre: Artmed; 2011.

46. Pachá AM, Vieira Jr EG, Oliveira Neto F. Novas regras para a adoção: guia comentado. Brasília: AMB; 2009.

47. Moraes M. Recusa à realização do exame de DNA na investigação de paternidade e direitos da personali-

dade. In: Barretto V, organizador. A nova família: problemas e perspectivas. Rio de Janeiro: Renovar; 1997.

48. Miller D. Incesto: o centro da escuridão. In: Imber-Black E, organizador. Os segredos na família e na terapia familiar. Porto Alegre: Artmed; 1994.

49. Werner J, Werner MCM. Perícias em direito de família. In: Taborda JGV, Abdalla-Filho E, Chalub M. Psiquiatria forense. 2. ed. Porto Alegre: Artmed, 2012. p. 256-71.

50. Bernet W. Practice parameters for the forensic evaluation of children and adolescents who may have been physically or sexually abused. J Am Acad Child Adolesc Psychiatry. 1997;36(10 Suppl):37S-56S.

51. Marmo D. Temas de pediatria: a violência doméstica contra a criança. Campinas: UNICAMP; 1999.

52. Tannahill R. Sex in history. London: Scarborough House; 1992.

53. Miermont J. Dicionário de terapias familiares: teorias e práticas. Porto Alegre: Artmed; 1994.

54. Werner MCM. Terapia familiar na ofensa sexual. In: Werner MCM. Família e direito: reflexões terapêuticas e jurídicas sobre a infância e a adolescência. 2. ed. Rio de Janeiro: Booklink; 2010.

55. Furniss T. Abuso sexual da criança: uma abordagem multidisciplinar, manejo, terapia e intervenção legal integrados. Porto Alegre: Artmed; 1993.

56. Vygotsky L. A formação social da mente. São Paulo: Martins Fontes; 1998.

57. Bruck M, Ceci SJ. Reliability and suggestibility of children's statements: from science to practice. In: Schetky D, Benedek E, editors. Principles and practice of child and adolescent forensic psychiatry. Washington: APP; 2002.

58. Clark B, Clark C. Psychological testing in child and adolescent forensic evaluations. In: Schetky D, Benedek E, editors. Principles and practice of child and adolescent forensic psychiatry. Washington: APP; 2002.

59. Van Kolck O. Técnicas de exame psicológico e suas aplicações no Brasil: testes de aptidões. 2. ed. Petrópolis: Vozes; 1981.

60. Sadigursky CA. A vitimização sexual em criança e adolescentes: os profissionais de saúde e os aspectos legais. RBSH. 1999;10(1):38-51.

61. Viaux JL. A perícia psicológica das crianças vítimas de abusos sexuais. In: Gabel M. Crianças vítimas de abuso sexual. São Paulo: Summus; 1997.

LEITURAS SUGERIDAS

Ackerman MJ. Essentials of forensic psychological assessment. New Jersey: John Wiley and Sons; 2010.

Dias MB, Kristensen CH, Bruno DD, da Silva MP, Perez EL, et al. Incesto e alienação parental: realidades que a justiça insiste em não ver. 2. ed rev. atual. ampl. São Paulo: Revista dos Tribunais; 2010.

Leander L, Christianson SA, Svedin CG, Granhag PA. Judges', lay judges', and police officers' beliefs about factors affecting children's testimony about sexual abuse. J Psychol. 2007;141(4):341-57.

London K, Bruck M, Wright DB, Ceci SJ. Review of the contemporary literature on how children report sexual abuse to others: findings, methodological issues, and implications for forensic interviewers. Memory. 2008;16(1):29-47.

Orbach Y, Lamb ME. Young children's references to temporal attributes of allegedly experienced events in the course of forensic interviews. Child Dev. 2007;78(4):1100-20.

CAPÍTULO 15

Responsabilidade Civil do Psiquiatra

José G. V. Taborda, Helena Dias de Castro Bins, Frederico Rebeschini de Almeida

PONTOS-CHAVE

- Observa-se, nas últimas décadas, um aumento expressivo do volume de processos contra médicos. Esse fato provavelmente decorre de mudanças culturais e sociais e da impessoalização da relação médico-paciente.
- Responsabilidade médica é o dever jurídico do médico de responder por atos praticados durante o exercício da profissão quando ilicitamente causar danos a seu paciente ou a terceiros.
- Os danos indenizáveis podem ser tanto de natureza moral quanto material. Como exemplo, são citados os casos de erro médico que resultem em morte, lesão ou inabilitação para o trabalho.
- A responsabilidade do médico é de natureza subjetiva, assim, é necessário que seja demonstrado que agiu com imprudência, imperícia ou negligência.
- A obrigação do psiquiatra é uma obrigação de meio, não de resultado.
- Os psiquiatras não se encontram entre os médicos acusados com mais frequência perante os Conselhos Regionais de Medicina.
- Um procedimento com risco potencial de processo futuro é a internação psiquiátrica involuntária. Para preveni-lo, o médico deve cumprir rigorosamente os preceitos da Lei nº 10.216/2001.
- Recomenda-se que os médicos adotem, como rotina, medidas defensivas apropriadas, entre as quais se destacam o cultivo de uma boa relação médico-paciente e a manutenção de registros completos, claros e atualizados.

> **VINHETA**
>
> Antônio, 42 anos, branco, casado, engenheiro civil, gerente operacional de uma empresa de construção, foi hospitalizado involuntariamente em uma unidade psiquiátrica fechada em hospital geral. O motivo da internação foi importante risco de suicídio (RS), em quadro depressivo grave com delírios de ruína. Esse era o terceiro episódio depressivo na vida do paciente, que nunca apresentara sintomas maníacos e hipomaníacos. Na história familiar, havia suicídio por enforcamento do avô materno e de um tio materno. A hospitalização ocorreu com a autorização da esposa e foi comunicada ao Ministério Público local após 36 horas. O médico assistente, Dr. Peixoto, prescreveu medicação antidepressiva e neurolépticos e alertou a equipe médica para o RS, determinando vigilância constante por 24 horas. Nos primeiros três dias, houve aparente melhora do quadro clínico, e o paciente demonstrava algum alívio. Assim, houve afrouxamento da vigilância por parte da equipe. No quarto dia de hospitalização, o paciente foi deixado só ao tomar seu banho. Aproveitou esse momento para enforcar-se com o cinto de seu roupão. A viúva e os filhos do paciente denunciaram o médico no Conselho Regional de Medicina (CRM) por conduta negligente e registraram ocorrência na delegacia de polícia por homicídio culposo. Ingressaram também com ação cível de indenização por danos materiais e morais contra o hospital e contra o Dr. Peixoto.

A vida em sociedade é regida por um conjunto de normas que, de forma hierarquizada e harmônica, coercitivamente disciplinam a conduta humana, para desenvolver o bem comum e a paz social. Além da estrutura hierárquica, verticalizada, as normas estão dispostas também de forma horizontal, de acordo com a natureza dos bens que tutelam ou do tipo de relação que disciplinam. A essa disposição horizontal correspondem os diversos ramos do direito. O ordenamento jurídico é, pois, amplo e abrangente, compreendendo tudo o que diga respeito ao homem, à sociedade e às relações que entretêm. Dessa forma, espera-se que uma atividade tão complexa, como é o caso da medicina, seja vivamente regulamentada, e que os médicos, ao exercerem sua profissão, estejam submetidos a normas jurídicas de naturezas diversas.

Ilícito jurídico e responsabilidade médica

Não é incomum que os médicos, em sua atividade cotidiana, pratiquem atos ilícitos (ou supostamente ilícitos) e venham a ser responsabilizados. Inicialmente, cabe, então, esclarecer os conceitos de *ilícito jurídico* e de *responsabilidade médica*. Em sua forma mais simples, pode-se dizer que ilícito jurídico é toda e qualquer infração da lei. Responsabilidade médica é o dever jurídico de responder por atos praticados durante o exercício da profissão, sempre que violem bens tutelados em lei, e de reparar os danos causados.

Visto que a lei compreende vários domínios, pode o médico, em um único e simples ato, desrespeitar as normas de mais de um desses domínios. Nesse caso, ele será responsabilizado em mais de uma instância, cada uma com suas peculiaridades e regras próprias. Na prática cotidiana, aliás, é exatamente isso que ocorre, tal como a vinheta clínica descreveu. O médico assistente daquele caso se viu na contingência de responder a três processos ao mesmo tempo: um perante o CRM de sua jurisdição; outro, judicial, de natureza criminal; e o terceiro, ante o juízo cível. É claro que, em hipótese, se pode pensar em responsabilização do infausto Dr. Peixoto ainda em outras instâncias. Bastaria que fosse funcionário do hospital para que este pudesse mover contra ele uma ação de natureza trabalhista por suposto descumprimento de suas obrigações como empregado, o que também poderia ocorrer caso o estabelecimento fosse público, e o regime de trabalho do médico, estatutário. Nesse caso, os procedimentos ocorreriam de acordo com as normas da legislação administrativa.

Retorne-se, porém, ao exemplo da vinheta clínica. Nele, o psiquiatra assistente sofre a carga de três processos distintos. É interessante observar que, em relação a dois deles, a responsabilização do médico ocorrerá mediante uma punição se vier a ser considerado culpado. É o caso dos processos ético-profissionais (PEPs), que correm perante os CRMs, e dos processos crimes, na justiça criminal comum. No terceiro caso, a responsabilização se dá por meio da reparação do dano, a qual se expressa invariavelmente pelo valor econômico fixado na sentença. Assim, é possível falar em ilícito ético* (falta ética) e a respectiva responsabilidade ética; em ilícito penal e responsabilidade criminal; e em ilícito civil e responsabilidade civil. Uma vez que esses diferentes ilícitos têm relação entre si, mas não se justapõem por completo, e os respectivos processos observam princípios próprios e têm objetivos específicos, pode ocorrer tanto que um profissional venha a ser condenado ou absolvido nas três instâncias quanto que haja divergências entre as decisões finais de cada uma. Existe total independência de uma em relação à outra. A única exceção é a jurisdição cível, obrigatoriamente condenatória (determinando a reparação do dano) se houver condenação criminal prévia transitada em julgado pelo mesmo ato. O contrário, entretanto, não prevalece (absolvição criminal implicar improcedência de ação cível). Este capítulo tem como foco a responsabilidade civil do psiquiatra.

Os processos contra médicos

A possibilidade de que um médico venha a ser responsabilizado pela prática de seus atos remonta ao Código de Hamurabi, que, em um de seus dispositivos, assim dispunha: "O médico que mata ou cega, no tratamento, um cidadão livre, terá suas mãos cortadas; se morre o escravo paga seu preço, se ficar cego, a metade do preço".[1] Não se trata, portanto, de uma novidade, nem de um fenômeno recente.

Entretanto, ao observador atento, chama atenção o volume crescente de processos contra médicos no plano internacional, mas, em especial, no Brasil. Como exemplo, cita-se levantamento realizado pelo Conselho Regional de Medicina do Estado de São Paulo (CREMESP),[2] que indica que no período de 10 anos (de 2001 a 2011) houve um crescimento de 302% de processos ético-profissionais relacionados a má prática, erro médico ou infrações diversas ao Código de Ética Médica. Em contrapartida, no mesmo período, o número de médicos em atividade registrou aumento de 32%, o que

---

* *Ilícito ético* é uma expressão incongruente, pois lei e ética correspondem a construtos diversos. Essa anomalia decorre do equívoco – sancionado pela tradição – de denominar-se Código de Ética Médica os códigos de deontologia e diceologia médicas.

revela essa tendência de crescente litigiosidade na relação médico-paciente. Esse fato decorre de uma série de circunstâncias. Entre elas, pode-se mencionar a ampliação e a sofisticação dos cuidados médicos, a impessoalização da relação médico-paciente, em geral intermediada por terceiros (planos ou seguros de saúde), e as mudanças culturais e sociais que ocorreram em relação à prática da medicina.

Com efeito, a atenção à saúde é um direito básico do ser humano, e as autoridades desse setor estão permanentemente preocupadas em estabelecer políticas abrangentes para o atendimento de toda a população. Embora essa meta não consiga ser atingida em todos os países, é inegável que há um contingente maior de pessoas atendidas por médicos e, portanto, uma maior possibilidade, em números absolutos, de que ocorram problemas reais ou imaginários que possam ensejar queixas contra os profissionais. A sofisticação dos recursos de saúde também pode gerar efeitos paradoxais, pois, se, por um lado, há aumento da eficácia das intervenções, por outro, cria expectativas irrealistas e mágicas, que, quando frustradas, podem se materializar em um processo contra o profissional que "falhou" ao tentar resolver o caso de determinado paciente.

Outro fator a ser considerado é a profunda mudança ocorrida na relação médico-paciente tradicional, a qual decorre de diversas razões, entre as quais a citada anteriormente (ampliação e sofisticação dos cuidados médicos). A sofisticação dos recursos de saúde tornou-os muito caros, mesmo para pessoas que antes podiam usufruir deles sem maiores problemas. A ampliação da base atendida, por sua vez, incorporou indivíduos que não tinham quaisquer condições de pagar diretamente pelos serviços que recebiam. Esse fenômeno tornou imperativo que surgissem intermediários dos serviços médicos, quer de natureza pública (no caso do Brasil, o Sistema Único de Saúde [SUS]), quer de natureza privada (os planos e os seguros de saúde). Assim, uma relação que era estritamente bilateral em sua origem (médico-paciente) tornou-se triangular (médicos-seguradora-paciente). E pior: é o terceiro interveniente que dita condições para os outros vértices do triângulo, estabelecendo quanto cobrar do cliente, quanto pagar ao prestador do serviço e as condições e parâmetros do atendimento. Não é difícil imaginar que, quanto maiores os avanços tecnológicos (o que encarece a operação), a fórmula mais simples para manter o equilíbrio financeiro da empresa é achatar os honorários médicos. Desse modo, os médicos, quanto menos ganham, mais têm de trabalhar para conseguir um padrão condigno de vida e menos tempo dedicam às necessidades não imediatas dos pacientes. Dessa forma, têm mais dificuldade para conseguir estabelecer uma genuína relação com eles. Além disso, a sofisticação dos serviços médicos também interfere na qualidade da relação médico-paciente por meio do fenômeno da ultra-especialização do médico, principalmente quando sua prática estiver associada ao manuseio de instrumento tecnológico de ponta. Nesse caso, há uma tendência, por parte do especialista, a adotar uma postura extremamente técnica – ou até mesmo fria e distante –, o que prejudica o estabelecimento do *rapport*.

As mudanças culturais e sociais também desempenham seu papel. A principal delas talvez diga respeito ao peso cada vez menor do *paternalismo médico* nas decisões referentes à saúde de uma pessoa. A figura do médico onisciente e detentor da última palavra sobre o que seria melhor para seu paciente desapareceu. Hoje, as decisões médicas são facilmente questionadas e postas em discussão, pois o paciente tem a seu dispor todo o universo da internet para buscar informações (reais ou equivocadas) sobre sua patologia e as opções de tratamento. Além disso, o milenar princípio da *beneficência* cedeu passo a outro princípio, mais adequado aos novos tempos, o da *autonomia*. Assim, a antiga relação médico-paciente, bilateral e com preponderância da pessoa do médico, transformou-se em uma relação triangular, na qual médico e paciente se encontram no mesmo nível decisório. É fácil perceber que esse novo cenário favorece a ocorrência frequente de demandas contra médicos.

No caso brasileiro, deve-se levar em consideração, também, o reforço que a Constituição Federal (CF),[3] de maneira indireta, emprestou a esse fenômeno. Ocorre que a atual CF expressamente determinou a indenização do dano de natureza moral. Até então, apesar de a lei civil brasileira reconhecer e distinguir dano material de dano moral, não se permitia a indenização do último, por considerar imoral a reparação pecuniária da dor psíquica. Com a admissão da indenização do dano moral, têm aumentado também os processos contra médicos nos âmbitos dos CRMs e da justiça criminal. Na verdade, os queixosos, salvo exceções, não estão buscando condenações nessas instâncias, mas apenas pressionando o médico e buscando obter condenações em outras esferas, com o que, supõem, seria facilitada a indenização monetária desejada, ou seja, manobras diversionistas para encobrir o verdadeiro objetivo.

No Brasil, não há dados sobre o volume real de processos contra médicos – e menos ainda de sua distribuição por especialidade – nos tribunais criminais e cíveis. No entanto, é fato notório o significativo crescimento de ações judiciais e processos ético-profissionais relativos a erro médico. Há de se ressaltar, contudo, que os psiquiatras não se encontram entre os médicos acusados com mais frequência perante os CRMs, ocupando posição privilegiada em relação a colegas que praticam a clínica médica geral, a cirurgia geral, a cirurgia plástica, a ortopedia e traumatologia e a ginecologia e obstetrícia. Dada a relação que empiricamente se sabe existir entre processos perante o CRM e processos na justiça cível, é muito provável que esses dados reflitam a realidade judiciária.

Responsabilidade civil, má prática e erro médico

Conforme já foi definido, a responsabilidade civil do médico deriva do dever de responder por atos praticados durante o exercício profissional que tenham violado a lei e causado dano a alguém. Em outras palavras, deriva da *má prática* durante o exercício profissional, a qual pode incluir, ou não, a ocorrência de um *erro médico*. O conceito de má prática é mais amplo do que o de erro médico, pois aquele compreende prejuízos outros que não só os de natureza médica, nem se restringe necessariamente à pessoa do paciente. Para melhor distinção, observe-se o seguinte exemplo:

> Carlos, 27 anos, sexo masculino, procura tratamento psiquiátrico por apresentar uma síndrome depressiva importante. Relata que os sintomas tiveram início concomitantemente a um envolvimento sexual com seu chefe, importante político, o qual o havia nomeado para um cargo em comissão do qual dependia economicamente. Após tratamento com psicofármacos e psicoterapia, o paciente teve alta com o quadro esbatido.

Do exemplo exposto, liminarmente se pode inferir que não houve erro médico, pois o tratamento teve êxito, e não há notícia de danos causados ao paciente. Entretanto, se o médico de alguma forma revelar a terceiros a intimidade sexual do paciente ou do político envolvido, estará infringindo a lei (a norma sobre sigilo profissional) e causando prejuízo ao paciente ou ao terceiro e, dessa forma, incorrendo em má prática médica. Fica evidente, pois, que o erro médico está contido na má prática, mas esta não se esgota naquele. Na maioria dos casos, porém, as queixas por má prática referem-se a casos de supostos erros médicos.

OBRIGAÇÃO DE INDENIZAR

A obrigação do médico de indenizar seu paciente pelos danos que causar está prevista tanto em normas genéricas do Código Civil (CC) brasileiro[4] – como é o caso dos Artigos 186 e 927, *caput*, do CC – quanto em norma específica destinada a profissionais que trabalhem com pacientes (médicos e as demais profissões da saúde), como dispõem os Artigos 948 a 951 do CC.[4]

Observe-se inicialmente o que dispõem os Artigos 186 e 927, *caput*, do CC:[4]

> Art. 186. Aquele que, por ação ou omissão voluntária, negligência ou imprudência, violar direito e causar dano a outrem, ainda que exclusivamente moral, comete ato ilícito.

> Art. 927. Aquele que, por ato ilícito (arts. 186 e 187), causar dano a outrem, fica obrigado a repará-lo.

E, a seguir, o prescrito no Artigo 951 do CC:[4]

> O disposto nos arts. 948, 949 e 950 aplica-se ainda no caso de indenização devida por aquele que, no exercício de atividade profissional, por negligência, imprudência ou imperícia, causar a morte do paciente, agravar-lhe o mal, causar-lhe lesão, ou inabilitá-lo para o trabalho.

Portanto, conclui-se que há uma obrigação geral de indenizar os danos causados a terceiros – incluindo os de natureza moral – quando decorrentes da prática de ato ilícito. Além disso, se o dano for consequência de prática *profissional* e envolver *pacientes*, haverá a obrigação de indenizar – nos termos dos Artigos 948, 949 e 950 – quando o ato resultar em *morte, lesão ou inabilitação para o trabalho* e houver sido causado por *negligência, imprudência ou imperícia* do profissional.[4] Os mencionados Artigos 948 a 950 do CC descrevem quais os *danos materiais* que devem ser ressarcidos; em síntese, são os seguintes:[4]

> - despesas de tratamento da vítima e de seu funeral
> - prestação de alimentos a quem o morto os devia
> - despesas de tratamento e de lucros cessantes
> - pensão, se houver incapacitação ou redução da capacidade de trabalho

Os *danos morais*, por sua vez, serão fixados caso a caso, de acordo com o *prudente* arbítrio judicial.

CARACTERIZAÇÃO DO ERRO MÉDICO

A expressão *erro médico* tem um significado preciso, sendo necessário distingui-la do *mau resultado*, seja por acidente imprevisível, seja por resultado incontrolável. No acidente imprevisível, ocorre o que se chama em direito de *caso fortuito*, uma intercorrência inesperada e não imaginável que altera o curso do tratamento e conduz a um resultado negativo. O resultado incontrolável, entretanto, relaciona-se à própria evolução natural e inexorável do quadro clínico, para o qual o estado atual de desenvolvimento científico ainda não apresenta solução favorável.[5]

Assim, o mau resultado em um atendimento médico não gera, por si só, dever de indenizar, pois a obrigação assumida é de meio, não de resultado. Por obrigação de meio entende-se que o objeto do contrato de assistência médica consiste em o médico empregar o melhor de seu conhecimento técnico e científico em prol da saúde do paciente ou do alívio de seu sofrimento, e não em resolver definitiva ou parcialmente a moléstia que motivou a procura de atendimento.

De acordo com a lei brasileira, então, é necessária a ocorrência dos quatro elementos descritos a seguir para que seja caracterizada a ocorrência de erro médico:

> prática de um ato médico, quer sob forma comissiva, quer omissiva
> existência de dano ou prejuízo ao paciente
> relação de causalidade entre o ato praticado e a lesão sofrida
> presença de culpa, manifestada por imperícia, imprudência ou negligência

ATO MÉDICO

Tanto na avaliação do erro médico quanto na da má prática médica, é necessário que o ato realizado tenha ocorrido no contexto do exercício da profissão. Dessa forma, atos lesivos praticados por médicos em outras situações podem e devem ser alvo de ação de indenização, porém no âmbito do sistema geral da lei civil. Um exemplo simples seria o de um acidente de trânsito causado por médico, o que é um ato praticado por médico, mas não constitui ato médico. O ato médico deve ser interpretado de forma ampla, compreendendo tanto ações (atos comissivos) quanto omissões (atos omissivos), basicamente no seguinte padrão: o médico fez o que não deveria ter feito ou não fez o que deveria ter feito.

DANO OU PREJUÍZO

Dano é o resultado lesivo ao paciente, podendo ser de natureza tanto material quanto moral. Nesse contexto, todas as implicações econômicas decorrentes de eventos como morte, lesão, dor, deformidade, incapacidade para o trabalho permanente ou temporária, sofrimento psíquico e/ou abalo moral resultantes de erro médico são passíveis de indenização. Na prática psiquiátrica, podem ser imputados a médicos resultados tão díspares quanto suicídio de paciente, discinesia tardia, síndromes serotonérgicas e quaisquer paraefeitos da medicação utilizada, bem como acusações de cárcere privado ao realizar uma hospitalização involuntária ou mesmo abuso sexual. Na avaliação do erro médico, é necessário que se confirme um prejuízo efetivo ao paciente. Se o médico adotar uma linha de ação equivocada, mas resolver o problema de saúde sem ter causado prejuízos, não há erro médico, em que pese haver errado na prescrição. Um exemplo seria o do psiquiatra que prescreve doses muito elevadas de antidepressivo tricíclico a um paciente cardiopata, sem as devidas cautelas, e esbate o quadro de alteração do humor não causando qualquer consequência cardiovascular. Nesse caso, apesar de sua imprudência, não poderá ser acusado de erro médico, pois não houve qualquer prejuízo a ser reparado.

RELAÇÃO DE CAUSALIDADE

Não basta, entretanto, que um ato médico tenha sido praticado e tenha havido prejuízo ao paciente. É necessário, também, que esse prejuízo decorra do ato realizado, consubstanciando a denominada relação de causalidade. Se inserido em outra cadeia causal, independentemente da gravidade do prejuízo ou do absurdo da conduta médica, não se configura erro médico por falta de nexo entre ação e resultado lesivo. Como exemplo, é possível citar o caso de um psiquiatra que prescreva benzodiazepínico a um paciente com transtorno obsessivo-compulsivo, e, dias depois, este apresente cefaleia, convulsão e seja identificado um tumor em seu cérebro. Apesar da falha da investigação e do equívoco da conduta, o resultado tumor cerebral não pode ser atribuído ao médico; entretanto, a demora em diagnosticar, sim. Nesse caso, teria de se aquilatar as consequências negativas decorrentes ao paciente.

CULPA E SUAS MODALIDADES

Apesar de o Código de Defesa do Consumidor,[6] na ocasião de sua edição, haver gerado algumas dúvidas, está bem assentado que a responsabilidade médica é regulada pelo CC[4] e é de natureza *subjetiva*. Deve ser, pois, demonstrada a culpa do profissional ao praticar o ato que causou um prejuízo ao paciente. Em nosso direito, a culpa se manifesta por meio da imperícia, da imprudência ou da negligência. Quando se fala nesses elementos subjetivos, trata-se de uma falta que não é cometida propositalmente, mas decorre de incapacidade, afoiteza ou desatenção. Assim, qualquer prejuízo proposital causado a um paciente por um médico se situa em outra esfera e deve ser apreciado sob outros parâmetros. Como exemplo, pode ser mencionado o caso de um profissional que, sabendo-se beneficiado no testamento de um paciente, permite que este vá a óbito ou mesmo acelera esse processo. Nesse caso, o que ocorre é um homicídio qualificado, que em muito transcende os domínios do erro médico.

A seguir, de maneira sucinta, são apresentadas as diversas modalidades de culpa. Do ponto de vista jurídico, essa distinção não é relevante, pois não há graduação entre elas:

› *Imperícia* é a falta de habilidade técnica para a realização do procedimento escolhido. É sinônimo de incompetência. Em psiquiatria, um exemplo típico de conduta imperita seria a falha em reconhecer que uma determinada apresentação clínica se deve a uma condição médica geral, o que leva a erro grosseiro na terapêutica instituída e, algumas vezes, a interminável e infrutífero tratamento psicológico. Como exemplo, pode ser citado um quadro depressivo secundário a hipotireoidismo. Dessa forma, pode haver o agravamento da condição de saúde do paciente, bem como muito sofrimento pela demora em solucionar seu problema.
› *Imprudência* é a falta de cautela na realização do procedimento escolhido. Age de forma imprudente quem, por exemplo, propõe e executa determinada terapêutica sem que o paciente tenha as condições clínicas ideais para suportá-la, como prescrever antidepressivos tricíclicos para uma pessoa com infarto do miocárdio prévio que tenha atingido zona de condução do estímulo elétrico.
› *Negligência* é a falta de empenho ou diligência no atendimento do caso. Consiste muitas vezes em distrações ou esquecimentos. É sempre omissiva, enquanto as anteriores são comissivas. Um ato negligente comum é a administração de medicamentos sem o esclarecimento ao paciente, ou familiares, dos riscos e cuidados que devem tomar, tais como precauções alimentares, quando se utilizam inibidores da monoaminoxidase (IMAOs), ou a forma de levantar do leito pela manhã tendo recebido clorpromazina. A propósito, essa questão da qualidade da informação prestada tem sido cada vez mais valorizada pelos tribunais, pois somente com base em uma informação clara e consistente é que o paciente ou seu responsável podem tomar decisões esclarecidas. Esse tipo de omissão tem fundamentado algumas condenações de psiquiatras em virtude da discinesia tardia causada por neurolépticos.

OS QUATRO Ds

Como curiosidade, é interessante registrar que, na literatura norte-americana sobre *malpractice*, fenômeno que adquiriu intensidade nos Estados Unidos e foi importado sofregamente por nosso país, a caracterização do erro médico se dá pela verificação da presença dos *Four Ds* (quatro Ds). Esses Ds são a primeira letra de *duty of care* (dever de cuidar), *deviated* (desvio), *damaged* (dano) e *directly* (diretamente), que fazem parte dos quatro requisitos que devem ser demonstrados pelo queixoso ao promover uma ação por má prática, nos seguintes termos:[7]

> - deve haver uma relação médico-paciente que enseje o dever de cuidar
> - o médico desviou-se do dever de cuidar por meio de um ato ou de uma omissão que não estavam de acordo com o padrão profissional estabelecido
> - o paciente sofreu um dano
> - o dano do paciente foi diretamente causado pelo desvio do dever de cuidar do médico

Conforme se observa, há mais semelhanças do que diferenças entre os tratamentos legais dispensados a esse tema em ambos os sistemas jurídicos.

ÔNUS PROBATÓRIO NAS AÇÕES DE RESPONSABILIDADE CIVIL

O ônus probatório nas ações de responsabilidade civil é uma questão de fundamental importância e diz respeito ao encargo de produzir a prova no processo judicial. A regra no processo civil brasileiro (Lei n° 5.869/1973)[8] é de que o ônus da prova compete ao autor quanto ao fato constitutivo do seu direito. De outro lado, imputa-se o ônus da prova ao réu quando este alegar fato impeditivo, modificativo ou extintivo do direito do autor.

Ademais, há legislação especial prevendo a hipótese de inversão do ônus *probandi*, caso do Código de Defesa do Consumidor.[6]

Com efeito, entre os direitos do consumidor se encontra a facilitação da defesa de seus direitos, sendo um desses mecanismos a inversão do ônus da prova (art. 6°, VIII).[6] Portanto, em se tratando de relação de consumo, caso de discussão entre paciente e hospital, a regra é a de inversão do ônus da prova, competindo ao nosocômio o dever de provar a ausência do direito alegado pelo autor da ação.

Já na hipótese de relação médico-paciente, a própria legislação consumerista excepciona a regra de inversão do ônus probatório, na medida em que estabelece a necessidade de verificação da culpa do médico, nas modalidades de *negligência, imperícia e imprudência*. Contudo, são cada vez mais frequentes as decisões judiciais que, com base na *teoria dinâmica de distribuição do ônus da prova*, também conhecida como *teoria da carga dinâmica da prova*,[9] invertem o ônus probatório, atribuindo ao médico o dever de provar que não agiu com culpa.

Em linhas gerais, pode-se dizer que a distribuição do ônus não deve ser repartida prévia e abstratamente, tampouco de maneira inflexível, não importando se a parte ocupa o polo ativo ou passivo da demanda (se autor ou réu, respectivamente) e, por fim, não importando a natureza do fato que se pretende provar (se constitutivo, modificativo ou extintivo do direito) ou mesmo o interesse de prová-lo, e, sim, quem reúne melhores possibilidades de produzir a prova.[10]

Desse modo, a teoria em questão se constitui em flexibilização das regras concernentes ao ônus da prova.

Além disso, o novo Código de Processo Civil – Lei n° 13.105,[11] publicada em 17 de março de 2015, cuja *vacatio legis* é de um ano a contar da data de publicação –, apesar de repetir a regra do código vigente no seu Artigo 373, flexibiliza a regra do ônus probatório, por meio do § 1°, muito embora haja limitação prevista no § 2°, consoante se pode inferir da transcrição dos dispositivos legais em questão:[11]

> Art. 373. O ônus da prova incumbe:
>
> I – ao autor, quanto ao fato constitutivo de seu direito;
> II – ao réu, quanto à existência de fato impeditivo, modificativo ou extintivo do direito do autor.
>
> § 1° Nos casos previstos em lei ou diante de peculiaridades da causa relacionadas à impossibilidade ou à excessiva dificuldade de cum-

prir o encargo nos termos do *caput* ou à maior facilidade de obtenção da prova do fato contrário, poderá o juiz atribuir o ônus da prova de modo diverso, desde que o faça por decisão fundamentada, caso em que deverá dar à parte a oportunidade de se desincumbir do ônus que lhe foi atribuído.

§ 2° A decisão prevista no §1° deste artigo não pode gerar situação em que a desincumbência do encargo pela parte seja impossível ou excessivamente difícil.

[...]

De igual modo, repetindo disposição semelhante vigente no código atual,[8] o novo Código de Processo Civil[11] prevê que:

Art. 375. O juiz aplicará as regras de experiência comum subministradas pela observação do que ordinariamente acontece e, ainda, as regras de experiência técnica, ressalvado, quanto a estas, o exame pericial.

Nesse contexto, assumem fundamental relevância as informações constantes do prontuário médico do paciente, o que será objeto de análise no subtítulo Medicina Defensiva (Manutenção de registros médicos meticulosos e permanentemente atualizados) deste capítulo, eis que em geral é o médico, pois detentor dos registros médicos, quem tem mais informações sobre o estado clínico do paciente.

Internação involuntária

Uma das práticas médicas que potencialmente expõe o psiquiatra a ser processado por má prática ou erro médico diz respeito à *internação psiquiátrica involuntária* de pacientes. Por internação involuntária entende-se "aquela que se dá sem o consentimento do usuário e a pedido de terceiro", nos termos do art. 6°, parágrafo único, inciso II da Lei n° 10.216/2001.[12] A Portaria/SAS n° 2.931/2002[13] a conceitua de maneira mais abrangente como "aquela realizada sem o consentimento expresso do paciente".

Portanto, define-se esse tipo de hospitalização como a realizada sem o consentimento válido do paciente em hospitais psiquiátricos, clínicas psiquiátricas, unidades psiquiátricas em hospital geral, leito psiquiátrico em hospital geral, clínicas geriátricas, casas de saúde ou, ainda, em quaisquer estabelecimentos que recebam pacientes com perturbação da saúde mental de qualquer natureza. A hipótese de internação em questão se encontra prevista na Lei n° 10.216/2001, que trata da reforma da atenção psiquiátrica no Brasil. Contudo, a legislação em questão não dispôs a respeito dos pressupostos para sua efetivação.[12]

CRITÉRIOS PARA INTERNAÇÃO INVOLUNTÁRIA

Não há, na legislação brasileira, critérios explícitos e sistematizados que esclareçam quando se pode hospitalizar um paciente de maneira involuntária.

O Decreto n° 24.559, de 1934, equivocadamente tido como revogado por alguns, já trazia elementos para se inferir os critérios para a internação involuntária:[14]

Artigo 10. O psicopata ou indivíduo suspeito que atentar contra a própria vida ou de outrem, perturbar a ordem ou ofender a moral pública, deverá ser recolhido a estabelecimento psiquiátrico para observação ou tratamento.

Artigo 14. Nos casos urgentes, em que se tornar necessário em benefício do paciente ou como medida de segurança pública, poderá ele ser recolhido, sem demora, a estabelecimento psiquiátrico, mediante simples atestado médico, em que se declare quais os distúrbios mentais justificativos da internação imediata.

Artigo 19. Ao psicopata, toxicômano ou intoxicado habitual, internado voluntariamente em serviço aberto, será, imediatamente, concedida alta, quando a pedir, salvo o caso de iminente perigo para o mesmo, para outrem ou para a ordem pública.

Artigo 21. Salvo o caso do iminente perigo para a ordem pública, para o próprio paciente ou para outrem, não será recusada a retirada do internando em qualquer estabelecimento quando requerida:
a) pela pessoa que pediu a internação;
b) por cônjuge, pai ou filho ou outro parente de maioridade até o 4° grau, inclusive, na falta daqueles;
c) por curador ou tutor.

A leitura do texto legal[14] permite deduzir, em relação à internação involuntária, que devem ser preenchidos dois critérios distintos, os quais são descritos a seguir:

Critério A: Presença de doença mental (em sentido lato, englobando doenças e síndromes descritas nos antigos Eixos I e II do DSM-IV-TR,[15] exceto transtorno da personalidade antissocial; como se sabe, o DSM-5[16] mudou para uma documentação não axial de diagnóstico, mas aqui se mantêm os termos antigos para pleno entendimento).

Critério B: No mínimo, um dos seguintes:
- risco de autoagressão, que engloba o risco direto de suicídio, bem como o de se envolver em acidentes ou de vir a ser ferido por terceiros;
- risco de heteroagressão, difusa ou a pessoa determinada;
- risco de agressão à ordem pública, expressão ampla que deve ser interpretada de maneira restritiva, abrangendo apenas atos que efetivamente possam se constituir em motivo de alarde social;
- risco de exposição social, principalmente de natureza financeira e sexual;
- incapacidade grave de autocuidados, que possa acarretar sérios prejuízos à saúde física e/ou mental do paciente.

Por sua vez, a Resolução CFM n° 2.057/2013 dispõe expressamente a respeito dos requisitos para a internação em questão:[17]

Art. 31. O paciente com doença mental somente poderá ser internado involuntariamente se, em função de sua doença, apresentar uma das seguintes condições, inclusive para aquelas situações definidas como emergência médica:

I – Incapacidade grave de autocuidados.
II – Risco de vida ou de prejuízos graves à saúde.
III – Risco de autoagressão ou de heteroagressão.
IV – Risco de prejuízo moral ou patrimonial.
V – Risco de agressão à ordem pública.

§ 1° O risco à vida ou à saúde compreende incapacidade grave de autocuidados, grave síndrome de abstinência a substância psicoativa, intoxicação intensa por substância psicoativa e/ou grave quadro de dependência química.

ESPÍRITO DA LEI N° 10.216/2001

A Lei Federal n° 10.216/2001[12] (Lei da Reforma da Atenção Psiquiátrica) foi uma solução de consenso do parlamento brasileiro contra o espírito obscurantista que buscava orientar a reforma da atenção psiquiátrica no Brasil por meio de um claro – e prejudicial aos pacientes – viés antipsiquiátrico. Os desdobramentos e as consequências políticas do embate ocorrido serão abordados no Capítulo 35. Nesse momento, interessa apenas estabelecer que o espírito da Lei n° 10.216 foi o de proteger os direitos dos pacientes, respeitando-os como cidadãos e garantindo que tenham acesso ao melhor tratamento possível.[12]

Assim, "[...] a internação psiquiátrica somente será realizada mediante laudo médico circunstanciado que caracterize os seus motivos" (art. 6°),[12] ou seja, está claro que a internação psiquiátrica é um ato exclusivamente médico, que deverá ser motivado pelo profissional que a determina.

Além disso, "só será indicada quando os recursos extra-hospitalares se mostrarem insuficientes" e "visará, como finalidade permanente, à reinserção social do paciente em seu meio" (art. 4°).[12] Deve ser, pois, um recurso extraordinário, reservado a quando houver impossibilidade de manter o paciente em sua comunidade sob pena de grave prejuízo a ele ou a terceiros.

Quando a internação psiquiátrica for involuntária, deve ser comunicada ao Ministério Público local, no prazo de 72 horas, pelo responsável técnico do estabelecimento de saúde, o mesmo devendo ocorrer na ocasião da alta do paciente (art. 8°, §2°).[12] O Ministério Público tem o poder de investigar a necessidade e a regularidade da internação psiquiátrica, o que costuma fazer quando recebe alguma denúncia. Nos estados em que ele está bem estruturado e conta com corpo técnico de psiquiatras, algumas vezes há inspeções aleatórias. Por isso, é necessário que a efetividade da comunicação não seja negligenciada pelo psiquiatra assistente, pois, embora a lei atribua a comunicação ao *responsável técnico* do hospital, se houver problemas, esse psiquiatra poderá também arcar com suas consequências.

Os procedimentos descritos aplicam-se aos pacientes com 18 anos ou mais, porque, em princípio, são os absolutamente capazes de acordo com a lei civil. Em relação aos menores de 16 anos, aos absolutamente incapazes e aos que se encontram necessariamente sob pátrio poder ou sob tutela, a hospitalização só pode ser realizada com a autorização do responsável legal. Se ocorrer, não é necessária a comunicação ao Ministério Público. Existe uma dúvida, entretanto, em relação aos maiores de 16 e menores de 18 anos, considerados relativamente capazes pela legislação civil. A melhor solução para o caso é uma política defensivista pelo médico. Desse modo, mesmo que o responsável legal consinta a hospitalização, se o paciente a ela se opuser, que haja a comunicação ao Ministério Público.

A internação psiquiátrica voluntária exige a assinatura de Termo de Consentimento Esclarecido. Para que esse consentimento seja válido, é necessário que sejam prestadas informações claras, amplas e precisas, e que o paciente tenha condições cognitivas e emocionais de compreendê-las. Se não as tiver, mesmo que formalmente concorde com a hospitalização, é recomendável que seja considerado paciente involuntário e sejam tomadas as medidas legais inerentes a essa condição.

Assim, para facilitar a compreensão dos diversos passos que devem ser dados na ocasião da hospitalização psiquiátrica de alguém, quer de natureza involuntária, quer voluntária, sugere-se o exame da árvore de decisão constante, na Figura 15.1.

Consentimento esclarecido

Uma das grandes fontes de conflito entre pacientes e médicos diz respeito ao consentimento para tratamento. É comum que aqueles apresentem queixas contra médicos justificando-as com base em que não haviam sido suficientemente esclarecidos na ocasião de suas aquiescências. A correta obtenção do consentimento do paciente ou de seu representante previne, pois, a ocorrência e o sucesso de demandas judiciais por erro médico.

CONCEITO

Os fundamentos da doutrina do consentimento esclarecido foram desenvolvidos pelos tribunais norte-americanos por meio de dois casos paradigmáticos. O primeiro, caso Schloendorff, de 1914, estabelecia que, para haver uma intervenção médica, era necessário o *consentimento* (*consent*) prévio do paciente. O segundo, caso Salgo, de 1957, esclarecia que não bastava o consentimen-

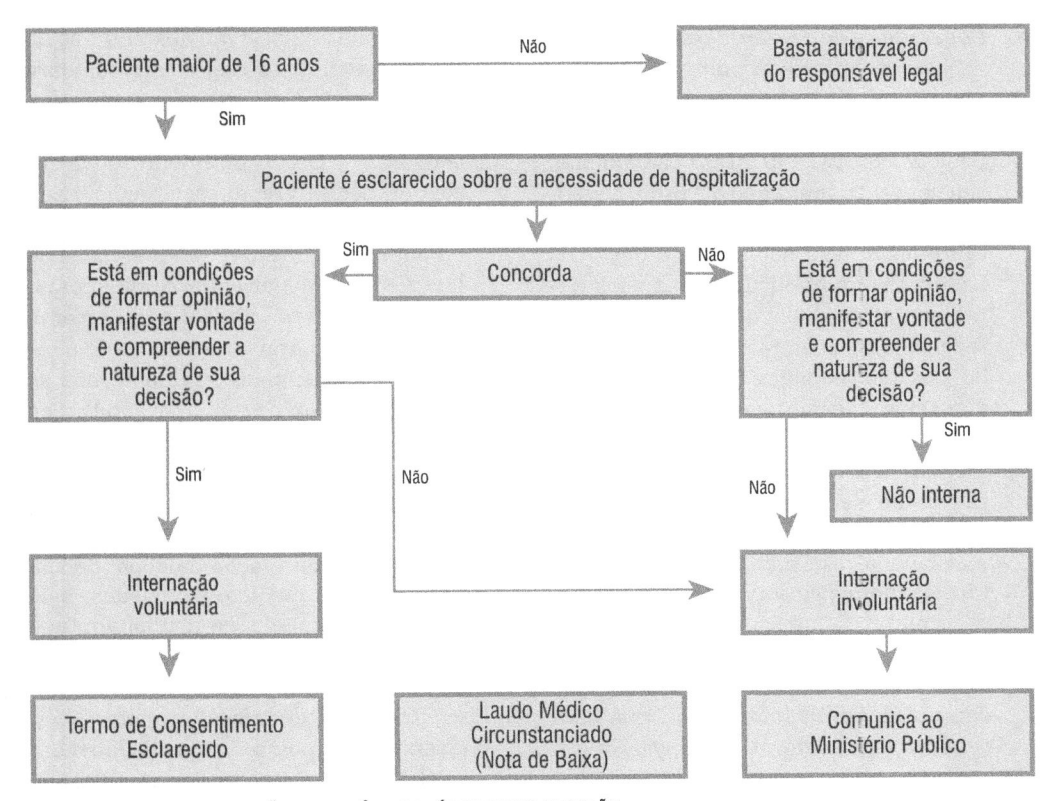

FIGURA **15.1** INTERNAÇÃO PSIQUIÁTRICA: ÁRVORE DE DECISÃO.

to, de modo que deveria ser também esclarecido (*informed*).[18] Daí a origem da expressão *consentimento esclarecido* (*informed consent*). O consentimento esclarecido fundamenta-se na *relação de confiança*, que é substrato da relação médico-paciente, e no *princípio de autodeterminação* de cada pessoa. Quando alguém deposita um tipo especial de confiança em outrem, no caso, um médico, o qual deve estar ciente do desconhecimento e do desamparo ante a doença que aflige o enfermo e seus familiares, surge para o profissional, como decorrência da relação fiduciária, o dever de informá-lo de todos os fatos pertinentes à sua condição e ao tratamento recomendado. Essa conduta promove a autonomia do paciente e favorece que ele tome a decisão mais racional possível, o que terá importantes reflexos no fortalecimento da relação médico-paciente. *Assim, deve-se conceituar consentimento esclarecido como a concordância do paciente ou de seu representante legal com determinado plano de tratamento, após receber informações claras e explícitas sobre seu diagnóstico, alternativas terapêuticas, riscos e benefícios de cada uma e os respectivos prognósticos.*

ELEMENTOS DO CONSENTIMENTO ESCLARECIDO

Para que se considere a validade do consentimento fornecido, é necessária a presença dos seguintes elementos:

- *Capacidade do paciente para consentir* – Deve ser apreciada tanto do ponto de vista *legal* quanto em relação à situação *real* do momento. Legalmente, se o paciente estiver sob interdição judicial, seu consentimento não é válido, devendo ser suprido pelo de seu representante legal. Isso não afasta o dever do psiquiatra de explicar de maneira detalhada as medidas que está tomando, fazer que o paciente as entenda, quando possível, e buscar sua concordância. Deve, mesmo, valorizar eventuais objeções apresentadas pelo paciente e levá-las em consideração ao formular seu plano de tratamento. No entanto, são comuns os casos de pacientes que, mesmo não estando interditados, não têm *no momento* condições de se autodeterminar. O médico, então, necessita perquirir acerca de sua *aptidão para tomar decisões*, investigando o nível de compreensão da informação que está sendo transmitida, a percepção que o paciente tem do quadro mórbido, da relação risco-benefício diante da terapêutica proposta e de suas possibilidades de expressar vontade própria. Em caso de incapacidade momentânea, o consentimento deve ser fornecido pela pessoa mais próxima ao paciente. Deve-se estar atento ao fato de que, na avaliação da capacidade do paciente, são mais importantes as funções cognitivas do que a existência eventual de psicose. Estar psicótico não implica necessariamente incapacidade para consentir.
- *Informações fornecidas de forma clara e precisa* sobre diagnóstico, exames complementares necessários, alternativas terapêuticas disponíveis, risco e benefícios de cada uma e prognóstico com e sem tratamento. Nesse momento, o médico deve agir da forma mais objetiva e honesta possível, abstendo-se de fazer comentários depreciativos sobre linhas terapêuticas que não adote.
- *Ausência de vício de vontade no ato de consentir* – O consentimento deve ser espontâneo, livre e esclarecido. Não pode ter por base informações inexatas ou equívocas, mesmo que prestadas de boa-fé, o que levaria a *erro* na expressão da vontade. Se deliberadamente falsa, estaria caracterizado o *dolo* a viciar o consentimento. Também não se admite *coação* de qualquer natureza a forçar uma decisão, mesmo que paternal e parecendo benéfica. Deve-se avaliar, ainda, quando o paciente funcionar de forma muito regressiva e estabelecer forte relação de dependência para com seu médico, quais suas reais condições para expressar uma vontade livre e isenta de vício. O mesmo cuidado deve-se ter para evitar que o conhecimento do tipo de relação transferencial estabelecido possa ser utilizado com sutileza para direcionar o paciente.

Não basta, pois, a assinatura de um papel – no caso, um Termo de Consentimento Esclarecido – para que o consentimento seja válido. Um termo, como o próprio nome já sugere, é um documento no qual se registra o acordo de vontades previamente acertado. Se não houver esse arranjo prévio, o termo não terá nenhum significado.

O QUE INFORMAR E QUANDO NÃO INFORMAR

Visto que a questão do consentimento esclarecido não foi debatida o suficiente na doutrina e nos tribunais brasileiros, forçoso é que se recorra à experiência norte-americana, em que são comuns as demandas judiciais por *malpractice*, para delimitar o que se deve informar e quando não se deve informar. Assim, vejamos:

O QUE INFORMAR

Devem ser dados esclarecimentos sobre, no mínimo, os cinco pontos a seguir descritos:

- *Diagnóstico* – Descrição dos problemas do paciente, dos estressores psicossociais operantes, bem como do nome da doença ou síndrome de que estiver acometido.
- *Tratamento* – Esclarecimento sobre a natureza e os objetivos do tratamento que estiver sendo proposto.
- *Consequências* – Balanço dos riscos e benefícios inerentes ao tratamento indicado.
- *Alternativas terapêuticas* – Enumeração das alternativas terapêuticas aplicáveis ao caso, com seus riscos, benefícios e custos.
- *Prognóstico* – Prognose da evolução do caso, com e sem tratamento, incluindo-se as alternativas terapêuticas.

QUANDO NÃO INFORMAR

A regra é que se deve primeiro informar e, depois, obter o consentimento. Há situações, porém, em que ou não se deve dar informação ampla, ou o paciente está impossibilitado de fornecer seu consentimento. As mais relevantes são as seguintes:

- *Incapacidade do paciente* – São aqueles casos nos quais o paciente não tem condições de decidir. Deve-se buscar o consentimento esclarecido do responsável legal. É importante lembrar que, eticamente, não há diferença entre tratar um paciente que fornece consentimento, estando, na verdade, inapto para tal, e tratar contra vontade um paciente capaz.
- *Emergência médica* – Quando estiver ocorrendo uma situação aguda de crise que exija providências terapêuticas instantâneas a fim de prevenir danos imediatos ou iminentes ao paciente ou a outras pessoas. Tão logo possível, deve-se buscar o consentimento do responsável legal.
- *Privilégio terapêutico* – Expressão que descreve a possibilidade de o clínico não revelar todos os riscos ou paraefeitos inerentes a determinada terapêutica, desde que a informação por si possa trazer riscos ou consequências negativas ainda maiores para o paciente. Não pode ser invocado se o esclarecimento não foi prestado apenas pelo temor de que o paciente recusasse a conduta recomendada, pois isso seria uma interferência indevida em sua esfera de autodeterminação. Essa alternativa deve ser adotada somente em casos excepcionais e necessita, sempre, de ampla e consistente justificativa. As razões da omissão da informação devem ser registradas com cuidado no prontuário.
- *Renúncia* – O paciente pode renunciar ao direito de saber o que se passa consigo próprio, bem como a relação risco-benefício do tratamento indicado e seu prognóstico. Nesse caso, antes de sua aceitação, devem ser discutidas as razões que o levam a isso e esclarecido que, a qualquer momento, ele poderá "renunciar à renúncia", solicitando as informações que desejar. Nos casos em que o consentimento esclarecido puder ser colhido pela forma verbal, a renúncia também poderá sê-lo, desde que devidamente registrada no prontuário. Nos demais, deverá ser redigido um Termo de Renúncia.

FORMA DO CONSENTIMENTO

A Lei nº 10.216/2001,[12] em seu Artigo 7º, determina que:

> A pessoa que solicita voluntariamente sua internação, ou que a consente, deve assinar, no momento da admissão uma declaração de que optou por esse regime de tratamento.

Mais adiante, no Artigo 11, prevê que

> [...] pesquisas científicas para fins diagnósticos ou terapêuticos não poderão ser realizadas sem o consentimento expresso do paciente, ou de seu representante legal [...].[12]

Ao falar em *assinar* ou em *consentimento expresso*, o legislador impôs que seja usada a forma escrita na obtenção do consentimento para hospitalização psiquiátrica voluntária e para ser sujeito de pesquisa em psiquiatria.

Tal conclusão é corroborada pela Resolução CFM n° 2.057/2013,[17] que revogou as Resoluções CFM n° 1.598/2000[19] e n° 1.640/2002,[20] consolidando as diversas resoluções da área da psiquiatria.

Com efeito, o Artigo 29, §1°, dispõe que "[...] internação voluntária é a que se dá com o consentimento expresso e por escrito de paciente em condições psíquicas de manifestação válida de vontade". Ademais, em relação a pesquisa, ensaios clínicos e tratamentos experimentais, o Artigo 28 estabelece que

> [...] não poderão ser realizados em qualquer paciente com doença mental sem o seu consentimento esclarecido, de acordo com o Código de Ética Médica[21] e resoluções do Conselho Nacional de Saúde sobre pesquisas com sujeitos humanos.

O Código de Ética Médica,[21] ao qual remete essa resolução, exige, por sua vez, nos casos de pesquisa, Termo de Consentimento Livre e Esclarecido, ou seja, documento escrito. Do mesmo modo, a Resolução n° 466/2012[22] do Conselho Nacional de Saúde, que aprova diretrizes e normas regulamentadoras de pesquisas envolvendo seres humanos, estabelece a necessidade de Termo de Consentimento Livre e Esclarecido, conceituando-o, em seu item II,[23] como o documento no qual é explicitado o consentimento livre e esclarecido do participante e/ou de seu responsável legal, de forma escrita, devendo conter todas as informações necessárias, em linguagem clara e objetiva, de fácil entendimento, para o mais completo esclarecimento sobre a pesquisa a qual se propõe participar.

As demais prescrições legais que tratam de consentimento esclarecido em psiquiatria silenciam sobre sua forma, se deverá ser por escrito ou se bastaria concordância verbal. Observe-se, por exemplo, o disposto nos Artigos 14, 19 e 27 da Resolução CFM[17] em questão:

> Art. 14. Nenhum tratamento será administrado à pessoa com doença mental sem consentimento esclarecido, salvo quando as condições clínicas não permitirem sua obtenção ou em situações de emergência, caracterizadas e justificadas em prontuário, para evitar danos imediatos ou iminentes ao paciente ou a terceiro.
>
> Parágrafo único. Na impossibilidade de se obter o consentimento esclarecido do paciente, ressalvada a condição prevista na parte final do *caput* deste artigo, deve-se buscar o consentimento do responsável legal.
>
> Art. 19. A neuropsicocirurgia e quaisquer tratamentos invasivos e irreversíveis para doenças mentais não devem ser realizados em pacientes que estejam involuntária ou compulsoriamente internados em estabelecimento de assistência psiquiátrica, exceto com prévia autorização judicial, obedecendo ao pré-requisito de fundamentação mediante laudo médico.
>
> § 1° Nos demais casos, segundo os ditames da Lei n° 10.216[12] e do Código de Ética Médica,[21] deverão ser precedidos de consentimento esclarecido do paciente ou de seu responsável legal e aprovação pela Câmara Técnica de

Psiquiatria do Conselho Regional de Medicina, homologada por seu plenário.

Art. 27. A estimulação magnética transcraniana é método terapêutico válido para depressões, alucinações auditivas e neuronavegação, podendo ser aplicada em consultórios isolados, ambulatórios e hospitais, devendo, para tanto, obedecer ao disposto na Resolução CFM n° 1.986/2012, transcrita no manual anexo.

A revogada Resolução CFM n° 1.598/2000,[19] que normatizava o atendimento médico a pacientes com transtorno mental, estabelecia que:

Art. 6° Nenhum tratamento deve ser administrado a paciente psiquiátrico sem o seu consentimento esclarecido, salvo quando as condições clínicas não permitirem a obtenção desse consentimento, e em situações de emergência, caracterizadas e justificadas em prontuário, para evitar danos imediatos ou iminentes ao paciente ou a outras pessoas.

Parágrafo único. Na impossibilidade de obter-se o consentimento esclarecido do paciente, e ressalvadas as condições previstas no *caput* deste artigo, deve-se buscar o consentimento de um responsável legal.

Já a revogada Resolução CFM n° 1.640/2002,[20] que dispunha sobre eletroconvulsoterapia (ECT), estabelecia a necessidade de consentimento por escrito, ressalvadas algumas situações:

Art. 3° O consentimento informado deverá ser obtido do paciente, por escrito, antes do início do tratamento.

Parágrafo primeiro. Nas situações em que o paciente não apresentar condições mentais e/ou etárias necessárias para fornecer o consentimento informado, este poderá ser obtido junto aos familiares ou responsáveis pelo mesmo.

Parágrafo segundo. Nas situações em que não houver possibilidade de se obter o consentimento informado junto ao paciente, sua família ou responsável, o médico que indicar e/ou realizar o procedimento tornar-se-á responsável pelo mesmo, devendo reportar-se ao diretor técnico da instituição e registrar o procedimento no prontuário médico.

Por sua vez, a resolução do Conselho Regional de Medicina do Estado do Rio de Janeiro (CREMERJ) n° 151/2000,[23] que dispõe sobre as normas a serem obedecidas na aplicação da ECT, quando definidas as indicações psiquiátricas para isso, expressamente estabelece em seu Artigo 3° a necessidade de consentimento informado do paciente, por escrito, antes do início das aplicações.

Tais resoluções, que exigem o prévio consentimento do paciente, estão de acordo com o texto da Lei n° 10.216/2001,[12] pois é direito do paciente "receber o maior número de informações a respeito de sua doença e de seu tratamento" (art. 2°, VII)[12] e ser tratado "com humanidade e respeito e no interesse exclusivo de beneficiar sua saúde" (art. 2°, II).[12]

Depreende-se, portanto, que, à exceção da internação voluntária e da pesquisa, para as quais se exige o consentimento expresso e por escrito, a Resolução CFM n° 2.057/2013[17] nada dispôs a respeito da forma de consentimento a ser adotada, se escrita ou verbal. Considerando, pois, que a essência do consentimento esclarecido reside na presença dos elementos antes apontados (capacidade do paciente, informação e vontade isenta de vício), e não na assinatura de um documento, a forma verbal pode ser a escolhida na maioria dos casos. Essa conduta, aliás, está de acordo com os costumes do exercício da medicina em nosso país. Entretanto, é recomendável que se utilize o Termo de Consentimento Esclarecido quando houver intervenções de magnitude, invasivas ou irreversíveis, como na prescrição de ECT, na psicocirurgia e mesmo ao utilizar neurolépticos, devido ao risco de discinesia tardia.

Medicina defensiva

O surgimento da *indústria do erro médico* forçou o desenvolvimento de práticas médicas defensivistas. Assim, é conveniente, para finalizar este capítulo, uma rápida observação sobre o que se denomina medicina defensiva: a realização de qualquer ato médico que vise, primariamente, não ao benefício imediato do paciente, mas à prevenção de um processo por erro médico. Como se depreende do conceito de medicina defensiva, tal conduta, por si própria, não constitui algo ilícito, imoral ou mesmo condenável do ponto de vista ético. Há de se distinguir, entretanto, a prática defensiva iatrogênica, maléfica, daquela que é saudável e recomendável.

MEDIDAS DEFENSIVAS POTENCIALMENTE IATROGÊNICAS

As medidas defensivas potencialmente iatrogênicas podem ser classificadas como:

> *Positivas* – Ocorrem quando o médico determina condutas excessivas, dada a natureza do caso, quer de investigação, quer terapêuticas, temendo vir a ser futuramente processado. Exemplos: indicação prematura de hospitalização psiquiátrica para paciente com algum risco de suicídio que, no entanto, poderia ser acompanhado de forma ambulatorial em regime estrito (aumentando-se a frequência de consultas e tomando-se medidas de vigilância doméstica) ou solicitação precoce de exames invasivos e dispendiosos, antes de esgotados os recursos mais simples e seguros.
> *Negativas* – São as condutas opostas, ou seja, a evitação de tomar a medida adequada, uma vez que seus possíveis paraefeitos poderiam ensejar uma responsabilidade por erro médico. Exemplos: não indicar ECT para paciente com depressão grave e refratária a tratamento farmacológico, prescrever tranquilizantes "menores" para sintomas psicóticos ou valer-se de doses subterapêuticas de medicamentos.

Como se pode depreender facilmente, posturas defensivistas positivas ou negativas podem causar dano ao paciente e ser enquadradas como atos imperitos, imprudentes ou negligentes.

MEDIDAS DEFENSIVAS APROPRIADAS

Há, no entanto, uma série de práticas e atitudes médicas defensivas que são técnica, ética e moralmente corretas. A seguir, relacionam-se algumas:

> *Desenvolver uma relação médico-paciente sólida* – A experiência tem demonstrado que uma boa relação entre o profissional e seu paciente, com base na confiança mútua e na verdade, é a melhor prevenção contra futuro processo por erro médico.
> *Estrita observância das normas legais e do Código de Ética Médica*[21] – Embora possa parecer redundante afirmar que se deve cumprir a lei, há muitos médicos que desconhecem regras e princípios fundamentais do exercício profissional. Essa é uma área que necessita de constante atualização, pois a ninguém é dado descumprir a lei alegando seu desconhecimento.
> *Manutenção de registros médicos meticulosos e permanentemente atualizados* – Refere-se tanto a cuidados hospitalares quanto a ambulatoriais. Na primeira hipótese, deve haver uma nota de admissão bem registrada, na qual constem: todos os elementos do exame completo do paciente e as razões da op-

ção pela hospitalização; se a hospitalização for involuntária, qual seu fator determinante; prescrição e evolução diárias. No segundo caso, também deve haver o registro de: história completa, conduta adotada, seus fundamentos e a evolução a cada consulta. Recentemente, na Resolução CFM n° 2.057/2013,[17] inclusive, foi definido o modelo de anamnese em psiquiatria. A conservação de registros médicos detalhados e constantemente atualizados certamente se constitui em ferramenta de significativa importância para o médico, especialmente em decorrência do ônus probatório nas ações de responsabilidade civil, como visto anteriormente.

› *Avaliação dos riscos e da relação risco-benefício* – Na verdade, esse ponto está contido no item anterior, mas, por sua importância, recebe destaque. Quando se avalia um paciente com riscos de auto ou heteroagressão ou de exposição social, estes devem ser cuidadosamente sopesados e registrados, assim como o porquê da conduta do psiquiatra (que pode ser mais restritiva ou mais "liberal"). Com isso, demonstra-se que a situação foi bem avaliada e que se tomou a medida mais adequada ao momento, em que pese a possibilidade de um desfecho desfavorável posterior. O mesmo raciocínio é válido para a análise da relação risco-benefício ao serem propostas determinadas terapêuticas (aquelas com paraefeitos potencialmente mais danosos).

› *Esclarecimento amplo ao paciente acerca de seu diagnóstico e das alternativas terapêuticas ou investigativas disponíveis, bem como das consequências da escolha que se fizer* – Em casos mais suscetíveis de gerar reclamações futuras, deve-se colher do paciente, ou do familiar responsável, um Termo de Consentimento Esclarecido (p. ex., ao indicar ECT ou ao utilizar de forma simultânea medicamentos tricíclicos e IMAOs).

› *Discussão do caso em reunião clínica, conferência médica ou supervisão* – A discussão de um caso de difícil diagnóstico ou manejo, sob qualquer das formas apontadas, representa um exercício de boa prática clínica e manifesta o interesse e a preocupação do médico com seu paciente. Igualmente, deve ser registrada a discussão e a opinião do terceiro.

› *Primum non nocere* – Essa velha máxima clínica é, em essência, uma prática defensiva salutar e um exercício de bom senso. Não deve servir, porém, para imobilizar o médico e desculpá-lo por não tomar a medida exigida pelo momento.

PRAZO DE CONSERVAÇÃO DOS PRONTUÁRIOS MÉDICOS

O profissional médico tem o dever de elaborar o prontuário do paciente que assiste nos termos do Artigo 87 do Código de Ética Médica,[21] do que decorre o direito do paciente de acessar as informações nele contidas.

Percebe-se, pois, que o prontuário pertence ao paciente, permanecendo sob a guarda do médico ou da hierarquia médica da instituição onde foi realizado o atendimento, nos termos do Artigo 2°, incisos I, II e III da Resolução CFM n° 1.638,[24] de 10 de julho de 2002.

A Resolução em questão, por meio de seu Artigo 1°, conceitua prontuário médico como:[24]

> [...] o documento único constituído de um conjunto de informações, sinais e imagens registradas, geradas a partir de fatos, acontecimentos e situações sobre a saúde do paciente e a assistência a ele prestada, de caráter legal, sigiloso e científico, que possibilita a comunicação entre membros da equipe multiprofissional e a continuidade da assistência prestada ao indivíduo.

Nesse contexto, surge a indagação a respeito do lapso temporal durante o qual o médico deverá conservar o prontuário do paciente. No âmbito do CFM, a Resolução n° 1.821/2007[25] estabelece em seu Artigo 8° o prazo mínimo de 20 anos para prontuários em suporte de papel, *in verbis:*

> Estabelecer o prazo mínimo de 20 (vinte) anos, a partir do último registro, para a preservação dos prontuários dos pacientes em suporte de papel, que não foram arquivados eletronicamente em meio óptico, microfilmado ou digitalizado.

Como se pode observar, em se tratando de prontuários físicos, leia-se em papel, há um prazo mínimo de 20 anos, a partir do último registro, para a conservação dos prontuários. Nos casos de prontuários arquivados eletronicamente em meio óptico, microfilmado ou digitalizado, a conservação deve ser permanente, nos termos do que dispõe o Artigo 7° da Resolução em questão:[25]

> Estabelecer a guarda permanente, considerando a evolução tecnológica, para os prontuários dos pacientes arquivados eletronicamente em meio óptico, microfilmado ou digitalizado.

Por sua vez, a Lei n° 8.069/1990,[26] que dispõe sobre o Estatuto da Criança e do Adolescente, estabelece em seu Artigo 10 o prazo de 18 anos para que os hospitais e demais estabelecimentos de atenção à saúde, públicos ou particulares, conservem os prontuários.

> Art. 10. Os hospitais e demais estabelecimentos de atenção à saúde de gestantes, públicos e particulares, são obrigados a:
>
> I – manter registro das atividades desenvolvidas, através de prontuários individuais, pelo prazo de dezoito anos.

A discussão em torno do prazo de conservação dos prontuários ganha relevo com o crescimento das demandas contra médicos, na medida em que a ausência do prontuário poderá depor contra o profissional médico, como visto anteriormente. Em contrapartida, de posse de informações detalhadas constantes dos prontuários, o médico pode fornecer mais subsídios a sua defesa, em quaisquer das esferas, seja administrativa, seja cível ou mesmo criminal.

Embora o vigente Código Civil (Lei n° 10.406, de 10 de janeiro de 2002)[4] traga em seu bojo diversos prazos prescricionais extintivos, sendo o de 10 anos o maior deles, há um prazo específico de três anos para pretensões de reparação civil, caso do erro médico na relação médico-paciente.

> Art. 205. A prescrição ocorre em 10 (dez) anos, quando a Lei não haja fixado prazo menor.
>
> Art. 206. Prescreve:
>
> § 3° Em 3 (três) anos:
>
> V – A pretensão de reparação civil.

De todo modo, sugere-se a adoção do prazo estipulado pelo CFM na Resolução n° 1.821/2007:[25] mínimo de 20 anos, a partir do último registro, para a manutenção dos prontuários físicos.

Justifica-se tal posição também pelo fato de haver eventuais discussões a respeito de qual prazo prescricional previsto no Código Civil[4] seria aplicável, se de três, cinco ou mesmo 10 anos, além de divergências relacionadas ao termo inicial do prazo prescricional, também conhecido como *dies a quo*, para a reparação civil. Não se deve desconsiderar, ainda, entendimento no sentido da aplicabilidade das disposições contidas no Código do Consumidor na relação médico-paciente, o que faria incidir a regra constante do Artigo 27 da Lei nº 8.078/1990,[6] aplicando-se, por consequência, o prazo de cinco anos para a pretensão de reparação civil.

Como se não bastasse, e considerando as não raras vezes que os médicos psiquiatras se encontram diante de pacientes absolutamente incapazes, existem algumas particularidades a serem observadas no tocante ao prazo prescricional, a exemplo da regra acerca da inexistência de lustro prescricional contra incapazes, nos exatos termos do que dispõe o Artigo 198 do Código Civil:[4]

> Art. 198. Também não corre a prescrição:
>
> I – contra os incapazes de que trata o art. 3º;
> II – contra os ausentes do País em serviço público da União, dos Estados ou dos Municípios;
> III – contra os que se acharem servindo nas Forças Armadas, em tempo de guerra.

Para tanto, o Artigo 3º do mesmo Código estabelece que:[4]

> Art. 3º São absolutamente incapazes de exercer pessoalmente os atos da vida civil:
>
> I – os menores de dezesseis anos;
> II – os que, por enfermidade ou deficiência mental, não tiverem o necessário discernimento para a prática desses atos;
> III – os que, mesmo por causa transitória, não puderem exprimir sua vontade.

Um eventual prazo prescricional contra o médico poderá estar obstado, mesmo na hipótese de o profissional não estar à frente de paciente incapaz (hipóteses previstas nos incisos do Artigo 3º do Código Civil).[4] Isso porque imagine-se, por exemplo, que o profissional médico tenha praticado erro médico e a vítima tenha falecido, deixando um filho menor de 16 anos. Nesse caso, até que o filho da vítima não complete a referida idade, não estará transcorrendo o prazo prescricional. Somente depois de atingidos os 16 anos é que o prazo para a prescrição da pretensão de reparação civil se iniciará, de modo que ganha relevo a discussão a respeito da necessidade de manutenção dos registros do paciente.

Dadas tais circunstâncias, o médico deve adotar uma conduta conservadora, mantendo os registros dos pacientes por período não inferior a 20 anos, a partir do último registro, nos casos de suporte de papel.

Por consequência, verifica-se um acúmulo de prontuários de atendimento ao longo dos anos, o que, em vista do espaço por eles ocupado, torna necessária a discussão sobre os prontuários eletrônicos, como se verá a seguir.

Relembre-se, no entanto, que a conservação deve ser permanente em relação aos prontuários arquivados eletronicamente em meio óptico, microfilmado ou digitalizado.

PRONTUÁRIO ELETRÔNICO DO PACIENTE

Inicialmente, deve-se destacar que as inovações na medicina não devem ficar restritas a exames e procedimentos propriamente ditos. Há de se ter em mente a necessidade de adequação das rotinas médicas à informatização, assumindo, nesse contexto, o prontuário eletrônico do paciente uma condição de destaque.

O Código de Ética Médica[21] em nenhum momento veda ao médico a utilização de meios eletrônicos no exercício de sua profissão. Tanto é verdade que, no já longínquo ano de 1993, por meio do Parecer nº 14/1993,[27] o CFM entendeu pela inexistência de óbices à utilização da informática na elaboração de prontuários médicos:

> Parecer nº 14/93, aprovado em 16/09/93. Não há obstáculo na utilização da informática para a elaboração de prontuários médicos, desde

que seja garantido o respeito ao sigilo profissional. Para a emissão de atestados e receitas deve-se seguir o que estabelecem os artigos 39 e 110 do CEM.[21]

No mesmo sentido, há o processo-consulta PC/CFM n° 38/1997, que sedimentou o entendimento acerca da questão:[28]

> Processo-consulta n° 38/97, aprovado em 10/09/97. 1 – Inexiste exigência de "manter arquivo escrito" no Código de Ética Médica. 2 – Mesmo que houvesse exigência assim formulada, esta não especificaria que os arquivos deveriam estar "escritos em papel", ficando claro, portanto, que poderiam ser "escritos" em qualquer meio, inclusive eletrônico.

Por meio da Medida Provisória n° 2.200-2,[29] de 24 de agosto de 2001, foi instituída a infraestrutura de Chaves Públicas Brasileira (ICP-Brasil), com a finalidade de

> garantir a autenticidade, a integridade e a validade jurídica de documentos em forma eletrônica, das aplicações de suporte e das aplicações habilitadas que utilizem certificados digitais, bem como a realização de transações eletrônicas seguras.

Por sua vez, a Resolução CFM n° 1.821/2007[25]

> [...] aprova as normas técnicas concernentes à digitalização e uso dos sistemas informatizados para a guarda e manuseio dos documentos dos prontuários dos pacientes, autorizando a eliminação do papel e a troca de informação identificada em saúde,

expressamente autorizando a digitalização dos prontuários, conforme disposição contida no Artigo 2°.

Além disso, a resolução em questão[25] estabelece os requisitos para a eliminação dos prontuários em suporte de papel, bem como autoriza a utilização do certificado digital padrão ICP-Brasil até a implantação definitiva do CRM digital.

Posteriormente, sobreveio a Resolução CFM n° 1.983/2012,[30] que "[...] normatiza o CRM Digital para vigorar como cédula de identidade dos médicos inscritos nos Conselhos Regionais de Medicina".

Em verdade, o CRM digital

> será um cartão inteligente (*smartcard*), confeccionado de acordo com as especificações estabelecidas pelo Instituto Nacional de Tecnologia da Informação (ITI), atendendo as exigências técnicas definidas nos regulamentos da Infraestrutura de Chaves Públicas (ICP-Brasil),

conforme estabelecido no Artigo 5° da Resolução CFM n° 1.983/2012,[30] razão pela qual o médico estará "autorizado a inserir um Certificado Digital padrão ICP-Brasil" no CRM digital.

Desse modo, por meio do CRM digital, o médico poderá assinar digitalmente os prontuários eletrônicos do paciente. Além disso, poderá enviar declarações de imposto de renda e usufruir de outras funcionalidades.

Como o CRM digital ainda se encontra em fase de implantação, o Artigo 5° da Resolução n° 1.821/2007[25] autorizou a utilização do certificado digital padrão ICP-Brasil até a efetiva implantação daquele.

Gradualmente, ocorrerá a substituição dos prontuários em suporte de papel por eletrônicos, assinados digitalmente por meio do CRM digital, possibilitando o acesso remoto, diminuindo o volume de documentos físicos e otimizando a atividade profissional do médico.

Considerações finais

O mundo contemporâneo trouxe profundas alterações à atividade médica tradicional. Uma consequência dessa mudança é o constante aumento de processos contra médicos, o que os leva à adoção de medidas defensivas. Entretanto, a prática defensivista não é inócua. Pelo contrário, acarreta sérios riscos, sendo o maior deles, talvez, o de que o temor de um processo por erro médico leve a um temor do paciente. Se isso ocorrer, o paciente deixará de ser atendido de forma plena em suas necessidades, preocupando-se o profissional, primeiro, em cuidar de seus próprios interesses. Com isso, dificilmente poderá se estabelecer uma relação terapêutica genuína, que traga ao enfermo o benefício que espera, e, ao médico, o sentimento prazeroso do dever cumprido. Mais ainda: rompido esse alicerce, poderão surgir problemas de difícil absorção no âmbito da relação entre ambos durante o curso do tratamento, o que, por sua vez, poderá aumentar o risco de demandas por erro médico.

Referências

1. França GV, Gomes JCM. Erro médico: um enfoque sobre sua origem e suas consequências. Montes Claros: Unimontes; 1999.

2. Conselho Regional de Medicina do Estado de São Paulo. Ética Médica: má prática e infrações éticas lideram o crescimento expressivo de processos [Internet]. São Paulo: CREMESP; 2012 [capturado em 20 jun. 2015]. Disponível em: https://www.cremesp.org.br/?siteAcao=NoticiasC&id=2574.

3. Brasil. Presidência da República. Casa Civil. Constituição da República Federativa do Brasil de 1988 [Internet]. Brasília: Casa Civil; 1988 [capturado em 10 abr. 2015]. Disponível em: http://www.planalto.gov.br/ccivil_03/constituicao/constituicao.htm.

4. Brasil. Presidência da República. Casa Civil. Lei n° 10.406, de 10 de janeiro de 2002. Institui o Código Civil [Internet]. Brasília: Casa Civil; 2002 [capturado em 10 abr. 2015]. Disponível em: http://www.planalto.gov.br/ccivil_03/leis/2002/l10406.htm.

5. França GV. Direito médico. 12. ed. Rio de Janeiro: Forense; 2014.

6. Brasil. Presidência da República. Casa Civil. Lei n° 8.078, de 11 de setembro de 1990. Dispõe sobre a proteção do consumidor e dá outras providências [Internet].

Brasília: Casa Civil; 1990 [capturado em 10 abr. 2015]. Disponível em: http://www.planalto.gov.br/ccivil_03/leis/l8078.htm.

7. Simon RI, Sadoff RL. Psychiatric malpractice: cases and comments for clinicians. Washington: APP; 1992.

8. Brasil. Presidência da República. Casa Civil. Lei n° 5.869, de 17 de janeiro de 1973. Institui o Código de Processo Civil [Internet]. Brasília: Casa Civil; 1973 [capturado em 20 jun. 2015]. Disponível em: http://www.planalto.gov.br/ccivil_03/leis/L5869.htm.

9. Peyrano JW, White IL. Cargas probatórias dinâmicas. Buenos Aires: Rubinzal Culzoni; 2008.

10. Didier Jr F, Braga PS, Oliveira R. Teoria da prova. In: Didier Jr F, Braga PS, Oliveira R. Curso de Direito Processual Civil. Volume 2. 7. ed. Salvador: Juspodivm; 2012.

11. Brasil. Presidência da República. Casa Civil. Lei n° 13.105, de 16 de março de 2015. Código de Processo Civil [Internet]. Brasília: Casa Civil; 2015 [capturado em 20 jun. 2015]. Disponível em: http://www2.senado.leg.br/bdsf/item/id/507525.

12. Brasil. Presidência da República. Casa Civil. Lei n° 10.216, de 6 de abril de 2001. Dispõe sobre a proteção e os direitos das pessoas portadoras de transtornos mentais e redireciona o modelo assistencial em saúde mental [Internet]. Brasília: Casa Civil; 2001 [capturado em 10 abr. 2015]. Disponível em: http://www.planalto.gov.br/ccivil_03/leis/leis_2001/l10216.htm.

13. Brasil. Ministério da Saúde. Portaria/SAS n° 2.931, de 26 de dezembro de 2002 [Internet]. Brasília: MS; 2002 [capturado em 10 abr. 2015]. Disponível em: http://www.mp.go.gov.br/portalweb/hp/41/docs/portaria-sas_n_2391_-_de_26_de_dezembro_de_2002_-_regulamentacao_das_internacoes_psiquiatricas.pdf.

14. Brasil. Presidência da República. Casa Civil. Decreto n° 24.559, de 3 de julho de 1934. Dispõe sobre a profilaxia mental, a assistência e proteção á pessoa e aos bens dos psicopatas, a fiscalização dos serviços psiquiátricos e dá outras providências [Internet]. Brasília: Casa Civil; 1934 [capturado em 20 jun. 2015]. Disponível em: http://www2.camara.leg.br/legin/fed/decret/1930-1939/decreto-24559-3-julho-1934-515889-publicacaooriginal--1-pe.html.

15. American Psychiatric Association. Diagnostic and statistical manual of mental disorders: DSM-IV-TR. 4th ed. Washington: APA; 2000.

16. American Psychiatric Association. Manual diagnóstico e estatístico de transtornos mentais: DSM-5. 5. ed. Porto alegre: Artmed; 2014.

17. Conselho Federal de Medicina. Resolução CFM n° 2.057/ 2013. Consolida as diversas resoluções da área da Psiquiatria e reitera os princípios universais de proteção ao ser humano, à defesa do ato médico privativo de psiquiatras e aos critérios mínimos de segurança para os estabelecimentos hospitalares ou de assistência psiquiátrica de quaisquer naturezas, definindo também o modelo de anamnese e roteiro pericial em psiquiatria [Internet]. Brasília: CFM; 2013 [capturado em 20 jun. 2015]. Disponível em: http://www.portalmedico.org.br/resolucoes/CFM/2013/2057_2013.pdf.

18. Beauchamp TL. Informed consent. In: Veatch RM, editor. Medical ethics. 2nd ed. Boston: Jones and Bartlett; 1997. p. 173-200.

19. Conselho Federal de Medicina. Resolução CFM n° 1.598/2000, de 18 de agosto de 2000. Normatiza o atendimento médico a pacientes portadores de transtornos mentais. [Internet]. Brasília: CFM; 2000 [capturado em 20 jun. 2015]. Disponível em: http://www.portalmedico.org.br/resolucoes/cfm/2000/1598_2000.htm.

20. Conselho Federal de Medicina. Resolução CFM n° 1.640/2002, de 09 de agosto de 2002. Dispõe sobre a eletroconvulsoterapia e dá outras providências. Brasília: CFM; 2002.

21. Conselho Federal de Medicina. Resolução CFM n° 1.931, de 24 de setembro de 2009. Aprova o código de ética médica [Internet]. Brasília: CFM; 2009 [capturado em 20 jun. 2015]. Disponível em: http://www.cremers.org.br/pdf/codigodeetica/codigo_etica.pdf.

22. Brasil. Ministério da Saúde. Conselho Nacional de Saúde. Resolução n° 466, de 12 de dezembro de 2012 [Internet]. Brasília: MS; 2012 [capturado em 20 jun. 2015]. Disponível em: http://bvsms.saude.gov.br/bvs/saudelegis/cns/2013/res0466_12_12_2012.html.

23. Conselho Regional de Medicina do Estado do Rio de Janeiro. Resolução CREMERJ n° 151, de 04 de fevereiro de 2000. Dispõe sobre as normas a serem obedecidas na aplicação da eletroconvulsoterapia quando definidas as indicações psiquiátricas para a mesma [Internet].Rio de Janeiro: CREMERJ; 2000 [capturado em 20 jun. 2015]. Disponível em: http://www.portalmedico.org.br/resolucoes/crmrj/resolucoes/2000/151_2000.htm.

24. Conselho Federal de medicina. Resolução CFM n° 1.638/2002, de 10 de julho de 2002. Define prontuário médico e torna obrigatória a criação da Comissão de Revisão de Prontuários nas instituições de saúde [Internet]. Brasília: CFM; 2002 [capturado em 20 jun. 2015].

Disponível em: http://www.portalmedico.org.br/resolucoes/cfm/2002/1638_2002.htm.

25. Conselho Federal de Medicina. Resolução CFM n° 1.821/2007, de 11 de julho de 2007. Aprova as normas técnicas concernentes à digitalização e uso dos sistemas informatizados para a guarda e manuseio dos documentos dos prontuários dos pacientes, autorizando a eliminação do papel e a troca de informação identificada em saúde [Internet]. Brasília: CFM; 2007 [capturado em 20 jun. 2015]. Disponível em: http://www.portalmedico.org.br/resolucoes/cfm/2007/1821_2007.htm.

26. Brasil. Presidência da República. Casa Civil. Lei n° 8.069, de 13 de julho de 1990. Dispõe sobre o Estatuto da Criança e do Adolescente e dá outras providências [Internet]. Brasília: Casa Civil; 1990[capturado em 20 jun. 2015]. Disponível em: http://www.planalto.gov.br/ccivil_03/leis/l8069.htm.

27. Conselho Federal de Medicina. Processo-consulta n°1345/93. Parecer n° 14. Informatização de consultórios e clínicas [Internet]. Brasília: CFM; 2010 [capturado em 20 jun. 2015]. Disponível em: http://www.portalmedico.org.br/pareceres/CFM/1993/14_1993.htm.

28. Conselho Federal de Medicina. Processo-consulta n° 806/97. Parecer n° 38. "Legalidade" de se manter arquivo apenas eletrônico no consultório [Internet]. Brasília: CFM; 1997 [capturado em 20 jun. 2015]. Disponível em: http://www.portalmedico.org.br/pareceres/CFM/1997/38_1997.htm.

29. Brasil. Presidência da República. Casa Civil. Medida Provisória n° 2.200-2, de 24 de agosto de 2001. Institui a infraestrutura de Chaves Públicas Brasileira – ICP--Brasil, transforma o Instituto Nacional de Tecnologia da Informação em autarquia, e dá outras providências [Internet]. Brasília: Casa Civil; 2001 [capturado em 20 jun. 2015]. Disponível em: http://www.planalto.gov.br/ccivil_03/mpv/Antigas_2001/2200-2.htm.

30. Conselho Federal de Medicina. Resolução CFM n° 1.983/20012, de 09 de fevereiro de 2012. Normatiza o CRM Digital para vigorar como cédula de identidade dos médicos inscritos nos Conselhos Regionais de Medicina [Internet]. Brasília: CFM; 2012 [capturado em 20 jun. 2015]. Disponível em: http://www.portalmedico.org.br/resolucoes/CFM/2012/1983_2012.pdf.

LEITURA SUGERIDA

Kfouri-Neto M. Responsabilidade civil do médico. 8. ed. São Paulo: Revista dos Tribunais; 2013.

CAPÍTULO 16

Perícias Psiquiátricas Previdenciárias e Administrativas

José G. V. Taborda, Leonardo F. Meyer,
Camila Avila Michalski Jaeger, Miguel Chalub

PONTOS-CHAVE

- A Previdência Social compreende o Regime Geral de Previdência Social e os Regimes Próprios de Previdência Social dos servidores públicos civis e militares.
- A perícia previdenciária tem por objetivo principal a avaliação da capacidade laboral do segurado ou do servidor público, com fins de concessão de benefício ou ato previdenciário previsto em lei.
- É necessária a verificação dos nexos causal e técnico epidemiológico previdenciário (NTEP) nos casos de incapacidade laboral ou invalidez decorrente de acidente de trabalho ou doença profissional.
- Incapacidade é a impossibilidade de desempenho das funções específicas de certa atividade ou ocupação em consequência de alterações morfopsicofisiológicas provocadas por doença ou acidente. A disfunção deve ser avaliada em relação ao seu tipo, grau (severidade), duração e profissão exercida.
- Invalidez é a incapacidade laboral total, de limite temporal indefinido e multiprofissional, que seja insuscetível de recuperação ou reabilitação profissional, em consequência de doença ou acidente.
- Deficiência mental corresponde à perda parcial ou total, bem como à ausência, de uma estrutura ou função cognitiva, de modo que isso provoque limitação ou incapacidade parcial para o desempenho de atividade, dentro do padrão considerado como normalidade.
- Alienação mental corresponde a transtorno mental grave e persistente, no qual, esgotados os meios habituais de tratamento, haja perturbação completa ou considerável da personalidade, comprometendo os juízos de valor e de realidade, bem como a autodeterminação e o pragmatismo.

VINHETA

Carla, 51 anos, sexo feminino, branca, casada, sem filhos, ensino médio completo, natural e procedente do Rio de Janeiro, é secretária executiva há 17 anos em uma construtora imobiliária de grande expressão no Estado. Trabalhou como secretária de diretores da empresa e como assistente comercial de venda de imóveis. Carla realizava as tarefas profissionais com competência, satisfação, assiduidade, responsabilidade e raras faltas ou atrasos, sempre justificados por atestado médico ou consentidos pela chefia. Apresentava dificuldades episódicas de relacionamento interpessoal com clientes, no cargo de assistente comercial, e com funcionários hierarquicamente inferiores à diretoria, no cargo de secretária. Passou a se sentir entristecida, insatisfeita com seu reconhecimento profissional e com a diminuição de sua autoestima, e uma inquietação psicomotora. À época, realizou tratamento de reposição hormonal para menopausa. Ausentou-se por 30 dias consecutivos, justificados com relatório psiquiátrico, e ingressou com o pedido de auxílio-doença previdenciário no Instituto Nacional do Seguro Social (INSS). Carla iniciou o tratamento medicamentoso prontamente e obteve benefícios clínicos no período. Sem tratamento psiquiátrico anterior. O perito do INSS corroborou o diagnóstico de transtorno de ajustamento, F-43.2 pela *Classificação internacional de doenças e problemas relacionados à saúde* (CID-10),[1] constante no relatório do médico assistente. Foi concedido o benefício na qualidade acidentária. Insatisfeita com a conclusão pericial, a empresa ingressou com processo civil e solicitou nova perícia psiquiátrica para o esclarecimento do caso. O perito designado corroborou a impressão diagnóstica inicial, entretanto, não verificou nexo causal entre os sintomas ativos, à época do afastamento, e a função desempenhada. Elementos da vida pessoal (problemas familiares) e ginecológicos (menopausa) parecem ter coparticipação no surgimento dos sintomas psiquiátricos. Não foi verificada alteração de tarefas na função desempenhada, no ambiente de trabalho ou de metas de produtividade da pericianda. Não foi verificada sintomatologia ativa, em qualquer momento, capaz de reduzir sua capacidade laboral abaixo de um padrão mínimo necessário ao desempenho adequado da função. O juiz suspendeu o benefício, pela inexistência de nexo causal e de nexo técnico epidemiológico previdenciário, e determinou seu retorno à função.

O conceito de *seguridade social* adotado pela Constituição Federal de 1988,[2] no Artigo 194, compreende um conjunto integrado de ações de iniciativa dos poderes públicos e da sociedade destinado a assegurar os direitos relativos à saúde, à previdência e à assistência social. A "Previdência Social tem por fim assegurar aos seus beneficiários meios indispensáveis de manutenção, por motivo de incapacidade, desemprego involuntário, idade avançada, tempo de serviço, encargos familiares e prisão ou morte, daqueles de quem dependiam economicamente" (Lei nº 8.213/1991, art. 1º).[3]

A Previdência Social compreende o Regime Geral de Previdência Social (RGPS) e os Regimes Próprios de Previdência Social (RPPS) dos servidores públicos e dos militares (Decreto nº 3.048/1999, art. 6º).[4] Os regimes próprios de Previdência Social dos servidores públicos da União, dos Estados, do Distrito Federal e dos municípios e dos militares dos Estados e do Distrito Federal não poderão conceder benefícios distintos dos previstos no RGPS (Lei n° 9.717/1998, art. 5°).[5]

O foco deste capítulo serão as atribuições do psiquiatra forense nos âmbitos do RGPS e do RPPS, por serem as mais relevantes em nosso contexto. Para fins didáticos as perícias previdenciárias devem aqui ser entendidas como as previstas no RGPS, e as perícias administrativas, como as previstas no RPPS. As atribuições específicas do psiquiatra perito serão abordadas, separadamente, nos regimes previdenciários citados. Por serem na maior parte das vezes compartilhados, os conceitos de alienação mental, deficiência mental, incapacidade laboral, invalidez e os relativos à técnica pericial serão abordados separadamente.

Perícias previdenciárias

No Brasil, a perícia médica previdenciária é de competência do Instituto Nacional do Seguro Social (INSS), a cargo de médico perito pertencente ao quadro de pessoal dessa instituição ou credenciado como mão de obra auxiliar. Sua finalidade principal é emitir pareceres técnicos conclusivos referentes à capacidade laboral, para fins de enquadramento em situação legal pertinente.[6]

A regulamentação do RGPS está na Lei n° 8.123/1991,[3] que dispõe sobre os planos de benefícios da Previdência Social. A Medida Provisória (MP) n° 664/2014,[7] cujo texto está em discussão no Poder Legislativo no período de elaboração deste livro, traz modificações na matéria, marcadamente em relação aos prazos de carência ao requerimento dos benefícios e às regras à concessão de auxílio-acidente e pensão por morte. Neste capítulo, será adotada a legislação vigente e serão apontadas possíveis modificações originalmente previstas na MP n° 664.[7]

Atribuições do psiquiatra forense em perícias psiquiátricas previdenciárias

A seguir, serão discutidas as atribuições do psiquiatra forense em perícias previdenciárias (RGPS). No Quadro 16.1 constam os benefícios previdenciários de interesse psiquiátrico-forense previstos pelo INSS.

APOSENTADORIA POR INVALIDEZ E SUA MAJORAÇÃO

A aposentadoria por invalidez será devida ao segurado, em gozo ou não de auxílio-doença previdenciário, considerado incapaz para todo e qualquer trabalho – ou seja, insuscetível de reabilitação para o exercício de atividade que lhe garanta a

QUADRO **16.1** BENEFÍCIOS PREVIDENCIÁRIOS DE INTERESSE PSIQUIÁTRICO-FORENSE PREVISTOS PELO INSS

Aposentadoria por invalidez e sua majoração
Auxílio-acidente
Auxílio-doença previdenciário acidentário
Auxílio-doença previdenciário comum
Auxílio-reclusão
Benefício de prestação continuada aos portadores de deficiência (BPC/LOAS)
Constatação de invalidez em dependente
Isenção de imposto de renda
Pensão especial para vítimas de talidomida
Pensão por morte
Reabilitação profissional
Reconhecimento de nexo causal e de nexo técnico epidemiológico previdenciário (NTEP)

RGPS – Regime Geral de Previdência Social.

subsistência –, sendo-lhe paga enquanto permanecer nessa condição. A aposentadoria por invalidez pode ser temporária ou permanente. A invalidez em psiquiatria remete ao diagnóstico de doenças psiquiátricas graves (esquizofrenias, demências, transtornos do humor graves, transtornos do desenvolvimento e transtornos mentais orgânicos) e ao conceito de alienação mental. Nesse sentido, todo alienado mental deve ser considerado inválido, entretanto, nem todo inválido pode ser considerado alienado mental.

A MP n° 664/2014[7] prevê alterações significativas na concessão de aposentadoria por invalidez, especialmente em relação ao prazo de requerimento e de reavaliação pericial periódica do beneficiário. Pelo novo texto, como no caso do auxílio-doença previdenciário (apresentado a seguir), a aposentadoria por invalidez só poderia ser solicitada a partir do trigésimo dia de afastamento laboral.[7] A majoração de aposentadoria por invalidez não é contemplada no texto original da MP n° 664/2014.[7] Assim, tende a vigorar a regra original de majoração, que prediz até 25% do valor pago ao segurado que necessitar de assistência permanente de terceiros, bem como nos casos de alteração das funções cognitivas, com grave perturbação da vida orgânica e social ou incapacidade permanente para as atividades da vida diária, de acordo com o Anexo I do Decreto n° 3.048/1999.[4]

AUXÍLIO-ACIDENTE

O auxílio-acidente é um benefício concedido ao trabalhador portador de sequelas de acidente de trabalho e/ou doença ocupacional que prejudiquem sua capacidade laboral.[3] Esse benefício é de natureza indenizatória, portanto, pode ser acumulado com outros benefícios, exceto se decorrentes da mesma patologia médica, como salário-maternidade, pensão por morte e auxílio-doença.

A justificativa para sua concessão é a compensação do indivíduo pela verificação de prejuízos secundários à patologia que tenham reduzido sua capacidade laboral anterior. Não é necessária a verificação de incapacidade para sua concessão. Esse benefício pode ser requerido durante o afastamento do trabalhador, ou mesmo após seu retorno, e pode ser concedido concomitantemente a outros benefícios previdenciários.

Vale destacar que é necessária a verificação dos nexos causal, técnico e epidemiológico, a fim de caracterizar a relação entre as limitações secundárias ao diagnóstico psiquiátrico atribuído e a função desempenhada. Não há menção legal aos possíveis diagnósticos psiquiátricos de candidatos ao benefício.

AUXÍLIO-DOENÇA PREVIDENCIÁRIO

O auxílio-doença previdenciário corresponde a um direito do segurado incapacitado para o trabalho por razão de patologia médica. Os transtornos mentais e do comportamento são a terceira causa mais frequente de concessão de auxílios-doença no Brasil. Nos dias de hoje, há, aproximadamente, 147 mil auxílios-doença previdenciários urbanos ativos no Brasil.[8]

Pela regra vigente, o benefício é direito do segurado incapacitado para o trabalho, em razão de patologia médica, cuja incapacidade perdure por 15 dias consecutivos. A partir do 15° dia de afastamento, o segurado pode requerer o benefício, sendo prevista a carência de 12 contribuições anteriores à data de afastamento.[4]

A MP n° 664/2014[7] pretende modificar o prazo mínimo para a concessão do benefício ao segurado incapacitado de 15 para 30 dias consecutivos de afastamento do trabalho, sendo o prazo máximo para seu requerimento o 45° dia de afastamento. Nesse período, o pagamento do salário do trabalhador permaneceria sob responsabilidade da empresa. O texto prevê a carência de 12 contribuições anteriores à data de afastamento, com o pagamento de valor proporcional em caso de contribuições inferiores a 12 meses.

Os trabalhadores autônomos e os empregados domésticos assegurados pelo INSS poderiam requisitar o benefício a partir do trigésimo dia de afastamento, com comprovação da incapacidade laboral por relatório médico.[7]

O auxílio-doença previdenciário pode ser de natureza acidentária ou comum. O primeiro tipo se refere às patologias, ou agravos à saúde, provocadas por acidente de trabalho, trajeto e/ou por doença ocupacional; o segundo, ao surgimento de patologia, em data posterior à admissão do trabalhador, com repercussões clínicas negativas e interferência no seu desempenho ocupacional e sem relação causal com o trabalho.

Nesse contexto, acidente de trabalho corresponde ao fato ocorrido durante o exercício do cargo ou no trajeto usado para se deslocar ao local de trabalho, mas sempre uma patologia médica surgida posteriormente à admissão do servidor. Doença ocupacional, por sua vez, corresponde a patologias previstas em regulamento, sabidamente relacionadas ao desempenho de determinados cargos e funções. Ambas as definições são aplicadas ao RPPS.

O foco na avaliação pericial de concessão de auxílio-doença previdenciário comum é a verificação do nexo causal entre as limitações secundárias ao transtorno mental existente e a função desempenhada. Já nos casos de auxílio-doença acidentário, além do nexo causal, é investigado o nexo técnico epidemiológico previdenciário (NTEP). Cada um será discutido separadamente.

O INSS, em suas *Diretrizes de apoio à decisão médico-pericial em transtornos mentais*, orienta seus peritos quanto ao grau de incapacidade e ao tempo de afastamento para as patologias psiquiátricas que considera de maior relevância.[9] O Quadro 16.2 sintetiza os transtornos mentais e do comportamento, de acordo com a *Classificação internacional de doenças e problemas relacionados à saúde* (CID-10),[1] seus possíveis graus de incapacidade laboral e as possíveis decisões médico-periciais em cada caso.

A comunicação e o reconhecimento de acidente de trabalho, de trajeto e de doença ocupacional se dão por meio do preenchimento de uma Comunicação de Acidente de Trabalho (CAT). O documento pode ser preenchido pelo empregado, dependente, familiar, autoridade sindical ou pública, médico e empregador. A CAT deve ser produzida também em casos sem afastamento ocupacional.

O pedido de prorrogação é um tipo de requerimento disponível aos beneficiários de auxílio-doença. A prorrogação pode ser solicitada dentro dos últimos 15 dias de recebimento do benefício. Não é necessária a apresentação de relatório médico para seu requerimento.

AUXÍLIO-RECLUSÃO

O auxílio-reclusão pode ser solicitado aos dependentes, em área rural ou urbana, do segurado que estiver recolhido à prisão, em regime fechado ou semiaberto. O valor do benefício não poderá ser inferior a um salário mínimo. Dependentes são aqui compreendidos: os genitores, o cônjuge e o(a) companheiro(a) (necessária comprovação de união estável há, pelo menos, dois anos), filhos (até 21 anos de idade), enteados e tutelados. O auxílio-reclusão não é devido em casos de crimes hediondos.

No caso de dependentes incapazes, bem como inválidos ou alienados mentais, deverá ser apresentada documentação que comprove a situação do candidato a beneficiário. Poderá ser solicitada perícia médica em casos duvidosos. Em caso de morte do segurado, o auxílio-reclusão poderá ser

QUADRO **16.2** VERIFICAÇÃO DO GRAU DE INCAPACIDADE E APOIO À DECISÃO MÉDICO-PERICIAL (INSS)

Transtorno mental	Grau de incapacidade	Decisão médico-pericial
Doença de Alzheimer (F-00), Demência vascular não especificada (F-01.9), Demência na doença de Parkinson (F-02.3) e Demência causada pelo vírus HIV (F-02.4)	Total	– Limite indefinido – Possibilidade de majoração – Possibilidade de isenção de imposto de renda – Concessão de BPC/LOAS
Transtornos mentais e comportamentais devido ao uso de substâncias – álcool, opiáceos, sedativos e hipnóticos, cocaína e *crack*, estimulantes, cafeína e tabaco (F-1x.0 e F-1x.1)	Não há incapacidade	Indeferimento
Transtornos mentais e comportamentais devido ao uso de substâncias – álcool, opiáceos, sedativos e hipnóticos, cocaína e *crack*, estimulantes, cafeína e tabaco (F-1x.2 a F-1x.7)	Há incapacidade	Períodos curtos, entre 30 e 60 dias até o limite indefinido
Transtornos mentais devido ao uso de canabinoides (F-12), alucinógenos (F-16) ou solventes voláteis (F-18)	Geralmente não há incapacidade, a não ser em grandes usuários	Indeferimento a períodos curtos
Esquizofrenias (F-20.0 ao F-20.4) e Transtorno esquizoafetivo (F-25)	Há incapacidade variável conforme a gravidade, podendo ser temporária ou permanente	Em Ax1, afastamento de 90 a 180 dias
Transtorno esquizotípico (F-21) e Transtorno delirante persistente (F-22)	Há incapacidade variável conforme a intensidade dos sintomas	Em Ax1, afastamento de 60 a 90 dias
Transtornos psicóticos agudos e transitórios (F-23)	Há incapacidade em períodos curtos	DCB de 30 a 60 dias
Hipomania (F-30)	Não há incapacidade	Indeferimento
Episódio maníaco sem sintomas psicóticos (F-30)	Grau de incapacidade depende da atividade laboral	Em Ax1, afastamento até 30 dias
Episódio maníaco com sintomas psicóticos (F-30)	Há incapacidade	Em Ax1, afastamento até 60 dias
Transtorno afetivo bipolar (F-31.1 ao F-31.3)	Há incapacidade	Em Ax1, afastamento de 60 a 120 dias
Episódio depressivo leve e moderado (F-32.0 e F-32.1)	Poderá haver incapacidade	Em Ax1, DCB até 60 dias
Episódio depressivo grave sem ou com sintomas psicóticos (F-32.2 e F-32.3)	Há incapacidade	Em Ax1, DCB até 120 dias

QUADRO **16.2** VERIFICAÇÃO DO GRAU DE INCAPACIDADE E APOIO À DECISÃO MÉDICO-PERICIAL (INSS)

Transtorno mental	Grau de incapacidade	Decisão médico-pericial
Episódios depressivos recorrentes (F-33.0 ao F-33.3)	Incapacidade moderada a total	Observar recorrência de benefícios no mesmo CID. Em Ax1, DCB até 180 dias. Na evolução desfavorável, pode-se chegar a R2 ou LI.
Transtornos persistentes do humor (F-34)	Não há incapacidade	Indeferimento
Transtornos fóbicos-ansiosos (F-40.0 ao F-40.2), transtorno de pânico, de ansiedade generalizada ou mistos de ansiedade e depressão (F-41.0 ao F-41.2), Reação aguda ao estresse (F-43.0), Transtornos de adaptação (F-43.2), Transtornos dissociativos ou conversivos (F-44), Transtornos somatoformes (F-45) e Problemas relacionados ao ambiente social (Z-60.0)	Geralmente não há incapacidade	Em Ax1, até 30 dias. Casos de transtorno de pânico, em ocupações de risco para si e terceiros, pode chegar a RP.
Transtorno obsessivo-compulsivo (F-42)	Geralmente não há incapacidade	Em Ax1, entre 30 e 60 dias
Transtorno de estresse pós-traumático (F-43.1)	Há incapacidade	Em Ax1, até 90 dias. Nos casos de pior evolução, pode chegar a RP.
Síndrome do esgotamento profissional, ou síndrome de *burnout* (Z-73.0)	Há incapacidade	Em Ax1, entre 30 e 60 dias. Nos casos de pior evolução, pode chegar a R2 ou RP.

BPC/LOAS: Benefício de prestação continuada/Lei orgânica da Assistência Social; Ax1: Exame pericial inicial; DCB: Data de cessação do benefício; R2: Revisão em 2 anos; LI: Limite indefinido; RP: Reabilitação profissional.
Fonte: Brasil.[9]

convertido em pensão por morte. O pagamento do benefício perdurará até a fuga, progressão ao regime aberto ou soltura do segurado.

BENEFÍCIO DE PRESTAÇÃO CONTINUADA AOS PORTADORES DE DEFICIÊNCIA (BPC/LOAS)

É um benefício da assistência social, assegurado pela Constituição Federal[2] de 1988, garantidor da transferência de um salário mínimo ao idoso (65 anos de idade ou mais) e a portadores de deficiência incapacitante para a vida independente e para o trabalho.[10] É necessária a comprovação da ausência de meios próprios ou familiares para a subsistência do indivíduo. Em ambos os casos, a renda *per capita* não pode ultrapassar um quarto do salário mínimo vigente. A avaliação pericial pelo INSS é necessária.

A Lei Complementar n° 142/2013[11] define como indivíduo deficiente aquele com impedimentos de longo prazo de natureza física, mental, intelectual ou sensorial, os quais, em interação com diversas barreiras, podem obstruir sua participação plena e efetiva na sociedade em igualdade de condições com as demais pessoas. Diferentes transtornos psiquiátricos podem ser incluídos nesse entendimento legal de deficiência, como, por exemplo, as demências, os transtornos psicóticos e os transtornos do desenvolvimento.

CONSTATAÇÃO DE INVALIDEZ EM DEPENDENTE

A verificação de invalidez por transtornos mentais em dependente é prevista pela Lei n° 8.123/1991.[3] A pensão por morte e o auxílio-reclusão são exemplos de benefícios devidos aos dependentes do segurado, aposentados ou não. São considerados dependentes: o cônjuge, a companheira, o companheiro e o filho não emancipado de qualquer condição, menor de 21 anos ou inválido; os pais; ou o irmão não emancipado, de qualquer condição, menor de 21 anos ou inválido. Nesses casos, é possível a verificação de invalidez por transtorno mental do dependente.

Esse tipo de avaliação pode ser requerido para fins de concessão de BPC/LOAS e de salário-família, sendo o último um benefício pago aos segurados empregados, com salário mensal nas faixas de baixa renda, para auxílio no sustento de filhos com até 14 anos ou inválidos de qualquer idade.

ISENÇÃO DE IMPOSTO DE RENDA

São isentos de imposto de renda os proventos de aposentadoria, reforma e pensão, os benefícios motivados por causas acidentárias ou os recebidos por portadores de doença grave. Na psiquiatria, é necessária a verificação de alienação mental à concessão da isenção, de acordo com o Artigo 6° da Lei n° 7.713/1988.[12] O conceito de alienação mental será abordado separadamente. Vale destacar que a isenção de imposto de renda incide somente nos rendimentos oriundos de aposentadorias, pensões e reformas nos casos mencionados, sem abranger outros possíveis rendimentos financeiros.

PENSÃO POR MORTE

O INSS prevê a possibilidade de recebimento de pensão por morte para portadores de transtorno mental dependentes do segurado falecido. A MP n° 664/2014 pretende estipular períodos de carência a sua concessão, o que não existia originalmente.[3,7] O texto não prevê modificação dos critérios vigentes para a concessão aos dependentes portadores de transtornos mentais.[3,4]

A comprovação de dependência financeira do candidato em relação ao segurado na época do óbito, bem como de incapacidade laboral (total ou parcial), invalidez ou alienação mental, é necessária. A curatela (interdição) do dependente, combinada com comprovação de dependência financeira, pode servir como documentação para o requerimento. É necessária a realização de perícia médica, pelo INSS, no candidato a pensionista.

REABILITAÇÃO PROFISSIONAL

Apesar de não corresponder aos benefícios do INSS contidos no Quadro 16.1, a reabilitação profissional é atribuição do corpo de saúde dessa autarquia. O serviço está disponível para os segurados em gozo de auxílio-doença, aposentados por invalidez, dependentes inválidos e pessoas portadoras de deficiência.

A reabilitação profissional, idealmente, deve incluir a consideração de elementos individuais, profissiográficos, de risco de agravamento das condições clínicas do segurado e também os relativos ao diagnóstico médico e ao tratamento recomendado.

Segundo o manual de pericias médicas do INSS, a reabilitação baseia-se em critérios de avaliação de potencial laboral eminentemente físicos. Não há orientação oficial específica em relação aos transtornos psiquiátricos.

RECONHECIMENTO DE NEXO CAUSAL E DE NEXO TÉCNICO EPIDEMIOLÓGICO PREVIDENCIÁRIO E O FATOR ACIDENTÁRIO DE PREVENÇÃO

O reconhecimento dos nexos causal e técnico epidemiológico previdenciário (NTEP) é parte fundamental do exame pericial.[13] O nexo causal corresponde à correlação direta entre o diagnóstico médico verificado e os prejuízos secundários na capacidade laboral do indivíduo. Para seu reconhecimento, o perito deve atentar ao exame médico-pericial e às histórias clínica, familiar, pessoal e profissional (atuais e prévias) do examinando.

O nexo causal não deve, necessariamente, ser equiparado ao NTEP. O primeiro é condição necessária e fundamental da caracterização de incapacidade e invalidez, e o segundo, da caracterização de acidente de trabalho e doença ocupacional. Este pode ser entendido como uma medida de *saúde da empresa* em relação ao seu meio de trabalho.[13]

O NTEP consiste no cruzamento de informações provenientes das codificações dos diagnósticos médicos (pela CID-10),[1] oriundas de avaliações periciais, e da Classificação Nacional de Atividade Econômica (CNAE), que consiste em uma classificação de padronização das unidades produtivas do País.[11]

Em outras palavras, o NTEP trata da correlação direta entre o diagnóstico médico (pela CID-10)[1] e o tipo de função desempenhada pelo trabalhador. O perito tem a tarefa de caracterizar tecnicamente o acidente de trabalho mediante a correlação entre a função desempenhada e o agravo decorrente do seu exercício. Nesse sentido, entende-se por agravo: a lesão, a doença, o transtorno de saúde, o distúrbio, a disfunção ou a síndrome de evolução aguda, subaguda ou crônica, de natureza clínica ou subclínica, inclusive morte, independentemente do tempo de latência.

O NTEP foi introduzido em 2008 nas avaliações periciais do INSS a fim de verificar melhor a contribuição do ambiente de trabalho no adoecimento do trabalhador. Esse elemento torna o nexo causal exclusivamente técnico e epidemiológico, no intuito de facilitar a conclusão pericial no laudo.[13] O NTEP inclui os auxílios-doença previdenciários acidentários relativos a acidente de trabalho ou doença ocupacional (Anexo II do Decreto nº 3.048/1999).[2]

Para o reconhecimento do NTEP, o perito deve investigar os seguintes elementos: se o trabalho é causa necessária do adoecimento do trabalhador, fator de risco contributivo de doença com etiologia multicausal, fator desencadeante ou agravante de doença diagnosticada; a natureza, a especificidade e a força de associação do agente patogênico ou fator de risco a que o examinando foi exposto; a duração e a intensidade da exposição ao agente patogênico ou fator de risco; o período de latência entre exposição e surgimento da doença; as causas não ocupacionais, uma vez verificado se são menos determinantes que a causa de natureza ocupacional; o local de trabalho e o perfil profissiográfico previdenciário (PPP). O PPP será comentado na seção Técnica Pericial deste capítulo.

Para a avaliação do tipo de relação causal entre doença e trabalho, foi proposta, por Schilling, uma classificação:[14]

> *Tipo I* – O trabalho, ou ocupação, pode ser causa necessária para o desenvolvimento da doença, de modo que, sem ele, seria improvável que o trabalhador a desenvolvesse. Aqui podem ser enquadrados os casos de exposição a substâncias químicas neurotóxicas, o estresse pós-traumático e o transtorno

do ciclo vigília-sono relacionado com o trabalho.

> *Tipo II* – O trabalho, ou ocupação, pode ser considerado como fator de risco contributivo em doenças de etiologia multicausal; sua ocorrência poderá ser classificada como doença relacionada ao trabalho, no caso de patologia médica com forte prevalência em determinada categoria profissional. Aqui, em situações especiais, pode-se enquadrar o alcoolismo crônico relacionado ao trabalho, a neurose profissional e a síndrome de *burnout*. Trata-se, portanto, de um nexo epidemiológico, de natureza probabilística, principalmente quando as informações sobre as condições de trabalho, adequadamente investigadas pela perícia médica, forem consistentes com as evidências epidemiológicas e bibliográficas disponíveis.

> *Tipo III* – O trabalho, ou ocupação, pode ser fator desencadeante ou agravante de doença latente ou preexistente. Ocorre em casos particulares de trabalhadores previamente doentes, lábeis ou hipersuscetíveis, em que o trabalho poderia eventualmente desencadear, agravar ou contribuir para a recidiva da doença.

A regulamentação da Previdência Social, em seu Anexo II, lista o que considera ser agente patogênico causador de doença profissional ou do trabalho (Quadro 16.3).[2]

O fator acidentário de proteção (FAP) é um indicador de saúde utilizado pelo INSS relativo ao número de auxílios-doença previdenciários acidentários concedidos pelo Cadastro Nacional de Pessoa Jurídica (CNPJ). O FAP é uma variável complementar ao NTEP capaz de verificar a tendência da empresa de provocar agravos à saúde de seus trabalhadores. Em outras palavras, o FAP pode ser entendido como uma medida de *saúde da empresa e do seu ambiente de trabalho*.[13]

Perícias administrativas

A Lei n° 8.112/1990 dispõe sobre o regime jurídico dos servidores civis da União, das autarquias e das fundações públicas federais, além de servir como modelo para os regimes previdenciários próprios de segmentos federais específicos e para as administrações estaduais e municipais.[15] A realização de perícia demanda a prévia solicitação pela autoridade competente, a qual poderá elaborar quesitos a serem respondidos pelo perito. A avaliação pericial pode ser singular ou realizada por uma junta médica oficial em saúde; em algumas das atribuições descritas a seguir, a junta médica é obrigatória. A Lei n° 8.112/1990 determina que a junta médica oficial em saúde deve ser composta por três profissionais médicos, entretanto, não há menção à necessidade de especialistas em sua composição, embora tal solicitação seja realizada com frequência.[15] Na ausência de profissionais qualificados, poderá ser feito um convênio com o INSS.

As perícias psiquiátricas administrativas também ocorrem em seguros de saúde privados, os quais seguem regulamentos próprios, menos afeitos à Lei n° 8.112/1990.[15-17] Os servidores comissionados e funcionários terceirizados estão inseridos no RGPS.

A seguir, serão apresentadas e discutidas as atribuições específicas do psiquiatra perito no âmbito administrativo, nos moldes da Lei n° 8.112/1990,[15] por serem as mais frequentes em nosso cotidiano. O Quadro 16.4 resume as principais atribuições psiquiátrico-forenses em perícias administrativas. A leitura pormenorizada dos estatutos vigentes é recomendada, em virtude da ocorrência de atualizações frequentes existentes a partir da lei original.[15]

APOSENTADORIA POR INVALIDEZ

A Lei n° 8.112/1990[15] define invalidez como incapacidade total, permanente e omnipro-

QUADRO **16.3** LISTA B DO ANEXO II: TRANSTORNOS MENTAIS E DO COMPORTAMENTO RELACIONADOS COM O TRABALHO

Doenças	Agentes etiológicos ou fatores de risco de natureza ocupacional
Demência em outras doenças específicas classificadas em outros locais (F-02.8)	Manganês (X-49.x; Z57.5) Substâncias asfixiantes: CO, H_2S, etc. (sequela) (X-47.x; Z-57.5) Sulfeto de carbono (X49.-; Z57.5)
Delirium, não sobreposto à demência como descrita (F-05.0)	Brometo de metila (X-46.x; Z-57.4 e .5) Sulfeto de carbono (X-49.x; Z-57.5)
Transtorno cognitivo leve (F-06.7) Transtorno orgânico da personalidade (F-07.0) Outros transtornos de personalidade e de comportamento decorrentes de doença, lesão ou disfunção cerebral (F-07.8) Transtorno mental orgânico ou sintomático não especificado (F-09.x) Episódios depressivos (F-32.x) Neurastenia (inclui *síndrome de fadiga*) (F-48.0)	Tolueno e outros solventes aromáticos neurotóxicos (X-46.x; Z-57.5) Chumbo ou seus compostos tóxicos (X-49.x; Z-57.5) –associado a F-06.7 Tricloroetileno, tetracloroetileno, tricloroetano e outros solventes orgânicos halogenados neurotóxicos (X-46.x; Z-57.5) Brometo de metila (X-46.x; Z-57.4 e .5) Manganês e seus compostos tóxicos (X-49.x; Z-57.5) Mercúrio e seus compostos tóxicos (X-49.x; Z-57.4 e .5) Sulfeto de carbono (X-49.x; Z-57.5) Outros solventes orgânicos neurotóxicos (X-46.x; X-49.x; Z57.5)
Estado de estresse pós-traumático (F-43.1)	Problemas relacionados ao emprego e ao desemprego: condições difíceis de trabalho (Z-56.5) Circunstância relativa às condições de trabalho (Y-96) Outras dificuldades físicas e mentais relacionadas ao trabalho: reação após acidente do trabalho grave ou catastrófico, ou após assalto no trabalho (Z56.6) Circunstância relativa às condições de trabalho (Y96)
Outros transtornos neuróticos especificados (inclui *neurose profissional*) (F-48.8)	Problemas relacionados ao emprego e ao desemprego (Z-56.x): desemprego (Z-56.0); mudança de emprego (Z-56.1); ameaça de perda de emprego (Z-56.2); ritmo de trabalho penoso (Z-56.3); desacordo com patrão e colegas de trabalho (condições difíceis de trabalho) (Z-56.5); outras dificuldades físicas e mentais relacionadas ao trabalho (Z-56.6)
Transtorno do ciclo vigília-sono devido a fatores não orgânicos (F-51.2)	Problemas relacionados ao emprego e ao desemprego: má adaptação à organização do horário de trabalho (trabalho em turnos ou trabalho noturno) (Z-56.6) Circunstância relativa às condições de trabalho (Y-96)
Sensação de estar acabado (*síndrome de burnout*, *síndrome do esgotamento profissional*) (Z-73.0)	Ritmo de trabalho penoso (Z-56.3) Outras dificuldades físicas e mentais relacionadas ao trabalho (Z-56.6)

Fonte: Brasil.[2]

QUADRO **16.4** ATRIBUIÇÕES PSIQUIÁTRICO-FORENSES EM PERÍCIAS ADMINISTRATIVAS (RPPS)

Aposentadoria por invalidez
Constatação de invalidez em dependente
Exame de admissão (biometria)
Horário especial para servidor portador de deficiência ou para seu dependente
Isenção de imposto de renda
Licença para tratamento de saúde
Licença médica para acompanhar familiar doente em tratamento de saúde
Licença por acidente de trabalho e doença ocupacional
Pensão por morte
Processo administrativo
Readaptação
Remoção do servidor por motivo de saúde
Reconhecimento de nexo causal e de nexo técnico epidemiológico previdenciário (NTEP)

RPPS - Regimes próprios de previdência social

fissional para o desempenho das atribuições do cargo, da função ou do emprego. Esse tipo de avaliação pericial deve ser realizado, exclusivamente, por junta médica.

O benefício será concedido caso seja constatada, a qualquer tempo, a impossibilidade de reversão da condição e não for possível a readaptação ou, ainda, se findo o prazo de 24 meses de afastamento, contínuo ou cumulativo, motivado pelo(s) mesmo(s) diagnóstico(s) médico(s).[15,18]

A invalidez pode ser considerada permanente ou temporária. A junta médica responsável deverá defini-la em seu laudo, assim como a necessidade de reexame periódico do caso e a possibilidade de reversão da condição médica diagnosticada, com os meios de tratamento médico disponíveis. O documento deverá definir se o diagnóstico psiquiátrico verificado (pela CID-10)[1] *é alienação mental* ou *não é alienação mental*, nesses termos. É oportuno mencionar que patologias não compreendidas como alienação mental também podem causar invalidez. O foco do exame é a verificação de nexo causal entre o diagnóstico psiquiátrico e seus prejuízos secundários em relação à capacidade laboral do servidor.

A Lei n° 8.112/1990[15] é categórica ao definir, no Artigo 186, a possibilidade de proventos integrais em casos de invalidez decorrentes de acidente em serviço, moléstia ocupacional (doença ocupacional) ou doença grave. Em relação à última, o Artigo 186, §1°, inclui a alienação mental como única condição psiquiátrica com direito a proventos integrais. Os demais casos de transtornos psiquiátricos graves considerados causadores de invalidez têm direito a proventos proporcionais por tempo de serviço.

O benefício pode ser suspenso, em qualquer momento, caso haja reversão da invalidez verificada.

CONSTATAÇÃO DE INVALIDEZ EM DEPENDENTE

Nesses casos, a avaliação pericial deverá constatar se há deficiência que autoriza a concessão de pensão ou benefício. O perito poderá estipular prazos para reavaliação ou tornar definitivo o recebimento do benefício. A patologia médica causadora de invalidez no dependente deve constar no laudo pericial com a respectiva codificação pela CID-10.[1] Poderá ser solicitada uma avaliação por junta médica.

EXAME DE ADMISSÃO (BIOMETRIA)

Pode ser realizada por perícia singular ou por junta médica. O exame de admissão ocorre antes da posse do servidor e tem por objetivo verificar seu estado clínico e aptidões físicas e mentais para o exercício do cargo. Em geral, são exames de menor complexidade, muitas vezes realizados por generalistas peritos sem especialização em psiquiatria. É vedado solicitar exames de gravidez e de esterilização de candidato ao cargo. Essa avaliação pode ser realizada por meio de exame clínicos complementados por testagem psicométrica.[16,17]

Em casos especiais, pode ser solicitada uma avaliação por psiquiatra no exame biométrico, como se dá no Estado do Rio Grande do Sul, na admissão de servidores para a magistratura e para o Ministério Público.

HORÁRIO ESPECIAL PARA SERVIDOR PORTADOR DE DEFICIÊNCIA OU COM DEPENDENTE PORTADOR DE DEFICIÊNCIA

Esse exame deve ser realizado por junta médica oficial em saúde, sendo solicitada em duas situações: i) constatação de deficiência, com o objetivo de concessão de horário especial; e ii) constatação de deficiência em cônjuge, filho ou dependente do servidor, para concessão de horário especial. Deverão constar no laudo o tipo de deficiência, a data de seu início, se é permanente ou temporária e a necessidade, ou não, de reavaliação do caso.

O *Manual de perícia oficial em saúde do servidor público federal* define deficiência como

> [...] a perda parcial ou total, bem como a ausência de normalidade de uma estrutura ou função psicológica, fisiológica ou anatômica, que gere limitação ou incapacidade parcial para o desempenho de atividade, dentro do padrão considerado normal para o ser humano.[15]

Outra definição de deficiência, mais atualizada (comentada na seção sobre BPC/LOAS deste capítulo), consta na Lei Complementar nº 142/2013.[11] Vale destacar que a concessão de horário especial não implica, necessariamente, redução da carga horária total do servidor, que pode cumprir sua jornada de trabalho de maneira diferenciada.

ISENÇÃO DE IMPOSTO DE RENDA

Aqui são aplicadas as mesmas regras do INSS discutidas no RGPS.

LICENÇA PARA ACOMPANHAR FAMILIAR DOENTE EM TRATAMENTO DE SAÚDE

É prevista a possibilidade de licenciamento do servidor para acompanhar familiar em tratamento de saúde. Nesse sentido, são considerados familiares: cônjuge (companheiro), padrasto, madrasta, pais, filhos, enteados e dependentes que vivam a suas custas e constem em seu assentamento funcional. A comprovação do estado de saúde do familiar por relatório médico é necessária, bem como a justificativa da necessidade de terceiros para a assistência do doente. Os prazos de afastamento dependem da patologia apresentada pelo parente e devem ser conferidos nos estatutos específicos. A avaliação pericial poderá sugerir o prazo de afastamento necessário. Os prazos máximos para as licenças remuneradas e não remuneradas são, respectivamente, 60 e 90 dias no período de um ano.

LICENÇA PARA TRATAMENTO DE SAÚDE

É prevista a possibilidade de licenciamento do servidor para tratamento médico. Trata-se de um benefício temporário que pode ser solicitado pelo próprio servidor ou por sua chefia imediata. É necessária a apresentação de relatório médico que comprove seu estado de saúde atual, o diagnóstico médico (pela CID-10)[1] e a necessidade de afastamento laboral.

A licença médica para tratamento de até 14 dias pode dispensar a realização de perícia, sendo obrigatória em todos os casos de afastamento superior a 15 dias, no período de um ano.

O relatório médico deve ser encaminhado à autarquia no prazo máximo de cinco dias, em envelope lacrado, para a homologação na perícia médica. Caso o documento atenda às normas estabelecidas no Decreto n° 7.003/2009,[19] o servidor deve ser submetido à avaliação pericial, mesmo em casos de afastamentos inferiores a cinco dias.

A perícia pode ser singular ou realizada por junta médica. As licenças para tratamento de saúde com duração superior a 120 dias devem ser realizadas por junta oficial em saúde.[18]

O período máximo de licenciamento previsto é de 24 meses; após esse período, o servidor deverá ser aposentado por invalidez. Caso seja necessária a reavaliação pericial, o laudo deverá especificar sua periodicidade. Servidores comissionados e contratados temporários estão inseridos no RGPS. No Quadro 16.5 constam os períodos de afastamento recomendados por diagnóstico.

LICENÇA POR ACIDENTE DE TRABALHO E DOENÇA OCUPACIONAL

Acidente de trabalho e doença ocupacional, pela Lei n° 8.112 de 1990,[15] têm o mesmo entendimento legal verificado no RGPS.[3]

QUADRO **16.5** DIAGNÓSTICO PSIQUIÁTRICO (CID-10)[1] *VERSUS* **PRAZOS MÁXIMOS DE LICENÇA MÉDICA**

CID-10	DESCRIÇÃO	PRAZO MÁXIMO
F-04 a F-09	Transtornos mentais orgânicos incluindo sintomáticos	30 dias
F-10 a F-19	Transtornos mentais e de comportamento decorrentes do uso de substâncias psicoativas – Intoxicação aguda	5 dias
F-10 a F-19	Transtornos mentais e do comportamento decorrentes do uso de substâncias psicoativas – Demais situações	30 dias
F-20 a F-29	Esquizofrenia, transtornos esquizotípicos e delirantes	30 dias
F-31	Transtorno afetivo bipolar	30 dias
F-32	Episódio depressivo	20 dias
F-40	Transtornos fóbicos ansiosos	30 dias
F-41	Outros transtornos ansiosos (síndrome do pânico)	30 dias
F-42	Transtorno obsessivo compulsivo	30 dias
F-43	Reação a estresse grave e transtorno de adaptação	15 dias
F-44	Transtornos dissociativos ou conversivos	15 dias
F-45	Transtornos somatoformes	15 dias
F-48	Outros transtornos neuróticos	10 dias
F-50	Transtornos de alimentação	20 dias
F-53.1	Psicose puerperal	30 dias

CID-10 – *Classificação diagnóstica de transtornos mentais e do comportamento da CID-10.*
Fonte: Brasil.[15]

Acidente de trabalho corresponde ao fato ocorrido durante o exercício do cargo, no trajeto de deslocamento ao local de trabalho ou a uma patologia médica de surgimento posterior à admissão do servidor. O evento traumático relacionado ao acidente de trabalho não precisa ser o único causador da incapacidade; outros fatores não correlacionados à ocupação podem estar envolvidos.

A comunicação de acidente de trabalho e doença ocupacional, nos moldes da Lei n° 8.112/1990,[15] segue os princípios verificados no RGPS. Deverá ser produzida uma Comunicação de Acidente de Trabalho do Serviço Público (CAT/SP). Seu preenchimento segue os moldes da CAT do INSS.

É fundamental a verificação dos nexos causal e NTEP nos moldes do INSS.

PENSÃO POR MORTE

A pensão por morte para dependentes do servidor falecido pode ser vitalícia ou temporária, de acordo com a Lei n° 8.112/1990.[15] Os portadores de deficiência mental, dependentes do servidor falecido, têm direito a pensão vitalícia, caso o surgimento da deficiência seja anterior ao falecimento. O conceito de deficiência deve ser depreendido da Lei Complementar n° 142/2013,[11] como mencionado anteriormente.

A pensão por morte temporária é devida aos dependentes, portadores de transtorno mental, incapazes para a vida laboral. A avaliação pericial do candidato a pensionista é obrigatória, bem como a discriminação do tipo de invalidez e seu caráter, a data de início e necessidade de reavaliação e o referido prazo.

A MP n° 664/2014 também pretende modificar as regras de concessão desse benefício no âmbito do RPPS por meio da determinação de períodos de carência.[15] Assim como no RGPS, as novas regras não modificam a regulamentação para sua concessão aos dependentes portadores de transtornos mentais.

PROCESSO ADMINISTRATIVO

Existem diferentes tipos de processos administrativos com demanda psiquiátrico-forense. O psiquiatra perito pode ser solicitado em processos de regularização de frequência, reposição de carga horária, de responsabilidade administrativa (semelhante ao exame de imputabilidade criminal) e disciplinares. É recomendado o estudo do regulamento vigente. O profissional deve atentar para o motivo de solicitação da perícia pela autoridade competente, o objetivo do exame pericial e eventuais quesitos formulados.

READAPTAÇÃO

Readaptação é definida como a investidura do servidor, indicada por avaliação pericial, em cargo de atribuições e responsabilidades compatíveis com a limitação que tenha sofrido em sua capacidade física ou mental, semelhante ao originalmente desempenhado.[14] Outra definição possível é a readequação, em função do cargo, de atribuições e responsabilidades do servidor, de modo que sejam compatíveis com a limitação que tenha sofrido em sua capacidade física ou mental, verificada por perícia médica. Essa avaliação deve ser realizada por junta médica oficial em saúde, a qual, em posse da listagem das atribuições do cargo, sugerirá atribuições possíveis de serem executadas apesar da incapacidade laboral vigente.

Na readaptação, devem ser considerados elementos pessoais, profissionais, profissiográficos e os relativos à necessidade de tratamento. Caso não exista cargo, ou função, para o qual o servidor pode ser readaptado, ele deve ser aposentado por invalidez. O laudo pericial deve definir o tipo, o grau e a severidade da invalidez verificada, para fins de cálculo de proventos.

REMOÇÃO DO SERVIDOR POR MOTIVO DE SAÚDE

Esse exame deve ser realizado por junta médica oficial. Pode ser solicitado somente pelo servidor ou por familiar, cônjuge, companheiro ou dependente que viva às suas expensas e conste do seu assentamento funcional.

O laudo produzido deve conter o diagnóstico médico codificado pela CID-10,[1] além de:

- as razões objetivas para a remoção
- se a localidade onde reside o servidor é agravante de seu estado de saúde
- se na localidade de lotação do servidor não há tratamento adequado
- se a doença verificada é preexistente e, em caso positivo, se houve evolução clínica que justifique o pedido
- os benefícios médicos que advirão da remoção
- características das localidades recomendadas
- se a mudança de domicílio tem caráter temporário e prazo para nova avaliação pericial
- o prejuízo ou agravo à saúde do servidor e seus dependentes, caso residam em localidades diferentes da de lotação do servidor
- se o tratamento recomendado é de longa duração e a possibilidade de sua realização na própria localidade de lotação do servidor
- se o servidor é o único familiar do seu dependente legal capaz de fornecer-lhe a assistência adequada – nesse caso deve ser solicitado um parecer multiprofissional

Em termos práticos, a remoção do servidor é uma das perícias oficiais em saúde de maior complexidade. O fato se justifica pela variedade de fatores envolvidos na avaliação: individuais, pessoais, familiares, inerentes ao tratamento médico necessário (possibilidade de realização na localidade de lotação do servidor), profissiográficos e relativos à localidade (ambiente) na qual a função é desempenhada (determinantes,

ou favorecedores, de surgimento de agravo à patologia diagnosticada). A garantia da saúde integral ao servidor deve prevalecer ante as necessidades e urgências da União. Entretanto, o perito deve ter como meta a realocação do servidor em uma função semelhante à anteriormente desempenhada (readaptação). Tanto a nova função quanto a sua localidade devem ser adequadas à realização de tratamento. Caso a empreitada não seja viável, o servidor deverá ser aposentado por invalidez.

Vale mencionar a existência de jurisprudência desfavorável para servidores concursados para áreas isoladas, caso a doença diagnosticada seja provocada, exclusivamente, pela localidade de lotação do servidor.

RECONHECIMENTO DE NEXO CAUSAL E DE NEXO TÉCNICO EPIDEMIOLÓGICO PREVIDENCIÁRIO

Aqui são aplicadas as mesmas regras e orientações verificadas no RGPS. A principal diferença está no documento a ser preenchido, que, no caso do RPPS, é a CAT/SP.

PERÍCIAS MILITARES

As perícias no âmbito militar obedecem a regimentos específicos de cada força singular.[20] No Exército Brasileiro, por exemplo, a atividade médico-pericial é regulamentada pela Portaria n° 247/2009,[21] publicada pelo Departamento Geral de Pessoal (DGP). Nessa portaria, estão previstas *inspeções em saúde* para o ingresso e a saída no serviço ativo, de rotina (periódicos), além de períodos de afastamento, de acordo com o diagnóstico. Há também inspeções em saúde para a execução de atividades especiais, fins administrativos, criminais e disciplinares, para a concessão de benefícios legais e assistenciais e para a verificação de nexo causal.

As atribuições psiquiátricas em perícias administrativas militares não serão pormenorizadas neste capítulo, dada sua vasta regulamentação. É recomendado ao psiquiatra perito o estudo dos estatutos militares específicos.

ALIENAÇÃO MENTAL

O vocábulo *alienação mental* advém das expressões latinas *alienus* (alheio) e *alius* (outro), ou seja, significa o indivíduo "alheio" ao seu meio social, "outro" em relação aos que o cercam.[22] Etimologicamente, o alienado mental é o que se torna alheio, indiferente, em decorrência de uma patologia mental, com grave prejuízo das funções cognitivas e dissociação da realidade. A alienação mental corresponde a um conceito jurídico, não médico.

A partir dessa conceituação, a alienação mental pode ser definida como:

> [...] um transtorno geral e persistente das funções psíquicas, cujo caráter patológico é ignorado ou mal compreendido pelo enfermo, e que impede a adaptação lógica e ativa às normas do meio ambiente, sem proveito para si mesmo nem para a sociedade.[23]

Segundo essa definição, seria necessário, em decorrência de um transtorno mental, a verificação de:

- um prejuízo amplo da personalidade
- persistência ao longo do tempo
- prejuízo do juízo de realidade
- inadaptação ao meio ambiente
- prejuízo social

Afrânio Peixoto[22] afirma que "[...] alienação mental é o conjunto de estados patológicos em que perturbações mentais apresentam um caráter antissocial". E mais adiante: "[...] de fato o aspecto social foi sempre o dominante no conceito de alienação mental". E ainda:

> [...] para a sociedade é apenas um indivíduo que pratica atos extravagantes, sem motivação razoável, perigoso para si e para os outros, que ela protege e do qual se defende, pelo direito penal, pelo direito civil, pelo direito administrativo.[22]

Com essas palavras, o autor valoriza o conflito que se estabelece entre a pessoa doente e a sociedade para fundamentar o conceito de alienação mental.

As definições citadas foram elaboradas durante a primeira metade do século XX, antes da revolução dos psicofármacos na ciência médica, ocorrida a partir da década de 1950. Assim, a expressão *alienação mental* não é mais utilizada pela nosologia psiquiátrica, entretanto, ainda é muito encontrada no contexto jurídico, na legislação previdenciária e em estatutos da União, Estados e Municípios. Apesar da prodigalidade de seu uso, a lei brasileira é praticamente omissa em sua definição.

O *Manual de perícia oficial em saúde do servidor público federal*[18] entende o indivíduo alienado mental como incapaz de responder por seus atos na vida civil, dependente de terceiros e inválido, permanentemente, ao trabalho. É indicação legal a de que servidores públicos considerados alienados mentais sejam encaminhados à interdição judicial.

A Portaria Normativa nº 1.174/2006,[24] oriunda do Ministério da Defesa, foi o único texto legal encontrado com enfoque no conceito de alienação mental. Trata-se, evidentemente, de norma administrativa restrita ao âmbito castrense federal, entretanto, por ser única, pode ser invocada por analogia para disciplinar outros contextos jurídicos e/ou administrativos. Dada sua relevância, essa portaria será citada *ad litteris* a seguir.

1 – Conceituação

1.1. Conceitua-se como alienação mental todo caso de distúrbio mental ou neuromental grave e persistente no qual, esgotados os meios habituais de tratamento, haja alteração completa ou considerável da personalidade, comprometendo gravemente os juízos de valor e realidade, destruindo a autodeterminação do pragmatismo e tornando o paciente total e permanentemente impossibilitado para qualquer trabalho.

1.2. As Juntas de Inspeção de Saúde deverão "preservar-se contra uma exagerada admissão de irresponsabilidade" (N. Hungria) e identificar nos quadros clínicos de alienação mental os seguintes elementos:
a) transtorno intelectual – atinge as funções mentais em conjunto, e não apenas algumas delas;
b) falta de autoconsciência – o paciente ignora o caráter patológico de seu transtorno ou tem dele uma noção parcial ou descontínua;
c) inadaptabilidade – o transtorno mental é evidenciado pela desarmonia de conduta do paciente em relação às regras que disciplinam a vida normal em sociedade;
d) ausência de utilidade – a perda da adaptabilidade redunda em prejuízo para o paciente e para a sociedade (Beca Soto).

1.3. As Juntas de Inspeção de Saúde poderão identificar Alienação Mental no curso de qualquer enfermidade psiquiátrica desde que, em seu estágio evolutivo, estejam satisfeitas todas as condições abaixo discriminadas:
a) seja enfermidade mental ou neuromental;
b) seja grave e persistente;
c) seja refratária aos meios habituais de tratamento;
d) provoque alteração completa ou considerável da personalidade;
e) comprometa gravemente os juízos de valor e realidade, com destruição da autodeterminação e do pragmatismo;
f) torne o paciente total e permanentemente inválido para qualquer trabalho;
g) haja um nexo sintomático entre o quadro psíquico e a personalidade do indivíduo.

1.4. São considerados meios habituais de tratamento:
a) psicoterapia;
b) psicofarmacoterapia;
c) terapêutica biológica (eletroconvulsoterapia, insulinoterapia, entre outros).

1.4.1. Não é considerado meio de tratamento a utilização de psicofármacos em fase de experiência laboratorial.

2 – Quadros clínicos que cursam com a alienação mental

2.1. São necessariamente casos de alienação mental:
a) estados de demência;
b) psicoses esquizofrênicas nos estados crônicos;
c) paranoia e a parafrenia nos estados crônicos; e
d) oligofrenias graves.

2.2. São excepcionalmente considerados casos de alienação mental:
a) psicoses afetivas, mono ou bipolar, quando comprovadamente cronificadas e refratárias ao tratamento, ou quando exibirem elevada frequência de repetição fásica, ou, ainda, quando configurarem comprometimento grave e irreversível de personalidade;
b) psicoses epilépticas, quando caracterizadamente cronificadas e resistentes à terapêutica, ou quando apresentarem elevada frequência de surtos psicóticos;
c) psicoses pós-traumáticas e outras psicoses orgânicas, quando caracterizadamente cronificadas e refratárias ao tratamento, ou quando configurarem um quadro irreversível de demência.

2.3. Não são casos de alienação mental:
a) transtornos neuróticos da personalidade e outros transtornos mentais não psicóticos;

b) transtornos da personalidade e da preferência sexual;
c) alcoolismo, dependência de drogas e outros tipos de dependência orgânica;
d) oligofrenias leves e moderadas;
e) psicoses do tipo reativo (reação de ajustamento, reação ao estresse); e
f) psicoses orgânicas transitórias (estados confusionais reversíveis).

2.3.1. Os casos excepcionalmente graves e persistentes de estados psicopatológicos, citados nas letras "a" e "b" do item 2.3 destas normas, podem, entretanto, causar invalidez.

O mesmo texto, em seu item 3 (*Normas de procedimento das juntas de inspeção de saúde*), determina que nos laudos declaratórios de alienação mental deverão constar: o diagnóstico psiquiátrico (pela CID-10),[1] a modalidade fenomênica, o estágio evolutivo e as expressões *é alienação mental* ou *não é alienação mental*. A adoção dessas recomendações pode agregar maior clareza ao documento e precaver o psiquiatra perito de eventuais questionamentos posteriores.

A caracterização de alienação mental pode ser resumida à verificação de dois elementos: i) diagnóstico de doença ou transtorno mental grave, pela CID-10[1] (elemento biológico); ii) verificação de prejuízos cognitivos, secundários ao diagnóstico, suficientes para provocar invalidez, incapacidade de gerir os atos inerentes à vida civil e demandar a necessidade de ajuda de terceiros para seus cuidados pessoais e atividades da vida diária (elemento psicossocial). O diagnóstico de uma doença ou transtorno mental grave pode ser insuficiente à aplicação apropriada do conceito de alienação mental. É fundamental a verificação de correlação direta entre o diagnóstico psiquiátrico, a severidade dos prejuízos secundários e os respectivos reflexos na vida do examinando.

A reversão da condição de alienado mental é exceção à regra e deve aventar a possibilidade de engano no ato de sua verificação inicial e de dúvidas em relação a diagnósticos previamente estabelecidos. Entre os diagnósticos psiquiátricos (pela CID-10)[1] mais afeitos ao entendimento legal de alienação mental estão: os transtornos mentais orgânicos (de F-00.x a F-09); esquizofrenia, transtornos esquizotípico e delirantes (de F-20.x a F-29); retardo mental moderado a grave (de F-71 a F-79); e transtornos do desenvolvimento graves (de F-80.x a F-89).

DEFICIÊNCIA

Deficiência pode ser definida como "a perda parcial ou total, bem como a ausência de uma estrutura ou função psicológica, fisiológica ou anatômica, que gere limitação ou incapacidade parcial para o desempenho de atividade, dentro do padrão considerado normal ao ser humano".[18] Como já mencionado, a Lei Complementar n° 142/2013 traz a definição legal mais atual desse termo:[11]

> [...] considera-se pessoa com deficiência aquela que tem impedimentos de longo prazo de natureza física, mental, intelectual ou sensorial, os quais, em interação com diversas barreiras, podem obstruir sua participação plena e efetiva na sociedade em igualdade de condições com as demais pessoas.

O mesmo texto prevê a existência de três graus de deficiência: leve, moderada e grave.

O termo *deficiência* é encontrado na regulamentação de diferentes benefícios concedidos pelo RGPS e no RPPS, como, por exemplo, o BPC/LOAS, o exame biométrico para constatação de deficiência em candidato, a pensão por morte e a constatação de invalidez em dependente. A constatação de deficiência é obrigatória para a concessão de alguns desses benefícios previdenciários. O psiquiatra perito tem a tarefa de realizar a correspondência entre o entendimento jurídico e o psiquiátrico-forense sobre o conceito.

Depreende-se da definição legal de deficiência apresentada a necessidade de verificação de anormalidades cognitivas ("impedimentos de natureza mental e intelectual de longo prazo") com potencial para prejudicar as capacidades (rendimentos) de funcionamento pessoal, social e/ou ocupacional ("em interação com diversas barreiras, podem obstruir sua participação plena e efetiva na sociedade em igualdade de condições com as demais pessoas"). Assim, não é rigorosamente necessária a existência de incapacidade laboral na verificação de deficiência.

A conceituação de deficiência se distancia da conceituação de alienação mental, na qual é necessária a verificação de invalidez no indivíduo. Nos casos de deficiência grave, pode ser constatada a invalidez. Já as deficiências leves a moderadas tendem à incapacidade laboral parcial. De maneira semelhante, o indivíduo deficiente pode, ou não, ser considerado inválido ou incapaz para o trabalho, a depender do grau de deficiência e da função a ser desempenhada.

Diferentes diagnósticos psiquiátricos podem ser incluídos na definição de deficiência, como, por exemplo, os transtornos psicóticos (de F-20.x a F-29, pela CID-10),[1] o retardo mental (de F-70.x a F-79, pela CID-10)[1] e os transtornos do desenvolvimento (de F-80.x a F-89, pela CID-10).[1] O psiquiatra perito deve atentar para alterações comportamentais e psicopatológicas *de longo prazo*, ou seja, resistentes aos meios habituais de tratamento e com caráter de atividade permanente longitudinal. Dessa forma, mostra-se mais relevante à verificação de deficiência o grau de prejuízo secundário ao diagnóstico psiquiátrico do que este em si. Entretanto, vale destacar que a possibilidade de reversão da deficiência com os meios habituais de tratamento, mesmo em graus de moderados a graves, deve limitar a aplicação do termo.

INCAPACIDADE

Incapacidade pode ser definida como:

> [...] a impossibilidade do desempenho das funções específicas de uma atividade ou ocupação, em consequência de alterações morfopsicofisiológicas provocadas por doença ou acidente. O risco de vida, para si ou para terceiros, ou de agravamento, que a permanência em atividade possa acarretar, está implicitamente incluído no conceito de incapacidade, desde que palpável e indiscutível.[25]

Outra definição possível é "[...] a impossibilidade de desempenhar as atribuições definidas para os cargos, funções ou empregos, decorrentes de alterações patológicas consequentes a doença ou acidente".[18] A incapacidade é avaliada em variáveis relativas ao tipo, ao grau de disfunção, à data de início, à duração e à abrangência profissional.

Os graus de incapacidade podem ser classificados como parciais (há a possibilidade de desempenho em função similar) ou totais (não há a possibilidade de permanecer no trabalho, a pessoa é incapaz de garantir o rendimento esperado em condições normais).

Em relação à cronologia, pode ser temporária (há a perspectiva de retorno ao funcionamento anterior, com o tratamento adequado) ou de duração indefinida (quando insuscetível de alteração em prazo previsível).

No que se refere à ocupação, pode ser considerada como: uniprofissional (o impedimento alcança somente uma atividade específica), multiprofissional (o impedimento abrange diversas atividades profissionais) ou omniprofissional (a impossibilidade de desempenho de toda e qualquer atividade laboral).

Para a caracterização de incapacidade, é necessária a verificação de uma alteração no funcionamento ocupacional original do examinando e a identificação objetiva da causa (doença ou acidente) da disfunção. A inexistência de qualquer um desses fatores impossibilita a verificação de sua ocorrência. A impossibilidade de desempenho das funções ocupacionais não se reduz a uma variável transversal e deve ser também avaliada prospectivamente.

Depreende-se ainda do enunciado inicial que o foco situacional em análise é exclusivamente o ambiente profissional comparado à intensidade do prejuízo apresentado, à reversibilidade da condição clínica e à possibilidade de readaptação em função semelhante. Portanto, a incapacidade não afeta necessariamente a autonomia do examinando no seu funcionamento pessoal ou social. É bastante frequente que licenciados tenham um funcionamento social mais intenso e regular do que antes. Esse fato, analisado clinicamente, pode indicar uma resposta ao tratamento e um esforço ativo do incapaz em retomar seu padrão anterior de funcionamento.

Os dados do exame devem sempre ser individualizados e correlacionados ao momento da aferição. A existência de uma doença psiquiátrica não necessariamente resulta em incapacidade laboral. Pode ocorrer que uma determinada patologia, em certo indivíduo, inicialmente se mostre como incapacitante e posteriormente seja possível o retorno ao trabalho, mesmo que de forma parcial ou em função semelhante.

A investigação de incapacidade laboral inicia-se pelo estabelecimento do diagnóstico psiquiátrico do examinando. Somente a partir desse elemento o avaliador será capaz de prosseguir nas demais etapas da investigação, que consistem em:[26]

- verificar se o prejuízo apresentado é uma consequência plausível da doença
- verificar se há nexo causal entre o prejuízo e a função exercida
- avaliar a possibilidade de tratamento adequado e o prognóstico
- avaliar a possibilidade, no momento, de retorno ao trabalho

Deve ser preconizada uma codificação diagnóstica existente na CID-10.[1] Destaca-se que os manuais diagnósticos não se destinam à avaliação de incapacidade laborativa. A CID-10[1] afirma que, apesar de a incapacidade participar dos comemorativos do diagnóstico estabelecido, nunca é sua definidora. O Eixo V, Avaliação Global de Funcionamento (AGF), proposto pelo *Manual diagnóstico e estatístico de transtornos mentais* em sua quarta edição (DSM-IV-TR),[27] foi substituído, na quinta edição (DSM-5),[28] pelo World Health Organization Disability Assessment Schedule 2.0 (WHODAS 2.0),[29] um instrumento pouco adequado à verificação de capacidade laborativa, assim como a AGF.

Ao se realizar uma avaliação de incapacidade laboral, é importante ter em mente que todos os diagnósticos psiquiátricos implicam prejuízos funcionais, portanto, a doença mental geradora de incapacidade deve ser necessariamente grave. Os quadros leves e moderados, apesar de causarem prejuízos ocupacionais, dificilmente são incapacitantes para a execução do trabalho, sendo importante também investigar suas manifestações em outras áreas do funcionamento do examinando. Além disso, os sintomas devem ser separados daqueles que possam ser decorrentes de patologias psiquiátricas preexistentes, não relacionadas à incapacidade em questão, ou de traços patológicos da personalidade (teatralidade, sobrevaloração de queixas, vitimização) que possam confundir a avaliação e gerar contratransferência no perito. Exames complementares e testes neuropsicológicos podem trazer parâmetros mais objetivos para a aferição do grau de incapacidade.

Alguns fatores capazes de gerar confusão merecem ser comentados. A postura do examinando em relação à perícia é um item importante a ser avaliado. Uma atitude querelante ou confrontadora geralmente denota pouca cooperação com o exame, mas pode também significar traços patológicos da personalidade ou até mesmo sintomas de doença. Se o examinando relatar sintomas contrários ao raciocínio clínico do perito, estes não devem ser confrontados, e sim explorados, pois podem trazer informações úteis à conclusão pericial. A possibilidade de simulação deve sempre ser considerada.

Nas situações em que se apresentam somente sintomas psicológicos inespecíficos, sem a caracterização de doença mental, o periciando pode ser confrontado e convidado a refletir sobre suas queixas e a ausência de relação com a incapacidade referida. Ao periciando pode ser atentado que suas queixas, apesar de causadoras de sofrimento, não se enquadram em qualquer diagnóstico psiquiátrico classicamente conhecido. Os sintomas psicológicos não devem ser menosprezados e merecem ser encaminhados para acompanhamento apropriado. O reforço positivo do examinando pode ajudá-lo na aceitação de eventual conclusão pericial desfavorável às suas expectativas.

INVALIDEZ

A invalidez pode ser conceituada como a incapacidade laboral total, de duração indefinida e multiprofissional, insuscetível de recuperação ou reabilitação profissional, que corresponde à incapacidade geral de ganhos, em consequência de doença ou acidente.[6] O conceito descrito no *Manual de perícia oficial em saúde do servidor público federal*[18] acrescenta que também há invalidez quando o desempenho das atividades acarreta risco à vida do servidor ou de terceiros, agravamento de sua doença ou quando a produtividade do servidor não atender ao mínimo exigido para as atribuições do cargo, função ou emprego. Assim como a incapacidade, a invalidez nesse contexto é referente, de forma exclusiva, à atividade profissional, apesar de que se deva avaliar também o funcionamento do requerente em outras esferas, além da ocupacional.

Para essa avaliação, o INSS faz menção à quarta edição do *Guide to the Evaluation of Permanent Impairment*,[30] elaborado pela American Medical Association, em 1995, por meio do *Protocolo de Procedimentos Médico-periciais*, em seu anexo 5.[25] Esse guia encontra-se atualmente em sua sexta edição.

No mencionado guia, estão incluídos os prejuízos funcionais relativos às diferentes especialidades médicas. Em relação aos transtornos mentais e do comportamento, a abordagem depende da avaliação e do grau de desempenho em quatro áreas: limitações em atividades da vida diária (autocuidado, higiene pessoal, comunicação, ambulação, viagens, função sexual, sono, atividades recreativas e sociais); exercício de funções sociais (capacidade de o indivíduo interagir e comunicar-se de forma eficiente com terceiros); concentração, persistência e ritmo (indicador referente à capacidade de manter a atenção focada para a realização de tarefas frequentemente encontradas no lar, na escola ou no trabalho); deterioração ou descompensação no trabalho (referente a falhas repetidas na adaptação de circunstâncias estressantes). Os prejuízos são classificados do grau 1 (inexistência de disfunção) ao grau 5 (nível extremo de disfunção). O perito deve recolher, durante o exame, informações relativas a todas essas funções.

Os contribuintes e servidores públicos podem ser considerados pela perícia como inválidos sem que antes sejam considerados incapazes para o trabalho. Contudo, em se tratando de doenças psiquiátricas, é mais comum que o paciente seja qualificado como incapaz até que se esgotem as possibilidades terapêuticas ou até que os sintomas sejam graves o suficiente para torná-lo inválido. A avaliação de incapacidade laboral total por doença psiquiátrica deveria ser sempre realizada por especialista. Da doença mental grave não decorre, necessariamente, a invalidez.

Durante essa avaliação, assim como na de incapacidade, o psiquiatra deve considerar que apenas quadros graves justificam a invalidez. Apesar de a lei não estabelecer quais doenças são capazes de predeterminar sua ocorrência, o diagnóstico é fundamental para que o perito possa analisar se há prejuízos definitivos no indivíduo. A invalidez deve ser considerada, sobretudo, em diagnósticos com tendência à cronicidade e à deterioração de funções cognitivas. Psicoses esquizofrênicas, transtorno bipolar grave, oligofrenia moderada e grave, psicoses de causas orgânicas e demências são diagnósticos frequentes durante a verificação de invalidez. Transtornos depressivos e de ansiedade podem gerar períodos de incapacidade, mas dificilmente serão definitivos e debilitantes o suficiente para serem classificados como invalidez.

Ao perito é recomendável sempre considerar, durante a investigação, explicações alternativas razoáveis para a invalidez, como, por exemplo, simulação, ganhos secundários e sobrevalorização da disfunção. A caracterização detalhada e longitudinal do dia a dia do examinando traz informações relevantes sobre a evolução do prejuízo ocupacional. O escrutínio das atividades diárias pode revelar habilidades preservadas do funcionamento pessoal e demonstrar a possibilidade de reabilitação. Costumam ser fontes úteis de informação: atividades de lazer e *hobbies* praticados, entrevistas com terceiros e interações sociais.[31]

Técnica pericial

A técnica pericial aplicada em perícias psiquiátricas administrativas e previdenciárias é semelhante, em seus fundamentos, àquela praticada tradicionalmente na psiquiatria forense. A principal diferença está na regulamentação legal vigente, que determina as especificidades a serem analisadas durante o exame pericial. Seu foco é a verificação da capacidade laboral em razão da doença mental diagnosticada.

A complexidade desse tipo de exame se atesta por demandar análise de diferentes elementos, preparo técnico e experiência profissional. Nesse sentido, é preferível e prudente que o perito seja um psiquiatra, idealmente com formação forense, apesar de médicos sem especialização em psiquiatria serem capazes de realizar um exame psiquiátrico simples. É recomendado ao profissional o estudo individualizado da legislação vigente, tendo em vista as diferenças entre regulamentos específicos, apesar de as normas legais serem bastante semelhantes.[3,15]

O profissional deve ter em mente que o examinando, em geral, solicita o afastamento laboral ou avaliação pericial por meio de relatório de seu médico assistente, que muitas vezes não tem o preparo necessário à avaliação de capacidade laboral ou sente-se constrangido, em virtude da relação médico-paciente, de negar o pedido ao paciente. O psiquiatra perito deve realizar um exame psiquiátrico escrutinado e verificar a correspondência entre os prejuízos secundários à sintomatologia ativa e suas possíveis interferências na atividade laboral desempenhada.

Idealmente, o exame psiquiátrico-forense do periciando deve ser complementado pela investigação de elementos de sua vida pessoal, familiar e cotidiana, bem como pela avaliação do local de trabalho. Em todas as etapas do exame psiquiátrico-forense, o perito deve prezar pela idoneidade, imparcialidade, neutralidade e naturalidade, independentemente do desenlace do exame pericial. Sobre o tema, são oportunas as palavras de um magistrado do Estado do Paraná:[32]

É de se reconhecer que uma perícia médica que observe tais condicionantes não será realizada em curto período de tempo, sendo justamente com essa prudência e zelo que se espera seja produzida uma prova de tão realçada importância nos feitos previdenciários. Quando a perícia não cumpre os pressupostos mínimos de idoneidade da prova técnica, ela é produzida, na verdade, de maneira a furtar do magistrado o poder de decisão, porque respostas periciais categóricas, porém sem qualquer fundamentação, revestem de um elemento autoritário. Em face da ausência de referências fáticas determinadas, resultando mais de valorações e suspeitas subjetivas do que de circunstâncias de fato.

O presenteísmo, a produtividade e o absenteísmo são variáveis úteis na avaliação de capacidade laboral. Esses elementos complementam os dados do exame psiquiátrico na perspectiva do ambiente de trabalho e da atividade profissional desempenhada.[16,17,26]

O presenteísmo corresponde à presença do trabalhador no desempenho habitual de suas atribuições na vigência de sintomas ativos de patologia médica, com sua capacidade laboral prejudicada. Costuma ser a fase inicial do processo de adoecimento em ambientes de trabalho. É comum a verificação de desinteresse por suas atividades laborais, demora na realização de tarefas profissionais habitualmente desempenhadas e dificuldade no cumprimento da jornada de trabalho diária habitual. O presenteísmo pode se justificar pela preocupação do trabalhador em manter seu vínculo empregatício, em satisfazer as exigências do empregador e/ou manter seu desempenho profissional e produtivo constante e adequado. Apesar de não ser obrigatória, a diminuição da produtividade do trabalhador é normalmente concomitante em relação ao presenteísmo.

O perito deve atentar para eventuais modificações nas exigências e/ou atribuições inerentes à função desempenhada, capazes de interferir negativamente na saúde do trabalhador. Alterações no ambiente de trabalho podem provocar danos diretos à saúde do trabalhador, contribuir como agravo à saúde ou representar um estressor clínico em potencial.

Os transtornos mentais e do comportamento mais afeitos à manifestação do presenteísmo são os de menor gravidade e de início insidioso, como, por exemplo, transtornos depressivos (de F-32.xx a F-33.x, pela CID-10),[1] fóbico-ansiosos (de F-40.xx a F-48.x, pela CID-10),[1] associados a fatores fisiológicos e físicos (de F-50.x a F-59, pela CID-10)[1] e relacionados ao uso de substâncias psicoativas (de F-10.xx a F-19.xx, pela CID-10).[1] Vale ressaltar que esses diagnósticos estão entre os mais prevalentes e responsivos aos meios habituais de tratamento na psiquiatria e são capazes de preservar um padrão mínimo de funcionamento necessário ao trabalho, na maioria dos casos.[26]

Patologias como a esquizofrenia (de F-20.xx a F-29) e o transtorno bipolar (F-31.xx) têm prevalência conjunta de aproximadamente 2% na população mundial. Essas doenças podem apresentar períodos de presenteísmo, em geral mais curtos que os mencionados nos casos ora citados. Nessas situações, a inexistência de um padrão mínimo de capacidade laboral é mais comum.[26]

A redução no desempenho e na produtividade do trabalhador e o presenteísmo costumam ser concomitantes. A queda de produtividade pode corresponder a fases prodrômicas de doenças psiquiátricas ou a prejuízos secundários a sintomas ativos.[16,26] O perito deve atentar para modificações no ambiente, nas condições de trabalho, nas metas de produtividade e na introdução de novas competências à função originalmente desempenhada. Redução no número de funcionários, excesso de carga de trabalho, realização de tarefas não relacionadas ao seu cargo, respeito às normas de segurança do trabalhador e aos períodos de alimentação e descanso previstos na Consolidação das Leis do Trabalho (CLT),[34] ou em regulamentos específicos, também são informações relevantes à perícia.

O absenteísmo corresponde à tendência de não comparecimento ao trabalho nos dias e horários previstos. Esse fenômeno pode ser justificado pelo surgimento de sintomas clínicos que prejudicam a capacidade laboral do trabalhador a um padrão abaixo do mínimo necessário ao desempenho adequado de suas atribuições profissionais. Em geral, o absenteísmo é precedido das fases de presenteísmo e/ou diminuição na produtividade. O indivíduo pode experimentar necessidade de procurar tratamento médico ou buscar afastamento laboral, por exemplo, em caso de ambientes de trabalho inapropriados, estressantes, danosos a sua saúde e/ou com carga de trabalho excessiva. No caso de doenças psiquiátricas graves, como esquizofrenia, demências e transtorno bipolar, o absenteísmo pode ser parte da manifestação clínica da doença e não ser precedido por fases de presenteísmo e diminuição da produtividade.[26]

A Organização Mundial da Saúde sinaliza que aproximadamente 12% das doenças médicas prevalentes na população mundial correspondem a transtornos psiquiátricos.[34] Na população brasileira, um estudo estimou a prevalência de transtornos psiquiátricos no Brasil entre 20 e 56%, marcadamente em mulheres e trabalhadores.[35]

Nesse sentido, verifica-se que a maioria dos indivíduos, em idade economicamente ativa, é capaz de manter um padrão mínimo de funcionamento laboral, mesmo se diagnosticados com patologias psiquiátricas. A maioria das doenças mentais prevalentes não apresenta gravidade, é responsiva aos meios habituais de tratamento e não provoca incapacidade laboral total e definitiva, sendo mais esperados períodos com prejuízo na capacidade laboral. A maioria dos indivíduos diagnosticados com transtornos mentais preserva a capacidade laboral durante a atividade dos sintomas.[26] A possibilidade do diagnóstico de simulação (Z-76.5, pela CID-10)[1] consciente ou decorrente de transtorno factício (F-68.5, pela CID-10)[1] deve sempre ser considerada em contexto pericial.

O PPP é um documento histórico-laboral adotado pelo INSS, com informações relativas às atividades profissionais desempenhadas pelo trabalhador na empresa, aos dados administrativos e aos de monitoração biológica e ambiental.[36] Em termos técnicos, o PPP tem por objetivo trazer informações relativas ao gerenciamento de risco e à existência de fatores nocivos à saúde do trabalhador. Esse documento orienta o reconhecimento de aposentadorias especiais, bem como auxilia no reconhecimento do NTEP em acidentes de trabalho. O PPP, sempre que disponível, deve ser anexado e incluído no item "documentos de interesse psiquiátrico-forense" do laudo pericial.[36]

A profissiografia visa à adequação entre a capacidade laboral do indivíduo e a ocupação profissional mais apropriada. Não basta ao perito uma noção vaga e imprecisa das atribuições inerentes ao cargo e do ambiente de trabalho. Uma avaliação psiquiátrico-forense de excelência na matéria inclui a avaliação cuidadosa do perfil profissiográfico do caso, com o estudo detalhado das atribuições inerentes ao cargo, do local de trabalho, suas instalações e dinâmica profissional. A investigação da história pessoal e familiar é obrigatória e pode evidenciar estressores contributivos para o surgimento de patologia psiquiátrica não correlacionados diretamente à atividade profissional ou a prejuízo na capacidade laboral.

Outros elementos psicopatológicos podem ser úteis nesse tipo de avaliação pericial. A verificação de transtornos específicos desse gênero (de F-60.x a F-69, pela CID-10)[1] ou de traços patológicos de personalidade, como dificuldade na aceitação de críticas, na manutenção de relacionamento interpessoal adequado com colegas de trabalho e baixa tolerância à frustração, podem justificar achados do exame pericial. A pesquisa de transtornos do desenvolvimento (de F-80.x a F-89, pela CID-10),[1] diagnosticados no passado, pode trazer informações relevantes à perícia.

A importância dada pelo trabalhador ao seu cargo ou função desempenhada na empresa ou autarquia deve ser considerada. O tipo de função desempenhada, a hierarquia do cargo na instituição e a remuneração financeira salarial podem significar, para muitos, um parâmetro de *status* pessoal, social e/ou profissional. O rebaixamento do funcionário para um cargo hierarquicamente inferior ao anteriormente desempenhado, a mudança de setor na empresa e/ou a redução de salário ou de carga horária, independentemente da motivação, são fatores que podem contribuir como estressores da saúde do indivíduo; entretanto, podem representar necessidades empresariais do contratante e não devem, necessariamente, ser entendidos como estressores profissionais, causa de acidente de trabalho ou doença ocupacional. Afinal, idiossincrasias afetivas tornam alguns indivíduos mais suscetíveis, negativamente, a modificações do contexto profissional, enquanto outros não experimentam tais comemorativos nas mesmas situações.

Por fim, o uso de instrumentos psicométricos é tendência recente na área.[16,26] A utilização de escalas e questionários psicométricos tem por finalidade incluir parâmetros objetivos complementares à avaliação pericial. A utilização desses instrumentos pode ter propósitos clínicos (p. ex., pesquisar a necessidade de tratamento ou intervenção médica no trabalhador), administrativos (p. ex., verificação de capacidade laboral no exame pré-admissional ou demissional) ou legais (p. ex., decisão judicial ou de retorno ao trabalho).[26]

PRODUÇÃO DO LAUDO PELO PSIQUIATRA

A perícia oficial em contribuintes do INSS e em servidores públicos é concluída com a emissão de laudo pericial individual ou elaborado por junta médica. A produção do laudo psiquiátrico-forense em perícias administrativas e previdenciárias segue os princípios apresentados no Capítulo 4 (Exame Pericial Psiquiátrico). Itens do laudo pericial – como apresentação, motivação do documento, identificação do periciando, documentos de interesse psiquiátrico-forense, história da doença atual, história pessoal, história patológica pregressa, exame psíquico, diagnóstico positivo (pela CID-10),[1] comentários psiquiátrico-forenses e conclusão – devem estar sempre presentes. Itens especiais, como *história laboral*, *perfil profissiográfico* ou *ambiente de trabalho*, podem ser incluídos pelo perito, caso os considere esclarecedores e pertinentes.

O perito deve utilizar termos claros e precisos, preferencialmente os presentes nos textos legais relacionados, para definir no documento se há incapacidade laboral, invalidez, deficiência ou alienação mental. Não é recomendado o uso de sinônimos ou outros termos-chave para a descrição desses elementos. É recomendado revisar o laudo pericial depois de finalizado, atentar à existência de eventuais contradições e/ou imprecisões e eliminá-las.

O laudo pericial deve sempre identificar a autoridade solicitante, bem como esclarecer o objetivo e a motivação da avaliação pericial. As histórias da doença atual e patológica pregressa devem ser abordadas descritivamente, sem a utilização desnecessária de termos técnicos, os quais são mais apropriados no diagnóstico positivo, nos comentários psiquiátrico-forenses e na conclusão. Os termos técnicos classicamente adotados pela comunidade científica devem ser preferidos àqueles em desuso ou pertencentes a correntes teóricas menos relevantes à psiquiatria.

Modelos de laudo pré-formatados adotados por algumas instituições podem não contemplar itens essenciais para uma avaliação pericial criteriosa. O psiquiatra perito deve anexar ao laudo, se necessário, os dados de sua avaliação clínica que não puderam ser registrados ou esclarecidos no formulário. Assim, o profissional realiza sua atividade de forma prudente e se protege de eventuais questionamentos posteriores. Podem ainda ser solicitados, quando necessário, exames complementares, relatórios do médico assistente e informações de prontuários hospitalares.

É importante ressaltar que atestados, laudos, pareceres, relatórios e prontuários médicos, exames complementares e registros administrativos e previdenciários são documentos médicos com efeito legal, passíveis de trânsito em vias recursais previdenciárias, administrativas ou em juízo. Portanto, o preenchimento de todos esses documentos deve ser cuidadoso, detalhado, sem rasuras ou jargões médicos, que podem prejudicar seu entendimento correto. Documentos manuscritos devem ser preteridos aos datilografados impressos, pelo fato de suscitarem dúvidas e erros de compreensão caligráfica e textual.

Uma das particularidades relacionadas aos laudos médico-periciais do INSS é que o perito está restrito a quatro conclusões possíveis. Essas conclusões são classificadas de T1 a T4 (Tipo 1 a Tipo 4), como descrito a seguir.

> *Conclusão contrária à concessão do benefício* – Ocorre na inexistência de incapacidade para o trabalho ou quando a doença é preexistente à condição de segurado (T1). Pode ocorrer, ainda, em casos de constatação de gravidez fisiológica (T3).
> *Conclusão com data da cessação do benefício (DCB)* – Ocorre quando existe uma incapacidade de duração previsível, ou uma incapacidade anterior já cessada (T2).
> *Conclusão com data de comprovação da incapacidade (DCI)* – Ocorre quando é constatada a existência atual de incapacidade, mas não ainda é possível prever sua cessação (T4). Nessa situação, o examinando poderá ser encaminhado à reabilitação ou ao reexame ou ser aposentado por invalidez.

Para a definição dessas conclusões, é necessária a fixação da *data do início da doença* (DID) e da *data do início da incapacidade* (DII). A DID é o momento a partir do qual surgiram os primeiros sinais e sintomas maiores da doença, suficientes para despertar atenção do examinando. Já a DII é o momento em que as manifestações da doença provocaram alterações morfopsicofisiológicas impeditivas para o desempenho das funções específicas da profissão, obrigando o afastamento do trabalho.

Referências

1. Organização Mundial da Saúde. Classificação de transtornos mentais e de comportamento da CID-10. Porto Alegre: Artmed; 1993.

2. Brasil. Presidência da República. Casa Civil. Constituição da República Federativa do Brasil de 1988 [Internet]. Brasília: Casa Civil; 1988 [capturado em 20 jun. 2015]. Disponível em: http://www.planalto.gov.br/ccivil_03/constituicao/constituicao.htm.

3. Brasil. Presidência da República. Casa Civil. Lei n° 8.213, de 24 de julho de 1991. Dispõe sobre os Planos de Benefícios da Previdência Social e dá outras providências [Internet]. Brasília: Casa Civil; 1991 [capturado em 20 jun. 2015]. Disponível em: http://www.planalto.gov.br/CCIVIL_03/leis/L8213cons.htm.

4. Brasil. Presidência da República. Casa Civil. Decreto n° 3.048, de 6 de maio de 1999. Aprova o regulamento da Previdência Social e dá outras providências [Internet]. Brasília: Casa Civil; 1999 [capturado em 20 jun. 2015]. Disponível em: http://www.planalto.gov.br/ccivil_03/decreto/d3048.htm.

5. Brasil. Lei n° 9.717, de 27 de novembro de 1998. Dispõe sobre regras gerais para a organização e o funcionamento dos regimes próprios de previdência social dos servidores públicos da União, dos Estados e do Distrito Federal e dos Municípios, dos Militares dos Estados e do Distrito Federal [Internet]. Brasília: Casa Civil; 1998 [capturado em 20 jun. 2015]. Disponível em: http://www.planalto.gov.br/ccivil_03/LEIS/L9717.htm.

6. Brasil. Previdência Social. Instituto Nacional do Seguro Social. Manual de perícia médica da Previdência Social: versão 2. Brasília: INSS; 2002.

7. Brasil. Medida Provisória n° 664, de 30 de dezembro de 2014. Altera as Leis n° 8.213, de 24 de julho de 1991, n° 10.876, de 2 junho de 2004, n° 8.112, de 11 de dezembro de 1990, e a Lei n° 10.666, de 8 de maio de 2003 [Internet]. Brasília: Casa Civil; 2014 [capturado em 20 jun. 2015]. Disponível em: http://www.planalto.gov.br/ccivil_03/_Ato2011-2014/2014/Mpv/mpv664.htm.

8. Brasil. Previdência Social. Instituto Nacional do Seguro Social. Anuário estatístico da Previdência Social: 2013. Brasília: INSS; 2013.

9. Brasil. Ministério da Previdência Social. Resolução INSS n° 128, de 19 de dezembro de 2010. Aprova o manual de procedimentos de benefícios por incapacidade: diretrizes de apoio à decisão médico-pericial em transtornos mentais. Brasília: MPS; 2010.

10. Brasil. Presidência da República. Casa Civil. Decreto n° 6.214, de 26 de setembro de 2007. Regulamenta o benefício de prestação continuada da assistência social devido à pessoa com deficiência e ao idoso de que trata a Lei n° 8.742, de 7 de dezembro de 1993, e a Lei n° 10.741, de 1° de outubro de 2003, acresce parágrafo ao art. 162 do Decreto n° 3.048, de 6 de maio de 1999, e dá outras providências [Internet]. Brasília: Casa Civil; 2007 [capturado em 20 jun. 2015]. Disponível em: http://www2.camara.leg.br/legin/fed/decret/2007/decreto-6214-26-setembro-2007-560259-normaatualizada-pe.pdf.

11. Brasil. Presidência da República. Casa Civil. Lei Complementar n°142, de 8 de maio de 2013. Regulamenta o § 1° do art. 201° da Constituição Federal, no tocante à aposentadoria da pessoa com deficiência segurada do Regime Geral de Previdência Social – RGPS [Internet]. Brasília: Casa Civil; 2013 [capturado em 20 jun. 2015]. Disponível em: http://www.planalto.gov.br/ccivil_03/leis/LCP/Lcp142.htm.

12. Brasil. Presidência da República. Casa Civil. Lei n° 7.713, de 22 de dezembro de 1988. Altera a legislação do imposto de renda e dá outras providências [Internet]. Brasília: Casa Civil; 1988 [capturado em 20 jun. 2015]. Disponível em: http://www.planalto.gov.br/ccivil_03/leis/L7713.htm.

13. Oliveira PRA. Nexo Técnico Epidemiológico Previdenciário – NTEP e o Fator Acidentário Previdenciário – FAP: um novo olhar sobre a saúde do trabalhador [tese]. Brasília: UnB; 2008

14. Schilling RS. More effective prevention in occupational health practice? J Soc Occup Med. 1984;34(3):71-9.

15. Brasil. Presidência da República. Casa Civil. Lei n° 8.112, de 11 de dezembro de 1990. Dispõe sobre o regime jurídico dos servidores públicos civis da União, das Autarquias e das Fundações Públicas Federais [Internet]. Brasília: Casa Civil; 1990 [capturado em 20 jun. 2015]. Disponível em: http://www.planalto.gov.br/ccivil_03/Leis/L8112cons.htm.

16. Gold LH, Vanderpool V, editors. Clinical guide to mental disability evaluations. New York: Springer; 2013.

17. Gold LH, Shuman DW, editors. Evaluating mental health disability in the workplace: model, process and analysis. New York: Springer; 2009.

18. Brasil. Ministério do Planejamento, Orçamento e Gestão. Manual de perícia oficial em saúde do servidor público federal. Brasília: DESAP; 2010.

19. Brasil. Presidência da República. Casa Civil. Decreto n° 7.003, de 9 de novembro de 2009. Regulamenta a licença para tratamento de saúde, de que tratam os arts. 202 a 205 da Lei no 8.112, de 11 de dezembro de 1990, e dá outras providências [Internet]. Brasília: Casa Civil; 2009 [capturado em 20 jun. 2015]. Disponível em: http://www.planalto.gov.br/ccivil_03/_Ato2007-2010/2009/Decreto/D7003.htm.

20. Brasil. Presidência da República. Casa Civil. Lei n° 6.880, de 9 dezembro de 1980. Dispõe sobre os Estatutos dos Militares [Internet]. Brasília: Casa Civil; 1980 [capturado em 20 jun. 2015]. Disponível em: http://www.planalto.gov.br/ccivil_03/Leis/L6880.htm.

21. Exército Brasileiro. Diretoria de Saúde. Portaria n° 247, de 9 de outubro de 2009. Aprova as normas técnicas sobre as perícias médicas no Exército. Boletim do Exército. 2012; 40.

22. Peixoto A. Medicina legal. 4.ed. Rio de Janeiro: Francisco Alves; 1935.

23. Favero F. Medicina legal. 11. ed. Belo Horizonte: Itatiaia; 1980. v.2.

24. Brasil. Ministério da defesa. Portaria Normativa n° 1.174/MD, de 6 de setembro de 2006. Aprova as normas para avaliação da incapacidade decorrente de doenças especificadas em lei pelas Juntas de Inspeção de Saúde da Marinha, do Exército, da Aeronáutica e do Hospital das Forças Armadas [Internet]. Brasília: MD; 2006 [cap-

turaco em 20 jun. 2015]. Disponível em: http://www.dsau.eb.mil.br/legislacao/portariaNormativa1174-MD.pdf.

25. Brasil. Instituto Nacional do Seguro Social Resolução INSS/DC n° 10, de 19 de abril de 1999. Aprova os protocolos médicos, com alterações realizadas pela Coordenação Geral de Benefícios por Incapacidade da Diretoria de Benefícios e dá outras providências [Internet]. Brasília: INSS; 1999 [capturado em 20 jun. 2015]. Disponível em: http://www010.dataprev.gov.br/sislex/paginas/72/INSS-DC/1999/10.htm.

26. Loisel P, Anema JR, editors. Handbook of work disability: prevention and management. New York: Springer; 2013.

27. American Psychiatric Association. Diagnostic and statistical manual of mental disorders: DSM-IV-TR. 4th ed. Washington: APA; 2000.

28. American Psychiatric Association. Manual diagnóstico e estatístico de transtornos mentais: DSM-5. 5. ed. Porto Alegre: Artmed; 2014.

29. World Health Organization. WHO Disability Assessment Schedule 2.0 (WHODAS 2.0). Geneva: WHO; 2014.

30. American Medical Association. Guide to the evaluation of permanent impairment. 4th.ed. Chicago: AMA; 1995.

31. Gunn J, Taylor PJ, editors. Forensic psychiatry: clinical, legal and ethical issues. 2nd ed. New York: CRC; 2014.

32. Savaris RI. Direito processual previdenciário. Curitiba: Juruá; 2008.

33. Brasil. Presidência da República. Casa Civil. Decreto-lei n.° 5.452, de 1° de maio de 1943. Aprova a consolidação das Leis do Trabalho [Internet]. Brasília: Casa Civil; 1943 [capturado em 20 jun 2015]. Disponível em: http://www.planalto.gov.br/ccivil_03/decreto-lei/Del5452.htm

34. Cross-national comparisons of the prevalences and correlates of mental disorders. WHO International Consortium in Psychiatric Epidemiology. Bull World Health Organ. 2000;78(4):413-26.

35. Santos EG, Siqueira MM. Prevalência dos transtornos mentais na população adulta brasileira: uma revisão sistemática de 1997 a 2009. J Bras Psiquiatr. 2010;59(3):238-46.

36. Brasil. Instrução Normativa INSS/DC n° 84, de 17 de dezembro de 2002. Estabelece critérios a serem adotados pelas áreas de Arrecadação e de Benefícios [Internet]. Brasília: INSS; 1999 [capturado em 20 jun. 2015]. Disponível em: http://www3.dataprev.gov.br/sislex/paginas/38/INSS-DC/2002/84.htm.

LEITURAS SUGERIDAS

American Medical Association. Guides to the evaluation of permanent impairment. 6th ed. Atlanta: AMA; 2007

Brasil. Ministério da Saúde. Doenças relacionadas ao trabalho: manual de procedimentos para os serviços de saúde. Brasília: MS; 2001.

Quick JC, Tetrick LE. Handbook of occupational health psychology. Washington: APA; 2003.

PARTE 4

Situações de Vulnerabilidade e Violência Doméstica

CAPÍTULO 17

Violência Infantil

Helena Dias de Castro Bins, Renata Maria Dotta Panichi, Rodrigo Grassi-Oliveira

PONTOS-CHAVE

- A violência contra a criança e o adolescente representa um problema social e de saúde pública relevante, devido a sua alta prevalência e aos danos graves e de longa duração produzidos nos indivíduos diretamente envolvidos, em suas famílias e na sociedade em geral.
- A violência pode ocorrer em diversos contextos, como, por exemplo, no meio intrafamiliar, na escola e no meio eletrônico, bem como por meio de exploração sexual e de trabalho infantil, exposição a situação de rua ou em acolhimentos institucionais.
- Tanto no Brasil como no resto do mundo, a subnotificação de casos de violência contra a criança e o adolescente ainda é uma realidade.
- O manejo da violência contra crianças e adolescentes engloba tanto medidas legais e judiciais quanto de tratamento. O último compreende as intervenções destinadas tanto à vítima quanto ao agressor e a outros familiares envolvidos.
- Dependendo da situação, será acionado o sistema de justiça infantojuvenil, criminal ou de família. Em todos esses casos, o juiz costuma determinar perícia social psicológica e/ou psiquiátrica.
- A avaliação forense de uma criança ou adolescente vítima de violência difere da avaliação clínica.
- O registro da perícia psiquiátrica deve seguir as diretrizes do Conselho Federal de Medicina, com as necessárias adaptações de acordo com o caso específico.
- Os profissionais envolvidos na condução de casos de violência contra crianças e adolescentes devem receber capacitação permanente e treinamento específico.
- Os dados sobre violência na infância devem ser usados para aumento da consciência social, prevenção e desenvolvimento de estratégias para lidar com esse problema.

VINHETA

Amanda, 19 anos, é solteira e cursa o 4° ano do ensino fundamental. É filha de mãe solteira usuária de *crack*, e seu pai é desconhecido. Quando tinha 4 anos de idade, ocorreu um processo de destituição do poder familiar, e sua genitora perdeu os poderes parentais sobre ela, em razão de negligência e abandono. Desde então, passou a residir na casa de um tio materno, onde sofreu abuso sexual por parte de tal familiar. Aos 6 anos, foi então recolhida a uma instituição de acolhimento e matriculada na rede de pública de ensino. Nessa instituição, apresentou dificuldades de adaptação e foi vítima de maus-tratos. Em diversas vezes, fugiu da casa de acolhimento, dando início, nessas ocasiões, à prática de furtos e ao uso de *crack*. Aos 18 anos, foi desacolhida, passando a viver em situação de rua. Depois disso, continuou o uso da droga e engravidou de um parceiro também usuário da mesma substância. Já grávida, foi presa um ano depois, com o companheiro, por envolvimento no tráfico.

Violência contra a criança e o adolescente

A violência contra a criança e o adolescente representa um problema social e de saúde pública relevante, devido a sua alta prevalência e aos danos graves e de longa duração produzidos nos indivíduos diretamente envolvidos, em suas famílias e na sociedade em geral.[1] São manifestações da violência ou maus-tratos o abuso psicológico, físico ou sexual, assim como a negligência física e emocional. A severidade e a duração dos eventos traumáticos na infância, especialmente se negligenciados ou não tratados adequadamente, podem contribuir para a manifestação de diversas consequências durante o desenvolvimento até a idade adulta, incluindo problemas de saúde mental e alterações no funcionamento cerebral.[2,3]

O reconhecimento da criança e do adolescente como sujeitos de direitos e deveres é recente em nossa história. Há pouco mais de meio século, a Organização das Nações Unidas (ONU) firmou a *Declaração dos Direitos da Criança*,[4] que estabeleceu a criação de uma rede de serviços voltada ao atendimento das crianças em situação de desamparo social. Somente em 1989, a Convenção da ONU sobre os Direitos da Criança consolidou, no âmbito do direito internacional, os direitos básicos de crianças à sobrevivência, à educação e à proteção contra o abuso e a exploração, tornando obrigatória a denúncia às autoridades públicas da ocorrência de abuso contra essa população. A partir dessa convenção, os programas de assistência às crianças e às famílias foram estendidos e assumiram os objetivos de identificar e coibir a violência de pais contra filhos, que, em casos extremos, poderia produzir intervenção jurídica para o afastamento temporário ou definitivo de crianças vivendo em lares abusivos.[5] Atualmente, em decorrência da maior conscientização global acerca do bem-estar da criança e do adolescente, há crescente reconhecimento de que a violência pode ocorrer em todas as classes sociais, grupos culturais ou religiosos.

No Brasil, a Constituição de 1988[6] estabeleceu, em seu Artigo 227, os direitos das crianças e adolescentes. Tal artigo foi regulamentado, em 1990, pelo Estatuto da Criança e do Adolescente (ECA),[7] com inspiração nos instrumentos internacionais de direitos humanos da ONU.[8] A partir dessa regulamentação, a violência infantil passou a ser encarada como de relevância social, de modo que exige a tutela do Estado e normas legais de proteção especial.[9]

A Organização Mundial da Saúde (OMS)[10] define violência como

> [...] uso intencional da força física ou do poder, real ou em ameaça, contra si próprio, contra outra pessoa, ou contra um grupo ou uma comunidade, que resulte ou tenha possibilidade de resultar em lesão, morte, dano psicológico, deficiência de desenvolvimento ou privação.

A manifestação da violência contra crianças e adolescentes envolve atos ou omissões praticados por sujeitos em condições de superioridade, seja por condição de autoridade, posição social ou econômica, seja por inteligência, força ou idade, que causem dano físico, sexual e/ou psicológico à vítima, ocorrendo contra sua vontade ou imposta à criança ou ao adolescente por meio de poder, coação e/ou sedução.[11-13] Neste capítulo, utilizamos a nomenclatura preconizada pelo Ministério da Saúde[12] para caracterizar esse tipo de violência, adotando as definições a seguir.

Violência física > Qualquer ação, única ou repetida, não acidental, com o uso da força física, praticada por um agente agressor adulto (ou mais velho que a criança ou o adolescente), com a intenção de causar ferimentos ou danos, com ou sem marcas evidentes, podendo provocar consequências leves ou extremas, como a morte. Caracteriza-se pelo uso de força física, utilizada por responsáveis ou cuidadores, sejam eles pais adotivos, pais biológicos, sejam eles familiares ou pessoas próximas, os quais deveriam zelar pelo bem-estar e pela integridade física e emocional da criança. Os impactos são imediatos, alguns facilmente observáveis por meio marcas visíveis na pele, lesões ósseas, oculares, neurológicas e queimaduras; outros podem não deixar marcas visíveis. É bastante comum a descrição do uso da força como prática educativa disciplinar, a qual justifica a crença errônea de que a punição física é uma maneira eficaz de educar. Esses atributos são comuns em famílias com modelos educativos parentais autoritários ou negligentes, que usam o controle físico como meio de punição ou de controle da vítima.

Violência psicológica > Esta é uma das formas de violência mais difíceis de identificar. Trata-se do conjunto de atitudes, palavras e ações dirigido para envergonhar, censurar e pressionar a criança, o que ocorre de forma permanente. Envolve todas as formas de discriminação, ameaças, humilhações, ofensas, injúrias, privação de amor, rejeição, desrespeito, depreciação, desqualificação, punição, cobrança exagerada ou expectativas irrealistas em relação ao potencial da criança. Pode ser identificada, por exemplo, tanto na ação, sob a forma de humilhações e ofensas, quanto na omissão, sob a forma de falta de carinho, amor, valorização (negligência emocional). Esse tipo de violência expressa para a criança que os adultos não a consideram como merecedora de estima e amor, que é indesejada naquele contexto.[14] Além das formas diretas, a criança pode presenciar a agressão verbal na relação entre os pais, em famílias com precária comunicação e interação entre os membros. Na separação ou no divórcio do casal, a criança também pode testemunhar a desavença dos genitores e ser usada como objeto de disputa, o que pode levar, nos casos extremos, à alienação parental.

Negligência > É definida como forma de privar a criança de algo de que necessita, quando isso é essencial a seu desenvolvimento sadio, expondo-a a várias formas de perigo, o que pode resultar em danos físicos, emocionais ou até em morte. Pode significar omissão em termos de cuidados básicos, como deixar de prover medicamentos, alimentos, roupas, cuidados higiênicos mínimos e proteção contra inclemência do meio (frio/calor), bem como omissão em termos de cuidados emocionais básicos, como proteção, afeto, condições para a frequência à escola ou outros estímulos necessários ao desenvolvimento pleno.[11] O abandono é a forma mais grave de negligência.

Violência sexual > É todo ato ou abordagem com intenção de estimular sexualmente a criança ou o adolescente, visando utilizá-los para obter satisfação sexual. O abuso sexual é perpetrado por pessoa em estágio de desenvolvimento psicossexual mais adiantado que a criança ou o adolescente (em geral, três anos mais velha). Abrange uma variedade de atos abusivos, com ou sem intercurso sexual completo, como: estupro, incesto, assédio sexual, exploração sexual, pornografia, manipulação de genitália, mama e ânus, ato sexual com penetração, imposição de intimidade, voyeurismo (obtenção de prazer por meio da observação), exibicionismo e práticas sexuais não consentidas. O ofensor busca obter satisfação sexual, de modo repetitivo e intencional, por meio da estimulação precoce da sexualidade da criança ou do adolescente.[15] Essas ofensas são impostas por ameaça, violência física ou indução da vontade. A violência sexual é predominantemente doméstica (intrafamiliar), ocorrendo especialmente na infância, e representa a maioria absoluta dos casos. O abuso sexual perpetrado por desconhecidos (extrafamiliar), por sua vez, compreende 20% do total das denúncias.[11,16] O abuso sexual extrafamiliar também pode ocorrer em situações nas quais crianças e adolescentes são envolvidos em pornografia e exploração sexual. Geralmente, a violência sexual intrafamiliar é perpetrada por um longo período até sua revelação ou descoberta, devido à relação de proximidade afetiva e de confiança preestabelecida entre a criança e o agressor.[11]

É consenso entre os autores que o relato espontâneo da criança sobre situação de violência merece credibilidade.[11] Muitas vezes, as crianças discorrem sobre situações às quais tenham sido expostas, e são raros os casos em que elas não dizem a verdade.[11,17] Mesmo nas ocasiões em que fantasiam, elas partem de dados que já têm.[11] Em geral, essas situações podem envolver negações e retratações por parte das vítimas, principalmente se o abusador for um membro da família.[15] Em decorrência das ameaças e barganhas usadas pelos agressores, bem como dos sentimentos de medo, vergonha, embaraço, autorresponsabilização (acreditar que provocou o abuso), lealdade e repúdio, as vítimas podem manter segredo, de modo que há negação do abuso, apesar de evidências físicas ou testemunhos. Também pode ocorrer a declaração do abuso pela vítima com posterior negação do próprio relato.[18] A ocorrência de negação, ou retratação, está associada à percepção das consequências da revelação ou da descoberta da violência como adversas à vítima e ao grupo familiar, ou é decorrente de descrença em relação ao cuidador não abusador, à efetividade do sistema de justiça, às intervenções da rede de apoio socioafetiva ou, ainda, de medo da dissolução da família a partir da revelação.[19]

São muitos os fatores que contribuem para que o abuso não seja interrompido ou para que sua revelação seja tardia. A crença de que a criança é culpada, assim como o medo de punição por revelá-lo à família, à escola ou a outro adulto, pode levar a uma adaptação a tal situação, o que garante a função sintomática de manutenção da estabilidade nos padrões relacionais da família.[20] O medo do desamparo provocado pela exposição à violência e a presença bastante comum de outras formas de violência na dinâmica familiar – como negligência, abusos físicos e/ou emocionais, os quais vitimam com mais frequência e, assim, conferem maior vulnerabilidade à criança – podem retardar a revelação. Uma postura de acolhimento e disponibilidade ante os sinais enunciados no contato da criança com a rede de atenção, assim como a credibilidade dos profissionais da assistência, são fundamentais para proporcionar à criança um espaço seguro para a revelação. Uma postura oposta, por parte de alguns profissionais da área da saúde e da educação, que subestimam ou negam a severidade e a extensão do abuso sexual, é um fator que dificulta a interrupção da dinâmica abusiva.[17]

Cabe, ainda, tratar de um tipo específico de violência infantil, denominado síndrome de Münchausen por procuração.[21] Caracteriza-se pela produção, simulação ou invenção intencional de sintomas por parte do responsável pela criança, em geral a mãe (de 85 a 95% dos casos),[9] fazendo a criança ser considerada doente. Não existe vantagem aparente por trás dessas ações, de modo que o objetivo do cuidador é satisfazer uma necessidade psicológica própria, como a de assumir o papel de alguém que cuida de um doente. O adulto é incapaz de se abster desses comportamentos, mas os atos são considerados voluntários, intencionais e premeditados. Tal situação constitui-se em uma forma de abuso infantil, geralmente grave e continuado, e pode levar à morte da criança, quando é submetida, em geral a partir das ações da mãe, a inúmeros procedimentos, internações ou consultas. Dessa forma, há falsificação de sinais e sintomas, cuja fabricação ocorre de diversas formas. A apresentação clínica da síndrome é extremamente ampla e pode incluir provocação de quedas, lesões e traumatismos, falsificação de febre, provocação de vômitos por ingestão de medicamentos, alteração de resultados de exames laboratoriais por administração de substâncias (p. ex., insulina para provocar hipoglicemia), acréscimo de sangue nas fezes ou na urina da criança, injeção de material fecal para produção de abscesso ou indução de sepse, etc. Os sintomas ocorrem somente após o contato da vítima com o abusador. A genitora, em geral, tem conhecimentos paramédicos e se apresenta como cuidadosa e zelosa com o filho, o que se constitui em grande dificuldade na identificação e na interrupção do abuso. As inconsistências médicas da história e dos sintomas devem levar à suspeita da síndrome. Os perpetradores geralmente agem de maneira isolada e podem manifestar um comportamento de mentiras patológicas ao descreverem experiências cotidianas quando do levam a vítima ao atendimento médico. Quando confrontados, geralmente negam as acusações e tentam remover a vítima do hospital, a fim de buscar atendimento em outro local, perpetuando o processo. O prognóstico, mesmo com identificação e tratamento, é reservado.[9-22] Na *Classificação internacional de doenças e problemas relacionados à saúde* (CID-10),[23] o quadro está incluído entre as síndromes de maus-tratos. No *Manual diagnóstico e estatístico de transtornos mentais* (DSM-5),[24] por sua vez, está classificado como transtorno factício, de modo que é o agente causador quem recebe o diagnóstico.

Este capítulo apresenta a conceituação, a epidemiologia e os fatores de risco associados à violência, suas consequências e as relações entre a violência e justiça, no âmbito da psiquiatria e da psicologia forense.

ASPECTOS EPIDEMIOLÓGICOS E FATORES DE RISCO PARA MAUS-TRATOS NA INFÂNCIA E NA ADOLESCÊNCIA

A violência sexual contra crianças e adolescentes e a exposição à violência intrafamiliar são mais prevalentes em meninas. Enquanto meninos estão mais expostos a castigos físicos graves e violência comunitária, meninas apresentam maior risco de sofrerem infanticídio, abuso sexual, negligências física e nutricional, assim como de serem submetidas à prostituição forçada.[10]

Um estudo realizado nos Estados Unidos, no período de 2002 a 2003, com uma amostra nacionalmente representativa de crianças e adolescentes com idades entre 2 e 17 anos, identificou que 1 em cada 12 crianças ou adolescentes foi vítima de alguma forma de violência sexual; mais da metade tinha experimentado algum tipo de agressão física no ano do estudo; mais de 1 em 8, alguma forma de maus-tratos infantis; e mais de 1 em 3 tinha testemunhado violência ou alguma outra forma de vitimação indireta.[25] Esse estudo revelou também que havia 69% de chance de revitimação durante o período de um ano para crianças ou adolescentes que já tinham sofrido ao menos um abuso.

Entre os principais fatores associados ao aumento do risco de maus-tratos na infância e na adolescência, destacam-se a ocorrência de: pais ou cuidadores com história de abuso, alcoolismo, uso e/ou abuso de outras drogas, baixo nível de escolaridade, práticas disciplinares estritas e punitivas, estilos parentais negligentes ou autoritários, gravidez na adolescência, pais ausentes ou encarcerados, monoparentalidade, cultura familiar que aceita e promove a posse da mulher e da criança (tolerância em relação à violência e à pornografia infantil), conflito interparental, violência contra mulher, pobreza, desemprego ou subemprego, fracasso econômico, más condições de moradia, uso de benefícios previdenciários, rede de apoio social e afetiva precária, violência na comunidade, famílias com muitos filhos. É mais provável que o abuso infantil ocorra em famílias com múltiplos problemas, caracterizadas por violência doméstica, isolamento social, doença mental e abuso de substâncias pelos pais, especialmente alcoolismo. Além disso, história de prematuridade, retardo mental e deficiências físicas aumenta esse risco.[26-28]

Especificamente nos casos de abuso sexual, a mãe costuma ser a pessoa mais solicitada pela criança na busca de ajuda, e, na maior parte dos casos, a revelação ocorre depois de pelo menos um ano do início do abuso.[29] Entre os fatores específicos que podem aumentar o risco para o abuso sexual intrafamiliar, são comuns o desemprego familiar, o abuso de álcool ou drogas, a presença de um padrasto, a permanência no lar por longos períodos para o cuidado dos filhos e a concomitância de violência doméstica e violência física conjugal.[13] Além disso, há evidências de que a existência de história materna de vitimação na infância aumenta a chance de ocorrência de abuso sexual em seus filhos.[30]

Atualmente, o Brasil tem escassez de dados sobre violência contra a criança e o adolescente, o que gera contrastes com pelo menos outros três dados existentes:

1) A estimativa para 2015 é a de que a população brasileira jovem, entre 0 e 19 anos, seja de 31,56%, formando o que é considerado uma parcela grande da população.
2) Essa faixa etária geralmente sofre por ter seus direitos violados e não receber os cuidados necessários ao seu desenvolvimento, de modo que os indivíduos, algumas vezes, são explorados sexualmente ou usados como mão de obra de lucro fácil.
3) A Portaria de n° 1968/2001 do Ministério da Saúde[31] estabelece a notificação compulsória, pelos profissionais dos estabelecimentos de saúde que atendem pelo Sistema Único de Saúde (SUS), dos casos suspeitos ou confirmados de maus-tratos contra a criança e o adolescente.[32-34]

Embora os jovens constituam um grupo de risco e representem uma parcela importante da população, não há dados consistentes a respeito da violência contra eles. Além disso, estima-se que, para cada caso notificado, inúmeros deixam de ser, sendo a falta de preparo dos profissionais de saúde uma das principais razões para isso.[35-36]

Contudo, um indicador comumente utilizado para verificar a violência contra a população jovem refere-se à mortalidade por causas externas.[34] Sendo a violência contra crianças e adolescentes a primeira causa de morte na faixa etária de 5 a 19 anos, e a segunda entre 1 e 4 anos, tem-se que a população jovem brasileira morre mais por questões sociais e violentas do que por doenças. Além disso, dados apontam que, só em 2011, foram notificados mais de 10 mil casos de crianças e adolescentes vítimas de abuso sexual, sendo o segundo crime mais relatado contra crianças no Brasil. Outro indicador utilizado para mensurar esse tipo de violência é a inserção de pessoas com idades entre 5 e 17 anos no mundo do trabalho, em atividades produtivas, o que gera dificuldade ou impede a frequência à escola. No grupo com idade entre 5 e 13 anos, o nível de ocupação foi de 2,5%; entre os que tinham 14 ou 15 anos de idade, foi de 13,5%; e, para aqueles com 16 ou 17 anos de idade, foi de 28,6%.[37]

Além dos dados oficiais do governo, estudos brasileiros realizados ajudam a dimensionar o impacto dos maus-tratos no País. Um deles teve como objetivo mensurar o custo hospitalar dos maus-tratos no Estado de Pernambuco. Utilizando os dados do Departamento de Informática do SUS (DATASUS) relativos ao ano de 1999, esse estudo verificou que a violência contra a criança e o adolescente é a causa de 65,1% das admissões em hospitais e responsável por 77,9% dos custos nessas instituições.[38] Apesar de o Brasil não ter muitos dados sobre o impacto econômico dos maus-tratos, fica claro, com os dados existentes, que o combate a essa forma de violência deve ser uma prioridade dos gastos públicos.

Outro estudo revisou 11 pesquisas realizadas com população brasileira e identificou que a prevalência média de abuso físico no período de 1996 a 2011 foi de 15,7%. Também foi identificado que a violência física contra as crianças é mais comum em meninos, crianças com problemas de saúde e em famílias nas quais há violência intraconjugal. Além disso, a violência contra a criança no Brasil tende a ocorrer quando os pais são mais jovens, mas também é observada quando os casais têm mais crianças e/ou vivem em moradias superlotadas.[39] Por fim, uma metanálise e metarregressão[40] identificou que as estimativas brasileiras de maus-tratos, utilizando os escores do Childhood Trauma Questionnaire, foram particularmente mais elevadas em comparação a dados de outros países.

A falta de dados denota uma falha que necessita ser revertida para ajudar no combate à violência sofrida pelo jovem, aumentando-se o treinamento de profissionais e a conscientização pública. Contudo, as informações existentes são um importante sinal de alerta para a necessidade de mais serviços e ações preventivas no País.

O Quadro 17.1 traz dados interessantes sobre fatores de risco e de proteção relativos à ocorrência de maus-tratos, tanto no âmbito individual como no familiar, comunitário e social.

Violência em seus diversos contextos

Como visto até aqui, a violência no contexto familiar é muito comum. Desse modo, a seguir serão apresentados outros contextos em que a violência contra a criança e o adolescente pode se manifestar.

VIOLÊNCIA NO CONTEXTO ESCOLAR

O *bullying* é um tipo de violência entre pares caracterizado por um conjunto de atos deliberados e intencionais de intimidação.

QUADRO **17.1** FATORES DE RISCO E DE PROTEÇÃO PARA MAUS-TRATOS INFANTOJUVENIS

	Fatores de risco	Fatores de proteção
Âmbito individual	– Elevada agressividade quando criança – História de violências – Evasão escolar – Pais com depressão ou outros transtornos severos – Pais com deficiência mental – Abuso de álcool e drogas – Educação com punição corporal – Estilos parentais permissivos (negligentes) ou autoritários – Pouco conhecimento sobre desenvolvimento infantil – Pais maltratados na infância – Pais adolescentes – Apego inseguro	– Confiança no futuro – Bom rendimento acadêmico – Autonomia – Sentimento de controle – Resolução criativa dos conflitos – Conhecimento sobre desenvolvimento infantil
Relacional/ familiar	– Relação conflitiva com os pais – Conflito interparental – Famílias disfuncionais – Violência interfamiliar – Violência doméstica contra mulher – Amigos envolvidos com violência e uso de drogas – Morte de pais ou avós cuidadores – Divórcio, separação forçada, doença de pais ou irmãos – Instabilidade no trabalho dos adultos responsáveis/ desemprego/subemprego/ pobreza – Pais ausentes ou encarcerados – Isolamento social da família – Pouco envolvimento dos pais com os filhos	– Monitoramento parental e reciprocidade afetiva – Estilos parentais educacionais adequados/ autorizantes – Relação positiva com os adultos – Coesão familiar – Redes de apoio
Comunitário	– Visão adulta sobre os jovens – Isolamento social – Violência na comunidade e na escola – Tráfico de armas e drogas – Dificuldades econômicas graves – Pobreza – Falta de suporte social ou de acesso aos serviços – Escassa rede de apoio e de proteção	– Redes de apoio e de proteção capacitadas para o trabalho com pessoas em situação de violência – Profissionais de diferentes áreas capacitados na prevenção da violência – Fortes vínculos com a família e a escola – Atividades lúdicas de lazer na escola e na comunidade – Visão positiva dos jovens
Social	– Iniquidades – Disponibilidade de armas de fogo – Fragilidade da polícia e do sistema de justiça criminal – Violência na mídia – Tolerância cultural em relação à violência e à pornografia infantil – Cultura familiar que aceita e promove a posse da mulher e da criança – Elevada violência na sociedade	– Participação de jovens na dinâmica social e comunitária – Alianças e redes entre instituições e organizações – Punição do agressor

Fonte: Adaptado de American Psychological Association,[27] Banwart e Brino,[41] e Krug e colaboradores.[42]

Pode ser protagonizado por um ou mais agressores com intenção de adquirir poder e controle sobre outra pessoa, provocando sofrimento psicológico ou físico. É definido por ser um comportamento agressivo sistemático e repetitivo, que ocorre sem motivação evidente, provocando, em suas vítimas, sentimentos intensos de vulnerabilidade, medo, vergonha e/ou baixa autoestima. As vítimas de *bullying* geralmente têm poucas habilidades sociais de defesa e apresentam passividade, inibição, percepção negativa de si mesmas e da situação em si e não conseguem ver alternativas para alterar a situação em que se encontram,[43] como, por exemplo, mobilizar outros estudantes em sua defesa.

O *bullying* é um fenômeno complexo e, pela extensão de suas consequências, é considerado um problema de saúde pública relevante e crescente no mundo. Ele se faz presente na realidade das escolas brasileiras, podendo ser observado na forma de agressão física, verbal, psicológica, patrimonial, sexual e virtual. O ambiente escolar é o espaço de maior prevalência, mas tais atos agressivos e sistematizados não ocorrem exclusivamente nesse contexto. A naturalização, a negação ou a não identificação do problema por parte dos envolvidos, seja direta, seja indiretamente, bem como por parte dos adultos e dos profissionais da educação, podem produzir graves consequências psicológicas, tanto para as vítimas quanto para os agressores.

Entre as principais consequências citadas pela literatura, vítimas e perpetradores apresentaram maior ideação suicida e foram mais propensos a tentar suicídio em comparação ao grupo de estudantes não expostos ao *bullying* ou ao *ciberbullying*.[44] As vítimas também são mais propensas à depressão e aos transtornos de ansiedade, em especial o transtorno de estresse pós-traumático. A exclusão do grupo de pares que o *bullying* provoca traz graves consequências ao desenvolvimento da autoestima em crianças e adolescentes, podendo provocar dificuldades no desenvolvimento social e acadêmico, além de uma visão negativa da escola.[45]

A banalização e a naturalização da violência são motivos associados ao aumento da percepção da insegurança no ambiente escolar, ao lado da violência vivenciada todos os dias por crianças e adolescentes na comunidade. Fortes vínculos com a família e com a escola são fatores de proteção ao desenvolvimento de crianças e adolescentes, assim como a superação das dificuldades decorrentes da exposição à situação de maus-tratos entre pares requer vinculação do jovem com sua família, seus amigos e professores, bem como a definição de regras claras de comportamento tanto na escola como na família. Além disso, a existência de um bom clima escolar desenvolve as percepções de bem-estar psicológico e confiança no ambiente imediato, diminuindo, nesses contextos, a incidência de todas as manifestações do *bullying*.

O crescente desenvolvimento da tecnologia da informação e da comunicação digital vem produzindo uma forma alternativa de manifestação de violência entre pares, dado o aumento do uso de celulares com acesso à internet por crianças e adolescentes. O comportamento agressivo no contexto virtual, denominado *ciberbullying*, envolve o uso de ferramentas tecnológicas para intimidar, constranger, humilhar e assediar de forma deliberada e repetitiva outra pessoa, de modo a propagar comportamentos típicos de *bullying*.

No *ciberbullying*, não há contato direto entre a vítima e os agressores, que geralmente são mantidos em anonimato e dificilmente são punidos pelos atos praticados. O anonimato do agressor e a rapidez das informações propagadas na internet produzem uma grande repercussão na vida da criança e do adolescente. A migração desse tipo de prática para o espaço virtual é intensificada por ataques com a utilização de nomes e contas falsas, produzindo um sentimento de impunidade no perpetrador. Estudos mostram que essas vítimas estão mais propensas a desenvolver problemas sociais e emocionais, como evasão escolar, baixa competência acadêmica, abuso de substâncias psicoativas, ansiedade, depressão, ideação e tentativa de suicídio.[46] Em contrapartida, a vitimação *on-line* aparece com menor intensidade entre crianças e adolescentes que recebem supervisão dos pais no uso dos recursos virtuais ou entre aqueles que têm regras claras para o uso das tecnologias.[47] No contexto da violência escolar, é fundamental o empenho da família e da escola no estabelecimento de códigos de ética e conduta, preferencialmente construídos de forma conjunta e legitimados pela comunidade escolar, e a adoção de medidas preventivas para evitar os danos provocados por processos de vitimação entre pares.

VIOLÊNCIA NO CONTEXTO DO TRABALHO

O grave quadro que atravessa a juventude brasileira no período de transição para o mundo do trabalho merece destaque. Foram identificados sérios problemas de violação de direitos e exploração do trabalho infantojuvenil em uma pesquisa divulgada pelo Banco Mundial:[48] de todos os trabalhadores brasileiros que não são pagos ou não têm carteira assinada, 55% são jovens entre 10 e 14 anos, e 60% dos jovens brasileiros entre 15 e 19 anos são trabalhadores não pagos ou sem carteira assinada. A exploração do trabalho infantojuvenil e a dificuldade de inserção no mercado de trabalho estão associadas a um contexto mais amplo de violências[49] enfrentadas por jovens de classes populares; entre elas, destacam-se os altos índices de desemprego, a falta de perspectiva no exercício da atividade laboral, a violência familiar e a comunitária, os crimes com armas, os acidentes de trânsito, entre outras. Esses jovens, além de procederem de famílias com renda reduzida, têm pouco acesso a serviços de saúde e educação e vivem em precárias condições de moradia. A vulnerabilidade do trabalho infantojuvenil é, portanto, mediada por um conjunto mais amplo de exposição a diversas formas de violência, que pode levar o jovem a desejar alcançar, por meio de uma atividade laboral, maior autonomia e independência em relação aos seus contextos familiares e comunitários de origem. Entretanto, a falta de orientação e supervisão pode conduzir o jovem à exposição a diversos riscos, como o de envolvimento com o tráfico de drogas e com a exploração sexual.[50] Além disso, o combate à exploração do trabalho infantil é premente no contexto de uma política econômica neoliberal globalizada, que precariza as relações de trabalho e que, como consequência, pode aumentar a vulnerabilidade social, o desemprego, a pobreza e a exclusão, uma vez que o desemprego e o afastamento da escola geram insegurança e baixa autoestima, as quais, por sua vez, podem provocar o envolvimento com violência e drogas.[51]

CRIANÇAS E ADOLESCENTES EM SITUAÇÃO DE RUA

A situação atual da violência comunitária no Brasil é decorrente de um conjunto mais amplo de violências, que perpassam os contextos familiares, educacionais, laborais, políticos e sociais, ainda pouco explorados. A efetivação de políticas sociais, de segurança pública, de geração de renda, de profissionalização e de educação formal, além da atenção às questões específicas de cuidado integral à saúde mental das vítimas, deve passar por uma transição para atender nacionalmente a implantação das diretrizes da Linha de Cuidado para Atenção Integral à Saúde de Crianças, Adolescentes e suas Famílias em Situação de Violências, preconizadas pelo Ministério da Saúde.[52] O Brasil é considerado o terceiro país da América Latina com o maior número de homicídios[48] e o segundo no mundo em número absoluto de homicídios de adolescentes, sendo essas vítimas, em sua maioria, meninos negros e pobres que vivem na periferia das grandes cidades.[53]

A situação de crianças e adolescentes em situação de rua é reflexo da exposição a um círculo de diversas violências e maus-tratos intrafamiliares e comunitários. Em alguns casos, viver na rua é uma solução encontrada para interromper a repetição de experiências de abusos físicos e sexuais no ambiente doméstico e a exposição a crimes na comunidade. Na avaliação de crianças e adolescentes, muitas vezes se observa que as condições de vida na rua podem ser melhores do que as encontradas em suas casas. Entretanto, nessa condição, são elevadas as chances de os jovens serem aliciados para exploração sexual e envolvimento com o tráfico de drogas.[54] A relação com a criminalidade está, em geral, associada ao alcance de espaços de poder na comunidade, o que torna a rua um espaço de risco potencial, tanto em termos pessoais quanto sociais, para crianças e adolescentes. A situação de risco também é agravada pela precária situação socioeconômica familiar e de vulnerabilidade social, assim como evasão escolar, dificuldade de acesso ao trabalho, saúde e lazer. Além disso, o uso de drogas – sobretudo o expressivo aumento de uso de *crack*, com início cada vez mais precoce – produz um novo desafio aos gestores e requer a utilização de recursos da rede intersetorial, que se tem revelado insuficientemente preparada para trabalhar com as questões dos diversos tipos de violência e atenção às suas vítimas.

CRIANÇAS E ADOLESCENTES EM SITUAÇÃO DE ACOLHIMENTO INSTITUCIONAL

O afastamento de crianças e adolescentes do convívio familiar na forma de acolhimento institucional é uma medida de proteção integral utilizada sempre que os direitos de crianças ou adolescentes se encontrarem ameaçados ou violados. Esse recurso é utilizado como medida de caráter excepcional e provisório, devendo prevalecer o tratamento singularizado e personalizado em locais que preservem características de moradia, com o objetivo de preservar a identidade, o respeito e a dignidade, proporcionando acesso à escolarização e a atividades culturais e esportivas e buscando a preservação dos vínculos familiares (art. 94, ECA).[7] As recomendações previstas na Lei Nacional da Adoção[55] estabelecem o prazo máximo de dois anos de permanência da criança ou adolescente em acolhimento institucional, dando ainda preferência aos programas de acolhimento familiar. Essa lei reorienta o modelo predominantemente assistencialista, reforçador de estigma de jovens em tal situação, pelo reforço da importância da preservação da convivência familiar e de práticas protetivas e promotoras do desenvolvimento infantojuvenil. É amplamente reconhecido que os espaços de acolhimento podem ser fontes de apoio social e emocional quando não privam de condições básicas de afeto e têm o compromisso com o desenvolvimento emocional e cognitivo de crianças e adolescentes. Em contrapartida, o funcionamento de instituições deficitárias, com práticas disciplinares coercitivas ou essencialmente punitivas e violentas, ao lado da falta de investimento na formação continuada das equipes que atuam no acolhimento, pode ser um risco para esse desenvolvimento. Além disso, a quantidade insuficiente de técnicos cuidadores pode permitir agressões entre os internos e, eventualmente, até violências sexuais.

Consequências da violência infantojuvenil

O National Scientific Council on the Developing Child,[56] conselho multidisciplinar na Harvard University, descreve três categorias de experiências estressantes: positiva, tolerável e tóxica. Tanto a positiva quanto a tolerável podem não ser tão danosas ao desenvolvimento. No entanto, a experiência tóxica tem seu curso crônico e é incontrolável, especialmente quando vivenciada na ausência de uma rede de proteção e apoio. Além disso, ocorre com maior frequência em contextos abusivos, negligentes e de pobreza, bem como em circunstâncias de violência intrafamiliar e nas quais se evidencia depressão materna severa. Quando em crianças e adolescentes, pode acarretar danos emocionais e cognitivos, possivelmente decorrentes de uma alteração no curso normal de desenvolvimento neurológico, devida a uma rearquitetura cerebral.[56,57]

Apesar de diferentes definições sobre o que seria traumático para a criança, a literatura tem entendido que qualquer situação de maus-tratos na infância configuraria toxicidade ao seu desenvolvimento. Maus-tratos na infância, segundo a definição da OMS,[58] inclui todas as formas de abuso (físico, emocional e sexual), todas as formas de negligência (física e emocional) e todas as formas de exploração que resultem em prejuízos reais ou potenciais à saúde, ao desenvolvimento ou à dignidade da criança.

Estimativas epidemiológicas sobre maus-tratos são difíceis de encontrar devido à heterogeneidade dos conceitos e dos instrumentos de avaliação. Todavia, estudos retrospectivos e prospectivos sugerem taxas de prevalência entre 13,8%, em um ano, e 42%, quando se considera a cobertura de 18 anos de infância e adolescência.[57] Além disso, a OMS divulgou que 0,6% da carga global de doenças no mundo pode ser atribuído à exposição a abuso sexual na infância.[59]

De maneira mais específica, os resultados de uma recente metanálise mostraram que os maus-tratos na infância configuram um importante fator de risco para transtornos mentais, especialmente depressão maior, transtorno de estresse pós-traumático, transtornos de ansiedade e transtornos relacionados a substâncias.[57]

Uma das mais robustas evidências para uma associação entre exposição a maus-tratos na infância e desenvolvimento de psicopatologias provém de um grande estudo populacional americano chamado *Adverse Childhood Experiences*,[60] que incluiu 13.494 participantes. Esse estudo mostrou que o risco para depressão aumenta de maneira dose-dependente conforme o número relatado de experiências adversas na infância relacionadas a maus-tratos. A exposição a um ou mais eventos adversos na infância contribui para o aumento em 67% do risco de tentativas de suicídio. Além disso, o mesmo estudo identificou que aquelas pessoas que relataram exposição a mais de cinco formas de adversidade durante a infância tinham quase oito vezes mais chances de desenvolver transtornos aditivos na vida adulta e quase 10 vezes mais chances de usar alguma droga antes dos 14 anos de idade.

Diversas explicações têm sido postuladas a respeito de quais seriam os mecanismos envolvidos nesse efeito de *descapitalização mental* e o consequente aumento no risco para transtornos mentais. Todavia, as hipóteses mais robustas apontam para o fato de os maus-tratos na infância poderem afetar o desenvolvimento de componentes-chave no sistema de regulação da resposta ao estresse[2] e, dessa maneira, influenciar mudanças neurofuncionais e neuroestruturais ao longo do desenvolvimento, afetando, em particular, estruturas relacionadas ao processamento emocional e de recompensa.

Assim, concomitantemente aos processos biológicos, o processamento cognitivo e emocional poderia apresentar prejuízos,[61] o que seria mediado por vulnerabilidades genéticas e epigenéticas.[62] No que tange ao contexto, as relações com pais, cuidadores e entre pares são influenciadores intensos da forma como a criança aprende a processar e manifestar suas emoções e, por sua vez, da forma como interpreta as emoções dos outros. Nesse sentido, quando as emoções alheias são hostis, estudos destacam a hipervigilância, ou seja, as crianças com vivência de violência são significativamente mais rápidas no reconhecimento das emoções hostis quando comparadas ao grupo controle, o que denuncia uma desregulação relevante no reconhecimento emocional.[63,64] Essa sensibilidade ao que parece ser agressivo pode ser muito adaptativa em ambientes abusivos, no entanto, pode ser intensamente desproporcional em outros contextos.[61,63] Situações abusivas hipersensibilizariam as crianças às emoções oriundas da raiva; consequentemente, elas superestimariam expressões negativas, emitindo diversos erros perceptivos na interação social e, por vezes, sendo agressivas em resposta a um erro interpretativo.[61]

Essas crianças teriam um desenvolvimento cognitivo marcado por dificuldade de autorregulação emocional, o que, por consequência, facilitaria a emergência de estados emocionais negativos (disforia, ansiedade, irritabilidade) ante estressores subsequentes.

Além disso, os maus-tratos na infância vêm sendo associados ao crime na vida adulta.[65-69] Trauma na infância nas populações carcerárias é comum.[70] Experiências de maus-tratos na infância têm sido associadas a versatilidade e reincidência criminal, especialmente no que se refere a crimes sexuais,[71] bem como a prisões por crimes violentos.[72] Os dados na população forense feminina ainda são escassos, mas diversos estudos concluem que mulheres que sofreram abusos ou negligência na infância têm taxas mais altas de registros criminais, aprisionamentos e mesmo prisões por crimes violentos, o que constitui um ciclo que pode ser considerado como transmissão intergeracional da violência.[73] Tais preocupações vêm de longa data, mas ainda não foram suficientemente estudadas e compreendidas. Atenção especial deve ser dada, ainda, ao abuso ou negligência emocional, que tem sido cada vez mais associado a consequências funestas na vida adulta. Em estudo local que comparou mulheres na penitenciária, em hospital forense, em hospital psiquiátrico e controles,[66] o abuso emocional esteve associado significativamente a crime, transtorno da personalidade antissocial e transtornos do humor. Nessa mesma pesquisa, em relação à história de delito pessoal, quem suportou maus-tratos na infância teve chance duplicada de cometer crimes na vida adulta, o que confirmou a literatura, que descreve tal associação.

Manejo da violência na infância

O manejo da violência contra crianças e adolescentes engloba medidas tanto legais e judiciais quanto de tratamento.

QUANDO E COMO SE TORNA JUDICIAL

Os casos suspeitos ou confirmados de maus-tratos contra crianças e adolescentes no Brasil passaram a ser situações de notificação compulsória, por parte dos profissionais de saúde, a partir de 1990, com a implementação do ECA [7] estatuto que assegurou direitos especiais e de proteção integral a essas populações vulneráveis. As denúncias devem ser feitas aos órgãos de proteção (conselhos tutelares, delegacias de polícia, Ministério Público ou mesmo diretamente ao poder judiciário). São eles que têm atribuição legal para adotar medidas eficazes de proteção. Diversos órgãos da rede de proteção são acionados e envolvidos quando é identificada uma situação de maus-tratos contra uma criança ou um adolescente. Apesar da obrigatoriedade, no Brasil a subnotificação ainda é realidade.[41] Os dados mundiais também corroboram esses achados, pois indicam que os números de crianças agredidas que não revelam os fatos são alarmantes.[21]

A rede de apoio social e afetiva da criança é constituída por família, escola, comunidade, Conselho Tutelar, delegacias, Conselho de Direitos da Criança, Ministério Público, Juizado da Infância e Juventude, abrigos, serviços de saúde (postos de saúde e hospitais) e assistência social (Centro de Referência da Assistência Social e Centro de Referência Especializado da Assistência Social).

Quando a família nuclear se torna permissiva em relação a algum ato de violência contra a criança, é cabível, na realidade, a intervenção de qualquer pessoa, seja do grupo familiar (p. ex., avós, tios), seja de fora dele (p. ex., comunidade). Qualquer pessoa que identifique uma situação de risco deve intervir.

A avaliação da capacidade da família de proteger a criança da exposição a novos abusos pode resultar em medidas de afastamento imediato do abusador ou no afastamento da vítima. Essa avaliação envolve uma efetiva análise dos indicadores de violência intrafamiliar por parte da rede assistencial e dos órgãos de proteção. A ação dos conselhos tutelares é fundamental, pois eles são os principais responsáveis por receber notificações de casos suspeitos ou confirmados de violência contra crianças ou adolescentes.

Nos casos de abuso sexual, a efetividade da rede contribui para minimizar os efeitos da violência quando oferecer credibilidade ao relato da criança, proteção/afastamento de novas exposições, denúncia aos órgãos de proteção e garantia de acompanhamento médico, psicológico, social e jurídico à criança e a sua família.[74] A constituição de uma rede de apoio efetiva minimiza os danos do abuso sexual no momento da revelação, é essencial para evitar a revitimação da criança e diminui a extensão das consequências emocionais.

Nos casos de síndrome de Münchausen por procuração, pode ser necessário o afastamento da criança do perpetrador (que, como visto, na grande maioria das vezes, é a própria genitora), tanto para corroborar o diagnóstico quanto para a proteção do menor. Levando em conta que se trata de abuso infantil, o manejo dessa condição deve consistir em três partes: prevenção da continuidade do abuso, tratamento da vítima e aconselhamento do perpetrador. O diagnóstico costuma demorar a ser feito, em função das características da síndrome, quando, então, devem ser tentadas estratégias preventivas. Os pais devem ser informados do diagnóstico, sendo recomendada confrontação direta, não ameaçadora, com o envolvimento de todos os responsáveis. A necessidade de negação e ocultação é muito forte, de modo que a maioria dos estudos pontua ser difícil, mas não impossível, que a mãe admita o envolvimento. Se as informações são negadas e a suspeita é forte, a criança deve ser encaminhada a um local seguro, bem como seus irmãos. Sabe-se que o quadro é recorrente, tanto para um dos filhos como para seus irmãos ou para nova prole (muitas vezes após morte de um dos filhos) e que não costuma partir do perpetrador demanda para tratamento; por isso, é indispensável que a mãe receba acompanhamento psiquiátrico. A resposta dos perpetradores a qualquer abordagem psicoterapêutica, no entanto, costuma ser pobre.[75] É comum, inclusive, que ocorra negação por parte de todo o núcleo familiar. Dessa forma, a retirada da custódia pode ser estendida aos familiares, uma vez que pode ocorrer o risco de visitação subsequente.

O abrigamento de crianças como medida provisória em casos extremos de qualquer tipo de maus-tratos implica a necessidade de garantir os cuidados essenciais e a continuidade das rotinas da criança. O afastamento deve ser acompanhado por profissional capacitado, a fim de que não seja interpretado pela criança como punição pelo que sofreu ou que ela seja responsável pelo abuso, e não seu agressor. Após o abrigamento, a criança pode voltar a sua família de origem ou ser encaminhada à adoção, a depender do caso.

Casos de maior gravidade, portanto, exigem medidas mais incisivas, tais como afastamento do agressor do lar, alteração de guarda e acolhimento ou retirada da criança por meio de processos de suspensão ou destituição do poder familiar com o objetivo de encontrar uma família substituta, mediante guarda ou adoção. Geralmente, em casos de abuso sexual, quem deverá ser afastado é o agressor. No entanto, as tramas psicológicas e econômicas muitas vezes tornam isso difícil, e, nos casos extremos, muitas vezes a criança tem de ser acolhida, conforme medida prevista no ECA.[7]

Diversas providências podem e devem ser tomadas na tentativa de recuperar o organismo familiar, fortalecendo os vínculos entre pais e filhos para que a família possa readquirir caráter protetor e social. Nesse sentido, os órgãos públicos devem adotar, incialmente, medidas que providenciem proteção, apoio, orientação e acompanhamento à família, buscando sua inclusão em programas de auxílio, comunitários ou oficiais, com caráter educacional e/ou assistencial, assim como proporcionar tratamento psicológico ou psiquiátrico, se for o caso, para quem dele necessitar.[76]

Nos casos em que já foram tentadas melhoras e adequações da família biológica e não houve resposta, costuma ser instaurado o anteriormente referido processo de destituição do poder familiar, com a possível consequente perda do poder parental por parte dos genitores. Após isso, com a perda do poder familiar, um novo processo, dessa vez de adoção, é aberto, com o objetivo de tentar inserir a criança em uma família substituta.

Nesse ínterim, deve estar disponível para a vítima todo o suporte pedagógico, assistencial e terapêutico (psicológico e/ou psiquiátrico, a depender da indicação).

TRATAMENTO

O tratamento engloba as intervenções relativas tanto à vítima quanto ao agressor e a outros familiares envolvidos.

Dificilmente o perpetrador da violência procura tratamento espontaneamente, de modo que a adesão a ele é, em geral, estimulada ou imposta pelo sistema de justiça. O tratamento do agressor engloba psicoterapias cognitivo-comportamentais, individuais, de grupo, preventivas e medicamentosas, além da retirada temporária da sociedade em casos mais graves. Nas psicoterapias cognitivo-comportamentais individuais, é importante trabalhar pretendendo uma associação do comportamento desviante a consequências percebidas como indesejáveis. Nas psicoterapias de grupos, os perpetradores de violência abordam seus desejos e motivações, manifestam as vicissitudes relacionadas a esses comportamentos, partilham experiências pessoais e aprendem a associar as ações desadaptadas a repercussões não desejáveis. Terapia medicamentosa pode e deve ser associada a outros tratamentos, se necessário. Especificamente em relação ao abusador sexual, a literatura ainda é pobre quanto à melhor definição sobre que fazer para reduzir a reincidência do comportamento, mas as evidências indicam que o mais adequado seria o trabalho em grupo em instituições, mantendo estreito contato com a Justiça.[77] São necessários, no entanto, mais estudos longitudinais de longo prazo quanto aos resultados de tratamentos de agressores,[21] sejam sexuais, sejam físicos ou emocionais.

Em relação ao tratamento da vítima, deve-se, antes de qualquer coisa, assegurar proteção ao menor e tentar prevenir futuras revitimações. A reabilitação é complexa, especialmente nos casos de abusos sexuais, até pelo fato de a vítima e o agressor geralmente serem da mesma família. Se necessário, deve-se providenciar internação da vítima para tratar quadro agudo, seja físico, seja psiquiátrico. Estão indicadas psicoterapias individuais para o tratamento de sequelas e promoção da retomada do desenvolvimento. Também podem ser indicadas psicoterapias de família, grupos terapêuticos ou de autoajuda, bem como tratamento farmacológico, se for necessário para o caso em tela.

As crianças e adolescentes vítimas de abusos e negligência demandam, na grande maioria das vezes, atendimento por diversos profissionais de saúde mental, estando indicada psicoterapia e, quando necessário, uso de medicação psiquiátrica. Deve ser realizada, portanto, uma avaliação clínica voltada ao tratamento das vítimas de violência. Kaplan e Sadock[28] falam que a ênfase da avaliação terapêutica é "[...] avaliar os pontos fracos e fortes psicológicos, fazer um diagnóstico clínico, desenvolver um plano de tratamento e preparar o terreno para a psicoterapia". Em relação a esse aspecto, a diferenciação de fatos e fantasias, bem como o registro detalhado de todos os dados, não são tão essenciais como na avaliação forense.

As famílias devem receber apoio e atendimento, de modo que a abordagem seja ampla e integrada. Nesse sentido, caso os maus-tratos sejam comprovados, o psiquiatra da infância e da adolescência deve proceder à avaliação da vítima e da família, o que deve ser realizado no ambiente assistencial com foco na definição dos possíveis prejuízos emocionais advindos do trauma sofrido, e indicar a intervenção adequada, psicoterápica e/ou psicofarmacológica, para a criança e para seus cuidadores, mesmo para aquele que não foi o perpetrador.[77] Além da terapêutica, pode estar indicado contato com educadores e profissionais dos Juizados da Infância e da Juventude, do Ministério Público, de entidades sociais ou de organizações da comunidade.

O atendimento psicoterápico imediatamente após revelação de abuso sexual é fundamental, uma vez que esse momento, por si só, é potencialmente traumático caso não seja manejado de forma adequada pelos profissionais da assistência e pelos órgãos de proteção. O tratamento também tem a importante função de minimizar traumas e consequências tanto emocionais como cognitivas, além das alterações comportamentais significativas que podem apresentar crianças e adolescentes vítimas desse tipo de abuso.

Também é importante pontuar que todos os tipos de abuso demandam atenção e ações firmes e positivas, enfatizando-se a disponibilidade de atendimento às vítimas.

Além disso, a prevenção da violência pode ser primária (desde aspectos do período pré-natal, da interação entre os pais e o bebê, com informações e esclarecimentos, bem como intervenções em populações de risco, etc.), secundária (desde identificação precoce, bem como intervenção precoce, atuação de equipe de emergência, possibilidade de recorrer a casas de proteção e proteção ao grupo familiar) ou terciária (denunciar e punir o agressor).

Por fim, pesquisas de *follow up* de longo prazo com resultados de tratamentos de crianças ou adolescentes vítimas de abuso seriam muito bem-vindas em nosso meio, bem como dados consistentes sobre tratamentos com agressores.

Aspectos forenses e periciais

A avaliação forense de uma criança ou adolescente vítima de violência difere da avaliação clínica, esta última feita para fins terapêuticos. A primeira necessita de coleta de dados precisos e completos, com o objetivo de determinar o que aconteceu com o infante, da forma mais objetiva possível. Os dados de uma avaliação forense devem ser preservados em gravações de áudio, vídeo ou anotações detalhadas. Na perspectiva psiquiátrica, a fonte primária de informações geralmente é a entrevista, e o exame físico é secundário.[28] A partir dos resultados, será elaborado o relatório pericial, que será lido por diversos operadores do direito (juízes, promotores, advogados, defensores públicos, etc.), bem como, provavelmente, pelas partes.

Se a denúncia da violência é oferecida pelo Ministério Público e aceita pelo juiz, o caso converte-se em um processo judicial. Naquela instância, é comum haver perícia realizada pelos profissionais de saúde mental, e os laudos emitidos servem de subsídio para a ação dos promotores. O poder judiciário trata dos mais diversos tipos de violência em variados tipos de processos, como suspensão ou destituição do poder familiar, acolhimento institucional, outras medidas protetivas, medida cautelar de busca e apreensão, estupro, guarda, visitação, etc. Também aparecem nas demandas que envolvem alienação parental. Dependendo da situação, será acionado o sistema de justiça infantojuvenil, criminal ou de família. Em todos esses casos, o juiz costuma determinar perícia social, psicológica e/ou psiquiátrica.

Quando ocorrem maus-tratos envolvendo crianças ou adolescentes, portanto, a matéria pode ser alvo de escrutínio tanto dos Juizados da Infância e da Juventude como de varas cíveis que cuidam do direito de família, ou do juízo especializado em direito penal.

Nesses casos, as perícias solicitadas podem ser tanto das vítimas quanto dos agressores e demandam treinamento especializado para sua realização, no intuito de uma conclusão correta e de qualidade (sendo o laudo um meio de prova para o juízo, conforme visto no Capítulo 4).

A equipe técnica de peritos do judiciário é composta por profissionais assistentes sociais, psicólogos e psiquiatras. Os estudos sociais e as avaliações psicológicas são muito importantes nesses casos, bem como a perícia psiquiátrica, quando indicados. Vejamos a citação de Chaves:[76]

> O juiz se vale, cada vez mais, de todo o quadro técnico que o auxilia e que, por vezes, até aponta a solução adequada para casos *sub judice*, não sendo possível prescindir do estudo social, de incomensurável utilidade, além do amparo de laudos de psicólogos e de médicos, inclusive psiquiátricos, dada a complexidade extrema das situações trazidas a ele, mormente aquelas que envolvem abuso sexual.

O perito psiquiatra, ao receber a nomeação para atuar em determinado caso, deve, após o aceite, inicialmente estudar atenta e minuciosamente os autos do processo, que em geral contêm informações importantíssimas, muitas vezes referentes a anos de acompanhamento das famílias envolvidas pela rede de proteção e mesmo pela própria Justiça. Algumas recomendações gerais incluem as colocações a seguir.[21] Antes da entrevista com a criança, indica-se que o perito tenha reunido informações de fontes diversas (p. ex., autos do processo, registros médicos e policiais, entrevistas com os adultos). A sala de entrevista deve ser aconchegante para que a criança se sinta confortável. A criança deve ser entrevistada, em algum momento, sozinha. Podem-se utilizar desenhos e bonecos anatômicos, por exemplo, para facilitar o relato, mas com ressalvas, e compreendidas as controvérsias de seu uso. Testagens psicológicas projetivas muitas vezes são úteis e necessárias para auxiliar no deslinde do feito e subsidiar a perícia, pois a avaliação psiquiátrico-forense por si só, por melhor que seja feita, pode não conseguir determinar a ocorrência ou não de abusos ou atos de violência. Algumas vezes, a validação dos relatos de violência é impossível de ser feita. É necessário que o perito seja neutro e use questionamentos mais abertos no início da entrevista e perguntas mais fechadas e técnicas no fim. Não se pode olvidar que o papel do perito não é o de provar fatos ou ser advogado incondicional das alegações da criança, de modo que o profissional deve estar ciente das limitações da avaliação. Cabe aqui salientar o papel dos assistentes técnicos, que acompanham todos os passos das avaliações e contribuem para o adequado deslinde do feito.

Um aspecto de grande relevância na avaliação de violência diz respeito ao risco de vitimação iatrogênica quando são realizadas repetidas entrevistas com as vítimas dos maus-tratos, constituindo risco de nova exposição ao trauma e agravamento do estresse a que já estão submetidas. Nesse sentido, cabe aqui abordar o *depoimento especial*. Em 2010, o Conselho Nacional de Justiça (CNJ) aprovou a padronização de depoimento especial, recomendando aos tribunais que implantassem sistemas apropriados para a tomada de depoimento de crianças e adolescentes vítimas ou testemunhas de violência nos processos judiciais, com serviços especializados para escuta dessa população.[78,79] A recomendação do CNJ é a de que os tribunais mantenham um sistema de gravação de áudio e vídeo dos depoimentos dos menores, que devem ser tomados em ambiente separado da sala de audiências, com a participação de profissional especializado (assistente social ou psicólogo). No local, um técnico capacitado e apoiado por uma equipe interdisciplinar colhe as declarações, funcionando como intermediário na comunicação entre a criança e o sistema de justiça. Ademais, o ambiente deve ser adequado ao depoimento e apresentar condições de segurança, privacidade, conforto e acolhimento. Segundo tal recomendação, os profissionais devem usar os princípios básicos da entrevista cognitiva e estar preparados para dar apoio, orientação e, se necessário, encaminhar o menor à assistência à saúde física e emocional. A escuta especial deve tentar diminuir ao máximo a repetição da vivência traumática, sem perder a qualidade do relato, o que se constitui em grande desafio. É evidente que se deve sempre tentar evitar a revitimação da criança com exposição repetida ao conteúdo doloroso e traumático. No entanto, há sérias controvérsias quanto ao papel de psicólogos e profissionais de serviço social nesse modelo, tendo, inclusive, os Conselhos Federais de tais categorias profissionais emitido resoluções contrárias às suas participações.[80-82] A validade de tais resoluções, no entanto, vem sendo objeto de discussão judicial.

O exame e a tomada de declarações da criança são parte fundamental do processo, pois muitas vezes oferecem uma das únicas provas da materialidade do abuso, bem como da identidade do agressor, de modo que devem ser conduzidos de maneira adequada, por peritos capacitados e especializados naquele período do desenvolvimento infantil.[21] Os mesmos autores pontuam a complexidade que existe no fato de ser difícil aceitar que, mesmo com a melhor, mais completa e bem executada perícia, pode não ser possível determinar se um abuso ocorreu ou não.

Durante o período de avaliação forense, é comum haver ocultação do abuso por parte da criança ou de seu responsável, autor da ofensa sexual,[11] a fim de encobrir um ato que provoca intenso repúdio por parte da sociedade. É preciso estar ciente de que, especificamente com relação ao abuso sexual na infância, esse comportamento indica a existência de fatores de risco no âmbito familiar. Em geral, representa um *continuum* de famílias de risco, caracterizadas por um padrão de baixo monitoramento parental, baixa responsividade afetiva e altos níveis de negligência, além de indicar relações interpessoais assimétricas e baseadas na submissão. O abuso sexual afeta o modo de interação global da família, o que pode agravar seus efeitos de longo prazo. Furniss[15] faz referência à síndrome conectadora de segredo e adição, que ocorre por meio de frequentes ameaças e promessas de recompensa, cujos objetivos, por sua vez, são a manutenção do segredo familiar e da negação em aceitar as tentativas da criança de comunicar o abuso. O agressor tende a se proteger em uma teia de segredos mantida por barganhas e ameaças à criança abusada. A adição diz respeito ao elemento intencional repetitivo e à intensidade gradual e crescente das diferentes formas de abuso sexual, que, em geral, se iniciam de forma mais sutil (carícias) e vão até o intercurso sexual completo. A criança é usada para obtenção de excitação sexual e alívio de tensão, gerando dependência e negação da dependência psicológica pelo abusador.[15] A criança que está envolvida nessa relação é, ao mesmo tempo, vítima e testemunha de sua própria violação.[11] No incesto, ocorre confusão entre os papéis e as funções familiares e a quebra do vínculo de confiança com as figuras parentais, em decorrência da proximidade afetiva da vítima com o abusador.

Quanto às perícias de abuso sexual, Werner e Werner assim ressaltam:[11]

> A categoria tempo precisa ser bem apreciada pelo perito. Há o tempo do acontecimento trágico (único ou contínuo); o tempo da revelação (choque ou incredulidade); o tempo da reação familiar à revelação da criança (acolhimento ou negação); e o tempo do processo judicial (responsabilização). A perícia vai transitar no tempo da criança que calou (durante o crime), que falou (na revelação), que se calou novamente (pela reação da família), que foi levada a falar (pela perícia), que quer calar de novo (para esquecer) e que precisará falar muito (na terapia) para, de fato, poder enfim se calar (após elaboração).

É comum que tanto alegações verdadeiras quanto falsas de maus-tratos possam aparecer em batalhas judiciais. As alegações falsas estão presentes especialmente em disputas de guarda, regulamentação de visita e outras questões relativas ao poder familiar,[83] tendo como objetivo destruir o vínculo da criança com um dos cuidadores (geralmente, o genitor que não detém a guarda da criança), de modo que o avaliador forense deve estar preparado para avaliar a veracidade de tais informações e discutir no laudo como elas afetam as recomendações e conclusões do documento. Nesse sentido, Bruno[84] salienta três pontos a que os avaliadores forenses devem ficar atentos em sua lida com casos de abuso sexual infantil, os quais, no entanto, podem aqui ser aproveitados para casos de maus-tratos em geral: a possibilidade do uso de uma falsa memória para o afastamento da criança do convívio com um adulto que lhe é significativo (p. ex., o pai) – falsas memórias, mesmo que não sejam abusos, precisam ser alvo de intervenção psicoterápica; os prejuízos que podem advir para uma criança quando uma alegação de abuso não é devidamente avaliada – nenhuma alegação de violência deve ser negligenciada; a importância de, quando os profissionais se depararem com queixas consistentes de abuso, encaminharem rapidamente a avaliação especializada e as sugestões de intervenção terapêutica – uma avaliação objetiva e detalhada pode ser importante para sensibilizar o magistrado no sentido de um encaminhamento rápido e dinâmico, que proporciona o atendimento especializado às crianças violentadas.

Nos casos de incesto, a prova de violência é difícil de ser produzida, estando entre as perícias de mais difícil realização e sem garantia de respostas conclusivas. As avaliações psicológicas, nesse contexto, ganham importância inestimável, o que se refere tanto à avaliação da vítima quanto à avaliação do agressor, até pela possibilidade do uso de testes psicológicos. Falsas memórias podem ser identificadas pelas rupturas e inconsistências do discurso. Além disso, é possível ajudar a encontrar indicadores de abuso e examinar critérios de psicopatologia para auxiliar no esclarecimento da verdade, embora não se consiga reconstituir os fatos.[9]

Na realidade, na psiquiatria forense da infância e da adolescência, em função de sua elevada complexidade, geralmente há necessidade de se trabalhar com outros profissionais, de maneira interdisciplinar, sendo que o psiquiatra forense deve ter conhecimentos sobre saúde mental e psicopatologia da infância e da adolescência, desenvolvimento infantil, sistema familiar e aspectos legais e éticos. Também há necessidade de comunicação, a depender do caso, com diversos profissionais que tenham entrado em contato com a criança, como professores, médicos, psicólogos, psicopedagogos, assistentes sociais, babás, bem como a família ampliada.

Os maus-tratos podem ser considerados uma condição ambiental. Nesses casos, na avaliação psiquiátrica, tanto de adultos quanto de menores, é essencial a descrição diagnóstica (quando houver um diagnóstico positivo), não só pelas implicações jurídicas daí decorrentes, mas também buscando o prognóstico do caso em tela, visto que, a depender da patologia diagnosticada, mudam as indicações e expectativas terapêuticas.

A técnica utilizada nas entrevistas deve ser adequada ao nível de desenvolvimento da criança.

Na avaliação do agressor, cabe ressaltar que, em geral, ele tende a negar os fatos, seja se estiver sendo acusado de negligência, seja de agressões físicas ou sexuais. Quanto às últimas, Werner e Werner dizem que:[11]

> [...] todos os adultos tendem a reagir, em especial o ofensor, negando os fatos de forma categórica. As mães cujos filhos foram vítimas de incesto paterno muitas vezes não prestam queixa ou a retiram ao longo do processo. São as lealdades familiares (no fundo, profundamente desleais à criança), o silêncio (a maldição da família, que cronifica mazelas de uma geração a outra, pelo processo de transmissão transgeracional), o esquecimento (em uma compreensão absurda de que cabe à criança e ao adolescente esquecer os fatos e perdoar as figuras parentais).

Ponto importante diz respeito à prestação de serviços jurisdicionais. Segundo Chaves,[76]

> Para que o atendimento prestado pelo Poder Judiciário possa ser mais eficaz, há necessidade, por óbvio, de serem os Juizados da Infância e da Juventude (e também das varas especializadas em direito de família) dotados de um maior número de juízes e de profissionais auxiliares do juízo, como assistentes sociais, psicólogos e psiquiatras, de modo que os atendimentos possam manter o indispensável nível de excelência, não sendo contaminados pela massificação. E é necessário, também, que tais serviços possam atender com a indispensável celeridade – e de forma prioritária – as determinações emanadas do Tribunal de Justiça, a fim de que os conflitos trazidos possam ter um rápido desfecho.

O registro da perícia psiquiátrica deve seguir as diretrizes do Conselho Federal de Medicina (CFM), com as necessárias adaptações de acordo com o caso específico. Até a publicação das Resoluções CFM n° 2.056/2013[85] e n° 2.057/2013[86] não existia um modelo definitivo para a apresentação do laudo, de modo que cada serviço e cada perito tinham sua própria forma de ordenar e relatar os dados observados. Com a publicação de tais resoluções, ficou definido o *Roteiro Básico do Relatório Pericial*, sendo dever dos médicos peritos proceder de acordo com o preconizado nessas normas. É importante frisar, no entanto, que cada tipo de perícia exigirá tópicos específicos, os quais deverão ser incluídos no documento. O Capítulo 4 deste livro traz em mais detalhes os itens do roteiro pericial. Cabe salientar, ademais, que, conforme a Resolução CFM n° 2.056/2013,[85] os pareceres dos assistentes técnicos terão forma livre, podendo seguir o mesmo modelo utilizado pelo perito ou apenas enfatizar ou refutar pontos específicos de seu relatório. Além disso, para maior detalhamento sobre a condução das avaliações e a redação de laudos de crianças e adolescentes, sugere-se leitura dos Capítulos 6 (Direito de Família e Psiquiatria Forense da Criança e do Adolescente) e 14 (Perícias em Direito de Família) deste livro.

Considerações finais

A violência infantil é prevalente e deve ser combatida segundo a ótica do melhor interesse da criança. Os obstáculos não compreendem somente a identificação da violência, mas também as repercussões emocionais, sociais e familiares oriundas dos maus-tratos e sua revelação. Os casos, todavia, ainda são subnotificados, subdiagnosticados e subtratados.

Trauma na infância é associado ao desenvolvimento de doença mental e aprisionamento na vida adulta, portanto é essencial o reconhecimento e o tratamento da psicopatologia secundária ou associada a ele, se possível desde a infância. A necessidade de intervenção precoce é evidente. Nas famílias em que são identificados potenciais fatores de risco, deve-se tentar buscar a prevenção dos maus-tratos, a partir de acompanhamento sistemático e identificação de vulnerabilidades em cada caso específico, com consequente manejo. A estrutura legal ainda é mais reativa do que preventiva nos casos de violência infantil,[21] situação que deveria se inverter.

Com a intervenção precoce, deve-se tentar prevenir, também, entre outros fatores, a exposição subsequente e as revitimações. A literatura sobre maus-tratos na infância tem pontuado a importância do papel da família na formação do ser humano e em sua predisposição para conduta violenta ou delinquente.[9] Prevenir abuso na infância e/ou instituir tratamento logo após sua ocorrência pode evitar doenças mentais e crimes na vida adulta, protegendo a própria vítima/possível futura perpetradora de crimes, bem como toda a sociedade. A atenção deve ser voltada não somente a traumas físicos e sexuais, mas também aos emocionais, que, por serem velados, muitas vezes são menos identificados, ainda que possam trazer consequências tão ou mais nefastas que os demais.[66]

Os dados sobre violência na infância devem ser usados para promover aumento da consciência social, bem como prevenção e desenvolvimento de estratégias para lidar com esse problema, que pode mesmo ser considerado de saúde pública, tal a prevalência e o impacto dos danos provocados. A violência em diferentes contextos merece mais estudo e acompanhamento, com o intuito de proteger de forma integral a população infantojuvenil.

Por fim, os profissionais envolvidos na condução de casos de violência contra a criança e o adolescente devem receber capacitação permanente e treinamento específico. Ademais, devido à alta complexidade dos casos, ganham relevância a avaliação e o manejo interdisciplinar de tais eventos.

Referências

1. Brietzke E, Kauer Sant'anna M, Jackowski A, Grassi-Oliveira R, Bucker J, Zugman A, Mansur RB, Bressan RA. Impact of childhood stress on psychopathology. Rev Bras Psiquiatr. 2012;34(4):480-8.

2. Grassi-Oliveira R, Ashy M, Stein LM. Psychobiology of childhood maltreatment: effects of allostatic load? Rev Bras Psiquiatr. 2008;30(1):60-3.

3. Grassi-Oliveira R, Kristensen CH, Bietzke E, Coelho R. Neurobiology of child maltreatment. In: Clements PT, Seedat S, Gibbings E. Mental health issues of child maltreatment. Washington: GW Medical; 2015.

4. Organização das Nações Unidas. Declaração Universal dos Direitos da Criança [Internet]. ONU; 1959 [capturado em 20 jun. 2015]. Disponível em: http://www.dhnet.org.br/direitos/sip/onu/c_a/lex41.htm.

5. Gonçalves HS. Infância e violência doméstica: um tema da modernidade In: Brito LMT, organizador. Temas de Psicologia Jurídica. Rio de Janeiro: Relume Dumará; 2011. p.133-60.

6. Brasil. Presidência da República. Casa Civil. Constituição da República Federativa do Brasil de 1988 [Internet]. Brasília: Casa Civil; 1988 [capturado em 20 jun. 2015]. Disponível em: http://www.planalto.gov.br/ccivil_03/constituicao/constituicao.htm.

7. Brasil. Presidência da República. Casa Civil. Lei n° 8.069, de 13 de julho de 1990. Dispõe sobre o Estatuto da Criança e do Adolescente e dá outras providências [Internet]. Brasília: Casa Civil; 1990[capturado em 20 jun. 2015]. Disponível em: http://www.planalto.gov.br/ccivil_03/leis/l8069.htm.

8. Habigzang LF, Koller SH, organizadores. Violência contra crianças e adolescentes: teoria, pesquisa e prática. Porto Alegre: Artmed; 2012.

9. Trindade J. Manual de psicologia jurídica para operadores do Direito. 7. ed. rev. atual. ampl. Porto Alegre: Livraria do Advogado; 2014.

10. World Health Organization. World report on violence and health. Geneva: WHO; 2002.

11. Werner J, Werner MCM. Perícias em direito de família. In: Taborda JGV, Abdalla-Filho E, Chalub M. Psiquiatria forense. 2. ed. Porto Alegre: Artmed; 2012. p. 235.

12. Brasil. Ministério da Saúde. Violência faz mal à saúde. Brasília: MS; 2004.

13. Habigzang LF, Koller SH, Azevedo GA, Machado PX. Abuso sexual infantil e dinâmica familiar: aspectos observados em processos jurídicos. Psicol Teor Pesq. 2005;21(3):341-8.

14. Brassard M, Hart S, Hardy D. Psychological and emotional abuse of children. In: Ammerman RT, Hersen M, editors. Case studies in family violence. 2nd ed. New York: Plenum; 2000.

15. Furniss T. Abuso sexual da criança: uma abordagem multidisciplinar. Porto Alegre: Artes Médicas; 1993.

16. Kristensen CH, Oliveira MS, Flores RZ. Violência contra crianças e adolescentes na grande Porto Alegre--parte b: pode piorar? In: Associação de Apoio à Criança e ao Adolescente (AMENCAR), organizador. Violência doméstica. Brasília: UNICEF; 1999. p. 104-17.

17. Habigzang LF, Koller SH, Hatzenberger R, Stroeher F, Cunha RC, Ramos M. Entrevista clínica com crianças e adolescentes vítimas de abuso sexual. Estud Psicol. 2008;13(3):285-92.

18. Malloy LC1, Lyon TD, Quas JA. Recantation of child sexual abuse allegations. J Am Acad Child Adolesc Psychiatry. 2007;46(2):162-70.

19. Baía PAD, Veloso MMX, Magalhães CMC, Dell'Aglio DD. Caracterização da revelação do abuso sexual de crianças e adolescentes: negação, retratação e fatores associados. Temas Psicol. 2013;21(1):193-202.

20. Cohen JA, Mannarino AP Incest. In: Ammerman RT, Hersen M, editors. Case studies in family violence. 2nd ed. New York: Plenum; 2000. p. 209-29.

21. Pizarro R, Billick S. Forensic evaluation of physically and sexually abused children. In: Rosner R, editor. principles and practice of forensic psychiatry. 2nd ed. Boca Raton: CRC; 2003. p. 377-88.

22 Schreier HA, Ayoub CC, Bursch B. Forensic issues in Munchausen by proxy. In: Benedek EP, Ash P, Scott CL, editors. Principles and practice of child and adolescent forensic mental health. Washington: APP; 2010.

23. Organização Mundial da Saúde. Classificação de transtornos mentais e de comportamento da CID-10. Porto Alegre: Artmed; 1993.

24. American Psychiatric Association. Manual diagnóstico e estatístico de transtornos mentais: DSM-5. 5. ed. Porto Alegre: Artmed; 2014.

25. Finkelhor D, Ormrod R, Turner H, Hamby SL. The victimization of children and youth: a comprehensive, national survey. Child Maltreat. 2005;10(1):5-25.

26. Koller SH, De Antoni C. Violência intrafamiliar: uma visão ecológica. In: Koller SH, organizador. Ecologia do desenvolvimento humano: pesquisa e intervenção no Brasil. São Paulo: Casa do Psicólogo; 2004.

27. American Psychological Association. Effective strategies to support positive parenting in community health centers: report of the Working Group on Child Maltreatment Prevention in Community Health Centers. Washington: APA; 2009.

28. Kaplan BJ, Sadock VA. Outras condições que podem ser foco de atenção clínica. In: Kaplan BJ, Sadock VA. Manual conciso de psiquiatria da infância e adolescência. Porto Alegre: Artmed; 2011.

29. Braun S. A violência sexual infantil na família: do silêncio à revelação do segredo. Porto Alegre: Age; 2002.

30. Wearick-Silva LE, Tractenberg SG, Levandowski ML, Viola TW, Pires JMA, Grassi-Oliveira R. Mothers

who were sexually abused during childhood are more likely to have a child victim of sexual violence. Trends in Psychiatry and Psychotherapy.2014;36(2):119-22.

31. Brasil. Ministério da Saúde. Portaria n°1968, de 25 de outubro de 2001. Dispõe sobre a comunicação, às autoridades competentes, de casos de suspeita ou de confirmação de maus-tratos contra crianças e adolescentes atendidos nas entidades do Sistema Único de Saúde [Internet]. Brasília: MS; 2001 [capturada em 20 jun. 2015]. Disponível em: http://bvsms.saude.gov.br/bvs/saudelegis/gm/2001/prt1968_25_10_2001.html.

32. Brasil. Ministério da Saúde. Secretaria de Assistência à Saúde. Notificação de maus-tratos contra crianças e adolescentes pelos profissionais de saúde: um passo a mais na cidadania em saúde. Brasília: MS; 2002. (Série A. Normas e Manuais Técnicos; n. 167)

33. Instituto Brasileiro de Geografia e Estatística. Projeção da população do Brasil [Internet]. Rio de Janeiro: IBGE; 2015 [capturado em 20 jun. 2015]. http://www.ibge.gov.br/apps/populacao/projecao/.

34. Sociedade Brasileira de Pediatria. Guia de atuação frente a maus-tratos na infância e adolescência: orientação para pediatras e demais profissionais de saúde. 2. ed. Rio de Janeiro; SBP; 2001.

35. Goncalves HS, Ferreira AL. A notificação da violência intrafamiliar contra crianças e adolescentes por profissionais de saúde. Cad Saúde Pública. 2002;18(1):315-9.

36. Pires AL, Miyazaki MCOS. Maus-tratos contra crianças e adolescentes: revisão da literatura para profissionais da saúde. Arq Ciênc Saúde. 2005;12(1):7.

37. Instituto Brasileiro de Geografia e Estatística. Síntese de indicadores sociais: uma análise das condições de vida da população brasileira. Rio de Janeiro: IBGE; 2012.

38. Mendonca RN, Alves JG, Filho JE. Hospital costs due to violence against children and adolescents in Pernambuco State Brazil during. Cad Saúde Pública. 200218(6):1577-81.

39. Reichenheim ME, de Souza ER, Moraes CL, de Mello Jorge MH, da Silva CM, de Souza Minayo MC. Violence and injuries in Brazil: the effect, progress made, and challenges ahead. Lancet. 2011;377(9781):1962-75.

40. Viola TW. Evidências epidemiológicas sobre maus--tratos na infância e modelo experimental de estresse precoce [dissertação]. Porto Alegre: PUCRS; 2015.

41. Banwart TH, Brino RF. Maus-tratos contra crianças e adolescentes e o papel dos profissionais de saúde: estratégias de enfrentamento e prevenção. In: Habigzang LF, Koller SH, organizadores. Violência contra crianças e adolescentes: teoria, pesquisa e prática. Porto Alegre: Artmed; 2012.

42. Krug EG, Dahlberg LL, Mercy JA, Zwi AB, Lozano R, editores. Relatório mundial sobre violência e saúde. Genebra: WHO; 2002.

43. OlweusD. Bullying at school: what we know and what we can do. London: Blackwell; 1993.

44. Patchin JW, Hinduja S. Cyberbullying and self-esteem. J Sch Health. 2010;80(12):614-21.

45. Almeida A, Del Barrio C, Marques M, Fernández I, Gutiérrez H, Cruz J. A script-cartoon narrative of peer--bullying in children and adolescents. In: Martínez M, editor. Prevention and control of aggression and its impact on its victims. New York: Plenum; 2001. p. 161-8.

46. Wendt WG, Lisboa CSM. Agressão entre pares no espaço virtual: definições, impactos e desafios do cyberbullying. Psicol Clín. 2013;25(1):73-87.

47. Heim J, Brandtzæg PB, Endestad T, Kaare BH, Torgersen L. Children's usage of media technologies and psychosocial factors. New Media Society. 2007;9(3):425-54.

48. Cunningham W, coordenador. Jovens em situação de risco no Brasil: volume 1 achados relevantes para as políticas públicas [Internet]. Brasília: Banco Mundial; 2007 [capturado em 20 jun. 2015]. Disponível em: http://siteresources.worldbank.org/BRAZILINPOREXTN/Resources/3817166-1185895645304/4044168-1186331278301/20Vol1PortGlos.pdf.

49. Amazarray MR, Koller SH Assédio moral e violência psicológica: riscos sutis no processo de inserção dos jovens no mercado de trabalho. In: Habigzang LF, Koller SH, organizadores. Violência contra crianças e adolescentes: teoria, pesquisa e prática. Porto Alegre: Artmed; 2012.

50. Dutra-Thomé L, Telmo AQ, Koller SH. Trabalho e violência: impactos na juventude In: Habigzang LF, Koller SH, organizadores. Violência contra crianças e adolescentes: teoria, pesquisa e prática. Porto Alegre: Artmed; 2012.

51. Castro MG, Abramovay M. Jovens em situação de pobreza, vulnerabilidades sociais e violências. Cad Pesq. 2002;16:143-76.

52. Brasil. Ministério da Saúde. Linha de cuidado para atenção à saúde de crianças, adolescente e suas famílias em situação de violências: orientação para gestores e profissionais de saúde [Internet]. Brasília: MS; 2010 [capturado em 20 jun. 2015]. Disponível em: http://bvs-ms.saude.gov.br/bvs/publicacoes/linha_cuidado_criancas_familias_violencias.

53. Stahl G. UNICEF é contra a redução da maioridade penal [Internet]. Brasília: UNICEF Brasil; 2015 [capturado em 20 jun. 2015]. Disponível em: http://www.unicef.org/brazil/pt/media_29163.htm.

54. Finckler L, Santos SS, Obst J, Dell'aglio DD. Crianças em situação de rua: a desproteção como forma In: Habigzang LF, Koller SH, organizadores. Violência contra crianças e adolescentes: teoria, pesquisa e prática. Porto Alegre: Artmed; 2012.

55. Brasil. Presidência da República. Casa Civil. Lei n° 12.010, de 3 de agosto de 2009. Dispõe sobre adoção; altera as Leis nos 8.069, de 13 de julho de 1990 – Estatuto da Criança e do Adolescente, 8.560, de 29 de dezembro de 1992; revoga dispositivos da Lei no 10.406, de 10 de janeiro de 2002 – Código Civil, e da Consolidação das Leis do Trabalho – CLT, aprovada pelo Decreto-Lei no 5.452, de 1o de maio de 1943; e dá outras providências [Internet]. Brasília: Casa Civil; 2009 [capturado em 20 jun. 2015]. Disponível em: http://www.planalto.gov.br/ccivil_03/_ato2007-2010/2009/lei/l12010.htm.

56. National Scientific Council on the Developing Child. Excessive stress disrupts the architecture of the developing brain: working paper 3 [Internet]. Cambridge: Harvard University; 2014 [capturado em 20 jun. 2015]. Disponível em: http://developingchild.harvard.edu/resources/reports_and_working_papers/working_papers/wp3/.

57. Teicher MH, Samson JA. Childhood maltreatment and psychopathology: a case for ecophenotypic variants as clinically and neurobiologically distinct subtypes. Am J Psychiatry. 2013;170(10):1114-33.

58. World Health Organization. Child maltreatment [Internet]. Geneve: WHO; 2014 [capturado em 20 jun. 2015]. Disponível em: http://www.who.int/topics/child_abuse/en/.

59. Ezzati M, Lopez AD, Rodgers A, Vander Hoorn S, Murray CJ; Comparative Risk Assessment Collaborating Group. Selected major risk factors and global and regional burden of disease. Lancet. 2002;360(9343):1347-60.

60. Felitti VJ, Anda RF, Nordenberg D, Williamson DF, Spitz AM, Edwards V, et al. Relationship of childhood abuse and household dysfunction to many of the leading causes of death in adults. The Adverse Childhood Experiences (ACE) Study. Am J Prev Med. 1998;14(4):245-58.

61. Sullivan MW, Carmody DP, Lewis M. How neglect and punitiveness influence emotion knowledge. Child Psychiatry Hum Dev. 2010;41(3):285-98.

62. Murgatroyd C, Spengler D. Epigenetic programming of the HPA axis: early life decides. Stress. 2011;14(6):581-9.

63. Masten CL, Guyer AE, Hodgdon HB, McClure EB, Charney DS, Ernst M, et al. Recognition of facial emotions among maltreated children with high rates of post-traumatic stress disorder. Child Abuse Negl. 2008;32(1):139-53.

64. Pollak SD1, Messner M, Kistler DJ, Cohn JF. Development of perceptual expertise in emotion recognition. Cognition. 2009;110(2):242-7.

65. Chen G, Gueta K. Child abuse, drug addiction and mental health problems of incarcerated women in Israel. Int J Law Psychiatry. 2015;39:36-45.

66. Bins, HDC. Transtorno de humor e conduta antissocial em mulheres: avaliação de trauma na infância [dissertação] Porto Alegre; UFCSPA; 2012.

67. Villagrá LP, González MA, Fernández GP, Casares MJ, Martín Martín JL, Rodríguez Lamelas F. Addictive, criminal and psychopathological profile of a sample of women in prison. Adicciones. 2011;23(3):219-26.

68. Widom CS, Schuck AM, White HR. An examination of pathways from childhood victimization to violence: the role of early aggression and problematic alcohol use. Violence Vict. 2006;21(6):675-90.

69. Falbo G, Caminha F, Aguiar F, Albuquerque J, de Chacon Lourdes M, Miranda S, et al. Incidence of child and adolescent abuse among incarcerated females in the northeast of Brazil. J Trop Pediatr. 2004;50(5):292-6.

70. Walsh K, Gonsalves VM, Scalora MJ, King S, Hardyman PL. Child maltreatment histories among female inmates reporting inmate on inmate sexual victimization in prison: the mediating role of emotion dysregulation. J Interpers Violence. 2012;27(3):492-512.

71. Levenson JS, Socia KM. Adverse childhood experiences and arrest patterns in a sample of sexual offenders. J Interpers Violence. No prelo 2015.

72. Richie BE, Johnsen C. Abuse histories among newly incarcerated women in a New York City jail. J Am Med Womens Assoc. 1996;51(3):111-7.

73. Widom CS. Child abuse, neglect, and violent criminal behavior. Criminology. 1989;27(2):251-71.

74. Habigzang LF, Koller SH, Ramos MS. A revelação de abuso sexual: as medidas adotadas pela rede de apoio. Psicol Teor Pesq. 2011;27(4):467-73.

75. Mehl AL, Coble L, Johnson S. Munchausen syndrome by Proxy: a family affair. Child Abuse Negl. 1990;14(4):577-85.

76. Chaves SFV. O papel do poder judiciário. In: Azambuja MRF, Ferreira MHM, organizadores. Violência

sexual contra crianças e adolescentes. Porto Alegre: Artmed; 2011.

77. Bassols AM, Bergmann DS, Falceto OG, Mardini V. A visão do psiquiatra de crianças e adolescentes na avaliação e no atendimento de crianças abusadas sexualmente. In: Azambuja MRF, Ferreira MHM, organizadores. Violência sexual contra crianças e adolescentes. Porto Alegre: Artmed; 2011.

78. Brasil. Presidência da República. Conselho Nacional de Justiça. Recomendação n°33, de 23 de novembro de 2010. Recomenda aos tribunais a criação de serviços especializados para escuta de crianças e adolescentes vítimas ou testemunhas de violência nos processos judiciais. Depoimento especial. Brasília: CNJ; 2010.

79. Instituto Brasileiro de Direito de Família. CNJ recomenda padronização de depoimento especial para crianças [Internet].Belo Horizonte: IBDFAM; 2011 [capturado em 20 jun. 2015]. Disponível em: http://ibdfam.jusbrasil.com.br/noticias/2461064/cnj-recomenda--padronizacao-de-depoimento-especial-para-criancas.

80. Conselho Federal de Psicologia. Propostas do Conselho Federal de Psicologia: falando sério sobre a escuta de crianças e adolescentes envolvidos em situação de violência e a rede de proteção. Brasília: CFP; 2009.

81. Conselho Federal de Psicologia. Resolução CFP n° 010/010. Institui a regulamentação da Escuta Psicológica de Crianças e Adolescentes envolvidos em situação de violência, na Rede de Proteção [Internet]. Brasília: CFP; 2010 [capturado em 20 jun. 2010]. Disponível em: http://site.cfp.org.br/wp-content/uploads/2010/07/resolucao2010_010.pdf.

82. Conselho Federal de Serviço Social. Resolução n° 554/2009. Dispõe sobre o não reconhecimento da inquirição das vítimas crianças e adolescentes no processo judicial, sob a Metodologia do Depoimento Sem Dano/DSD, como sendo atribuição ou competência do profissional assistente social. Brasília: CFESS; 2009.

83. Silva DMP. A ética do psicólogo jurídico em acusações de abuso sexual. In: Dias MB, organizador. Incesto e alienação parental. 3.ed. rev. atual e ampl. São Paulo: Revista dos Tribunais; 2013.

84. Bruno DD. Abrindo os olhos para verdadeiros relatos e falsas memórias. In: Dias MB, organizador. Incesto e alienação parental. 3.ed. rev. atual e ampl. São Paulo: Revista dos Tribunais; 2013.

85. Conselho Federal de Medicina. Resolução CFM n° 2.056/2013. Disciplina os departamentos de Fiscalização nos Conselhos Regionais de Medicina, estabelece critérios para a autorização de funcionamento dos serviços médicos de quaisquer naturezas, bem como estabelece critérios mínimos para seu funcionamento, vedando o funcionamento daqueles que não estejam de acordo com os mesmos. Trata também dos roteiros de anamnese a serem adotados em todo o Brasil, inclusive nos estabelecimentos de ensino médico, bem como os roteiros para perícias médicas e a organização do prontuário de pacientes assistidos em ambientes de trabalho dos médicos [Internet]. Brasília: CFM; 2013 [capturado em 20 jun. 2015]. Disponível em: http://www.portalmedico.org.br/resolucoes/CFM/2013/2056_2013.pdf.

86. Conselho Federal de Medicina. Resolução CFM n° 2.057/ 2013. Consolida as diversas resoluções da área da Psiquiatria e reitera os princípios universais de proteção ao ser humano, à defesa do ato médico privativo de psiquiatras e aos critérios mínimos de segurança para os estabelecimentos hospitalares ou de assistência psiquiátrica de quaisquer naturezas, definindo também o modelo de anamnese e roteiro pericial em psiquiatria [Internet]. Brasília: CFM; 2013 [capturado em 20 jun. 2015]. Disponível em: http://www.portalmedico.org.br/resolucoes/CFM/2013/2057_2013.pdf.

LEITURAS SUGERIDAS

Bernet W. Practice parameters for the forensic evaluation of children and adolescents who may have been physically or sexually abused. American Academy of Child and Adolescent Psychiatry. J Am Acad Child Adolesc Psychiatry. 1997;36(10 Suppl):37S-56S.

Clements PT, Seedat S, Gibbings EN. Mental health issues of child maltreatment. Saint Louis: STM Learning; 2014.

CAPÍTULO 18

Violência Contra a Mulher

Helena Dias de Castro Bins, Lisieux E. de Borba Telles, Renata Maria Dotta Panichi

PONTOS-CHAVE

- A violência doméstica constitui um problema de saúde pública que afeta mulheres de todas as idades e de todos os estratos socioeconômicos e culturais.
- Uma das formas mais comuns de violência contra mulheres é aquela realizada por um parceiro íntimo, sendo a agressão mais frequentemente parte de um padrão repetitivo, de controle e dominação, do que um ato único de violência.
- São comuns também a violência sexual e o estupro por parceiro não íntimo e o abuso sexual na infância.
- O uxoricídio resulta de uma crescente agressividade exteriorizada contra a companheira. Na maioria dos casos, não se trata de um ato impulsivo isolado de pessoas pacíficas ou de doentes mentais, sendo elaborado de forma premeditada.

VINHETA

Pedro, brasileiro, sexo masculino, 43 anos de idade, solteiro, ensino fundamental incompleto, é encaminhado ao hospital forense para ser submetido a uma perícia de responsabilidade penal solicitada pelo juiz de direito da vara criminal de sua região, por ter, sob o uso de bebidas alcoólicas, ofendido violentamente a integridade corporal da companheira, prevalecendo-se das relações domésticas de coabitação, incorrendo na sanção do Artigo 129, § 9° do Código Penal,[1] c/c a Lei 11.340/06 (Maria da Penha).[2] Nega tratamento psiquiátrico e antecedentes criminais no passado. Nega discussões com colegas ou professores, bem como suspensões ou expulsões na escola durante a infância. É pedreiro, mas afirma estar desempregado. Informa que seu pai e seus tios faziam uso de álcool no passado, e que o genitor era agressivo ocasionalmente. Nega antecedentes criminais na família. Nega agressividade com a primeira esposa, mãe de seus três primeiros filhos. Está morando com a atual companheira há sete anos. Lembra que experimentou bebida alcoólica com 16 anos, aproximadamente, e que houve momentos de consumo regular, tendo dificuldades para controlar a quantidade ingerida. No entanto, aduz que "há algum tempo" não faz mais uso de álcool. Nega uso de substâncias ilícitas ao longo da vida. A companheira refere que ele não é uma pessoa agressiva quando está sóbrio, mas, quando bebe, fica violento; comenta que ele faz uso excessivo de álcool. O relato do periciado sobre o crime é o seguinte: "Não lembro. Não estava tomando álcool. Não posso. Nem me lembro quando foi a última vez que tomei álcool". Foi diagnosticado com *transtornos mentais e comportamentais devido ao uso de álcool – síndrome de dependência*.

A violência contra as mulheres é um fenômeno social grave e acarreta sérias consequências físicas e psicológicas às vítimas diretas, indiretas e a toda a sociedade. É considerada um problema de saúde pública que afeta mulheres de todas as idades e de todos os estratos socioeconômicos e culturais.

Existem diferenças quanto ao tipo de agressão, o sexo das vítimas e as diferentes fases do ciclo vital. Enquanto meninas apresentam maior risco de sofrer abuso sexual, prostituição forçada, negligência física e nutricional efetuados pelos pais, os meninos estão mais expostos a castigos físicos graves. Já na idade adulta, os homens apresentam maior probabilidade de serem vítimas de estranhos e as mulheres sofrem violências perpetradas por familiares ou parceiros íntimos. A partir dos 60 anos, as agressões sofridas pelas mulheres costumam vir dos filhos.[3] Esses fatos confirmam o conhecimento de que a violência doméstica é a forma de agressão mais prevalente no mundo contra mulheres e crianças,[4] sendo objeto de preocupação social e de estudo por diferentes disciplinas.

Este capítulo aborda a epidemiologia desse fenômeno, suas consequências e formas de manifestação, bem como sua aplicação no âmbito da psiquiatria forense.

Conceito e histórico

A violência é definida pela Organização Mundial da Saúde (OMS)[5] como

> [...] uso intencional da força física ou do poder, real ou em ameaça, contra si próprio, contra outra pessoa, ou contra um grupo ou uma comunidade, que resulte ou tenha possibilidade de resultar em lesão, morte, dano psicológico, deficiência de desenvolvimento ou privação.

Uma das formas mais comuns de violência contra mulheres é aquela realizada por um parceiro íntimo. São comuns também a violência sexual e o estupro por parceiro não íntimo e o abuso sexual na infância (ver Cap. 17, Violência Infantil).

A OMS[5] define a violência doméstica como "[...] qualquer comportamento que dentro de um relacionamento íntimo cause dano físico, psicológico ou sexual", incluindo agressões físicas, violência psicológica, coerção sexual, comportamento de controle da vítima, bem como dano ao patrimônio e/ou abuso financeiro. A Convenção Interamericana para Prevenir, Punir e Erradicar a Violência Contra a Mulher[6] definiu violência contra a mulher como "[...] qualquer ação ou conduta, baseada no gênero, que cause morte, dano ou sofrimento físico, sexual ou psicológico à mulher, tanto no âmbito público como no privado". De acordo com a Declaração de Beijing,[7]

> [...] a violência contra a mulher é uma manifestação das relações de poder historicamente desiguais entre mulheres e homens, que têm causado a dominação da mulher pelo homem, a discriminação contra ela e a interposição de obstáculos ao seu pleno desenvolvimento.

Desde a Conferência de Beijing, IV Conferência Mundial sobre a Mulher,[7] em 1995, as práticas de dominação nas relações conjugais foram nomeadas, em âmbito global, como violência doméstica.

Durante o século XX, a violência contra a mulher foi definida de diversas maneiras: violência intrafamiliar, na década de 1950; violência contra a mulher, desde 1970; violência doméstica, nos anos 1990.[8] Atualmente, consiste em entendê-la como uma das formas de violência de gênero, compreensão que contou com o importante impulso do movimento social feminista dos anos 70, o qual denunciou as atrocidades cometidas nos lares de milhares de mulheres.[9] Na ordem jurídica internacional, a Convenção sobre a Eliminação de Todas as Formas de Discriminação Contra a Mulher;[10] a Convenção Interamericana para Prevenir, Punir e Erradicar a Violência contra a Mulher;[6] a *Declaração e Plataforma de Ação* da IV Conferência Mundial da Mulher "Beijing"[7] situam-se entre os documentos mais relevantes voltados à proteção dos direitos humanos da mulher.[11]

O Brasil assinou, em 1981, a Convenção sobre a Eliminação de Todas as Formas de Discriminação contra as Mulheres e a ratificou, em 1984, entretanto, com reservas na parte relativa à família.[11] Somente em 1994 o estado brasileiro retirou as ressalvas e ratificou plenamente toda a Convenção.[11]

A violência de gênero é considerada a manifestação de opressão, dominação e crueldade contra as mulheres por sua condição e inclui, em suas formas de expressão, homicídios, estupros, abusos físicos, sexuais e emocionais, prostituição forçada, mutilação genital, violência racial, entre outros. A violência contra a mulher, durante o ciclo vital, deriva de hábitos culturais e dos efeitos prejudiciais de algumas práticas tradicionais que envolvem a socialização feminina. Essas práticas estão apoiadas em uma cultura machista – que perpetua a condição de inferioridade conferida à mulher no seio da família, no local de trabalho, na comunidade e na sociedade – e em diversas proibições, especialmente aquelas relativas à manifestação da sexualidade feminina. A violência é agravada pelas pressões sociais, pela vergonha de denunciar os atos cometidos pelo parceiro e pela falta de acesso à assistência efetiva e à proteção jurídica. O grande paradoxo que traz extensa implicação ao conhecimento da dinâmica do abuso e das abordagens para lidar com ele resulta do fato de as mulheres estarem frequentemente envolvidas emocionalmente e/ou dependerem financeiramente daqueles que as vitimam.

Epidemiologia

Estudos de base populacional em todo o mundo chegam a relatar que entre 10 e 69% das mulheres reconheceram ter sido agredidas fisicamente por um parceiro íntimo em algum momento de suas vidas.[5] Embora a violência física seja a maneira mais frequente de notificação do fenômeno, ela não ocorre de maneira isolada, fazendo parte de um padrão contínuo abusivo de comportamento que pode se manifestar em uma escalada de agressões. Saffioti e Almeida[12] observam que "[...] a violência tende a descrever uma escalada, começando por agressões verbais, passando para as físicas e/ou sexuais e podendo atingir a ameaça de morte e até mesmo o homicídio." Em geral, a violência física é frequentemente acompanhada por abuso psicológico. Estudos demonstram que de um terço até metade das mulheres agredidas fisicamente também foram abusadas sexualmente por seus parceiros.[5] Da mesma forma, crianças estão frequentemente presentes durante os atos de violência perpetrados por agressores, apresentando riscos de desenvolver um grande número de traumas e problemas de comportamento, incluindo ansiedade, depressão, baixo rendimento escolar, baixa autoestima e agressividade. Infelizmente, na maioria das vezes, muito tempo se passa até que a mulher denuncie o abuso, o que traz consequências de longa duração para todos os envolvidos.

A estatística da epidemiologia desse fenômeno expressa a tolerância da violência contra a mulher em todo o mundo. O primeiro relatório mundial de revisão sistemática com amostras representativas da população mundial em relação à prevalência da violência por um parceiro íntimo e da violência sexual por um parceiro não íntimo em mulheres com no mínimo 15 anos, organizado pela OMS,[13] apresenta resultados impressionantes. Em todo o mundo, 35,6% das mulheres, uma em cada três, experimentou violência física e/ou sexual praticada por parceiro íntimo ou violência sexual por parceiro não íntimo. Quase um terço (30%) de todas as mulheres foram expostas à violência física e/ou sexual pelo parceiro íntimo, sendo que em algumas regiões do mundo esse índice atingiu 38%. Além disso, 42% das mulheres que foram fisicamente e/ou sexualmente abusadas por um parceiro íntimo tiveram outras sequelas como consequência da violência. Esse estudo ainda revela que 38% de todos os homicídios de mulheres foram cometidos por seus parceiros íntimos. Evidencia também uma porcentagem global de 7,2% de mulheres sexualmente agredidas por alguém que não o seu parceiro.[13] Segundo o relatório *Feminicide: a global problem*,[14] o Brasil apresenta a 20ª posição na taxa de femicídios no mundo.

Formas de violência doméstica sofridas pela mulher

Na violência doméstica contra a mulher, a agressão pelo parceiro íntimo é mais frequentemente parte de um padrão repetitivo, de controle e dominação, do que um ato único de violência. Ela apresenta-se de várias formas:

> Agressões físicas, como golpes, tapas, chutes e surras, tentativas de estrangulamento e queimaduras, quebras de objetos favoritos, móveis, ameaças de ferir as crianças ou outros membros da família.
> Abuso psicológico por menosprezo, intimidação e humilhação constantes.

- Coerção sexual.
- Comportamentos de controle, como isolamento forçado da mulher em relação à sua família e aos seus amigos, vigilância constante de suas ações e restrição de acesso a recursos variados.
- Abuso financeiro.

Dentro das relações estabelecidas, a violência muitas vezes é multifacetada e tende a piorar com o tempo, podendo permanecer durante anos, mesmo após a separação.

O que provoca a violência conjugal contra as mulheres?

A violência conjugal se constitui em um fenômeno complexo de natureza multicausal. As variáveis mais frequentemente encontradas dividem-se em características pessoais do agressor, da comunidade e sociais, como:[15]

- *Fatores da comunidade* – pobreza, desemprego, associação a amigos delinquentes e isolamento das mulheres e famílias.
- *Fatores da sociedade* – normas socioculturais que concedem aos homens o controle sobre o comportamento feminino, aceitação da violência como forma de resolução de conflitos, conceito de masculinidade ligado à dominação, honra ou agressão e papéis rígidos para ambos os sexos.
- *Fatores do agressor* – ser homem, ter pai ausente, consumir bebidas alcoólicas e/ou drogas, ter presenciado violência conjugal ou sofrido agressões quando criança. A criação em um ambiente onde a violência conjugal ocorre com frequência e é considerada um *comportamento masculino normal* encoraja homens jovens a acreditarem que tal agressão é natural e aceitável, sugerindo ser essa a única forma para solução de conflitos.

Perfil dos agressores

Os agressores conjugais constituem um grupo muito heterogêneo. Alguns estudiosos os classificam em função de sua eventual psicopatologia, da prática de violência generalizada ou voltada apenas para a companheira, e da severidade e frequência da agressão. Entre os perfis possíveis encontram-se os agressores sem psicopatologia, os antissociais, os *borderlines*, os disfóricos e os psicóticos, representando diferentes graus de violência, prognóstico e reincidência.[16] A gravidade da agressão também se associa ao uso de armas e ao consumo de drogas entre os agressores.[17]

Um estudo conduzido com a população peruana por Fiestas e colaboradores[18] assinala que as caracterísitcas dos agressores e das vítimas são muito semelhantes na violência conjugal. Entre as variáveis levantadas destacam-se ser menor de 45 anos, haver sofrido violência durante a infância, consumir álcool, ter menor nível de educação e apresentar baixa renda.[18]

Uma pesquisa realizada com uma amostra de brasileiros destaca a presença de consumo de álcool no momento da violência conjugal em 38,1% dos homens agressores e 9,2% das mulheres agressoras conjugais, sendo frequente também a ingestão dessa substância por parte dos seus companheiros à época dos fatos.[19] Outros achados desse estudo foram a idade jovem dos agressores e a ausência de religião entre os homens. Para Caetano e colaboradores,[19] a chance de violência conjugal praticada por homens aumentaria 8,9% durante o consumo de álcool. A intoxicação está presente também no momento da agressão máxima praticada contra a mulher, o uxoricídio.[20]

Uxoricídio

Os termos *feminicídio* ou *femicídio* têm sido usados para definir o homicídio de mulheres em função do gênero, e representa a última forma de violência contra elas. Os dados estatísticos referentes à relação entre vítimas e agressores evidenciam que uma parcela significativa da violência letal contra mulheres ocorre no ambiente doméstico.[21] Estima-se que, de todas as mulheres assassinadas em 2012, 47% tenham sido mortas por seus familiares ou parceiros íntimos, enquanto apenas 6% das vítimas de homicídio masculino foram assassinadas por familiares ou pelas parceiras.[21]

O uxoricídio – do latim *uxor*, que significa esposa, mulher casada, e *caedere*, que significa matar – caracteriza-se pela morte da mulher casada. Para configurar tal delito, o autor deve estar investido da figura de marido ou companheiro. Relações informais como namorados e ex-namorados muitas vezes compartilham da cultura machista de dominação e agressividade, praticando também o uxoricídio.

Esse crime resulta de uma crescente agressividade exteriorizada contra a companheira. Na maioria dos casos, não se trata de um ato impulsivo isolado de pessoas pacíficas ou de doentes mentais, sendo elaborados de forma premeditada.

Frequentemente, antecedendo o uxoricídio, ocorrem várias ameaças, chantagens, agressões e denuncias policiais.[22,23] Um estudo nacional sobre violência conjugal aponta que 53% das queixas registradas em delegacias ocorrem por lesão corporal, 39% devem-se a ameaça e tentativa de homicídio e 8% correspondem à injúria e difamação.[24] O rosto figura como a região do corpo mais frequentemente agredida em situações não fatais registradas na delegacia do Estado do Rio de Janeiro.

Embora a causa da morte muitas vezes seja decorrente de lesões por arma de fogo, outros meios que exigem contato direto, como objetos cortantes, penetrantes, contundentes e sufocação, podem ser usados. Tais achados, associados à existência de tortura, agressão aos genitais, estupro e/ou lesões múltiplas, são indicativos de violência passional. É comum que o agressor culpe a vítima pelo seu próprio assassinato, seja pela forma como ela se veste, seja por ela ter ousado assumir uma conduta mais independente ao tentar trabalhar ou estudar, ou, muito frequentemente, por desejar romper o relacionamento, não *dar uma nova chance* ao agressor ou envolver-se com um novo parceiro.[15,22,23] O machismo expresso pelo sentimento e prática do homem sobre a mulher traduz-se pelo desejo de mantê-la tutelada ou como propriedade exclusiva sua. Algumas vezes, esse sentimento e conduta estendem-se aos filhos. Uma parcela dos uxoricidas tenta suicídio após o delito. Alguns têm como motivação o ciúme e a crença de estarem sendo traídos, matando a companheira, tentando suicídio e algumas vezes assassinando também o rival. Em outros casos, o agressor sente-se rejeitado pela mulher quando esta ameaça deixá-lo ou se vai, e a mata. O suicídio surge com o desejo de permanecer ligado à pessoa, agora na morte, o que demonstra traços de dependência por parte do agressor.[25] Existem diferenças entre os perfis de uxoricidas e familicidas, sendo o último mais frequentemente casado, sem história de atos violentos prévios e maior prevalência de tentativa de suicídio após o delito.[26,27]

A expressão homicídio-suicídio (HS) refere-se a um quadro de homicídio seguido pelo suicídio de seu perpetrador após um intervalo de tempo que varia entre algumas horas e uma semana. Os casos em que o homicídio foi seguido de tentativa de suicídio (H-TS) verdadeiramente tentada – e a morte do perpetrador não se consumou por uma questão de sorte – têm sido tratados da mesma forma pela literatura. Podem ser descritos cinco tipos de HS: por ciúme, marital relacionado a declínio da saúde, tipo filicídio-suicídio, familicídio-suicídio e extrafamiliar. A grande maioria das vítimas é mulher, e a grande maioria dos perpetradores é homem. O tipo mais comum é o HS por ciúme, sendo predominantemente um crime masculino (90% dos casos). Nos casos em que a mulher mata seu amante ou marido, em geral, trata-se de um gesto de autodefesa ante agressões repetidas, raramente seguido de suicídio.[28]

Stalking

Stalking é um termo em inglês sem uma tradução ideal para o português, definido como a imposição por parte do perpetrador de comportamentos de aproximação e comunicação não desejados que induzem medo na vítima. Engloba tentativas intrusivas, obsessivas e indesejadas de fazer contato com a vítima e controlar sua vida, de modo que tal comportamento pode até mesmo ser bizarro e prolongado. Não existe uma classificação uniforme para o fenômeno. Tal como a violência, pode derivar de diversas motivações. É um problema de âmbito psiquiátrico e criminal. Sabe-se que de 80 a 90% das vítimas são mulheres, e de 80 a 90% dos *stalkers* são homens. A maioria das vítimas é mulher em idade reprodutiva que teve um relacionamento sexual com o perseguidor. Como em outros casos de violência doméstica, algumas podem ter relações de dependência ou sadomasoquistas com o agressor. Esse é o grupo que tem mais alto risco de agressão, inclusive letal. Há, no entanto, outros tipos de vítimas, inclusive as que não conhecem pessoalmente o perpetrador. Cita-se como exemplo um caso famoso nos Estados Unidos de um fã obcecado que matou a atriz Rebeca Schaffer em 1989. Antigamente, o comportamento de *stalking* era mais relacionado a transtornos psiquiátricos, como erotomania e transtornos delirantes, e mais direcionado a vítimas mais distantes, mas hoje o foco tem sido mais comum em comportamentos de namoros disfuncionais e conflitos domésticos (ciúme patológico, raiva pelo abandono, etc). Nesses casos, os transtornos de personalidade *cluster* B do tipo *borderline*, narcisita e histriônico são os mais prevalentes, e abuso de substâncias é comum. Outras motivações ainda podem, eventualmente, aparecer, apesar de não serem as mais comuns. Exemplos são indivíduos com transtornos paranoides ou esquizoides, hipersensíveis ou que interpretam de maneira errada a comunicação de pessoas com as quais se relacionam; erotomaníacos que não têm um vínculo real com alguém podem ter relacionamentos fantasiosos como substitutos para o real que não conseguem atingir; psicóticos podem ter delírios de que a pessoa os quer, ou ter comportamentos de *stalking* em resposta a alucinações; retardados mentais e dementiados podem não ter controle dos seus impulsos e seguir pessoas pelas quais se atraiam sexualmente; predadores sexuais e parafílicos, como pedófilos, estupradores, voyeristas e fetichistas, também podem se engajar nesse tipo de comportamento. Transtorno da personalidade antissocial é incomum, e a presença de psicopatia deve fazer atentar para risco de violência. Transtornos delirantes, esquizofrenia, psicoses orgânicas ou afetivas são mais comuns entre assediadores de estranhos e de pessoas famosas que não tenham nenhuma relação com eles. O psiquiatra forense pode se envolver em avaliações em casos de *stalking* de diversas maneiras, como: perícia de responsabilidade penal do agressor, avaliação da vítima que mata para se defender (síndrome da mulher espancada), demandas judiciais de vítimas com transtorno de estresse pós-traumático ou outros transtornos psiquiátricos em decorrência de ter sofrido perseguições, avaliação de quebra de sigilo profissional quando o psiquiatra toma conhecimento sobre risco para uma vítima específica (vide caso Tarasoff), avaliação de profissionais vítimas de *stalking*, avaliação de risco de violência ou de existência de doença mental em perpetradores.[29]

Violência contra a mulher e suas consequências

A violência contra a mulher constitui um grave problema de saúde pública por aumentar o risco para diversos agravos relevantes à saúde física e mental. Os efeitos da violência física, sexual e reprodutiva, bem como de saúde mental nas mulheres a partir de 15 anos de idade, detalhados no documento da OMS,[13] revelam que estas eram 16% mais propensas a ter um bebê de baixo peso ao nascer, tinham duas vezes mais chances de ter um aborto induzido e mostravam-se duas vezes mais propensas a ter depressão. Em algumas regiões do mundo, elas eram 1,5 vezes mais propensas a contrair HIV, em comparação a mulheres que não tinham sido expostas à violência por parceiro íntimo.[13] Em relação aos efeitos da violência sexual por parceiro não íntimo, o relatório revela 2,3 vezes mais chances de abuso de substâncias e 2,6 vezes mais chances para desenvolver ansiedade ou depressão.[13] A violência sexual, em específico, pode afetar profundamente a saúde física e mental, a curto e longo prazo, contribuindo para cargas maiores de problemas de saúde entre as sobreviventes. Alguns estudos mostram que, mesmo anos após o evento, mulheres expostas ao estupro têm taxas mais elevadas de utilização de serviços de saúde em comparação àquelas sem histórico de estupro.[30]

A violência perpetrada por parceiro íntimo é um dos principais fatores associados ao crescimento das taxas de problemas de saúde mental em mulheres nos serviços de atenção primária, aumentando, em consequência, a prevalência de depressão, transtornos de ansiedade, abuso de substâncias e risco de suicídio na população feminina.[31] A taxa de prevalência de transtorno de estresse pós-traumático (TEPT) é significativamente maior em mulheres vítimas de violência do que na população geral de mulheres e população exposta a qualquer outro tipo de acontecimento traumático.[32] Golding,[33] a partir da revisão de 11 estudos que relacionavam violência doméstica e TEPT, concluiu que o risco de desenvolver esse transtorno, ou depressão, é maior entre as mulheres vítimas de violência doméstica do que entre as que foram vítimas de agressão sexual na infância. Nesse mesmo estudo, encontrou-se média ponderada de 63,8% de TEPT entre mulheres vítimas de violência doméstica. Sabe-se que, em média, um quarto de todos os indivíduos envolvidos em eventos traumáticos importantes apresentam TEPT.[34] Embora uma taxa menor de mulheres seja exposta a eventos traumáticos ao longo da vida (51,2% mulheres *versus* 60,6% homens), Kessler e colaboradores,[32] em estudo epidemiológico com 5.877 pessoas, de idades entre 15 e 54 anos, demonstraram que as mulheres são muito mais suscetíveis a experimentar eventos violentos (9,2%) do que os homens (0,7%), com alta probabilidade de desenvolvimento de TEPT (45,9%).

Nas duas últimas décadas, o avanço das pesquisas em neurociências forneceu evidências sobre os mecanismos fisiológicos da associação entre a exposição à violência e os diferentes resultados adversos para a saúde, sobretudo os mecanismos neurobiológicos, neuroendócrinos e relativos às respostas imunes à exposição ao estresse agudo e crônico.[35] Esses estudos mostram que a exposição prolongada ou aguda ao estresse nas diferentes regiões cerebrais podem trazer mudanças estruturais que têm implicações para a saúde mental e para o funcionamento cognitivo, podendo levar à maior suscetibilidade para o desenvolvimento de transtornos mentais,[36] bem como ao aparecimento de doenças cardiovasculares, hipertensão, distúrbios gastrintestinais e outras condições clínicas.[37] Na gestação, a exposição ao estresse tem sido associada ao baixo peso da criança ao nascer e a outras consequências, como o trabalho de parto prematuro.[38,39] Além da resposta biológica ao estresse, é frequente nas mulheres uma reação comportamental de risco como forma de enfrentamento das consequências negativas da violência, como abuso de álcool e outras drogas, tabaco e medicações psicotrópicas.[40,41]

A coerção psicológica que o parceiro exerce sobre a vítima, na forma de um conjunto de maneiras para controlar ou limitar seu comportamento e as interações sociais ou familiares – insistência em saber onde ela está a todo o momento, suspeita de infidelidade, submissão da mulher a essas ações, o que muitas vezes concorre com outras formas de violência altamente frequentes – também podem, em consequência, trazer efeitos adversos indiretos à saúde.[13] É possível que existam mais fatores de estresse, tanto reais como percebidos, entre as mulheres. O papel tradicional das mulheres na sociedade as expõe a um estresse maior, tornando-as também menos capazes de mudar o ambiente gerador de estresse em que estão inseridas. Mesmo com o aumento gradual da participação do homem na divisão das atividades rotineiras da vida conjugal, as mulheres sofrem pressões advindas do alargamento de seus papéis. Elas arcam com as responsabilidades simultâneas de serem esposas, mães, educadoras e terem participação cada vez maior no mercado de trabalho, sendo esta a principal fonte de renda em cerca de um terço das famílias.[31] Além disso, não raras vezes, as mulheres são expostas à violência doméstica e a um conjunto de outras formas de discriminação em sua relação com a sociedade. A relação entre a exposição à violência e os efeitos na saúde é, portanto, complexa, de tal forma que a violência pode aumentar a tendência a um comportamento de risco,[35] o qual pode aumentar a probabilidade de um resultado adverso à saúde.

Trauma na infância é fenômeno comum, não suficientemente estudado, em mulheres com transtornos psiquiátricos e de populações forenses.[42] A violência contra meninas é muito comum tanto em populações forenses quanto não forenses, e pode gerar consequências funestas. Estudos mostram que houve mais exposição a maus-tratos na infância em mulheres com psicopatologias mais graves. O abuso emocional, que anteriormente recebia pouca atenção e é um dos tipos de violência mais difíceis de ser identificado, vem sendo cada vez mais estudado, e esteve associado positivamente com psicopatologia e violência no estudo de Bins.[42] Em um estudo com amostra de população forense gaúcha, as experiências traumáticas na infância das mulheres associaram-se positivamente com transtornos do humor, transtorno da personalidade antissocial (TASP) e envolvimento com o crime.[42] A forte associação encontrada de TPAS com a existência de qualquer trauma na infância dessas mulheres está de acordo com a literatura.[43,44] Outro dado relevante é que mulheres abusadas sexualmente na infância estão em maior risco de estupro na vida adulta e de revitimização,[45] que pode ocorrer no meio intrafamiliar e conjugal e ser a explicação de uma parte dos casos de violência entre parceiros e de manutenção da mulher em um relacionamento em que recebe agressões. Diversos estudos concluem que mulheres que sofreram abusos ou negligência na infância têm taxas mais altas de registros criminais, aprisionamentos e mesmo prisões por crimes violentos, o que constitui um ciclo de violência e pode ser considerado como transmissão intergeracional da violência.[42,46,47]

As mulheres são um grupo mais vulnerável em diversos sentidos e negligenciadas na literatura se comparadas aos homens,[48] especialmente quando se fala em amostras forenses, apesar de se perceber um aumento gradual no interesse pelo estudo de tais amostras.[42]

Violência conjugal e direito

Ante situações de aumento do nível de agressão, violência atingindo os filhos e/ou apoio sociofamiliar, algumas mulheres conseguem denunciar as violências conjugais sofridas. Ao fazê-lo, nem sempre encontram um ambiente receptivo. Acostumados a lidar com crimes que ocorrem no espaço público, policiais tendem a menosprezar problemas de desrespeito aos direitos humanos gerados na vida privada; valorizando apenas casos de graves agressões físicas, ameaças ou consumação de homicídio.[24]

Talvez como reflexo disso, a violência conjugal muitas vezes tem sido legitimada pela sociedade e pelo direito. As Ordenações Filipinas tinham por lícito o assassinato da mulher adúltera e de seu amante. O Código Criminal de 1830[49] atenuava o homicídio praticado pelo marido quando houvesse adultério. Se o marido mantivesse relação constante com outra mulher, no entanto, a situação constituía concubinato e não adultério, a menos que fosse pública e notória, exigindo-se prova concreta para configurá-lo, ao contrário do adultério feminino, em que se dispensava a prova. O combate à violência entre homem e mulher era realizado, até alguns anos, no âmbito criminal, com base na legislação penal geral, especialmente o Código Penal de 1940 (CP),[1] a partir de tipos como o do homicídio e o da lesão corporal, e de acordo com o procedimento previsto no Código de Processo Penal.[50] Com relação ao código de 1940, o homicídio era considerado privilegiado se cometido por motivo de relevante valor social ou moral, ou sob o domínio de violenta emoção, logo em seguida à injusta provocação da vítima, com atenuação da pena. O adultério feminino era enquadrado entre tais motivos. Ao que parece, no século XX, nos casos de violência contra mulheres, a decisão final do processo era tão mais favorável ao agressor quanto mais seu comportamento se aproximava de um modelo masculino (ser bom pai, bom trabalhador, provedor, honesto). Defende-se que, no Tribunal do Júri, competente para decidir os crimes de homicídio, o que se julga é o homem, muito mais que o crime. Os agressores passionais desfrutam de confortável posição de *criminosos efêmeros* ou circunstanciais, que não oferecem riscos à sociedade, como se esse crime não tivesse a mesma gravidade de outros assassinatos, uma vez que o agressor *perde os sentidos* somente naquele momento.[51]

Entretanto, diante dos crescentes índices de violência familiar, especialmente contra a mulher, da assinatura de tratados e documentos internacionais prevendo o combate à referida forma de agressão no âmbito interno dos países signatários,[6,10] da obrigação constitucional decorrente do § 8° do artigo 226 da Constituição de 1988,[52] determinando ao Estado assegurar a assistência à família na pessoa de cada um dos integrantes e pela criação de mecanismos para coibir a violência no âmbito de suas relações, da pressão social e institucional pelo reforço da proteção aos membros frágeis das relações familiares e da determinação da Organização dos Estados Americanos, após caso de impunidade envolvendo uma cidadã (Maria da Penha Maia Fernandes), que se tornou paraplégica após duas tentativas de homicídio operadas pelo então marido, o Brasil editou e promulgou legislação específica de combate à violência contra a mulher no âmbito familiar. Trata-se da Lei n° 11.340,[2] de 2006, apelidada Lei Maria da Penha, em homenagem ao caso antes citado, a qual modificou as penas previstas para crimes de violência tendo a mulher por vítima, alterou a iniciativa das ações penais em tais casos e implementou uma rede de proteção com órgãos específicos para receber denúncias, processar e julgar esses casos.[2]

A Lei 11.340/2006,[2] em seu Artigo 5°, tipifica como violência doméstica e familiar contra a mulher qualquer ação ou omissão baseada no gênero, que cause morte, lesão, sofrimento físico, sexual ou psicológico e dano moral ou patrimonial no âmbito da unidade doméstica – compreendida como o espaço de convívio permanente de pessoas, com ou sem vínculo familiar, inclusive as esporadicamente agregadas –, no âmbito da família – compreendida como a comunidade formada por indivíduos que são ou se consideram aparentados, unidos por laços naturais, por afinidade ou por vontade expressa –, em qualquer relação íntima de afeto, na qual o agressor conviva ou tenha convivido com a ofendida, independentemente de coabitação.[22] O Artigo 6° da lei inclui a violência doméstica e familiar contra a mulher entre as formas de violação dos direitos humanos.

No Código Penal,[1] é circunstância agravante, se não for qualificadora de um crime, cometê-lo prevalecendo-se de relações domésticas, de coabitação ou de hospitalidade, ou com violência contra a mulher na forma da lei específica, que é a Lei Maria da Penha. Além disso, emoção e paixão não excluem a imputabilidade penal. De modo simplificado, pode-se dizer que a emoção é um sentimento agudo e de curta duração, enquanto a paixão é crônica, dura mais tempo, é mais estável.

Paulatinamente, a tese de homicídio privilegiado deixa de ser acolhida e os que matam a esposa (uxoricidas) são condenados por homicídio qualificado. Há algumas décadas, fala-se, também, em feminicídio ou, para alguns, femicídio, referindo-se à ocasião em que ocorrem perseguição e morte da mulher a partir de agressões físicas, verbais e psicológicas variadas, como abuso (físico e verbal), estupro, tortura, escravidão sexual, espancamentos, assédio sexual.

O termo *femicide* foi introduzido na década de 1990 para designar os assassinatos de mulheres, tendo sido traduzido na América Latina por *feminicídio*.[53] Essa categoria sociológico-criminológica adquiriu tipicidade a partir da Convenção Interamericana para Prevenir, Punir e Erradicar a Violência contra a Mulher,[6] adotada pela Assembleia Geral da Organização dos Estados Americanos (OEA) em 9/6/1994 e ratificada pelo Brasil em 27 de novembro de 1995, ficando conhecida como Convenção de Belém do Pará. Mais recentemente, o conceito passou a ser utilizado também na Europa, principalmente na Espanha e na Itália. Já existe uma recomendação do Conselho de Ministros aos estados-membros do Conselho da Europa[54] sobre a proteção das mulheres contra a violência (adotada em 30/4/2002). Além disso, em 8/12/2008, o Conselho de Assuntos Gerais aprovou diretrizes sobre a violência contra as mulheres e a luta contra todas as formas de discriminação contra elas.[55]

No Brasil, o feminicídio consta na recente Lei n° 13.104,[56] de 9 de março de 2015, que, alterando o Código Penal[1] de 1940, prevê o crime de homicídio qualificado, quando cometido contra a mulher por razões da condição de sexo feminino, majorando a pena para 12 a 30 anos, em vez de 6 a 20 anos. A locução "razões da condição de sexo feminino" é explicada como aquelas em que o crime envolve violência doméstica e familiar, bem como menosprezo ou discriminação à condição de mulher. Além disso, aumenta-se de um terço até metade a pena se o crime for praticado durante a gestação ou nos três meses posteriores ao parto.

Avaliação psiquiátrico-forense do agressor

Embora uma pessoa não necessite ter uma doença mental ou transtorno da personalidade para praticar um ato de violência conjugal, o número de demandas periciais em função desses delitos vem crescendo. Na prática pericial psiquiátrica forense no Instituto Psiquiátrico Forense Dr. Maurício Cardoso (IPFMC), constatou-se que o lar foi o local de agressão em 49% das vítimas femininas, enquanto 60% dos homens foram vitimados em áreas públicas. Além disso, 81% das vítimas de delitos sexuais eram mulheres, enquanto 67% das vítimas de delitos contra o patrimônio eram homens.[57]

Nos últimos anos, foi verificado um aumento de solicitações de exame de responsabilidade penal relacionadas aos diferentes delitos relativos à violência conjugal; além de terem ocorrido modificações no perfil dos agressores periciados naquela instituição. O que inicialmente ficava restrito a homicídio de pacientes psicóticos, agora associa-se a uma heterogenidade de perfis, indo desde a ausência de qualquer diagnóstico psiquiátrico-forense até transtornos da personalidade, uso de álcool e drogas e fatores culturais.[58]

Após minuciosa leitura dos autos do processo com especial atenção sobre a história do delito, o *expert* deve realizar uma avaliação psiquiátrica completa. Nela está incluída uma investigação profunda sobre a história dos relacionamentos afetivos atuais e passados do periciado, seus antecedentes criminais e história de maus tratos prévios, o consumo e o padrão de uso de álcool e/ou drogas, a história conjugal de seus pais, sua visão sobre o relacionamento conjugal e o delito. Muitas vezes, informações de terceiros confiáveis podem contribuir para checagem de dados e melhor entendimento da conflitiva envolvida.

É desejável que a perícia de responsabilidade penal, além de fornecer avaliação da existência de possíveis transtornos mentais, alterações da capacidade de entendimento e determinação do periciado e nexo causal entre a patologia e o delito, avalie também o risco de violência do agressor, indicando se há necessidade de tratamento e descrevendo no laudo o encaminhamento mais adequado.

O uso de escalas associadas à avaliação clínica pericial aumenta a acurácia preditiva da avaliação de risco, uniformiza as avaliações e torna mais transparente o processo, facilitando o entendimento dos profissionais envolvidos no caso e do judiciário. Embora existam diversos guias e escalas de avaliação de risco de violência conjugal, na América Latina apenas o Spousal Assault Risk Assessment Guide (SARA) encontra-se validado para a lingua espanhola, na Argentina.[59] Esse guia é composto de 20 itens que sintetizam o conhecimento científico, profissional e a experiência na área.

Também se verifica aumento no ingresso de processos e, consequentemente, na solicitação de perícias de violência doméstica em outros órgãos, tais como tribunais de justiça. A determinação de perícias vem diretamente do Juizado da Violência Doméstica e Familiar contra a Mulher, que prevê equipe de atendimento multidisciplinar a ser integrada por profissionais especilizados nas áreas psicossocial, jurídica e de saúde. Em Porto Alegre, recentemente inaugurou-se o 2° Juizado da Violência Doméstica e Familiar contra a Mulher, dado o aumento da demanda e de novos casos. Desde a implantação do 1° Juizado até o mês de março de 2014, antes da inauguração do 2°, já haviam ingressado cerca de 88 mil processos.[60] O Estado do Rio Grande do Sul tinha, até março de 2015, um total de cinco juizados especializados em funcionamento, e foi anunciada inauguração para a semana de 9/3/2015 de mais três unidades no interior, com plano de que até o fim do mesmo ano cheguem a dez. Atualmente, mais de 51 mil processos tramitam na justiça do Rio Grande do Sul, envolvendo crimes de violência doméstica e familiar. Apenas de medidas protetivas, foram aplicadas quase 60 mil só no ano de 2014.[61] As perícias psiquiátricas determinadas pelas Varas de Violência Doméstica e Familiar contra a Mulher podem ser tanto do agressor quanto da vítima, e devem ser indicadas especialmente quando há dúvida sobre a existência de diagnóstico psiquiátrico que possa estar ensejando conduta de qualquer das partes do processo e possa ter nexo causal com as agressões e/ou denúncias, bem como para avaliação de risco de violência do agressor.

Considerações finais

As mulheres estão sob risco de violência, principalmente por parte de homens conhecidos por elas.

A violência conjugal é responsável por lesões orgânicas de diferentes intensidades, que podem levar a morte, sequelas emocionais, perda na produtividade, absenteísmo laboral e perda de emprego. O abuso emocional pode ser tão danoso quanto o abuso físico. A violência conjugal contra a mulher enfraquece seu papel no lar, produz diversos efeitos na saúde dos filhos e pode repercutir no aumento da violência social.

O papel dos psiquiatras e psicólogos forenses é fundamental para detectar esse triste fenômeno, romper o silêncio, sensibilizar e conscientizar a população, sugerindo ações de políticas públicas que englobem a avaliação e a assistência aos envolvidos. Agindo dessa forma, estaremos promovendo saúde, prevenindo sofrimento de diferentes membros familiares e defendendo a vida das mulheres.

Lamentavelmente, em nossa nação, ainda há poucos locais específicos na rede para atender agressores e vítimas de violência doméstica e familiar, como tem sido feito em outros países.

Referências

1. Brasil. Presidência da República. Casa Civil. Decreto-Lei n° 2848, de 07 de dezembro de 1940. Código penal [Internet]. Brasília: Casa Civil; 1990 [capturado em 20 jun. 2015]. Disponível em: http://www.planalto.gov.br/ccivil_03/decreto-lei/del2848.htm.

2. Brasil. Presidência da República. Casa Civil. Lei n° 11.340, de 7 de agosto de 2006. Cria mecanismos para coibir a violência doméstica e familiar contra a mulher [Internet]. Brasília: Casa Civil; 2006 [capturado em 20 jun. 2015]. Disponível em: https://www.planalto.gov.br/ccivil_03/_Ato2004-2006/2006/Lei/L11340.htm.

3. Waiselfisz JJ. Mapa da da violência 2012. Caderno complementar 1: homicídio de mulheres no Brasil [Internet]. São Paulo: Instituto Sangari; 2012 [capturado em 20 jun. 2015]. Disponível em: http://www.mapadaviolencia.org.br/pdf2012/mapa2012_mulher.pdf.

4. Day VP, Telles LEB, Zoratto PH, Azambuja MRF, Machado DA, Silveira MB, et al. Violência doméstica e suas diferentes manifestações. Rev Psiquiatr RS. 2003;25(Supl 1):9-21.

5. World Health Organization. World report on violence and health. Geneva: WHO; 2002.

6. Comissão Interamericana de Direitos Humanos. Convenção Interamericana para prevenir, punir e erradicar a violência contra a mulher: convenção de Belém do Pará [Internet]. Belém do Pará: CIDH; 1994 [capturado em 20 jun. 2015]. Disponível em: http://www.cidh.org/Basicos/Portugues/m.Belem.do.Para.htm.

7. Fundo de População das Nações Unidas. Declaração e plataforma de ação da IV Conferência Mundial sobre a mulher: Pequim, 1995 [Internet]. UNFPA Brasil; 1995 [capturado em 20 jun. 2015]. Disponível em: http://www.unfpa.org.br/Arquivos/declaracao_beijing.pdf.

8. Conselho Nacional de Secretários de Saúde. Violência: uma epidemia silenciosa. Brasília: Conass; 2007. (Conass Documenta; n. 15).

9. Morgado R. Mulheres em situação de violência doméstica: limites e possibilidades de enfrentamento. In: Signorini H, Brandão E, editores. Psicologia jurídica no Brasil. Rio de Janeiro: Nau; 2004. p. 309-39.

10. Fundo das Nações Unidas para a Infância. Convenção sobre a eliminação de todas as formas de discriminação contra as mulheres [Internet]. Brasília: UNICEF; 1979 [capturado em 20 jun. 2015]. Disponível em: http://www.unicef.org/brazil/pt/resources_10233.htm.

11. Dias MB. A Lei Maria da Penha na justiça. São Paulo: Revista dos Tribunais; 2007.

12. Saffioti H, Almeida SS, organizadores. Violência de gênero: poder e impotência. Rio de Janeiro: Revinter; 1995.

13. World Health Organization. Global and regional estimates of violence against women: prevalence and

health effects of intimate partner violence and non partner sexual violence. Geneva: WHO; 2013.

14. Nowak M. Feminicide: a global problem. In: Small Arms Survey Research Notes, number 14 [Internet]. Geneva: Small Arms Survey; 2012 [capturado em 20 jun. 2015]. Disponível em: http://www.smallarmssurvey.org/fileadmin/docs/H-Research_Notes/SAS-Research-Note-14.pdf.

15. Contreras-Pezzotti L. El uxoricídio. In: Folino JO, Escobar-Córdoba F, organizadores. Estudios sobre homicidios: perspectivas forenses, clínica y epidemiológica. La Plata: Platense; 2009. p. 531- 52.

16. Cunha O, Gonçalves RA. Intimate partner violence offenders: generating a data-based typology of batterers and implications for treatment. Eur J Psychol Appl Legal Context. 2013;5:131-9.

17. García-Jiménez JJ, Godoy-Fernández C, Llor-Esteban B, Ruiz-Hernández JA. Differential profile in partner aggressors: prison vs. mandatory community intervention programs. Eur J Psychol Appl Legal Context. 2014;6:69-77.

18. Fiestas F, Rojas R, Gushiken A, Gozzer E. Quién es la víctima y quién el agresor en la violencia física entre parejas? Estudio epidemiológico en siete ciudades del Perú. Rev Peru Med Exp Salud Publica. 2012;29(1):44-52.

19. Caetano R, Schafer J, Fals-Stewart W, O'Farrell T, Miller B. Intimate partner violence and drinking: New research on methodological issues, stability and treatment. Alcohol Clin Exp Res. 2003;27(2):292-300.

20. Cechova-Vayleux E, Leveillee S, Lhuillier JP, Garre JB, Senon JL, Richard-Devantoy S. Female intimate partner homicide: clinical and criminological issues. Encephale. 2013;39(6):416-25.

21. United Nations Office On Drugs And Crime (UNDOC). Global study on homicide 2013: trends, contexts, data. Vienna; United Nations; 2013.

22. Morales FA. Violência contra mulher: uma visão pericial sobre uxoricídio. I Congresso Internacional de Direitos Humanos; 2012 Ago 29-31; Caxias do Sul, RS; 2012.

23. Pereira AR, Vieira DN, Magalhães T. Fatal intimate partner violence against women in Portugal: a forensic medical national study. J Forensic Leg Med. 2013;20(8):1099-107.

24. Lamoglia CVA, Minayo MCS. Violência conjugal, um problema social e de saúde publica: Estudo em uma delegacia do interior do Rio de Janeiro. Cien Saude Colet. 2009;14(2):595-604.

25. Liem MCA, Koenraadti F. Homicide-suicide in the Netherlands: a study of newspaper reports, 1992-2005. J Forens Psychiatry Psychol. 2007;18(4):482-93.

26. Liem MCA, Koenraadt F. Familicide: a comparison with spousal and child homicide by mentally disordered perpetrators. Crim Behav Ment Health. 2008;18(5):306-18.

27. Telles LEB, Correa H, Blank P. Familicide attempt: case report of a forensic psychiatric evaluation. Rev Psiquiatr Clín. 2013;40(3):127.

28. Bins HDC, Döhler C, Teitelbaum PO. Homicídio seguido de suicídio: relato de caso. Rev Psiquiatr RS. 2009;31(2):128-31.

29. Nair M. Stalking. In: Rosner R, editor. Principles and practice of forensic psychiatry. 2nd ed. Boca Raton: CRC; 2003. p. 728-35.

30. Golding JM, Stein JA, Siegel JM, Burnam MA, Sorenson SB. Sexual assault history and use of health and mental health services. Am J Community Psychol. 1988;16(5):625-44.

31. Organização Mundial da Saúde. Relatório mundial da saúde. Saúde Mental: nova concepção, nova esperança [Internet]. Lisboa: OMS; 2002 [capturado em 20 jun. 2015]. Disponível em: http://www.who.int/whr/2001/en/whr01_po.pdf.

32. Kessler RC, Sonnega A, Bromet E, Hughes M, Nelson CB. Posttraumatic stress disorder in the National Comorbidity Survey. Arch Gen Psychiatry. 1995;52(12):1048-60.

33. Golding JM. Intimate partner violence as a risk factor for mental disorder: a meta-analysis. J Fam Violence. 1999;14(2):99-132.

34. Breslau N, Davis GC, Andreski P, Peterson E. Traumatic events and posttraumatic stress disorder in an urban population of young adults. Arch Gen Psychiatry. 1991;48(3):216-22.

35. Dotta-Panichi RM. The right to health: women in prison and mental health [tese]. Porto Alegre: UFCSPA; 2014.

36. Grassi-Oliveira R, Stein LM, Lopes RP, Teixeira AL, Bauer ME. Low plasma brain-derived neurotrophic factor and childhood physical neglect are associated with verbal memory impairment in major depression: a preliminary. Biol Psychiatry. 2003;64(4):281-5.

37. Miller AH. Neuroendocrine and immune system interactions in stress and depression. Psychiatr Clin North Am. 1998;21(2):443-63.

38. Altarac M, Strobino D. Abuse during pregnancy and stress because of abuse during pregnancy and birthweight. J Am Med Womens Assoc. 2002;57(4):208-14.

39. Wadhwa PD, Entinger S, Buss C, Lu MC. The contribution of maternal stress to preterm birth: issues and considerations. Clin Perinatol. 2011;38(3):351-84.

40. Campbell JC. Health consequences of intimate partner violence. Lancet. 2002;359(9314):1331-6.

41. Ellsberg M, Jansen HA, Heise L, Watts CH, Garcia-Moreno C; WHO Multi-country Study on Women's Health and Domestic Violence against Women Study Team. Intimate partner violence and women's physical and mental health in the WHO multi-country study on women's health and domestic violence: an observational study. Lancet. 2008;371(9619):1165-72.

42. Bins HDC. Transtorno de humor e conduta antissocial em mulheres: avaliação de trauma na infância [dissertação]. Porto Alegre: UFCSPA; 2012.

43. Krischer MK, Sevecke K. Early traumatization and psychopathy in female and male juvenile offenders. Int J Law Psychiatry. 2008;31(3):253-62.

44. Cima M, Smeets T, Jelicic M. Self-reported trauma, cortisol levels, and aggression in psychopathic and non-psychopathic prison inmates. Biol Psychol. 2008;78(1):75-86.

45. Walsh K, DiLillo D, Scalora MJ. The cumulative impact of sexual revictimization on emotion regulation difficulties: an examination of female inmates. Violence Against Women. 2011;17(8):1103-18.

46. Peltan JR, Cellucci T. Childhood sexual abuse and substance abuse treatment utilization among substance-dependent incarcerated women. J Subst Abuse Treat. 2011;41(3):215-24.

47. Lewis CF. Substance use and violent behavior in women with antisocial personality disorder. Behav Sci Law. 2011;29(5):667-76.

48. Villagrá Lanza P, González Menéndez A, Fernández García P, Casares MJ, Martín Martín JL, Rodríguez Lamelas F. Addictive, criminal and psychopathological profile of a sample of women in prison. Adicciones. 2011;23(3):219-26.

49. Brasil. Presidência da República. Casa Civil. Lei de 16 de dezembro de 1830. Manda executar o Código Criminal [Internet]. Brasília: Casa Civil; 1830 [capturado em 20 jun. 2015]. Disponível em: http://www.planalto.gov.br/ccivil_03/leis/LIM/LIM-16-12-1830.htm.

50. Brasil. Presidência da República. Casa Civil. Decreto-lei n° 3.689, de 03 de outubro de 1941. Código de Processo Penal [Internet]. Brasília: Casa Civil; 1941 [capturado em 20 jun. 2015]. Disponível em: http://www.planalto.gov.br/ccivil_03/decreto-lei/Del3689.htm.

51. Fachinetto RF. Homicídios contra mulheres e campo jurídico: a atuação dos operadores do Direito na reprodução das categorias de gênero. In: Azevedo RG, organizador. Relações de gênero e sistema penal. Porto Alegre: EDIPUCRS; 2011. p. 107-36.

52. Brasil. Presidência da República. Casa Civil. Constituição da República Federativa do Brasil de 1988 [Internet]. Brasília: Casa Civil; 1988 [capturado em 20 jun. 2015]. Disponível em: http://www.planalto.gov.br/ccivil_03/constituicao/constituicao.htm.

53. Caputi J, Russell D. Femicide: speaking the unspeakable. Ms. 1990;1(2):34-7.

54. Conselho da Europa. Recomendação Rec (2002) do Comitê de Ministros aos Estados membros sobre a protecção das mulheres contra a violência [Internet]. Strasbourg Cedex: COE; 2002 [capturado em 20 jun. 2015]. Disponível em: http://www.coe.int/t/dghl/standardsetting/equality/03themes/violence-against-women/Rec(2002)5_Portuguese.pdf.

55. Conselho Europeu. Projecto Europa 2030: desafios e oportunidades. Relatório ao Conselho Europeu do Grupo de Reflexão sobre o futuro da UE 2030 [Internet]. Bruxelas: CE; 2010 [capturado em 20 jun. 2015]. Disponível em: http://www.consilium.europa.eu/uedocs/cmsUpload/pt_web.pdf.

56. Brasil. Presidência da República. Casa Civil. Lei n° 13.104, de 9 de março de 2015. Altera o art. 121 do Decreto-Lei no 2.848, de 7 de dezembro de 1940 – Código Penal, para prever o feminicídio como circunstância qualificadora do crime de homicídio, e o art. 1o da Lei no 8.072, de 25 de julho de 1990, para incluir o feminicídio no rol dos crimes hediondos [Internet]. Brasília: Casa Civil; 2015 [capturado em 20 jun. 2015]. Disponível em: http://www.planalto.gov.br/ccivil_03/_Ato2015-2018/2015/Lei/L13104.htm.

57. Telles LEB. Perícias de responsabilidade penal realizadas no Instituto Psiquiátrico Forense. Multijuris. 2007;2(3):44-9.

58. Schwanck G, Telles LEB, Blank P, Day VP, Barros AJS. Violência conjugal em tempos hipermodernos. In: 27. Jornada Sul-rio-grandense de Psiquiatria Dinâmica; 2014 Set 11- 13; Canela, Rio Grande do Sul; 2014.

59. Folino JO. Guía para la evaluación del riesgo de violencia conyugal: SARA. La Plata: Interfase Forense; 2004.

60. Associação dos Juízes do Rio Grande do Sul. Porto Alegre terá novo Juizado da Violência Doméstica [Internet]. Porto Alegre: Ajuris; 2014 [capturado em 20 jun.

2015]. Disponível em: www.ajuris.org.br/2014/03/27/novo-juizado-da-violencia-domestica-sera-instalado-na-segunda-feira/.

61. Souza J. Mulheres rompem o silêncio Informativo Online TJRS [Internet]. 2015 [capturado em 20 jun. 2015];8(361):2-5. Disponível em: http://www.tjrs.jus.br/informativo/pub/tjrs/?numero=361.

LEITURA SUGERIDA

Day VP, Telles LEB, Zoratto PH, Azambuja MRF, Machado DA, Silveira MB, et al. Violência doméstica e suas diferentes manifestações. Rev Psiquiatr RS. 2003;25(Supl 1):9-21.

CAPÍTULO 19

Violência Contra o Idoso

Lisieux E. de Borba Telles, Gabriela de Moraes Costa

PONTOS-CHAVE

- Os abusos praticados contra idosos decorrem da interação de diversas variáveis, por meio de atos, com ou sem intencionalidade, sejam eles comissivos, sejam eles omissivos.
- Os casos de violência contra idosos, suspeitos ou confirmados, devem sempre ser abordados de maneira multidisciplinar.
- Abusos praticados contra idosos aumentam a morbimortalidade desse segmento populacional.
- A equipe multidisciplinar atua com vistas a reconhecer os casos suspeitos de violência, tratar as complicações de saúde decorrentes dos maus-tratos e garantir a segurança ao idoso, prevenindo a ocorrência de novos episódios de abuso.
- O profissional da saúde pode ser punido por deixar de denunciar alguma situação de violência contra o idoso.

VINHETA

Pablo, um senhor de 74 anos de idade, é levado pelo SAMU ao serviço de pronto atendimento hospitalar apresentando quadro agudo de agitação psicomotora. Os funcionários do SAMU relatam que o atendimento móvel foi acionado por vizinhos do paciente por volta das 18 horas, após terem ouvido gritos e barulhos vindos da residência onde o Sr. Pablo encontrava-se sozinho desde a manhã. Após controle imediato do comportamento agressivo que impunha riscos iminentes ao paciente e a terceiros, foi realizada ampla investigação clínica à procura da etiologia do *delirium*. O psiquiatra e a assistente social solicitaram o comparecimento da filha do paciente ao hospital. Ao chegar, ela declarou que não podia ficar em casa cuidando do genitor, pois precisava trabalhar. Disse, ainda, que costumava sedá-lo com benzodiazepínicos para que não tentasse fugir de casa e permanecesse restrito ao leito durante sua ausência.

Com o aumento da expectativa de vida e a diminuição da taxa de natalidade, houve crescimento rápido da população idosa, o que ocasionou mudanças e novas responsabilidades para as quais a sociedade moderna, especialmente de países em desenvolvimento, não estava preparada.[1]

Entre os idosos, são altas as prevalências de incapacidade física, múltiplas doenças crônicas, polifarmácia, patologias não diagnosticadas ou subtratadas, o que acarreta depressão e prejuízo global do funcionamento e da qualidade de vida. Tais achados tendem a se acentuar com o passar dos anos e contribuem para a vulnerabilidade em que se encontram muitos desses indivíduos, que demandam, diversas vezes, cuidados físicos e suportes emocionais prolongados. No passado, essas tarefas eram absorvidas pela família, que dividia entre seus tantos membros os cuidados e as ansiedades deles decorrentes, formando uma rede de suporte. As famílias contemporâneas, contudo, apresentam uma diversidade de arranjos e diminuição no número de membros e na média de filhos. Além disso, há aumento dos domicílios unipessoais, formados, inclusive, apenas pelo idoso. Nesse contexto, observam-se familiares-cuidadores estressados e sobrecarregados ou cuidados delegados a pessoas fora do âmbito familiar e às clínicas para idosos.[1]

Os abusos praticados contra idosos decorrem da interação de diversas variáveis, por meio de atos com ou sem intencionalidade, sejam eles comissivos, sejam eles omissivos.[2]

Este capítulo objetiva explanar os principais fatores associados às diferentes formas de violência praticada contra idosos, suas reações e implicações psiquiátrico-forenses.

Conceitos e classificação

A despeito de sua ocorrência ao longo da história, o abuso contra idosos ganhou notoriedade na comunidade científica internacional somente a partir de 1975, com a publicação do artigo *Granny-battering*,[3] no renomado *British Medical Journal*, na qual o autor chamava atenção para o crescente fenômeno de maus-tratos contra idosos, comparando-os aos casos de crianças espancadas, sendo estes últimos, ao contrário dos anteriores, amplamente noticiados.

Desde então, vem aumentando a preocupação de autores e órgãos governamentais acerca desse complexo comportamento, suscitando modificações em sua terminologia em busca de uma definição que englobe todos os seus aspectos, para facilitar seu reconhecimento e a geração de pesquisas sobre o tema. Por exemplo, em 1985, o congresso norte-americano aprovou o *Elder Abuse Prevention, Identification and Treatment Act*, que definiu uma nomenclatura de abuso, exploração e negligência contra idosos; em 1992, a American Medical Association[4] lançou diretrizes para diagnóstico e tratamento de idosos que sofreram abusos, definindo a nomenclatura de acordo com o tipo de abuso praticado; mais tarde, um importante projeto nomeado *National Elder Abuse Incidence Study* (NEAIS) atualizou e publicou, em 1998, uma lista de definições de maus-tratos praticados contra a população geriátrica. Apesar da diversidade de termos utilizados por diferentes autores, a classificação apresentada a seguir encontra-se consolidada na literatura atual.[5]

VIOLÊNCIA CONTRA O IDOSO

A Organização Mundial da Saúde (OMS)[6] define violência contra o idoso como um ato único ou repetido, ou falta de ação apropriada (omissão), intencional ou voluntário, que cause dano, sofrimento ou angústia ao idoso. A violência pode ser praticada dentro ou fora do ambiente doméstico, por algum membro da família ou por pessoa que exerça uma relação de poder sobre ele.

Essa mesma definição vinha sendo aplicada desde 2002 pela OMS[7] na *Declaração de Toronto sobre abuso contra idosos*, utilizando o termo *abuso* no lugar de *violência* e ressaltando sua ocorrência no contexto de um relacionamento em que o idoso detinha expectativa de confiança no abusador.

ABUSO FÍSICO

Ato de violência deliberada, aplicação de força que resulta em dor, lesão ou disfunção. Exemplos: estapear, soquear, beliscar, chutar, morder, sacudir, queimar, forçar a alimentação, amarrar, fazer uso inapropriado ou excessivo de medicamentos. O instrumento mais frequentemente utilizado pelo abusador para infligir maus-tratos são as próprias mãos.

ABUSO SEXUAL

Pode ser considerado uma forma de abuso físico. Compreende estupro, carícias indesejadas ou não consentidas, nudez coercitiva e exposição indecente. A proibição de atividade sexual consentida por idosos competentes também pode ser considerada abusiva.

NEGLIGÊNCIA FÍSICA

Envolve produção de dano e sofrimento físicos por falha do cuidador em prover ao idoso os meios necessários ao seu bem-estar. Exemplos incluem inadequações na nutrição e na hidratação, ausência de atividade física, privação de tratamentos, próteses, órteses ou outros instrumentos necessários no dia a dia. A negligência pode ser ativa ou passiva, dependendo de sua intencionalidade.

ABUSO PSICOLÓGICO OU EMOCIONAL

Conduta cruel ou comunicação verbal ou não verbal geradora de angústia emocional e temor por meio de ameaças, acusações, humilhação, assédio, reprimenda ou perseguição. Fazer ameaças de que irá realizar punição física ou desprover itens de necessidade básica é uma forma particularmente hedionda de abuso psicológico.

NEGLIGÊNCIA PSICOLÓGICA

Constitui-se em privar de bem-estar mental ou de estímulo social um idoso dependente. Por exemplo: não providenciar companhia, deixando-o sozinho por longos períodos; promover isolamento social.

ABUSO OU EXPLORAÇÃO FINANCEIRA OU MATERIAL

Uso indevido dos recursos ou da pensão do idoso para ganho pessoal, incluindo influência indevida ou coerção para assinatura de documentos como testamentos, doações e contração de empréstimos. Ocorre a violação de direitos da pessoa idosa e de sua capacidade de tomar decisões por conta própria, ou então exploração de idosos com capacidade financeira ou testamentária reduzida.

NEGLIGÊNCIA FINANCEIRA OU MATERIAL

Falha em utilizar recursos materiais e fundos financeiros necessários ao sustento do idoso ou à sua recuperação ou à promoção de seu bem-estar.

AUTONEGLIGÊNCIA

Essa situação engloba comportamentos do próprio idoso que ameaçam sua saúde física e mental. Por exemplo: idosos com capacidade de entendimento preservada que recusam atendimento ou tratamento para determinada patologia.

Os maus-tratos praticados contra a pessoa idosa podem ser classificados, ainda, de acordo com o local onde o abuso é perpetrado:[5]

O *abuso institucional* transcorre em clínica, hospital, lar ou moradia assistida, onde o abusador mantém uma relação profissional ou contratual com o abusado, sendo ele, geralmente, um funcionário ou mesmo administrador da instituição.

O *abuso doméstico* ocorre no domicílio da vítima, que habitualmente mantém uma relação pessoal ou de trabalho com o abusador.

Lamentavelmente, é no seio familiar que ocorre a maior parte dos maus-tratos sofridos pelos idosos. Entre as hipóteses para tal conduta, destacam-se:[8]

- A sobrecarga de trabalho imposta aos cuidadores, sem preparo ou suporte para a execução da tarefa, expostos a uma rotina repetitiva, estressante, solitária e de pouco reconhecimento, associada ao desconhecimento sobre a situação clínica do idoso e sua evolução. Essa sobrecarga com frequência culmina em abusos e/ou negligências executadas por quem os deveria proteger.
- A qualidade da relação anterior ao estado de dependência do idoso, que influencia a forma como o cuidador percebe e conduz sua tarefa, podendo senti-la como castigo, obrigação ou, então, ato de gratidão e oportunidade de retribuição afetiva. Idosos que durante sua história de vida foram violentos com seus filhos ou esposas podem sofrer revanche por meio de um modelo aprendido de violência como forma de resolução dos conflitos.
- Cuidadores usuários ou dependentes de álcool e/ou drogas ilícitas apresentam menor limiar de frustração e de controle de impulsos, envolvendo-se em condutas agressivas com maior facilidade. A dependência dessas substâncias pode associar-se também a abuso financeiro do idoso como forma de manutenção do consumo. Nessa situação, pode ocorrer também o uso de drogas pelo idoso-vítima.
- A dependência do idoso para a execução das atividades da vida diária, bem como seus déficits cognitivos e emocionais, aumentam a vulnerabilidade para ser abusado.

Epidemiologia

As taxas reais de incidência e prevalência permanecem desconhecidas, uma vez que a violência contra os idosos, assim como outros tipos de violência doméstica e institucional, costuma ser subdiagnosticada e subnotificada. Pessoas com declínio cognitivo significativo são habitualmente excluídas das amostras, o que mascara os resultados encontrados. Além disso, a maioria desses resultados utiliza dados de registros de notificação. Outro problema corrente é o dilema enfrentado pelo médico que se depara com uma situação de violência e deixa de realizar a notificação por desconhecimento de sua obrigatoriedade ou medo de prejudicar a relação médico-paciente.[5]

Ademais, os estudos de prevalência são realizados em diferentes locais e com metodologia variada, dificultando comparações; por exemplo, em países desenvolvidos, são considerados idosos aqueles acima dos 65 anos de idade, enquanto nos países em desenvolvimento, como o Brasil, esse limite etário é de 60 anos. Pode-se, todavia, dizer sem muita hesitação que se trata de um fenômeno em ascensão.[2,9]

Uma revisão sistemática[10] de 2011 demonstrou, no Reino Unido, a prevalência de 2,6% de abuso contra idosos, em Boston, de 3,2%, no Canadá, de 4%, em Ahtari (Finlândia), de 5,4%, em Amsterdam, de 5,6%, em Seul, de 6,3%, e em Chennai (Índia), de 14%.

Durante uma reunião do Comitê Especial em Envelhecimento do Senado Norte-americano, ocorrida em março de 2011, a prevalência de abuso contra idosos da comunidade foi estimada em 14%, havendo de 23 a 24 casos não registrados para cada caso denunciado.[11]

Sob outro aspecto, a prevalência de abuso contra idosos em uma revisão[1] de 2013 variou entre extremos de 1,1 (nos Estados Unidos) a 44,6% (na Espanha). Esse mesmo estudo revelou, de forma surpreendente, maiores prevalências de abuso nas famílias asiáticas, quando comparadas às europeias e norte-americanas. Uma das possíveis explicações seria o conceito de piedade filial, que está de acordo com a estrutura hierárquica e patriarcal da cultura asiática; assim, o papel de cuidador e provedor assumido pelo filho deixa de ser uma escolha para tornar-se uma responsabilidade, tradicional e culturalmente imposta, o que termina por acarretar maus-tratos. Nesse estudo, as formas de abuso mais frequentes foram a psicológica e a financeira, ambas em ambiente familiar.

Uma pesquisa brasileira[12] apontou prevalência de 16,7% de violência sofrida por idosos cariocas, institucionalizados ou não. Os principais preditores de abuso foram conflitos conjugais e familiares, e não foi encontrada associação com dependência ou renda familiar.

Com frequência, ocorre diminuição da disposição ou da capacidade do idoso para denunciar o abuso, o que contribui para a perpetuação dos maus-tratos. As vítimas tendem a tolerar abuso doméstico ao acreditarem que a única alternativa a isso seja a institucionalização. Além disso, quando a vítima se encontra sob privação do convívio social, há menor probabilidade de reconhecimento dos maus-tratos por vizinhos ou conhecidos. Como a grande maioria dos abusos é cometida por conhecidos da vítima, principalmente filhos e cônjuge que com ela residem, o idoso pode optar por não efetuar denúncia a fim de proteger o familiar abusador ou, ainda, por temer reprimendas. Por fim, idosos com déficit cognitivo podem não conseguir fazer uma denúncia, assim como podem não perceber que estão passando pelo problema, principalmente quando se trata de exploração financeira.[13]

Fatores de risco para abuso

As situações de abuso decorrem de características da vítima, do abusador, da relação entre ambos e de influências do meio no qual interagem. Alguns estressores externos, como pobreza, problemas financeiros, isolamento social e fatores culturais, podem servir como facilitadores do abuso.[2,13]

O tipo de arranjo familiar guarda relação com o tipo de abuso sofrido: com exceção da autonegligência e do abuso financeiro, os idosos que residem sozinhos apresentam menor risco de sofrer maus-tratos, sendo maiores as taxas de abuso físico quando há coabitação com filhos adultos.[2,13]

Embora abusos ocorram em todas as idades, o grupo denominado *oldest old* (idosos acima dos 85 anos) é o de maior risco. Incapacidade de sair de casa, inabilidade para defender-se, dificuldade de acesso a outras pessoas ou a autoridades para pedir ajuda são característicos. Não parece haver predileção por gênero, embora alguns autores advoguem que os homens são mais predispostos ao abuso, enquanto as mulheres sofrem formas mais graves.[2]

A maioria dos estudos revela que a presença de transtorno neurocognitivo maior (demência) está muito mais relacionada a abuso do que a existência de fragilidade ou dependência física. O National Elder Abuse Incidence Study (estudo norte-americano sobre incidência de abuso em idosos) (NEAIS) avaliou o perfil das vítimas e encontrou que 50% apresentavam demência.[14]

Ademais, tem sido relatado o *abuso recíproco*, situação na qual o próprio cuidador é vítima e abusador, maltratando e sendo maltratado por um idoso demenciado.[2]

Em situações nas quais necessidades e direitos do idoso não são atendidos, em consequência do uso de recursos financeiros pela família ou cuidador, deve-se considerar a vigência de abuso financeiro.[15] Lamentavelmente, essa violência muitas vezes vem associada a abusos psicológico e físico como forma de intimidar a vítima vulnerável a prover o solicitado. Situações extremas foram descritas associando tal agressão à violência máxima efetuada contra idoso, o parricídio.[9] Nesses casos, o filho induz seu genitor idoso ao suicídio, visando herdar seu patrimônio.

O Ministério da Saúde assinala os seguintes fatores de risco para abuso:[15]

> concomitância de diversas patologias crônicas
> dependência física ou mental
> déficit cognitivo
> alterações do sono
> incontinência urinária ou fecal
> dificuldade de locomoção
> necessidade de cuidados intensivos ou de apoio para a realização das atividades da vida diária

Os autores XinQi Dong e Melissa Simon[16] propuseram um índice de vulnerabilidade individual para quantificar o risco de um idoso da comunidade vir a sofrer abuso. Esse índice é composto por nove variáveis: idade ≥ 80 anos, sexo feminino, cor negra, renda anual ≥ 15 mil dólares, presença de três ou mais condições médicas, escore do Miniexame do Estado Mental ≤ 23, dificuldade em subir sozinho um ou mais lances de escada, escore na escala de depressão CES-D ≥ 4 e número total de parentes ou amigos vistos no último mês < 2. Idosos com três ou quatro desses fatores tiveram até quatro vezes mais chances de sofrer abuso, ao passo que a existência de cinco ou mais fatores aumentou o risco em até 26 vezes.[16]

Sob outro prisma, os fatores de risco para violência contra idosos são mais claramente definidos em relação às características do abusador, em vez das características do idoso que sofre os maus-tratos. História de doença mental, em especial transtorno depressivo maior, transtorno por uso de substâncias e transtorno da personalidade, é geralmente associada a comportamento abusador. Esses indivíduos tendem a ser financeira e emocionalmente dependentes do idoso que sofre os abusos.[2,5]

Jogerst e colaboradores[17] encontraram em cuidadores de idosos uma importante correlação entre comportamento violento e uso, no último mês, de substâncias ilícitas (principalmente cocaína e maconha) ou de cinco ou mais *drinks* uma ou duas vezes por semana.

Avaliação do idoso

Em primeiro lugar, há de se ressaltar que risco não é causa, portanto, diversos casos de violência podem ocorrer sem que os fatores assinalados a seguir se façam presentes, da mesma forma que podem ocorrer na ausência de abuso, devendo haver cautela em sua apreciação. Contudo, um dos requisitos para a identificação da violência é estar alerta para a possibilidade de sua existência.[2]

Assim como em outras formas de violência, a agressão contra idosos geralmente é parte de um padrão repetitivo, cercado pelo silêncio da vítima e do agressor. Ela pode apresentar-se como abuso físico, psicológico, sexual, financeiro e negligência, conforme previamente referido, mas a associação dessas violências não é incomum.[18]

Ocasionalmente, o próprio idoso relata estar sofrendo maus-tratos; isso tende a ocorrer nos casos em que há uma boa aliança terapêutica com o profissional que o assiste. No entanto, muitas vezes o idoso apresenta-se amedrontado e pouco disposto a revelar de forma voluntária os abusos. As atuais evidências, no entanto, sugerem que não seja realizado um rastreio populacional para abuso "às cegas", ou seja, em todo e qualquer idoso, de maneira injustificada.[2] Por isso, o reconhecimento pelo profissional de saúde de sinais ou fatores considerados de alto risco serve de guia para a pesquisa e a identificação dos casos.[2,5]

Ao avaliarmos um idoso, os seguintes fatores devem alertar para a possibilidade de abuso:[2,5]

- contusões, queimaduras ou ferimentos inexplicáveis ou em diferentes estágios
- marcas de corda, atadura ou contenção nos punhos e tornozelos
- alopecia traumática e edema do couro cabeludo
- atraso entre a ocorrência de lesões e a busca por atenção médica; por exemplo: radiografia evidenciando fraturas desalinhadas e consolidadas, grande descompensação de patologias crônicas para as quais o cuidador relatou fazer monitoramento continuado
- divergências entre o relato do paciente e o do cuidador como explicação para as lesões encontradas
- explanações vagas ou implausíveis oferecidas por quaisquer das partes para justificar os ferimentos
- atendimento frequente em serviços de saúde por acidentes ou exacerbação de patologias crônicas decorrentes da falta de administração de cuidados ou medicamentos
- paciente com grave prejuízo funcional apresentando-se para avaliação médica sem um acompanhante
- achados em exames complementares que não podem ser consubstanciados pela história relatada
- desidratação grave e/ou desnutrição
- higiene precária, inadequação na vestimenta, infestação por parasitas
- úlceras de pressão, assaduras, escoriações ou impactação fecal
- lesão, prurido, corrimento, sangramento ou dor anal ou genital
- doença sexualmente transmissível

Os casos de abuso suspeitos ou confirmados devem sempre ser abordados de maneira multidisciplinar.

Sugere-se, sempre que possível, a realização de entrevistas separadas com o idoso e o cuidador, ofertando privacidade ao idoso e englobando questões sobre a segurança do ambiente onde reside e com quem costuma manter contato. Deve ser dada especial atenção à avaliação cognitiva. O entrevistador deve comportar-se de maneira empática, realizar a avaliação sem pressa, confrontação ou julgamentos. A promoção de segurança deve ser considerada prioridade.[2]

A despeito da corroboração do abuso, é tarefa do médico atuar minimizando ou controlando os fatores de risco para maus-tratos, tanto no idoso quanto em seu cuidador – por exemplo: tratamento da depressão ou de alterações comportamentais da demência; oferta de aconselhamento e/ou tratamento a cuidadores de idosos deprimidos ou com transtorno por uso de substâncias.[17]

De tal arte, podemos resumir a atuação da equipe multidisciplinar em três ações principais:

1. reconhecer os casos suspeitos de violência
2. tratar quaisquer complicações de saúde decorrentes de maus-tratos
3. garantir a segurança do idoso, prevenindo a ocorrência de novos episódios de abuso

Ressalta-se que os casos de suspeita ou confirmação de violência praticada contra idoso são objeto de notificação compulsória pelos serviços de saúde, públicos e privados, à autoridade sanitária.[19]

Violência em contextos específicos

IDOSOS EM RESIDENCIAIS

Com a evolução dos estudos, pesquisadores voltaram-se à investigação da violência contra idosos praticada fora do ambiente doméstico. As conclusões apontaram que a violência anteriormente descrita ocorria também em casas de cuidados para idosos. A prevalência desse fenômeno difere de acordo com a população investigada. Enquanto o índice de relato espontâneo de maus-tratos por cuidadores foi de 2%,[20] a investigação desse achado por meio do questionamento de familiares de idosos usuários de clínicas aumentou o índice para 24,3%.[21] As principais características encontradas nos cuidadores-abusadores foram: exaustão, *temperamento quente* e síndrome de *burnout*. A população mais atingida foi a de idosos com incapacidades físicas e/ou alterações mentais, outrora vítimas de violência por pessoas de fora da equipe.[20,21] As reações dos abusados variaram entre impotência, raiva e compaixão pelo agressor.[20]

IDOSOS NO CONTEXTO PRISIONAL

A população prisional geriátrica vem crescendo consideravelmente em países como Estados Unidos, Canadá e Reino Unido.[22] O perfil desse grupo caracteriza-se pelo cumprimento de pena predominantemente por delitos sexuais, menor qualificação profissional e maior prevalência de doenças psiquiátricas e físicas, principalmente cardiovasculares, musculoesqueléticas e respiratórias.[23] Lamentavelmente, quadros depressivos costumam evoluir sem tratamento. No Brasil, a superpopulação carcerária, a carência de equipes de saúde e de programas de atenção voltados à saúde prisional, a precariedade de recursos e a carência de higiene dos presídios dificultam os cuidados de saúde da população sob custódia.[24]

Possíveis reações dos idosos à violência

Muitos idosos vítimas de violência não têm condições de interromper a situação de maus-tratos ou solicitar ajuda profissional. Vivenciam, em silêncio, desde sentimentos contraditórios de medo, vergonha e culpa até ambivalência, irritação e raiva. Muitas vezes, a vítima omite a violência sofrida e até mesmo a aceita como se fosse um acontecimento natural entre membros de uma família, racionalizando tais atitudes como simples *perda de paciência* ante suas demandas e dependência. O agressor, por sua vez, pode exercer controle sobre essa vítima fragilizada por meio de ameaças e intimidação. Alguns comportamentos, como demonstração de medo do cuidador, depressão, respostas vagas e imprecisas ao avaliador, mudanças de comportamento ou conduta regressiva, como chupar o dedo e se embalar, podem levantar a suspeita de maus-tratos.

O desconhecimento de locais de assistência e proteção contra a violência por parte das vítimas e profissionais da saúde colabora para a resignação e a manutenção do silêncio das vítimas.

Contribuições psiquiátrico-forenses

Durante a prática assistencial, o psiquiatra irá deparar-se com diferentes situações de violência contra o idoso, por meio da avaliação e/ou do tratamento, dele ou do agressor. O conhecimento sobre o tema e a habilidade de conduzir a avaliação podem constituir-se na oportunidade necessária à produção de uma mudança nessa dramática situação.

Ao ser solicitado para avaliar a capacidade civil de idosos, o psiquiatra forense deve sempre buscar a manutenção da autonomia possível em cada caso e estar atento a possíveis interesses familiares não explicitados, os quais podem resultar em situações de abuso, em especial o financeiro.[25,26]

A avaliação pericial pode incluir, além de entrevistas, exame clínico e neurológico, além de complementação com exames laboratoriais, de neuroimagem e psicodiagnóstico. Devem ser buscados indícios de abuso na interação do idoso com sua família, ou outros suspeitos de agressão, e na maneira como age com o perito. Dados da história e sintomas psiquiátricos podem sugerir quadros de violência. Além disso, os sentimentos despertados no perito também devem ser levados em conta. Deve-se evitar a revitimação por meio de avaliação empática, poupando a vítima sempre que possível, atitude que também vai ao encontro da dignidade da pessoa humana. Posturas como indução pelas partes e presença de conluios devem ser cuidadosamente avaliadas.

Os seguintes sinais e sintomas devem ser observados pelo perito:

> abandono do idoso dependente pelo cuidador durante longos períodos de tempo
> inexistência de supervisão em atividades de risco, como cozinhar
> ingestão de medicamentos sem auxílio
> manejo de produtos químicos ou substâncias perigosas
> demanda elevada por serviços de saúde
> retardo na busca de atendimento médico quando necessário
> ansiedade dos familiares ou cuidadores durante a avaliação
> não levar à avaliação exames, receitas ou outros documentos do idoso
> divergência entre a história contada pelo paciente e o relato dos familiares
> ocultação de história de fraturas/lesões
> achados radiológicos e laboratoriais incompatíveis com a história relatada pelo idoso ou cuidador

Os seguintes fatores associados ao comportamento do cuidador devem captar a atenção do perito:

> pouco conhecimento acerca da situação de saúde do idoso
> excessiva preocupação com os custos do tratamento
> preocupação ou esforços a fim de evitar que o idoso fique a sós com o perito
> baixo controle de impulsos
> comportamento defensivo e/ou contraditório
> história de uso de álcool ou drogas
> existência de transtorno mental
> história prévia de violência
> dependência da renda do idoso
> respostas vagas, imprecisas ou contraditórias
> indiferença afetiva em relação ao idoso

Aspectos legais

Abordaremos, a seguir, os principais diplomas legais que preveem proteção e prerrogativas para os idosos.

CONSTITUIÇÃO FEDERAL[27]
> O Artigo 1° prevê o envelhecimento com dignidade.
> O Artigo 3° preconiza a promoção do bem de todos, sem preconceitos de qualquer natureza, inclusive de idade.
> No Artigo 5°, observa-se que todos são iguais perante a lei, sem distinção de qualquer natureza, garantindo-se a todos a inviolabilidade do direito à vida, à saúde e a várias outras garantias fundamentais do sistema jurídico.
> O Artigo 230 prevê que a família, a sociedade e o Estado têm o dever de amparar as pessoas idosas, assegurando sua participação na comunidade, defendendo sua dignidade e bem-estar e garantindo-lhes o direito à vida.

LEI 8.842, DE 4 DE JANEIRO DE 1994[28]
Essa lei dispõe sobre a Política Nacional do Idoso e cria o Conselho Nacional do Idoso.

A Política Nacional da Saúde dos Idosos visa à manutenção e à melhoria da capacidade funcional dos idosos, à prevenção de doenças, à recuperação da saúde dos que adoecem e à reabilitação daqueles que venham a ter sua capacidade funcional restringida, de modo a garantir-lhes permanência no ambiente onde vivem, exercendo de forma independente suas funções. Além disso, nela está previsto o dever de todo cidadão de denunciar qualquer forma de negligência e maus-tratos ao idoso.

LEI 10.741, DE 1 DE OUTUBRO DE 2003, ESTATUTO DO IDOSO[29]
Trata da política de atendimento aos idosos e das entidades que atendem essa população, das infrações administrativas e das medidas judiciais pertinentes, regulando, ademais, o acesso à Justiça e o papel do Ministério Público. Assim, o Estatuto do Idoso cria medidas de proteção necessárias aos idosos que se encontram em situação de risco.

Além disso, o Estatuto do Idoso realizou alterações no Código Penal,[30] prevendo o agravamento de algumas penas para crimes praticados contra idosos e novas figuras delitivas quando a vítima é um idoso – por exemplo:[29]

> Art 97. Deixar de prestar assistência ao idoso ou recusar/retardar/dificultar sua assistência à saúde sem justa causa; abandonar o idoso em hospitais, casas de saúde, entidades de longa permanência ou congêneres ou não prover suas necessidades básicas quando obrigado por lei ou mandado.

> Art. 99. Expor a perigo a integridade física ou psíquica do idoso; constitui crime punível com reclusão de seis meses a um ano e multa recusar/retardar/dificultar sua assistência à saúde sem justa causa.

Por fim, é tarefa do Ministério Público intervir nos processos cíveis sempre que houver um idoso autor ou réu em situação de risco. Nesses casos, o Ministério Público atua como fiscal da lei, podendo também figurar como curador do idoso.[31]

Considerações finais

Em síntese, enquanto as famílias lutam para preservar a aparência de perfeição e unidade, mantendo em sigilo seus dramas, a maioria dos profissionais da saúde ainda está pouco capacitada a identificar, avaliar e encaminhar adequadamente os casos de violência contra idosos, contribuindo todos para o pacto de silêncio e perpetuação da violência. Nos casos de maus-tratos perpetrados contra a população geriátrica, com frequência são encontrados vínculos estreitos entre abusadores e vítimas. O entendimento dessa dinâmica, a abordagem dos principais fatores de risco para violência, bem como o tratamento efetivo dos casos, exigem o conhecimento das importantes implicações ético-legais envolvidas.

Referências

1. Sooryanarayana R, Choo W-Y, Hairi NN. A review on the prevalence and measurement of elder abuse in the community. Trauma Violence Abuse. 2013;14(4):316-325.

2. O'Connor KA, Rowe J. Elder abuse. Clin Gerontol. 2005;15:47-54.

3. Burston GR. Letter: granny-battering. Br Med J. 1975;3(5983):592.

4. Aravanis SC, Adelman RD, Breckman R, Fulmer TT, Holder E, Lachs M, et al. Diagnostic and treatment guidelines on elder abuse. Chicago: AMA; 1992.

5. Gerona AJ, Olshaker JS. Elder abuse. Emerg Med Clin N Am. 2006;14:491-505.

6. World Health Organization. What are the public health implications of global aging? Geneva: WHO; 2011.

7. World Health Organization. The Toronto declaration on the global prevention of elder abuse. Geneva: WHO; 2002.

8. Oliveira AAV, Triueiro DRSG, Fernandes MGM, Silva AO. Maus-tratos a idosos: revisão integrativa da literatura. Rev Bras Enferm. 2013;66(1):128-33.

9. Jargin SV. Elder abuse and neglect versus parricide. Int J High Risk Behav Addict. 2013;2(3):136-8.

10. Daly JM, Merchant ML, Jogerst GJ. Elder abuse research: a systematic review. J Elder Abuse Negl. 2011;23(4):348-65.

11. Government Accountability Office. Elder justice: stronger federal leadership could enhance national response to elder abuse [Internet]. Washington: GAO; 2011 [capturado em 20 jun. 2015]. Disponível em: http://www.gao.gov/assets/320/316224.pdf.

12. Da Silva EA, França LHFP. Violência contra idosos na cidade do Rio de Janeiro. Estud Pesq Psicol. 2015;15(1):155-77.

13. Jackson SL, Hafemeister TL. How case characteristics differ across four types of elder maltreatment: implications for tailoring interventions to increase victim safety. J Appl Gerontol. 2014;33(8):982-97.

14. US Department of Health and Human Services Administration on Aging and the Administration for Children and Families. The National Elder Abuse Incidence Study (NEAIS). Washington: NCEA; 1998.

15. Brasil. Ministério da Saúde. Violência intrafamiliar: orientações para prática em serviço. Brasília: MS; 2001.

16. Dong XQ, Simon MA. Vulnerability risk index profile for elder abuse in a community-dwelling population. J Am Geriatr Soc. 2014;62(1):10-5.

17. Jogerst GJ, Daly JM, Galloway LJ, Zheng S, Xu Y. Substance abuse associated with elder abuse in the United States. Am J Drug Alcohol Abuse 2012;38:63-69.

18. Day VP, Telles LEB, Zoratto PH, Azambuja MRF, Machado DA, Silveira MB, et al. Violência doméstica e suas diferentes manifestações. Rev Psiquiatr RS. 2003; 25 Suppl 1:9-21.

19. Brasil. Presidência da República. Casa Civil. Lei n° 12.461, de 26 de julho de 2011. Altera a Lei n° 10.741, de 1° de outubro de 2003, para estabelecer a notificação compulsória dos atos de violência praticados contra o idoso atendido em serviços de saúde [Internet]. Brasília: Casa Civil; 2011 [capturado em 20 jun. 2015]. Disponível em: http://www.planalto.gov.br/ccivil_03/_Ato2011-2014/2011/Lei/L12461.htm.

20. Saveman I, Åström S, Bucht G, Norberg A. Elder abuse in residential settings in Sweden. J Elder Abuse Neglect. 1999;10(1-2):43-60.

21. Schiamberg LB, Oehmke J, Zhang Z, Barboza GE, Griffore RJ, Von Heydrich L, et al. Physical abuse of older adults in nursing homes: a random sample survey of adults with an elderly family member in a nursing home. J Elder Abuse Neglect. 2012;24(1):65-83.

22. Gallagher EM. Elders in prison. Health and well-being of older inmates. Int J Law Psychiatry. 2001;24(2-3):325-33.

23. Wilson S, Cumming I. Psychiatry in prisons: a comprehensive textbook. London: Jessika Kingsley; 2010.

24. Taborda JGV, Telles LEB, Bins HDC. Forensic mental health care in Brazil. In: Konrad N, Völlm B, Weisstub DN, editors. Ethical issues in prison psychiatry. New York: Springer; 2013. p. 153-62.

25. Telles LEB, Taborda JGV. A capacidade civil na legislação latino-americana. In: Taborda JGV. Abdalla-Filho E, Chalub M, organizadores. Psiquiatria forense: Porto Alegre: Artmed; 2012. p. 590-604.

26. Mecler K, Telles LEB, Valença AM, Salem S, Meyer LF. Instituto da interdição e curatela no Brasil: perspectivas em direito comparado. Rev Debates Psiquiatr. 2014;5:6-13.

27. Brasil. Presidência da República. Casa Civil. Constituição da República Federativa do Brasil de 1988 [Internet]. Brasília: Casa Civil; 1988 [capturado em 20 jun. 2015]. Disponível em: http://www.planalto.gov.br/ccivil_03/constituicao/constituicao.htm.

28. Brasil. Presidência da República. Casa Civil. Lei n° 8.842, de 4 de janeiro de 1994. Dispõe sobre a Política Nacional do Idoso, dá outras providências [Internet]. Brasília: Casa Civil; 1994 [capturado em 20 jun. 2015]. Disponível em: http://www.planalto.gov.br/ccivil_03/leis/L8842.htm.

29. Brasil. Presidência da República. Casa Civil. Lei n° 10.741, de 1 de outubro de 2003. Dispõe sobre o Estatuto do Idoso e dá outras providências [Internet]. Brasília: Casa Civil; 2003 [capturado em 20 jun. 2015]. Disponível em: http://www.planalto.gov.br/ccivil_03/leis/2003/L10.741.htm.

30. Brasil. Presidência da República. Casa Civil. Decreto-Lei n° 2848, de 07 de dezembro de 1940. Código penal [Internet]. Brasília: Casa Civil; 1990 [capturado em 20 jun. 2015]. Disponível em: http://www.planalto.gov.br/ccivil_03/decreto-lei/del2848.htm.

31. Senger J, Hekman MF, Ferreira XC. Ética e saúde do idoso: desafios éticos. Porto Alegre: Stampa; 2006.

LEITURAS SUGERIDAS

Faleiros VP. Violência contra a pessoa idosa. Ocorrências, vítimas e agressores. Brasília: Universa; 2007.

Sousa AMV. Tutela jurídica do idoso: a assistência e a convivência familiar. 2. ed. Campinas: Alínea; 2011.

CAPÍTULO 20

Homicídio Familiar

Lisieux E. de Borba Telles, Alcina Juliana Soares Barros

PONTOS-CHAVE

- A violência doméstica, de cunho intrafamiliar, com frequência vem acompanhada de segredo e negação, o que faz muitos casos só chegarem aos sistemas de justiça ou saúde após um desfecho fatal. Nessas situações, a violência já vinha sendo praticada por um longo período, prejudicando o êxito de intervenções.
- Os homicídios intrafamiliares apresentam-se de várias formas, o que torna seu entendimento ainda mais complexo. Contudo, têm um elemento particular em comum: o agressor é uma figura com quem a vítima compartilha proximidade, intimidade, laços afetivos e, muitas vezes, sanguíneos.
- A forma mais comum de familicídio é o assassinato de esposa e filhos; outra apresentação corresponde ao assassinato de pais e irmãos.
- Entre as neonaticidas, encontramos predomínio de mães que assassinam os filhos em suas primeiras 24 horas de vida. Esses assassinatos não ocorrem em decorrência de algum transtorno psicótico, e sim de gravidez indesejada, ilegitimidade, estupro ou gestação vivenciada como obstáculo à ambição dos pais.
- Parricidas geralmente são homens, realizam a agressão em casa, na presença de testemunhas, e permanecem na cena após o crime.
- O uxoricídio resulta de uma crescente agressividade exteriorizada contra a companheira. Na maioria dos casos ocorre de forma premeditada, não se constituindo em ato impulsivo isolado.

> **VINHETA**

> Cesar, 27 anos, solteiro, agricultor. Começou a apresentar sintomatologia psicótica produtiva a partir dos 19 anos, com ideação delirante de cunho persecutório e místico. Foi hospitalizado em duas ocasiões após apresentar episódios de agressividade e ideação suicida. No período de pós-alta, iniciou diversos tratamentos no Centro de Atenção Psicossocial (CAPS), abandonando-os logo em seguida. No mês que antecedeu o delito, vinha apresentando-se insone, desconfiado, com alucinações auditivas e ideias místicas delirantes. Costumava caminhar durante a madrugada pela propriedade rural. Em uma dessas ocasiões, ao ouvir seu cachorro latir, convenceu-se de que ele estava possuído pelo diabo, devendo matá-lo. Sacrificou o animal, esquartejou-o com uma machadinha e distribuiu partes do bicho pelo sítio. Cesar reservou para si a cabeça e o órgão genital do cão. Ao retornar à propriedade, onde residia apenas com a mãe, diz ter percebido por seu olhar que ela também estava possuída, matando-a com 15 facadas. Após o delito, permaneceu na cena do crime, com a roupa toda ensanguentada, tomando chimarrão.

Neste capítulo, abordaremos um tema intrigante e certamente tenebroso: os homicídios que ocorrem dentro da família. O lar, em geral, representa um local de segurança, conforto e refúgio. Além disso, o cotidiano entre cônjuges, pais e filhos é socialmente idealizado como harmônico e estável. Quando algo quebra essa configuração, particularmente envolvendo o assassinato de um *ente querido* por outro, emergem reações de choque, incredulidade e horror.

Manchetes de jornais e revistas trazendo a informação de que pais mataram uma criança ou de que um filho adolescente participou do assassinato dos pais tornam-se imediatamente foco da atenção pública, por semanas seguidas, e geram questionamentos sobre onde mora o perigo. Descobrir que ele pode estar dentro de casa traz tamanho desconforto que a primeira explicação costuma recair na loucura, o que, em muitos casos, após cuidadosa avaliação pericial psiquiátrica, não se confirma.

Inicialmente, uma importante distinção deve ser realizada entre homicídios intrafamiliares – relacionados a possíveis transtornos mentais em algum membro da família (objeto de estudo) – e os tipos de violência coletiva, em que famílias são exterminadas por conta de vingança, aspectos religiosos, étnicos ou raciais, estes relacionados a genocídio, crimes de guerra e atos terroristas. Estes últimos não serão aqui discutidos, em razão de contemplarem variáveis psicopatológicas distintas.[1]

Os homicídios intrafamiliares apresentam-se de várias formas, o que torna seu entendimento ainda mais complexo. Contudo, eles trazem um elemento particular em comum: o agressor é uma figura com quem se compartilha proximidade, intimidade, laços afetivos e, muitas vezes, sanguíneos. O local do delito costuma ser a casa da própria vítima e do agressor. O homicida, além de causar dano à vítima, mata ou lesiona gravemente o grupo familiar sobrevivente, transformando os vínculos de todos os membros de forma permanente. O crime fragmenta a família em subgrupos e isola seus integrantes; alguns, no entanto, justificam o comportamento do autor do delito e o visitam no presídio ou hospital forense mantendo vínculo e afeto. Outros, ao contrário, se identificam com a vítima, abandonando completamente o agressor. Neste último cenário, sentimentos de revolta, rechaço ou medo emergem entre os membros remanescentes. A família permanece dissociada em sua interação social de forma definitiva. As observações concluem que nenhum membro escapa do impacto e das sequelas emocionais e sociais desse tipo de violência. Seus efeitos são perceptíveis durante três gerações. Entre as reações apresentadas, encontram-se pessoas com comportamento autodestrutivo e suicida, dependências químicas e transtornos mentais diversos.[2]

A violência doméstica, de cunho intrafamiliar, com frequência vem acompanhada por segredo e negação, impedindo que muitos casos cheguem aos sistemas de justiça ou de saúde. Outros, quando desvendados, revelam que já eram praticados há longos anos, prejudicando o êxito da intervenção.

Pesquisas indicam que esses crimes podem ser cometidos para prevenir que filhos relatem agressões sexuais sofridas ou para calar uma criança que chora demasiadamente. Outros estudos também sugerem que o lar é o local mais comum de homicídio infantil – situação em que os agressores tendem a ser indivíduos jovens – e que a possibilidade de as crianças serem mortas pelos pais biológicos diminui com o crescimento.[3]

Nossa tarefa será apresentar as peculiaridades dos homicídios familiares, os quais foram subdivididos nas seguintes categorias: familicídio, filicídio, fratricídio, parricídio e uxoricídio. Em seguida, discutiremos os principais aspectos psiquiátrico-forenses relacionados ao tema.

Tipos de homicídios familiares

FAMILICÍDIO

Familicídio é o termo usado para descrever o assassinato de múltiplos membros de uma família, seguido, algumas vezes, de tentativa de suicídio. Não existem estudos de prevalência a respeito desse fenômeno no Brasil. A forma mais comum de familicídio é o assassinato de esposa e filhos; em outros casos, corresponde ao assassinato de pais e irmãos. Para estudar esse tipo de crime, os pesquisadores frequentemente recorrem a jornais, realizam necropsia psicológica ou avaliam documentos dos sobreviventes em hospitais psiquiátricos forenses. As informações provenientes da imprensa podem ser incompletas quanto à motivação e apresentar erros metodológicos, uma vez que os dados oferecidos são influenciados pelos interesses da mídia, de modo que há informações mais completas sobre o homicídio do que sobre o suicídio e, eventualmente, a omissão deste.

O papel da doença mental grave é indicado como fator associado a certos casos de comportamento familicida, com ênfase para as motivações psicóticas. Outros fatores associados seriam: perda do controle da esposa e da família; revanche em razão de perda da(o) companheira(o); medo de abandono; raiva narcísica; dificuldades financeiras; sentimento altruístico, para defender a família de uma catástrofe real ou imaginária; e violência instrumental.[4]

Entre aqueles que apresentam diagnóstico psiquiátrico, ganham relevância indivíduos com transtornos psicóticos, transtorno do humor, abuso de substâncias, transtorno da personalidade dependente e transtorno da personalidade narcisista. O último é frequente entre os agressores que não tentam suicídio ou sobrevivem à tentativa.

O livro *Eu, Pierre Rivière, que degolei minha mãe, minha irmã e meu irmão*, de autoria de Michel Foucault, ilustra um caso de familicídio:[5]

> P: Por que motivo você assassinou sua mãe, sua irmã Victoire e seu irmão Jules?
>
> R: Porque Deus mo ordenou, para que justificasse sua providência, eles estavam unidos.
>
> P: O que você quer dizer com "eles estavam unidos"?
>
> R: Eles estavam de acordo, os três, para perseguir meu pai.
>
> P: Você acaba de me dizer que Deus lhe ordenou os três assassinatos dos quais você é acusado, no entanto, você sabe que Deus jamais ordena o crime.
>
> R: Deus ordenou a Moisés que degolasse os adoradores do bezerro de ouro, sem poupar amigos, pai ou filhos.

O caso descrito consiste em evento raro, catastrófico e, em geral, imprevisível, no qual mais de um membro de uma família é assassinado por outro membro, tendo como objetivo a destruição da unidade familiar. Esse comportamento, em certos casos, pode ser categorizado como um subtipo de homicídio em massa, quando diversas vítimas são mortas (três ou mais), dentro de um pequeno intervalo de tempo (24 horas), em uma mesma localidade e pela mesma pessoa. Sintomas depressivos têm sido identificados nos agressores que matam mais de três e menos de dez vítimas em um único incidente.[3,6]

O caso de Pierre foi avaliado por diversos médicos, incluindo os mais renomados especialistas em psiquiatria e medicina legal da época. Esquirol, em seu parecer junto a outros colegas, narrou que Pierre manifestava sintomas de alienação mental persistente desde os 4 anos de idade, tendo, aos 20, matado os familiares motivado por ideias delirantes. Nesse caso, o agressor foi o filho jovem, com longa história de doença mental não tratada e nexo causal entre a patologia e o delito.

Outros contextos também são encontrados com certa frequência e algum padrão de regularidade no familicídio, o que possibilita criar categorizações. Em 1986, Park Dietz, psiquiatra forense e criminologista norte-americano, introduziu o termo *aniquilador familiar*, referindo-se ao:

> homem mais velho da casa, que está deprimido, paranoide, intoxicado ou uma combinação destes elementos. Ele mata cada membro da família que está presente, algumas vezes incluindo os animais de estimação. Ele pode cometer suicídio após os assassinatos, ou pode forçar a polícia a matá-lo.

Os homens são os principais agentes desse tipo de crime, empregando, particularmente, arma de fogo, arma branca ou intoxicação por monóxido de carbono. Em certos casos, os enteados também podem ser vitimados. Os assassinos podem ter uma concepção de propriedade sobre sua esposa e seus filhos e são classificados em dois grupos: no primeiro, estão os enraivecidos e ciumentos; no segundo, aqueles que atuam de maneira desesperada e abatida. Estudos indicam possibilidade de associação entre familicídio e suicídio, em que o perpetrador tenta ou comete suicídio após ter matado os membros da família, especialmente quando se encontra mentalmente doente no momento do crime ou é confrontado com um pedido de divórcio e/ou com questões relacionadas à guarda dos filhos.[3]

Homens que matam enteados, por sua vez, normalmente não tentam suicídio após o crime. Nos familicídios, em geral, não há hostilidade dirigida às vítimas, e o assassino descreve a ação como um ato de resgate ou piedade pelos entes queridos.[7]

Liem e Koenraadt,[8] partindo da premissa de que os casos de familicídio seriam fruto da sobreposição dos homicídios de filhos (filicídios) e de parceiros íntimos (uxoricídios), realizaram um estudo comparando os três grupos e verificaram que, embora houvesse similaridades, eles não poderiam ser equiparados.

O grupo dos familicidas demonstrou predomínio do sexo masculino, perpetradores mais velhos, com maior grau de instrução e maior propensão ao uso de violência física quando comparado ao grupo dos filicidas. Os familicidas também tiveram menos antecedentes criminais e maior probabilidade de serem casados e de cometerem suicídio do que os uxoricidas.[8]

FILICÍDIO

O filicídio é o assassinato de um filho, particularmente uma criança, por um dos pais. Trata-se de um evento relativamente raro, cujas taxas variam de 0,6 a cada 100 mil crianças abaixo de 15 anos a 2,5 a cada 100 mil crianças abaixo de 18 anos, apresentando variadas causas e características. No entanto, as taxas de homicídio infantil são subestimadas, pois as conclusões dos legistas podem não ser acuradas, e alguns corpos nunca serão descobertos.[9]

Esse é um fenômeno não restrito a mães e pais, sendo extensivo a madrastas e padrastos, podendo vitimar filhos biológicos, adotivos e enteados.

A história da humanidade revela que o ato de matar o próprio filho teve diferentes significados, de acordo com o local e a época. Para os romanos, o *patria potestas* atribuía ao pai o direito absoluto sobre os filhos, podendo decidir inclusive se viveriam ou não. Em Esparta, os recém-nascidos eram examinados por anciãos e, se demonstrassem malformações, poderiam ser eliminados. No Egito antigo, crianças eram mortas e mumificadas com seus pais.

Ainda hoje, em certas sociedades indígenas[15], o filicídio é um instrumento de manutenção do tamanho populacional. Algumas tribos africanas costumam eliminar crianças deficientes ou gêmeas, e, na China, a preferência por filhos do sexo masculino associa-se a um risco de morte para meninas recém-nascidas três vezes maior do que o risco dos meninos, durante as primeiras 24 horas de vida.[10]

Os pais biológicos são os autores da maior parte dos casos de filicídio, contrastando com a crença popular inclinada a indicar as madrastas e os padrastos como principais perpetradores. Kauppi e colaboradores[11] encontraram, em um estudo realizado na Finlândia, que 59% dos filicídios foram cometidos pelas mães, 39% pelos pais e apenas 2% pelos padrastos.

Um estudo realizado por Flynn e colaboradores[12] verificou que os padrastos tinham maior propensão a apresentar história de abuso de substâncias psicoativas, vitimar crianças em idade pré-escolar e empregar chutes e socos como métodos de homicídio.

Os termos *filicídio*, *neonaticídio* e *infanticídio* têm sido empregados de modo intercambiável na literatura sobre o homicídio infantil, contudo, eles representam elementos distintos, e suas particularidades devem ser bem conhecidas.

O filicídio é o assassinato do próprio filho por um dos pais biológicos, enquanto o neonaticídio, conceito introduzido na literatura médica por Resnick[13] em 1969, traz um especificador: o filicídio dentro das primeiras 24 horas de vida.[10,11,14]

O infanticídio, por sua vez, tem implicações médico-legais, comportando definições diferentes de acordo com as perspectivas psiquiátrico-forense ou legal. Para o perito psiquiatra, o infanticídio representa o assassinato do próprio filho por um dos genitores dentro dos primeiros 12 meses de vida da criança, ao passo que, para o operador do direito, o Artigo 123 do Código Penal brasileiro[15] conceitua o infanticídio como: "Matar, sob a influência do estado puerperal, o próprio filho, durante o parto ou logo após".

O assassinato de um ou mais filhos seguido pelo suicídio do genitor recebe a denominação *filicídio-suicídio* e corresponde a cerca de um quinto do total de filicídios. Esses casos têm o pai biológico como principal autor, cuja idade, escolaridade e grau de violência durante o crime são superiores aos dos filicidas que não se suicidam. Um estudo conduzido na Finlândia por Kauppi e colaboradores[11] identificou ferimentos por arma de fogo como principal causa de morte nos casos de filicídio-suicídio paternos, enquanto os casos maternos tiveram um número igual de envenenamentos, afogamentos e ferimentos por arma branca. Kauppi[10] também verificou que 75% dos casos de filicídio-suicídio foram consumados por homens. Também foram encontradas mais evidências de depressão, psicose e transtornos da personalidade nos filicidas-suicidas.

CLASSIFICAÇÃO DO FILICÍDIO

Resnick revisou a literatura científica sobre o assassinato de crianças por seus pais no período compreendido entre 1751 e 1967 e dividiu os agressores em dois grupos:[13,16]

> *Neonaticidas* – aqueles que assassinaram o filho nas primeiras 24 horas de vida. Nesse grupo, não houve predomínio de transtornos psicóticos, e sim de gravidez indesejada, em razão de ilegitimidade, estupro ou porque a gravidez era vivenciada como obstáculo à ambição dos pais.
> *Filicidas* – aqueles que mataram o filho após as primeiras 24 horas de vida. O autor subdividiu esse grupo em:
> 1) filicídio psicótico
> 2) filicídio altruístico
> 3) filicídio de criança indesejada
> 4) filicídio acidental
> 5) filicídio como vingança contra o cônjuge

O filicídio por quadro psicótico agudo envolve pais que matam sob influência de grave transtorno mental (como esquizofrenia, transtorno delirante e transtorno bipolar com sintomas psicóticos). O filicídio altruístico ocorre quando o agressor acredita que salvará a criança de um sofrimento real ou imaginário; esse grupo inclui o assassinato associado ao suicídio. No filicídio de criança indesejada, ou o filho nunca foi planejado e desejado, ou tornou-se indesejado pelos pais; esses casos geralmente são cometidos pela ilegitimidade ou incerteza quanto à paternidade. O filicídio acidental é a morte não intencional provocada por maus-tratos à criança, o que inclui a ocorrência de síndrome da criança espancada e a síndrome de Münchausen por procuração. O filicídio por vingança contra o cônjuge refere-se ao crime em que a criança é morta para retaliar ou punir o outro genitor, bem ilustrado no mito grego de Medeia.[13,16]

Bourget e Bradford[17] foram pioneiros em revelar a importância do gênero do agressor como categoria, classificando os filicídios em: patológicos, acidentais, retaliativos, neonaticidas e paternos. Nesse modelo de classificação, o filicídio patológico envolve tanto os casos em que o agressor apresenta um grave transtorno mental quanto os classificados como altruísticos. O filicídio acidental e o filicídio por vingança são equivalentes aos descritos por Resnick.[13,16] O neonaticídio é o resultado de uma gravidez indesejada, sendo realizado, particularmente, por mulheres jovens, solteiras e desamparadas, enquanto o filicídio paterno é executado por homens com mais de 30 anos, tendo como vítimas crianças acima de 5 anos de idade.[17]

Mendlowicz e Coscarelli[18] estudaram a população de mulheres que mataram seus filhos nas primeiras 24 horas, na cidade do Rio de Janeiro, no período de 1900 a 1995. As mães pesquisadas eram, em geral, jovens, solteiras, não caucasianas e com baixa escolaridade. Elas haviam mantido a gravidez em segredo e dado à luz fora do ambiente hospitalar. Embora haja relatos de queixas psiquiátricas, apenas uma das acusadas recebera diagnóstico de retardo mental, sendo as demais consideradas sãs do ponto de vista psiquiátrico.[18]

CARACTERÍSTICAS DO FILICÍDIO

Nesse tipo de delito, o tempo de vida da criança desempenha um papel importante, sendo fator preditor dos subtipos previamente descritos. O primeiro ano representa uma época de intensa vulnerabilidade infantil, e os riscos de morte culminam durante as primeiras 24 horas de vida. A vítima também é, frequentemente, o filho primogênito e muitas vezes único da família.[10]

As mães cometem a maioria dos neonaticídios, bem como respondem pelo maior número de homicídios ocorridos durante a primeira semana de vida da criança. Enquanto as mães estão super-representadas nos infanticídios, os filicídios cometidos após a primeira semana de vida têm como principais autores os pais ou padrastos, com o predomínio dos pais nos períodos mais avançados da infância. Em relação ao sexo das vítimas de filicídio, os estudos costumam relatar igual número para ambos os sexos, embora Yarwood[19] tenha indicado risco discretamente mais elevado para os meninos.

Os meios empregados para matar também variam de acordo com a faixa etária. Crianças menores de 1 ano de idade morrem mais em decorrência de situações fatais de abuso físico (socos, chutes, quedas ou ao serem chacoalhadas). As crianças entre 1 e 6 anos de idade são vítimas de homicídios intencionais, resultado de estrangulamento e espancamento.[19]

Mães com doença mental grave que praticam filicídio, em geral, têm mais idade, são casadas, atacam crianças mais velhas e vitimam mais frequentemente múltiplos filhos.

FATORES DE RISCO RELACIONADOS AO FILICÍDIO

Considera-se que o filicídio seja resultado da interação de variáveis individuais do agressor, da vítima e situacionais.

Não existe um perfil único de filicida, variando de acordo com a idade da criança e do agressor, o sexo deste e a motivação para o delito.

FATORES DE RISCO RELACIONADOS AOS GENITORES

Os seguintes fatores já foram descritos: sintomas agudos de doença mental, estados dissociativos no período puerperal, transtornos (ou traços) da personalidade antissocial e *borderline*, uso de bebidas alcoólicas e drogas ilícitas, pouca capacidade de enfrentamento dos problemas, sentimentos de sobrecarga, história de ter sofrido violência doméstica e maus-tratos na infância, atitudes de maus-tratos crônicos direcionados ao filho.[10,11]

FATORES DE RISCO RELACIONADOS À CRIANÇA

A existência de deficiência física ou mental, o baixo peso, a prematuridade e o choro persistente aumentam as chances de assassinato infantil cometido por um dos pais.[10]

SINAIS DE ALERTA RELATIVOS AO FILICÍDIO

- O período compreendido entre as primeiras 24 horas, o primeiro ano de vida ou a adolescência.
- Mães jovens, com pouca escolaridade e que não realizaram acompanhamento pré-natal.
- Mães com risco de suicídio.
- Ocorrências prévias de maus-tratos ao(s) filho(s).
- Evidência de hostilidade contra o(a) filho(a) preferido da(o) esposa(o).
- Síndrome de Münchausen por procuração.
- Recém-nascido com deficiência mental e/ou física.

DIFERENÇAS ENTRE OS PERPETRADORES DE FILICÍDIO, DE ACORDO COM O SEXO

O Quadro 20.1 reúne as principais diferenças entre mães e pais filicidas.

FRATRICÍDIO E SORORICÍDIO

O fratricídio é a morte de um irmão por outro. Podemos encontrá-lo bem exemplificado no texto bíblico de *Gênesis*, Capítulo 4, que narra o assassinado de Abel por seu irmão Caim, motivado por sentimentos de inveja e ira. O sororicídio, por conseguinte, é o ato de matar a própria irmã.

O fratricídio ainda é um crime pouco estudado e de limitada compreensão. A influência dos transtornos mentais e do abuso de substâncias psicoativas no comportamento fratricida já foi estabelecida em um estudo retrospectivo canadense, realizado por Bourget e Gagné,[20] cujas informações foram coletadas em um período de 10 anos. Os autores ressaltaram a importância da identificação de psicopatologias nos perpetradores desse crime (um terço dos casos tinha algum transtorno mental, como depressão, esquizofrenia ou outro transtorno psicótico), bem como o fato de que a maioria dos casos era imprevisível, com ações explosivas e impulsivas, estando relacionados a abuso/intoxicação por álcool, discussões que evoluíram para agressões físicas e emprego de armas de fogo ou facas. Os homens compuseram o maior número tanto de vítimas quanto de agressores, sendo que indivíduos adultos, acima dos 30 anos, mataram mais seus irmãos do que os adolescentes. Os agressores, em geral, eram mais jovens que as vítimas. Outro aspecto relevante desse delito é que não foi associado ao comportamento homicida-suicida observado em outros homicídios familiares.[20]

Esse mesmo estudo sugere que os fratricidas podem ser subdivididos em dois grupos: os irmãos-companheiros de bebidas e os doentes mentais com comportamento psicótico. O primeiro grupo, responsável

QUADRO **20.1** DIFERENÇAS ENTRE MÃES E PAIS FILICIDAS

Mães filicidas	Pais filicidas
Mulheres jovens, nos casos de neonaticídio. Mulheres mais velhas, nos filicídios praticados por doentes mentais graves.	Homens maiores de 30 anos.
Inexistência de suporte marital e econômico para as neonaticidas.	Ciúmes, reação às ameaças de divórcio.
Esquizofrenia, retardo mental, transtorno bipolar com sintomas psicóticos e transtorno da personalidade *borderline*.	Abuso de álcool e drogas, transtornos (ou traços) da personalidade *borderline* e antissocial.
Antecedentes de violência doméstica.	Antecedentes de violência doméstica.
Métodos empregados: asfixia, afogamento, envenenamento.	Os métodos empregados são mais violentos: espancamento e ferimentos por arma de fogo ou arma branca.
Desfecho judicial: medida de segurança e internação hospitalar.	Desfecho judicial: aprisionamento.

Fonte: Putkonen e colaboradores[9] e Kauppi.[10]

pela maioria dos casos, se caracteriza pela proximidade entre irmãos que, estando envolvidos em uma calorosa discussão, após o uso abusivo de álcool, manifestam elevada impulsividade, emotividade e algum grau de rivalidade. Os fratricidas psicóticos, ao contrário, têm clara intenção de matar e premeditam o crime, podendo extrapolá-lo para o familicídio.[20]

PARRICÍDIO

O parricídio é o ato de matar o próprio pai (patricídio) ou a mãe (matricídio), podendo também envolver um padrasto ou uma madrasta. Constitui evento raro, representando menos de 2% de todos os homicídios nos Estados Unidos e 4% dos homicídios no Canadá.

Elevadas taxas de doença mental são encontradas entre os parricidas, particularmente a esquizofrenia, os transtornos afetivos e, em menor número, os transtornos da personalidade. O diagnóstico mais comum do agressor é a esquizofrenia, com sintomas psicóticos ativos na época do crime. A motivação paranoide persecutória também é frequentemente associada, envolvendo uma história delirante que atinge ambos ou um dos pais como vítimas. O crime costuma ser desencadeado por uma discussão ou interrupção do tratamento. Os métodos utilizados demonstram violência excessiva no ato homicida, podendo culminar em casos de desmembramento.

Um estudo realizado por Dantas e colaboradores,[21] em Portugal, constatou que parricidas são geralmente homens, realizam a agressão em casa, na presença de testemunhas, e permanecem na cena após o crime. As principais motivações alegadas pelos agressores portugueses consistiram em: doença mental não tratada, conflitos financeiros, nos casos de parricidas adultos, e tentativa de proteção materna, nos casos de parricidas mais jovens. A correlação entre adolescentes vítimas de abusos e maus-tratos físicos e emocionais com o parricídio já foi realizada.[21,22]

Considerando homicidas com esquizofrenia que cometeram parricídio, há determinados fatores de risco descritos, tais como: existência de sintomas psicóticos ativos, ocorrência de síndrome de Capgras (crença delirante de que um membro da família foi substituído por impostor idêntico), residir com pais idosos, especialmente mães, conflitos com as vítimas em razão de desentendimentos, ameaças de internação forçada ou imposição ao uso de medicação.[23]

Agressões prévias às vítimas ocorrem em 25% dos casos.

Liettu e colaboradores,[24] em um estudo finlandês, aferiram que um terço dos parricidas investigados morreram por suicídio e que os homens matricidas que cometeram suicídio tiveram sobrevida após o crime significativamente inferior àquela dos parricidas e do grupo controle formado pelos que também morreram por suicídio.

Jargin[25] alertou para a discreta distinção entre idosos vítimas de maus-tratos e parricídio. Casos limítrofes podem incluir o envolvimento de idosos na ingestão excessiva de álcool dentro de um pequeno intervalo de tempo (*binge drinking*), omissão de socorro ou, mesmo, manipulação para o suicídio. Por seu aspecto trivial, esses parricídios podem passar despercebidos.[25]

Myers e Vo[26] investigaram a associação entre parricídio cometido por adolescentes e psicopatia e detectaram que os assassinatos ocorriam preferencialmente nas próprias casas das famílias, como ataques-surpresa, empregando armas de fogo paternas. Os corpos foram, geralmente, cobertos, embalados e deslocados da cena do crime, e as confissões tinham uma qualidade inacreditável.[26]

Os homicídios de madrastas e padrastos apresentam determinadas diferenças quanto ao assassinato de mães e pais pelos seus filhos biológicos: enteados envolvem-se nesses crimes em idades significativamente mais jovens e utilizam mais armas de fogo.[27,28]

Um aspecto que merece ser mencionado é o do assassinato de avô ou avó pelo neto ou neta. Esses casos, mesmo não sendo parricídios propriamente ditos, têm características que os aproximam: geralmente, o avô ou a avó participaram da criação do agressor e conviviam com ele no momento do crime, tendo, inclusive, servido como figura substituta do pai ou da mãe. Quadros psicóticos agudos, primários ou secundários ao uso de substâncias psicoativas, fazem parte desse contexto.

UXORICÍDIO

A violência doméstica é a forma de agressão mais prevalente no mundo contra mulheres e crianças.[29] Enquanto os homens têm maior probabilidade de serem vítimas de pessoas estranhas ou pouco conhecidas, as mulheres têm maior probabilidade de serem vítimas de membros de suas próprias famílias ou de seus parceiros íntimos. Na sua forma mais grave, a violência leva à morte da mulher. Sabe-se que de 40 a 70% dos homicídios femininos, no mundo, são cometidos por parceiros íntimos. Os percentuais de homens assassinados por suas parceiras são mínimos, e, frequentemente, nesses casos, as mulheres estavam se defendendo ou revidando o abuso sofrido.

O uxoricídio é o mais prevalente dos homicídios familiares, constituindo-se no assassinato da própria esposa pelo marido, companheiro, namorado ou ex, sendo conhecido na língua inglesa como *female intimate partner homicide* (FIPH) – em português, homicídio de parceiro íntimo do sexo feminino –, evidenciando uma complicação fatal da violência doméstica.[30]

Esse crime resulta de crescente agressividade exteriorizada contra a companheira. Na maioria dos casos ocorre de forma premeditada, não se constituindo um ato impulsivo isolado. Frequentemente, antecedendo o uxoricídio, ocorrem várias ameaças, chantagens, agressões e denúncias policiais.[31,32]

Esse delito costuma ocorrer à noite, na casa da vítima, podendo o perpetrador estar sob efeito de substâncias psicoativas (álcool ou drogas ilícitas). O risco de uxoricídio se eleva com o aumento da diferença de idade entre os cônjuges. Além disso, esposas mais jovens também demonstram maior risco de serem assassinadas pelos maridos do que mulheres mais velhas. Alguns teóricos evolucionistas atribuem esse padrão ao sentimento masculino de propriedade sexual, o que os inclina a utilizar métodos violentos para controlar a companheira, especialmente aquelas que eles considerariam como de elevado valor reprodutivo.[33]

Shackelford e Mouzos[34] observaram que o tipo de relacionamento – casamento ou apenas coabitação – interfere nas taxas de uxoricídio, sendo as mulheres que somente coabitavam com companheiros nove vezes mais vitimadas do que as legalmente casadas.

Na Noruega, um estudo retrospectivo, baseado nos casos de 196 vítimas de homicídio, entre os anos de 1985 e 2009, verificou que em 14 casos o agressor se suicidou após ter matado sua parceira íntima.[35]

Os agressores conjugais constituem um grupo muito heterogêneo. Alguns estudiosos os classificam em função de sua eventual psicopatologia, da prática de violência generalizada ou voltada apenas para a companheira e da severidade e frequência da agressão. Entre os perfis possíveis, encontram-se os agressores sem psicopatologia, os com transtorno da personalidade antissocial ou *borderline*, os narcisistas, os disfóricos e os psicóticos, representando diferentes graus de violência, prognóstico e reincidência.[36]

Nos últimos anos, observam-se avanços na legislação penal brasileira no que diz respeito ao combate à violência contra a mulher no âmbito familiar. A Lei nº 11.340,[37] de 7 de agosto de 2006, apelidada *Lei Maria da Penha*, modificou as penas previstas para crimes de violência que tenham a mulher por vítima e implementou uma rede de proteção com órgãos específicos para receber denúncias, processar e julgar os casos. O feminicídio, por sua vez, foi legislado na recente Lei n° 13.104,[38] de 9 de março de 2015, que, alterando o Código Penal[15] de 1940, prevê o crime de homicídio qualificado quando cometido contra a mulher por razões da condição de sexo feminino, majorando a pena para 12 a 30 anos, em vez de 6 a 20 anos. A locução *razões da condição de sexo feminino* é explicada pela consideração das ocasiões em que o crime envolve violência doméstica e familiar, bem como menosprezo ou discriminação à condição de mulher. Além disso, aumenta-se a pena de um terço até metade se o crime for praticado durante a gestação ou nos três meses posteriores ao parto.

Esse tema é abordado no Capítulo 18 (Violência Contra a Mulher).

Considerações psiquiátrico-forenses

A PERÍCIA PSIQUIÁTRICA

A avaliação pericial psiquiátrica nos casos de homicídio familiar comporta determinadas peculiaridades, podendo envolver diretamente o agente do crime ou consistir em exame *post mortem*, por meio da necropsia psiquiátrica, uma vez que o assassino tenha cometido suicídio logo após a prática do ato, particularmente o familicida.

Nas avaliações de imputabilidade penal conduzidas nos homicidas familiares, serão investigados: a existência de transtorno mental, seu nexo causal com o crime e as capacidades de entendimento e de determinação do agressor ao tempo da ação.

O perito deve estar atento às diversas emoções despertadas nesses casos, como raiva, pena, rechaço, tristeza, impotência e tendência de identificação com a vítima, o que torna a tarefa pericial, por vezes, dolorosa. A consciência desses afetos auxiliará na manutenção da neutralidade necessária à adequada execução da tarefa.

O exame psiquiátrico-forense do perpetrador deve ser cuidadoso e detalhado, incluindo, de maneira ideal: extensa anamnese, exame do estado mental, exame físico e neurológico. Informações colaterais provenientes de fontes confiáveis, como familiares remanescentes, amigos, professores, colegas de trabalho, médicos assistentes e registros médicos e/ou policiais, também podem ser muito elucidativas. Exames complementares de imagem, como tomografia computadorizada cerebral ou ressonância magnética de encéfalo, eletrencefalograma, testes laboratoriais, aplicações de escalas forenses e testagem psicológica, podem ser solicitados.

Importantes variáveis devem ser cogitadas pelo perito: o grau de parentesco entre o agressor e a(as) vítima(s); a qualidade da relação entre eles; a existência de interesses financeiros (herança); a ocorrência de prodigalidade; em casos de constatação de doença mental ou uso de álcool e drogas, se os familiares sabiam disso; se o agressor estava em tratamento ou abandonou recentemente os remédios; a existência de antecedentes familiares de transtornos mentais; a ocorrência de episódio prévio de violência na família ou ameaças; e se o agressor apresenta riscos futuros para si ou para outros.

A perícia psiquiátrica revela-se uma atividade de extrema importância nos homicídios familiares, pois possibilita a coleta e posterior categorização das informações, as quais poderão ser utilizadas na elaboração do documento médico-legal, que contribuirá para melhor elucidação dos fatos e encaminhamento mais adequado do periciado, possibilitando, inclusive, a prevenção de futuros delitos.

Deve-se ter em mente, no entanto, que, mesmo nos homicídios familiares, por mais extravagantes ou impensáveis que as situações se apresentem, a inimputabilidade do agressor derivada de doença mental permanece uma exceção.

PECULIARIDADES NA AVALIAÇÃO DE IMPUTABILIDADE PENAL NOS HOMICÍDIOS FAMILIARES

Segundo o Código Penal brasileiro,[15] o assassinato do filho pela progenitora pode receber diferentes enquadramentos legais de acordo com o momento de vida da mãe. Será enquadrada no Artigo 123 – filicídio – a mulher que "matar sob a influência do estado puerperal, o próprio filho, durante o parto ou logo após". Todas as demais situações correspondem ao Artigo 121 – homicídio. O agente do delito de infanticídio recebe pena menor do que a prevista para o delito de homicídio. Para isso, é necessário que fique comprovada, na perícia psiquiátrica, a existência de *estado puerperal* e de nexo causal com o delito. O exame desse estado pode ocorrer já na fase de inquérito, buscando maior proximidade temporal com os fatos. Para a maioria dos autores, esse estado vai desde o começo do parto até o desaparecimento da influência do estado puerperal da mãe, quadro que gera controvérsias na literatura quanto a sua duração.

Quanto ao nexo causal, ainda que o filicídio muitas vezes seja descrito como causado por um fenômeno transitório do puerpério, acredita-se que possa estar mais relacionado a outros fatores, como psicopatologia prévia.[39]

Na tentativa de esclarecer o estado puerperal, os transtornos mentais no pós-parto devem ser avaliados. Os principais transtornos mentais associados ao puerpério são a disforia puerperal ou *baby blues*, a depressão pós-parto e a psicose pós-parto.[40] O *baby blues* afeta entre 60 e 80% das novas mães, durante as duas primeiras semanas após o parto, sendo caracterizado por leve tristeza e abatimento, enquanto de 10 a 25% das puérperas vivenciam a depressão puerperal, que pode permanecer por um ou dois anos. A quinta edição do *Manual diagnóstico e estatístico de transtornos mentais* (DSM-5)[41] traz o conceito de episódios do periparto, pois 50% dos sintomas de depressão maior pós-parto se iniciam de fato durante a gestação.[40]

A psicose puerperal tem uma prevalência bem inferior, ocorrendo em quatro a cada mil mulheres.[42] A psicose puerperal tem relevância psiquiátrico-forense por promover a quebra de contato com a realidade por longos períodos, desencadeando alucinações, agitação psicomotora, rápidas mudanças de humor e delírios. Algumas vezes, as alucinações auditivas são vozes de comando que ordenam o assassinato do bebê, a fim de "garantir a salvação divina da pequena alma". Essas mulheres podem até reconhecer suas ações como erradas, contudo os delírios e a angústia são mais fortes e acabam por exercer controle sobre elas. O risco é aumentado para mulheres que já apresentaram o quadro anteriormente, em outros partos, e para mulheres com história de transtorno depressivo ou bipolar.

Neonaticídios cometidos por pais, também chamados de neonaticídios paternos, correspondem a uma pequena parcela dos casos e revelam-se ou como atos premeditados, derivados de gravidezes indesejadas, ou como resultado de ações impulsivas, relacionadas ao nascimento de um bebê mal-formado.

Nos casos de homicídio em que há dúvidas quanto à integridade mental da mãe, o juiz, com base no Artigo 149 do Código de Processo Penal,[43] poderá instaurar o incidente de insanidade mental, suspendendo o processo até o recebimento do resultado da perícia de responsabilidade penal.

As sentenças dos juízes tendem a ser mais punitivas para os homens do que para as mulheres, mesmo quando elas são consideradas culpadas por idêntico delito.[44]

A disparidade no tratamento legal de pais e mães filicidas tem sido discutida em todo o mundo. Nos Estados Unidos, mulheres que matam os filhos têm sido desproporcionalmente hospitalizadas ou tratadas, enquanto os homens que cometeram o mesmo crime foram presos ou executados. As mães detêm maior propensão a serem consideradas doentes mentais, enquanto os pais são identificados como agressores violentos e vis.[44]

Além das vítimas infantis, outro grupo vulnerável corresponde aos familiares idosos que estão sob os cuidados dos filhos adultos. Eles podem ser portadores de doenças crônicas, como demências, osteopatias, cardiopatias, doenças vasculares cerebrais, entre outras, constituindo uma população de alto risco para maus-tratos e homicídios, especialmente quando sua sobrevivência não está vinculada a rendimentos ou sobrecarga aos parentes. Assim, quando um idoso for identificado como morto em condições precárias de higiene, nutrição e saúde física – não explicadas por patologia clínica –, a possibilidade de parricídio deve ser investigada. Aqui, vale lembrar que a síndrome de Münchausen por procuração também pode vitimar idosos cujos filhos são responsáveis, muitas vezes, pela administração de múltiplos remédios e condução aos serviços de saúde.

Homicídios familiares podem ser elaborados de forma premeditada e conduzidos por um desconhecido contratado por um familiar para esse fim. O familiar, autor intelectual do delito, desejoso da morte de um ou mais membros da família, contrata o matador, orientando-o sobre costumes, características e atividades da(s) vítima(s), planejando com ele todos os passos a serem seguidos para o desfecho fatal. O homicídio, muitas vezes, ocorre na casa da vítima, onde ela é pega de surpresa. Os autores costumam simular um roubo, matando friamente a pessoa.[2] Esse tipo de delito envolve capacidade de premeditação, planejamento e dissimulação das provas, pouco se associando à conduta psicótica. Interesses econômicos, disputa de poder e ressentimentos familiares prévios costumam estar relacionados a tal tipo de conduta criminal. A presença de psicopatia deve ser avaliada nesses casos.

Embora a pesquisa sobre psicopatia seja extensa, poucos dados são fornecidos sobre a associação entre psicopatia e os subtipos de homicídios familiares. Alguns traços psicopáticos, como egocentrismo, superficialidade afetiva, dificuldades para aceitar responsabilidades e falta de empatia, podem estar na base do ato de matar o próprio filho ou na decisão de eliminar os genitores.[9]

Considerações finais

Muitas vezes, o homicídio familiar corresponde à expressão extremada de um amplo espectro de manifestações prévias de violência praticadas contra pessoas vulneráveis. Tal situação provoca mudanças permanentes na história, na estrutura e nas relações familiares. As consequências atingem todos os membros, estendendo-se a várias gerações, e perturbam a interação social, afetando definitivamente as bases dos princípios afetivos, de segurança e de proteção.

Os homicídios familiares, pela variabilidade de apresentações e personagens, mesmo remontando a tempos primordiais, permanecem um desafio para o perito psiquiatra. Segredos e interesses de família podem estar envolvidos, além de sentimentos de pesar, culpa ou remorso presentes nos parentes remanescentes.

Entender esses crimes só é possível após a resolução do complexo quebra-cabeça das relações familiares em cada caso, pois é preciso recordar que a mera existência de doença mental não é sinônimo de desfecho criminoso. Os transtornos graves da personalidade – particularmente os transtornos antissocial, *borderline* e narcisista – parecem ser responsáveis por alguns dos casos mais impactantes, uma vez que configuram perturbação da saúde mental, e não doença mental com completo prejuízo do entendimento e da determinação. Nessas situações, geralmente, participam interesses econômicos, disputas de poder e/ou impulsos sádicos dos agressores.

Autores assinalam a importância da avaliação de risco e do diagnóstico precoce das conflitivas familiares e a necessidade de implementação de tratamento adequado como melhor medida preventiva. Sabe-se que tais fenômenos, se adequadamente diagnosticados e tratados, poderão ser evitados ou minimizados.

Por fim, segundo Telles e colaboradores:[45]

> Nestes tempos em que tanto se destaca a importância da manutenção do doente mental junto à família, é relevante salientar a importância da avaliação de risco de conduta violenta nos pacientes doentes mentais graves, com história de comorbidade, de frágil adesão às medidas terapêuticas pretéritas e sem suporte familiar adequado. Nesses casos, pode haver necessidade de medidas terapêuticas, inclusive em nível hospitalar, como recurso oportuno para a prevenção de delitos graves.

Referências

1. Malmquist CP. Psychiatric aspects of familicide. Bull Am Acad Psychiatry Law. 1980;8(3):298-304.

2. Marchiori H. Victimología: Homicidio en el grupo familiar. Rev Mexic Prev Readapt Social. 2000;7:49-68.

3. Yardley E, Wilson D, Lynes A. A taxonomy of male british family annihilators, 1980-2012. Howard J Crim Justice. 2014;53(2):117-40.

4. Telles LEB, Correa H, Blank P. Familicide attempt: case report of a forensic psychiatric evaluation. Rev Psiquiatr Clín. 2013;40(13):127.

5. Foucault M. Eu, Pierre Riviére, que degolei minha mãe, minha irmã e meu irmão: um caso de parricídio do século XIX, apresentado por Michel Foucault. 7. ed. São Paulo: Graal; 2003. p. 19-20.

6. Dietz PE. Mass, serial and sensational homicides. Bull NY Acad Med. 1986;62(5):477-91.

7. Wilson M, Daly M, Daniele A. Familicide: the killing of spouse and children. Aggressive Behav. 1995;21(4):275-91.

8. Liem M, Koenraadt F. Familicide: a comparison with spousal and child homicide by mentally disordered perpetrators. Crim Behav Ment Health. 2008;18(5):306-18.

9. Putkonen H, Weizmann-Henelius G, Lindberg N, Eronen M, Häkkänen H. Differences between homicide and filicide offenders; results of a nationwide register-based case-control study. BMC Psychiatry. 2009;9:27.

10. Kauppi A. Filicide, intrafamilial child homicides in Finland: 1970-1994 [dissertação]. Joensuu: University of Eastern Finland; 2012.

11. Kauppi A, Kumpulainen K, Karkola K, Vanamo T, Merikanto J. Maternal and paternal filicides: a retrospective review of filicides in Finland. J Am Acad Psychiatry Law. 2010;38(2):229-38.

12. Flynn SM, Shaw JJ, Abel KM. Filicide: mental illness in those who kill their children. PLoS One. 2013;8(4):e58981.

13. Resnick PJ. Child murder by parents: a psychiatric review of filicide. Am J Psychiatry. 1969;126(3):325-34.

14. Bourget D, Grace J, Whitehurst L. A review of maternal and paternal filicide. J Am Acad Psychiatry Law. 2007;35(1):74-82.

15. Brasil. Presidência da República. Casa Civil. Decreto-Lei n° 2848, de 07 de dezembro de 1940. Código penal [Internet]. Brasília: Casa Civil; 1990 [capturado em 20 jun. 2015]. Disponível em: http://www.planalto.gov.br/ccivil_03/decreto-lei/del2848.htm.

16. Resnick PJ. Murder of the newborn: a psychiatric review of neonaticide. Am J Psychiatry. 1970;126(10):1414-20.

17. Bourget D, Bradford JMW. Homicidal parents. Can J Psychiatry. 1990;35(3):233-8.

18. Mendlowicz MV, Coscarelli PG. Infanticídio na cidade do Rio de Janeiro: perspectivas forenses e médico-legais. In: Moraes TM, organizador. Ética e psiquiatria forense. Rio de Janeiro: IPUB; 2001. p. 185-201.

19. Yarwood DJ. Child homicide review of statistics and studies [Internet]. Ascot: Dewar Research; 2004 [capturado em 20 jun. 2015]. Disponível em: http://www.dewar4research.org/docs/chom.pdf.

20. Bourget D, Gagné P. Fratricide: a forensic psychiatric perspective. J Am Acad Psychiatry Law. 2006;34(4):529-33.

21. Dantas S, Santos A, Dias I, Dinis-Oliveira RJ, Magalhães T. Parricide: a forensic approach. J Forensic Leg Med. 2014;22:1-6.

22. Grattagliano I, Greco R, Di Vella G, Campobasso CP, Corbi G, Romanelli MC, et al. Parricide, abuse and emotional processes: a review starting from some paradigmatic cases. Clin Ter. 2015;166(1):e47-e55.

23. Ahn BH, Kim JH, Oh S, Choi SS, Ahn SH, Kim SB. Clinical features of parricide in patients with schizophrenia. Aust N Z J Psychiatry. 2012;46(7):621-9.

24. Liettu A, Mikkola L, Säävälä H, Räsänen P, Joukamaa M, Hakko H. Mortality rates of males who commit parricide or other violent offense against a parent. J Am Acad Psychiatry Law. 2010;38(2):212-20.

25. Jargin SV. Elder abuse and neglect versus parricide. Int J High Risk Behav Addict. 2013;2(3):136-8.

26. Myers WC, Vo EJ. Adolescent parricide and psychopathy. Int J Offender Ther Comp Criminol. 2012;56(5):715-29.

27. Heide KM. Matricide and stepmatricide victims and offenders: an empirical analysis of U.S. arrest data. Behav Sci Law. 2013;31(2):203-14.

28. Heide KM. Patricide and steppatricide victims and offenders: an empirical analysis of U.S. arrest data. Int J Offender Ther Comp Criminol. 2014;58(11):1261-78.

29. Day VP, Telles LEB, Zoratto PH, Azambuja MRF, Machado DA, Silveira MB, et al. Violência doméstica e suas diferentes manifestações. Rev Psiquiatr RS. 2003;25(Supl 1):9-21.

30. Chechova-Vayleux E, Leveilllee S, Lhuillier JP, Garre JB, Senon JL, Richard-Devantoy S. Female intimate partner homicide: clinical and criminological issues. Encephale. 2013; 39(6):416-25.

31. Morales FA. Violência contra mulher: uma visão pericial sobre uxoricídio. 1. Congresso Internacional de Direitos Humanos; 2012 Ago 29-31; Caxias do Sul, Rio Grande do Sul; 2012.

32. Pereira AR, Vieira DN, Magalhães T. Fatal intimate partner violence against women in Portugal: a forensic medical national study. J Forensic Leg Med. 2013;20(8):1099-107.

33. Schakelford TK, Buss DM, Peters J. Wife killing: risk to woman as a function of age. Violence Vict. 2000;15(3):273-82.

34. Shackelford TK, Mouzos J. Partner killing by men in cohabiting and marital relationships: a comparative, cross-national analysis of data from Australia and the United States. J Interpers Violence. 2005;20(10):1310-24.

35. Kristoffersen S, Lilleng PK, Mæhle BO, Morild I. Homicides in Western Norway, 1985-2009, time trends, age and gender differences. Forensic Sci Int. 2014;238:1-8.

36. Cunha O, Gonçalves RA. Intimate partner violence offenders: generating a data-based typology of batterers and implications for treatment. Eur J Psychol Appl Legal Context. 2013;5:131-9.

37. Brasil. Presidência da República. Casa Civil. Lei n° 11.340 de 7 de agosto de 2006. Cria mecanismos para coibir a violência doméstica e familiar contra a mulher, nos termos do § 8o do art. 226 da Constituição Federal, da Convenção sobre a Eliminação de Todas as Formas de Discriminação contra as Mulheres e da Convenção Interamericana para Prevenir, Punir e Erradicar a Violência contra a Mulher; dispõe sobre a criação dos Juizados de Violência Doméstica e Familiar contra a Mulher; altera o Código de Processo Penal, o Código Penal e a Lei de Execução Penal; e dá outras providências [Internet] Brasília: Casa Civil; 2006 [capturado em 20 jun. 2015]. Disponível em: https://www.planalto.gov.br/ccivil_03/_Ato2004-2006/2006/Lei/L11340.htm.

38. Brasil. Presidência da República. Casa Civil. Lei No 13.104, de 9 de março de 2015. Altera o art. 121 do Decreto-Lei no 2.848, de 7 de dezembro de 1940 – Código Penal, para prever o feminicídio como circunstância qualificadora do crime de homicídio, e o art. 1o da Lei no 8.072, de 25 de julho de 1990, para incluir o feminicídio no rol dos crimes hediondos[Internet] Brasília: Casa Civil; 2015 [capturado em 20 jun. 2015]. Disponível em: http://www.planalto.gov.br/ccivil_03/_Ato2015-2018/2015/Lei/L13104.htm.

39. Telles LEB, Day VP, Ávila B, Sousa FMC, Fetter HP, Lemos N, et al. Doença mental e outros modificadores da imputabilidade penal. Rev Psiquiatr RS. 2002;24(1):45-52.

40. Ribeiro HL, Renno Jr. J, Demarque R, Cavalsan JP, Rocha R, Cantilho A, et al. Aspectos gênero-específicos da avaliação psiquiátrica forense feminina. Rev Debates Psiquiatr. 2014;5:14-7.

41. American Psychiatric Association. Manual diagnóstico e estatístico de transtornos mentais: DSM-5. 5. ed. Porto Alegre: Artmed; 2014.

42. Kelly C. The legacy of too little, too late: the inconsistent treatment of postpartum psychosis as a

defense to infanticide. J Contemp Health Law Policy. 2002;19(1):247-77.

43. Brasil. Presidência da República. Casa Civil. Decreto-lei n° 3.689, de 03 de outubro de 1941. Código de Processo Penal [Internet]. Brasília: Casa Civil; 1941 [capturado em 20 jun. 2015]. Disponível em: http://www.planalto.gov.br/ccivil_03/decreto-lei/Del3689.htm.

44. Schwartz LL, Isser NK. Child homicide: parents who kill. Boca Raton: CRC; 2007. p. 91-5.

45. Telles LEB, Soroka P, Menezes RS. Filicídio: de Medéia a Maria. Rev Psiquiatr RS. 2008;(30)1:81-4.

FILME SUGERIDO

Polansky R. O bebê de Rosemary [dvd]. Los Angeles: Paramount; 1968.

PARTE 5

Implicações Forenses de alguns Transtornos Mentais

CAPÍTULO 21

Transstornos Neurocognitivos

Analuiza Camozzato de Padua, Gabriela de Moraes Costa, Claudia da Cunha Godinho, José G. V. Taborda

PONTOS-CHAVE

- A categoria de transtornos neurocognitivos (TNCs) do *Manual diagnóstico e estatístico de transtornos mentais* (DSM-5) engloba os diagnósticos de *delirium*, TNC leve e TNC maior (demência). A distinção entre TNC leve e TNC maior é feita pela gravidade do comprometimento cognitivo e pela interferência na funcionalidade, com diferentes implicações forenses.
- A avaliação pericial do indivíduo com TNC inclui a formulação diagnóstica, a avaliação cognitiva e funcional e a avaliação da gravidade do quadro. Devem ser feitas necessariamente com o examinando e com seus familiares e/ou cuidadores.
- Entre domínios de maior relevância para a avaliação e a orientação legal dos pacientes e familiares, encontram-se capacidade de vida independente, gestão financeira, consentimento para tratamento, capacidade testamentária, direção veicular, consentimento para pesquisa, consentimento sexual e voto.
- Os prejuízos cognitivos e funcionais que caracterizam os transtornos neurocognitivos apresentam potenciais implicações forenses. Entretanto, o diagnóstico *per se* dessa condição não deve ditar conclusões acerca da capacidade do indivíduo. Funcionalidade e capacidade não são termos intercambiáveis.

> **VINHETA**
>
> Antônio, 75 anos, casado, funcionário público aposentado, foi admitido em hospital geral em decorrência de gangrena isquêmica em membro inferior direito. Após a avaliação do médico-assistente, foi indicada a amputação transtibial desse membro. O paciente recusa-se a consentir o procedimento: afirma que já viveu o suficiente e deseja morrer com seu corpo íntegro. A esposa do paciente informa ao médico que seu marido vem apresentando, nos últimos dois anos, lapsos ocasionais de memória com repetição de perguntas acerca de eventos cotidianos. Além disso, tem esquecido o fogão ligado, perde objetos em casa e demonstra dificuldades em situar temporalmente um evento em relação a outro. Esses sintomas causam algum prejuízo em atividades mais complexas de seu cotidiano e podem ter sido uma das causas de seu quadro clínico atual, pois tinha dificuldade para controlar o uso diário dos medicamentos, necessitando de monitoramento de familiares, o que muitas vezes não aceitava. Após o relato da esposa, a equipe ficou em dúvida sobre a real capacidade do paciente para recusar o tratamento proposto. Os filhos desejam que a amputação seja realizada e que não se leve em consideração o desejo de Antônio. A esposa está dividida, pois sempre adotou uma atitude mais submissa em relação a ele.

Esse caso ilustra um conflito entre um princípio ético e dois princípios médicos, todos fundamentais: autonomia *versus* beneficência/não maleficência. Além disso, envolve a avaliação da capacidade de tomada de decisão pelo paciente. Essa avaliação é mais complexa em se tratando de quadros psiquiátricos como os TNCs, que, por definição, apresentam prejuízo cognitivo. No entanto, deve-se considerar que nem todos os domínios estarão afetados em determinada fase da doença e que a gravidade do comprometimento também pode variar. Além disso, antes de se avaliar a capacidade de tomar decisão, deve ser certificado se houve uma informação clara, detalhada e compreensível da situação médica, dos riscos, benefícios e necessidade do procedimento em questão, bem como das implicações de sua não realização, no caso descrito, a amputação transtibial. Igualmente imprescindível é a garantia da voluntariedade, isto é, a ausência de qualquer tipo de coerção. Inicialmente, devemos estabelecer o diagnóstico sindrômico e, se possível, etiológico desse paciente, assim como sua gravidade. O relato do familiar a respeito de prejuízo cognitivo e funcional leve deve ser confirmado por uma avaliação objetiva que permita o diagnóstico. Ademais, na situação em questão, é fundamental certificar-se de que o paciente tenha capacidade de compreender o que foi dito, analisar as implicações e o significado das informações dadas ou da escolha que está sendo feita, bem como habilidade de ponderar e comparar as opções e as consequências potenciais da decisão. Uma testagem neuropsicológica abrangente envolvendo memória, atenção, juízo crítico, linguagem e funções executivas permitirá quantificar a extensão do prejuízo e sua implicação na capacidade de consentir o tratamento e auxiliará no parecer final emitido pelo perito.

A avaliação da capacidade é um tema de crescente interesse para clínicos, familiares de pacientes com TNCs e operadores do direito. Familiares frequentemente procuram os profissionais da saúde em busca de auxílio quanto à capacidade de tomada de decisões por parte dos indivíduos com suspeita desses transtornos. Tais julgamentos impõem grandes desafios, especialmente em decorrência do inadequado treinamento da maioria dos profissionais ante a complexa natureza dessas avaliações, que incluem amplas implicações éticas e legais, como a geração de restrições ou mesmo a remoção da autonomia. A psiquiatria forense se propõe a solucionar tais dilemas por meio de avaliações específicas, objetivando o respeito à autonomia dos sujeitos que são capazes de tomar decisões esclarecidas e a proteção daqueles com comprometimento cognitivo, que requerem supervisão ou mesmo intervenção direta, quando se fizerem necessárias.

Definição e categorização dos transtornos neurocognitivos (DSM-5)

A categoria descrita no DSM-5[1] como TNCs (referida no DSM-IV como demência, *delirium* e outros transtornos cognitivos) engloba patologias que apresentam como característica central um déficit cognitivo adquirido que necessariamente deve representar um declínio em relação ao funcionamento prévio. TNCs incluem: *delirium*, TNC maior e TNC leve. Os TNCs maior e leve podem decorrer de várias etiologias: doença de Alzheimer, doença vascular, doença de corpos de Lewy, doença de Parkinson, frontotemporal, traumatismo cerebral, infecção por HIV, induzidos por medicação, doença de Huntington, doença priônica, outra condição médica, múltiplas etiologias e etiologia inespecífica.[1]

Os TNCs maior e leve compreendem um espectro de déficit cognitivo. O TNC maior, também referido como demência, tem como característica central o declínio significativo de um ou mais domínios cognitivos (Critério A) de magnitude suficiente para interferir na independência para a execução de atividades do dia a dia (Critério B). Esse déficit deve ser baseado em ambos os aspectos: 1) relato do paciente, informante ou observação clínica; e 2) déficit demonstrado na testagem cognitiva objetiva. Faz-se necessária também a exclusão de *delirium* (Critério C). No TNC menor, o sujeito deve apresentar evidência de declínio cognitivo leve em um ou mais domínios cognitivos (Critério A) sem interferência na independência para a execução das atividades da vida diária (Critério B), não apresentar *delirium* (Critério C) ou outro transtorno mental que cause prejuízo cognitivo (Critério D). Sintomas comportamentais podem estar presentes em quaisquer dos TNCs. Os limites entre TNC maior e leve são muitas vezes difíceis de ser determinados, de modo que requerem observação e coleta cuidadosa de história clínica, a qual será mais detalhadamente abordada no item sobre avaliação pericial. Os indivíduos que apresentam TNC leve podem evoluir para um diagnóstico de TNC maior. O tempo de progressão dependerá da etiologia, mas será detectável e cumulativo ao longo do tempo, inicialmente com restrições em atividades mais complexas da vida diária, até evoluírem para atividades mais simples, quando as suas habilidades e autonomia se tornam inevitavelmente ameaçadas.[2]

O *delirium* (DSM-5)[1] é uma síndrome clínica caracterizada por alteração no nível de consciência e atenção (Critério A) que se desenvolve em curto período de tempo (geralmente, em algumas horas ou dias), tendendo a curso flutuante ao longo do dia (Critério B), podendo ocorrer déficits em outros domínios cognitivos e perceptuais (Critério C), o transtorno não é mais bem explicado pela presença de um TNC previamente estabelecido ou por coma (Critério D), evidência na história, exame físico ou achados laboratoriais de que o transtorno é uma consequência fisiológica de outra condição médica, uso de substância psicoativa ou devido à múltiplas etiologias (Critério E). O *delirium* é uma complicação frequente das patologias clínicas gerais, ocorrendo principalmente em pacientes hospitalizados. São fatores predisponentes: idade avançada, história prévia do transtorno, lesão cerebral, déficit cognitivo, privação do sono, déficit sensorial (principalmente visual ou auditivo), imobilização (mais comum após procedimentos cirúrgicos), desidratação, desnutrição, abuso de álcool, sondagem vesical e prescrição de três ou mais medicamentos após a admissão hospitalar.[3] É uma condição grave, com alta morbimortalidade, e as alterações de consciência e de atenção, características centrais desse transtorno, tornam o indivíduo incapacitado de praticar quaisquer atos da vida civil enquanto o quadro perdurar. Por esse motivo, não será mais extensamente abordado neste capítulo.

Avaliação pericial

A avaliação pericial dos indivíduos com suspeita de TNC leve ou maior pressupõe um diagnóstico sindrômico e etiológico, bem como a avaliação da gravidade do quadro e a determinação da capacidade do indivíduo para o objeto da avaliação pericial. Para o diagnóstico, é necessário entrevistar tanto o examinando quanto familiares ou cuidadores, uma vez que grande parte dos pacientes com TNC pode não perceber a ocorrência dos déficits cognitivos.

Diagnóstico sindrômico e etiológico

ENTREVISTA COM O INFORMANTE

Na entrevista com o informante, alguns aspectos devem ser considerados:[4]

- As informações clínicas devem ser obtidas com um informante capacitado, isto é, que conviva com o indivíduo e que conheça seu funcionamento prévio.
- Deve-se solicitar ao informante uma comparação do desempenho cognitivo e funcional atual do paciente em relação ao desempenho anterior, pois essa abordagem auxilia na identificação do declínio como algo novo (adquirido), permite a detecção de mudanças intraindividuais e sofre menos influência da escolaridade.
- Recomenda-se uma investigação ativa dos vários domínios cognitivos, uma vez que a queixa de memória é predominante e que prejuízo em domínios como orientação, linguagem e juízo crítico pode ser subestimado pelos familiares.
- É importante certificar-se de que o comprometimento funcional apresentado decorre do prejuízo cognitivo, não de outros fatores, tais como perda auditiva, déficit visual e comorbidades clínicas.
- Deve-se realizar uma busca ativa em relação à existência de sintomas comportamentais, como apatia, sintomas psicóticos, agressividade, agitação, sintomas depressivos e alterações de sono, uma vez que ocorrem com frequência e podem implicar maior incapacitação e auxiliar na determinação da etiologia do quadro.
- Deve-se investigar a forma de início e a evolução dos sintomas, pois isso auxilia a avaliação da etiologia do quadro. Por exemplo, quadros de início súbito sugerem uma etiologia vascular, enquanto um início insidioso sugere causa degenerativa; da mesma forma, evoluções rápidas sugerem etiologia infecciosa ou priônica, e evoluções lentas sugerem doença de Alzheimer.
- Embora o componente genético autossômico dominante poucas vezes seja

causa de TNCs, deve-se investigar a existência de história familiar em relação a transtornos cognitivos.
> A exclusão de outros transtornos psiquiátricos é mandatória.

ENTREVISTA E AVALIAÇÃO COGNITIVA DO PACIENTE

A avaliação do paciente inclui a investigação de queixas, sintomas e, principalmente, a avaliação cognitiva objetiva, realizada por intermédio de testes neuropsicométricos. Para tanto, é indispensável verificar aspectos sensoriais fundamentais à testagem, como as acuidades auditiva e visual, que podem levar a um desempenho ruim nos testes, sem implicar alteração primária da cognição. A escolaridade é outro fator que deve ser observado, sempre considerando o número de anos completos de estudo, uma vez que os escores médios e desvios padrão de cada teste são ajustados a essa variável.

Em alguns casos, nos quais a história clínica evidencia prejuízo cognitivo e funcional consistente segundo familiares ou informantes confiáveis, um teste cognitivo de rastreio geral, como o Miniexame do Estado Mental (MEEM), pode ser o suficiente para o diagnóstico de TNC maior (demência).[5] Entretanto, para o diagnóstico de TNC leve ou quadros iniciais de TNC maior (demência), é necessária uma avaliação neuropsicométrica mais abrangente, envolvendo testes que mensurem diferentes domínios cognitivos (tais como memória, orientação, atenção, juízo crítico, abstração, linguagem, funções executivas) e consigam detectar graus leves de prejuízo cognitivo. Além disso, em algumas situações, somente avaliações repetidas em um intervalo de tempo permitem um diagnóstico definitivo. O mais importante é determinar qual domínio cognitivo está afetado, a gravidade e em que medida esse(s) prejuízo(s) específico(s) interfere(m) na autonomia e na capacidade de tomada de decisão do indivíduo.

Como a determinação dos limites entre os TNCs leve e maior é às vezes difícil, uma avaliação neuropsicológica feita por profissional com *expertise* na área deve ser realizada. Os critérios do DSM-5[1] sugerem parâmetros de desempenho nessa avaliação, de forma que, no TNC leve, o indivíduo deve apresentar escores em cada teste na faixa de 1 a 2 desvios padrão abaixo da média ajustada para idade e escolaridade, enquanto escores de 2 ou mais desvios padrão abaixo dos parâmetros de normatização nos testes cognitivos indicam TNC maior. É importante ressaltar a necessidade de normas padronizadas para a população brasileira que sejam ajustadas para idade e escolaridade.

DIAGNÓSTICO ETIOLÓGICO

As causas mais comuns de demência em indivíduos com mais de 65 anos são doença de Alzheimer (DA; 60 a 80%), demência vascular (DV; 10 a 20%) e formas mistas de DA e DV (15%). Outras doenças – que correspondem a cerca de 10% de todos os quadros demenciais – são demência com corpúsculos de Lewy, demência frontotemporal (DFT), demência associada à doença de Parkinson, demência alcoólica e demências infecciosas (p. ex., HIV ou sífilis). Em torno de 5% das demências podem ser atribuídas a causas reversíveis, tais como anormalidades metabólicas (hipotireoidismo) e deficiências nutricionais (deficiência de vitamina B12 ou folato).[6] Todavia, é importante salientar que, embora a etiologia do TNC deva ser sempre buscada, no contexto pericial, quando não for possível determiná-la, poderá ser utilizado o diagnóstico sindrômico, desde que satisfaça todos os quesitos médico-legais envolvidos.

EXAMES COMPLEMENTARES

A realização de exames complementares é necessária para a definição da etiologia do quadro. Em casos de TNC leve ou maior, indica-se a realização de um exame de neuroimagem (tomografia computadorizada ou ressonância magnética nuclear de crânio), assim como exames laboratoriais (hemograma completo, creatinina, TSH, enzimas hepáticas, vitamina B12, ácido fólico, cálcio, reações sorológicas para sífilis e HIV). Recomenda-se o exame do líquido cerebrospinal na investigação de demência de início pré-senil (antes dos 65 anos), bem como nas apresentações e evoluções clínicas atípicas, em hidrocefalia comunicante e, ainda, em qualquer evidência ou suspeita de doença inflamatória, infecciosa ou priônica do SNC.[1,6]

Avaliação de gravidade

A avaliação da gravidade dos TNCs, isto é, o grau em que o prejuízo cognitivo interfere na capacidade de o sujeito exercer as atividades do dia a dia, é imperativa para a determinação das habilidades e aptidões do paciente com esse transtorno. Em casos de TNC leve, pressupõe-se independência para as atividades da vida diária; em relação ao TNC maior, por definição, deve haver prejuízo funcional. Entre os instrumentos mais frequentemente utilizados para avaliar gravidade, encontra-se a Escala de Avaliação Clínica da Demência (Clinical Dementia Rating [CDR]).[7] A aplicação dessa escala inclui entrevista semiestruturada com o paciente e com o informante para obter os dados necessários sobre o desempenho do indivíduo em seis domínios: memória, orientação, julgamento e solução de problemas, assuntos da comunidade, lar e passatempos e cuidados pessoais. Cada domínio pode apresentar cinco diferentes níveis de comprometimento: 0 (nenhum), 0,5 (questionável), 1 (leve), 2 (moderado) e 3 (grave). O escore final de cada item – e da própria escala – oscila entre 0 e 3 pontos, pois a CDR global deriva da síntese do resultado em cada um dos seis domínios (0 indica ausência de demência; 0,5, demência questionável; 1, demência leve; 2, demência moderada; e 3, demência grave).

Aspectos periciais e forenses dos transtornos neurocognitivos

AVALIAÇÃO PERICIAL CIVIL

No início do século XX, a capacidade era, comumente, determinada com base apenas na presença de um diagnóstico. Isso mudou com o desenvolvimento médico-jurídico, levando em consideração as principais habilidades funcionais, relevantes para domínios específicos da capacidade. Nesse sentido, instrumentos padronizados de avaliação foram desenvolvidos com o objetivo de aperfeiçoar a baixa confiabilidade de exames clínicos mais gerais. No entanto, destaca-se, tais instrumentos são destinados a complementar, e não a substituir o julgamento clínico.[8,9] Além disso, essa avaliação frequentemente envolve conflito entre dois princípios bioéticos fundamentais: autonomia (capacidade para decidir fazer ou buscar aquilo que julga melhor para si) e beneficência (obrigação moral de fazer o bem, agindo em benefício do outro).

Do ponto de vista psiquiátrico-forense, há pelo menos oito domínios de maior relevância a serem estabelecidos nas avaliações periciais de capacidade civil: vida independente, gestão financeira, consentimento para tratamento, capacidade testamentária, direção veicular, consentimento para pesquisa, consentimento sexual e voto. Os principais serão examinados a seguir.[9,10]

CAPACIDADE PARA VIVER DE MANEIRA INDEPENDENTE

A capacidade de viver de forma independente engloba as outras capacidades que influenciam na autonomia do indivíduo. Atividades básicas (p. ex., alimentar-se, vestir-se, etc.) e instrumentais (p. ex., fazer compras, administrar finanças, locomover-

-se, usar equipamentos de comunicação e outras tecnologias do dia a dia, trabalhar em casa e controlar a medicação) devem estar preservadas para um funcionamento independente. Essa avaliação requer um balanço adequado entre a segurança da pessoa e a preservação de sua autonomia. Quando a pessoa estiver tão comprometida a ponto de não mais conseguir realizar as atividades básicas da vida diária, torna-se inevitável a recomendação de supervisão e a declaração de incapacidade absoluta. No entanto, a principal dificuldade de avaliação ocorre nas situações em que há prejuízo leve em atividades mais complexas (instrumentais). Nessa situação, deve-se optar por alternativas que equilibrem a proteção ao sujeito e a preservação de sua autonomia, caso em que são aconselhadas interdições parciais (ou temporárias).[2,11]

Existem escalas designadas para avaliação do comprometimento funcional decorrente dos transtornos cognitivos que podem ser utilizadas nas avaliações periciais. As diretrizes brasileiras para diagnóstico de demência recomendam as seguintes escalas: Informant Questionnaire on Cognitive Decline in the Elderly (IQCODE), Direct Assessment of Functional Status – Revised (DAFS-R), Disability Assessment for Dementia (DAD), Bayer Activities of Daily Living Scale (B-ADL), Activities of Daily Living Questionnaire (ADL-Q), Escala de Katz.[12]

CAPACIDADE PARA MANEJAR FINANÇAS

A capacidade de manejo das próprias finanças é fundamental para a vida independente, e mudanças nesse domínio geralmente são os primeiros prejuízos funcionais demonstrados por indivíduos com TNC.[13,14] Com frequência, há falhas na autopercepção de prejuízos na capacidade financeira de idosos, e o relato de familiares tem baixa confiabilidade, tornando aqueles vulneráveis a exploração e influência indevida.[14-16]

A capacidade financeira compreende uma ampla gama de habilidades que variam desde competências básicas, como contar dinheiro ou moedas, até a gestão de um talão de cheques ou de uma conta bancária, ou mesmo de fazer contratos e decidir acerca de investimentos. Essas habilidades variam, também, de acordo com o nível socioeconômico dos indivíduos, ocupação e experiência financeira global. No caso da capacidade para manejar finanças, especialmente nos quadros demenciais leves ou iniciais, são importantes a avaliação e o registro de: habilidades monetárias básicas (p. ex., identificação de notas e moedas); conhecimento financeiro conceitual (p. ex., o que é dinheiro); transação financeira (quantidade exata de dinheiro necessária para comprar determinado objeto); manejo de cheques; manejo orçamentário (gastos mensais de dinheiro); julgamento financeiro (avaliação do preço justo para determinada mercadoria); pagamento de contas; conhecimento de bens pessoais; e acordos financeiros.[15]

Embora períodos mais longos de acompanhamento sejam necessários para elucidar a progressão da perda das habilidades financeiras em idosos, é sugerido que pacientes com TNC leve realizem, junto a seus familiares, um planejamento financeiro como estratégia preventiva, mediante o risco de problemas de julgamento com prejuízo das finanças nos anos subsequentes.[15]

CAPACIDADE PARA CONSENTIR O TRATAMENTO

Aspecto fundamental da autonomia pessoal, a capacidade para consentir o tratamento (CCT), ou capacidade para a tomada de decisões médicas, refere-se à aptidão cognitiva e emocional para selecionar alternativas de tratamento ou recusá-las. Um modelo conceitual forense da capacidade para a tomada de decisões de tratamento engloba quatro habilidades fundamentais:

entendimento (*understanding*), apreciação (*appreciation*), raciocínio (*reasoning*) e manifestação da escolha (*expression of choice*). Quando o médico obtém o consentimento esclarecido de um paciente antes de iniciar o tratamento proposto, pressupõe-se que esse consentimento seja válido e que fora observada a premissa de fornecimento da informação adequada a um paciente capaz, ao qual foi permitida uma escolha voluntária e racional.[17] Uma avaliação neuropsicológica que englobe o exame da memória de evocação, linguagem, atenção e funções executivas auxilia na determinação da capacidade decisória. Adicionalmente, testes neuropsicológicos que utilizam cenários hipotéticos (p. ex., vinhetas clínicas com problemas médicos hipotéticos acompanhados de duas alternativas de tratamento, associadas a riscos e benefícios, apresentadas ao examinando nas formas oral e escrita) podem ser instrumentos complementares.[9,18] O perito também deve observar se a escolha expressa pelo examinando é congruente com o sistema de valores demonstrado por ele ao longo da vida (coerência biográfica).[11]

Embora a essência do diagnóstico de TNC leve baseie-se na manutenção da funcionalidade do paciente, as habilidades funcionais tendem a ser menores no TNC leve do que as de controles saudáveis. No estudo de Okonkwo e colaboradores,[19] sujeitos com TNC leve foram acompanhados ao longo de três anos; nesse período, 19% progrediram para demência de Alzheimer, mas, mesmo entre os que não sofreram conversão para demência, a CCT foi menor do que a de controles saudáveis, após correção para fatores sociodemográficos e presença de sintomas depressivos. Ao longo desses três anos, os pacientes com TNC leve demonstraram declínio na habilidade de entendimento condizente com déficits amnésticos (memórias semântica e episódica) comumente apresentados.[19] Embora a CCT tenha-se tornado cada vez mais vulnerável com a conversão do TNC leve para TNC maior, é digno de nota que já havia diferenças entre os casos leves e os controles saudáveis no início do estudo. Como a compreensão é fundamental para a capacidade de tomada de decisão e pode estar discretamente prejudicada, mesmo em sujeitos com TNC leve, sugerem-se algumas estratégias na comunicação com esses indivíduos, tais como apresentação de menor quantidade de informações concomitantes, repetição de materiais e envolvimento da família em decisões médicas, para a preservação da autonomia dos indivíduos por mais tempo.[19]

CAPACIDADE TESTAMENTÁRIA

Capacidade testamentária refere-se à execução de uma vontade. É determinada pela capacidade de entendimento dos fatos relevantes e apreciação adequada das consequências de praticar ou não determinada ação. Nesse caso, devem ser levados em consideração principalmente dois aspectos: o conhecimento do patrimônio próprio e de seu valor e o conhecimento de quem são seus herdeiros naturais e de como sua decisão os afetará.

Transtornos que causem déficit cognitivo podem tornar o indivíduo vulnerável à influência de outras pessoas. Pessoas com TNCs maiores, por exemplo, podem modificar suas atitudes em relação a seus familiares e amigos durante o curso da doença (desenvolvendo antipatia por alguém outrora querido ou favorecendo outro do qual não gostava). Esse fenômeno é exacerbado pelo processo da doença e pelos atritos familiares naturais. Os déficits de memória podem ocasionar o esquecimento da visita de familiares. O prejuízo na memória autobiográfica pode tornar difícil a recordação de eventos do passado (incluindo disputas), enquanto o déficit da memória de trabalho pode impedir que o indivíduo avalie suas relações em um contexto temporal (presente e passado), tornando-o vulnerável à influência daqueles com quem mantém contato pessoal frequente. Além disso, prejuízos no julgamento e no raciocínio podem deixar o indivíduo com TNC impossibilitado de reconhecer o significado e o conteúdo moral do comportamento alheio, tornando-lhe difícil ponderar prioridades e tomar decisões fundamentadas, ficando, assim, propenso a apreciar superficialmente as pessoas. Por fim, mudanças na personalidade, como apatia e passividade, tornam esse indivíduo suscetível à opinião alheia, o que pode ser agravado pela dependência significativa dos que lhe fornecem apoio.[20,21] Delírios paranoides podem estar presentes nos TNCs de diferentes etiologias, e disposições testamentárias realizadas sob crença delirante são inválidas. Mesmo crenças supervalorizadas, ainda que não atinjam uma intensidade delirante, podem tornar o testador suscetível a influência indevida. Assim, durante a avaliação forense da capacidade testamentária, deve-se investigar:[20]

> como o testador interpreta e explica mudanças recentes na disposição dos bens perante desejos expressos anteriormente
> o ambiente psicossocial onde se insere o testador, à procura de disputas, natureza dos conflitos presentes e disposição do testador acerca das controvérsias encontradas
> história médico-psiquiátrica do testador, incluindo mudanças significativas no quadro clínico no período imediatamente antecedente à realização do testamento
> se o testador conhece a extensão de seus bens, compreende a natureza de um testamento e seus efeitos, sabe a quais pessoas caberiam naturalmente os seus bens e consegue formular um julgamento lógico com base nas questões ora citadas
> se o testador é capaz de expressar sua vontade claramente e sem vícios ou ambiguidades

Por fim, um dos maiores equívocos cometidos na determinação da capacidade testamentária *post mortem* é o de baseá-la unicamente na presença ou ausência de um diagnóstico psiquiátrico prévio, afinal, a presença de doença mental *per se* não é um determinante de incapacidade.[22]

DIRETIVAS ANTECIPADAS DE VONTADE OU TESTAMENTO VITAL

As diretivas antecipadas de vontade são o conjunto de desejos prévia e expressamente manifestados pelo paciente sobre cuidados e tratamentos que quer, ou não, receber no momento em que estiver incapacitado para expressar sua vontade de forma livre e autônoma. Seu uso, regulamentado desde 2012 pelo Conselho Federal de Medicina,[23] é previsto para casos em que o paciente se encontre inconsciente – portando quadro grave e fora de possibilidades terapêuticas – e tenha determinado previamente suas vontades. Tais diretivas prevalecerão sobre qualquer outro parecer não médico, inclusive sobre os desejos de familiares, de modo que uma das tarefas do psiquiatra forense é a de avaliar e atestar a capacidade mental do indivíduo no momento da execução do testamento vital.[23]

CAPACIDADE PARA DIRIGIR

Nos indivíduos com TNC, a direção de veículos automotores pode se encontrar prejudicada, expondo a riscos tanto o indivíduo quanto terceiros. A literatura tem demonstrado que muitos sujeitos com quadros de TNC maior em fase inicial já têm perda de habilidades necessárias a essa atividade e maior risco de envolvimento em acidentes.[24]

Com a finalidade de evitar que indivíduos com comprometimento cognitivo sejam restringidos desnecessária ou precocemente, foi publicada uma revisão sistemática para auxiliar na identificação dos que apresentam maior risco de condução insegura. Essa revisão demonstrou que escalas que avaliam o impacto funcional do prejuízo cognitivo, como a CDR, foram bons subsidiários ao julgamento clínico, ao passo que o MEEM teve resultados pouco consistentes. Além disso, a autoavaliação de um paciente como motorista seguro não ajudou a determinar a segurança para dirigir, de forma que a ocorrência de acidentes prévios foi melhor preditor isolado que a existência de demência leve. Fatores como agressividade e impulsividade também foram associados a risco mais elevado.[25]

Considerações finais

Suposições baseadas em um diagnóstico de TNC não devem ditar conclusões acerca da capacidade, considerando a existência de grande variabilidade clínica nesses transtornos. Além disso, para fins forenses, as especificidades de cada situação devem necessariamente ser levadas em consideração, pois podem afetar alguns domínios cognitivos sem atingir os demais. Por esse motivo, a determinação da habilidade de um paciente para a tomada de decisões específicas gera necessidade de avaliação pericial complexa, envolvendo o conhecimento de questões éticas, clínicas e jurídicas. Assim, casos em que haja conflito familiar, nos quais o paciente apresente algum grau de prejuízo cognitivo, especialmente na ausência de crítica, ensejam uma opinião independente, devendo o clínico encaminhar o indivíduo a um psiquiatra forense.

Referências

1. American Psychiatric Association. Manual diagnóstico e estatístico de transtornos mentais: DSM-5. 5. ed. Porto Alegre: Artmed; 2014.

2. Jekel K, Damian M, Wattmo C, Hausner L, Bullock R, Connelly PJ, et al. Mild cognitive impairment and deficits in instrumental activities of daily living: a systematic review. Alzheimers Res Ther. 2015;7(1):17-37.

3. Inouye SK, Westendorp RG, Saczynski JS. Delirium in elderly people. Lancet. 2014;8;383(9920):911-22.

4. McKhann GM, Knopman DS, Chertkow H, Hyman BT, Jack CR Jr, Kawas CH, et al. The diagnosis of dementia due to Alzheimer's disease: recommendations from the National Institute on Aging-Alzheimer's Association workgroups on diagnostic guidelines for Alzheimer's disease. Alzheimers Dement. 2011; 7(3):263-9.

5. Frota NAF, Nitrini R, Damasceno BP, Forlenza OV, Dias-Tosta E, da Silva AB, et al. Group Recommendations in Alzheimer's Disease and Vascular Dementia of the Brazilian Academy of Neurology. Criteria for the diagnosis of Alzheimer's disease. Dement Neuropsychol. 2011;5(4):146-52.

6. Richards SS, Sweet RA. Dementia. In: Sadock BJ, Sadock VA, Ruiz P. Kaplan and Sadock's comprehensive textbook of psychiatry. 9th ed. Philadelphia: Lippincott Williams & Wilkins; 2009.

7. Chaves ML, Camozzato AL, Godinho C, Kochhann R, Schuh A, de Almeida VL, et al. Validity of the clinical dementia rating scale for the detection and staging of dementia in Brazilian patients. Alzheimer Dis Assoc Disord. 2007;21(3):210-7.

8. Okai D, Owen G, McGuire H, Singh S, Churchill C, Hotopf M. Mental capacity in psychiatric patients: systematic review. British J Psychiatr. 2007;191:291-7.

9. Moye J, Marson DC. Assessment of decision-making capacity in older adults: an emerging area of practice and research. J Gerontol B Psychol Sci Soc Sci. 2007;62(1):P3-P11.

10. Barbas NR, Wilde EA. Competency issues in dementia: medical decision making, driving, and independent living. J Geriatr Psychiatry Neurol. 2001;14(4):199-212.

11. Calcedo-Barba A, García-Solano F, Fraguas D, Chapela E. On measuring incapacity. Curr Opin Psychiatry. 2007;20(5):501-6.

12. Chaves MLF, Godinho C, Porto CS, Mansur L, Carthery- Goulart MT, Yassuda MS, Beato R. Doença de Alzheimer. Avaliação cognitiva, comportamental e funcional. Dement Neuropsychol. 2011;5(1):21-33.

13. Triebel KL, Martin R, Griffith HR, Marceaux J, Okonkwo OC, Clark D, et al. Declining financial capacity in mild cognitive impairment: a 1-year longitudinal study. Neurology. 2009;73(12):928-34.

14. Widera E, Steenpass V, Marson D, Sudore R. Finances in the older patient with cognitive impairment: he didn't want me to take over. JAMA. 2011;305(7):698-706.

15. Marson DC, Martin RC, Wadley V, Griffith HR et al. Clinical interview assessment of financial capacity in older adults with mild cognitive impairment and Alzheimer's disease. J Am Geriatr Soc. 2009;57(5):806-14.

16. Gardiner PA, Byrne GJ, Mitchell LK, Pachana NA. Financial capacity in older adults: a growing concern for clinicians. Med J Aust. 2015;202(2):82-6.

17. Appelbaum PS. Assessment of patient's competence to consent to treatment. N Engl J Med. 2007;357(18):1834-40.

18. Guerrera RJ, Moye J, Karel MJ, Azar AR, Armesto JC. Cognitive performance predicts treatment decisional abilities in mild to moderate dementia. Neurology. 2006;66(9):1367-72.

19. Okonkwo OC, Griffith HR, Copeland JN, Belue K, Lanza S, Zamrini EY, et al. Medical decision-making capacity in mild cognitive impairment. A 3-year longitudinal study. Neurology. 2008;71(19):1474-80

20. Shulman KI, Cohen CA, Kirsh FC, Hull IM, Champine PR. Assessment of testamentary capacity and vulnerability to undue influence. Am J Psychiatry. 2007;164(5):722-7.

21. Peisah C, Finkel S, Shulman K, Melding P, Luxenberg J, Heinik J, et al. The wills of older people: risk factors for undue influence. Int Psychogeriatr. 2009;21(1):7-15.

22. Gutheil TG. Common pitfalls in the evaluation of testamentary capacity. J Am Acad Psychiatry Law. 2007;35(4):514-7.

23. Conselho Federal de Medicina. Resolução CFM n° 1.995/2012. Dispõe sobre as diretivas antecipadas de vontade dos pacientes [Internet]. Brasília: CFM; 2012 [capturado em 20 jun. 2015]. Disponível em: http://www.portalmedico.org.br/resolucoes/CFM/2012/1995_2012.pdf.

24. Dubinsky RM, Stein AC, Lyons K. Practice parameter: risk of driving and Alzheimer's disease (an evidence-based review): report of the quality standards subcommittee of the American Academy of Neurology. Neurology. 2000;54(12):2205-11.

25. Iverson DJ, Gronseth GS, Reger MA, Classen S, Dubinsky RM, Rizzo M. Practice parameter update: evaluation and management of driving risk in dementia: report of the Quality Standards Subcommittee of the American Academy of Neurology. Neurology. 10;74(16):1316-24.

CAPÍTULO 22

Transtornos por Uso de Substâncias Psicoativas

Elias Abdalla-Filho, Everardo Furtado de Oliveira, Issam Ahmad Jomaa

PONTOS-CHAVE

- Há uma elevada prevalência de associação entre transtorno mental e uso de substâncias psicoativas, condições que interagem negativamente, dificultando o tratamento de uma e de outra.
- Alterações comportamentais, como agressividade exacerbada, comportamento antissocial, diluição de valores éticos e morais, envolvimento em atividades ilícitas, prejuízo da memória e das demais funções cognitivas, são achados comuns entre usuários de substâncias psicoativas.
- Há uma expressiva associação entre criminalidade como fenômeno social e disseminação do uso de drogas ilícitas. No plano individual, o álcool também desempenha um importante papel na gênese dos delitos; do ponto de vista social, por sua vez, tem decisiva influência nos acidentes de trânsito.
- A prática de um delito sob influência de substância psicoativa não exime a responsabilidade do agente. É necessário examinar que prejuízo o quadro clínico causou às capacidades de entendimento e de determinação e se incide o princípio da *actio libera in causa*.
- Usuários de substâncias psicoativas que preencham os critérios legais de *ébrio habitual* ou de *viciado em tóxicos* podem vir a ser relativamente interditados se, em decorrência de suas patologias, tiverem *prejuízo do discernimento*.

> **VINHETA**

Alex, 20 anos, é usuário de *crack* há cerca de dois anos. Trata-se de um rapaz de classe média baixa, que reside em vila de periferia, cujo pai é funcionário público de pequeno escalão, e a mãe é servente de uma escola. Alex começou a utilizar maconha aos 12 anos, com colegas de colégio. Do uso esporádico, passou ao consumo diário. Em razão desse comportamento, teve grande prejuízo escolar. Repetiu ano por insuficiência de rendimento e, depois, por faltas escolares. Aos 16 anos, interrompeu os estudos na 6ª série do ensino fundamental, pois desejava trabalhar. Não permaneceu nos dois empregos que conseguiu (como *office-boy*), por não ser pontual nem demonstrar dedicação no desempenho das tarefas. Alex usou cocaína apenas esporadicamente, pois não tinha condições financeiras para comprá-la. Para consumi-la, cometeu pequenos furtos sem violência contra a vítima. Ao tomar contato com *crack*, após consumi-lo algumas vezes, tornou-se dependente. Sua vida atualmente gira em torno de conseguir meios de adquirir a droga, já vendendo, inclusive, objetos de sua casa com esse objetivo. Do ponto de vista clínico, está em más condições físicas. Para obter tratamento na rede pública, sua mãe conseguiu convencê-lo a procurar um Centro de Atenção Psicossocial Álcool e Drogas (CAPS AD). Lá, foi acolhido por uma equipe multiprofissional, que tenta direcioná-lo a substituir o *crack* pela maconha, visando à redução de danos.

Substâncias psicoativas (SPAs) são aquelas que têm a capacidade de atuar no sistema nervoso central (SNC), provocando alterações do estado de consciência, da cognição e do humor ao interagirem com o organismo. São substâncias consumidas em um cenário de mal-estar, para o alívio da dor e de tensões, como tristeza ou angústia.[1] As SPAs têm sido utilizadas pelo homem desde os tempos mais remotos, havendo registros, na Antiguidade, de consumo de haxixe e de uma série de alucinógenos e opiáceos no Egito, na China, na Índia, na Grécia e em Roma. Com o desenvolvimento da farmacologia e de substâncias sintéticas, ampliou-se ainda mais a oferta de novos agentes.

No universo das SPAs existem substâncias, como o tabaco e o álcool, que, apesar do potencial prejuízo que podem causar, são legalizadas, e seu consumo não encontra limites jurídicos. Outras, como a morfina, podem ser usadas sem restrição quando prescritas por médico. Tanto as SPAs legais quanto as ilegais podem apresentar repercussões de natureza forense.

O uso dessas substâncias ocorre em todas as classes, em ambos os sexos e em todos os grupos raciais, étnicos e geográficos. Nos últimos anos, o uso de alucinógenos, maconha e fenilciclidina (PCP) tem decrescido em relação ao uso de cocaína, que tem aumentado drasticamente, em especial na forma de *crack*.

Os custos desse uso para a sociedade têm sido estimados em aproximadamente US$ 150 bilhões por ano e incluem redução de horas no trabalho, queda no desempenho escolar ou profissional, acidentes, embriaguez durante o trabalho, quebra de equipamentos, mercadoria defeituosa, absenteísmo, crimes violentos e aumento do número de roubos. Os adolescentes constituem o grupo mais vulnerável para o desenvolvimento de transtornos por uso de SPAs. Os homens apresentam mais risco do que as mulheres; entretanto, o sexo feminino está mais propenso a consumo nos dias atuais do que no passado.

No diagnóstico diferencial da maioria dos transtornos psiquiátricos, deve-se investigar a possibilidade de uso, abuso, intoxicação, superdosagem ou abstinência das SPAs mais comuns. Cabe salientar que as expressões *drogas* e *tóxicos*, por serem mais amplas, devem ser utilizadas preferencialmente aos termos *entorpecentes* e *narcóticos*. A rigor, entorpecente é a substância que ocasiona entorpecimento, e narcótico, a que leva a narcose. Tóxico, por sua vez, inclui todas as substâncias que produzem intoxicação.

O termo *droga* engloba as substâncias que provocam efeitos psíquicos e físicos, podendo ter várias conotações. Em um sentido amplo e mais correto do termo, compreende os fármacos em geral. Vulgarmente, é entendida como uma substância proibida, de uso ilegal e nocivo ao indivíduo. Do ponto de vista legal, de acordo com a Lei nº 11.343/2006,

> [...] consideram-se como drogas as substâncias ou os produtos capazes de causar dependência, assim especificados em lei ou relacionados em listas atualizadas periodicamente pelo Poder Executivo da União.[2]

As SPAs podem ser classificadas como naturais, semissintéticas ou sintéticas. As naturais são substâncias utilizadas há séculos por diversos povos. São provenientes de ervas ou plantas ou obtidas apenas por meio de processos rudimentares, tais como o ópio, o cogumelo, a maconha, o haxixe, a coca e o álcool. As semissintéticas e as sintéticas são as produzidas em laboratório, sendo exemplos a heroína, a dietilamida do ácido lisérgico (LSD), os barbitúricos, os antidepressivos e as anfetaminas. Outra classificação possível leva em consideração o aspecto fisiológico, classificando-as em depressoras, estimulantes ou perturbadoras do SNC.

Uso de substâncias psicoativas

Conforme o Relatório Mundial do Escritório da Organização das Nações Unidas de Combate às Drogas e Crimes (United Nations Office for Drug Control and Crime Prevention – UNODCCP, 2006), estima-se que 5% da população mundial entre 15 e 64 anos faz uso regular de algum tipo de substância ilícita, contabilizando aproximadamente 200 milhões de pessoas. Entre as substâncias lícitas, o álcool é a mais consumida no mundo, seguido pelo tabaco.[3]

Entre os indivíduos que consomem SPAs, estima-se que cerca de 80% dos alcoolistas apresentem algum outro transtorno mental. No sentido contrário, sabe-se que em torno de metade dos pacientes com esquizofrenia e 30% daqueles com transtornos de ansiedade e transtornos afetivos utilizam SPA não medicamentosa. Além de agravar o quadro das doenças mentais e prejudicar o tratamento indicado, as SPAs geralmente acarretam danos físicos que podem persistir mesmo com a interrupção do consumo. Acredita-se que, em algum período de suas vidas, cerca de 50% dos pacientes com transtornos mentais graves desenvolvem problemas relativos ao consumo de álcool/drogas.[4]

No Brasil, entre as SPAs lícitas, o álcool permanece aquela que gera mais problemas. A Organização Mundial da Saúde (OMS) apontou que, no Brasil e em boa parte da América Latina, 8% de todas as doenças existentes decorrem do consumo de bebidas alcoólicas. A cada 100 mil mortes, 12,2 são decorrentes do consumo de álcool. O Brasil tem a quinta maior taxa das Américas.[5] O custo social é 100% maior do que aquele observado em países desenvolvidos, como Estados Unidos, Canadá e a maioria das nações europeias. Os efeitos do consumo leve de bebida alcoólica sobre a função cognitiva são contraditórios, mas o consumo de maior quantidade, especialmente quando acima de 30 doses/semana, provoca danos inegáveis.[6] Dependentes de álcool apresentam comprometimento da fluência verbal, alterações cognitivas significativas (aprendizagem e memória) e nas funções frontais, semelhantes ao que se observa na doença de Alzheimer. Um possível fator que colabora para a disfunção cognitiva é a perda de volume cortical em alcoolistas crônicos.[7]

O índice significativo de consumo de álcool contribui para o aumento da violência no Brasil. O álcool está presente em mais de 45% dos casos de violência conjugal. Os números expressivos de mortes no trânsito brasileiro, cerca de 50 mil por ano, são mais uma consequência nefasta dos exageros relacionados ao seu consumo, pois cerca de 70% desses acidentes estão associados à ingestão alcoólica. Além disso, 30% das licenças médicas estão relacionadas ao álcool.

Em estudo realizado pela OMS,[8] em 2006, consultores para a comissão europeia sobre álcool identificaram que os autores de metade dos crimes violentos praticados no continente se encontravam alcoolizados. Esse levantamento mostrou que 40% dos assassinatos e 40% dos atos de violência doméstica com registro na polícia foram cometidos por pessoas alcoolizadas e que 10 mil mortes ocorridas naquele ano, em acidentes rodoviários, envolveram pessoas que não bebem, mas foram vítimas de motoristas alcoolizados.[8] Normalmente, quanto maior o nível de consumo de álcool, mais grave é o crime ou o dano. No Brasil, apesar da introdução da chamada Lei Seca, observa-se grande prevalência de motoristas dirigindo após ter consumido bebidas alcoólicas.

Entre os adolescentes, o álcool é a principal SPA utilizada, estimando-se que 1 em cada 7 adolescentes (16%) tenha episódios regulares de ingestão excessiva. Os adolescentes brasileiros apresentam, como padrão de consumo, beber em grande quantidade nos fins de semana, o que os expõe a riscos de acidentes de trânsito, sexo sem proteção e consumo de SPAs ilícitas. Apesar de o Estatuto da Criança e do Adolescente[9] proibir a venda de bebidas a esse grupo, a lei não é devidamente fiscalizada, sendo descumprida com frequência.

Assim como mostram os dados mundiais, no Brasil, verifica-se que a droga ilícita de maior consumo e de maior acessibilidade é a maconha (8,8%), seguida por: solventes (6,1%), benzodiazepínicos (5,6%), cocaína (2,9%) e *crack* (1,5%).[10,11] No País, cerca de 10% dos adolescentes fazem uso regular de maconha. O aumento de seu uso deve-se, ao menos em parte, a uma percepção equivocada de que seja uma SPA sem danos para a saúde. No entanto, as evidências apontam prejuízos importantes, como perda do rendimento acadêmico, desmotivação, acidentes de carro e aumento do risco de quadros psiquiátricos graves, como psicose e depressão.[12] Calcula-se que, no Brasil, 1 milhão de usuários de maconha sejam dependentes, fazendo uso diário da substância.

Cerca de 1% da população brasileira faz algum tipo de uso de cocaína, e é possível que metade desse consumo ocorra na forma de *crack*. Estimativas do Ministério da Saúde apontam para aproximadamente 600 mil usuários de *crack* no País, sendo cerca de 370 mil os usuários regulares nas capitais. Entre os últimos, observou-se que aproximadamente 14% são menores de idade, o que representa cerca de 50 mil crianças e adolescentes usando essa substância nas cidades pesquisadas.[13] O perfil desses consumidores, na cidade de São Paulo, é o de um jovem desempregado, do sexo masculino, com baixa escolaridade e baixo poder aquisitivo, proveniente de família desestruturada, envolvido em atividades ilícitas para obter a droga, com antecedentes de uso de múltiplas substâncias e comportamento sexual de risco.[14] Uma dificuldade comum aos usuários de *crack* é o grande número de problemas familiares, sociais e médicos que se desenvolvem em paralelo ao consumo da substância. A dependência é muito grave, e dificilmente o indivíduo consegue interromper o uso sem uma abordagem ampla, proposta por rede de atenção bem organizada, o que não é uma característica das estruturas públicas de saúde predominantes no Brasil.

Diagnóstico e classificação

Segundo a *Classificação internacional de doenças e problemas relacionados à saúde* (CID-10)[15] – na seção intitulada Classificação de transtornos mentais e de comportamento –, o grupo de transtornos por uso de SPAs engloba os quadros que apresentam em comum o fato de serem atribuídos ao consumo de uma ou várias dessas substâncias, tanto lícitas quanto ilícitas, prescritas ou não por médicos, e autoadministradas. A identificação da substância deve ser realizada a partir de todas as fontes de informação possíveis, como relato do próprio indivíduo, exame toxicológico (sangue, urina ou outras fontes), sinais e sintomas psicológicos e/ou físicos característicos de cada uma delas, comportamentos explícitos compatíveis, informações de terceiros e outras evidências, tais como as SPAs encontradas com o examinando. A CID-10[15] descreve os seguintes quadros dentro dos códigos F10 a F19:[10]

› *Intoxicação aguda* – Estado que compreende perturbações da consciência, das faculdades cognitivas, da percepção, do afeto, do comportamento ou de outras funções e reações psicofisiológicas. As perturbações estão relacionadas diretamente aos efeitos farmacológicos agudos da substância consumida e desaparecem com o tempo, com remissão completa, exceto nos casos em que houver lesões orgânicas ou outras complicações. Entre as complicações, podem-se relacionar: traumatismo, aspiração de vômito, *delirium*, coma, convulsões e outras complicações médicas. A natureza dessas complicações depende da categoria farmacológica da substância utilizada, bem como de seu modo de administração.

› *Abuso de substância psicoativa* – Padrão de consumo que se torna prejudicial à saúde. A expressão *uso nocivo*, adotada pela CID-10,[15] refere-se a esse padrão relacionado a um dano comprovado, físico ou psíquico. Exemplos de danos físicos incluem hepatite resultante de administração parenteral, enquanto danos psíquicos podem ser ilustrados por episódios depressivos secundários a grande consumo de álcool. Esses problemas devem acontecer de maneira recorrente (com recaídas), durante um período de 12 meses. Distingue-se da dependência porque nesta se encontram os fenômenos da tolerância (aumento da quantidade consumida para se ter o mesmo efeito), da abstinência (decorrente da falta da substância) ou um padrão de uso compulsivo. Embora um diagnóstico de abuso de substância seja mais provável em indivíduos que começaram recentemente a consumi-la, alguns continuam sofrendo as consequências sociais adversas relacionadas à substância por um longo período, sem desenvolver evidências de dependência.

› *Síndrome de dependência* – Conjunto de fenômenos comportamentais, cognitivos e fisiológicos que se desenvolvem depois de repetido consumo de SPA. Em geral, associa-se a desejo persistente de voltar a consumir, dificuldade de controlar esse consumo, utilização da substância apesar de suas consequências negativas, prioridade ao uso em detrimento de outras atividades e obrigações, desenvolvimento de tolerância e estado de abstinência na falta da substância. A síndrome de dependência pode ser específica de determinada SPA (p. ex., maconha, álcool ou diazepam), de uma categoria (p. ex., substâncias opiáceas) ou de um conjunto mais vasto de substâncias farmacologicamente diferentes.

> *Estado de abstinência* – Conjunto de sintomas agrupados de diversas maneiras, com gravidade variável, que ocorrem na interrupção ou na diminuição de consumo da SPA que vinha sendo utilizada há algum tempo. O início e a evolução da síndrome de abstinência são limitados no tempo e dependem da categoria e da dose da substância consumida imediatamente antes da parada ou da redução do consumo. Sua manifestação pode incluir tremores, irritabilidade e transtorno de sono, bem como pode apresentar complicações, a depender da SPA, com a ocorrência de convulsões e até óbito. Sinais acentuados, objetivos e facilmente mensuráveis de abstinência são comuns com álcool, opioides, sedativos, hipnóticos e ansiolíticos. Os sinais e sintomas de abstinência podem ser de natureza predominantemente subjetiva – e mais difíceis de serem mensurados – no caso de estimulantes como anfetaminas, cocaína e nicotina. Não se costuma observar abstinência significativa após uso repetido de alucinógenos.

> *Transtorno psicótico* – Sinais e sintomas de quebra do teste de realidade, com alterações comportamentais, que ocorrem durante ou logo após o consumo de SPA, mas não podem ser explicados inteiramente com base em uma intoxicação aguda e não participam do quadro de uma síndrome de abstinência. O estado caracteriza-se pela presença de alucinações (em geral auditivas), distorção das percepções, ideias delirantes (do tipo paranoide ou persecutório), perturbações psicomotoras (agitação ou estupor) e afetos anormais, podendo oscilar entre um medo intenso e o êxtase. A estrutura sensorial não costuma estar comprometida, mas pode existir certo grau de obnubilação da consciência.

> *Síndrome amnésica* – Síndrome dominada pela presença de transtornos crônicos importantes da memória (fatos recentes e antigos). A memória imediata costuma estar preservada, e a memória dos fatos recentes costuma estar mais perturbada do que a remota. Normalmente, existem perturbações manifestas da orientação temporal e da cronologia dos acontecimentos, assim como ocorrem dificuldades de aprender informações novas. A síndrome pode compreender confabulação intensa, mas não necessariamente em todos os casos. As demais funções cognitivas estão, em geral, razoavelmente preservadas, e os déficits amnésicos são desproporcionais a outros distúrbios. Nessa categoria está incluída a psicose de Korsakov.

> *Transtorno psicótico residual ou de início tardio* – Transtorno no qual as modificações da cognição, do afeto, da personalidade ou do comportamento, induzidas pelas SPAs, persistem além do período durante o qual são consideradas um efeito direto da substância. A ocorrência da perturbação deve estar diretamente ligada ao consumo de SPA.

Comorbidades

O consumo de SPAs pode ser tanto causa como consequência de um ou mais transtornos mentais ou somente estar associado a eles. Existem controvérsias no que se refere à extensão da comorbidade entre transtornos mentais e uso de substâncias.[16] Tal comorbidade é comum, sendo que as prevalências de transtorno por uso de SPAs têm sido descritas como elevadas em pacientes com doenças mentais graves, como esquizofrenia (EQ), o que também é constatado em indivíduos com transtorno bipolar (TB). Os transtornos depressivos coexistem em até metade dos grupos que buscam tratamento para transtorno por uso de SPAs, com 2 a 3 vezes mais prevalência do que na população em geral.[17]

Indivíduos com transtornos de ansiedade, em especial transtorno de pânico, transtorno obsessivo-compulsivo (TOC e transtorno de estresse pós-traumático (TEPT), também estão mais expostos à comorbidade de problemas relacionados ao consumo de álcool quando comparados à população em geral. As mulheres com dependência de álcool são mais suscetíveis à comorbidade de transtornos de ansiedade e do humor se comparadas aos homens, que, por sua vez, têm tendência maior a comorbidade de transtorno de déficit de atenção/hiperatividade (TDAH), transtorno da conduta e transtorno da personalidade antissocial (TPAS).[18]

As prováveis relações entre uso de SPAs e psicopatologia, segundo Meyer,[19] seriam: sintomas ou transtornos psiquiátricos constituindo um fator de risco para o comportamento de consumo; sintomas ou transtornos psiquiátricos modificando o curso da dependência química no sentido de seu agravamento, resposta ao tratamento, apresentação clínica e prognóstico; sintomas psiquiátricos surgindo em consequência de intoxicações crônicas por SPA; transtornos psiquiátricos surgindo como consequência do uso e persistindo após a cessação do consumo; uso de substâncias e sintomas psicopatológicos alternando-se no tempo; e condições psicopatológicas ocorrendo em indivíduos dependentes, mas com frequência semelhantes às encontradas na população em geral, não sugerindo uma correlação entre o consumo e a dependência. Para que seja considerada relacionada ao uso de SPA, a síndrome apresentada deve surgir durante o uso ou em período inferior a um mês após abstinência, e os sintomas devem corresponder à(s) substância(s) consumida(s). O transtorno psiquiátrico primário, por sua vez, costuma se desenvolver anteriormente ao início da utilização de SPA.[16]

Um levantamento epidemiológico realizado em cinco cidades dos Estados Unidos (Epidemiological Catchment Area [ECA]), envolvendo 20 mil indivíduos da população em geral, indica que mais da metade dos consumidores de substâncias, que não o álcool, apresenta ao menos um transtorno mental comórbido.[20] As patologias psiquiátricas que evidenciam maiores índices de comorbidade com o uso de SPAs são: transtorno de ansiedade (28%), incluídos pânico e ansiedade generalizada, transtornos do humor (26%), transtorno da personalidade antissocial (18%) e esquizofrenia (7%). A seguir, serão examinadas as relações entre alguns transtornos psiquiátricos específicos e o consumo de SPAs.

ESQUIZOFRENIA

A relação entre EQ e consumo de SPA é de grande importância clínica e epidemiológica, pois a concomitância dessas condições pode ter efeitos decisivos na evolução do paciente ao favorecer recaídas, reinternações, maior gravidade dos sintomas, não adesão ao tratamento, mudanças marcantes de humor, aumento do grau de hostilidade e ideação suicida, bem como alterações em outras áreas do funcionamento, incluindo violência, vitimação, indigência e problemas legais. A literatura sugere que o índice de prevalência para esse diagnóstico dual pode oscilar de 10 a 70%. A prevalência reportada varia muito entre as pesquisas existentes, possivelmente por diferenças metodológicas e critérios diagnósticos utilizados, período de tempo de estudo e origem da população.[21] Estima-se que até 50% dos indivíduos com EQ têm dependência de álcool ou drogas ilícitas, e até 70% são dependentes de nicotina.[22]

Um estudo multicêntrico patrocinado pela OMS, envolvendo 1.202 pacientes com EQ em nove países, constatou que esses sujeitos apresentam risco maior do que a população em geral de uso de SPA durante a vida.[23] Poucas pesquisas foram realizadas com amostra tão grande e com a metodologia adequada para os diagnósticos em investigação. A alta prevalência de diagnóstico duplo (EQ e transtorno por uso de SPA) tem sido relatada principalmente em estudos dos Estados Unidos e da Europa.[24] O ECA estimou uma prevalência de 47% ao longo da vida para uso de SPA comórbido em pessoas com EQ ou transtorno esquizofreniforme. A probabilidade para uso de SPA ao longo da vida foi 4,6 vezes maior para pessoas com EQ do que para a população sem doença mental.[25]

TRANSTORNO BIPOLAR

A relação entre transtornos do humor e consumo de SPAs é conhecida há mais de dois mil anos, com relatos da associação entre mania e uso de álcool feitos por Platão Soratus e Areteus.[26] O TB é a doença psiquiátrica mais fortemente associada a esse consumo. Seus índices de comorbidade com o uso indevido de álcool atingem de 60 a 85% dessa população ao longo da vida,[27] enquanto os de outras SPAs (exceto tabaco) oscilam entre 20 e 45%.[28]

Nos serviços especializados, a prevalência de dependentes químicos com TB varia entre 20 e 30%.[29] No Brasil, Cividanes[30] confirma esses dados, pois encontrou 22,4% de casos de transtornos relacionados ao consumo de álcool em 85 pacientes internados em dois hospitais psiquiátricos e em um serviço ambulatorial. Já Menezes e Ratto,[31] que acompanharam pacientes graves (incluindo TB) em São Paulo, encontraram baixa porcentagem de uso nocivo (4,2%) e dependência (3,1%) de álcool. No que se refere ao uso indevido de outras SPAs, 8,3% deles referiram consumo nos últimos 12 meses, sendo a maconha (5,2%), os benzodiazepínicos (4,1%) e a cocaína (2,6%) as mais utilizadas.[31]

O paciente que apresenta TB e abuso de substâncias tem características especiais, como maior taxa de estados mistos, ciclagem rápida, recuperação mais lenta, mais hospitalizações, mais tentativas de suicídio e início mais precoce do transtorno.[32]

Sobre a relação temporal entre esses dois diagnósticos, alguns dados sugerem que o TB antecede o uso de SPA.[33] Em sentido contrário, alguns autores apontam que o uso de álcool e de outras substâncias pode colaborar para o aparecimento da primeira crise (depressão ou mania) em alguns indivíduos, em geral em idade mais precoce do que a observada em pacientes bipolares não usuários.[34] Entretanto, se a possível causalidade recíproca no duplo diagnóstico é motivo de discussão e dúvidas, o papel do consumo de SPAs como fator de piora na evolução do TB é bem estabelecido e consensual.[35]

TRANSTORNO DEPRESSIVO

A prevalência da associação entre dependência química e transtornos depressivos pode chegar a 50%.[36] Os transtornos mentais relacionados ao consumo de álcool parecem estar aumentando nas últimas décadas, tendo sido constatado que de 23 a 70% dos pacientes dependentes de álcool sofrem de transtornos de ansiedade e/ou depressivos. Indivíduos com depressão maior são mais predispostos a desenvolver abuso de substâncias, e dependentes químicos têm um maior risco de desenvolver esse transtorno, comparados à população em geral.[37] Em muitos casos, percebe-se que o álcool está sendo usado como lenitivo da angústia, do desânimo e da tristeza, próprios da depressão.[38]

A depressão é comum em pessoas que usam maconha, em particular naquelas que iniciam em idade precoce,[39] e existe uma relação diretamente proporcional entre a quantidade de consumo de *Cannabis* e a gravidade dos sintomas depressivos.[40] Também é comum, nesses casos, a associação com dependência de cocaína ou anfetaminas.[41]

TRANSTORNOS DE ANSIEDADE

Transtornos de ansiedade pré-mórbidos são considerados fatores de risco para o desenvolvimento de abuso e dependência de substâncias, assim como a ansiedade é um sintoma que faz parte da síndrome de abstinência e da intoxicação crônica por essas substâncias.[42]

O consumo de maconha pode provocar reações transitórias de ansiedade paroxística aguda ou sintomas psicóticos. O transtorno de pânico representa risco aumentado para o uso de SPAs, especialmente álcool. Sabe-se, também, que dependência química e transtornos de ansiedade são as patologias psiquiátricas mais prevalentes na população em geral.[25] Alguns estudos demonstram que de 23 a 70% dos dependentes de álcool sofrem de transtornos de ansiedade, sobretudo fobias.[42] Em sentido inverso, de 20 a 45% dos pacientes com transtornos de ansiedade relatam história de dependência de álcool.[43] Esses transtornos são mais diagnosticados em dependentes do que em abusadores de álcool.[25]

Em relação à fobia social, o ECA encontrou 2,8% de prevalência-vida na população em geral para esse transtorno.[25] Kessler e colaboradores,[44] por sua vez, ao conduzirem a *Pesquisa nacional sobre comorbidades*, identificaram 13,3% de prevalência-vida e 7,9% de prevalência-ano. A fobia social e a dependência de álcool apresentam-se em comorbidade em 8 a 56% dos casos.[45] Em relação a TOC e uso de SPAs, há um menor número de estudos. Rasmussen e Tsuang[46] encontraram, em indivíduos com TOC, 12% de dependentes de álcool. No que se refere ao transtorno de ansiedade generalizada, seus sintomas podem se sobrepor parcialmente aos da intoxicação aguda e aos da síndrome de abstinência, em especial do álcool.[47]

TRANSTORNO DE DÉFICIT DE ATENÇÃO/HIPERATIVIDADE

Estima-se que aproximadamente 30% dos sujeitos com transtornos por uso de substâncias psicoativas apresentem comorbidade com o TDAH, taxa significativamente maior do que a encontrada na população em geral.[48]

O TDAH é uma das comorbidades mais presentes entre consumidores de SPAs. Estudos epidemiológicos apontam alta prevalência na Alemanha, nos Estados Unidos e no Canadá, e provavelmente o mesmo ocorra no Brasil.[49] É possível que não se dedique a devida atenção a essa comorbidade por ser o TDAH uma das patologias mentais próprias da infância, esquecendo-se de que muitos pacientes ingressam na vida adulta com o transtorno em atividade. Vários trabalhos demonstram que muitas das crianças com TDAH desenvolvem personalidade antissocial, comportamento criminoso na juventude ou na idade adulta e/ou consumo de SPAs.[50]

A prevalência durante a vida de transtorno por uso de SPAs é maior em adultos com TDAH: 33% desse grupo apresenta antecedentes de abuso ou dependência de álcool, e 20% desses indivíduos têm história de consumo de outras SPAs. Nos adultos com TDAH, excluindo-se o álcool, a maconha é a mais comum das substâncias consumidas, seguida por estimulantes e cocaína.[50] Na história pregressa, alcoolistas apresentaram prevalência de 17 a 50% de TDAH na infância, e, entre consumidores de cocaína e opioides, esse número oscilou entre 17 e 45%. Indivíduos com esse transtorno costumam experimentar SPAs mais cedo e em mais quantidade, tornam-

-se dependentes mais rapidamente, o curso clínico é mais grave e mais longo, demoram mais a procurar tratamento e apresentam mais dificuldades ao longo deste.[51]

TRANSTORNO DE ESTRESSE PÓS-TRAUMÁTICO

Comorbidade entre TEPT e abuso de álcool é um achado comum na literatura, estimando-se entre 5 e 42% a prevalência de ambas as condições.[52] O TEPT também tem forte relação com uso de cocaína e de maconha. Assim, a crescente violência urbana, as guerras, os acidentes e outros eventos traumáticos favorecem o surgimento desse transtorno e, consequentemente, o uso de SPAs.[53]

TRANSTORNOS DA PERSONALIDADE

Outro achado comum na literatura é a alta prevalência de consumo de SPAs em pessoas com transtornos da personalidade. O uso de uma ou de várias substâncias foi relatado por 76% dos indivíduos com transtorno da personalidade *borderline* (TPB) e por 95% daqueles com TPAS, em população de adultos jovens internados em serviço psiquiátrico de hospital geral.[54] Um estudo que investigou 370 pacientes em tratamento para dependência de SPAs em geral constatou que 57% apresentavam diagnóstico de transtorno da personalidade.[55]

Não há evidências de que os transtornos da personalidade aumentem a cronicidade do abuso de substâncias, mas a comorbidade foi associada com aumento no prejuízo global.[56]

TRANSTORNOS ALIMENTARES

Do grupo de transtornos alimentares, os mais importantes são a bulimia nervosa e a anorexia nervosa. Mesmo considerando os diferentes achados das diversas pesquisas, é possível estimar a prevalência de transtornos alimentares e de transtornos por uso de SPAs na população feminina em geral como na ordem de 2,5 e de 3%, respectivamente. Entretanto, nas mulheres com algum transtorno alimentar, a prevalência de transtorno por uso de SPAs já foi descrita como de 25,7%, ou seja, oito vezes maior do que na população feminina em geral. Da mesma forma, entre as mulheres que usam essas substâncias, a prevalência de transtorno alimentar é de 16,3%, cerca de cinco vezes maior do que a encontrada na população feminina em geral. Esses índices sugerem que o diagnóstico primário de transtorno alimentar ou de transtorno por uso de SPAs esteja associado a maior suscetibilidade para a ocorrência da outra patologia em comorbidade.[57]

Tratamento

O objetivo deste capítulo não é discutir tratamento de abuso ou dependência de SPAs. Entretanto, deve ser salientado que essa é uma tarefa difícil, sendo comuns as recaídas durante o processo terapêutico. O estigma, o preconceito e a discriminação associados ao consumo dessas substâncias estão entre as principais barreiras a serem vencidas. Esses fatores, combinados à negação da condição de dependente, inibem fortemente a busca de tratamento. O tratamento desse transtorno não tem como única estratégia eliminar o consumo; trata-se um processo terapêutico que engloba, além de intervenções farmacológicas e psicossociais, alterações comportamentais. É possível tratar e controlar de maneira efetiva a dependência com baixo custo, melhorando a saúde das pessoas afetadas e de suas famílias e reduzindo os custos para a sociedade.

O tratamento que integra técnicas psicossociais e farmacológicas tem mostrado melhores resultados em indivíduos com comorbidades. Nesse modelo de abordagem terapêutica, estão incluídos aspectos motivacionais, planejamento para aumentar a adesão ao tratamento, educação sobre a inter-relação entre as patologias, treinamento de habilidades cognitivo-comportamentais para alcançar e manter abstinência e restauração das redes sociais. Nesse sentido, antidepressivos como os inibidores seletivos da recaptação de serotonina (ISRSs) podem ser úteis, pois diminuem os sintomas depressivos e de ansiedade comuns em usuários de SPAs. Parecem, contudo, não ser eficazes nos casos de dependentes químicos sem essas comorbidades.[58]

Quando existe outra patologia psiquiátrica comórbida, geralmente a melhora desta implica mais possibilidades de controle do uso de SPAs, reduzindo a possibilidade de recaída e melhorando a qualidade de vida do paciente. Por fim, a internação hospitalar pode ser necessária em algumas situações específicas: condições médicas ou psiquiátricas que requeiram observação constante (estados psicóticos graves, ideação suicida ou homicida, debilitação ou abstinência grave); incapacidade de cessar o uso de SPA, apesar dos esforços terapêuticos; e ausência de adequado apoio psicossocial para facilitar o início da abstinência. Não é incomum que tais indivíduos possam ser declarados absoluta ou relativamente incapazes.

Em relação ao tratamento dos dependentes de *crack*, não se conseguiu ainda estabelecer estratégias efetivas que possam abranger a vasta população atingida. As várias investigações que estão sendo realizadas para indicar qual tratamento seria mais eficiente não têm obtido sucesso. A rápida deterioração cognitiva e o desenvolvimento de comportamento antissocial prejudicam ainda mais o alcance desse objetivo. Tal fenômeno intensifica as repercussões legais que muitas vezes atingem esse grupo.

Aspectos periciais e forenses

Os transtornos por uso de SPAs têm importância ímpar na psiquiatria forense, sobretudo por, assim como o transtorno da personalidade antissocial com manifestações psicopáticas, estarem associados a comportamentos violentos de forma muito mais intensa do que nas demais doenças mentais. Além disso, o tráfico de drogas ilícitas é um alimento constante da violência urbana, fenômeno que favorece comportamentos antissociais e o desenvolvimento de quadros de TEPT, de reações depressivas ou de síndromes de ansiedade. No plano das substâncias lícitas, o álcool também é um fator desencadeante de violência (produzida e recebida), bem como desempenha papel relevante na tragédia brasileira dos acidentes de trânsito.

Apesar de a instalação de um quadro de dependência química depender de fatores diversos – além das propriedades aditivas da substância em si –, nos dias atuais, os efeitos devastadores do *crack* desafiam profissionais de todas as áreas envolvidas na questão, incluindo a psiquiatria forense. Essa droga, feita basicamente com pasta de cocaína e bicarbonato de sódio, seduziu os consumidores por ser mais barata que a cocaína e ter maior efeito euforizante. Esse efeito diminui mais rapidamente do que as concentrações plasmáticas da droga, o que sugere haver algum tipo de tolerância aguda. Para mantê-lo, os consumidores usam a droga de forma repetida. Pelo desenvolvimento mais rápido e mais intenso de um quadro de dependência, o indivíduo se envolve mais rapidamente com a marginalidade, a fim de manter seu consumo voraz, manifestando de modo frequente impulsos irrefreáveis, o que se reflete em sua capacidade de determinação. Crimes como furtos e roubos têm sido associados a esse tipo de dependência. Assim, o perfil das prisões por tráfico em muitas cidades vem se alterando ao longo dos últimos anos, com a substituição da maconha, até então predominante, pelo *crack*.

Além das complicações legais a que está sujeito na esfera criminal, o dependente tem sua vida civil prejudicada em todos os aspectos: profissional, financeiro, familiar e social. Dessa forma, o psiquiatra forense pode ser chamado a intervir tanto na esfera da assistência clínica, tratando o dependente submetido à Justiça, quanto na qualidade de perito – para avaliar, por exemplo, a capacidade parental de mãe usuária de SPA, que estará prejudicada na medida de seu estado de dependência –, ou, em outros casos, estabelecer se o *ébrio habitual* ou o *viciado em tóxicos* que examina apresenta *discernimento reduzido*, necessitando de interdição judicial nos termos do Artigo 4° do Código Civil[59] e ser declarado incapaz *relativamente a certos atos*.

Além das repercussões criminais e civis, as normas de direito administrativo e a legislação previdenciária preveem situações que dizem respeito a pessoas com transtornos por uso de SPAs. Em geral, casos de dependência grave podem levar à aposentadoria do funcionário público, com anterior concessão de licença para tratamento de saúde. Na área previdenciária, podem ocorrer as mesmas consequências.

A seguir, será apresentada uma breve descrição das principais atividades periciais que dizem respeito a essa categoria de pacientes. No âmbito penal, pode ser realizada a perícia de dependência química (equivalente à avaliação de imputabilidade ou responsabilidade penal de agentes que cometeram o delito e são dependentes ou usuários de SPAs ilícitas) ou de verificação de cessação de dependência (equivalentes ao exame de verificação de cessação de periculosidade). A primeira é, por sua natureza, uma avaliação retrospectiva, que objetiva identificar o estado psíquico do indivíduo no momento do delito. Assim, apresenta as mesmas dificuldades da perícia de imputabilidade, acrescida do detalhe de que muitos traficantes desejam passar por dependentes para se livrar da pena de prisão. Ou seja, há uma grande incidência de simulação. A segunda padece do mesmo defeito conceitual de seu congênere da lei penal geral: confunde um transtorno mental com periculosidade ou propensão para o delito, em vez de ser realizada no sistema de emissão de prognóstico (alta, média ou baixa probabilidade de reincidir).

Do ponto de vista pericial, a maioria dos examinandos com transtornos por uso de SPAs não tem comprometimento psicótico e representa um grupo de indivíduos que exige muita atenção e habilidade do perito ao investigar sua condição mental, sobretudo nas perícias retrospectivas. Como dito, é comum o caso de periciandos denunciados por tráfico de drogas que, como estratégia de defesa, buscam se afastar da figura do traficante apresentando-se como dependentes.

Um aspecto especial da legislação brasileira, que abrange tanto os casos de intoxicação aguda quanto os de abuso de SPAs em indivíduos não dependentes, é a incidência da regra da *actio libera in causa*. Segundo esse preceito, independentemente do estado da cognição ou da volição do agente, sobre ele incidirá plena responsabilidade, pois sua ação era *livre na causa*. Ou seja: ao ingerir a SPA, poderia não o ter feito, mas o fez. Logo, deve arcar com as consequências de seus atos. As exceções ocorrem em situações de caso fortuito ou força maior; ocorrência do fenômeno patopsíquico inesperado no primeiro consumo; desenvolvimento mental incompleto ou retardado ou existência de doença mental que comprometa entendimento e determinação previamente ao consumo de SPA.

Em relação às motivações para as práticas ilícitas, estas não se justificam apenas pelo uso de SPAs. Ao contrário, são multifatoriais, incluindo relações familiares conflituosas, traços de personalidade e influências das relações sociais. Em outras palavras, é necessário considerar fatores de ordem biológica, psicológica e social.

De maneira diferente das condições citadas anteriormente, a síndrome de dependência e a consequente fissura para consumir a substância levantam uma situação mais complexa, sobretudo no que diz respeito à capacidade de determinação do dependente. Em geral, não existem discordâncias quanto à capacidade de entendimento, porque, na imensa maioria das vezes, o agente, se não estava psicótico, tinha plena consciência da ilicitude do consumo de drogas. No entanto, a avaliação da autodeterminação enseja uma discussão que gira, sobretudo, em torno de como valorizar o impulso do dependente químico a consumir drogas e que isso o teria levado à prática de um delito. Esse impulso era irresistível, ou simplesmente não se resistiu como deveria? Se o psiquiatra adotar critérios mais objetivos, de valorizar sintomas físicos importantes na avaliação da capacidade de autodeterminação, terá seu lavor facilitado, ao passo que, ao valorizar os sintomas subjetivos, tornará a empreitada bem mais complexa e difícil. Outro ponto importante a ser considerado diz respeito à facilidade de compreensão do laudo: ele deve ser muito claro no sentido de que, havendo comprometimento da determinação, essa limitação estaria relacionada tão somente ao uso da droga da qual o periciando é dependente. Caso contrário, seria conferida uma espécie de carta branca ao examinando em relação a delitos sem conexão com seu quadro patológico.

Em relação à síndrome de abstinência, dada a natureza retrospectiva das chamadas perícias de dependência química e a transitoriedade dessa condição clínica, não é comum que o perito se depare diretamente com esse quadro. Assim, é importante se valer de recursos indiretos, quer de informação de terceiros, quer documentais. Um exemplo pode ser o de um periciando que praticou homicídio de forma desorganizada e errática, sem qualquer motivo plausível, até mesmo para si próprio. Apesar de admitir a prática do delito, não sabia explicar por que o cometera. Tinha história de consumo de bebida alcoólica por tempo bastante prolongado e, indagado a respeito, respondeu ao perito: "Eu bebia sim, doutor, mas já estava há cinco dias sem beber", e descartou categoricamente haver praticado o delito sob efeito da bebida. Na história, trazia também um relato compatível com *delirium tremens*, com sintomas alucinatórios, visuais e táteis. Os filhos foram chamados para entrevistas complementares, confirmaram as manifestações descritas pelo periciando e o fato de que estava mesmo há poucos dias sem beber. Afirmaram que o pai já tinha exibido sintomas de abstinência anteriormente, quando o levaram a um pronto-socorro. Ao exame do prontuário hospitalar constatou-se que, três meses antes do homicídio, o periciando fora atendido no setor de emergência, constando a seguinte anotação: "João [o periciando] chegou em franco quadro de *delirium tremens*". Apesar de esse dado, isoladamente, ser insuficiente para comprovar que um novo episódio de *delirium tremens* acontecera, o conjunto das informações e a dinâmica do crime permitiram sustentar essa hipótese.

Quadros de abstinência grave, como o descrito no exemplo, configuram doença mental e anulam as capacidades de entendimento e determinação do indivíduo. No entanto, síndromes mais leves de abstinência, que acarretem apenas sintomas físicos pouco intensos, como tremores discretos de extremidades, ou sintomas de ansiedade, não afetam a responsabilidade penal.

Nas perícias de cessação de dependência química – na verdade, avaliações de periculosidade sob outro nome –, a questão da comorbidade psiquiátrica é de grande relevância, pois a avaliação de risco poderá mudar substancialmente ao se levarem em consideração outras patologias. É o caso de indivíduos que chegam a exame para indagar sobre a cessação de suposta dependência, mas apresentam outra patologia que mantém relação com a violência que praticaram. Como exemplo, pode-se citar um periciando que exibia um quadro compatível com abuso de múltiplas substâncias, mas essa transgressão específica fazia parte de um comportamento transgressor mais amplo, representado por um transtorno de personalidade, em outras palavras, o abuso de drogas era apenas um sintoma de seu TP. Em casos assim, é fundamental não só esclarecer à autoridade judicial a existência (ou cessação) da dependência, mas também situá-la no referido contexto, explicando a situação de comorbidade.

No plano cível, as perícias associadas a pessoas envolvidas com o consumo de SPAs são tão diversas quanto a diversidade das relações humanas. Apesar de haver dispositivo explícito no Código Civil[59] brasileiro sobre a interdição parcial de *ébrios habituais* e de *viciados em tóxicos*, essa não é a mais frequente das perícias cíveis. No âmbito do direito de família essas perícias são bem mais comuns, principalmente quando se discute guarda de filhos, alienação parental, capacidade parental e temas correlatos.

Considerações finais

Os transtornos por uso de SPAs são situações complexas com mecanismos biológicos que afetam o cérebro e sua capacidade de controlar o consumo dessas substâncias. Tais situações não são determinadas apenas por fatores biológicos e genéticos, mas também por fatores psicológicos, sociais, culturais e ambientais. Na atualidade, não existem meios para identificar as pessoas que apresentarão transtornos por uso de SPAs, nem antes, nem depois do início do uso da substância.

A comorbidade entre dependência química e outras doenças mentais é grande; a avaliação, o tratamento e a pesquisa seriam mais efetivos com a adoção de uma abordagem integrada. Assim, o conhecimento sobre o tratamento e a prevenção de doenças mentais e de farmacodependências pode ser utilizado mutuamente em estratégias de tratamento e prevenção, o que configuraria uma prática médica integral e abrangente.

A maioria dos transtornos por uso de SPAs com os quais o perito psiquiatra se depara não afeta a plena capacidade de entendimento dos indivíduos em relação aos delitos praticados. A questão a ser examinada recai, na maioria das vezes, na capacidade de autodeterminação, que pode estar preservada ou comprometida.

A capacidade civil está preservada na maior parte dos usuários de SPAs, podendo, no entanto, mostrar-se comprometida em dependentes com padrão de consumo compulsivo.

Referências

1. Olivenstein C. La vie du toxicomane. Paris: PUF; 1982.

2. Brasil. Presidência da República. Casa Civil. Lei n° 11.343, de 23 de agosto de 2006. Institui o Sistema Nacional de Políticas Públicas sobre Drogas – Sisnad; prescreve medidas para prevenção do uso indevido, atenção e reinserção social de usuários e dependentes de drogas; estabelece normas para repressão à produção não autorizada e ao tráfico ilícito de drogas; define crimes e dá outras providências. [Internet]. Brasília: Casa Civil; 2006 [capturado em 20 jun. 2015]. Disponível em: http://www.planalto.gov.br/ccivil_03/ _ato2004-2006/2006/lei/l11343.htm.

3. United Nations Office for Drug Control and Crime Prevention. World drug report. Herndon: United Nations; 2006.

4. Alves H, Kessler F, Ratto LRC. Comorbidity: alcohol use and other psychiatric disorders. Rev Bras Psiquiatr. 2004;26(Supl I):51-53

5. Pan American Health Organization. Alcohol is responsible for at least 80,000 deaths yearly in the Americas [Internet]. Washington: PAHO; 2014 [capturado em 20 jun. 2015]. Disponível em: http://www.paho.org/hq/index.php? option=com_content&view=article&id=9273%3Aalcohol- responsible-at-least-80-000-deaths-yearly-americas& catid=1443%3Aweb-bulletins&Itemid=135&lang=en.

6. Meyerhoff DJ, Bode C, Nixon SJ, de Bruin EA, Bode JC, Seitz HK. Health risks of chronic moderate and heavy alcohol consumption: how much is too much? Alcohol Clin Exp Res. 2005;29(7):1334-40.

7. Liappas I, Theotoka I, Kapaki E, Ilias I, Paraskevas GP, Soldatos CR. Neuropsychological assessment of cognitive function in chronic alcohol-dependent patients and patients with Alzheimer's disease. In Vivo. 2007;21(6):1115-8.

8. Anderson P, Baumberg B. Alcohol in Europe. London: Institute of Alcohol Studies; 2006.

9. Brasil. Presidência da República. Casa Civil. Lei n° 8.069, de 13 de julho de 1990.

Dispõe sobre o Estatuto da Criança e do Adolescente e dá outras providências [Internet]. Brasília: Casa Civil; 1990[capturado em 20 jun. 2015]. Disponível em: http://www.planalto.gov.br/ccivil_03/leis/l8069.htm.

10. Dualibi LB, Ribeiro M, Laranjeira R. Profile of cocaine and crack users in Brazil. Cad Saúde Publica. 2008;24 Suppl 4:s545-57.

11. United Nations Office on Drugs and Crime. World drug report [Internet]. Herndon: United Nations; 2007 [capturado em 20 jun. 2015]. Disponível em: http://www.unodc.org/pdf/research/ wdr07/WDR_2007.pdf.

12. Pan American Health Organization. Drug use epidemiology in Latin America and the Caribbean: a public health approach. Washington: PAHO; 2009.

13. Secretaria Nacional de Políticas sobre Drogas (SENAD). Pesquisa nacional sobre o uso de crack. Rio de Janeiro: Fiocruz; 2012.

14. Oliveira LG Nappo AS. Characterization of the crack cocaine culture in the city of São Paulo: a controlled pattern of use. Rev Saúde Pública. 2008;42(4):664-71.

15. World Health Organization. Classificação de transtornos mentais e de comportamento da CID-10: descrições clínicas e diretrizes diagnósticas. Porto Alegre: Artmed; 1993.

16. Leite MC, Ali Ramadan B, Alves CTF. Comorbidade entre cocaína e outros transtornos psiquiátricos. In: Leite MC, Andrade AG, organizadores. Cocaína e crack: dos fundamentos ao tratamento. Porto Alegre: Artmed; 1999.

17. Kessler RC, Nelson CB, McGonagle KA, Edlund MJ, Frank RG, Leaf PJ. The epidemiology of cooccurring addictive and mental disorders: implications for prevention and service utilization. Am J Orthopsychiatry. 1996;66(1):17-31.

18. Brady KT, Randall CL. Gender differences in substance use disorders. Psychiatr Clin North Am. 1999;22(2):241-52.

19. Meyer R. Psychopathology and addictive disorders. New York: Guilford; 1986.

20. Nicastri S, Andrade AG. Abuso de drogas e outros quadros psiquiátricos. In: Andrade AG, Nicastri S, Tongue E, organizadores. Drogas: atualização em prevenção e tratamento. São Paulo: Lemos; 1993.

21. Hasin DS, Stinson FS, Ogburn E, Grant BF. Prevalence, correlates, disability, and comorbidity of DSM-IV alcohol abuse and dependence in the United States: results from the National Epidemiologic Survey on Alcohol and Related Conditions. Arch Gen Psychiatry. 2007;64(7):830-42.

22. Brady KT, Sinha R. Co-occurring mental and substance use disorders: the neurobiological effects of chronic stress. Am J Psychiatry. 2005;162(8):1483-93.

23. Sartorius N, Shapiro R, Kimura M, Barrett K. WHO international pilot study of schizophrenia. Psychol Med. 1972;2(4):422-5.

24. Swartz MS, Wagner HR, Swanson JW, Stroup TS, McEvoy JP, Canive JM, et al. Substance use in persons with schizophrenia: baseline prevalence and correlates from the NIMH CATIE study. J Nerv Ment Dis. 2006;194(3):164-72.

25. Regier DA, Farmer ME, Rae DS, Locke BZ, Keith SJ, Judd LL, et al. Comorbidity of mental disorders with alcohol and other drug abuse. Results from the Epidemiologic Catchment Area (ECA) Study. JAMA. 1990;264(19):2511-8.

26. Goodwin FK, Jamison KR, editors. Manic-depressive illness: bipolar disorders and recurrent depression. 2nd ed. New York: Oxford University; 2007.

27. Vieta E, Colom F, Corbella B, Martínez-Arán A, Reinares M, Benabarre A, et al. Clinical correlates of psychiatric comorbidity in bipolar I patients. Bipolar Disord. 2001;3(5):253-8.

28. Krishnan KR. Psychiatric and medical comorbidities of bipolar disorder. Psychosom Med. 2005;67(1):1-8.

29. Hersh DF, Modesto-Lowe V. Drug abuse and mood disorders. In: Kranzler HR, Rounsaville BJ, editors. Dual diagnosis and treatment: substance abuse and comorbid medical and psychiatric disorders. New York: Marcel Dekker; 1998.

30. Cividanes GC. Alcoolismo e transtorno bipolar do humor: um estudo de comorbidade [dissertação]. São Paulo: Unifesp; 2001.

31. Menezes PR, Ratto LR. Prevalence of substance misuse among individuals with severe mental illness in Sao Paulo. Soc Psychiatry Psychiatr Epidemiol. 2004;39(3):212-7.

32. Ribeiro M, Laranjeira R, Cividanes G. Bipolar disorder and substance abuse. Rev. Psiq Clín. 2005;32 Suppl 1;78-88.

33. Kessler RC. The epidemiology of dual diagnosis: impact of substance abuse on the diagnosis, course, and treatment of mood disorders. Biol Psychiatry. 2004;56(10):738-48.

34. Levin FR, Hennessy G. Bipolar disorder and substance abuse. Biol Psychiatry. 2004;56(10):738-48.

35. Nolen WA, Luckenbaugh DA, Altshuler LL, Suppes T, McElroy SL, Frye MA, et al. Correlates of 1-year prospective outcome in bipolar disorder: results from the Stanley Foundation Bipolar Network. Am J Psychiatry. 2004;161(8):1447-54.

36. Grant BF. The influence of comorbid major depression and substance use disorders on alcohol and drug treatment: results of a national survey. In: Onken LS, Blaine JD, Genser S, Horton AM Jr, et al. Treatment of drug-dependent individuals with comorbid mental disorders. Rockville: NIDA 1997. p. 4-15.

37. Brady KT, Sinha R. Co-occurring mental and substance use disorders: the neurobiological effects of chronic stress. Am J Psychiatry. 2005;162(8):1483-93.

38. Menezes PR, Johnson S, Thornicroft G, Marshall J, Prosser D, Bebbington P, et al. Drug and alcohol problems among individuals with severe mental illness in south London. Br J Psychiatry. 1996;168(5):612-9.

39. Patton GC, Coffey C, Carlin JB, Degenhardt L, Lynskey M, Hall W. Cannabis use and mental health in young people: cohort study. BMJ. 2002;325(7374):1195-8.

40. Degenhardt L, Hall W, Lynskey M. Exploring the association between cannabis use and depression. Addiction. 2003;98(11):1493-504.

41. Falck RS, Carlson RG, Wang J, Siegal HA. Psychiatric disorders and their correlates among young adult MDMA users in Ohio. J Psychoactive Drugs. 2006;38(1):19-29.

42. Weissman MM. Anxiety and alcoholism. J Clin Psychiatry. 1988;49:17-9.

43. Kushner MG, Sher KJ, Beitman BD. The relationship between alcohol problems and the anxiety disorders. Am J Psychiatry. 1990;147(6):685-95.

44. Kessler RC, McGonagle KA, Zhao S, Nelson CB, Hughes M, Eshleman S, et al. Lifetime and 12-month prevalence of DSM-III-R psychiatric disorders in the United States. Results from the National Comorbidity Survey. Arch Gen Psychiatry. 1994;51(1):8-19.

45. Quitkin FM, Rifkin A, Kaplan J, Klein DF. Phobic anxiety syndrome complicated by drug dependence and addiction. A treatable form of drug abuse. Arch Gen Psychiatry. 1972;27(2):159-62.

46. Rasmussen SA, Tsuang MT. Clinical characteristics and family history in DSM-III obsessive-compulsive disorder. Am J Psychiatry. 1986;143(3):317-22.

47. Massion AO, Warshaw MG, Keller MB. Quality of life and psychiatric morbidity in panic disorder and generalized anxiety disorder. Am J Psychiatry. 1993;150(4):600-7.

48. Szobot C, Romano M. Co-ocorrency between attention deficit hyperactivity disorder and psychoactive substances. J. Bras. Psiquiatr. 2007;56 Suppl 1;39-44.

49. Rohde LA, Biederman J, Busnelo EA, Zimmermann H, Schmitz M, Martins S, et al. ADHD in a school sample of Brazilian adolescents: a study of prevalence, comorbid conditions, and impairments. J Am Acad Child Adolesc Psychiatry. 1999;38(6):716-22.

50. Biederman J, Wilens T, Mick E, Milberger S, Spencer TJ, Faraone SV. Psychoactive substance use disorders in adults with attention deficit hyperactivity disorder (ADHD): effects of ADHD and psychiatric comorbidity. Am J Psychiatry. 1995;152(11):1652-8.

51 Wilens TE, Biederman J, Spencer TJ, Frances RJ. Comorbidity of attention-deficit hyperactivity and psychoactive substance use disorders. Hosp Community Psychiatry. 1994;45(5):421-3, 435.

52. Breier A, Charney DS, Heninger GR. Agoraphobia with panic attacks. Development, diagnostic stability, and course of illness. Arch Gen Psychiatry. 1986;43(11):1029-36.

53. Brady KT, Killeen TK, Brewerton T, Lucerini S. Comorbidity of psychiatric disorders and posttraumatic stress disorder. J Clin Psychiatry. 2000;61 Suppl 7:22-32.

54. Hatzitaskos P, Soldatos CR, Kokkevi A, Stefanis CN. Substance abuse patterns and their association with psychopathology and type of hostility in male patients with borderline and antisocial personality disorder. Compr Psychiatry. 1999;40(4):278-82.

55. Rounsaville BJ, Kranzler HR, Ball S, Tennen H, Poling J, Triffleman E. Personality disorders in substance abusers: relation to substance use. J Nerv Ment Dis. 1998;186(2):87-95.

56. Skodol AE, Oldham JM, Gallaher PE. Axis II comorbidity of substance use disorders among patients

referred for treatment of personality disorders. Am J Psychiatry. 1999;156(5):733-8.

57. Grilo CM, Becker DF, Levy KN, Walker ML, Edell WS, McGlashan TH. Eating disorders with and without substance use disorders: a comparative study of inpatients. Compr Psychiatry. 1995;36(4):312-7.

58. Lynskey MT. The comorbidity of alcohol dependence and affective disorders: treatment implications. Drug Alcohol Depend. 1998;52(3):201-9.

59. Brasil. Presidência da República. Casa Civil. Lei nº 10.406, de 10 de janeiro de 2002. Institui o Código Civil [Internet]. Brasília: Casa Civil; 2002 [capturado em 20 jun. 2015]. Disponível em: http://www.planalto.gov.br/ccivil_03/leis/2002/l10406.htm.

LEITURAS SUGERIDAS

Abdalla-Filho E, Ribeiro HL, Cabral ACJ. Psiquiatria forense aplicada à dependência química. In: Diehl A, Cordeiro DC, Laranjeira R, organizadores. Dependência química: prevenção, tratamento e políticas públicas. Porto Alegre: Artmed; 2011.

Gunter TD, Antoniak SK. Evaluating and treating substance use disorders. In: Scott CL, editor. Handbook of correctional mental health. 2nd ed. Washington: American Psychiatric; 2010.

CAPÍTULO 23

Transstornos Psicóticos

Lisieux E. de Borba Telles, Vivian Peres Day,
Pedro Henrique Iserhard Zoratto

PONTOS-CHAVE

- Os transtornos psicóticos são patologias frequentemente associadas à inimputabilidade penal e à incapacidade civil.
- Na avaliação da imputabilidade penal de um indivíduo com psicose, é necessário verificar sua capacidade de entendimento e de determinação na época dos fatos, bem como a existência de nexo causal entre a patologia e o delito.
- Na avaliação da capacidade civil, não é suficiente o diagnóstico de enfermidade mental, sendo necessário que haja prejuízo do discernimento para a prática do ato em si.
- A adesão ao tratamento psiquiátrico contribui para a proteção contra condutas violentas e recidivas em doentes mentais graves.

VINHETA

Gustavo passou a manifestar sintomatologia psicótica durante a adolescência, tendo sido internado em três hospitais psiquiátricos diferentes. Descrevia essas hospitalizações dizendo que todos os pacientes, incluindo ele, eram *sãos*, e que havia pessoas do quartel e de uma importante rede de televisão lá infiltrados, rindo dele e ameaçando-o de morte, com o objetivo de *enlouquecê-lo*. Também afirmava que eram colocadas pessoas *feias e machucadas* nos hospitais, só para amedrontá-lo. Dizia que isso acontecia porque ele *sabia muito*. Após as altas hospitalares, não aceitava seguir acompanhamento psiquiátrico ambulatorial nem usar medicação. Dois dias após sua última alta, requerida pelo pai, cometeu o crime de parricídio, por asfixia mecânica (esganadura). Dois meses antes do delito, havia tentado degolar sua irmã; naquela época, tinha 24 anos. No mesmo dia do delito, foi preso e encaminhado a hospital de custódia e tratamento psiquiátrico. O laudo de avaliação de responsabilidade penal firmou o diagnóstico de esquizofrenia paranoide, considerando-o sem capacidade de entendimento e determinação à época dos fatos e afirmando o nexo causal entre a doença e o delito. A autoridade judicial aplicou medida de segurança de tratamento em regime de internação hospitalar pelo período mínimo de três anos.

Os transtornos psicóticos correspondem à maioria das condições psicopatológicas que o legislador define como doença mental, tal como descrito no *caput* do Artigo 26 do Código Penal (CP) brasileiro.[1] Entre as patologias psicóticas, a esquizofrenia é seguramente a mais impactante, tanto no que se refere às manifestações clínicas quanto às consequências no campo da psiquiatria forense, sobretudo na área penal, sendo ainda hoje o diagnóstico mais encontrado em internos de hospitais forenses.

A esquizofrenia está presente em todas as sociedades e áreas geográficas, e as taxas de prevalência são quase iguais no mundo inteiro (em torno de 1%). É igualmente prevalente em homens e mulheres, embora haja diferença em relação ao início e ao curso da doença. As idades de pico de início são entre 10 e 25 anos para homens e entre 25 e 35 anos para mulheres, sendo que estas apresentam um segundo pico na meia-idade.[2]

Diagnósticos e classificação

No grupo dos transtornos classificados sob o código F20 da *Classificação internacional de doenças e problemas relacionados à saúde* (CID-10)[3] – na seção intitulada Classificação de transtornos mentais e de comportamento (esquizofrenia, transtornos esquizotípicos e transtornos delirantes) –, a esquizofrenia é certamente o transtorno mais prevalente e o mais importante. Divide-se nos subtipos paranoide, hebefrênica, catatônica, indiferenciada, residual e simples. Outras patologias psicóticas, de acordo com a CID-10,[3] incluem o transtorno esquizotípico, os transtornos delirantes persistentes, os transtornos psicóticos agudos e transitórios, o transtorno delirante induzido e o transtorno esquizoafetivo.

Segundo a CID-10,[3] os transtornos esquizofrênicos são caracterizados por distorções fundamentais do pensamento e da percepção e por afeto inadequado ou embotado. A consciência clara e a capacidade intelectual em geral estão mantidas, embora déficits cognitivos possam surgir ao longo do tempo. Os pensamentos, sentimentos e atos mais íntimos podem ser percebidos como conhecidos ou partilhados por outros, e podem se desenvolver delírios explicativos, a ponto de o indivíduo acreditar que forças naturais ou sobrenaturais influenciam seus pensamentos e ações.

A esquizofrenia paranoide é um dos subtipos mais comuns em todas as latitudes, e os delírios de perseguição, referência, ascendência, missão especial, mudanças corporais ou ciúmes, bem como alucinações auditivas de comando ou outras alucinações auditivas sem conteúdo verbal, são as manifestações mais encontradas. O afeto está, em geral, menos embotado do que em outras variedades de esquizofrenia, e um grau menor de incongruência é comum, assim como perturbações do humor como irritabilidade, raiva repentina, receio e suspeita. O curso pode ser episódico, com remissões parciais ou completas, mas costuma apresentar também evolução crônica.

A esquizofrenia hebefrênica é uma forma de esquizofrenia que costuma ter início entre os 15 e os 25 anos e apresenta um prognóstico mais pobre em decorrência do rápido desenvolvimento de sintomas negativos, principalmente embotamento afetivo e perda da volição. O pensamento é desorganizado, e o discurso é incoerente e cheio de divagações. O afeto é superficial e inadequado, muitas vezes acompanhado de sorrisos de autossatisfação, de absorção em si mesmo ou de uma postura característica com caretas, maneirismos, brincadeiras, queixas hipocondríacas e frases repetitivas.

A esquizofrenia catatônica é a forma na qual perturbações psicomotoras são achados proeminentes, constituindo, mesmo, aspectos essenciais e predominantes do quadro clínico. Podem ocorrer alternâncias entre extremos, como hipercinesia ou estupor e obediência automática ou negativismo. Episódios de violenta e agitação psicomotora podem configurar uma das formas de apresentação clínica da condição.

Um quadro esquizofrênico não incluído em nenhum dos subtipos já descritos, ou que apresente aspectos de mais de um deles, mas sem a predominância de um conjunto de características em particular, é catalogado como esquizofrenia indiferenciada. Para esse diagnóstico ser estabelecido, também devem ser excluídas a depressão pós-esquizofrênica, a esquizofrenia residual e a esquizofrenia simples.

A chamada depressão pós-esquizofrênica caracteriza-se por episódio depressivo, que pode ser prolongado, surgido após um episódio da doença. Alguns sintomas esquizofrênicos devem ainda estar presentes, porém sem dominar o quadro clínico. Esse quadro está mais associado a risco de suicídio.

A esquizofrenia residual configura, na verdade, um estágio tardio do desenvolvimento crônico de um transtorno esquizofrênico, no qual houve progressão clara de um período inicial – que pode compreender um ou mais episódios esquizofreniformes agudos – para um período posterior, caracterizado por sintomas negativos de longa duração.

A esquizofrenia simples é um transtorno incomum, no qual há um desenvolvimento insidioso, mas progressivo, acompanhado de conduta estranha e de incapacidade para atender às exigências da vida em sociedade. Há declínio geral no desempenho do paciente. Sintomas positivos, como delírios e alucinações, não são evidentes, e há menos manifestações francamente psicóticas como nos subtipos paranoide, hebefrênico e catatônicos da esquizofrenia. Nessa categoria diagnóstica, os aspectos negativos característicos da esquizofrenia residual se desenvolvem sem serem precedidos por qualquer sintoma característico de psicose.

O transtorno esquizotípico é caracterizado por comportamento excêntrico e anomalias do pensamento e do afeto que se assemelham aos vistos na esquizofrenia, embora nenhum quadro clínico evidente da doença tenha ocorrido, de modo que não estão, portanto, preenchidos os critérios para esquizofrenia. Segue um curso crônico, com flutuações de intensidade e, algumas vezes, pode evoluir para esquizofrenia franca. É um diagnóstico não recomendado para uso geral, pois não é claramente demarcado – nem da esquizofrenia simples, nem dos transtornos da personalidade esquizoide e paranoide.

Os transtornos delirantes persistentes são compostos por um grupo de transtornos nos quais os delírios de longa duração constituem a única ou a mais evidente característica clínica. Esses delírios não podem ser atribuídos a condição médica geral ou decorrerem de transtornos esquizofrênicos ou afetivos. De fato, é difícil precisar a real prevalência desse quadro na população em geral, não só por sua relativa raridade como também pelo fato de que esses pacientes raramente buscam ajuda psiquiátrica, a não ser que sejam forçados a isso por suas famílias ou por ordens judiciais. Além disso, em inquéritos populacionais, tal espécie de patologia não logra ser identificada pelos instrumentos habituais de pesquisa.

Os transtornos psicóticos agudos e transitórios são caracterizados por início abrupto (em cerca de duas semanas), podendo se desenvolver em resposta a um estressor psicossocial. Uma recuperação completa costuma ocorrer em poucos meses, semanas ou, mesmo, dias. No entanto, uma pequena proporção desses pacientes desenvolve estados persistentes, quando então o diagnóstico deverá ser modificado. É importante que condições médicas gerais sejam etiologicamente afastadas, tais como concussão cerebral, *delirium*, tumores ou demência, bem como causas exógenas, como intoxicação por álcool ou outras drogas. Os subtipos dessa entidade incluem transtorno polimórfico agudo sem sintomas de esquizofrenia, transtorno psicótico agudo com sintomas de esquizofrenia e transtorno psicótico agudo esquizofreniforme.

O transtorno delirante induzido (*folie à deux*) é uma patologia rara. Consiste no compartilhamento por duas ou mais pessoas – pessoas essas que mantenham laços emocionais íntimos e intensos – de um sistema delirante próprio. De fato, ocorre a indução de delírios por um indivíduo em outro. O indutor apresenta um quadro psiquiátrico psicótico próprio e, por meio de sua ascendência sobre o induzido, transfere a ele suas crenças. Os sintomas, na pessoa do induzido, geralmente desaparecem com a separação física do indutor. O indutor costuma necessitar de intervenção farmacológica também para seu quadro de base. Os delírios compartilhados são, em geral, de natureza grandiosa, religiosa e/ou persecutória.

Os transtornos esquizoafetivos caracterizam-se por compreenderem sintomas proeminentes de quadros tanto afetivos quanto esquizofrênicos em mesma evolução psicopatológica, principalmente de forma simultânea ou pelo menos com diferença de poucos dias uns dos outros. Sua relação com os transtornos típicos do humor e transtornos esquizofrênicos é incerta. Alguns pacientes apresentam episódios esquizoafetivos recorrentes, que podem ser do tipo maníaco ou depressivo ou uma mescla dos dois.

Os quadros psicóticos, por suposto, estão presentes em outros códigos da CID-10.[3] Entre estes, por sua importância, destacam-se: a mania com sintomas psicóticos; o transtorno bipolar, episódio atual maníaco, com sintomas psicóticos; o transtorno afetivo bipolar, episódio atual depressivo grave, com sintomas psicóticos; o episódio depressivo grave com sintomas psicóticos; e o transtorno depressivo recorrente, episódio atual grave, com sintomas psicóticos. São quadros clínicos reconhecidos desde a Antiguidade, nos quais ocorre a ruptura do teste de realidade durante uma crise em que predominam alterações do humor de tônus depressivo ou maníaco. Podem se constituir em episódio único ou se repetir ao longo da vida.

Aspectos forenses

Causando tantos prejuízos aos pacientes, é inevitável que os transtornos psicóticos tenham repercussões em praticamente todos os ramos do direito, desde as normas previdenciárias, administrativas e tributárias até os domínios da lei civil e da lei criminal. Em relação às primeiras, é tradicional em nosso direito a menção à *alienação mental* como causa tanto de aposentadoria e/ou incapacidade laboral quanto de isenção tributária.

As últimas serão brevemente abordadas a seguir.

CAPACIDADE CIVIL

A lei brasileira prevê, no Artigo 1° do Código Civil (CC),[4] que todo cidadão adulto é capaz de direitos e deveres. Esse é um atributo que só é questionado em situações especiais, quando deverá ser examinada a capacidade de exercício de direito.[5] O legislador atribui ao psiquiatra o papel de avaliar os indivíduos sobre os quais pairam dúvidas quanto à possibilidade de se autogerirem. Cabe ao psiquiatra estabelecer a complexa distinção entre o doente e o sadio, o capaz e o incapaz. Deve-se firmar um diagnóstico, transpô-lo para a terminologia jurídica, descrever os déficits e definir como tais prejuízos podem interferir na capacidade civil.

A situação legal dos pacientes com transtornos mentais teve uma importante evolução ao longo do século passado a partir do CC[4] de 1916. Sob o regime desse código, *os loucos de todo o gênero* eram considerados absolutamente incapazes para todos os atos da vida civil. Em outras palavras, bastava a existência de doença mental grave para que a interdição fosse decretada. No conceito legal (loucos de todo o gênero), a esquizofrenia era o paradigma da incapacitação. Essa orientação, entretanto, caiu por terra com os avanços nos tratamentos psiquiátricos, os quais possibilitaram também a melhor preservação dos laços sociais dos pacientes junto a seus familiares e a comunidade. Dessa forma, a avaliação da capacidade civil tornou-se *individualizada e flexível*,[6] de modo que os peritos passaram – com a acolhida dos tribunais –, de fato, a realizar uma avaliação biopsicológica da incapacidade civil, à semelhança do que já se fazia em relação ao exame da inimputabilidade penal. Essa orientação foi consagrada pelo atual CC,[4] de 2002, como se verá a seguir.

O CC[4] de 2002, em seu Artigo 3°, também prevê a declaração de incapacidade absoluta para indivíduos com *enfermidade mental* que não tiverem o *necessário discernimento* para a prática dos *atos da vida civil*. A nova definição é um conceito mais sólido, pois impede que haja a perda total do exercício direto dos direitos de cidadania em razão de prejuízos psíquicos delimitados e específicos. Observe-se que o legislador de 2002 expressamente adota o critério biopsicológico, pois exige, além da enfermidade mental, o prejuízo no discernimento (elemento cognitivo) para a prática de atos civis. Dessa maneira, previne-se a exclusão social radical e perversa e protege-se o vulnerável na exata medida de suas necessidades, até mesmo, se for o caso, propondo-se interdições temporárias, pois, com o avanço da psiquiatria, muitos quadros irão se tornar reversíveis com o passar do tempo e a evolução dos tratamentos.

Nesse sentido, Simon e Gold[7] alertam que um diagnóstico psiquiátrico não é um equivalente automático de incapacitação, bem como enfatizam a necessidade de diferenciar *impairment* (prejuízo) de *disability* (inaptidão). O prejuízo é uma alteração na aptidão do indivíduo para atender demandas pessoais, sociais e ocupacionais. A inaptidão refere-se à capacidade de praticar um ato em particular ou uma atividade laboral específica. É uma condição que exige mais do que um simples exame do estado de saúde mental ou um diagnóstico psiquiátrico. Como exemplo, podem-se citar todos os casos de pessoas com graves transtornos psiquiátricos que exercem atividades de enorme relevância.

Conforme já descrito, a avaliação deve ser criteriosa e baseada em peculiaridades individuais, características da doença, sua forma e seu curso. Um quadro esquizofrênico agudo, mesmo grave e com marcante distanciamento da realidade externa, não deve levar, por si só, à incapacitação definitiva, pois é necessário que se estabeleça o nível de prejuízo da capacidade de discernimento. O subtipo simples de esquizofrenia costuma ter uma evolução lenta e progressiva, podendo, com o tempo, chegar a um estágio de incapacitação total. Os pacientes catatônicos apresentam, em determinados momentos, intensa desconexão com o mundo exterior, quando estão completamente incapacitados para a tomada de qualquer decisão. Entretanto, soem se recuperar bem desses períodos agudos, o que torna recomendável interdições temporárias, a partir das quais serão reavaliados os déficits remanescentes.

Contudo, pacientes que apresentam crises frequentes, seja porque não respondem bem à terapêutica instituída, seja por má adesão ao tratamento, podem necessitar de interdição permanente como medida extrema de proteção. Esse costuma ser o caso de alguns pacientes com esquizofrenia e, em menor frequência, daqueles com transtorno bipolar. Apesar de a ocorrência de crises constantes, prolongadas e intensas tornar recomendável a interdição, nada impede que após a estabilização da doença, se tiver ocorrido, a interdição possa ser revista. Em alguns países, como a Alemanha e os Estados Unidos, o interditado pode participar da escolha de seu curador, desde que apresente condições de indicá-lo e seja capaz de expressar livremente sua vontade.[8]

Além da capacidade geral para atos da vida civil, a capacidade para a prática de diversos atos específicos por parte do paciente psicótico pode ser questionada. Um exemplo do cotidiano forense diz respeito à lavratura de testamento, sendo comum a avaliação em vida para prevenir futuros questionamentos de sua validade, ou *post mortem*, deflagrada por herdeiros que se sentiram prejudicados pelos termos da disposição de última vontade. Além disso, pode ser objeto de discussão o consentimento para tratamento ou hospitalização (tanto psiquiátricos quanto médicos gerais) e a participação como sujeito de pesquisa.[9] A concepção predominante é a de que não há um impedimento *a priori* decorrente da condição psiquiátrica. Ao contrário, a maioria dos pacientes tem capacidade de julgamento preservada, apesar de déficits neuropsicológicos poderem prejudicar mais do que alucinações e delírios.[10] A jurisprudência tem desempenhado um papel relevante nesse campo, por meio da discussão de importantes questões proporcionadas pelos avanços sociais, e na proteção dos direitos humanos. Internação compulsória, recusa de tratamento, esterilização, suspensão de medidas que mantêm a vida e direito a voto são situações que vêm gradualmente sendo debatidas, o que faz avançarem as fronteiras do que é permitido a esses pacientes, com ressalva de suas vulnerabilidades.

Quanto à capacidade testamentária, é fundamental que conheçam o próprio patrimônio e seu valor e quem seriam seus herdeiros necessários, bem como a coerência das disposições que está emitindo.[7] Pode haver graus diferentes de prejuízo psíquico sem que haja prejuízo da capacidade de testar, mas a tendência dos tribunais é considerar inválido o testamento de pessoa que apresente quadro de sintomas produtivos ou agudos no momento de manifestar seu desejo se estes afetarem os requisitos básicos apontados (conhecimento do patrimônio e dos herdeiros necessários).

A possibilidade de estabelecer um contrato, por sua vez, exige aptidões mais sofisticadas, pois implica entender a natureza do objeto contratual, das cláusulas firmadas e das consequências de adimpli-las ou não. A questão do entendimento, uma variável exclusivamente cognitiva, tende a ser o elemento mais valorizado em tribunais anglo-saxões. Em nosso meio, essa avaliação é mais complexa, contemplando uma perspectiva global do indivíduo e do impacto da doença em sua capacidade de tomar decisões de forma autônoma. De qualquer forma, mesmo pacientes com transtornos psicóticos devem ser considerados capazes, até que se demonstre o contrário.

A capacidade profissional é um tema muito amplo, além dos limites da psiquiatria. Entretanto, o paciente que apresente um grau de deterioração relevante ou afastamento da realidade, como pode ser o caso de alguns indivíduos com esquizofrenia, em geral tem limitações inerentes à doença que o restringem grandemente. São, porém, limitações, não incapacidades. É comum, então, que o próprio paciente evite atividades nas quais tenha de interagir com o público, em decorrência de sintomas tanto negativos (p. ex., isolacionismo) quanto positivos (temor de que os outros possam captar suas ideias). Essa característica, contudo, pode ser adequada para o desempenho de determinadas funções que os demais possam achar enfadonhas, isoladas ou repetitivas.

Outro ponto: o paciente psicótico pode ser ouvido como testemunha? Sim, mesmo que em outro julgamento tenha sido considerado incapaz. Para que não haja desqualificação de seu depoimento, o indivíduo deve estar em condições de prestar informações. Sendo necessário, deve ser determinada uma avaliação psiquiátrica pelo magistrado para que se apure a possibilidade de ele ser ouvido em juízo.

É importante ressaltar também o efeito positivo do tratamento sobre a recuperação das diversas capacidades que possam estar afetadas pela doença mental. Nesse sentido, um estudo britânico aponta que a preservação do *insight* seria o melhor indicador de manutenção de capacidade nos transtornos psicóticos, levantando a hipótese de que indivíduos cientes de sua patologia e de seus limites tenderiam a avaliar de forma mais adequada suas capacidades internas e suas correlações com a realidade externa.[11] Um paciente, mesmo apresentando psicose grave, mas com boa adesão ao tratamento proposto, tanto psicofarmacológico quanto psicossocial, tenderá a melhor preservar suas aptidões e prevenir limitações.

CRIME E DOENÇA PSICÓTICA

Sabe-se que a criminalidade é um fenômeno complexo, com múltiplos determinantes biopsicossociais. Entre os transtornos mentais mais associados a ela, destacam-se o transtorno da personalidade antissocial (TPAS) e os transtornos relacionados a abuso de álcool e/ou drogas. No entanto, as psicoses têm desempenhado um papel específico na psiquiatria forense criminal. Indivíduos com essas patologias podem praticar ou ser vítimas de atos criminais e condutas agressivas de diferentes gravidades, ocorridas em seus lares, na comunidade ou nos locais em que se encontrem internados. Além disso, aqueles fatores que estão associados a risco aumentado de violência entre os indivíduos sem diagnóstico psiquiátrico também são pertinentes aos doentes mentais.[12]

Em geral, é possível dizer que, em relação às psicoses, os aspectos forenses de maior interesse dizem respeito à sua associação com a etiologia do fato delituoso, à inimputabilidade do criminoso doente mental e à periculosidade (avaliação de risco) do agente no momento em que se habilita para um benefício de acordo com a lei penal ou a lei de execução penal.[1,13]

A conduta criminal psicótica é influenciada pela doença mental e apresenta características especiais. O delito ocorre em pessoas com média de idade acima dos 30 anos, e os agentes do crime apresentam menos antecedentes criminais quando comparados à população carcerária. As vítimas, em geral, são conhecidas do criminoso e têm com ele uma relação de proximidade, sendo o delito, na maioria das vezes, referente a lesões corporais ou homicídio. Após a prática criminal, o paciente muitas vezes permanece na cena do crime ou se entrega para a autoridade policial. Alguns autores denominam o homicídio cometido pelo indivíduo com transtorno mental grave como *homicídio anormal*, descrevendo-o como bizarro e incompreensível, perpetrado contra familiares ou conhecidos. Já o *homicídio normal* seria, em geral, aquele praticado contra vítimas estranhas e refletiria a violência urbana e o envolvimento com drogas e tráfico por parte do agressor e da vítima, ambos jovens.[14,15]

Existem relativamente poucos estudos que investiguem de forma mais detalhada a relação entre subgrupos de pacientes psicóticos e violência, bem como estudos longitudinais que busquem desvendar as vias da agressão na esquizofrenia, a relação temporal entre sintomas psicóticos e violência e a interdependência entre sintomas psicóticos particulares e fatores situacionais.[12]

Evidências mostram que comorbidade com abuso de álcool e/ou drogas e traços de personalidade antissociais, bem como falta de tratamento ou sua interrupção, podem contribuir para conduta violenta e delitiva. Os atos agressivos são mais comuns em estados psicóticos agudos, decrescendo em frequência à medida que o paciente responde à medicação. A adesão ao tratamento tem-se mostrado um fator protetor contra a ocorrência de crimes graves, principalmente em pacientes com esquizofrenia.[16]

A maioria dos doentes mentais graves reconhece a necessidade de tratamento, adere à terapêutica, não apresenta problemas com drogas psicoativas, tem alguma atividade ocupacional e uma evolução razoável. No entanto, há um grupo que está desassistido com o fechamento de leitos e de hospitais psiquiátricos. A evolução da psicose e a ausência de tratamento adequado podem gerar nesses indivíduos déficits cognitivos e de juízo crítico, falta de controle de impulsos agressivos e mais manifestações de sintomas paranoides. Tudo isso contribui para o comportamento delitivo e a prisão. Estima-se que existam cerca de 380 mil doentes mentais graves em prisões norte-americanas; boa parte deles provavelmente se enquadra nesse perfil. Essa população precisa de tratamento e suporte social.[17]

A seguir, são descritos alguns comemorativos forenses das principais patologias psicóticas.

ESQUIZOFRENIA

A correlação entre esquizofrenia e conduta violenta e/ou criminal tem sido amplamente pesquisada. Ela é a psicose encontrada com mais frequência nos réus que se submetem a exame de imputabilidade penal e são considerados inimputáveis, constituindo-se, consequentemente, na população que predomina em hospitais psiquiátricos forenses.[16,18,19]

Indivíduos com esquizofrenia podem cometer todo tipo de delito, sendo mais comuns aqueles contra a pessoa, como lesões corporais e homicídios praticados sem coautoria.[18] Em geral, a pessoa com a doença delinque contra vítima familiar ou conhecida. As vítimas das mulheres inimputáveis costumam ser os filhos, enquanto as vítimas dos homens inimputáveis tendem a ser as esposas ou as companheiras.[16,20-24]

Segundo Swanson e colaboradores,[25] a violência dos indivíduos com esquizofrenia estaria associada a sintomas psicóticos positivos, enquanto altos escores de sintomas negativos diminuiriam o risco de agressão. Esse dado encontra respaldo entre aqueles com esquizofrenia paranoide, a esquizofrenia mais associada a homicídio, sendo este um ato praticado em resposta a delírios de cunho persecutório e alucinações auditivas do tipo ordem de comando.[26,27] Indivíduos com essa patologia podem se envolver também em delitos de desacato a autoridades, bem como de resistência a abordagens terapêuticas e judiciais.

Clark e Natarajan[12] delinearam três tipos de comportamento violento na esquizofrenia: violência diretamente relacionada a sintomas psicóticos positivos; agressão impulsiva por resposta inibitória prejudicada (geralmente com falta de planejamento e motivo pouco claro, podendo estar associada a funcionamento prejudicado do lobo frontal e sintomas psicóticos desorganizados); e agressão em razão de comorbidade com traços psicopáticos.

Fugas, abandono de serviço e deserção do serviço militar podem ser atos praticados de forma súbita e sem motivação aparente por indivíduos com esquizofrenia, podendo o paciente regressar de maneira espontânea ou ser encontrado vagando sem rumo. As automutilações e tentativas de suicídio são adotadas como respostas a delírios, alucinações e/ou intensas angústias experimentadas. O mesmo pode ocorrer nas condutas incendiárias e nos delitos sexuais.

Em decorrência da deterioração cognitiva e social que sofrem, os indivíduos com esquizofrenia não tratados podem se tornar vítimas de todo tipo de violência, bem como ser usados, por sua sugestionabilidade, para a prática de delitos diversos sob orientação de criminosos. Quando praticam furtos sozinhos, verifica-se a inutilidade da conduta, expressa pelo fato de se apoderarem de objetos bizarros e sem valor comercial, de forma estereotipada.

TRANSTORNO DELIRANTE PERSISTENTE

Essa categoria diagnóstica, antes denominada *paranoia*, é caracterizada pela ocorrência de delírios persistentes. O indivíduo com frequência apresenta ideação delirante de conteúdo erótico (erotomania), de ciúmes, ou francamente persecutória, descrevendo complôs imaginários de entidades poderosas nos quais se vê enredado.[28] A patologia costuma evoluir de forma insidiosa, dar pouca resposta às intervenções terapêuticas e, não raramente, acompanha o paciente ao longo da vida. Uma vez que seu portador preserva a maioria das outras capacidades, e não se observam prejuízos evidentes da personalidade, sendo os sintomas enquistados em tema único, as pessoas com as quais convive raramente percebem a intensidade da patologia e subestimam os riscos que ela possa apresentar.

Embora indivíduos com transtorno delirante (paranoia) possam cometer qualquer tipo de delito, os mais comuns são os crimes contra a pessoa. Segundo Ribé e Tusquets,[6] diante da crença de estar sendo humilhado, perseguido, prejudicado ou menosprezado, e convencido de seu delírio, o paciente pode cometer um crime que, para ele, representará o cumprimento de um dever ou de uma necessidade. Assim, pode agir de forma premeditada para "cumprir sua missão", tendo ciência das consequências de sua conduta e da antijuricidade desta, entretanto, convencido de que está fazendo o que deveria fazer. Costuma agir só, não fugindo ou ocultando a autoria do delito, tampouco demonstrando arrependimento pelo ocorrido. Ao contrário, experimenta alívio ou certo orgulho por sua atuação, por acreditar que ela tenha sido necessária.

Em relação à avaliação de risco de violência futura, se houver persistência da crença delirante, o risco também deve persistir. No entanto, o acompanhamento em longo prazo e a supervisão de equipes multidisciplinares tendem a dar suporte ao paciente e enfraquecer a força e a necessidade da descarga da pressão impulsiva. Com isso, em alguns casos, se consegue reduzir o risco de reincidência.

TRANSTORNO DELIRANTE INDUZIDO

A literatura sobre esse tema centra-se em estudos de casos ocorridos entre pessoas que se relacionam intimamente – tais como marido e mulher, mãe e filha, irmãos –, em que um indivíduo com doença mental grave (esquizofrenia, transtorno delirante persistente ou outro) compartilha seu delírio com um parceiro, configurando o que se chama *folie à deux*. Como o termo deixa implícito, o copartícipe deve ter características psicológicas também peculiares para compartilhar o sistema delirante e permitir que se desenvolva. O induzido, com sua conduta crédula e de apoio, reforça no indutor a crença expressada, e, assim, cria-se um processo de retroalimentação do delírio. O delito praticado é muitas vezes de homicídio, e os agressores não apresentam antecedentes criminais. Podem ocorrer, também, suicídios conjuntos. Nesse sentido, Newman e Harbit[29] sugerem que deva ser considerada essa hipótese diagnóstica em relação a réus acusados de crimes cometidos durante a participação em cultos de seitas religiosas.

O exame da imputabilidade penal do indivíduo primariamente afetado, ou nominado também como dominante, baseia-se na avaliação da presença ou não de um transtorno psicótico convencional. É mais difícil conceituar o *status* do indivíduo afetado de forma secundária. O desafio do perito é conseguir determinar se a adoção de um sistema delirante de outra pessoa é, por si só, suficiente para estabelecer um diagnóstico de doença mental e, portanto, ser considerado como modificador da imputabilidade penal. O indivíduo secundariamente afetado, em geral, é sugestionável e propenso a seguir os outros. Alguns podem ter traços de personalidade dependente, histriônica ou retardo mental. Embora não existam diretrizes a respeito de como conduzir a avaliação em casos semelhantes, o exame de imputabilidade penal deve incluir uma avaliação ampla da história psiquiátrica prévia desses indivíduos, bem como de todas as circunstâncias e crenças que envolvam o delito.[29]

TRANSTORNOS DO HUMOR COM SINTOMAS PSICÓTICOS

Essas patologias serão examinadas de modo mais detalhado em capítulo próprio. Entretanto, deve-se mencionar que pacientes com transtornos do humor psicóticos, sobretudo em episódios depressivos, podem cometer atos de extrema violência, como a clássica díade homicídio-suicídio, em geral perpetrada contra familiar próximo.[30] Na esfera cível, em razão do chamado *intervalo lúcido*, muitos atos praticados por esses pacientes podem ser objeto de intensa controvérsia no futuro.

Aspectos periciais

A esquizofrenia é o transtorno mental que tem servido de paradigma para a definição de incapacidade civil, irresponsabilidade penal e, também, periculosidade. Nas cortes alemãs, na primeira metade do século XX, era suficiente o diagnóstico de esquizofrenia para o reconhecimento da inimputabilidade.[31] Os pacientes psicóticos, em geral, não eram considerados responsáveis por seus atos criminais, com base na ideia de que, se os sintomas psicóticos governavam a ação delituosa, logo, deveria haver tratamento em vez de punição. A relação entre esquizofrenia, incapacidade, inimputabilidade e periculosidade, contudo, vem sofrendo mudanças desde a década de 1950, pois o tratamento efetivo das psicoses permitiu que muitos doentes mentais continuassem convivendo em suas comunidades, o que obrigou o corpo social a se defrontar com a presença da "loucura" próxima a si, favorecendo o esmaecimento dos preconceitos.

Na área penal, com a adoção do critério biopsicossocial, não basta a existência de doença mental à época dos fatos para se concluir pela inimputabilidade do periciando. Deve-se verificar a capacidade de entendimento e de determinação, bem como avaliar a relação do nexo causal com o crime. Entre as comorbidades, o uso e/ou abuso de álcool e drogas, bem como traços antissociais de personalidade, poderão influenciar na determinação do nexo causal. É oportuno lembrar que indivíduos com esquizofrenia em remissão de seus sintomas psicóticos podem praticar crimes nas mesmas condições de pessoas sem diagnóstico psiquiátrico, e, nessas circunstâncias, inexistirá nexo de causalidade entre a doença mental e o delito que permita a declaração de inimputabilidade.[16] Um exemplo seria o caso de um paciente jovem, com o quadro em remissão, que mata um vizinho ao saber que este estuprara sua irmã.

Pessoas com o mesmo diagnóstico podem se comportar de maneiras diferentes. Assim, são necessárias informações particulares sobre casos individuais – especialmente investigar como os prejuízos associados à doença mental poderiam ter afetado a tomada de decisão em geral e, especificamente, a tomada de decisão que levou ao cometimento do crime.[32]

Uma vez considerado inimputável pela autoridade judicial, o agente será absolvido e receberá uma medida de segurança (MS), a ser cumprida na forma de tratamento hospitalar ou ambulatorial, para cuja determinação o critério utilizado é a gravidade do delito e a natureza da pena (reclusão ou detenção). Tal tratamento tem caráter obrigatório e duração mínima de 1 a 3 anos, de acordo com as circunstâncias do delito e a critério do juiz. Findo o prazo mínimo, o paciente será submetido a exame de verificação de cessação de periculosidade, que, caso indique a persistência dessa condição, será renovado a cada ano enquanto persistir em cumprimento de MS. Nessa avaliação – na verdade, uma avaliação de risco –, o psiquiatra forense deverá estabelecer a probabilidade de o periciando, no curto ou médio prazo, reincidir na prática de ato violento. Para tanto, é indicado que realize um minucioso exame clínico, verificando a evolução da doença mental e das comorbidades, a resposta e a adesão ao tratamento, a existência de *insight* sobre a doença, a crítica feita ao delito, os planos futuros e a existência de apoio sociofamiliar. O uso da escala Assessing Risk for Violence – Version 2 (HCR-20) tem aumentado a confiabilidade de tal avaliação e proporcionado mais transparência ao exame.[33]

Na área cível, ao avaliar a capacidade de um paciente psicótico, o perito deve deter-se, além da questão diagnóstica, a sua capacidade de entendimento. Como norma geral, os pacientes com quadros psicóticos estão absoluta ou relativamente incapazes para atos da vida civil. Entretanto, a questão pode ser dificultada quando se tratar de examinar a capacidade para a prática de um ato específico, a ser realizado (no presente) ou já realizado (no passado). Esta última possibilidade não é rara, podendo ocorrer em ações de anulação de atos ou negócios jurídicos. Nesses casos, o perito deve dar muita ênfase aos elementos essenciais do ato ou negócio em discussão e verificar de maneira detalhada o discernimento do paciente em relação a esses elementos. Um exemplo poderia ser o do paciente com transtorno delirante que vende um imóvel a preço de mercado por motivações que nada tenham a ver com seus delírios.

A avaliação pericial de pacientes psicóticos apresenta algumas peculiaridades e varia de acordo com o quadro clínico. O exame realizado em um periciando que se encontre durante uma crise poderá evidenciar facilmente a sintomatologia apresentada, bem como a dinâmica do funcionamento mental do paciente. Já o indivíduo com esquizofrenia crônica pode sofrer perda da iniciativa e da motivação e, ao exame, mostrar-se de forma muitas vezes apática, desatenta e entediada. Sua dificuldade de abstração pode se manifestar pela concretude do pensamento, o que dificulta a avaliação da compreensão do paciente em relação ao que fez ou ao que pretende fazer. Dificuldade similar observa-se em relação ao indivíduo com esquizofrenia paranoide. Por sua conduta desconfiada e às vezes onipotente, durante a avaliação, seu relato pode ser lacônico, e pode haver ocultação deliberada de sentimentos e pensamentos.

Embora o indivíduo com transtorno psicótico possa provocar sentimentos de confusão e frustração no perito, este deve manter sempre sua conduta norteada pelo sentido de compreender a pessoa que está a sua frente, seus sintomas e suas eventuais patologias. A avaliação pericial deve ser complementada com entrevistas de familiares e informantes idôneos, exame de relatos sobre tratamentos e internações prévias, testagens psicológicas e aplicação de escalas.

Considerações finais

O objetivo das pesquisas sobre a associação entre violência e transtornos mentais não é estigmatizar, mas compreender os fatores que contribuem para essa associação e propor políticas de saúde mental e intervenções terapêuticas para os indivíduos em risco. O tratamento precoce do primeiro episódio psicótico, a melhor adesão ao tratamento de pacientes já identificados e o tratamento de comorbidades como o abuso de substâncias psicoativas podem reduzir a incidência de violência grave cometida por esses pacientes, bem como propiciar uma maior possibilidade de convívio social.

É necessário que indivíduos com transtornos mentais graves sejam alvo de políticas públicas que os protejam em suas vulnerabilidades e, ao mesmo tempo, respeitem sua condição de cidadãos providos de dignidade. Nesse sentido, a *reforma da atenção psiquiátrica* no Brasil tem-se revelado um fenômeno muito frustrante, pois, apesar de explicitamente ter por objetivo a defesa dos direitos dos enfermos mentais e a redução do estigma que sobre eles recai, foi realizada de forma dissociada em relação a profissionais, usuários e seus familiares e criou um cenário ainda mais perverso do que aquele que pretendia combater. Expôs os indivíduos com transtornos psicóticos a um sistema de atendimento comunitário precário, dificultou sua internação nos períodos de agudização de suas moléstias e provocou, assim, um verdadeiro abandono. Desassistidos, vagam pelas ruas das cidades e se oferecem como vítimas potenciais ou cometem pequenos delitos pelos quais terminam encarcerados. A confirmar essa triste realidade, constata-se a alta prevalência de transtornos mentais nos presídios.[34,35]

Cabe ao psiquiatra forense, ao lidar com esses pacientes tão enfermos, quer na área criminal, quer na cível, realizar avaliações isentas e dotadas dos maiores rigores técnicos e científicos, pois assim estará colaborando para que seus direitos sejam respeitados no limite de suas potencialidades.

Referências

1. Brasil. Presidência da República. Casa Civil. Lei n° 7.209, de 11 de julho de 1984. Altera dispositivos do decreto-lei n° 2.848, de 7 de dezembro de 1940 – Código Penal, e dá outras providências [Internet]. Brasília: Casa Civil; 1984 [capturado em 20 jun. 2015]. Disponível em: http://www.planalto.gov.br/ccivil_03/leis/1980-1988/L7209.htm.

2. Sadock BJ, Sadock VA. Kaplan e Sadock compêndio de psiquiatria: ciências do comportamento e psiquiatria clínica. 9. ed. Porto Alegre: Artmed; 2007.

3. Organização Mundial da Saúde. Classificação de transtornos mentais e de comportamento da CID-10. Porto Alegre: Artmed; 1993.

4. Brasil. Presidência da República. Casa Civil. Lei n° 10.406, de 10 de janeiro de 2002. Institui o Código Civil [Internet]. Brasília: Casa Civil; 2002 [capturado em 20 jun. 2015]. Disponível em: http://www.planalto.gov.br/ccivil_03/leis/2002/l10406.htm.

5. Taborda JGV. Exame pericial psiquiátrico. In: Taborda JGV, Abdalla-Filho E, Chalub M, organizadores. Psiquiatria forense. 2. ed. Porto Alegre: Artmed; 2012.

6. Ribé JM, Tusquets JL. Psiquiatria forense. Barcelona: Espaxs; 2002.

7. Simon RI, Gold LH, editors. Textbook of forensic psychiatry. Washington: American Psychiatric; 2004.

8. Brasil. Presidência da República. Casa Civil. Lei n° 10.406, de 10 de janeiro de 2002. Institui o Código Civil [Internet]. Brasília: Casa Civil; 2002 [capturado em 20 jun. 2015]. Disponível em: http://www.planalto.gov.br/ccivil_03/leis/2002/l10406.htm.

9. De Marco MC. Assessment of capacity to express informed consent for donation in patients with schizophrenia. J Forensic Sci. 2010;55(3):669-76.

10. Moser DJ, Schultz SK, Arndt S, Benjamin ML, Fleming FW, Brems CS, et al. Capacity to provide informed consent for participation in schizophrenia and HIV research. Am J Psychiatry. 2002;159(7):1201-7.

11. Owen GS. Mental capacity, diagnosis and insight in psychiatric in-patients: a cross-sectional study. Psychol Med. 2009;39(8):1389-98.

12. Clark T, Natarajan M. Psychosis and offending. In: Clark T, Rooprai DS, editors. Practical forensic psychiatry. Boca Raton: CRC; 2011. p. 82-95.

13. Brasil. Presidência da República. Casa Civil. Lei n° 7.210, de 11 de julho de 1984. Institui a Lei de Execução Penal [Internet]. Brasília: Casa Civil; 1984 [capturado em 20 jun. 2015]. Disponível em: http://www.planalto.gov.br/ccivil_03/LEIS/L7210.htm.

14. Valença AM, Moraes TM. Relação entre homicídio e transtornos mentais. Rev Bras Psiquiatr. 2006;28 Supl. 2:S62-S8.

15. Telles LEB. Adicciones y homicidio. In: Folino JO, Escobar-Córdoba F, organizadores. Estudios sobre homicidios: perspectivas forenses, clínica y epidemiológica. La Plata: Platense; 2009.

16. Menezes R. Esquizofrenia e liberdade: reforma psiquiátrica, manicômio judicial e a era da saúde mental. Porto Alegre: Armazém Digital; 2005.

17. Lamb HR, Weinberger LE. Some perspectives in criminalization. J Am Acad Psychiatry Law. 2013;41(2):287-93.

18. Telles LEB. Perícias de responsabilidade penal realizadas no Instituto Psiquiátrico Forense. Multijuris. 2007;2(3):44-9.

19. Almeida J, Graça O, Vieira F, Almeida N, Santos JC. Characteristics of offenders deemed not guilty by reason of insanity in Portugal. Med Sci Law. 2010;50(3):136-9.

20. Kauppi A, Kumpulainen K, Karkola K, Vanamo T, Merikanto J. Maternal and paternal filicides: a retrospective review of filicides in Finland. J Am Acad Psychiatry Law. 2010;38(2):229-38.

21. Souza CAC, Day VP. Psicose pós-parto e filicídio. In: Souza CAC, Cardoso R, organizadores. Psiquiatria forense: 80 anos de prática institucional. Porto Alegre: Sulina; 2006.

22. Gibbons P, Mulryan N, O'Connor A. Guilty but insane: the insanity defence in Ireland, 1850-1995. Br J Psychiatry. 1997;170:467-72.

23. Telles LEB, Soroka P, Menezes RS. Filicídio: de Medéia a Maria. Rev Psiquiatr RS. 2008;1(30):81-4.

24. Valença AM, Mecler K, Telles LEB. Filicídio e psicose: relato de dois casos. Rev Debates Psiquiatr. 2015;1:30-3.

25. Swanson JW, Swartz MS, Van Dorn RA, Elbogen EB, Wagner HR, Rosenheck RA, et al. A national study of violent behavior in persons with schizophrenia. Arch Gen Psychiatry. 2006;63(5):490-9.

26. Joyal CC, Putkonen A, Paavola P, Tiihonen J. Characteristics and circumstances of homicidal acts committed by offenders with schizophrenia. Psychol Med. 2004;34(3):433-42.

27. Trespalacios JG. Inimputabilidad y homicidio. In: Folino JO, Escobar-Córdoba F, organizadores. Estudios sobre homicidios: perspectivas forenses, clínica y epidemiológica. La Plata: Platense; 2009.

28. Oliveira OP. Transtornos delirantes persistentes. In: Souza CAC, Cardoso R, organizadores. Psiquiatria forense: 80 anos de prática institucional. Porto Alegre: Sulina; 2006.

29. Newman WJ, Harbit MA. Folie a deux and the courts. J Am Acad Psychiatry Law. 2010;38(3):369-75.

30. Telles LEB, Correa H, Blank P. Familicide attempt: case report of a forensic psychiatric evaluation. Rev Psiquiatr Clín. 2013;40(13):127.

31. Nedopil N. Violence of psychotic patients: how much responsibility can be attributed? Int J Law Psychiatry. 1997;20(2):243-7.

32. Bortolotti L, Broome MR, Mameli M. Delusions and responsibility for action: insights from the Breivik Case. Neuroethics. 2014;7(3):377-82.

33. Telles LEB, Taborda JGV, Folino JO. Avanços na avaliação de risco de violência. Multijuris. 2010;5(9):36-43.

34. Kramp P, Gabrielsen G. The organization of the psychiatric service and criminality committed by the mentally ill. Eur Psychiatry. 2009;24(6):401-11.

35. Taborda JGV, Arboleda-Flórez J. Ética em psiquiatria forense: atividades pericial e clínica e pesquisa com prisioneiros. Rev Bras Psiquiatr. 2006;28(2):86-92.

LEITURA SUGERIDA

Douglas KS, Guy LS, Hart SD. Psychosis as a risk factor for violence to others: a meta-analysis. Psychol Bull. 2009;135(5):679-706.

CAPÍTULO 24

Transornos do Humor

Alexandre Martins Valença, Flavio Jozef, Elias Abdalla-Filho

PONTOS-CHAVE

> Os transtornos do humor mais importantes para a psiquiatria forense são a depressão maior e o transtorno bipolar.
> A depressão maior é um transtorno altamente prevalente na população em geral.
> Em termos legais, o transtorno bipolar e a depressão psicótica representam doenças mentais. Já depressão de grau moderado pode representar uma perturbação da saúde mental.
> Entre os transtornos do humor, o transtorno bipolar está mais frequentemente associado a comportamento violento.
> Os transtornos do humor têm importantes implicações na avaliação pericial da responsabilidade penal e da capacidade civil.

> **VINHETA**
>
> Ana, sexo feminino, 28 anos. Foi submetida a avaliação psiquiátrica pericial (incidente de insanidade mental) no ano de 2007. De acordo com informações dos autos do processo criminal, consta na denúncia que, no ano de 2006, atingiu a própria genitora, com quem vivia, com vários golpes de instrumento cortante, provocando sua morte. A examinanda afirma que seus problemas psiquiátricos começaram quando tinha 20 anos de idade, no ano de 1998, ocasião em que não conseguia dormir, andava despida pelas ruas, quebrava objetos de casa, tinha o pensamento muito rápido e falava de forma ininterrupta, inclusive dirigindo-se a pessoas desconhecidas. Nessa ocasião, foi internada em uma clínica psiquiátrica pela primeira vez. Afirma que entre os anos de 1999 e 2005 fez acompanhamento em centro de atenção psicossocial, usando clorpromazina e lítio, permanecendo assintomática durante esse período. No ano de 2006, após interromper o tratamento medicamentoso, voltou a apresentar novo episódio de exaltação do humor, logorreia e agitação psicomotora, sendo novamente internada em clínica psiquiátrica. Afirma que tinha interrompido uso de medicação um mês antes do delito (assassinato da genitora), ocasião em que voltou a apresentar novo episódio de humor irritado, hiperatividade, logorreia, insônia global e escuta de vozes, cujo conteúdo diz não lembrar. Durante a avaliação pericial (laudo de exame de sanidade mental), relatou: "Estava doente da cabeça e fui ao baile, conheci um rapaz e levei-o lá para minha casa. Ele pediu a minha mão em casamento e minha mãe não deixou, então ele me mandou enfiar a faca nela, aí eu fiz isso". Apresentava, de acordo com a avaliação pericial, humor exaltado e irritado, logorreia e aceleração do curso do pensamento.[1]

Pacientes com depressão ou mania relatam que seu humor vital – deprimido ou eufórico – não mais depende de seu controle: é de qualidade diferente das situações normais, pertence a outra categoria de sentimentos, tanto que deprimidos conseguem *sentir* tristeza e apontam, com precisão, as diferenças existentes entre tristeza e depressão. Alguns pacientes maníacos expressam que seu estado é uma forma de *depressão agitada*, que sua aparente e exuberante euforia não está sob seu controle e que, em seu âmago, estão *experimentando* uma vivência depressiva.

A confusão que cerca a palavra *depressão* diz respeito ao fato de que ela serve para descrever ao mesmo tempo uma alteração de humor, uma síndrome e um transtorno específico. Já a palavra *mania* – clinicamente, *euforia patológica* – é muito confundida com o significado que o senso comum lhe empresta: um hábito ou um maneirismo.

Pacientes deprimidos apresentam perda de interesse (mesmo para consigo, negligenciando cuidados pessoais), diminuição de energia, sentimentos de culpa, ideias suicidas, dificuldade de concentração, alterações de apetite e de sono, desinteresse sexual e diminuição de funções cognitivas. Pacientes maníacos, por sua vez, têm elevação de humor, expansividade, autoestima elevada, resistência ao cansaço físico, aceleração do curso do pensamento, fuga de ideias, hipersexualidade e irritabilidade.

Essas alterações de humor podem ocorrer isoladamente (episódios ou fases), em sucessão (recorrência), persistentemente (crônica) ou de forma mista, causando as mais variadas flutuações afetivas nos indivíduos.

Estima-se que um adulto que tenha desenvolvido transtorno bipolar tipo I aos 20 anos de idade perde efetivamente (em hospitalização, repouso, licenças e incapacitação) 9 anos de vida, 12 anos de boas condições de saúde e 14 anos de trabalho. Para a Organização Mundial da Saúde (OMS), o transtorno que mais causou limitação em termos mundiais foi a depressão; o transtorno bipolar foi o sexto mais comum. Nos Estados Unidos, o custo ao longo da vida do transtorno bipolar iniciado em 1998 foi estimado em 24 bilhões de dólares.[2]

Os prejuízos psicossociais são incalculáveis. Os episódios depressivos causam maior prejuízo no trabalho, nas relações familiares e nas experiências pessoais. As mulheres têm proporcionalmente mais episódios depressivos, ciclagem rápida e episódios mistos que os homens com transtorno bipolar. Isso pode sugerir um curso mais pernicioso e crônico nas mulheres. A existência de sintomas intercríticos leva a humor instável, que pode desencadear ou preceder uma recorrência. Há alta taxa de solteiros e divorciados, e 60% dos bipolares exibem atividade social diminuída. Entre os cônjuges sadios, 53% disseram que não teriam se casado com seu parceiro se soubessem do transtorno bipolar, e 47%, que não teriam filhos se soubessem que o transtorno poderia ocorrer.[2]

Epidemiologia

O transtorno depressivo maior é uma condição comum, com prevalência durante a vida de aproximadamente 15%, talvez até 25%, nas mulheres. Sua incidência é de 10% entre pacientes em atenção primária e de 15% entre hospitalizados.[3] Um estudo do Epidemiologic Catchment Area (ECA) encontrou prevalência ao longo da vida de 5,2%. Uma década depois, um estudo do National Comorbidity Survey (NCS) relatou uma prevalência muito mais alta, de 17,1%.[4]

Uma observação quase universal, independentemente do país ou da cultura, é a da prevalência duas vezes superior do transtorno depressivo maior em mulheres do que em homens. Levantou-se a hipótese de que as razões para isso envolvam diferenças hormonais, efeitos da gestação, estressores diferentes para os sexos e modelos comportamentais de desamparo aprendido. A idade média de início do transtorno depressivo maior é de 40 anos, com 50% de todos os pacientes tendo o início entre 20 e 50 anos. Esse transtorno ocorre com mais frequência em pessoas sem relacionamentos interpessoais íntimos ou que são divorciadas ou separadas.[4]

Durante a vida, estima-se que a prevalência do transtorno bipolar tipo I seja de aproximadamente 0,8% na população adulta, enquanto a do transtorno bipolar tipo II seja de aproximadamente 1,1%. Segundo dados da American Psychiatric Association (APA), na vigência de ciclagem rápida, a prevalência é maior, variando de 5 a 15%. No caso do transtorno ciclotímico, esse índice varia entre 0,4 e 1%.[3]

De acordo com dados do ECA, a idade de início do transtorno bipolar foi de 21 anos, em ambos os tipos (I e II). O maior estudo epidemiológico populacional publicado até o momento, que utilizou a quarta edição do *Manual diagnóstico e estatístico de transtornos mentais* (DSM-IV),[5] foi a replicação do National Comorbidity Survey (NCS), em que se estimou uma prevalência de transtorno bipolar em 3,9% ao longo da vida.[4]

No Brasil, um levantamento comunitário de uma amostra de 1.464 adultos residentes em uma área de captação de um grande complexo hospitalar em São Paulo foi conduzido usando a CIDI.[6] As taxas de prevalência na vida e anual para o transtorno bipolar foram de 1 e 0,5%, respectivamente. Os índices entre homens e mulheres foram semelhantes.[5]

Dados da National Depressive & Manic-Depressive Association (NDMDA) apontam que mais da metade dos pacientes não tinha recebido tratamento cinco anos após os primeiros sintomas da doença, e 36% não haviam recebido qualquer tratamento após 10 anos desde o início do transtorno bipolar. Ainda de acordo com esse estudo, o diagnóstico correto do transtorno bipolar não foi feito antes de uma média de oito anos após o surgimento dos primeiros sintomas da doença, indicando um subdiagnóstico desse transtorno. É provável que entre 10 e 15% dos adolescentes com depressão maior recorrente progridam no sentido de desenvolver o transtorno bipolar tipo II. Os episódios mistos parecem ser mais prováveis nos adolescentes e nos adultos jovens.[6] Para Sadock e Sadock,[3] os episódios maníacos em adolescentes tendem a incluir características psicóticas e podem estar associados a faltas à escola, repetência, comportamento antissocial ou uso de substâncias.

O transtorno bipolar tipo I pode ser mais frequente em indivíduos solteiros ou divorciados do que em pessoas casadas. Essa diferença talvez reflita aparecimento precoce e resultante discórdia conjugal, que são característicos desse transtorno. O transtorno bipolar tipo I é mais comum em pessoas de escolaridade incompleta do que naquelas com ensino médio completo ou escolaridade superior, o que reflete, provavelmente, o início precoce do transtorno.[6]

Classificação

O atual sistema psiquiátrico compreende duas grandes classificações: a proposta pela OMS, por meio da *Classificação internacional de doenças e problemas relacionados à saúde* (CID-10),[7] e a realizada pela APA, o *Manual diagnóstico e estatístico de transtornos mentais* (DSM-5).[8] Segundo a proposta da OMS,[7] os transtornos do humor distribuem-se entre as seguintes categorias: episódio maníaco (F30), que compreende hipomania e mania com ou sem sintomas psicóticos; transtorno afetivo bipolar (F31), que engloba os quadros anteriores, desde que tenham se repetido ao longo da vida do indivíduo, bem como quadros depressivos, com ou sem sintomas psicóticos, ocorridos em paciente que já teve episódio maníaco ou hipomaníaco prévio, e os quadros mistos; episódio depressivo (F32), subclassificado de acordo com a intensidade dos sintomas e com presença ou não de sintomas somáticos, bem como com presença ou não de sintomas psicóticos; transtorno depressivo recorrente (F33), que obedece aos mesmos parâmetros supracitados, acrescido da circunstância de que o paciente já teve mais de um episódio ao longo da vida; e os transtornos persistentes do humor (F34), distribuídos entre ciclotimias (F34.0) e distimias (F34.1).

A quinta edição revista do sistema classificatório norte-americano – o DSM-5[8] – divide os transtornos do humor do seguinte modo (Quadro 24.1).

Como se pode notar, há correspondência, e não superposição entre os sistemas classificatórios, de modo que essa pulverização do diagnóstico dos transtornos do humor se prende às características etiopatogênicas e evolutivas de cada subgrupo e às possibilidades de intervenção terapêutica.

Os transtornos do humor oferecem o exemplo mais acabado de integração entre os modelos médico e psicodinâmico em clínica psiquiátrica. Uma vez que após a cura dos episódios dos transtornos o indivíduo retorna a sua normalidade, as interpretações cognitivas e psicodinâmicas complementam o tratamento psicofarmacoterápico agudo e/ou de prevenção. São complementares o conhecimento das vivências psicológicas do paciente e as anor-

QUADRO **24.1** DIVISÃO DOS TRANSTORNOS DO HUMOR NO DSM-5

Transtorno depressivo maior:
- Episódio único ou episódio recorrente
- Gravidade: leve, moderado ou grave
- Com características psicóticas
- Em remissão parcial ou completa
- Não especificado

Esse sistema ainda lista os seguintes especificadores:
- Com sintomas ansiosos
- Com características mistas
- Com características melancólicas
- Com características atípicas
- Com características psicóticas congruentes com o humor
- Com características psicóticas incongruentes com o humor
- Com catatonia
- Com início no periparto
- Com padrão sazonal

Transtorno bipolar tipo I:
- Episódio maníaco atual (graus leve, moderado ou grave, com características psicóticas, em remissão parcial ou total, não especificado)
- Episódio hipomaníaco atual (em remissão parcial ou total, não especificado)
- Episódio depressivo atual (graus leve, moderado ou grave, com características psicóticas, em remissão parcial ou total, não especificado)

Transtorno bipolar tipo II:
- Episódio atual hipomaníaco ou depressivo (graus leve, moderado ou grave, em remissão parcial ou total)

No caso dos transtornos bipolar tipo I e tipo II, há os seguintes especificadores:
- Com sintomas ansiosos
- Com características mistas
- Com ciclagem rápida
- Com características melancólicas
- Com características atípicas
- Com características psicóticas congruentes com o humor
- Com características psicóticas incongruentes com o humor
- Com catatonia
- Com início no periparto
- Com padrão sazonal

Transtorno depressivo persistente (distimia).

Transtorno ciclotímico.

Fonte: American Psychiatric Association.[8]

malidades bioquímicas que lhe são determinantes.

Diagnóstico

DEPRESSÃO

O diagnóstico de depressão é feito com base no exame clínico do paciente: os sintomas referidos e a história pessoal e familiar são as principais fontes de informação que permitem ao médico experiente firmar o diagnóstico. É fundamental a exclusão de algumas doenças que podem confundir-se com quadros depressivos (diagnóstico diferencial), uma vez que o diagnóstico equivocado levará ao tratamento inadequado e, consequentemente, ao insucesso terapêutico.[2]

Os principais sintomas da depressão são humor triste e perda do interesse e do prazer (anedonia). A esses sintomas, somam-se, em número e intensidade, diversos sintomas físicos e psicológicos, como perda de energia (cansaço), alterações do apetite, distúrbios do sono, dores, sensação de desconforto, alterações nos movimentos, baixa autoestima e sentimentos de culpa, dificuldade de concentração, retraimento social, uso e abuso de drogas, problemas no trabalho, irritabilidade, distorção da realidade, ideação suicida e diminuição da libido.

Principais sintomas:

> *Humor triste* – A tristeza do paciente deprimido é mais intensa, duradoura e angustiante do que uma simples tristeza passageira devida a um aborrecimento. É como se uma intensa melancolia se apoderasse de todos os seus sentimentos, sem reação possível.
> *Perda de interesse e prazer* – Os sintomas de tristeza e perda do interesse e do prazer em tudo, ou quase tudo, são os dois aspectos fundamentais para a identificação da depressão. Sem ao menos um desses dois sintomas não existe depressão. Os demais sintomas podem ser considerados quase coadjuvantes. Muitos deprimidos perdem a capacidade de sentir esperança e sentem uma clara diminuição da capacidade de sentir prazer. Qualquer tipo de atividade passa a ser enfadonho e insatisfatório. Muitos perdem a capacidade de sentir e retribuir afeição, mesmo em relação a pessoas próximas e queridas. O desejo e a resposta sexual também são comprometidos, independentemente da exposição aos diversos estímulos. A comida fica sem sabor. O deprimido sente-se apático e incapaz de interagir com o ambiente e apresenta diminuição da vontade de ficar ou sentir-se próximo a outras pessoas.
> *Perda de energia (cansaço)* – Pessoas com depressão sentem-se como se estivessem *sem energia*. Queixam-se sempre de cansaço, qualquer atividade é um grande esforço, e simplesmente não podem continuar; o corpo parece pesado ou "quebrado". A dificuldade de concentração e de responder adequadamente aos estímulos ambientais e o retardo motor fazem parte desse quadro sintomático.
> *Alterações do apetite e do peso* – No caso da depressão, essas alterações podem ser de dois tipos: diminuição ou aumento do apetite. A diminuição pode evoluir até anorexia, com acentuada perda de peso. O paciente perde o prazer de comer. Todos os alimentos ficam sem gosto. Muitas vezes, ele se esforça para se alimentar; em outras, alimenta-se apenas se há insistência de terceiros. A situação oposta, de aumento do apetite, ou hiperfagia, também é muito comum. Nesse caso, há um desejo quase insaciável de alimentar-se, e o ganho de peso é inevitável.
> *Alterações no sono* – Durante uma fase depressiva, alguns pacientes pegam

facilmente no sono, mas dormem de forma agitada e apresentam insônia terminal. Outros depressivos dormem excessivamente (hipersonia). Apesar de nem todas as pessoas com insônia terem depressão, problemas no sono são frequentes nesse transtorno e constituem um importante indício diagnóstico.

› *Sintomas físicos* – Episódios de desconforto físico (dificuldade para caminhar, vertigens, má digestão, etc.) ou dores (de cabeça, musculares, nas costas, abdominais, etc.) podem preceder ou acompanhar a depressão. Muitos pacientes tendem a valorizar os sintomas físicos em detrimento das alterações psíquicas e procuram clínicos de diferentes especialidades, em vez de psiquiatras.

› *Alterações nos movimentos: agitação ou retardo psicomotor* – Na depressão, frequentemente ocorrem alterações dos movimentos. Os pacientes podem apresentar lentidão motora ou aumento da frequência e da velocidade dos movimentos. Os quadros graves de retardo podem evoluir até o estupor, isto é, uma imobilização quase absoluta, com extrema lentidão de movimentos. A aceleração pode abranger desde quadros de inquietação até, em formas mais intensas, agitação psicomotora, o que representa riscos para a integridade física de pacientes e terceiros.

› *Baixa autoestima e culpa* – A baixa autoestima normalmente não é reconhecida como um dos sintomas mais comuns da depressão. Os indivíduos deprimidos veem o futuro de forma pessimista e são incapazes de responder positivamente, mesmo a estímulos favoráveis ou ao desempenho de atividades estimulantes. Assim, acham-se incapazes, incompetentes e fadados ao fracasso. O humor disfórico e o sentimento de desconforto que se associa aos quadros depressivos são muitas vezes acompanhados de emoções e pensamentos negativos sobre si mesmo. Assim, esses indivíduos podem se lamentar sobre seus fracassos, com sentimentos de baixo valor pessoal e autocrítica exacerbada.

› *Dificuldade de concentração* – Os indivíduos com depressão apresentam problemas relativos à capacidade de concentração e, consequentemente, ao funcionamento cognitivo ou mental (memória, raciocínio e capacidade de decidir). Por esse motivo, essas pessoas apresentam queixas de memória (quem não presta atenção adequadamente não consegue memorizar), ficam indecisas em relação a tudo (e, assim, mais suscetíveis às sugestões de outros) e têm dificuldade para elaborar raciocínios mais complexos.

› *Dificuldades no trabalho* – Como resultado do desinteresse, das dificuldades de concentração e da capacidade de decidir diminuída, os pacientes com depressão começam a ter dificuldades no trabalho. Muitos chegam a perder oportunidades ou mesmo o emprego. Desse modo, os rendimentos quase sempre diminuem, o que aumenta a sensação de insegurança e o pessimismo.

› *Irritabilidade* – Na vigência da depressão, frequentemente os indivíduos ficam mais irritáveis e hostis do que o comum. Nos casos de depressão crônica com sintomas leves, chamada de distimia, muitos pacientes passam a ser reconhecidos pelo seu mau humor.

› *Ideação suicida* – O indivíduo com depressão tem acentuada diminuição da capacidade de lembrar ou imaginar situações agradáveis. Quando pensa sobre o passado ou o futuro, só consegue ver pontos negativos, sob uma ótica pessimista. Esses pacientes, muitas vezes, não conseguem antever qualquer futuro. Uma diminuição acentuada do otimismo pode levar ao suicídio. A ausência de esperança impede a construção de um futuro favorável. Quando esses sentimentos ficam muito dolorosos e profundos, a morte passa a ser vista como um alívio do sofrimento e uma possível solução.

> *Diminuição da libido* – Os pacientes com depressão apresentam diminuição ou mesmo abolição da libido. Esse sintoma também pode ser exacerbado por alguns antidepressivos que têm efeitos adversos na área sexual, como impotência, retardo na ejaculação e piora da libido. Quando isso ocorre, a melhora dos sintomas sexuais só surge quando o paciente já melhorou e a medicação começou a ser diminuída.

A Tabela 24.1 aponta as principais diferenças entre a depressão unipolar e a depressão bipolar.

TRANSTORNO BIPOLAR

O transtorno bipolar caracteriza-se pela ocorrência de episódios de *mania* (caracterizados por exaltação do humor, euforia, hiperatividade, loquacidade exagerada, diminuição da necessidade de sono, exacerbação da sexualidade e comprometimento da crítica) comumente alternados com períodos de depressão e de normalidade. Com certa frequência, os episódios maníacos incluem também irritabilidade, agressividade e incapacidade de controlar adequadamente os impulsos. Nos últimos anos, tem-se reconhecido a importância dos quadros de *hipomania* (mania mitigada, que não se apresenta com a gravidade dos quadros de mania propriamente dita).

EPISÓDIO MANÍACO

Estados maníacos caracterizam-se, geralmente, por humor elevado, discurso mais rápido e profícuo, pensamento acelerado, níveis de atividade física e mental mais vigorosos, maior energia (com diminuição da necessidade de sono correspondente), irritabilidade, hipersexualidade e impulsividade.

Nessa fase, o estado de humor está elevado, podendo haver uma alegria contagiante ou uma irritabilidade acompanhada de hostilidade. Outros sintomas, como elevação da autoestima, sentimentos de grandiosidade e ideias delirantes de grandeza – considerando-se uma pessoa especial, dotada de poderes e inteligência especial –, frequentemente estão presentes. Além disso, há aumento da atividade motora, apresentação de grande vigor físico e, apesar disso, diminuição da necessidade de sono. O paciente sente forte pressão para falar de forma ininterrupta, suas ideias correm rapidamente a ponto de não concluir o que começou e ficar sempre emendando uma ideia não concluída em outra, sucessivamente (fuga de ideias).

A hiperatividade nos estados maníacos raramente é produtiva. Em geral, a probabilidade de êxito é diminuída pela falta de sentido e de proporção, bem como pela incapacidade de persistir em qualquer objetivo fixo. O humor apresenta todos os graus entre a alegria exuberante e a extrema excitação. Mesmo nas alterações mais leves, o paciente, embora possa ser uma companhia agradável e mesmo divertida por algum tempo, pode tornar-se uma presença incômoda. A tendência de dominar e controlar os outros provoca conflitos em suas relações interpessoais. O paciente maníaco é destituído de *insight*, de forma que não tem senso crítico em relação ao próprio comportamento e à interação com as outras pessoas.

O paciente maníaco também apresenta elevação da percepção de estímulos externos, o que o leva a distrair-se constantemente com pequenos ou insignificantes acontecimentos alheios à conversa em andamento. Também pode haver aumento do interesse e da atividade sexual e envolvimento em atividades potencialmente

TABELA **24.1** DIFERENÇAS ENTRE DEPRESSÃO UNIPOLAR E BIPOLAR

Depressão unipolar	Depressão bipolar
• Início mais tarde • Menos episódios • Início gradual • Mulheres > homens • Mais agitação psicótica	• Início mais cedo • Mais episódios • Início agudo • Mulheres = homens • Mais lentificação psicomotora e letargia
Sintomas típicos • Insônia • Risco menor de suicídio • Com menos frequência acompanhada por sintomas psicóticos em pacientes mais jovens • Os antidepressivos são mais eficientes • O lítio é menos eficiente • História familiar de depressão • {Ca^{2+}} i normal	**Sintomas atípicos** • Hipersonia • Risco maior de suicídio • Probabilidade maior de sintomas psicóticos em pacientes jovens • Os antidepressivos são menos eficientes • O lítio é mais eficiente • História familiar de mania e depressão • {Ca^{2+}} i aumentado

Fonte: Adaptado de Dubovsky e Dubovsky.[12]

perigosas, sem que o indivíduo manifeste preocupação com isso. O sono é gravemente perturbado nas formas mais severas de mania, mas também é reduzido nas formas mais leves. Outro sintoma físico é a exaustão, que sobrevém após longo período de hiperatividade e sono reduzido. A ingestão de alimentos poderá sofrer grave interferência, pois o maníaco poderá não fazer refeições completas, sempre se distraindo com alguma coisa. O peso corporal pode cair, exigindo vigilância cuidadosa.

HIPOMANIA

A hipomania é um estado semelhante à mania, em grau mais leve, que aparece em pacientes com transtorno bipolar, no início dos episódios de mania, ou no transtorno ciclotímico. Observa-se mudança no humor habitual para euforia ou irritabilidade, o que é reconhecido pelas pessoas mais íntimas do paciente. Também ocorrem hiperatividade, tagarelice, diminuição da necessidade de sono, desinibição e atitudes despreocupadas, vitalidade e ânimo e aumento da sociabilidade, da atividade física, da iniciativa, de atividades prazerosas, da libido e da atividade sexual. A hipomania não se apresenta com sintomas psicóticos, em geral não requer internação, e o prejuízo ao paciente não é tão intenso quanto no episódio de mania.

A hipomania pode durar de 1 a 3 dias, vários dias[7] ou ter duração mínima de 4 dias.[8] Deve ser observável por outros, não ser acompanhada de sintomas psicóticos nem levar ao comprometimento funcional do indivíduo. O paciente sente seus pensamentos e suas percepções particularmente vívidos ou rápidos, e o humor é irritável, com sensação de nervosismo e aumento de energia.

Os itens que podem validar a hipomania são: história familiar positiva para mania, hipomania e depressão; idade de início para os sintomas hipomaníacos ou depressão; número total de dias com hipomania, depressão e ambos nos 12 meses precedentes; diagnóstico de depressão; tratamento com antidepressivos; tentativas de suicídio; comorbidade de transtorno de ansiedade durante a vida. Dependência/abuso de substância ou álcool e problemas de comportamento também contribuem para o diagnóstico.

A progressão de hipomania para mania aguda costuma ser acompanhada não apenas pela instabilidade do humor e por uma sensação de desastre iminente ou premonição de loucura, mas também por um comportamento crescentemente errático.

Carlson e Goodwin[9] descreveram estágios progressivos de mania, desde hipomania leve até mania psicótica delirante. A fase inicial (estágio I) é caracterizada pelo aumento de atividade, por um humor lábil que pode ser eufórico, irritável ou ambos e por pensamentos expansivos, grandiosos e de autoconfiança exacerbada. Os pacientes descrevem essa mudança como *ir às alturas* e com frequência relatam pensamentos acelerados.

Muitos episódios avançam para o estágio seguinte. A atividade psicomotora aumenta – o que é evidente pelo discurso mais rápido –, e o estado de humor se torna mais lábil, caracterizado por uma mistura de euforia e disforia. A irritabilidade se transforma em franca hostilidade e raiva, e o comportamento que a acompanha costuma ser explosivo e agressivo. À medida que os pensamentos acelerados avançam para uma definitiva fuga de ideias, a cognição se torna mais desorganizada. As preocupações se intensificam com tendências grandiosas e paranoicas que aparentam ser delírios manifestos. Esse nível, que corresponde à mania aguda, é designado como estágio II.[9]

Em alguns pacientes, o episódio maníaco avança ainda mais para um episódio psicótico não diferenciado (estágio III), experimentado pelo paciente como evidentemente disfórico, geralmente atemorizador e acompanhado de movimentação frenética. Os processos de pensamento tornam-se incoerentes, podendo haver delírios bizarros e de autorreferência, caracterizando

desorganização psicótica em completa manifestação. Essa fase da síndrome é difícil de distinguir de outras psicoses agudas, pelo menos superficialmente.

ESTADOS AFETIVOS MISTOS

Mania e depressão são vistas como síndromes clínicas de polaridades opostas. Sabe-se, desde as observações feitas por Kraepelin, que a associação de sintomas maníacos ou hipomaníacos a depressivos era frequente, especialmente nos pacientes que apresentam quadros graves de transtorno bipolar. Os estados mistos mais estudados na atualidade são as manias mistas, também denominadas manias disfóricas, nas quais sintomas de depressão estão associados em maior ou menor grau a um quadro de mania.[6]

Cerca de 40 a 50% dos pacientes com transtorno bipolar experimentam sintomas depressivos e maníacos ao mesmo tempo. Os sintomas maníacos nos estados mistos são, geralmente, disfóricos, tomando a forma de irritabilidade e ansiedade, em vez de euforia. Esses estados podem ser difíceis de distinguir da ciclagem ultradiana, em que um estado de humor muda tão rapidamente que parece se fundir com os outros. Os pacientes com ciclagem rápida têm mais probabilidade de experimentar estados mistos que outros indivíduos com o mesmo transtorno.[10]

Os estados afetivos mistos têm sido associados a duração mais longa do episódio, maior frequência de hospitalização e sintomatologia psicótica quando comparados aos episódios maníacos puros. Mais especificamente, a ocorrência de tentativas de suicídio é maior entre pacientes com estados mistos, na maior parte dos estudos que os comparou a pacientes com estados maníacos.[11]

CICLAGEM RÁPIDA E ULTRARRÁPIDA

Reconhecida por Kraepelin no início do século XX, a ciclagem rápida foi primeiramente descrita como uma entidade específica por Dunner e Fieve.[10] No DSM-5,[8] a ciclagem rápida é um especificador que se refere a um transtorno bipolar tipo I ou tipo II, em que ocorrem quatro ou mais episódios de depressão e/ou mania em um ano, com uma ou duas semanas de humor normal entre os episódios ou mudança direta de um polo para o outro, sem nenhum período interveniente de humor normal. Ainda que cada episódio seja mais curto no transtorno bipolar com ciclagem rápida do que no sem ciclagem rápida, os pacientes que apresentam ciclagem rápida ficam doentes a maior parte do tempo e têm mais morbidade e risco de suicídio se comparados a outros pacientes com transtorno bipolar.[6]

Um número de até 60 a 90% dos pacientes com ciclagem rápida têm hipotireoidismo, o qual muitas vezes é leve demais para produzir morbidade médica, apesar de poder contribuir para a instabilidade do humor. Corrigir formas subclínicas dessa condição, portanto, é uma intervenção importante. Antidepressivos, especialmente os tricíclicos, podem contribuir para a ciclagem rápida ao induzirem mania ou acelerarem a ciclicidade inerente aos transtornos do humor.[3]

Em uma forma maligna de ciclagem rápida, denominada ciclagem ultrarrápida (ou ciclagem circadiana), os pacientes parecem ser cronicamente deprimidos, mas, em um exame mais aprofundado, constata-se que eles experimentam múltiplas recorrências de mania e depressão ao longo de um curso de horas a dias. Em vez de *oscilações do humor* inespecíficas, o paciente experimenta recorrências distintas, mas muito breves, de depressão bipolar, hipomania disfórica, mistura de sintomas depressivos e hipomaníacos e um estado psicológico energizado, com eutimia efêmera entre os episódios ou mudança abrupta de um polo para outro. Akiskal[11] definiu esse quadro como *estado misto pseudounipolar prolongado*, que oscila consideravelmente em intensidade e em relação aos sintomas predominantes.

Aspectos periciais

O Código de Processo Penal brasileiro (CPP),[13,14] em seu Título III (Da imputabilidade penal), trata dos casos de inimputabilidade, ou seja, daqueles indivíduos que, embora tenham cometido um crime, não podem ser responsáveis por ele ou o são parcialmente, tendo, destarte, sua imputabilidade abolida, no primeiro caso, ou diminuída, no segundo. Além dos menores, que recebem outro tratamento jurídico em legislação especial, a lei declara isentos de pena, sob certas condições, aqueles que cometem ação ou omissão e apresentam transtornos mentais. Ela prevê, ainda, também sob certas condições especiais, a redução da pena respectiva para algumas formas de transtorno mental.

Do ponto de vista jurídico, a responsabilidade pressupõe no agente, contemporaneamente à ação ou à omissão, a capacidade de entender o caráter criminoso do fato e de determinar-se de acordo com esse entendimento. É possível, então, definir a responsabilidade como a existência dos pressupostos psíquicos pelos quais alguém é chamado a responder penalmente pelo crime que praticou. Nesse aspecto, dois conceitos importantes são o de *responsabilidade* e o de *imputabilidade*, significando esta a condição psíquica da punibilidade, enquanto aquela designaria a obrigação de responder penalmente ou de sofrer a pena por um fato determinado, pressuposta a imputabilidade. De acordo com Vargas,[15] o conceito básico de imputabilidade seria a condição de quem tem aptidão para realizar com pleno discernimento um ato. Representa a imputabilidade uma relação de causalidade psíquica entre o fato e seu autor.

Ao cometer um delito, o indivíduo considerado responsável será submetido a uma pena. Ao inimputável, será aplicada medida de segurança. Segundo Paim,[16] entende-se por medida de segurança o ato jurídico que consiste na:

> [...] providência substitutiva ou complementar da pena, sem caráter expiatório ou aflitivo, mas de índole assistencial, preventiva e recuperatória, e que representa certas restrições pessoais e patrimoniais (internação em manicômio, em colônia agrícola, liberdade vigiada, interdições e confiscos), fundada na periculosidade, e não na responsabilidade do criminoso.

Cabe ao perito informar se o indivíduo é mentalmente desenvolvido e mentalmente são. Ao juiz compete sentenciar sobre a capacidade e a responsabilidade (aplicação de pena ou medida de segurança). Quanto à aplicação da medida de segurança, a lei presume a periculosidade dos inimputáveis, determinando a aplicação da medida de segurança àquele que cometeu o ilícito e se apresenta nas condições do Artigo 26. Assim, essas disposições estão presentes no Artigo 26 do Código Penal[17] de 1984, em seu *caput* e parágrafo único:

> É isento de pena o agente que, por doença mental ou desenvolvimento mental incompleto ou retardado, era, ao tempo da ação ou omissão, inteiramente incapaz de entender o caráter criminoso do fato ou de determinar-se de acordo com esse entendimento.
>
> Parágrafo único: A pena pode ser reduzida de um a dois terços, se o agente, em virtude de perturbação da saúde mental ou por desenvolvimento incompleto ou retardado, não era inteiramente capaz de entender o caráter ilícito do fato ou de determinar-se de acordo com esse entendimento.

É importante salientar que o Código Penal[14] vigente adotou o critério biopsicológico para a avaliação da responsabilidade penal. O método biopsicológico exige a averiguação da efetiva existência de um nexo de causalidade entre o estado mental anômalo e o crime praticado, isto é, que esse estado, contemporâneo à conduta, tenha privado parcial ou completamente o agente de qualquer das mencionadas capacidades psicológicas (seja a intelectiva, seja a volitiva). Não basta diagnosticar apenas a doença mental, dependendo da responsabilidade do período ou do grau de evolução da doença ou deficiência mental, da estrutura psíquica do indivíduo e da natureza do crime. Dessa forma, o perito deve avaliar e investigar tanto os fatores criminogênicos (que motivaram o delito) como os criminodinâmicos (como se deu o delito). É indispensável o exame psiquiátrico pericial sempre que houver dúvidas em relação à sanidade mental do acusado. Entretanto, cabe ao juiz a palavra final na decisão de aplicar pena ou medida de segurança. A conclusão positiva do laudo pericial não substitui a sentença judicial, que é soberana.

Os estados de mania acompanhados por sintomas psicóticos, muitas vezes de feitio paranoide, acompanhados de grande excitação e agitação psicomotora, podem propiciar a realização de atos violentos. Nesse caso, caem na inimputabilidade (art. 26 do CP).[14] Na depressão psicótica, o indivíduo, por considerar, de forma delirante, que ele e algum familiar *vão sofrer para sempre ou serão condenados*, pode planejar o homicídio desse familiar, seguido de tentativa de suicídio. Frequentemente encontramos casos em que apenas o homicídio foi cometido, tendo o indivíduo apenas se ferido, após ser impedido por outros de dar continuidade a seus atos. Certamente, esses casos também caem na inimputabilidade. A depressão moderada pode representar uma perturbação da saúde mental. A hipomania e a depressão moderada podem levar a prejuízo na capacidade de entendimento e de determinação, o que pode, por sua vez, apontar para a semi-imputabilidade (parágrafo único do art. 26 do CP).[14,17]

No que diz respeito à capacidade civil, o Artigo 1° do Código Civil brasileiro (CC)[19] dispõe que "toda pessoa é capaz de direitos e deveres na ordem civil". A personalidade que o indivíduo adquire ao nascer com vida termina com a morte (CC, art. 6°).[19] Capacidade é a *medida jurídica da personalidade*, ou seja, é o reconhecimento da existência, em uma pessoa, dos *requisitos necessários para agir por si, como sujeito ativo ou passivo de uma relação jurídica*.[19-21]

Alguns transtornos mentais graves podem incapacitar o indivíduo para exercer os atos da vida civil. De acordo com o CC, Lei n° 10.406, de 10 de janeiro de 2002,[19] a incapacidade pode ser absoluta (art. 3°) ou relativa (art. 4°). São absolutamente incapazes de exercer pessoalmente os atos da vida civil:[19]

> os que, por enfermidade ou deficiência mental, não tiverem o necessário discernimento para a prática desses atos
> os que, mesmo por causa transitória, não puderem exprimir sua vontade. Dessa forma, a incapacidade decorre da presença de dois fatores: enfermidade mental e déficit ou ausência de discernimento (critério biopsicológico). Os absolutamente incapazes, embora titulares de direitos, não poderão exercê-los pessoalmente, devendo ser representados por seus tutores ou curadores.

A atribuição do perito ao realizar o exame pericial é informar à autoridade judicial a existência ou não de incapacidade e, no caso de existência, o grau, se absoluta ou relativa. No caso de incapacidade relativa, cabe ao perito informar em seu laudo quais atos da vida civil o periciando não tem capacidade de realizar. Para que haja incapacidade em razão de transtorno mental, é necessário que exista realmente uma repercussão grave no juízo ou na vontade ou, no caso de deficiência mental, na inteligência. É fundamental, nesse caso, o exame da curva de vida do periciando e de seus antecedentes pessoais e sociais. O exame das diversas funções psíquicas é de extrema relevância: consciência, atenção, memória, juízo de realidade, inteligência, vontade, capacidade de abstração e simbolização mentais, além de outras funções cognitivas primárias, como as executivas (capacidade de realizar ações complexas e planejadas, direcionadas à execução de objetivos).

No Brasil, os procedimentos processuais para interdição dos direitos civis estão previstos no Artigo 1.177 e seguintes do Código de Processo Civil.[22] O processo tem início quando uma pessoa interessada e legítima apresenta ao juiz uma petição especificando os atos que a seu ver revelam a existência de anomalia psíquica no interditando e em sua incapacidade para gerir sua pessoa e/ou seus bens. Diante desse pedido, o juiz mandará citar o paciente para uma audiência na qual será interrogado acerca de sua vida, negócios e sobre qualquer outro fato que o juiz considerar relevante para avaliar seu estado mental. Deferido o pedido, o juiz nomeará perito médico para proceder ao exame do interditando. Uma vez apresentado o laudo, o juiz marcará audiência de instrução e julgamento, em que comparecerá o representante do Ministério Público (órgão cuja atuação se faz presente ao longo de todo o processo). Decretada a interdição, é nomeado um curador ao interdito.

Na fase maníaca, o indivíduo pode apresentar prodigalidade, que na verdade é um conceito jurídico-social. Por estar eufórico e exaltado, o paciente maníaco pode fazer compras de forma excessiva, doar ou vender seus bens ou se envolver em apostas ou jogos, de forma patológica. Nesse caso, a interdição é a medida habitual, com finalidade de proteger o patrimônio do paciente e de sua família. Em uma fase depressiva grave, com sintomas psicóticos, por exemplo, o paciente também pode fazer doações ou testamentos. Frequentemente, esses documentos são questionados em relação a sua validade, fazendo-se necessária a realização de uma perícia psiquiátrica. No caso de ser constatada sintomatologia psicótica, os documentos serão anulados. Na depressão de gravidade leve ou moderada, o indivíduo tem plena capacidade civil.

Aspectos forenses

Tem sido subestimada a ligação entre transtornos do humor, sobretudo depressão, e comportamento violento, contrastando com o que se observa em relação à esquizofrenia.[23] Paradoxalmente, mesmo psiquiatras que pensam de forma automática em depressão ao lidar com um suicídio não imaginam o mesmo ao se depararem com um homicídio.[24]

A conexão entre transtorno bipolar e violência parece ser maior durante os episódios agudos do transtorno. Pacientes maníacos apresentaram comportamento violento na comunidade durante as duas semanas que antecederam a admissão hospitalar e tiveram taxas mais elevadas de violência durante os três primeiros dias de hospitalização.[25] Pacientes maníacos, frequentemente, se tornam violentos quando se sentem restritos ou quando limites são estabelecidos pela equipe de atendimento.[26] O risco de violência no transtorno bipolar é maior na fase maníaca do que na depressiva.

Na Dinamarca, um estudo[27] que acompanhou indivíduos desde o nascimento até a idade adulta forneceu dados confiáveis, uma vez que examinou 324.401 indivíduos com idade entre 43 e 46 anos. Entre os homens, tiveram história de pelo menos uma prisão: 13% daqueles que nunca haviam sido admitidos em tratamentos psiquiátricos, 20% daqueles que foram admitidos com depressão psicótica e 27% daqueles com transtorno bipolar. Entre as mulheres, de forma semelhante, 3,5% das que nunca tinham sido admitidas em unidades de tratamento psiquiátrico, 8% daquelas com depressão psicótica e 10% daquelas com transtorno bipolar tinham sido presas. Outro dado encontrado é o de que o risco de delito violento foi maior entre homens e mulheres com transtornos afetivos graves. Enquanto 3,3% dos homens e 0,2% das mulheres sem transtornos mentais tinham sido condenados por pelo menos um delito violento, isso aconteceu a 6,3% dos homens e a 0,6% das mulheres com transtornos afetivos graves.

Em um estudo[28] com uma amostra de 495 prisioneiros no Canadá, foram encontradas taxas de prevalência de 17% de depressão maior e de 4,8% de transtorno bipolar. Tardiff[26] encontrou taxas maiores de depressão entre indivíduos homicidas do que na população em geral. Um aspecto que não pode deixar de ser levado em consideração é que esses estudos subestimam a associação entre transtornos afetivos graves e homicídio, uma vez que os homicidas que se suicidaram não foram incluídos, sendo que muitos poderiam apresentar transtornos afetivos graves.[29] Nesse contexto, a expressão homicídio-suicídio (HS) designa um homicídio seguido pelo suicídio de seu perpetrador, após um intervalo de até uma semana. A incidência de taxas de HS variou em uma faixa de 0,2 a 0,4 incidentes por 100 mil habitantes na Inglaterra. Nos Estados Unidos, estima-se que ocorram cerca de 1.000 a 1.500 casos de HS por ano.[29]

No Quebec, Hodgins[30] examinou uma amostra de pacientes com transtornos afetivos graves e esquizofrenia durante um período de 24 meses após a alta de um hospital forense e de dois hospitais psiquiátricos gerais. A amostra foi formada por pacientes do sexo masculino, sendo 30 com diagnóstico de transtorno afetivo grave (18 com transtorno bipolar e 12 com depressão maior) e 74 com esquizofrenia. Após o período de seguimento, 33% dos pacientes com transtornos afetivos graves e 15% daqueles com esquizofrenia cometeram delitos, a maioria violentos, de acordo com a definição do estudo (homicídio, tentativa de homicídio, assalto, posse e uso de armas de fogo e agressão sexual). Proporções iguais de pacientes com depressão maior (4 de 12) e transtorno bipolar (6 de 18) sofreram condenação durante o período de seguimento.

Diversos estudos têm fornecido evidências de que o risco de comportamento violento pode ser elevado entre os pacientes com transtornos afetivos. Entretanto, estimativas do risco de violência associado ao transtorno bipolar não têm sido separadas daquelas associadas à depressão psicótica em muitos estudos, frequentemente por limitações relacionadas ao tamanho das amostras.[31] O risco de violência no transtorno bipolar é maior na fase maníaca do que na depressiva.[1]

Variáveis psicopatológicas parecem também ter importância no comportamento violento ou homicida de indivíduos com transtornos afetivos graves. Pacientes maníacos podem apresentar violência não premeditada, súbita e grave, decorrente de ideação persecutória ou frustração diante da colocação de limites. Tem sido encontrado que a frequência de homicídios na depressão psicótica é maior do que na depressão não acompanhada de sintomas psicóticos.[31] O risco de comportamento violento em indivíduos com transtorno bipolar aumenta consideravelmente quando há comorbidade de transtornos relacionados ao uso de álcool e substâncias.[32]

Entre prisioneiros, há incidência elevada de transtornos mentais (sobretudo transtornos relacionados ao uso de álcool e substâncias psicoativas e transtornos da personalidade). Um estudo[33] apontou que o suicídio é a principal causa de morte não natural entre prisioneiros, sendo o risco de cometer suicídio muito maior do que o da população em geral. O fato de o indivíduo considerar o suicídio como única *saída* para sua vida pode ser indicativo de um transtorno do humor como depressão, o que aponta a importância da existência de dispositivos de intervenção em saúde mental em sistemas prisionais.

Considerações finais

Os transtornos do humor são condições bastante observadas na população em geral. É importante que o psiquiatra forense realize minuciosa investigação semiológica e psicopatológica, de forma a detectar a existência desses transtornos mentais durante a avaliação pericial.

No que diz respeito à perícia psiquiátrica, as considerações psiquiátrico-forenses são parte fundamental do laudo psiquiátrico-forense, representando a contribuição do conhecimento psiquiátrico para o esclarecimento de um fato de interesse jurídico, contendo o raciocínio e a contribuição final do perito. Nesse item, o perito vai fundamentar o diagnóstico psiquiátrico a partir do destaque das principais alterações psicopatológicas apontadas no exame, avaliar a influência da doença mental na capacidade de entendimento e de determinação à época do delito e, por fim, estabelecer se há nexo de causalidade entre a doença e o delito cometido (no caso de perícia criminal) ou avaliar o discernimento do indivíduo para o exercício dos atos da vida civil (perícia civil). Deve-se lembrar que um laudo bem fundamentado irá convencer a autoridade judicial da verdade do ponto de vista técnico-pericial.

Ressalvado o aspecto multifatorial do comportamento violento e do homicídio, observa-se que toda uma vertente de pesquisa tende a revalorizar o peso do *fator doença mental*, situação que deve ser *enfrentada* pela psiquiatria. Certamente, os doentes mentais não estão entre os grupos mais *perigosos* de uma sociedade, e isso deve ser esclarecido. Contudo, há evidências crescentes da importância de se oferecer cuidado adequado e específico, no âmbito psiquiátrico, àqueles que dele necessitam. É importante que os serviços de saúde mental trabalhem para prevenir a perda de contato e não adesão ao tratamento, que frequentemente precedem o comportamento violento de pessoas com transtornos mentais graves. Também é fundamental que a sociedade e as autoridades governamentais atenuem barreiras de acesso ao tratamento psiquiátrico e psicossocial.

Referências

1. Valença AM, Mezzasalma MA, Nascimento I, Nardi AE. Matricídio e transtorno bipolar. Rev Psiq Clín. 2009;36(4):170-4.

2. Nunes Filho EP, Bueno JR, Nardi AE. Transtornos de humor. In: Nunes Filho EP, Bueno JR, Nardi AE. Psiquiatria e saúde mental. Rio de Janeiro: Atheneu; 2005.

3. Sadock BJ, Sadock VA. Kaplan e Sadock compêndio de psiquiatria: ciência do comportamento e psiquiatria clínica. Porto Alegre: Artmed; 2007.

4. Wong ML. História e epidemiologia da depressão. In: Licinio J, Wong ML, editores. Biologia da depressão. Porto Alegre: Artmed; 2007.

5. American Psychiatric Association. Diagnostic and statistical manual of mentaldisorders: DSM-IV. 4th ed. Washington: APA; 1994.

6. Andrade LHSG,Viana MC, Silveira CM. Epidemiologia dos transtornos mentais em uma área definida de captação da cidade de São Paulo, Brasil. Rev Pesq Clin. 1999;26(5):257-61.

7. Organização Mundial da Saúde. Classificação de transtornos mentais e de comportamento da CID-10. Porto Alegre: Artmed; 1993.

8. American Psychiatric Association. Manual diagnóstico e estatístico de transtornos mentais: DSM-5. 5. ed. Porto Alegre: Artmed; 2014.

9. Carlson GA, Goodwin FK. The stages of mania. A longitudinal analysis of the manic episode.Arch Gen Psychiatry. 1973;28(2):221-8.

10. Dunner DL, Fieve RR. Clinical factors in lithium carbonate prophylaxis failure. Arch Gen Psychiatry. 1974;30(2):229-33.

11. Akiskal HS. Chronic depression. Bull Menninger Clin. 1991;55(2):156-71.

12. Dubovsky SL, Dubovsky AN. Transtornos do humor. Porto Alegre: Artmed; 2004.

13. Lopes MAR, coordenador. Código de Processo Penal. 3. ed. São Paulo: Revista dos Tribunais; 1998.

14. Brasil. Presidência da República. Casa Civil. Decreto-Lei n° 2848, de 07 de dezembro de 1940. Código penal [Internet]. Brasília: Casa Civil; 1990 [capturado em 20 jun. 2015]. Disponível em: http://www.planalto.gov.br/ccivil_03/decreto-lei/del2848.htm.

15. Vargas HS. Manual de psiquiatria forense. Rio de Janeiro: Livraria Freitas Bastos; 1990.

16. Paim I. Curso de psicopatologia. 4. ed. São Paulo: Ciências Humanas; 1979.

17. Brasil. Presidência da República. Casa Civil. Lei n° 7.209, de 11 de julho de 1984. Altera dispositivos do decreto-lei n° 2.848, de 7 de dezembro de 1940 – Código Penal, e dá outras providências [Internet]. Brasília: Casa Civil; 1984 [capturado em 20 jun. 2015]. Disponível em: http://www.planalto.gov.br/ccivil_03/leis/1980-1988/L7209.htm.

18. Valença AM, Nardi AE. Responsabilidade penal no transtorno bipolar. J Bras Psiquiatr. 2010; 59(1):77-79.

19. Brasil. Presidência da República. Casa Civil. Lei n° 10.406, de 10 de janeiro de 2002. Institui o Código Civil [Internet]. Brasília: Casa Civil; 2002 [capturado em 20 jun. 2015]. Disponível em: http://www.planalto.gov.br/ccivil_03/leis/2002/l10406.htm.

20. Taborda JGV. Os sistemas de justiça criminal brasileiro e anglo-saxão: uma comparação. In: Taborda JGV, Chalub M, Abdala-Filho E, organizadores. Psiquiatria forense. Porto Alegre: Artmed; 2004.

21. Moraes TM. Avaliação da capacidade civil. In: Brasil MAA, Botega NJ, editores. Programa de Educação Continuada (PEC). Rio de Janeiro: Guanabara Koogan; 2004.

22. Brasil. Presidência da República. Casa Civil. Lei n° 5.869, de 17 de janeiro de 1973. Institui o Código de Processo Civil [Internet]. Brasília: Casa Civil; 1973 [capturado em 20 jun. 2015]. Disponível em: http://www.planalto.gov.br/ccivil_03/leis/L5869.htm.

23. Oakley C, Hynes F, Clark T. Mood disorders and violence: a new focus. Adv Psychiatr Treat. 2009;15(4):263-70.

24. Malmquist CP. Homicide, a psychiatric perspective. Washington: American Psychiatric; 1996.

25. McNiel DE, Binder RL, Greenfield TK. Predictors of violence in civilly committed acute psychiatric patients. Am J Psychiatry. 1988;145(8):965-70.

26. Tardiff K. Characteristics of assaultive patients in private hospitals. Am J Psychiatry. 1984;141(10):1232-5.

27. Hodgins S, Mednick SA, Brenann PA, Schulsinger F, Engberg M. Mental disorder and crime. Evidence from a Danish birth cohort. Arch Gen Psychiatry. 1996;53(6):489-96.

28. Cote G, Hodgins S. cooccurring mental disorders among criminal offenders. Bull Am Acad Psychiatry Law 1990;18(3):271-81.

29. Roma P, Pazzelli F, Pompili M, Lester D, Girardi P, Ferracuti S. Mental illness in homicide-suicide: a review. J Am Acad Psychiatry Law. 2012;40(4):462-8.

30. Hodgins S. The major mental disorders and crime: stop debating and start treating and preventing. Int J Law Psychiatry. 2001; 24(4-5):427-46.

31. Valença AM. A mulher homicida: um estudo psiquiátrico forense. Rio de Janeiro: ABP; 2008.

32. Volavka J. Violence in schizophrenia and bipolar disorder. Psychiatr Danub. 2013;25(1):24-33.

33. Hawton K, Linsell L, Adeniji T, Sariaslan A, Fazel S. Self-harm in prisons in England and Wales: an epidemiological study of prevalence, risk factors, clustering, and subsequent suicide. Lancet. 2014;383(9923):1147-54.

LEITURAS SUGERIDAS

Coid J. The epidemiology of abnormal homicide and murder followed by suicide. Psychol Med. 1983;13(4):855-60.

Jozef F, Silva JAR. Homicídio e doença mental. Psiq Prat Med. 2001;34(4):106-11.

Valença AM, Meyer LF, Freire R, Mendlowicz MV, Nardi AE. A forensic-psychiatric study of sexual offenders in Rio de Janeiro, Brazil. J Forensic Leg Med. 2015;31:23-8.

Valença AM, Moraes T. Relatioship between homicide and mental disorders. Rev Bras Psiquiatr.2006; 28 Suppl 2:S62-S8.

CAPÍTULO 25

Parafilias, Transtornos Parafílicos e Crimes Sexuais

Elias Abdalla-Filho,
Luciana Lopes Moreira

PONTOS-CHAVE

- O termo *parafilia* representa, segundo o *Manual diagnóstico e estatístico de transtornos mentais* (DSM-5), qualquer interesse sexual intenso, preferencial e persistente que não é voltado a estimulação genital ou carícias preliminares com parceiros humanos que consentem e apresentam fenótipo normal e maturidade física. Um transtorno parafílico, no entanto, segundo o mesmo manual, é uma parafilia que está causando sofrimento ou prejuízo ao indivíduo ou cuja satisfação implica dano ou risco pessoal a outrem.

- Em geral, é na faixa entre os 15 e os 25 anos que os parafílicos apresentam maior frequência do comportamento desviante, sendo observado um decréscimo com a idade.

- Os transtornos mais observados em clínicas especializadas no tratamento de parafilias são pedofilia, voyeurismo e exibicionismo, e são esses três transtornos os que perfazem a maioria dos agressores sexuais presos.

- Um transtorno parafílico deve ser diferenciado do uso não patológico de fantasias sexuais, comportamentos ou objetos como estímulo para a excitação sexual.

- Parece não existir relação causal significativa entre história de abuso sexual sofrido na infância e prática pedofílica na idade adulta, apesar da frequência desse argumento pelos pedófilos.

VINHETA

Alexsandro, 24 anos, branco, solteiro, instrução secundária incompleta, escriturário, foi detido, em consequência de operação desencadeada pelas autoridades policiais, como integrante de uma rede de pedófilos pela internet. Em cumprimento de mandado judicial, seu computador pessoal foi apreendido, e nele foram encontradas fotografias pornográficas com crianças, algumas de conotação fortemente sádica. Encaminhado para avaliação de imputabilidade penal, ele relata que tem uma namorada com a qual costuma manter relações genitais. Informa que iniciou atividades genitais aos 16 anos e, desde então, sempre tem alguma namorada com a qual *transa*. Refere, entretanto, que sente forte atração sexual por meninas impúberes, mas nega haver tido qualquer contato de natureza erótica com alguma. Justificou participar de fóruns na internet e buscar fotografias pornográficas com crianças como uma forma de dar vazão a seus impulsos, pois se masturba com frequência com esse tipo de estímulo. Nos jogos amorosos com a namorada, pediu que ela se depilasse completamente, pois a visão de sua genitália com pelos não o estimula. Nega com veemência que possa algum dia agredir sexualmente uma criança. Também nega ter sofrido maus-tratos ou abuso sexual na infância. Às vezes, faz uso de maconha e gosta de tomar cerveja, consumindo algumas latas quando vai a alguma *balada* com seus amigos. Seus pais descrevem-no como um filho *normal*, que não lhes deu muito trabalho. Ficaram muito surpresos e assustados com o ocorrido.

Os transtornos parafílicos[1] apresentam em sua caracterização a possibilidade de sofrer o efeito de fatores sociais e culturais, o que faz seu significado e sua importância mudarem de acordo com a época e o lugar. A atitude geral da sociedade para com esses transtornos tem variado da intolerância ao escárnio, passando pela silenciosa cumplicidade, dependendo do grupo social que os considere. O caráter universal da rejeição àqueles que assim se expressam se torna claro quando Dietz e colaboradores[2] afirmam:

> Devido a que os impulsos são mais generalizados que as ações correspondentes, é confortador – e talvez psicologicamente necessário – responsabilizar por essas ações forças malignas ou patológicas presentes nos criminosos sexuais.

Para esses autores, um sintoma de irracionalidade na resposta da sociedade aos criminosos sexuais é a gravidade desproporcional das penas impostas.[2]

O profissional da saúde mental deve lutar contra esses preconceitos largamente difundidos. No caso do perito forense, o trabalho é ainda mais difícil, pois se exige resposta a quesitos formulados de maneira a atender com precisão às especificações legais, partindo de material com alto teor de subjetividade e em constante atualização.

Parafilias e transtornos parafílicos

O termo *parafilia* representa qualquer interesse sexual intenso, preferencial e persistente, que não é voltado a estimulação genital ou carícias preliminares com parceiros humanos que consentem e apresentam fenótipo normal e maturidade física.

Um transtorno parafílico é uma parafilia que está causando sofrimento ou prejuízo ao indivíduo ou cuja satisfação implica dano ou risco pessoal a outros. Segundo o DSM-5,[3] uma parafilia é condição necessária, mas não suficiente, para que se tenha um transtorno parafílico, e, por si só, não justifica ou requer intervenção clínica.

Nos critérios diagnósticos para os transtornos parafílicos do DSM-5,[3] o Critério A especifica a natureza qualitativa da parafilia e o período de pelo menos seis meses de sintomas, e o Critério B especifica as consequências negativas, como sofrimento clinicamente significativo ou prejuízo no funcionamento social, profissional ou em outras áreas importantes da vida do indivíduo. Para o diagnóstico de transtorno parafílico, os Critérios A e B devem ser atendidos.[3] Durante a produção deste livro, está sendo realizada a 11ª revisão da *Classificação internacional de doenças e problemas relacionados à saúde* (CID), motivo pelo qual foi utilizada como referência sua 10ª versão, a CID-10.[1] Em alguns indivíduos, as fantasias ou os estímulos parafílicos são obrigatórios para a excitação erótica e sempre estão incluídos na atividade sexual. Em outros casos, as preferências parafílicas ocorrem apenas de forma episódica, sendo o indivíduo capaz de funcionar sexualmente sem essas fantasias ou estímulos. É entre os 15 e os 25 anos que o comportamento parafílico se expressa de maneira mais intensa, observando-se um decréscimo com a idade. As parafilias são menos diagnosticadas em mulheres.[3]

Embora as parafilias raramente sejam diagnosticadas em contextos clínicos gerais, o amplo mercado relacionado ao tema sugere que sua prevalência na comunidade seja maior. Nas clínicas especializadas, os problemas mais frequentes dizem respeito a pedofilia, voyeurismo e exibicionismo. O masoquismo e o sadismo sexual são vistos com menor intensidade. As ofensas sexuais contra crianças constituem uma parcela significativa dos atos sexuais criminosos, e os indivíduos que apresentam práticas de pedofilia, voyeurismo e exibicionismo perfazem a maioria dos agressores sexuais presos.

Os relacionamentos sociais e sexuais podem sofrer prejuízos se outras pessoas considerarem vergonhoso ou repugnante o comportamento sexual desviante ou se o parceiro sexual do indivíduo se recusar a cooperar com suas preferências sexuais. Essas pessoas raramente buscam auxílio por conta própria, em geral chegando à atenção dos profissionais da saúde mental apenas quando seu comportamento provocou conflitos com parceiros ou com a sociedade.

Além da vertente psicanalítica, estudos recentes apontam para a participação de fatores biológicos e ambientais na gênese da parafilia. Sorrentino[4] descreve algumas das hipóteses biológicas, como alterações de estruturas cerebrais essenciais para o desenvolvimento sexual, lesões temporais e frontais e a hipótese monoaminérgica. Outros estudos demonstraram alterações da sexualidade em pacientes com epilepsia.[5] Tais acontecimentos sinalizam um novo e promissor caminho para o entendimento fenomenológico desses transtornos.

Fatores ambientais também desempenham seu papel, como se verificou em estudos que demonstram ser mais prevalente comportamento sexualizado em crianças que sofreram abuso sexual do que naquelas que não o sofreram.[6] Em torno de 40% dos adolescentes criminosos sexuais sofreram abuso na infância,[7] e, entre criminosos sexuais adultos, essa vitimação é da ordem de 20%.[8]

Recentemente, tem sido identificada uma semelhança entre as parafilias e o transtorno obsessivo-compulsivo (TOC). Bradford[7] afirma que as obsessões são similares às fantasias sexuais, tanto parafílicas quanto não parafílicas, e as compulsões são semelhantes ao comportamento sexual compulsivo. Esse autor ressalta que os transtornos do espectro obsessivo-compulsivo e transtornos sexuais, como compulsão sexual ou hipersexualidade, respondem a tratamentos com moduladores da serotonina. Esses dados levam a uma gênese multifatorial para esses transtornos. Os transtornos da personalidade também são frequentes, podendo ser suficientemente graves para que um diagnóstico seja formulado. Sintomas depressivos podem se desenvolver em indivíduos com parafilias, acompanhados de aumento da frequência e da intensidade do comportamento.

Um transtorno parafílico deve ser diferenciado do uso não patológico de fantasias sexuais, de comportamentos heterodoxos e da utilização de objetos para a excitação sexual. Alguns casos de deficiência intelectual, demência, alteração da personalidade em razão de condição médica geral, intoxicação com substância e episódio maníaco ou esquizofrênico raras vezes podem levar a comportamento sexual incomum. Isso deve ser diferenciado de parafilia porque o comportamento sexual incomum não é o padrão preferido ou obrigatório do indivíduo, os sintomas sexuais ocorrem exclusivamente durante o curso desses transtornos, e os atos sexuais incomuns tendem a ser isolados, em vez de recorrentes, geralmente se iniciando em idade mais tardia.[1]

A seguir, serão descritos os transtornos parafílicos e as parafilias mais comuns.

FETICHISMO E TRANSTORNO FETICHISTA

Fetichismo é o desvio do interesse sexual para algumas partes do corpo do parceiro, função fisiológica ou peças de vestuário e adornos. Assim, o meio preferido ou único de atingir satisfação sexual pode ser a manipulação e/ou a observação de objetos inanimados intimamente associados ao corpo humano. A atividade sexual pode se dirigir ao fetiche associado à masturbação, ou o fetiche pode ser incorporado de alguma forma na relação sexual. Um estudo realizado por Scorolli e colaboradores[9] mostrou que, entre as partes do corpo, pés e objetos a eles relacionados tinham a maioria das preferências. Em geral, o fetiche é exigido ou enfaticamente preferido para a excitação sexual, podendo os homens, em sua ausência, apresentar disfunção erétil. Essa parafilia não é diagnosticada quando os fetiches se restringem a artigos do vestuário feminino usados no transvestismo, como no fetichismo transvéstico, ou quando o objeto é utilizado para estimulação genital porque foi concebido com essa finalidade, o que é o caso dos vibradores.

A parafilia costuma iniciar-se na adolescência, embora o fetiche possa ter sido investido de importância especial na infância. Uma vez estabelecido, o fetichismo tende a ser crônico. Esse transtorno é relatado quase exclusivamente no sexo masculino. Aparentado com essa parafilia, temos o parcialismo, caracterizado por impulsos sexuais e fantasias sexualmente excitantes dirigidas de forma exclusiva a partes do corpo humano, como pés, mãos, nádegas, veias, pomos de adão ou peito, excluindo todas as outras.

Embora o transtorno fetichista seja relativamente incomum entre criminosos sexuais presos com parafilia, homens com o transtorno podem roubar e colecionar seus objetos de desejo fetichista.

TRANSVESTISMO FETICHISTA E TRANSTORNO TRANSVÉSTICO

Parafilia quase exclusiva de homens heterossexuais, consiste no uso eventual de roupas do sexo oposto para obter satisfação e excitação sexual. Em geral, o homem com fetichismo transvéstico mantém uma coleção de roupas femininas que usa intermitentemente. Em uma tentativa de estabelecer a prevalência desse transtorno,

Långström e Zucker[10] relataram que 2,8% dos homens e 0,4% das mulheres admitiram ao menos um episódio de transvestismo.

O transtorno começa, de modo geral, com fascinação e uso de roupas femininas na infância ou na adolescência inicial. Em muitos casos, isso não é realizado em público até a idade adulta. A experiência pode envolver o uso parcial ou completo de roupas femininas, evoluindo até o vestuário feminino completo e a utilização de maquiagem. Em alguns indivíduos, a motivação para vestir roupas femininas pode mudar ao longo do tempo, de forma temporária ou permanente, com a excitação sexual em resposta ao transvestismo diminuindo ou desaparecendo. Nesses casos, o uso de roupas femininas torna-se um antídoto para a ansiedade e a depressão ou contribui para um sentimento de conforto, paz e tranquilidade.

Quando não está transvestido, o homem com fetichismo transvéstico costuma ser irreparavelmente masculino. Enquanto se transveste, o indivíduo costuma se masturbar, fantasiando pertencer tanto ao sexo masculino quanto ao feminino (autoginefilia). Fantasias e comportamentos de autoginefilia podem ter como ponto central a ideia de exibir funções fisiológicas femininas, envolver-se em comportamentos estereotipicamente femininos ou ter anatomia de mulher. Há quem o considere um estágio intermediário em direção ao transexualismo. Não deve ser diagnosticado nos transtornos de identidade de gênero nem confundido com homossexualidade. Em geral, os transvésticos têm comportamento masculino nas relações sociais, mostrando preferências heterossexuais. Entretanto, tendem a ter poucas parceiras sexuais e podem se envolver em atos homossexuais ocasionais. O masoquismo sexual pode ser um aspecto associado.

Em outros indivíduos, uma disforia quanto ao gênero pode emergir, em especial sob estresse situacional, com ou sem sintomas de depressão. Para um pequeno número, essa disforia torna-se parte fixa do quadro clínico, sendo acompanhada pelo desejo de se vestir e viver permanentemente como mulher e buscar reatribuição sexual por meio de hormônios ou cirurgia. Os indivíduos com fetichismo transvéstico, com frequência, buscam tratamento quando surge a disforia de gênero. A avaliação clínica de sofrimento ou prejuízo costuma depender do autorrelato. O padrão de comportamento de *purgar e adquirir* roupas e objetos femininos pode ser considerado um indicador, refletindo uma tentativa de vencer os ímpetos de vestir-se como o outro sexo.

O transvestismo é frequentemente associado a outras parafilias, e uma forma perigosa de masoquismo, a asfixia autoerótica, está associada a ele em uma proporção substancial de casos fatais.

EXIBICIONISMO E TRANSTORNO EXIBICIONISTA

Entende-se como exibicionismo a exposição recorrente dos próprios genitais a um estranho, em geral sem qualquer tentativa de envolvimento sexual adicional. É quase exclusivo de homens heterossexuais, que se exibem para mulheres ou crianças do sexo feminino. Há, com frequência, masturbação durante ou logo após a exposição. O desejo de chocar o espectador é o mais comum, embora, em alguns casos, exista a fantasia de provocar excitação sexual. Em inúmeras vezes, os indivíduos portadores dessa parafilia negam categoricamente obter atrativos sexuais em expor sua genitália.

É descrita como uma das parafilias mais comuns, de modo que a prevalência do transtorno exibicionista fica em torno de 2 a 4%.[3] O início geralmente ocorre antes dos 18 anos, mas pode começar mais tarde. Poucos indivíduos de grupos etários mais velhos são detidos, o que pode sugerir que a condição se torne menos intensa após os 40 anos. História de personalidade antissocial, abuso de álcool e preferência sexual pedofílica podem aumentar o risco de recidiva do comportamento exibicionista.

VOYEURISMO (ESCOPOFILIA) E TRANSTORNO VOYEURISTA

Voyeurismo é a tendência recorrente a obter excitação e prazer sexual pela observação de pessoas, em geral estranhos, em comportamentos sexuais ou íntimos, como despir-se. O *voyeur* costuma se dirigir a pessoas que não sabem que estão sendo observadas, e sua prática é acompanhada de masturbação. O orgasmo pode ocorrer durante a observação ou em resposta à recordação do que foi testemunhado pelo parafílico. Não é raro que o *voyeur* fantasie estar envolvido em relação sexual com a pessoa observada, com quem não se relaciona na realidade.

Essa parafilia deve ser diferenciada da tendência das crianças e dos adolescentes a observar, movidos pela curiosidade, o comportamento sexual dos adultos, mesmo que o ato conduza a excitação sexual ou masturbação. No caso do *voyeur*, a atividade parafílica é a preferencial e, para alguns, a única forma de experimentar excitação ou prazer sexual. Em sua forma mais grave, o ato de espiar constitui a forma exclusiva de atividade sexual. O início do comportamento geralmente ocorre antes dos 15 anos, e seu curso tende a ser crônico, mas o diagnóstico só pode ser feito com a idade de, no mínimo, 18 anos (Critério C).

Atos voyeuristas são os mais comuns entre comportamentos sexuais com potencial de desrespeito às leis. A prevalência é de aproximadamente 12% no sexo masculino e 4% no sexo feminino.

PEDOFILIA E TRANSTORNO PEDOFÍLICO

O foco da pedofilia envolve atividade sexual com criança pré-púbere, em geral com 13 anos ou menos. O indivíduo com pedofilia deve ter 16 anos ou mais e ser pelo menos cinco anos mais velho que a criança. Para pedofílicos no fim da adolescência, a diferença etária pode não ser precisa, sendo necessário exercer o julgamento clínico a cada caso, levando em consideração tanto a maturidade sexual da criança quanto a diferença de idade.[1,3]

Os indivíduos que apresentam esse transtorno costumam relatar atração por crianças de uma determinada faixa etária. Alguns preferem meninos, outros sentem maior atração por meninas, e, outros, por ambos. Os que sentem atração pelo sexo feminino geralmente preferem crianças mais novas. Pode ocorrer atração sexual exclusiva por crianças (tipo exclusivo), mas, às vezes, há também, em menor intensidade, atração por adultos (tipo não exclusivo).

O comportamento pedofílico pode se limitar aos próprios filhos, a filhos adotivos, a crianças da família ou a extrafamiliares. É muito comum que os pedófilos ameacem a criança para evitar a revelação de seus atos. Outros, particularmente os perpetradores habituais, desenvolvem técnicas sofisticadas para obter acesso às crianças, que podem incluir a obtenção da confiança da mãe, casar-se com mulher que tenha uma criança atraente, traficar, adotar ou raptar crianças. Exceto em casos nos quais o transtorno esteja associado a sadismo sexual, o indivíduo pode atender às necessidades da vítima para obter seu afeto, interesse e lealdade, evitando, assim, que ela denuncie a atividade sexual.

O transtorno costuma começar na adolescência, embora alguns relatem não terem sentido atração por crianças até a meia-idade. A frequência do comportamento pedofílico costuma flutuar de acordo com o estresse psicossocial. O curso em geral é crônico, especialmente em pedófilos atraídos por meninos. Nesses casos, a taxa de recidiva é quase o dobro da verificada nos que têm preferência pelo sexo feminino. A vitimação de meninas, no entanto, é mais frequente.

As causas da pedofilia são desconhecidas. Pensava-se que a história de abuso sexual na infância do agressor fosse um importante fator de risco, mas pesquisas recentes não encontraram relação causal, uma vez que a maioria das crianças que sofrem abusos não se torna infratora quando adulta, tampouco a maioria dos infratores adultos relata ter sofrido abuso sexual.

Alguns estudos demonstraram que homens pedófilos apresentam quociente de inteligência (QI) mais baixo, recebem pontuação mais baixa em testes de memória, são predominantemente canhotos,[11,12] têm taxas mais altas de reprovação em seu histórico escolar, proporcionais às diferenças de QI,[13] têm menor estatura,[14] além de apresentarem várias diferenças em estruturas cerebrais, detectadas por meio de ressonância magnética nuclear (RMN). Outros estudos mostraram diferenças significativas na atividade cerebral dos pedófilos, que apresentam menor volume de massa branca se comparados a criminosos não sexuais.[15,16]

Imagens de ressonância magnética funcional (RMf) mostram que pessoas diagnosticadas com pedofilia que abusaram de crianças têm ativação reduzida do hipotálamo, em comparação a indivíduos não pedófilos, ao serem expostas a fotografias eróticas de adultos.[17] Um estudo de neuroimagem funcional mostrou que o processamento central de estímulos sexuais em *pacientes pedófilos forenses* heterossexuais pode ser alterado por um distúrbio nas redes pré-frontais, em especial no córtex orbitofrontal,[18] as quais

> podem estar associadas a comportamentos controlados por estímulo, como os comportamentos sexuais compulsivos.

As descobertas podem também sugerir uma disfunção no estágio cognitivo do processamento da excitação sexual. Áreas cerebrais, como o giro do cíngulo e a região insular, podem ter importante papel no interesse sexual pedofílico.[19]

Blanchard e colaboradores[20] descrevem uma tentativa de identificar aspectos hormonais de pedófilos. Concluíram que, de fato, há alguma evidência de que homens pedófilos têm menos testosterona do que aqueles no grupo-controle, mas os dados não são consistentes para gerar alguma conclusão significativa. Suas descobertas sugerem a existência de uma ou mais características congênitas que causam ou aumentam a probabilidade de se tornar um pedófilo. Evidências de transmissão familiar indicam que fatores genéticos sejam responsáveis pelo desenvolvimento da pedofilia.[20] Apesar de não poderem ser consideradas causas, comorbidades psiquiátricas (como transtorno da personalidade antissocial e abuso de substâncias) são fatores de risco para a concretização dos impulsos pedófilos.[21]

Ainda é incerta a prevalência da pedofilia. Alguns estudos afirmaram que pelo menos um quarto de todos os adultos do sexo masculino pode apresentar alguma excitação sexual em relação a crianças. Hall[22] observou que 32,5% de sua amostra de homens adultos exibiu desde alguma excitação até estímulo pedofílico heterossexual igual ou maior do que a excitação obtida com estímulos sexuais adultos. Feierman,[23] por sua vez, estimou que de 7 a 10% dos homens adultos têm alguma atração sexual por crianças do sexo masculino. Em 1989, Briere e Runtz[24] conduziram um estudo com 193 estudantes universitários e verificaram que 21% tinham alguma atração sexual por crianças: 9% afirmaram ter fantasias sexuais envolvendo crianças, 5% admitiram se masturbar devido a essas fantasias, e 7% consideraram alguma possibilidade de realizar ato sexual com uma criança, caso pudessem evitar serem descobertos e punidos por isso. Os autores também notaram que, dado o estigma social subjacente a essas admissões, pode-se levantar a hipótese de que as taxas reais sejam ainda maiores. A prevalência do transtorno pedofílico é de 3 a 5% para os homens; em relação à população feminina, os dados são incertos.

O uso do termo *pedófilo* para descrever criminosos que cometem atos sexuais com crianças acontece inúmeras vezes de forma errônea. A maior parte dos crimes que envolvem atos sexuais contra crianças é realizada por pessoas que não são consideradas clinicamente pedófilas, pois não têm atração sexual primária por crianças. Da mesma forma, indivíduos pedófilos podem jamais chegar a cometer o crime, devido à contenção de seus impulsos sexuais.

MASOQUISMO SEXUAL E TRANSTORNO DO MASOQUISMO SEXUAL

O termo *masoquismo* deriva do nome do escritor austríaco Leopold von Sacher-Masoch. O masoquismo sexual envolve a prática de ser humilhado, espancado, amarrado ou qualquer outra forma de submissão e sofrimento durante a relação sexual. Alguns indivíduos têm fantasias masoquistas de serem estuprados ou presos sem possibilidade de fuga. Quando essas fantasias ocorrem durante o intercurso sexual ou a masturbação, mas não são exteriorizadas de outro modo, não se configura o masoquismo. Os masoquistas devem realizar seus desejos sexuais tanto de forma solitária quanto com algum parceiro. Exemplos da primeira situação incluem autoadministração de choques elétricos ou automutilação. A participação de um parceiro permite realizar atos como a recepção em seu corpo das fezes ou da urina do outro, bem como submissão a humilhação verbal e sofrimento físico por meio de palmadas, espancamento ou açoitamento. O transvestismo pode ser buscado, por ser associado a humilhação. Verifica-se que, em muitos casos, o prazer não advém exatamente da sensação corpórea de dor, mas de uma condição de inferioridade perante o parceiro sexual, uma vez que, nos masoquistas, a situação de insegurança, de incerteza e de estar à mercê dos desejos alheios é o foco parafílico.

O autoestrangulamento, a autoasfixia ou a hipoxifilia/asfixiofilia podem ser considerados uma forma de masoquismo. O prazer é obtido pela privação de oxigênio por meio de compressão torácica, garrotes, ataduras, sufocação com saco plástico, máscara ou substância química (frequentemente um nitrito volátil que produz redução temporária da oxigenação cerebral pela vasodilatação periférica). As atividades de privação de oxigênio podem ser executadas de forma solitária ou com um parceiro. A morte acidental ocorre algumas vezes, a ponto de haver sido identificada uma entidade denominada morte acidental autoerótica (*accidental autoerotic death* [AAD]). Esses óbitos ocorrem por mau funcionamento dos equipamentos empregados, erros na aplicação de força ao comprimir o pescoço ou deslizes semelhantes. Dados dos Estados Unidos, da Inglaterra, da Austrália e do Canadá indicam que de 1 a 2 mortes causadas por hipoxifilia por milhão de habitantes são detectadas a cada ano.

As fantasias sexuais masoquistas tendem a existir desde a infância; contudo, sua exteriorização ocorre, em geral, a partir dos primeiros anos de vida adulta, por volta dos 19 anos. O masoquismo sexual costuma ser crônico, e o indivíduo com esse transtorno tende a repetir constantemente essa parafilia. Assim, alguns indivíduos se submetem a atos masoquistas por muitos anos sem um incremento dos riscos potenciais. Outros, entretanto, sobretudo quando sob estresse, aumentam o gradiente da violência sofrida, o que pode lhes acarretar ferimentos graves ou morte.

A prevalência do transtorno do masoquismo sexual na população é desconhecida, mas foi estimada em 2,2% para o sexo masculino e em 1,3% para o feminino.[3]

SADISMO SEXUAL E TRANSTORNO DO SADISMO SEXUAL

O termo *sadismo* deriva do nome do escritor e filósofo francês Donatien Alphonse François de Sade (Marquês de Sade) e denota a excitação e o prazer provocados pelo sofrimento físico ou psicológico imposto a terceiros.

As fantasias, ou os atos sádicos, compreendem atividades que simbolizam o domínio do indivíduo sobre a vítima (p. ex., forçá-la a rastejar ou mantê-la em uma jaula). O sádico pode também atar, vendar, dar palmadas, espancar, chicotear, beliscar, bater, queimar, administrar choques elétricos, estuprar, cortar, esfaquear, estrangular, torturar, mutilar ou matar a vítima. Na execução das fantasias sádicas, é necessário o exercício do poder sobre o outro, sendo fundamental para a excitação a percepção do medo experimentado pelo parceiro, voluntário ou não.

O período de surgimento dessas fantasias é diverso, podendo estas ocorrer desde a infância. Da mesma forma que no masoquismo, é comum que sejam exteriorizadas apenas a partir do início da vida adulta. Outra semelhança consiste no fato de que alguns sádicos gradativamente aumentam a intensidade da violência perpetrada até que as consequências físicas de seus atos os ponham em contato com o sistema de justiça criminal, pois, sobretudo quando apresentam transtorno da personalidade antissocial, essas pessoas podem ferir com gravidade ou matar suas vítimas.

Alguns sujeitos compartilham seus impulsos sádicos com parceiros masoquistas, que sentem prazer (ou ao menos consentem) em sofrer dor ou humilhação. Esse tipo de relação, em que as duas tendências se complementam, é denominado sadomasoquista. Não é raro que, em alguns casos, os parceiros funcionem alternadamente como sádicos ou masoquistas, embora o mais comum seja o padrão de comportamento não se alterar.

Nos grupos adeptos das siglas SM (sadismo e masoquismo) e BDSM (*bondage*, dominação, sadismo e masoquismo), as práticas sádicas são relativamente seguras, pois sua realização se dá de comum acordo entre as partes e conforme o lema SSC, que significa *são, seguro e consensual*. Richters e colaboradores,[25] em 2008, constataram que 1,8% das pessoas sexualmente ativas (2,2% dos homens e 1,3% das mulheres) relataram ter-se envolvido em BDSM no ano anterior, o que ocorrera mais com homossexuais e bissexuais. Os autores defendem a ideia de que o BDSM é apenas um interesse sexual ou subcultura atraente para uma minoria, não um sintoma relacionado a um abuso pregresso ou a dificuldades com o sexo convencional.

A prevalência do transtorno do sadismo sexual é amplamente baseada em indivíduos em contextos forenses e, dependendo dos critérios usados para sadismo sexual, varia de 2 a 30%. Entre os condenados por atos sexuais nos Estados Unidos, menos de 10% apresentavam sadismo sexual. Entretanto, entre os que cometeram homicídio por motivação sexual, as taxas variavam entre 37 e 75%.[3]

FROTTEURISMO E TRANSTORNO FROTTEURISTA

No frotteurismo, o prazer relaciona-se ao ato de tocar em uma pessoa sem seu consentimento. Envolve esfregar os genitais ou manipular partes do corpo da vítima. O comportamento costuma ocorrer em locais com grande concentração de pessoas, quando o indivíduo pode se evadir facilmente (calçadas movimentadas, veículos de transporte coletivo). O portador dessa parafilia pode encostar seus genitais contra as coxas e as nádegas da vítima ou acariciar sua genitália e os seios. Ao fazê-lo, em geral, fantasia um relacionamento exclusivo e carinhoso com ela.[3]

Essa parafilia costuma ter início na adolescência, com a maioria dos atos ocorrendo entre os 15 e os 25 anos de idade, observando-se, depois, um declínio gradual em sua frequência. Atos frotteuristas podem ocorrer em até 30% dos homens adultos. Aproximadamente, entre 10 e 14% dos adultos do sexo masculino atendidos em ambulatórios para transtornos parafílicos apresentam critérios para o transtorno. Em raros casos, esse tipo de parafilia pode ser induzido por substâncias dopaminérgicas.[26]

OUTRO TRANSTORNO PARAFÍLICO ESPECIFICADO

Alguns transtornos são de difícil classificação por envolverem aspectos combinados de várias parafilias ou não satisfazerem os critérios para classificação nos modelos citados, como telefonemas obscenos, zoofilia, necrofilia, coprofilia, *stalking* (vigiar e seguir uma pessoa que é foco do desejo), entre inúmeros outros. Para esses transtornos, a classificação *outro transtorno parafílico especificado* é utilizada.

NECROFILIA

Necrofilia é uma rara e bizarra parafilia caracterizada pela atração sexual por pessoas mortas. Há uma preferência por atividade sexual com cadáveres.

Rosman e Resnick[27] separaram esses casos em três grupos: a necrofilia comum, na qual se usa um corpo já morto para fins sexuais; a homicida, em que o indivíduo mata para obter o cadáver; e a fantasiada, em que existe a fantasia de relacionamento sexual com cadáveres sem atuação necrofílica. Em alguns casos, o contato sexual com o cadáver pode corresponder à expressão de um desejo obsessivo anterior de contato com a pessoa que morreu, o que não deve ser diagnosticado como necrofilia.

Stein e colaboradores[28] sugerem que a explicação mais comum para a necrofilia (o desejo por um parceiro que não apresente resistência) não pode ser sempre aplicável quando essa parafilia está ligada ao homicídio sexual. Richard Von Krafft-Ebing considerava a necrofilia um comportamento perverso, que poderia ser decorrente de condições *neuropáticas ou psicopáticas*, como a senilidade.[29] Desrosières analisou 53 casos de necrofilia e encontrou 19% de debilidade mental, 13% de problemas neuróticos, 7,5% de epilepsia, 5,5% de depressão e 4% de psicose.[29] Rosman e Resnick[27] revisaram 122 casos de necrofilia e descobriram que 11% dos necrófilos genuínos mostraram evidência de psicose. O uso de álcool foi considerado um fator importante para vencer a inibição, especialmente no grupo homicida, mas o diagnóstico mais comum foi, nessa amostra, o de transtorno da personalidade.[27]

PARAFILIAS SEM OUTRA ESPECIFICAÇÃO E TRANSTORNO PARAFÍLICO NÃO ESPECIFICADO

Essa categoria aplica-se a apresentações em que os sintomas característicos de um transtorno parafílico existem, mas não satisfazem todos os critérios para nenhum transtorno da classe diagnóstica. Também é utilizada quando se opta por não especificar a razão pela qual os critérios de um transtorno específico não são satisfeitos.

Crimes sexuais

A definição de crimes sexuais é complexa, podendo ter enfoque tanto motivacional quanto legal. No primeiro caso, pode-se considerar crime sexual todo ato delituoso que tenha o propósito de satisfação sexual, enquanto no segundo caso a definição se limita aos delitos cuja natureza seja um relacionamento sexual que esteja tipificado no Código Penal (CP)[30] ou em leis penais extravagantes. Nessa última acepção, a principal fonte de informação consta da Parte Especial do CP, no capítulo que trata *Dos crimes contra a dignidade sexual*. Ambas as perspectivas são úteis, mas dificilmente será possível considerá-las satisfatórias do ponto de vista operacional. Basta observar que, adotando-se o primeiro conceito, o furto de um objeto de desejo fetichista, motivado sexualmente, seria um furto como outro qualquer perante a lei. No sentido inverso, o estupro será sempre um crime definido como sexual, ainda que as motivações predominantes possam ser o desejo de domínio e de infligir sofrimento.

Essa complexidade da definição do termo está bem expressa por Dietz:[31]

> Um conceito operacional de criminosos sexuais deve levar em conta as definições legais desses crimes, mas para ser útil cientificamente deve também especificar sem ambiguidades as características que fazem um indivíduo ser identificado como membro dessa categoria e demarcar claramente seus limites. Nenhuma definição acanhada pode ser formulada para atingir esses objetivos. O melhor que se pode fazer é especificar os tipos legais de crimes de interesse e ter em mente quatro restrições a tal lista: (1) os tipos de crime não são mutuamente excludentes; (2) as categorias de crimes são específicas para tempo e lugar, não universais; (3) motivação sexual ou preferência sexual desviantes não são elementos indispensáveis em qualquer definição legal nem são suficientes para essa definição; (4) muitos crimes sexualmente motivados ou a serviço de padrões desviantes de excitação não se incluem na categoria legal de crimes sexuais.

A definição exata de crimes sexuais aporta em uma discussão em aberto, razão pela qual se considera como tais aqueles cuja natureza seja nitidamente sexual, com a ressalva de que não haja objeção a que sejam incluídos em outras áreas da criminologia. Sabe-se, também, que a caracterização do criminoso sexual é de extrema importância, de modo que existem os criminosos sexuais situacionais e os preferenciais.

CRIMINOSO SEXUAL SITUACIONAL

Criminosos sexuais situacionais são indivíduos sem história de transtorno psiquiátrico que, em situações de intenso e continuado estresse, ou que lhes confiram poder absoluto sobre outrem, podem ter dificuldade de controlar impulsos que seriam mantidos adormecidos sem a exposição a tais situações. É o caso da vida em encarceramento, das guerras em que se desfruta de poder absoluto sobre os prisioneiros ou, de forma mais corriqueira, das babás que abusam sexualmente de crianças por as terem inteiramente à sua mercê e para sentir a emoção de algo diferente e proibido. Na maioria dos casos, não há antecedentes nem persiste o comportamento criminoso após a modificação ambiental.

CRIMINOSO SEXUAL PREFERENCIAL

Os criminosos sexuais preferenciais são indivíduos que, de maneira preferencial e continuada, nas condições de vida habitual, e contando com a possibilidade de satisfação sexual em condição legal, adotam o comportamento criminoso.

ALGUMAS ALTERAÇÕES LEGISLATIVAS RECENTES NO BRASIL

No Brasil, a Lei nº 12.015/2009[30] trouxe algumas alterações significativas na definição e na resposta penal aos *crimes contra a dignidade sexual*. Assim, a nova lei tipificou e ampliou a definição de crimes como estupro, tráfico de pessoas, prostituição e outras formas de exploração sexual e adotou penas mais rigorosas para quem comete ou facilita a violência sexual infantil.

O estupro deixou de ser um crime cometido somente contra mulheres e passou a ser definido como "constranger alguém, mediante violência ou grave ameaça, a ter conjunção carnal ou a praticar ou permitir que com ele se pratique outro ato libidinoso", de modo que pessoas do sexo masculino passaram a ser reconhecidas como sujeitos passivos desse delito.

Criou-se tutela diferenciada quando as vítimas forem crianças ou adolescentes menores de 14 anos ou quando se tratar de pessoa que, por enfermidade ou deficiência mental, não tiver o necessário discernimento para a prática do ato ou, por qualquer motivo, não possa se defender. O crime é formal, e a existência ou não de consentimento da vítima é absolutamente irrelevante para sua caracterização.

O novo dispositivo legal também traz a inovação de incluir entre seus lindes quem comete o crime por meios eletrônicos, valendo-se até de salas de bate-papo na internet. O propósito consiste em conferir maior proteção a crianças e adolescentes.

SITUAÇÕES ESPECIAIS

Entre os crimes sexuais, há alguns que, por suas peculiaridades, despertam maior preocupação, como é o caso do abuso de menores e dos crimes em série.

ABUSO DE MENORES

O termo *abuso* é contestado por alguns profissionais, que preferem substituí-lo por *ofensa*. Os proponentes da substituição entendem que pessoas não podem ser *usadas*, por não serem objetos, e, assim, não poderiam ser *ab-usadas*. No entanto, o termo será empregado neste texto por ser o de utilização mais corrente. A prevalência desse fenômeno na população está longe de ser plenamente conhecida, embora corresponda à maior parcela dos crimes sexuais em que há intervenção pericial. Sabe-se que o abuso sexual de crianças é um importante fator de risco para o aparecimento de transtornos mentais tanto na infância como na vida adulta da vítima, sendo que a idade mais avançada da criança, a ocorrência de penetração e o envolvimento de vários agressores são fatores que aumentam esse risco.[32] Estima-se que 10% das pessoas podem ter sido abusadas antes dos 18 anos. É mais comum que meninas (cerca de 90%) sejam as vítimas preferenciais, não raro na própria família. Dados brasileiros demonstram o predomínio de crimes sexuais cujas vítimas são adolescentes com idades entre 15 e 19 anos e adultas jovens, com menos de 24 anos.[33]

Geralmente, os dados estatísticos são deficientes, porque consideram apenas os casos que geram procedimentos policiais e legais, mas estima-se que grande número permaneça sem comunicação a qualquer autoridade. Assim, a verdadeira extensão do problema é maior do que sua parte visível. Dos casos atendidos pelo Serviço de Psicologia da Vara Central da Infância e da Juventude do Tribunal de Justiça de São Paulo entre 1990 e 1998, abrangendo todas as situações que demandavam intervenção psicológica, cerca de 17% se referiam à violência sexual doméstica. Nessa amostra, a maioria dos agressores exercia função paterna (90%), sendo que 65% eram pais biológicos, e 93% das vítimas eram do sexo feminino.[34] A Diretoria de Polícia da Criança e do Adolescente do Recife (DPCA), de 1995 a 1999, registrou queixas de 2.665 crimes sexuais, número que só cresceu a partir de então; de janeiro a agosto de 2000, foram registrados 496 crimes sexuais, dos quais cerca de 30% ocorreram em casa, tendo como acusados o pai (57%), o padrasto (21%), o tio (6,4%) e o avô (4,6%). As vítimas do sexo feminino corresponderam à imensa maioria (90%). O perfil dos abusadores, exceto pelo sexo masculino, é variável. Alguns preferem parceiros sexuais adultos, mas escolheram crianças porque estavam disponíveis ou eram mais vulneráveis. São abusadores oportunos, regressivos ou situacionais.

Estima-se que apenas entre 2 e 10% das pessoas que praticaram atos de natureza sexual com crianças sejam realmente pedófilas. Abel e colaboradores[35] observaram diferenças entre abusadores oportunistas e pedófilos estruturados. Os primeiros tendem a cometer o abuso em períodos de estresse, fizeram poucas vítimas, em geral familiares, e têm preferência sexual por adultos. Abusadores pedófilos, no entanto, praticam atos sexuais com crianças de tenra idade, os abusos são mais frequentes, fizeram muitas vítimas, a maioria extrafamiliar, e apresentam valores e crenças que dão forte apoio a esse estilo de vida. No caso de incesto entre pais e filhos, acredita-se que a maior parte dos abusos envolva pais que são abusadores oportunistas, em vez de pedófilos.

A existência de abusadores de crianças com história de vitimação na infância difundiu a ideia do ciclo vítima-agressor, cuja relação não é tão direta quanto possa parecer. Widom e Ames,[36] estudando criminosos sexuais, não encontraram diferença entre o tipo de abuso sofrido na infância (sexual ou físico, incluindo a negligência). Esses autores sugerem que o trauma e o estresse relativos ao abuso e à resposta da sociedade ao fato possam ser mais importantes que a própria experiência sexual do abuso.

Lambie e colaboradores[37] tentaram identificar as diferenças entre um grupo de vítimas do sexo masculino que não se tornou agressor na idade adulta (grupo resiliente) e um grupo de vítimas que praticou o mesmo crime quando adulto (grupo de criminosos). Os criminosos não relataram maior excitação ou prazer ao serem abusados, mas fantasias e masturbação posteriores em relação ao abuso. Em contraste, o grupo resiliente experimentou maior conforto emocional (apoio) na ocasião do abuso. O grupo de criminosos apresentou menor nível educacional e ambiente familiar mais adverso, enquanto os resilientes desfrutaram de maior apoio social durante a infância e de múltiplas fontes (pais, parentes e outros adultos). Esse grupo também recebeu mais manifestações de afeto, tanto físico quanto verbal, e maior apoio nas situações de crise. Tais achados são importantes por indicarem potenciais medidas de prevenção.

PORNOGRAFIA INFANTIL

Uma forma específica de abuso infantil é a exploração com finalidade pornográfica. Tal fenômeno, com o advento da internet, atingiu patamares mais significativos do que nunca. A Organização das Nações Unidas[38] define pornografia infantil como qualquer representação, por quaisquer meios, de uma criança em atividades sexuais explícitas reais ou simuladas, ou qualquer representação das partes sexuais de uma criança para propósitos principalmente sexuais.

A internet é um instrumento facilitador desse tipo de abuso, sobretudo pelo sentimento de anonimato, que favorece a expressão de tendências que, de outro modo, ficariam reprimidas. Nessa situação, é preciso distinguir verdadeiros pedófilos de consumidores de pornografia em geral, assim como simples curiosos dos que buscam ganhos financeiros com a venda de pornografia. Em suma, as motivações para integrar-se a uma rede de pornografia infantil podem ser as mais diversas imagináveis.

No Brasil, conforme o Estatuto da Criança e do Adolescente (ECA),[39] a pornografia infantil é vedada em termos muito amplos, como se pode observar da redação do Artigo 241-A dessa lei, que comina a pena de 3 a 6 anos de reclusão a quem:

> Oferecer, trocar, disponibilizar, transmitir, distribuir, publicar ou divulgar por qualquer meio, inclusive por meio de sistema de informática ou telemático, fotografia, vídeo ou outro registro que contenha cena de sexo explícito ou pornográfica envolvendo criança ou adolescente.

O abuso sexual infantil está intimamente ligado à pornografia infantil, apesar de haver estudos, como o de Endrass e colaboradores,[40] que demonstraram não ser o consumo de pornografia infantil, por si, um fator de risco para a prática de crimes sexuais. Sabe-se que a idade média em que uma criança é exposta à pornografia é de 11 anos e que cerca de 90% das crianças e dos adolescentes com acesso à internet tiveram contato com material pornográfico. As estatísticas sobre a pornografia infantil, entretanto, são divergentes e provavelmente subestimadas em razão de seu caráter ilegal.

No Brasil, os principais produtores de imagens pornográficas são jovens de classe média com idade entre 17 e 24 anos. Nesses casos, grande parte das vítimas é constituída por menores de sua própria família. O perfil dos consumidores da pornografia, porém, é diferente, compondo-se de homens de mais de 40 anos, solteiros e profissionais liberais.

CRIMES SEXUAIS VIOLENTOS EM SÉRIE

Um criminoso sexual que merece atenção é o sádico que mata ou fere com gravidade as vítimas e delas abusa sexualmente (antes ou depois do assassinato). Em geral reincidentes, só uma pequena porcentagem desenvolve psicose franca, de modo que o fenômeno evolui, muitas vezes, sem diagnóstico psiquiátrico além dos de sadismo e/ou psicopatia. Não é raro, também, que alguns deles apresentem parafilias, como fetichismo, exibicionismo ou voyeurismo ou disfunções sexuais como impotência ou ejaculação precoce.

Os criminosos seriais geralmente estão na faixa etária entre 18 e 50 anos. Tendem a permanecer solteiros e a morar com seus pais por toda a vida. A maioria tem poucos amigos e não consegue manter relacionamento afetivo estável. Costumam ser retraídos e passivos. Podem ter antecedentes de maus-tratos na infância e ser filhos adotivos ou de pais divorciados. Na maior parte dos casos de criminosos sexuais seriais, observa-se que a psicogênese tem maior predominância que a sociogênese.

Entretanto, tais indivíduos costumam ser cordiais e responsáveis no trabalho, educados, sedutores e inteligentes, de forma que seu potencial criminógeno não é percebido pelos que com eles convivem. Paralelamente, a agressão sexual é muito violenta, uma espécie de resposta à repressão sexual que apresentam. Nem todos os criminosos sexuais seriais, porém, são homicidas. Apesar de o ataque, de modo geral, consistir em penetração vaginal ou anal, também se observam agressões sem penetração, mas com equivalentes sádicos, por meio dos quais logram o orgasmo.[41]

Costumam planejar os ataques, torturar e manter as vítimas sob seu domínio durante certo tempo. O desfrute sádico do poder absoluto sobre alguém é o aspecto mais característico dessa forma de obtenção de prazer. O assassino sexual em série Jeffrey Dahmer, conhecido como O Canibal de Milwaukee, indagado pelo perito sobre os motivos pelos quais praticava os crimes, respondeu: "Pelo poder e pela luxúria" (*For power and for lust*), ou seja, o poder em primeiro lugar. Palermo[42] defende que:

> [...] o comportamento agressivo ou sedutor dos criminosos sexuais são a expressão infantilizada de uma inadequação básica, que sob condições de estresse desperta sua ambivalência atávica para com as mulheres e seus corpos ou para os corpos de crianças pré-púberes, que são vistas como incapazes de competir ou desafiar sua impotência masculina.

A maioria desses crimes só é compreensível a partir da exploração do mundo interno do agente, que frequentemente revela fantasias masturbatórias sádicas que transbordam para a realidade porque os indivíduos se sentiram impelidos a experimentá-las "ao vivo".[43] Uma longa série de fatores tem sido pesquisada no sentido de traçar o perfil desses criminosos ou predizer-lhes a ação, sem que se consiga explicação definitiva. Apesar de alguns experimentarem certa perplexidade em relação aos próprios atos, em geral a capacidade de entender o caráter criminoso de sua conduta é plena, e não há desejo de controlar o impulso, o que os torna totalmente responsáveis perante a lei brasileira.

Avaliação psiquiátrico-forense

Os crimes sexuais, por si só, não implicam diagnóstico psiquiátrico, sendo errôneo atribuir automaticamente a seus autores redução ou anulação da imputabilidade. Não se deve, em hipótese alguma, homogeneizar os agressores sexuais sob o rótulo de doentes, apenas por se tratar de pessoas que representam o comportamento desviante, socialmente inadequado, nem o perito se deixar influenciar pela intolerância social com tais comportamentos, inclinando-se de forma sistemática ao diagnóstico de "loucura". Assim, nem todo aquele que abusa de crianças é pedófilo, nem todo estuprador é sádico, e nem todo ultraje público ao pudor provém de um exibicionista. Além disso, mesmo que o diagnóstico psiquiátrico possa ser realizado, para uma conclusão médico-legal, é indispensável a investigação minuciosa das circunstâncias do crime e da pessoa do agressor.

CRIMINOSOS SEXUAIS SEM TRANSTORNO PSIQUIÁTRICO

Os criminosos sexuais sem transtorno psiquiátrico são indivíduos que, na maioria dos casos, decidiram pela violência sexual ou foram induzidos a ela em circunstâncias especiais. É o caso dos estupros ou atos libidinosos forçados em presídios, durante a guerra ou em situações de absoluto controle sobre a vítima, como alguns assaltos e sequestros. Uma modalidade comum é a formada por gangues de adultos jovens ou adolescentes que estupram por diversão ou emulação, não raro com a ação facilitada pelo uso de substância psicoativa. Em muitos casos, a força grupal é a grande motivadora do comportamento criminoso.

A propósito, são descritos os casos a seguir:

> Em pequeno lugarejo do interior, uma jovem professora, famosa por sua beleza, morreu de forma repentina. Quatro de seus admiradores, na noite seguinte ao sepultamento, embriagaram-se e foram ao cemitério, onde violaram a sepultura e mantiveram relação sexual com o cadáver. Presos, um deles evidencia deficiência intelectual leve, justamente o que parecia ter estimulado os demais. Nenhum tinha antecedentes de comportamento sexual desviante.

> Na zona rural, um pai, excitado pelo desenvolvimento corporal das filhas recém-chegadas à puberdade, e com a justificativa de que não iria "criar filha para os outros comerem", coagiu-as a com ele manterem relação, sob as vistas complacentes do resto da família. Essa situação permaneceu ao longo dos anos.

> Um jovem que consome pornografia com certa regularidade, motivado pela possibilidade de ganho financeiro, paga as crianças de rua para posarem despidas em atitudes provocantes. As cenas são gravadas em vídeo, e as cópias, vendidas a terceiros.

Do ponto de vista psiquiátrico-forense, essas pessoas, em princípio, são imputáveis, ou seja, plenamente capazes de entendimento e determinação em relação aos atos praticados (com exceção, talvez, do indivíduo com deficiência intelectual), visto que, além de um transtorno mental (*doença mental, desenvolvimento mental incompleto ou retardado e perturbação da saúde mental*), é necessário que haja prejuízo da cognição ou da volição. Nesses casos, compete ao perito desvencilhar-se da tendência natural a acreditar que a hediondez de um crime é diretamente proporcional à gravidade da patologia envolvida e, se for o caso, registrar a ausência de transtorno mental.

CRIMINOSOS SEXUAIS PARAFÍLICOS

As parafilias não provocam turvação de consciência nem transtornos da sensopercepção ou quebra do teste de realidade, o que se evidencia ao serem praticadas de forma escondida, com seus agentes cônscios da ilegalidade e da reação social, caso sejam flagrados. O principal efeito da parafilia é alterar qualitativamente o objeto de desejo, podendo haver, também, alteração quantitativa do impulso. Assim, a maioria dos parafílicos sem comorbidade psiquiátrica tem plena capacidade de autodeterminação, embora exista desequilíbrio entre o instrumental psicológico de autocontrole e a intensidade do impulso. Para avaliar essa hipótese (prejuízo parcial da autodeterminação), é necessária uma detalhada análise do caso, na qual, em síntese, devem ser investigados os movimentos psíquicos que o examinando realizou (se é que os realizou) para frear o impulso parafílico.

Do ponto de vista psiquiátrico-forense, está bem estabelecido, pois, que as parafilias não causam nenhum prejuízo à compreensão da ilicitude das condutas a elas relacionadas. A discussão, quando ocorre, se dá em torno da capacidade de o agente controlar o impulso (ou seja, autodeterminar-se e não se conduzir da forma que sabe ser ilegal). Segundo alguns, o controle dos impulsos não é sempre eficaz, e o indivíduo pode haver chegado ao limite das suas possibilidades de repressão. Além disso, considera-se que esses agentes não tiveram um desenvolvimento psicossexual saudável, o que geraria mais dificuldade no controle de impulsos desviantes. Tudo isso, porém, são hipóteses que precisam ser demonstradas de modo cabal, pois a presunção é a de que todas as pessoas maiores de 18 anos são plenamente capazes.

Buscando elucidar a difícil questão da possibilidade de autocontrole, o perito deve investigar os seguintes pontos:

- inexistência de premeditação ou planejamento, caracterizando o ato como impulsivo
- inteligência limítrofe (deficiência intelectual subclínica)
- intenção de não praticar o crime: caráter de luta interna entre o impulso e os escrúpulos, o respeito à lei e ao sofrimento do outro
- tentativas prévias de lidar com o impulso patológico de forma adequada, evidenciadas por tentativas de tratamento ou providências para evitar o surgimento de situações propícias à conduta criminosa
- ato de caráter isolado ou infrequente
- intensidade extraordinária do impulso, revelada por sofrimento inerente ao seu controle
- arrependimento e preocupação com o sofrimento da vítima

Os parafílicos não costumam procurar tratamento de maneira espontânea, uma vez que a parafilia é vivida por eles como tentativa de solução de conflitos internos. Para alguns, essa é a única forma de obtenção de prazer sexual; outros a têm como complemento eventual. Costumam procurar profissionais da saúde quando a intensidade do desejo e a dificuldade de satisfazê-lo provocam sofrimento intenso ou interferem gravemente no funcionamento social ou conjugal e ir à presença de um perito forense quando o desejo os impele a comportamento criminoso, tais como furto de peças íntimas, no caso dos fetichistas; abuso de menores, por parte dos pedófilos; atentado público ao pudor, tratando-se de exibicionistas; e lesões corporais ou homicídios, no caso dos sádicos. Por esse motivo, a estatística envolvendo parafilias é viciada, refletindo mais a capacidade de o indivíduo ou seu parceiro tolerar ou participar da demanda parafílica, por um lado, e a descoberta dos crimes a elas associados, por outro.

As parafilias, em sua maioria, não são comportamentos criminosos. O transvestismo fetichista, o sadomasoquismo praticado com o consentimento do parceiro e o autoestrangulamento não geram procedimentos judiciais. Os *voyeurs* têm, a seu dispor, todo um repertório de possibilidades, desde filmes eróticos a espetáculos de sexo praticado por profissionais, dentro da lei, embora a preferência seja pela invasão de privacidade. Algumas formas, como o frotteurismo, o exibicionismo e a pedofilia, entretanto, trazem em sua essência a violação legal.

CRIMINOSOS SEXUAIS COM TRANSTORNO PSIQUIÁTRICO DIVERSO DA PARAFILIA

Sabe-se que indivíduos com determinados transtornos mentais são mais propensos a se envolver em conduta delituosa. Estima-se que aproximadamente 12% da população carcerária apresente algum transtorno mental grave. Pode-se indagar se esses transtornos já estariam presentes na ocasião do crime, e não foram diagnosticados, e em que medida teriam contribuído para sua ocorrência. São mais comuns os crimes praticados por indivíduos com deficiência intelectual; os praticados na vigência de psicose, na vigência de mania; os praticados por indivíduos com epilepsia; os praticados na vigência de demência e doenças orgânicas cerebrais; por indivíduos com transtorno da personalidade; na vigência de turvação de consciência; e os praticados sob efeito de substância psicoativa.

CRIMES PRATICADOS POR INDIVÍDUOS COM DEFICIÊNCIA INTELECTUAL

Os crimes sexuais estão super-representados entre deficientes intelectuais, que se veem envolvidos nesses atos em decorrência da redução do autocontrole, da dificuldade de adaptação às normas ou da inadequada compreensão dos fatos. Assim, é comum que deficientes sejam detidos por andarem com vestes rasgadas e a genitália exposta, por se despirem ou fazerem necessidades fisiológicas ou por se masturbarem em público, sem noção da inadequação desses atos. Evidentemente, não se trata de exibicionismo ou qualquer outra parafilia. É comum também que tentem o estupro por avaliarem de maneira simplista o que entendem serem sinais de aceitação sexual. Um caso exemplar: na zona rural, um indivíduo com deficiência leve a moderada, de bom comportamento, era estimado pela comunidade dos sítios vizinhos, cujas famílias o deixavam cuidando das crianças, até que uma menina de 6 anos apareceu sangrando pela genitália, dizendo ter sido molestada por ele. Preso, explicou durante o exame: "estava brincando com ela, aí ela pegou no meu pau; tomei um susto e pensei: essa menina, dessa idade, já fica com essas safadezas! Será que já é mulher?". Imediatamente, procurou verificar se ainda era virgem, examinando-a com o dedo e provocando o defloramento. Indagado sobre se saberia verificar a virgindade, respondeu que não.

Para a lei penal, um crime sexual; para o perito forense, um ato típico de portador de deficiência intelectual. Alguns, especialmente eróticos, depois da puberdade, passam a assediar familiares, vizinhos e transeuntes, muitas vezes perseguindo-os na rua, tentando agarrar e apalpar, e expondo seus genitais. Nesses casos, o transtorno básico é a deficiência intelectual com distúrbio de comportamento associado. Sem dúvida, a definição legal é mais difícil nos casos de deficiência limítrofe.

CRIMES PRATICADOS NA VIGÊNCIA DE PSICOSE

Na esquizofrenia, o crime mais característico é a agressão sexual dirigida a parente próximo e dentro de casa. O sentido de crítica e a capacidade de controle podem estar anulados ou prejudicados. Quando um indivíduo com esquizofrenia pratica um crime sexual grave, é mais comum que este se deva à doença, mesmo quando não se possa determinar uma ligação direta com a sintomatologia psicótica evidente, sobretudo a produtiva. Algumas psicoses não esquizofrênicas e algumas esquizofrenias de início incipiente apresentam a anomalia do desejo sexual como sintoma mais evidente. Por exemplo, um adulto jovem assedia a mãe e as irmãs dentro de casa de maneira aberta, na frente de todos, mesmo durante as refeições, dizendo que quer *transar* com elas de qualquer forma. Evidentemente, não se trata de um transtorno sexual, e os atos decorrentes deverão ser creditados à psicose. Situação mais difícil se verifica em certos estados considerados fronteiriços em relação à psicose, como a personalidade *borderline* e o transtorno esquizotípico.

CRIMES PRATICADOS NA VIGÊNCIA DE MANIA

Entre os sintomas mais característicos dos episódios maníacos, constam, invariavelmente, a megalomania, a exacerbação da sexualidade e a redução da crítica. Além disso, o maníaco é impulsivo por definição, e podem surgir problemas dessa combinação. As violações mais frequentes são o assédio grosseiro, muitas vezes com exibição genital (que não deve ser confundida com exibicionismo), e a bolinagem. Em raros casos, com frequência associados à agitação psicomotora, podem ocorrer agressões mais graves, como o estupro. O que se deve avaliar é a capacidade em decorrência do transtorno do humor, sendo sua evolução o ponto central do prognóstico.

CRIMES PRATICADOS POR INDIVÍDUOS COM EPILEPSIA

Apesar de esses indivíduos apresentarem maior comorbidade de disfunções sexuais e parafilias (ainda por esclarecer se em decorrência de alterações neuroendócrinas, medicação para controle das crises ou dificuldades sociais que acompanham esses pacientes),[5] a redução da responsabilidade só deve ser avaliada em razão de atos cometidos na vigência das crises. Devem ser averiguados, sempre, a medicação e os antecedentes.

CRIMES PRATICADOS NA VIGÊNCIA DE DEMÊNCIA E DOENÇAS ORGÂNICAS CEREBRAIS

Estados demenciais de evolução lenta apresentam, em fases em que o déficit cognitivo ainda não é evidente, exacerbação da sexualidade e redução da autocrítica. Têm sido relatados casos de pedofilia homossexual de início tardio associada à hipersexualidade em pacientes com patologias frontotemporais só identificadas pela tomografia.[44] Especialmente em idosos e em indivíduos com afecções sistêmicas, devem ser pesquisados outros sintomas deficitários, sendo aconselhável, nos casos sugestivos, além de exame de neuroimagem, avaliação neuropsicológica.

CRIMES PRATICADOS POR INDIVÍDUOS COM TRANSTORNO DA PERSONALIDADE

A agressão sexual evidentemente faz parte do repertório de atos antissociais, mas, por si só, não deve fechar esse diagnóstico. Segundo Valliant e colaboradores,[45] criminosos sexuais psicopatas são capazes de avaliar moralmente seus atos, o que aponta no sentido da responsabilização médico-legal. O psiquiatra forense deve, então, ter cuidado para investigar e diagnosticar com correção a existência de um transtorno da personalidade antissocial mimetizando uma conduta parafílica.

CRIMES PRATICADOS NA VIGÊNCIA DE TURVAÇÃO DE CONSCIÊNCIA

O quadro de obnubilação característico de algumas psicoses exógenas agudas pode facilitar a manifestação de comportamento sexualmente violento ou desviante, sempre de modo brusco, sem planejamento e apenas durante a psicose, justificando, em muitos casos, a inimputabilidade. Já nos estados dissociativos, a alteração da consciência costuma ser parcial, sendo mais frequente a constatação de semi-imputabilidade, embora essa avaliação seja extremamente delicada.

CRIMES PRATICADOS NA VIGÊNCIA DE SUBSTÂNCIAS PSICOATIVAS

A maioria dos casos de estupro e abuso de crianças tem o alcoolismo ou a intoxicação aguda associados. Tem sido identificada uma comorbidade entre alcoolismo e parafilias, sobretudo entre os sádicos sexuais, grupo com mais de 50% de alcoolistas. Não é raro que o estupro seja um dos comportamentos associados entre usuários de drogas como cocaína, anfetaminas e *crack*. Deve-se fazer distinção inequívoca entre o efeito do uso agudo do tóxico, as alterações inerentes à dependência, a psicose provocada ou induzida e o comportamento decorrente da síndrome de abstinência. É de se considerar, sempre que pertinente, o papel da *actio libera in causa*, descrita em outro capítulo.

Exame de criminoso sexual

As condutas sexuais delituosas mais comuns são o estupro, seguido do assédio ou do abuso desonesto, do exibicionismo, do sadismo e da prostituição. Balasundaram e colaboradores[46] avaliaram 78 casos judiciais de agressão sexual. Dos crimes cometidos, 69% foram abuso sexual contra crianças, e 28%, estupro. Dos agressores de crianças, 32% tinham história de abuso na infância. Na amostra total, constatou-se que apenas 8% dos criminosos tinham doença mental e que 31% deles tinham agido sob influência de substância psicoativa. A avaliação de risco concluiu que 32% dos agressores apresentavam alta probabilidade de reincidência.[47]

Duas situações distintas costumam motivar a solicitação de exame pericial psiquiátrico envolvendo parafilias:

> O periciando é suspeito de haver cometido crime sexual, e o juiz solicita que se determine se há um transtorno. Caso o suspeito negue a autoria, evidentemente, irá repetir essa negação na perícia.

> O periciando é acusado de crime sexual sem possibilidade de negativa. Confessa-o e alega ser "doente", tentando, com isso, obter alguma atenuação da pena ou mesmo absolvição, por não poder controlar seus impulsos.

Não são situações que possam ser resolvidas com fórmulas ou esquemas de diagnóstico diferencial, sendo fundamental a sensibilidade do perito. Na primeira, deve-se ter em mente que um transtorno parafílico pode ter seu diagnóstico prejudicado em exame direto sem a colaboração do examinado. As parafilias e seus transtornos, como descritos tanto no DSM-5[3] como na CID-10,[1] apresentam elevado grau de subjetividade dos referenciais diagnósticos: usam-se as expressões *preferência* nesta e *fantasias, impulsos ou comportamentos* naquele. Ou seja, só *fantasias* ou *preferências* já seriam suficientes para o diagnóstico, desde que impliquem algum tipo de prejuízo. Só se pode ter acesso a esses elementos da vida psíquica durante o exame direto pelo relato do paciente, o que depende de seu interesse em colaborar com esse exame.

Os testes projetivos, por sua vez, apesar de não *fecharem o diagnóstico*, são úteis na revelação de dados relevantes sobre a personalidade do periciando e particularmente importantes nos casos em que se observa uma tentativa de simulação ou dissimulação durante o exame psiquiátrico. Quanto ao exame de pletismografia peniana, apesar de algumas vezes se constituir em um dado a mais, não tem valor excludente ou confirmatório, visto que a excitação sexual ocorre no mundo interno, mesmo a partir de elementos da realidade comum.

Na avaliação de internos em hospitais de custódia e tratamento psiquiátrico (HCTP), é útil a observação do comportamento do paciente, suas relações com outros internos e equipe profissional, intercorrências disciplinares e relatos da enfermagem e do corpo técnico. Nessa situação particular, é necessário extremo cuidado ao analisar as informações, porque o preconceito contra criminosos sexuais é disseminado, mesmo entre os profissionais encarregados de seu cuidado. Não se deve abrir mão da possibilidade de entrevistar terceiros, examinar documentos e solicitar exames complementares.

Não pode ser desconsiderado, no exame, que a repressão social à sexualidade desviante faz esses criminosos serem punidos pelos próprios colegas de confinamento. O crime sexual, especialmente o estupro, é condição degradante nos presídios, sendo seus autores, denominados *tarados*, submetidos a toda forma de violência sexual.

O castigo, em seu aspecto *retributivo*, é levado às últimas consequências, servindo de pretexto para a manifestação de graves transtornos do comportamento dos demais presos, em geral sob a complacência dos carcereiros. Na hierarquia da microssociedade carcerária, os criminosos sexuais ocupam o nível mais baixo, e é comum ouvir um preso jactar-se de que seu crime *é de morte* e que não é *ladrão, nem tarado*. Dessa forma, a negativa, não só da prática, mas da existência de qualquer sintoma parafílico, pode ser questão de sobrevivência para o examinando, ainda mais que sua definição como portador de um transtorno persistente pode estimular a aplicação de sanção mais prolongada e condicionar a liberdade à verificação da cessação de periculosidade, tarefa sempre difícil de realizar.

Outro aspecto prático que requer, mais do que outros, sensibilidade do perito é a identificação do papel que sua atividade desempenha no curso do processo. Muitos casos, especialmente os de abuso infantil, chegam ao exame sem que a materialidade esteja estabelecida. São pessoas, em geral crianças, que dizem ter sofrido abuso, enquanto os acusados alegam inocência, de modo que o juiz solicita um exame para averiguar a existência de algum "desvio" psíquico nestes. Consciente ou inconscientemente, o julgador pode estar tentando colher dados que, em vez de esclarecerem o estado mental do acusado, conduzam à elucidação dos fatos, o que não é de forma alguma da competência do perito.

Nesses casos, a principal dificuldade, sobretudo para o perito pouco experiente, parece ser a de resistir à tendência policialesca de descobrir a verdade factual ou de saber quem está com a razão na tal "palavra do acusado contra a palavra da vítima", pugnando para que se *faça justiça*. Descobrir o que houve não é tarefa do perito; seu campo é a realidade psiquiátrica. Ele não deve relutar, sendo o caso, em informar à autoridade a falta de condições para o diagnóstico. Mesmo que seja possível, sua apresentação em laudo deve se cercar de cuidados para não induzir à crença de que o periciando seja um criminoso potencial ou que seja de esperar que realmente tenha cometido o crime. Ajuda lembrar que o perito constata o transtorno, e o juiz julga o crime. É importante reforçar aqui que a pedofilia, como desejo, tendência ou preferência, não é crime, que nem todos os assim diagnosticados passam ao ato, conseguindo controlar seus impulsos e satisfazendo-os de forma legítima (p. ex., masturbação com fantasias pedofílicas).

A avaliação de criança suposta vítima de abuso sexual com a finalidade de protegê-la é uma situação especial. O trabalho de investigação dos efeitos psíquicos do abuso em tudo difere da perícia forense habitual de determinação de responsabilidade e só deve ser conduzido por profissionais com experiência nessa área. Demanda uma técnica de entrevista específica, delicada e paciente, com o estabelecimento de progressiva relação de confiança com a criança, de modo a expor os sinalizadores sentimentos de autoestima ferida, raiva, culpa, tristeza, medo, ansiedade, perda de controle sob seu corpo, desamparo, confusão sobre valores e moralidade, sobre os papéis familiares, desconfiança em relação aos adultos, negação, entre outros. Nos serviços forenses oficiais que contam com psiquiatras e psicólogos, esse tipo de avaliação pode ser muito bem desempenhado pelos últimos, os quais podem, eles mesmos, já aplicar instrumentos complementares de avaliação.

A realidade psíquica da criança é diferente da dos adultos, e sua capacidade de fantasiar e acreditar nas próprias fantasias jamais deve ser subestimada. O próprio interrogatório e a situação pericial frequentemente constituem estímulo para a produção de fantasias.[48] O entendimento literal de suas comunicações pode gerar graves consequências para as pessoas acusadas, como no caso emblemático da Escola Base, em que a apressada aceitação por leigos da aparente comunicação de abuso feita por uma criança provocou danos irreparáveis à vida de várias pessoas.[47]

Mesmo quando não contribui para o ciclo vítima-agressor, o abuso sexual infantil tem potencial para causar grave dano psíquico, cuja extensão pode ser objeto de perícia, trabalho que também deve ser efetuado por pessoa especializada no atendimento à criança. Segundo Furniss,[48] o dano psicológico pode estar relacionado de forma positiva aos seguintes fatores: idade de início do abuso, duração do abuso, grau de violência ou ameaça de violência, diferença de idade entre a pessoa que cometeu o abuso e a criança, quão estreitamente a pessoa que cometeu o abuso e a criança eram relacionadas, ausência de figuras parentais protetoras e grau de segredo.

Pesquisar a comorbidade é indispensável no exame do criminoso sexual. O preconceito e a rejeição podem atingir o perito sob a forma de escassa procura por comorbidades, por um lado, e tendência a realizar um diagnóstico de personalidade de maneira apressada, por outro. O que se passa com os criminosos pedófilos é exemplo desse predomínio do preconceito sobre a realidade clínica. É disseminada a crença, mesmo entre psiquiatras, de que esses abusadores sexuais tenham transtornos da personalidade, mais especificamente o transtorno da personalidade antissocial. Verifica-se, no entanto, que o abuso por si só não consta dos critérios diagnósticos desse transtorno na CID-10 (onde se incluiria, entre inúmeros outros atos, em "Atitude flagrante e persistente...").[1] Da mesma forma, só poderia ser incluído nos critérios do DSM-5[3] no item "fracasso em conformar-se às normas sociais em relação a comportamentos legais, indicada pela execução repetida de atos que constituem motivo de detenção" e, mas apenas em alguns casos, na "ausência de remorso".

Em 36 condenados por crimes sexuais, McElroy e colaboradores[49] encontraram abuso de substância psicoativa em 83% dos casos, parafilias em 58%, transtornos do humor em 61% (sendo 36% de bipolares) e transtornos do controle de impulsos em 39%. O transtorno da personalidade antissocial foi encontrado em 79% dos casos. As estatísticas têm mostrado que de 80 a 90% dos contraventores sexuais não apresentam sinal algum de transtorno mental grave e persistente. Estima-se que, desse grupo de transgressores, cerca de 30% dos indivíduos não apresentem qualquer transtorno psicopatológico evidente da personalidade, e sua conduta sexual, social, cotidiana e aparente parece ser perfeitamente adequada. Nos outros 70% estão os indivíduos com evidentes transtornos da personalidade, com ou sem perturbações sexuais manifestas (disfunções e/ou parafilias). Entre eles se incluem psicopatas, *borderline*, antissociais e equivalentes.

Desses 70%, apenas um grupo minoritário de 10 a 20% é composto por indivíduos com graves problemas psicopatológicos, incluindo psicoses crônicas, os quais, em sua maioria, poderiam ser juridicamente inimputáveis. Excetuando-se a deficiência intelectual, a demência grave, os surtos psicóticos agudos e os estados crepusculares, pode-se dizer que em todos os demais casos de crimes sexuais a compreensão do ato está preservada.[50] Alguns estudos mostraram que indivíduos com parafilias que chegaram ao delito foram conduzidos por uma compulsão capaz de corromper sua vontade. Entretanto, conforme já afirmado, a capacidade de determinação dessa população está longe de receber uma avaliação homogênea entre os psiquiatras forenses, que se dividem entre a conclusão de preservação e a de comprometimento dessa capacidade.

Assim, a inclinação cultural tradicional de obrigatoriamente correlacionar delito sexual com doença mental grave deve ser desconstruída. A crença de que o agressor sexual atue impelido por fortes e incontroláveis impulsos e desejos sexuais deve ser avaliada com cuidado, uma vez que nem sempre corresponde à realidade dos fatos.

Tratamento

As parafilias trazem imensuráveis prejuízos para quem por elas é acometido e para a sociedade. No entanto, somente uma pequena parcela desse grupo busca algum tipo de tratamento. Diferentes estratégias voltadas ao tratamento das parafilias que configuram crimes sexuais têm sido desenvolvidas, mas a literatura referente ao assunto ainda diverge quanto a sua eficácia.

Em uma metanálise, Alexander demonstrou que todos os tratamentos foram capazes de reduzir futuras taxas de ofensas sexuais, além de mostrar que o tratamento compulsório, comparado ao voluntário, teria um resultado melhor.[51] Esses dados foram confirmados em metanálise mais recente. A comparação dos resultados obtidos a partir das diferentes correntes psicoterápicas é difícil de realizar devido às características de cada tratamento. A psicanálise, por exemplo, vale-se de metodologia impossível de quantificar e tratar estatisticamente. Contudo, o psicanalista Kernbeg[52] afirma que a psicanálise é o tratamento mais recomendado para as perversões sexuais em pacientes com organização neurótica da personalidade e para os pacientes com transtorno narcísico de personalidade que têm capacidade suficiente para tolerar a ansiedade, controlar a impulsividade e fazer uso da sublimação e que são capazes de manter uma estabilidade razoável em relação ao trabalho, adaptação social e alguma condição de intimidade emocional.

A terapia cognitivo-comportamental (TCC), por seu formato, presta-se, entretanto, a estudos comparativos. Maletzky e Steinhauser,[53] em trabalho de revisão de 7.275 criminosos sexuais em 25 anos, concluíram que programas de longa duração com terapia de orientação cognitivo-comportamental produzem resultados positivos na redução da recidiva e do risco para a comunidade. Ressaltaram, porém, que os resultados eram melhores entre os criminosos situacionais, como abusadores de crianças e exibicionistas, do que entre os predatórios e preferenciais, tais como homossexuais pedófilos e estupradores.[53] Na TCC, o indivíduo com parafilia aprende a associar seu comportamento desviante a diversas atitudes e lembranças não desejáveis. Alguns programas utilizam a controversa e antiga terapia aversiva para tratamento, no qual induzem o indivíduo com parafilia a associar seu comportamento desviante à dor. Técnicas semelhantes às do sistema de 12 passos dos Alcoólicos Anônimos também são utilizadas, mas mostraram baixos resultados de resposta. Terapias com base em intervenções familiares e na comunidade, especialmente aquelas voltadas ao comportamento antissocial do adolescente, são bastante promissoras na tentativa de reduzir o risco de reincidência criminal sexual em jovens.

O tratamento farmacológico das parafilias consiste no uso de diferentes classes de medicamentos, entre as quais se encontram antiandrogênicos, inibidores da recaptação de serotonina, tricíclicos e estabilizadores do humor. A serotonina e a prolactina inibem a excitação sexual, enquanto a norepinefrina, a dopamina, a acetilcolina, as encefalinas, a ocitocina, o hormônio liberador de gonadotrofina, o hormônio folículo-estimulante, o hormônio luteinizante, a testosterona, o estrogênio e a progesterona acabam por estimulá-la.

Apesar de algumas terapias medicinais para o controle do desejo sexual serem alvo de muitas críticas, a incorretamente chamada castração química é um método de controle que tem mostrado bons resultados. A privação andrógena reduz de forma significativa a testosterona, que, por sua vez, tende a diminuir o impulso sexual, possibilitando maior autocontrole e menores taxas de reincidência entre os infratores sexuais.[54] Em relação às substâncias antiandrogênicas, as mais usadas são o acetato de medroxiprogesterona, o acetato de ciproterona e a triptorrelina, cada qual com suas vantagens e efeitos colaterais.

Grupos de pacientes que usaram continuamente tais substâncias em conjunto com psicoterapia têm mostrado menor índice de reincidência em relação àqueles que, mesmo com adesão a programa de controle, se recusaram a realizar o tratamento antiandrogênico, permanecendo apenas em psicoterapia e em programas reeducacionais. Ao suspender a droga, os índices de reincidência se aproximaram. Esses estudos devem ser encarados com reserva, uma vez que a metodologia é prejudicada, por não terem o formato duplo-cego; além disso, as amostras são heterogêneas e viciadas, por disporem apenas de indivíduos com implicações legais. Acrescente-se que a própria recusa à medicação já pode indicar uma diferença de postura em relação ao transtorno, o que seria suficiente para alterar o prognóstico.

Os potenciais efeitos colaterais desse tipo de terapia incluem a redução da densidade óssea e o desenvolvimento de síndrome plurimetabólica, com ganho de peso, diabetes e dislipidemia e, raramente, depressão.[55] Uma gestão eficaz e segura de pacientes tratados com a terapia de privação de testosterona deve incluir a monitoração cuidadosa dos efeitos colaterais, sua prevenção e tratamento. Essas substâncias não têm efeito específico sobre as parafilias ou a atividade criminosa, mas sobre o desejo sexual, o que provoca a modificação do comportamento.

Medicação antipsicótica e antidepressiva tem sido utilizada com resultados positivos, dependendo da tonalidade que a sintomatologia geral assume. Bradford,[7] que identificou similaridade dos transtornos sexuais com os do espectro do TOC, encontrou resultados promissores na associação do acetato de ciproterona à sertralina. Esse autor acredita que tal combinação pode diminuir o comportamento sexual compulsivo preservando o comportamento sexual normal.

Os estabilizadores do humor também têm mostrado algum resultado no tratamento das parafilias. O topiramato e a oxcarbazepina têm sido citados na literatura. O primeiro reduziu sintomas de fetichismo em um relato de caso, e a segunda diminuiu os impulsos e a frequência de comportamentos exibicionistas em outro paciente.

Em uma tentativa de padronizar e facilitar o uso desses medicamentos para o tratamento das parafilias, Bradford e colaboradores[7,51] e Guay[56] sugeriram um algoritmo no qual há uma sequência lógica para a terapêutica. Nessa proposta, inicia-se com intervenções menos invasivas e progride-se em direção às mais invasivas, com base na gravidade da parafilia e no risco de prática de novo crime pelo indivíduo. Os autores sugerem que a TCC deveria ser indicada a todos os pacientes. Para os que apresentarem maior risco de reincidência, deveria ser iniciada com a terapia medicamentosa, pois essa combinação está associada a melhores resultados. O primeiro passo da terapia medicamentosa deve ser a monoterapia com inibidores seletivos da recaptação de serotonina ou com tricíclicos. O próximo passo seria a terapia combinada de inibidores seletivos da recaptação de serotonina com substâncias antiandrogênicas usadas por via oral, seguida do uso por via intramuscular dessas substâncias.

O fracasso da terapia dupla, progestogênio-serotonérgico, deve levar à mudança de um ou de ambos os componentes, ou à adição de um agonista do hormônio liberador do hormônio luteinizante (LHRH), leuprolide ou triptorelina. Progestogênios devem ser usados antes do LHRH ou dos estrogênios. Acetato de ciproterona e medroxiprogesterona são preferidos como progestogênios orais e intramusculares, respectivamente. Os estrogênios são agentes de segunda ou terceira linha. A terapia de combinação tripla raras vezes é necessária. Parece haver consenso, independentemente da abordagem, de que os programas comunitários de tratamento, com acompanhamento por profissionais especializados na readaptação social, associados a psicoterapia individual e/ou de grupo e medicação produzem melhor resultado.[55]

No estado atual do conhecimento, não se pode ter expectativa de sucesso com acompanhamento de curto ou médio prazo, mas recomenda-se uma duração mínima de tratamento de 3 a 5 anos para parafilia grave com elevado risco de violência sexual.

Apesar de progressos no tratamento, ainda há muito que fazer, como o desenvolvimento de medicamentos mais específicos a esses transtornos, com menos efeitos deletérios aos indivíduos.

Avaliação do prognóstico

Uma das tarefas mais difíceis do perito nas suas relações com a Justiça é se pronunciar em relação ao risco de reincidência. Se, por um lado, deve alertar a sociedade sobre um perigo iminente, por outro, corre risco de colaborar para que se mantenha uma pessoa em longo confinamento com base em suposições e estimativas. O problema é mais grave porque a lei brasileira não fornece diretrizes para esse enquadramento, sendo as perguntas judiciais formuladas em termos de o indivíduo *ser ou não* socialmente perigoso, o que, em geral, não se pode responder em termos absolutos. Uma avaliação mais fiel à realidade seria analisar se o indivíduo tem um risco baixo, médio ou alto de adotar um comportamento violento específico. A avaliação clínica combinada a instrumentos atuariais fornece resultados mais fidedignos. Hanson e Brussière[57] concluíram que as medidas produzidas pelas escalas são as mais acuradas, seguidas por avaliações estruturadas por profissionais capacitados e, por último, julgamentos sem algum tipo de estruturação. Os instrumentos mais utilizados no mundo para avaliar criminosos sexuais são Static-79, Sexual Violence Risk-20 e Sex Offender Risk Appraisal Guide. Testes para medidas de preferência sexual também podem ser úteis, mas não confirmatórios.[51] Hanson e Bussière[57] notaram que a preferência pedofílica na pletismografia peniana foi um dos mais importantes fatores para predição de recidiva. Esses dados foram confirmados em 2005 pelos mesmos autores.

O perito, mantendo a postura de não se afastar da realidade psiquiátrica, deve se limitar a informar os fatores que configuram o prognóstico, condicionando-os, evidentemente, ao acompanhamento que o paciente venha a ter. Não se pode perder de vista que, mesmo entre criminosos sexuais sob tratamento, é comum a reincidência. Em relação às criminosas sexuais, uma metanálise realizada por Cortoni e colaboradores[58] encontrou baixas taxas de reincidência sexual (menos de 3%).

São fatores de mau prognóstico: nível alto de testosterona; incapacidade de manter relação conjugal estável; traumatismo craniano prévio; abuso de álcool e drogas; condenações anteriores por crimes sexuais; uso de violência; crimes cometidos contra desconhecidos, especialmente crianças do mesmo sexo; origem em lares desajustados; baixa tolerância à frustração; e, entre as comorbidades, os transtornos da personalidade.[58] Encontrou-se, também, em uma grande metanálise, que englobava estudos realizados entre 1943 e 1995, que as variáveis ser jovem, solteiro, apresentar transtorno da personalidade antissocial, prática prévia de delito sexual ou de outros tipos, ser vítima estranha e do sexo masculino são importantes indicadores de risco de recidiva.[51] As taxas de recidiva apresentam, ainda, diferenças de acordo com o tipo de crime cometido. Em termos gerais, estupradores têm a mais alta taxa de reincidência, seguidos por abusadores infantis extrafamiliares e, por fim, os perpetradores de incesto.[3]

Considerações finais

O comportamento sexual violento pode ser entendido como resultado da interação entre a personalidade do agressor, seu estado emocional, suas relações interpessoais e o contexto social em que ocorre a agressão. Neste capítulo, foi examinada a complexa abordagem forense dos crimes sexuais, fenômeno que sofre influências não médicas (sociais e culturais) em sua caracterização. Conceituou-se parafilia, sendo descritos seus diversos tipos, diferenciando-os do uso não patológico de fantasias sexuais e de comportamentos ou objetos como estímulo para a excitação sexual.

Os crimes sexuais foram abordados em seus aspectos descritivos e legais, e forte atenção foi dada a sua avaliação psiquiátrico-forense, quando associados a transtornos sexuais. Foi enfatizado que esses crimes, por si só, não implicam um diagnóstico psiquiátrico, sendo errôneo atribuir a seus autores, automaticamente, inimputabilidade plena ou parcial.

Pode-se concluir que os crimes sexuais, pela multiplicidade de fatores envolvidos em um mundo em constante e rápida transformação, representam um dos maiores desafios que o psiquiatra forense enfrenta ao procurar compreender sua gênese e fornecer um prognóstico de risco em relação a seus autores.

Referências

1. Organização Mundial da Saúde. Classificação de transtornos mentais e de comportamento da CID-10. Porto Alegre: Artmed; 1993.

2. Dietz PE, Hazelwood RR, Warren J. The sexually sadistic criminal and his offenses. Bull Am Acad Psychiatry L aw. 1990;18(2):163-78

3. American Psychiatric Association. Manual diagnostic e estatístico de transtornos mentais. 5. ed. Porto Alegre: Artmed; 2014.

4. Sorrentino RM. Paraphilias. In: Sadock BJ, Sadock VA, Ruiz P. Kaplan & Sadock's comprehensive textbook of psychiatry. 9th ed. Philadelphia: Lippincott Williams & Wilkins; 2009.

5. Silva HCA, Carvalho MJ, Jorge CL, Cunha Neto MB, Goes PM, Yacubian EMT. Alterações sexuais na epilepsia: resultados de uma avaliação multidisciplinar. Arq Neuro-psiquiatr. 1999;57(3B):798-807.

6. Kendall-Tackett KA, Williams LM, Finkelhor D. Impact of sexual abuse on children: a review and synthesis of recent empirical studies. Psychol Bull. 1993;113(1):164-80.

7. Bradford JM. The neurobiology, neuropharmacology, and pharmacological treatment of the paraphilias and compulsive sexual behaviour. Can J Psychiatry. 2001;46(1):26-34.

8. Dhawan S, Marshall W. Sexual abuse histories of sexual offenders. Sex Abuse. 1996;8:7-13.

9. Scorolli C, Ghirlanda S, Enquist M, Zattoni S, Jannini EA. Relative prevalence of different fetishes. Int J Impot Res. 2007;19(4):432-7.

10. Långström N, Zucker KJ. Transvestic fetishism in the general population: Prevalence and correlates. J Sex Marital Ther. 2005;31(2):87-95.

11. Cantor JM, Blanchard R, Christensen BK, Dickey R, Klassen PE, Beckstead AL, et al. Intelligence, memory, and handedness in pedophilia. Neuropsychology. 2004;18(1):3-14.

12. Cantor JM, Blanchard R, Robichaud LK, Christensen BK. Quantitative reanalysis of aggregate data on IQ in sexual offenders. Psychol Bull. 2005;131(4):555-68.

13. Cantor JM, Kuban ME, Blak T, Klassen PE, Dickey R, Blanchard R. Grade failure and special education placement in sexual offenders' educational histories. Arch Sex Behav. 2006;35(6):743-1.

14. Cantor JM, Kuban ME, Blak T, Klassen PE, Dickey R, Blanchard R. Physical height in pedophilic and hebephilic sexual offenders. Sex Abuse. 2007;19(4):395-407.

15. Cantor JM, Kabani N, Christensen BK, Zipursky RB, Barbaree HE, Dickey R, et al. Cerebral white matter deficiencies in pedophilic men. J Psychiatr Res. 2008;42(3):167-83.

16. Schiffer B, Peschel T, Paul T, Gizewski E, Forsting M, Leygraf N, et al. Structural brain abnormalities in the frontostriatal system and cerebellum in pedophilia. J Psychiatr Res. 2007;41(9):753-62.

17. Walter M, Witzel J, Wiebking C, Gubka U, Rotte M, Schiltz K, et al. Pedophilia is linked to reduced activation in hypothalamus and lateral prefrontal cortex during visual erotic stimulation. Biol Psychiatry. 2007;62(6):698-701.

18. Schiffer B, Vonlaufen C. Executive dysfunctions in pedophilic and nonpedophilic child molesters. J Sex Med. 2011;8(7):1975-84.

19. Poeppl TB, Nitschke J, Dombert B, Santtila P, Greenlee MW, Osterheider M, et al. Functional cortical and subcortical abnormalities in pedophilia: a combined study using a choice reaction time task and fMRI. J Sex Med. 2011;8(6):1660-74.

20. Blanchard R, Cantor JM, Robichaud LK. Biological factors in the development of sexual deviance and aggression in males. In: Barbaree HE, Marshall WL, editors. The juvenile sex offender. 2nd ed. New York: Guilford; 2006.

21. Fagan PJ, Wise TN, Schmidt CW Jr, Berlin FS. Pedophilia. JAMA. 2002;288(19):2458-65.

22. Hall RC. A profile of pedophilia: definition, characteristics of offenders, recidivism, treatment outcomes, and forensic issues. Mayo Clin Proc. 2007;82(4):457-71.

23. Feierman J. A biosocial overview. In: Feierman J, editor. Pedophilia: biosocial dimensions. New York: Springer-Verlag; 1990.

24. Briere J, Runtz M. University males' sexual interest in children: predicting potential indices of "pedophilia" in a nonforensic sample. Child Abuse Negl. 1989;13(1):65-75.

25. Richters J, de Visser RO, Rissel CE, Grulich AE, Smith AM. Demographic and psychosocial features of participants in bondage and discipline, sadomasochism or dominance and submission (BDSM): data from a national survey. J Sex Med. 2008;5(7):1660-8.

26. Cannas A, Solla P, Floris G, Tacconi P, Loi D, Marcia E, et al. Hypersexual behaviour, frotteurism and delusional jealousy in a Young parkinsonian patient during dopaminergic therapy with pergolide: A rare case of iatrogenic paraphilia. Prog Neuropsychopharmacol Biol Psychiatry. 2006;30(8):1539-41.

27. Rosman JP, Resnick PJ. Sexual attraction to corpses: a psychiatric review of necrophilia. Bull Am Acad Psychiatry Law. 1989;17(2):153-63.

28. Stein ML, Schlesinger LB, Pinizzotto AJ. Necrophilia and sexual homicide. J Forensic Sci. 2010;55(2):443-6.

29. Moscatello R. Necrofilia: uma rara parafilia. Rev Bras Psiquiatr. 2010;32(3):320-1.

30. Brasil. Presidência da República. Casa Civil. Lei n° 12.015, de 7 de agosto de 2009. Altera o Título VI da Parte Especial do Decreto-Lei no 2.848, de 7 de dezembro de 1940 – Código Penal, e o art. 1o da Lei no 8.072, de 25 de julho de 1990, que dispõe sobre os crimes hediondos, nos termos do inciso XLIII do art. 5° da Constituição Federal e revoga a Lei no 2.252, de 1 de julho de 1954, que trata de corrupção de menores. Diário Oficial da União. 10 ago 2009; Seção 1[Internet]. Brasília: Casa Civil; 2009 [capturado em 20 jun. 2015]. Disponível em: http://www.planalto.gov.br/ccivil_03/_ato2007-2010/2009/lei/l12015.htm.

31. Dietz P. Sex offenses: behavioural aspects. In: Kadish SG, editor. Encyclopedia of crime and justice. New York: Free; 1983.

32. Cutajar MC, Mullen PE, Ogloff JR, Thomas SD, Wells DL, Spataro J. Psychopathology in a large cohort of sexually abused children followed up to 43 years. Child Abuse Negl. 2010;34(11):813-22.

33. Drezett J. Aspectos biopsicossociais da violência sexual. In: Reunión Internacional Violencia: ética, justicia y salud para la mujer. Monterrey: Sociedad de Ginecología y Obstetricia de Monterrey; 2000. p. 164-82.

34. Mello ACMPC. Estatística comentada de casos de violência contra crianças e adolescentes atendidos na Vara Central da Infância e da Juventude de São Paulo. In: Congresso Ibero-Americano de Psicologia Jurídica; 1999; São Paulo. São Paulo: Mackenzie; 1999. p. 42-6.

35. Abel GG, Becker JV, Cunningham-Rathner J, Mittelman M, Rouleau JL. Multiple paraphilic diagnoses among sex offenders. Bull Am Acad Psychiatry Law. 1988;16(2):153-68.

36. Widom CP, Ames MA. Criminal consequences of childhood sexual victimization. Child Abuse Negl. 1994;18(4):303-18.

37. Lambie I, Seymour F, Lee A, Adams P. Resiliency in the victim-offender cycle in male sexual abuse. Sex Abuse. 2002;14(1):31-48.

38. United Nations. Optional protocol to the convention on the rights of the child on the sale of children, child prostitution and child pornography. New York: UN; 2002.

39. Brasil. Presidência da República. Casa Civil. Lei n° 8.069, de 13 de julho de 1990.Dispõe sobre o Estatuto da Criança e do Adolescente e dá outras providências [Internet]. Brasília: Casa Civil; 1990[capturado em 20 jun. 2015]. Disponível em: http://www.planalto.gov.br/ccivil_03/leis/l8069.htm.

40. Endrass J, Urbaniok F, Hammermeister LC, Benz C, Elbert T, L aubacher A, et al. The consumption of Internet child pornography and violent and sex offending. BMC Psychiatry. 2009;9:43.

41. Ballone GJ, Ortolani IV. Crime sexual serial [Internet]. São Paulo: Psiqweb; 2011 [capturado em 20 jun. 2015]. Disponível em: http://www.psiqweb.med.br/site/

42. Palermo G. The psychodynamics of sexual offending. In: XXXI Congress of International Academy of Law and Mental Health; 1-6 july 2001; Montreal, Quebec; 2001.

43. Prentky RA, Burgess AW, Rokous F, Lee A, Hartman C, Ressler R, et al. The presumptive role of fantasy in serial sexual homicide. Am J Psychiatry. 1989;146(7):887-91.

44. Mendez MF, Chow T, Ringman J, Twitchell G, Hinkin CH. Pedophilia and temporal lobe disturbances. J Neuropsychiatry Clin Neurosci. 2000;12(1):71-6.

45. Valliant PM, Gauthier T, Pottier D, Kosmyna R. Moral reasoning, interpersonal skills, and cognition of rapists, child molesters, and incest offenders. Psychol Rep. 2000;86(1):67-75.

46. Balasundaram B, Frazer JB, Wood PJ. Who are sexual offenders? A survey of pretrial psychiatric reports. Med Sci Law. 2009;49(1):33-40.

47. Ribeiro A. Caso escola base: os abusos da imprensa. São Paulo: Ática; 2001.

48. Furniss T. Abuso sexual da criança: uma abordagem multidisciplinar: manejo, terapia e intervenção legal integrados. Porto Alegre: Artmed; 1993.

49. McElroy SL, Altshuler LL, Suppes T, Keck PE Jr, Frye MA, Denicoff KD, et al. Axis I psychiatric comorbidity and its relationship to historical illness variables in 288 patients with bipolar disorder. Am J Psychiatry. 2001;158(3):420-6.

50. Ballone GJ. Delitos sexuais: parafilias [Internet]. São Paulo: Psiqweb; 2011 [capturado em 20 jun. 2015]. Disponível em: http://

51. Bradford J, Booth B, Seto MC. Forensic assessment of sex offenders. In: Simon RI, Gold LH. The American Psychiatric publishing textbook of forensic psychiatry. 2nd ed. Washington: American Psychiatric; 2010.

52. Kernberg O. Perversão, perversidade e normalidade: diagnóstico e considerações terapêuticas. Rev Bras Psicanal. 1998;32:67-82.

53. Maletzky BM, Steinhauser C. A 25-year follow-up of cognitive/behavioral therapy with 7,275 sexual offenders. Behav Modif. 2002;26(2):123-47.

54. Berlin FS. Risk/benefit ratio of androgen deprivation treatment for sex offenders. J Am Acad Psychiatry Law. 2009;37(1):59-62.

55. Giltay EJ, Gooren LJ. Potential side effects of androgen deprivation treatment in sex offenders. J Am Acad Psychiatry Law. 2009;37(1):53-8.

56. Guay DR. Drug treatment of paraphilic and nonparaphilic sexual disorders. Clin Ther. 2009;31(1):1-31.

57. Hanson RK, Bussière MT. Predicting relapse: a meta-analysis of sexual offender recidivism studies. J Consult Clin Psychol. 1998;66(2):348-62.

58. Cortoni F, Hanson RK, Coache ME. The recidivism rates of female sexual offenders are low: a meta-analysis. Sex Abuse. 2010;22(4):387-401.

LEITURAS SUGERIDAS

Azambuja MRF, Ferreira MHM. Violência sexual contra crianças e adolescentes. Porto Alegre: Artmed; 2011.

Holmes ST, Holmes RM. Sex crimes: patterns and behavior. 3rd ed. Thousand Oaks: Sage; 2009.

Ryan G, Miyoshi TJ, Metzner JL, Krugman RD, Fryer GE. Trends in a national sample of sexually abusive youths. J Am Acad Child Adolesc Psychiatry. 1996;35(1):17-25.

Stone MH. The anatomy of evil. Amherst: Prometheus; 2009.

CAPÍTULO 26

Transtornos do Controle de Impulsos

Ygor Arzeno Ferrão, José G. V. Taborda,
Lisieux E. de Borba Telles, Alcina Juliana Soares Barros

PONTOS-CHAVE

- Os transtornos do controle de impulsos são disfunções que compreendem elementos volitivos, cognitivos e comportamentais, bem como interações dessas variáveis.
- Os transtornos do controle de impulsos estão agrupados arbitrariamente nos manuais de classificação (DSM-5 e CID-10),[1,2] podendo ser reordenados para a finalidade de estudo de acordo com o conteúdo temático do ato impulsivo em si.
- Os transtornos do controle de impulsos podem ser divididos em comportamentos associados a *grooming* (tricotilomania e dermatotilexomania), comportamentos social ou moralmente aceitos (jogo patológico e comprar compulsivo) e comportamentos social ou moralmente inaceitáveis (transtorno explosivo intermitente, cleptomania e piromania).
- Pacientes de alguns dos subgrupos dos transtornos do controle de impulsos (jogadores patológicos, compradores compulsivos, explosivos intermitentes, cleptomaníacos e piromaníacos) podem sofrer consequências legais diretas ou indiretas de seus atos impulsivos, independentemente das comorbidades psiquiátricas existentes.
- A psicopatologia, as motivações que levaram ao ato e a possibilidade de autocontrole devem ser levados em conta no momento de uma avaliação pericial.

VINHETA

Giovani, 34 anos, branco, casado, contador, residente em uma cidade de região metropolitana. Cinco anos antes de procurar ajuda, começou a apostar pequenas quantias de dinheiro em bingos eletrônicos (*slot machines*) nos intervalos do almoço. Iniciou com valores em torno de 5 reais. Quando conseguiu *entender a lógica das máquinas*, passou a arriscar importâncias maiores, chegando a jogar até 500 reais por vez. Por gostar muito de matemática e cálculos, ficava horas calculando as probabilidades das máquinas para facilitar suas jogadas. O intervalo de almoço tornou-se curto, pois jogava o tempo todo. Passou a atrasar-se no retorno ao trabalho. Seis meses após iniciar o hábito de jogar, estava apostando todo seu salário nas máquinas. O que nutria sua vontade era o fato de que, por vezes, ganhava quantias significativas (mas não comparáveis às que havia perdido). As contas da casa passaram a atrasar, e a esposa questionou o que estava fazendo com o dinheiro, pois até então Giovani não lhe contara nada. Quando descobriu, ela falou seriamente em separação. Com a pressão da esposa e das contas, fez um empréstimo bancário que não conseguiu pagar, motivo pelo qual procurou agiotas para fazer outro empréstimo, o qual também não conseguiu pagar. Tal sequência de fatos culminou em um desfalque financeiro no escritório em que trabalhava há 12 anos, motivo que o levou a ser demitido por justa causa. O proprietário não o denunciou na polícia, pois entendeu que Giovani estava doente, mas não pôde mantê-lo no trabalho. Ao final de um ano de hábito de jogar, sua dívida com as diferentes instituições era de cerca de 200 mil reais. Procurou a ajuda de um psiquiatra, iniciou acompanhamento psicoterápico e farmacológico e foi encaminhado a um grupo de autoajuda (Jogadores Anônimos). Apesar de pequenas recaídas, conseguiu se abster depois de sete meses em tratamento. A esposa suspendeu por algum tempo a ideia de divórcio. Um advogado, contratado por ela, está buscando judicialmente a redução do montante devido por Giovani.

Conceitos de impulso e impulsividade

A palavra *impulso* vem do latim, *impulsus*, e significa literalmente *pôr em movimento*, impelir, *incentivo*, *estímulo*, denotando algo poderoso que impele à ação. Segundo o *Dicionário Houaiss da língua portuguesa*,[3] entre outras acepções, impulso significa "ato de impelir, impulsão", "princípio, força que motiva o desenvolvimento, estímulo", "aparecimento repentino, sentido como urgente, de uma tendência a realizar determinada ação que foge a qualquer controle e, em geral, sob domínio da emoção", "arroubo, ímpeto, rompante". Essa mesma fonte também registra o vocábulo *impulsivo*, cujo sentido é descrito do seguinte modo: "diz-se do indivíduo que atua, reage sob o impulso do momento, de maneira irrefletida"; e "que ou aquele que se excita, que se enraivece facilmente". Por fim, impulsividade é definida como "qualidade do que é impulsivo". Está-se falando, pois, de uma força psíquica interna que leva a uma conduta humana não refletida ou aceita de forma plena, potencialmente autoprejudicial ou prejudicial a terceiros.

Uma definição sob o estrito ponto de vista fenomenológico do termo é a de que são

[...] ações psicomotoras automáticas ou semiautomáticas, explosivas, instantâneas, fulminantes, caracterizadas, sobretudo, pela subtaneidade com que se desencadeiam e processam.[4]

Brenner[5] define impulso como um constituinte psíquico, geneticamente determinado, que produz um estado de excitação psíquica ou tensão. Essa excitação impele o indivíduo para a atividade, que também é determinada pela genética, mas pode ser alterada pela experiência pessoal. Essa atividade deve levar a algo que pode ser tanto a cessação da tensão quanto sua gratificação. Dessa forma, fenomenologicamente, a impulsividade tem três constituintes em sua base psicopatológica: um volitivo, um cognitivo e um comportamental. De modo geral, a Figura 26.1 resume as interações permanentes entre esses três aspectos.

Do ponto de vista histórico, é interessante registrar que, já em 1838, Esquirol,[6] em seu trabalho *Des maladies mentales*

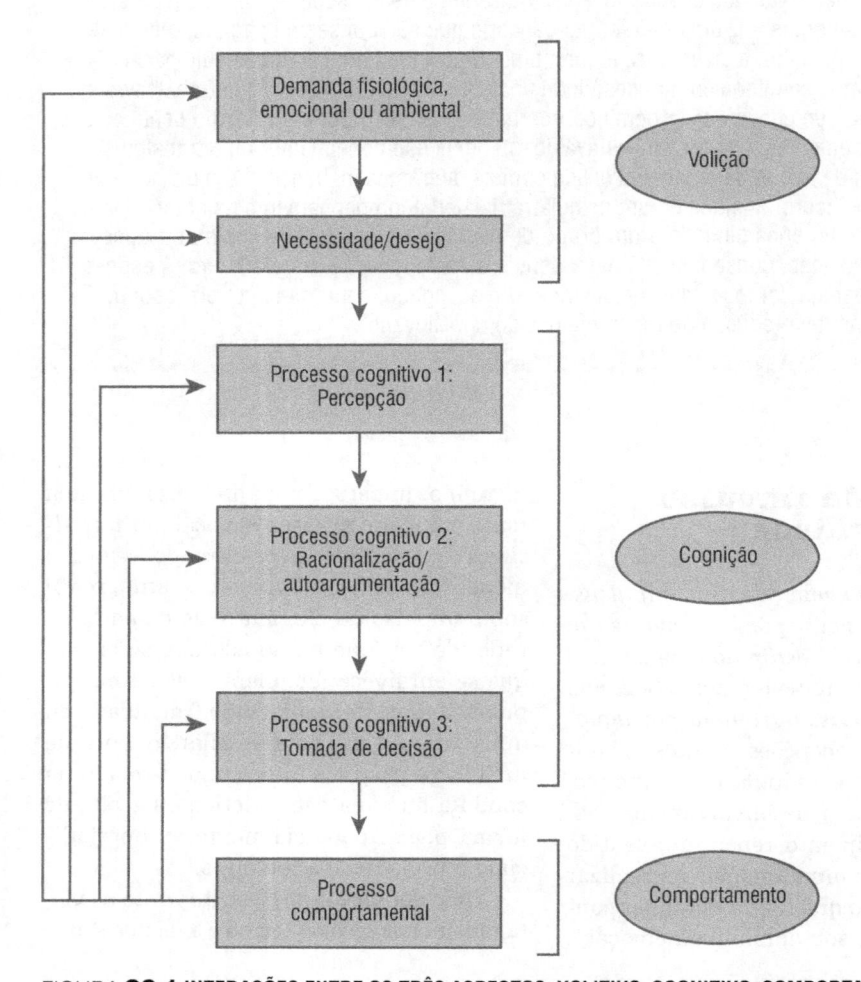

FIGURA **26.1** INTERAÇÕES ENTRE OS TRÊS ASPECTOS: VOLITIVO, COGNITIVO, COMPORTAMENTAL.

considérées sous les rapports médical, hygiénique et médicolégal, sugeria o termo *monomanies instinctives* para descrever uma série de comportamentos caracterizados por uma urgência irresistível de agir que não apresentavam motivos razoáveis aparentes:

> [...] o controle voluntário está profundamente comprometido: o paciente é impelido a realizar atos de modo obrigatório, que não são comandados nem por sua razão, nem por sua emoção – ações essas que sua consciência desaprova, mas sobre as quais não tem mais controle da vontade; as ações são involuntárias, instintivas, irrefreáveis, isto é, monomania sem delírios ou monomanias instintivas. Os impulsos irresistíveis mostram todas as características da elevação da paixão ao ponto do delírio; os pacientes, furiosos ou apresentando outra forma de paixão (emoção), são impelidos de modo incontrolável a atos que repudiam. Eles podem ajuizar e julgar de modo perfeitamente sadio esses atos, como qualquer outra pessoa; eles deploram esses atos e se esforçam por controlar seus impulsos: os momentos de realização do impulso serão, portanto, um período não lúcido? Logo após o "paroxismo", segue-se o momento de remissão. Novamente presas de seu delírio, esses monomaníacos são levados, arrebatados; eles se entregam a seu impulso e raciocinam que não podem mais controlá-los. Obedecendo ao impulso que os pressiona, esquecem os motivos que os controlavam um instante antes; não veem nada a não ser o objeto de sua fixação, mais como um homem que é presa de um poderoso descontrole moral e nada vê senão o objeto de sua paixão.

Transtornos do controle de impulsos: classificação

Como se depreende do conceito de impulsividade – característica individual em que comportamentos são reações rápidas e sem planejamento prévio, sem avaliação das consequências a que o ato pode levar –,[7,8] essa condição pode estar presente em diversas patologias psiquiátricas, desde quadros como esquizofrenia e transtorno bipolar (TB), passando por uso e abuso de substâncias psicoativas, transtorno obsessivo-compulsivo (TOC), transtorno de déficit de atenção/hiperatividade (TDAH), até entidades que se manifestam basicamente por alterações comportamentais, como as parafilias e alguns transtornos da personalidade.

Assim, reconhecendo essa diversidade, o *Manual diagnóstico e estatístico de transtornos mentais*, em sua quarta edição (DSM-IV-TR),[9] ao agrupar os transtornos do controle de impulsos (TCIs), tomava como elemento aglutinador a natureza impulsiva dos atos que os caracterizam, denominando-os *transtornos do controle de impulsos não classificados em outro local*. Tratava-se, pois, de um grupo heterogêneo e residual. Segundo esse sistema classificatório proposto pela American Psychiatric Association (APA), essa rubrica compreendia as seguintes entidades: transtorno explosivo intermitente (TEI), cleptomania, piromania, jogo patológico, tricotilomania e transtorno do controle de impulsos sem outra especificação. Dessa forma, os TCIs puderam ser devidamente estudados e reclassificados. Assim é que o mesmo manual, em sua quinta edição (DSM-5),[1] reorganizou os TCIs, separando-os de acordo com características específicas de seus fenômenos psicopatológicos. Dessa forma, a tricotilomania e a dermatotilexomania (*skin picking*, ou escoriação neurótica) acabaram classificadas em um novo capítulo: o de transtorno obsessivo-compulsivo e transtornos relacionados; o jogo patológico foi deslocado para o capítulo de transtornos relacionados a substâncias e transtornos aditivos; enquanto os demais TCIs (transtorno explosivo intermitente, piromania e cleptomania) acabaram dentro do capítulo de transtornos disruptivos, do controle de impulsos e da conduta.

A *Classificação internacional de doenças e problemas relacionados à saúde* (CID-10),[2] sistema diagnóstico proposto pela Organização Mundial da Saúde (OMS), ainda classifica, por sua vez, no amplo capítulo dos *Transtornos de personalidade e do comportamento adulto* (F60-F69), os transtornos dos hábitos e dos impulsos (F63), que englobam jogo patológico, comportamento incendiário patológico (piromania), roubo patológico (cleptomania), tricotilomania, outros transtornos dos hábitos e dos impulsos e transtorno dos hábitos e dos impulsos não especificados.

Como se percebe, há grande superposição entre ambos os conceitos; a maior diferença, entretanto, reside na ausência do diagnóstico explícito de transtorno explosivo intermitente na classificação da OMS, condição que seria enquadrada na categoria residual de outros transtornos dos hábitos e dos impulsos. Essa categoria, a propósito, abrange também todas as outras entidades não diretamente previstas no sistema da CID-10,[2] como é o caso da dermatotilexomania e do comprar compulsivo. No sistema da APA, de acordo com o DSM-IV-TR,[9] esses diagnósticos estariam compreendidos na categoria residual de transtorno do controle de impulsos sem outra especificação. Mais recentemente, respeitando estudos contemporâneos de psicopatologia, neurobiológicos e de respostas terapêuticas, o DSM-5[1] conseguiu separar os TCIs de acordo com especificidades individuais de cada transtorno que ajudam na compreensão e nas tomadas de decisão terapêuticas.

Em linhas gerais, os critérios diagnósticos dos TCIs incluem as seguintes características:

- atos repetitivos, sem motivação racional clara, de difícil controle e que em geral vão contra os interesses do próprio sujeito ou de terceiros
- fracasso recorrente em resistir ao impulso, à vontade ou à tentação de realizar o ato
- sensação crescente de tensão ou excitação antes da prática do ato, seguida de sentimento de prazer, satisfação ou alívio no momento de executá-lo
- após o ato, o indivíduo poderá, ou não, se lamentar, recriminar ou culpar
- o ato impulsivo não pode ser devido a transtornos outros, como uso e abuso de substância psicoativa, esquizofrenia, transtornos do humor, parafilias, transtorno da personalidade antissocial (TPAS), transtorno da conduta ou TDAH

Entretanto, para uma abordagem que privilegie as implicações legais dos TCIs, é interessante recorrer à classificação sugerida por Ferrão e colaboradores,[10] que, focando no transfundo cultural de moralidade ao analisar o conteúdo temático dos principais TCIs, propõem seu reagrupamento em três grandes grupos:

> Grupo com comportamento de *grooming* (hábito presente em diversos mamíferos, em especial grandes primatas, de afagar a pele ou os pelos do corpo com o objetivo de higiene), no qual estariam a tricotilomania e a dermatotilexomania (escoriação neurótica, ou *skin picking*). Seria a categoria *transtorno obsessivo-compulsivo e transtornos relacionados*, sugerida pelo DSM-5.[1] O Quadro 26.1 apresenta o conceito básico e a prevalência desses transtornos.

> Grupo com comportamentos social e moralmente aceitos que, ao serem realizados de forma exagerada, se tornam nocivos (jogo patológico e comprar compulsivo) ao paciente ou a terceiros. Segundo a sugestão do DSM-5,[1] têm potencial de se tornarem aditivos. Até que ponto jogar e comprar são atos inofensivos e integrados aos usos sociais pode ser objeto de discussão. O fato

QUADRO **26.1** CONCEITO E PREVALÊNCIA DOS TCIS ASSOCIADOS A *GROOMING*

Transtorno	Definição	Prevalência
Tricotilomania	Ato de arrancar de forma recorrente os próprios cabelos e pelos corporais, por prazer, gratificação ou alívio da tensão, ocasionando perda capilar perceptível.	Oscila de 1%, em crianças, a 3%, em adultos.
Dermatotilexomania	Ato de arrancar de forma recorrente (*skin picking*) a própria pele, por prazer, gratificação ou alívio da tensão, ocasionando lesões perceptíveis.	Prevalência de 2% em clínicas dermatológicas.

é que muitas pessoas jogam e muitas pessoas compram, e algumas se excedem nessas atividades, causando problemas para si e para terceiros (familiares e credores). Em relação ao jogo, é importante observar que alguns são considerados ilegais (bingos e jogos de azar em geral), mas essa é uma disposição que reflete uma determinada política pública, inserindo-se na esfera dos atos discricionários das administrações públicas, uma vez que alguns jogos de azar (p. ex., loterias) e jogos potencialmente causadores de dependência (*videogames*) são aceitos e divulgados de maneira ampla. Ainda a esse respeito, é notório que alguns países proíbem, enquanto outros aceitam e até estimulam, a atividade de jogar, o que reforça a ideia de discricionariedade das administrações. O Quadro 26.2 mostra o conceito central e a prevalência desses transtornos.

> Grupo com comportamentos que são, em sua base motivacional e comportamental, social e moralmente inaceitáveis. Nessa categoria, encontram-se o transtorno explosivo intermitente, a cleptomania e a piromania. Dentro dessa perspectiva, o DSM-5[1] manteve esses transtornos em um mesmo grupo e associou os transtornos disruptivos, da conduta e da personalidade antissocial. O Quadro 26.3 mostra o conceito definidor e a prevalência desses transtornos.

Tendo em vista a classificação exposta, serão discutidos com mais detalhes os dois últimos grupos, pois são os que englobam

QUADRO **26.2** CONCEITO E PREVALÊNCIA DOS TCIS ASSOCIADOS A ATOS MORAL E SOCIALMENTE ACEITOS

Transtorno	Definição	Prevalência
Jogo patológico	Comportamento mal-adaptado, recorrente e persistente, relacionado a jogos de azar e apostas.	Prevalência de 1 a 3%, sendo que cerca de 70% da população em geral joga.
Comprar compulsivo	Comportamento mal-adaptado, recorrente e persistente, relacionado a fazer compras.	Prevalência de 1,4 a 9%.

QUADRO **26.3** CONCEITO E PREVALÊNCIA DOS TCIS ASSOCIADOS A ATOS MORAL E SOCIALMENTE INACEITÁVEIS

Transtorno	Definição	Prevalência
Transtorno explosivo intermitente	Episódios de ausência de controle de impulsos agressivos, geralmente desproporcionais às situações desencadeantes, resultando em heteroagressões ou em destruição de propriedade.	Prevalência na vida de aproximadamente 7%.
Cleptomania	Fracasso recorrente em resistir ao impulso de furtar. Em geral, os alvos são objetos desnecessários para uso pessoal e de valor monetário mínimo.	Prevalência em "ladrões de loja": oscila entre 4 e 24%.
Piromania	Comportamento incendiário por prazer, gratificação ou alívio de tensão.	Não há estudos. Considerada rara.

indivíduos com maior potencialidade para, em razão de suas apresentações psicopatológicas, apresentar interesse psiquiátrico-forense, tanto na esfera cível quanto na criminal.

Transtornos do controle de impulsos: implicações legais

JOGO PATOLÓGICO

O jogo patológico, ou cibomania,* é mais frequente no sexo masculino, compreendendo aproximadamente dois terços dos acometidos pelo transtorno.[11] Contudo, observou-se que, na população em tratamento, há um predomínio de mulheres, indicando que elas procuram mais ajuda do que os homens. Foi observado também que, na comunidade, os jogadores patológicos tendem a ser não brancos e com escolaridade menor do que os em tratamento.[12-14] O curso da doença pode ser crônico ou episódico, e com frequência ocorrem crises de jogar descontrolado. O início do problema costuma acontecer na adolescência ou no começo da idade adulta para o sexo masculino, enquanto para o sexo feminino inicia-se mais tardiamente. Familiares de jogadores patológicos tendem a mostrar maior frequência de jogo patológico, transtornos do humor e transtornos de ansiedade, além de maior consumo de bebidas alcoólicas.[10] Cerca de 9% dos pacientes internados por dependência química nos Estados Unidos apresentam critérios diagnósticos para jogo patológico. Daqueles dependentes apenas de álcool, 17% têm problemas com jogo. Inversamente, 47% dos jogadores patológicos apresentam problemas relacionados ao uso e abuso de álcool.[15] Um estudo investigou características de 5.644 jogadores e conseguiu distingui-los em três grupos: jogadores não problemáticos (88,9%),

---

* Cibomania, na acepção em que o termo é usado nesse contexto, deriva das palavras gregas *kybos* (dado de jogar) e *mania* (loucura). Algumas vezes, a cibomania é utilizada em relação aos transtornos alimentares. Nesses casos, *cibo* deriva do latim *cibum* (alimento). Trata-se de um uso equivocado, pois se cria um "frankenstein" etimológico: uma palavra de origem simultaneamente latina e grega.

jogadores *preocupados* com o ato de jogar (9,7%) e jogadores impulsivos antissociais (1,4%).[16] Este último grupo estaria com mais frequência associado a comportamentos moral e socialmente inaceitáveis, como mentir para familiares e praticar atos ilegais. Abait e Folino[17] encontraram que 77% dos indivíduos de uma amostra composta por 62 membros de um grupo de autoajuda para jogadores anônimos reconheceram ter cometido ao menos uma conduta delitiva em decorrência de jogo com apostas. Além disso, complementaram o perfil desses jogadores anônimos: pessoas com idade no fim da década dos 40 anos, alta escolaridade, que iniciaram os jogos de apostas com cerca de 20 anos de idade, que passaram a ter problemas econômicos após 7 a 8 anos de jogo.[17] De modo diverso, Fröberg e colaboradores[18] verificaram que jovens suecas com baixa escolaridade têm maior risco de envolvimento em problemas com jogos por até 3 anos após o período escolar.

A simplificação do jogo patológico como mera *falta de controle* pelo indivíduo deve ser evitada, pois o autocontrole comportamental não é um conceito claro, de fácil explicação, e necessita ser revisado. Mesmo que um jogador patológico envolvido em crimes seja excepcionalmente considerado inimputável pela Justiça, os delitos podem ser indicadores da severidade do transtorno e da necessidade de utilização de técnicas terapêuticas especiais.[19]

COMPRAR COMPULSIVO

Comprar compulsivo, ou oniomania, é uma necessidade urgente de comprar, em geral coisas desnecessárias, com certo alívio ou gratificação de tensão após a compra. A literatura psiquiátrica tem sido quase silenciosa ao tratar dessa condição, o que levou o DSM-IV-TR, o DSM-5 e a CID-10 a ainda não reconhecerem e classificarem esse transtorno.[1,2,9] Os trabalhos mais recentes disponíveis na literatura incluem apenas relatos de caso. Faber e colaboradores[20] estimaram originalmente a prevalência do transtorno em 5,9% da população. Contudo, estudos mais recentes, que utilizaram métodos mais rigorosos, estabeleceram uma prevalência de 1,1%. É bem mais predominante em mulheres, geralmente iniciando-se no fim da adolescência. Os bens que costumam ser adquiridos são, na maioria dos casos, objetos que influem na aparência pessoal (roupas, sapatos, joias e cosméticos).[21] O comprar compulsivo tem forte associação a transtornos do humor (cerca de 90% dos pacientes têm comorbidade com depressão e ansiedade).[22]

REPERCUSSÕES LEGAIS

Como o próprio critério de classificação adotado indica – TCIs com comportamento socialmente aceito –, nessas patologias predominam consequências na esfera cível, embora possa haver reflexos também no âmbito criminal. Assim, em relação ao jogo patológico e ao comprar compulsivo, podem ser observadas as características apresentadas a seguir.

> *O jogador/comprador contrai dívidas* – Para muitos pacientes, o jogar ou o comprar apresenta características aditivas, e o sujeito acaba por se tornar dependente desses comportamentos, os quais busca de maneira compulsiva. Em relação ao primeiro, necessita fazer apostas cada vez mais altas (por desenvolver uma espécie de tolerância) para a obtenção de prazer. Isso o leva a exaurir suas finanças, empenhar dinheiro alheio sem autorização, vender bens e assumir empréstimos, tudo para reempregar os valores havidos no jogo. Alguns dos empréstimos são literalmente impagáveis e podem ser assumidos tanto junto a instituições financeiras legais como a ilegais (agiotas). A necessidade de dinheiro pode levar a pessoa a comportamentos desviantes, como mentir para familiares e

amigos, adquirir novas dívidas para sanar as anteriores, cometer furtos e estelionatos (cheques sem fundo), efetuar transações financeiras inadequadas ou ilegais, realizar tráfico de drogas e valer-se da prostituição.

Em relação ao comprar compulsivo, em linhas gerais, a sequência de problemas é semelhante, à exceção de que as dificuldades financeiras podem ocorrer mais lentamente em decorrência da natureza dos bens que costumam ser adquiridos pelos compradores compulsivos (objetos de menor valor).

❯ *O jogador/comprador entra em conflito com a família* – As preocupações financeiras, bem como o desejo de atender a seu impulso para o jogo (ou para as compras), costumam se tornar o centro de atenção da vida desses pacientes. Assim, deixam para segundo plano os deveres com o cônjuge e com os filhos e, não raramente, colocam em risco o patrimônio familiar. Esse comportamento, como se pode imaginar, leva a brigas domésticas intensas e diárias, cujos desfechos dependerão muito das comorbidades psiquiátricas do sujeito. De qualquer forma, desatendidos os compromissos com a prole ou com o cônjuge, poderá haver demandas cíveis com base em normas de direito de família ou correlatas.

❯ *O jogador/comprador infringe diretamente normas legais* – Em relação aos jogadores, nos países em que jogos de azar ou apostas são proibidos, os que buscam por espaços de jogo clandestinos estão infringindo normas penais e podem ser alvo de processos criminais. No caso dos compradores, se sonegarem impostos ou realizarem compras em zonas de livre comércio acima da cota permitida, estarão se expondo a autuações de natureza fiscal. De qualquer forma, ambas as situações não são relevantes se comparadas à magnitude dos problemas que essas pessoas costumam acarretar a si próprias.

QUESTÕES FORENSES

Nos tribunais, não são raras as demandas envolvendo pacientes que sofrem de jogo patológico ou de comprar compulsivo em um dos polos das ações. Em geral, estão situados no polo passivo de ações cíveis, embora eventualmente também possam aparecer como autores. Essas ações costumam girar em torno dos seguintes pontos: interdição do jogador/comprador, ação de cobrança ou de execução de título extrajudicial, anulação de negócio jurídico (anulação de empréstimo ou de contrato de compra e venda) e disputa familiar (divórcio e/ou guarda de filhos).

Em relação à interdição, a cibomania, a oniomania e a dipsomania, juntas, configuram a tríade clássica dos velhos textos de psiquiatria forense ao abordarem o delicado tema da prodigalidade. Como já se discutiu no Capítulo 12 deste livro, essas condições ensejam a interdição parcial de seu portador, de forma a preservar o patrimônio da família.

Durante os procedimentos periciais, os seguintes pontos, entre outros, devem ser esclarecidos:

❯ *Diagnóstico* – É necessário distinguir se a pessoa em exame se trata de jogador/comprador comum ou de jogador/comprador patológico ou compulsivo. Devem-se seguir as diretrizes diagnósticas constantes do DSM-5[1] ou da CID-10.[2] Em ambos os quadros clínicos, é necessário identificar as distorções cognitivas que conduzem ao jogar/comprar e ao alívio subsequente à realização do ato. Os jogadores não patológicos, mesmo que joguem com alta frequência, conseguem se afastar dessa atividade quando o desejam, e o jogo tem um caráter primordial de passatempo ou de atividade social. Os compradores normais e os colecionadores têm como foco de sua cognição e volição o objeto comprado em si, e não o ato de comprar.

> *Diagnóstico de eventuais comorbidades psiquiátricas* – Tanto comorbidades de Eixo I quanto de Eixo II (segundo a CID-10)[1] podem levar o jogador/comprador a ter problemas legais de naturezas diversas. A comorbidade de uso/abuso ou dependência de substância psicoativa, transtornos do humor (em especial transtornos bipolares tipos I e II) e transtornos da personalidade favorece que o jogador/comprador se envolva com tráfico de drogas (por gerar dinheiro "fácil" e rápido, o que seguirá alimentando a dependência de jogar ou comprar), tenha comportamento agressivo (incluindo conduta homicida e suicida, decorrentes dos momentos de intoxicação pelas substâncias ou dos episódios de alteração do humor) e relacionamentos sociofamiliares conturbados (sobretudo nos casos em que as mentiras estejam insustentáveis ou quando já houver sintomas deliroides persecutórios típicos do uso crônico de álcool ou *Cannabis* ou de estados hipomaníacos ou maníacos). As comorbidades de transtornos da personalidade, em especial dos tipos antissocial e narcisista, intensificam os conflitos sociofamiliares, sobretudo pela postura prepotente e desafiadora diante de confrontos e discordâncias por parte de familiares e amigos.

> *Elementos cognitivos e volitivos da conduta* – Geralmente, a cognição de pacientes com TCIs está plenamente preservada, exceto se, em consequência de comorbidade de outra condição neuropsiquiátrica, apresentar algum déficit. A dificuldade maior, na avaliação psiquiátrico-forense, consiste em estabelecer o prejuízo do elemento volitivo: existe prejuízo? Se existe, qual é a possibilidade de autocontrole? Qual é a repercussão desse hipotético prejuízo sobre a questão em discussão no processo? O examinando tem condições plenas para gerir sua vida? O examinando pode assumir a guarda de um filho? O empréstimo bancário que contraiu é válido? Enfim, um sem número de questões que caracteristicamente podem ser levantadas em um processo cível. Também como regra, o elemento volitivo desses pacientes, apesar de prejudicado, não impede que os atos por eles praticados sejam considerados plenamente válidos. Assim, apenas em circunstâncias excepcionais haverá a declaração de nulidade de um negócio jurídico porque um dos contratantes era jogador patológico ou comprador compulsivo.

TRANSTORNO EXPLOSIVO INTERMITENTE

Não há muitas informações sobre a prevalência do TEI, o que leva a concluir que não seja muito frequente ou, então, que seja subdiagnosticado na população em geral e nas clínicas psiquiátricas. Na África do Sul, um estudo populacional evidenciou entre 2 e 9,5% de prevalência de TEI, dependendo de os critérios serem mais ou menos conservadores.[23] Nos Estados Unidos, a prevalência vida e a prevalência-ano foram de 7,3 e 3,9%, respectivamente.[24] Em geral, os pacientes são do sexo masculino e têm história de traumas na infância. Estudos mais recentes conseguiram diferenciar o TEI de sintomas impulsivo-agressivos que ocorrem em outros quadros, como no transtorno bipolar ou em alguns transtornos da personalidade. De modo geral, os pacientes com TEI são homens, buscam tratamento em razão de apresentarem explosões de raiva, as quais surgem em idade precoce, e têm história familiar de ataques de raiva.[25] Recentemente, McCloskey e colaboradores[26] concluíram que ter um diagnóstico de TEI está associado a problemas clínicos, como doença coronariana, hipertensão, acidente vascular cerebral, diabetes, artrite, dor lombar ou cervical, úlcera gástrica ou duodenal, cefaleias e outras dores crônicas. Isso faz crer que pacientes com TEI possam ter reações somáticas e comportamentais exacerbadas a determinadas situações, que podem ter sido herdadas geneticamente e/ou aprendidas, mas podem ser consequência de um quadro alexitímico. Ao que se sabe até o momento, transtornos da personalidade não estão associados a essas patologias clínicas.

CLEPTOMANIA

Cleptomania (palavra de origem grega que significa *loucura de furtar*) é uma condição relativamente rara, embora se desconheçam estudos sistemáticos de prevalência na população em geral. Muitos estudos têm sido realizados em *ladrões de lojas* (do inglês *shoplifters*), mas a proporção de cleptomaníacos entre eles não representa mais do que 8%, oscilando entre 3,8 e 24%, a depender da fonte.[27] A baixa prevalência encontrada na literatura pode se dever ao fato de que os cleptomaníacos registrados são aqueles que foram identificados em situações de furto, quando em realidade se sabe que muitos dos *ladrões de lojas* e/ou dos cleptomaníacos não são flagrados no ato e não são capturados. A atividade desses ladrões causa, anualmente, nos Estados Unidos, despesas aproximadas de 24 milhões de dólares.[28] McElroy e colaboradores,[29] em revisão de 2.400 casos em 12 estudos distintos, constataram que o transtorno parece ser mais comum entre mulheres, incluindo todas as faixas etárias. Os homens parecem cometer os primeiros furtos na adolescência, enquanto as mulheres apresentam idade de início bimodal: da puberdade ao início da vida adulta e próximo da menopausa. Não houve diferenças de classes socioeconômicas. Os autores sugerem que as baixas taxas encontradas possam se dever ao fato de que muitas pessoas flagradas furtando não são encaminhadas para avaliação psiquiátrica. Cerca de 50% dos indivíduos furtam por cinco anos ou mais. Em outro estudo, McElroy e colaboradores[30] descreveram 20 pacientes com cleptomania. Nesse relato, os objetos mais comumente subtraídos foram roupas, alimentos, joias, cosméticos, dinheiro e utensílios de higiene pessoal. Na busca de uma compreensão dinâmica desse fenômeno, Cupchik[28] sugere uma categorização das motivações para o ato *insensato* de roubar:

> - reação ao estresse
> - representação simbólica de comportamento regressivo
> - busca de retribuição inconsciente
> - manipulação inconsciente
> - manipulação consciente
> - resposta a perdas pessoais significativas no passado ou atuais

Um achado comum nos diversos estudos é a comorbidade de uso/abuso e dependência de substância psicoativa.

Grant e colaboradores[31] alertaram que os efeitos deletérios da cleptomania ultrapassam as implicações forenses, incluindo aumento nas taxas de comportamento suicida. Esse estudo também demonstrou a efetividade do tratamento com memantina na redução da urgência em furtar, bem como na melhora da impulsividade, da ansiedade, do humor e do funcionamento psicossocial.[31]

PIROMANIA

A conduta incendiária não é sinônimo de doença mental, e seus motivos e causas básicas devem ser cuidadosamente avaliados e encaminhados do ponto de vista legal. Entre as motivações para esse comportamento, encontram-se vingança, tentativa de ganho financeiro, expressão de raiva, ideias políticas e/ou religiosas, tentativa de ocultar evidências de atividade criminal, crimes passionais, atuações de presos e vandalismo.[32]

Entre os incendiários que apresentam algum transtorno mental, encontram-se aqueles com esquizofrenia com sintomas positivos, aqueles com transtorno da personalidade antissocial, demência do tipo Alzheimer, retardo mental, depressão grave, ansiedade e intoxicação por álcool ou outras substâncias.[33]

A piromania é, aparentemente, rara,[7] e não há relatos na literatura de estudos de prevalência populacional sobre o transtorno. A maioria dos estudos baseia-se em pacientes que são indicados para avaliações psiquiátricas em decorrência de solicitações judiciais. Os piromaníacos têm história de atos incendiários ou fascinação pelo fogo desde a infância ou adolescência, atraindo-se por acontecimentos e pela parafernália relacionados aos incêndios. Quando avaliados, costumam negar a conduta incendiária, podendo ser indiferentes às consequências do fogo para a vida ou a propriedade, ou então obter satisfação com os danos materiais resultantes.

O'Sullivan e Kelleher,[34] bem como Puri e colaboradores,[35] encontraram uma preponderância de comportamento incendiário em homens. Além disso, constataram que a idade de início varia da infância à idade adulta e observaram ocorrência de desemprego, baixa condição socioeconômica e pobreza de relacionamentos psicossexuais. Ambiente familiar caótico, incluindo ausência paterna ou materna, problemas escolares, história de abuso ou negligência, adoção ou famílias muito numerosas desempenham papel importante no desenvolvimento dos sintomas.[34] Muitos pacientes foram vítimas de abuso sexual na infância. Aproximadamente 40% dos incendiários apresentam problemas relacionados ao uso ou abuso de álcool. Algumas crianças incendiárias têm comportamento cruel com animais e enurese noturna,[36] mas não há estudos recentes que confirmam essa associação.

AS REPERCUSSÕES LEGAIS

Os pacientes do grupo dos TCIs com comportamento socialmente inaceitável sofrem as consequências legais de seus atos, sobretudo na esfera criminal, uma vez que tanto a cleptomania quanto a piromania constituem condutas típicas do ponto de vista penal, e o TEI, a depender das consequências da *explosão*, também poderá configurar crime.

No TEI, o comportamento heteroagressivo pode causar lesões corporais graves ou danos materiais importantes. Além disso, o comportamento explosivo pode atingir os familiares e constituir violência doméstica, com as repercussões da chamada Lei Maria da Penha,[37] ou redundar em litígio nas Varas de Família em torno da guarda dos filhos ou divórcio. Alguns crimes e agressões ditos *passionais* podem envolver pessoas com o diagnóstico de TEI, embora essa condição não venha a ser diagnosticada. Nessas situações, uma anamnese completa, avaliando a história pregressa do agressor, seus antecedentes infracionais ou criminais, a forma como praticou o delito e a história da doença, é fundamental para elucidação diagnóstica e avaliação da existência de nexo causal entre o suposto TEI e o delito praticado. Casos de violência conjugal em que o agressor relata sintomas do transtorno apenas no momento do delito, com conduta criminal premeditada e dissimulada, não parecem confirmar tal diagnóstico.

Na piromania, o desejo intenso de ver o fogo arder pode levar o paciente a incendiar objetos existentes em áreas disponíveis ao público ou prédios de terceiros, uma vez que não é comum essa conduta na própria casa. Agindo dessa forma, praticará o crime de incêndio, previsto no Artigo 250 do Código Penal (CP),[38] e poderá colocar em risco a vida de outros, mesmo que esse não fosse um objetivo almejado. Se ocorrerem os resultados de morte ou lesão corporal, responderá pelos delitos descritos nos Artigos 121 (homicídio) e 129 (lesão corporal) do CP.[38]

A cleptomania é um transtorno cuja expressão implica sempre um delito de furto, conforme dispõe o Artigo 155 do CP.[38] Como se trata de um comportamento súbito, em resposta a prévia tensão emocional, dirigido apenas à subtração do objeto, a realização de um roubo (com violência contra pessoa) não se enquadra nessa psicopatologia. Outra repercussão legal da condição de cleptomaníaco deriva do grande embaraço social que causa. Assim, não é raro que familiares, principalmente o cônjuge, sofram com o estigma dela decorrente. As consequências podem ser vistas nas Varas de Família, pois pode gerar ações de divórcio ou mesmo de anulação de casamento com base em erro essencial de pessoa, uma vez que esse diagnóstico costuma permanecer *secreto* por um bom lapso de tempo.

QUESTÕES FORENSES

Pela própria natureza dessa categoria de TCIs, o mais comum é que gerem processos de natureza criminal e que pacientes (ou supostos pacientes) enfrentem a condição de réus pelos crimes de incêndio ou de furto. Quando tais fatos ocorrem, é frequente que, durante o processo, seja determinado um incidente de insanidade mental para verificar a imputabilidade do acusado. O mesmo pode ocorrer em pacientes com TEI acusados de delitos de homicídio ou de lesão corporal, a depender das características da violência perpetrada.

Da mesma forma que no caso anterior, durante os procedimentos periciais, os seguintes pontos, entre outros, devem ser esclarecidos:

> *Diagnóstico* – Como habitual, devem ser utilizados os critérios diagnósticos do DSM-5[1] ou da CID-10.[2] Em relação ao TEI, o ponto cardeal é que as explosões de agressividade costumam ser grosseiramente discrepantes com a natureza do estressor. Quanto à cleptomania e à piromania, é importante identificar a tensão prévia ao ato e o alívio psíquico subsequente a sua realização. Essa tarefa, entretanto, não repousa em bases fidedignas, pois se fundamenta no relato subjetivo do examinando. Assim, sempre há a possibilidade de simulação.

Outro ponto a ser considerado é que TEI, cleptomania e piromania são diagnósticos residuais, sendo excluídos por transtornos da conduta, transtornos da personalidade antissocial e por episódios maníacos. Na elaboração do diagnóstico diferencial desses quadros, deve-se observar, entre outros comemorativos, a ausência de planejamento prévio, o nível de sofisticação da conduta e quais seus reais objetivos. Assim, a explosão de raiva do paciente com TEI não pode ser expressão de vingança longamente acalentada. O objetivo do cleptomaníaco é a realização do furto em si, e não o valor ou o desejo de ter o objeto subtraído, que costuma ser de pequeno valor ou pouca utilidade. O mesmo se pode dizer do piromaníaco, que se deve distinguir do incendiário comum, o qual pode agir por vingança, extorsão ou motivação política.

> *Diagnóstico de eventuais comorbidades psiquiátricas* – Os pacientes com TEI, cleptomania ou piromania podem apresentar outras patologias psiquiátricas em comorbidade. As mais comuns são transtorno bipolar, depressão, transtorno da personalidade e retardo mental.[25,30,35] O descontrole de impulsos decorrente da agressividade em pacientes bipolares e com transtornos da personalidade pode ser um *continuum* da psicopatologia daqueles quadros, favorecendo confusões e um possível erro diagnóstico. Dessa forma, não constituiriam uma verdadeira comorbidade,* mas um artefato de entrevistas diagnósticas estruturadas ou semiestruturadas baseadas em abordagens categoriais imprecisas para os TCIs. Atos agressivos, cleptomaníacos e/ou piromaníacos em pacientes com retardo mental parecem ser consequência da pobre capacidade de compreensão das conse-

---

* O termo *comorbidade* é formado pelo prefixo *co*, derivado do latim *cum* – que significa contiguidade, correlação, companhia –, e pelo vocábulo *morbidade*, originado de *morbus* – que designa estado patológico ou doença. Assim, deve ser utilizado apenas para descrever a coexistência de transtornos ou doenças, não de sintomas.

quências do ato em si. Já em quadros psicóticos, como na esquizofrenia ou nas crises maníacas delirantes, tanto as agressões físicas como as realizadas com fogo podem ser decorrentes de conteúdo delirante, sobretudo de natureza persecutória ou mística-religiosa.

De qualquer forma, a falha em controlar os impulsos pode estar presente em quaisquer das entidades citadas, não constituindo, necessariamente, um diagnóstico de TCI, mas uma intersecção de fenômenos psicopatológicos, entre eles a impulsividade.

> *Os elementos cognitivos e volitivos da conduta* – Nas perícias de imputabilidade de examinandos que praticaram pequenos furtos ou incêndios, havendo resultado em um diagnóstico de TCI e identificado possíveis comorbidades, deve ser investigada a integridade dos elementos cognitivos e volitivos da conduta. Como no subgrupo anterior de TCIs, não costuma haver prejuízo do elemento cognitivo, exceto se decorrente de outra condição mórbida. Novamente, o problema crítico é estabelecer a capacidade de autocontrole no indivíduo. Na análise desse ponto, pode-se adotar como orientação o que consta no Capítulo 8 deste livro.

Livre-arbítrio e controle volitivo

Pierre[39] chamou atenção para a crença no livre-arbítrio como pilar filosófico ao longo da história humana, baseada no senso intuitivo de que podemos, conscientemente, controlar nossas ações e de que seríamos capazes de agir de outra forma. No entanto, a psicologia e a psiquiatria têm buscado por muito tempo, descobrir explicações para o comportamento humano que desafiam a noção de livre-arbítrio. Nos últimos anos, as neurociências têm produzido um modelo de comportamento volitivo que parece ter antecedentes na atividade cerebral inconsciente, localizada em estruturas neuroanatômicas específicas. A atualização das noções de livre-arbítrio, em favor de um modelo contínuo de autocontrole volitivo, fornece um paradigma útil para estudar algumas formas de psicopatologia, como os transtornos do controle de impulsos, auxiliando os peritos na compreensão desses casos.[39]

Considerações finais

Indivíduos com TCIs constituem um grupo de pacientes que, pela natureza de suas patologias, está muito propenso a sofrer as consequências legais decorrentes de seus comportamentos. Quando submetidos à perícia psiquiátrica, o entendimento da psicopatologia e das motivações que levaram ao ato é crucial para uma correta avaliação forense. A propósito, a avaliação psiquiátrica minuciosa, com sofisticada discriminação psicopatológica, é o padrão-ouro para decisões em casos de TCIs, pois os exames complementares disponíveis ainda são inconclusivos e não específicos para esses transtornos. De qualquer forma, a avaliação desses indivíduos deve ser ampla e completa, incluindo, idealmente, entrevistas com fontes colaterais de informações, estudos de neuroimagem anatômicos e funcionais, genéticos, eletrofisiológicos, bioquímicos e testes neuropsicológicos e psicológicos, pois serão de grande importância na elaboração de diagnósticos diferenciais.

Referências

1. American Psychiatric Association. Manual diagnóstico e estatístico de transtornos mentais: DSM-5. 5. ed. Porto Alegre: Artmed; 2014.

2. Organização Mundial da Saúde. Classificação de transtornos mentais e de comportamento da CID-10. Porto Alegre: Artmed; 1993.

3. Houaiss A, Villar MS. Dicionário Houaiss da língua portuguesa. Rio de Janeiro: Objetiva; 2001.

4. Del Porto JA. Compulsões e impulsos: cleptomania, jogar compulsivo, compulsões sexuais. In: Miguel Filho EC, organizador. Transtornos do espectro obsessivo--compulsivo: diagnóstico e tratamento. Rio de Janeiro: Guanabara-Koogan; 1996.

5. Brenner C. Noções básicas de psicanálise: introdução à psicologia psicanalítica. 5. ed. Rio de Janeiro: Imago; 1973.

6. Esquirol JED. Des maladies mentales consideres sous lês rapport medical, hygienique et medicolegal. Paris: JB Baillière; 1838.

7. McElroy SL, Hudson JI, Pope Jr HG, Keck Jr PE, Aizley HG. The DSM-III-R impulse control disorders not elsewhere classified: Clinical characteristics and relationships to other psychiatric disorders. Am J Psychiatry. 1992;149(3):318-27.

8. Frosch J, Wortis SB. A contribution to the nosology of the impulse disorders. Am J Psychiatry. 1954;111(2):132-8.

9. American Psychiatric Association. Diagnostic and statistical manual of mental disorders: DSM-IV-TR. 4th ed. Washington: APA; 2000.

10. Ferrão YA, Costa GM, Busnello ED. Transtornos do controle dos impulsos. In: Kapczinski F, Quevedo J, Izquierdo I, organizadores. Bases biológicas dos transtornos psiquiátricos: uma abordagem translacional. 3. ed. Porto Alegre: Artmed; 2011. p. 225-40.

11. Hollander E, Cohen LJ. Psychobiology and psychopharmacology of compulsive spectrum disorders. In: Oldham JM, Hollander E, Skodol AE, editors. Impulsivity and compulsivity. Washington: American Psychiatric; 1996.

12. Volberg HR, Steadman HJ. Prevalence estimates of pathological gambling in New Jersey and Maryland. Am J Psychiatry. 1989;146(12):1618-9.

13. Volberg RA, Steadman HJ. Refining prevalence estimates of pathological gambling. Am J Psychiatry. 1988;145(4):502-5.

14. López-Ibor JJ, Carrasco JL. Pathological gambling. In: Hollander E, Stein D, editors. Impulsivity and aggression. New York: Wiley; 1995.

15. DeCaria CM, Hollander E. Pathological gambling. In: Hollander E, editor. Obsessive-compulsive related disorders. Washington: American Psychiatric; 1993.

16. McBride O, Adamson G, Shevlin M. A latent class analysis of DSM-IV pathological gambling criteria in a nationally representative British sample. Psychiatry Res. 2010;178(2):401-7.

17. Abait PE, Folino JO. El juego patológico, las conductas ilegales y la potencialidad preventiva del servicio de ayuda telefónica en Argentina. Rev Argentina Psiquiat. 2013;24:85-91.

18. Fröberg F, Moddin B, Rosendahl IK, Tengström A, Hallqvist J. The association between compulsory school achievement and problem gambling among swedish young people. J Adolesc Health. 2015;56(4):420-8.

19. Abait PE, Folino JO. Pathological gambling and criminality. Curr Opin Psychiatry. 2009;22(5):477-81.

20. Faber R, O'Guinn TC, Krych R. Compulsive consumption. In: Wallendorf M, Anderson P, editors. Advances in consumer research. Provo: Association for Consumer Research; 1987.

21. McElroy SL, Keck PE Jr, Pope HG Jr, Smith JM, Strakowski SM. Compulsive buying: a report of 20 cases. J Clin Psychiatry. 1994;55(6):242-8.

22. Mueller A, Mitchell JE, Black DW, Crosby RD, Berg K, de Zwaan M. Latent profile analysis and comorbidity in a sample of individuals with compulsive buying disorder. Psychiatry Res. 2010;178(2):348-53.

23. Fincham D, Grimsrud A, Corrigall J, Williams DR, Seedat S, Stein DJ, et al. Intermittent explosive disorder in South Africa: prevalence, correlates and the role of traumatic exposures. Psychopathology. 2009;42(2):92-8.

24. Kessler RC, Coccaro EF, Fava M, Jaeger S, Jin R, Walters E. The prevalence and correlates of DSM-IV intermittent explosive disorder in the National Comorbidity Survey Replication. Arch Gen Psychiatry. 2006;63(6):669-78.

25. Ahmed AO, Green BA, McCloskey MS, Berman ME. Latent structure of intermittent explosive disorder in an epidemiological sample. J Psychiatr Res. 2010;44(10):663-72.

26. McCloskey MS, Kleabir K, Berman ME, Chen EY, Coccaro EF. Unhealthy aggression: intermittent explosive disorder and adverse physical health outcomes. Health P s ychol. 2010;29(3):324-32.

27. Goldman MJ. Kleptomania: making sense of the nonsensical. Am J Psychiatry. 1991;148(8):986-96.

28. Cupchik W. Kleptomania and shoplifting. Am J Psychiatry. 1992;149(8):1119-20.

29. McElroy SL, Keck PE Jr, Phillips KA. Kleptomania, compulsive buying, and binge-eating disorder. J Clin Psychiatry. 1995;56 Suppl 4:14-26.

30. McElroy SL, Pope HG Jr, Hudson JI, Keck PE Jr, White KL. Kleptomania: a report of 20 cases. Am J Psychiatry. 1991;148(5):652-7.

31. Grant JE, Odlaug BL, Schreiber LR, Chamberlain SR, Won Kim S. Memantine reduces stealing behavior and impulsivity in kleptomania: a pilot study. Int Clin Psychopharmacol. 2013;28(2):106-11.

32. Tolino JO, Telles LEB, Menezes RS, Gauer GJC. Transtornos do controle dos impulsos. In: Cataldo Neto A, Gauer GJC, Furtado NR, organizadores. Psiquiatria para estudantes de medicina. 2. ed. Porto Alegre: EDIPUCRS; 2013. p. 530-45.

33. Telles LEB, Bins HDC, Barros AJS, Córdoba FEE Incendiários. Rev Fac Med Univ Nac Colomb. 2012;60:163-9.

34. O'Sullivan GH, Kelleher MJ. A study of firesetters in the south-west of Ireland. Br J Psychiatry. 1987;151:818-23.

35. Puri BK, Baxter R, Cordess CC. Characteristics of firesetters. A study and proposed multiaxial psychiatric classification. Br J Psychiatry. 1995;166(3):393-6.

36. Showers J, Pickrell E. Child firesetters: a study of three populations. Hosp Community Psychiatry. 1987;38(5):495-501.

37. Brasil. Presidência da República. Casa Civil. Lei n° 11.340 de 7 de agosto de 2006. Cria mecanismos para coibir a violência doméstica e familiar contra a mulher, nos termos do § 8o do art. 226 da Constituição Federal, da Convenção sobre a Eliminação de Todas as Formas de Discriminação contra as Mulheres e da Convenção Interamericana para Prevenir, Punir e Erradicar a Violência contra a Mulher; dispõe sobre a criação dos Juizados de Violência Doméstica e Familiar contra a Mulher; altera o Código de Processo Penal, o Código Penal e a Lei de Execução Penal; e dá outras providências [Internet] Brasília: Casa Civil; 2006 [capturado em 20 jun. 2015]. Disponível em: https://www.planalto.gov.br/ccivil_03/_Ato2004-2006/2006/Lei/L11340.htm.

38. Brasil. Presidência da República. Casa Civil. Decreto-Lei n° 2848, de 07 de dezembro de 1940. Código penal [Internet]. Brasília: Casa Civil; 1990 [capturado em 20 jun. 2015]. Disponível em: http://www.planalto.gov.br/ccivil_03/decreto-lei/del2848.htm.

39. Pierre JM. The neuroscience of free will: implications for psychiatry. Psychol Med. 2014;44(12):2465-74.

LEITURA SUGERIDA
Aboujaoude E, Koram LM, editors. Impulse control disorders. Cambridge: Cambridge University; 2010.

CAPÍTULO 27

Transstornos da Personalidade

Elias Abdalla-Filho,
Wolfram Engelhardt

PONTOS-CHAVE

- Os transtornos da personalidade são considerados, em psiquiatria forense, uma forma de perturbação da saúde mental.
- A apresentação de um transtorno da personalidade nem sempre é tão óbvia e, consequentemente, pode passar despercebida por pessoas leigas em psiquiatria, o que leva à manutenção de muitos de seus portadores em ambientes prisionais sem a devida atenção.
- Não existe consenso entre os psiquiatras sobre as repercussões forenses dos comportamentos adotados por pessoas portadoras de transtornos da personalidade, sobretudo o subtipo antissocial.
- Apesar de semelhanças conceituais, existem diferenças significativas entre transtorno da personalidade antissocial e psicopatia, de forma que esses dois termos não podem ser considerados sinônimos.

> **VINHETA**

Paulo, 25 anos, cometeu duplo homicídio. Informou que fora visitar uma ex-namorada, com a qual coabitara por alguns meses, e, chegando ao apartamento, encontrou apenas a babá e o filho de 4 anos de idade da ex-namorada. Relatou ter sentido vontade de ter relações sexuais com a babá. Como a jovem recusou a proposta, estuprou-a e, a seguir, a estrangulou. Indagado sobre o porquê de haver matado também o menino, justificou-se dizendo que o choro dele atrapalhava seu desempenho sexual, o que o levou a desferir um violento golpe na criança. Ao exame, não apresentou alteração da cognição nem sintomas delirantes ou alucinatórios. Não estava usando substância psicoativa durante o ato. Diz lamentar muito o acontecido, pois foi "um azar" que "atrapalharia sua vida futura" e que não desejava matar ambos. Sua história pregressa revela um padrão constante de desajuste: expulsão de escolas, exclusão do serviço militar, demissões de empregos e brigas frequentes. A vida afetiva é marcada por instabilidade nos relacionamentos: teve diversas namoradas, conviveu maritalmente com algumas, mas não formou laços duradouros com nenhuma. De um desses casos, teve uma filha, em relação a qual não assumiu qualquer responsabilidade. Por essa razão, estava sendo demandado na Vara de Família, para que reconhecesse a paternidade e pagasse alimentos à criança.

O *Manual diagnóstico e estatístico de transtornos mentais*, em sua quinta edição (DSM-5),[1] define o termo *transtorno da personalidade* como

> [...] um padrão persistente de experiência interna e comportamento que se desvia acentuadamente das expectativas da cultura do indivíduo, é difuso e inflexível, começa na adolescência ou no início da fase adulta, é estável ao longo do tempo e leva a sofrimento ou prejuízo.

A *Classificação internacional de doenças e problemas relacionados à saúde*, em sua décima revisão (CID-10),[2] por sua vez, define o termo *transtorno específico de personalidade* como uma perturbação grave da constituição caracterológica e das tendências comportamentais do indivíduo, não diretamente imputável a uma doença, lesão ou outra afecção cerebral ou a outro transtorno psiquiátrico e que, comumente, envolve várias áreas da personalidade, sendo quase sempre associado a considerável ruptura pessoal e social. Apesar de definições tão bem ordenadas, esse tipo de transtorno está longe de receber uma consideração homogênea por parte dos psiquiatras, sobretudo os forenses.

As divergências ocorrem nos mais diversos planos, e há quem considere essa entidade nosológica como o lado mais contencioso da psiquiatria moderna. Existem, ainda, aqueles que defendem a extinção dessa categoria diagnóstica, em virtude do julgamento moral e pejorativo que ela desperta, sobrepujando, por vezes, a investigação científica que deve ser a ela dispensada com o mesmo grau de seriedade que é dispensado a qualquer outro diagnóstico clínico.

No entanto, a falta de consenso entre os psiquiatras sobre os transtornos da personalidade (TPs) só aumenta a importância do tema, bem como a necessidade de aprofundamento dos estudos pertinentes a ele. No contexto forense, os TPs revestem-se de enorme importância por três motivos básicos. Em primeiro lugar, pelo fato de seus portadores se encontrarem frequentemente envolvidos em situações criminais, sobretudo os portadores do tipo antissocial. O segundo motivo se refere à intensa comorbidade entre esses transtornos e outros diagnósticos psiquiátricos de interesse legal, como a dependência de drogas. Por fim, o terceiro motivo diz respeito à polêmica comum entre os psiquiatras sobre a responsabilidade penal dos portadores de TP, sobretudo no que se diz respeito a sua capacidade volitiva.[3]

Esses transtornos despertam dúvidas também no plano cível, principalmente quanto à necessidade de seus portadores serem ou não interditados, ou de sofrerem qualquer outro tipo de intervenção judicial. Consequentemente, várias são as dificuldades com as quais o perito se depara quando solicitado a esclarecer condições psiquiátricas de indivíduos com essa problemática, correlacionando-a aos comportamentos adotados, bem como se manifestando em relação ao tratamento mais adequado.

Os indivíduos com TP apresentam risco mais elevado de desenvolver vários quadros psicopatológicos, incluindo episódios depressivos, transtornos de ansiedade ou dependência química, sendo essa última condição muito associada ao tipo *borderline*, segundo Karterud e colaboradores.[4] Não é raro haver determinação judicial para a realização de um exame psiquiátrico que busque constatar um quadro de dependência de drogas, e o perito chegar à conclusão de que essa condição existe, mas dentro de um quadro mais abrangente de TP, incluindo o transtorno da personalidade antissocial (TPAS). Isso porque pessoas leigas não percebem com facilidade a existência de sintomas compatíveis com TP, o que faz muitos serem encontrados em prisões sem qualquer diagnóstico clínico.[5]

A coexistência de um quadro de TP complica o tratamento e agrava o prognóstico de outros transtornos psiquiátricos. Isso é devido, em grande parte, à dificuldade que o paciente tem em manter uma relação estável com seu psiquiatra, bem como seguir a prescrição medicamentosa de forma regular.

Diante da importância do tema de conceituação, diagnóstico e tratamento de TPs, especialmente no contexto forense, é notável o grande número de publicações a esse respeito e o debate consequentemente despertado, o que reflete a atenção que o assunto vem atraindo.[3,6] No entanto, como a imensa maioria desses estudos é estrangeira, desenvolvida em contextos psiquiátrico-forenses internacionais, podem apresentar diferenças significativas em relação aos referenciais brasileiros. Dessa forma, tais estudos não podem ser simplesmente aplicados a nossa realidade, mas devem ser devidamente aproveitados na exploração científica do assunto e adotados como estímulo a novas pesquisas que tenham como elemento norteador os padrões médico-legais brasileiros. Neste capítulo, serão examinados os seguintes aspectos referentes a esses transtornos: conceituais, etiológicos, diagnósticos, classificatórios, periciais, terapêuticos, prognósticos e forenses.

Aspectos conceituais

Não existe uma definição consensual sobre o que seja *transtorno*, uma vez que, além de considerações do ponto de vista científico ou médico, estão incluídos nele também aspectos dos âmbitos social, político e jurídico. Apesar da imprecisão do termo, ele é usado ao longo de toda a CID-10[2] como

> [...] a existência de um conjunto de sintomas ou comportamentos clinicamente reconhecíveis associados, na maioria dos casos, a sofrimento e interferência com funções pessoais.

O DSM-5[1] conceitua transtorno mental como

> uma síndrome caracterizada por perturbação clinicamente significativa na cognição, na regulação emocional ou no comportamento de um indivíduo que reflete uma disfunção nos processos psicológicos, biológicos ou de desenvolvimento subjacentes ao funcionamento mental.

Dentro dessa visão, os TPs podem claramente ser considerados um tipo de transtorno mental,[7] embora nem sempre sejam vistos dessa forma por um bom número de psiquiatras, que adotam abordagens pejorativas usando termos como *personalidade psicopática* (PP) para se referir a indivíduos que adotam comportamentos socialmente censurados. É possível perceber, na CID-10[2] a evitação da expressão *doença*, o que é explicado pelos autores com o argumento de que pretendem evitar problemas ainda maiores inerentes ao uso das palavras *doença* e *enfermidade*.

O conceito de TP abrange muito mais aspectos quantitativos do que qualitativos do que venha a ser uma variação da normalidade. Como descrito anteriormente, a CID-10[2] define um transtorno específico da personalidade como perturbação grave da constituição caracterológica e das tendências comportamentais do indivíduo, não diretamente imputável a alguma doença, lesão, outra afecção cerebral ou outro transtorno psiquiátrico. Em outras palavras, o quadro clínico não pode ser secundário a qualquer uma dessas condições. Ele precisa ser um transtorno primário do caráter, provocando uma ruptura pessoal e social. No entanto, para que esses traços constituam um transtorno, é necessário que haja inflexibilidade de seu padrão e comprometimento do funcionamento do indivíduo na sociedade ou, então, um sofrimento subjetivo. Ou seja, para que tais traços sejam considerados um transtorno, é preciso que o funcionamento psíquico mostre-se mal ajustado.

Os TPs podem ser diferenciados das doenças mentais por sua natureza duradoura, manifestações clínicas e comportamentais constantes e por representarem extremos de uma variação da personalidade que provoca desajuste do indivíduo em relação ao meio em que ele está inserido, mais do que propriamente pela incidência de um processo patológico em um determinado momento da vida de seu portador. Considerando os aspectos conceituais, é importante um esclarecimento a respeito do termo *psicopata*, ou *personalidade psicopática*, especialmente em razão dos limites pouco claros entre essa entidade e o TPAS, o que tem sido criticado por seu potencial de levar a confusões conceituais.[8]

O termo *personalidade psicopática* não pertence à atual nosologia psiquiátrica; ele não está contido como entidade diagnóstica na CID-10[2] nem no DSM-5.[1] Em contrapartida, o TPAS é um dos 10 tipos específicos de TP do DSM-5.[1] Essa categoria diagnóstica deriva do conceito original de psicopatia. Embora os termos sejam frequentemente usados como sinônimos, as construções dos diagnósticos de psicopatia e de TPAS são distintas.[9] Todavia, há quem sugira que eles não indiquem entidades de diagnóstico distintas, mas que TPAS psicopático seja uma forma mais grave, com risco maior de violência, do que TPAS sozinho.[10]

Em contextos forenses, os traços da personalidade psicopática geralmente são medidos com a Psychopathy Checklist – Revised (PCL-R), de Robert Hare. Trata-se de uma avaliação psicométrica composta por 20 itens dispostos em dois *fatores*, cada um englobando duas das quatro *facetas* (interpessoal, afetiva, estilo de vida e antissocial),[11] além de dois itens referentes a relacionamentos e comportamento sexual. O Inventário Personalidade Psicopática (IPP) é outra ferramenta para avaliar a psicopatia,[12] mas ainda não validada no Brasil.

Etiologia

É importante considerar o caráter processual do desenvolvimento da personalidade para se abordar os diversos tipos de disfunção que podem acometê-la. A personalidade é fruto da combinação entre características biológica ou geneticamente determinadas e a interação do indivíduo com o meio ambiente.

Consequentemente, a etiologia dos TPs deve ser buscada tanto em aspectos internos quanto externos em relação ao seu portador.[13,14] Os primeiros são representados pelas características constitucionais, biológica ou geneticamente determinadas, da personalidade do indivíduo, enquanto os aspectos externos são representados pelas características adquiridas ao longo da vida, decorrentes de sua interação tanto física quanto psíquica com o meio ambiente. Enquanto a interação física deve ser investigada a partir da existência de traumatismos cranianos ou infecções cerebrais, a interação psíquica é representada, inicialmente, pelo relacionamento com os pais, posteriormente, com outros familiares, e, por fim, pelas relações sociais. Esses aspectos etiológicos exercem influência sobre a personalidade de forma combinada e complexa.

Características genéticas como causas de traços da personalidade já foram comprovadas por diversos estudos que investigaram a contribuição de fatores hereditários.[15] Pesquisas envolvendo gêmeos monozigóticos revelaram um comportamento muito semelhante em suas escolhas pessoais, sociais e profissionais, independentemente do fato de terem sido criados juntos ou separados. Da mesma forma, houve grande concordância no desenvolvimento de TP, muito maior quando comparada a gêmeos dizigóticos, resultados posteriormente reforçados por pesquisas envolvendo filhos adotivos. McGilloway e colaboradores[16] alertam para certa negligência dos pesquisadores em relação ao aspecto étnico do diagnóstico de TP e sugerem que possa haver uma menor prevalência desse tipo de transtorno entre pessoas negras.

Aspectos biológicos, que nem sempre podem ser considerados genéticos, também podem exercer efeitos sobre a personalidade. Como exemplo, observa-se que níveis elevados de testosterona podem estar associados a comportamento mais agressivo. No entanto, enquanto a relação entre testosterona e agressividade está bem estabelecida em animais, parece haver apenas uma fraca correlação positiva para seres humanos.[17] A desregulação da serotonina, por sua vez – possivelmente em decorrência de processos epigenéticos –, tem sido associada a agressividade impulsiva e ao TPAS.[18] Na prática clínica, um aumento dos níveis de serotonina, mesmo induzido por medicamentos antidepressivos, pode ser usado para tentar reduzir a impulsividade e proporcionar sensação de bem-estar, o que, obviamente, repercute na interação social do indivíduo, facilitando uma melhor convivência com os demais.

Em relação à influência sofrida pela interação do indivíduo com o meio ambiente, as experiências ocorridas nos primeiros anos de vida merecem atenção especial, por sua importância na formação do núcleo da personalidade. A interação entre as características de uma criança e o comportamento de seus pais pode ser crucial no desenvolvimento da personalidade. Por exemplo, o comportamento modifica a atitude que os pais adotam em relação à criança; essa atitude, por sua vez, pode ter forte influência sobre o desenvolvimento de sua personalidade.

A existência de um vínculo familiar consistente nos primeiros anos de vida de uma criança está associada a um posterior comportamento de confiança em relação a si mesma. Essa associação revela como os relacionamentos primitivos são importantes no desenvolvimento satisfatório da personalidade. Vivências precoces de ruptura dos vínculos afetivos devem ser valorizadas na pesquisa etiológica dos TPs por exercerem efeito prejudicial no desenvolvimento da personalidade. A capacidade de o indivíduo vincular-se de forma afetiva está ligada ao modelo interno de vínculo adquirido em seus primeiros anos de vida.

Ao mesmo tempo que as primeiras relações interpessoais na infância são importantes do ponto de vista etiológico, o desenvolvimento do indivíduo na vida adulta também deve ser investigado, uma vez que a existência de um relacionamento que desperte sua confiança, mesmo ocorrendo nessa fase da vida, pode fazer diferença significativa no funcionamento da personalidade. Daí a importância de se considerar o dinamismo do funcionamento da personalidade.

A pesquisa de fatores etiológicos específicos tem sido inconclusiva, uma vez que os achados são discordantes ou não são replicados. Fatores orgânicos têm sido investigados na pesquisa dos aspectos etiológicos, desde complicações obstétricas (parto traumático ou prematuridade com baixo peso), história de retardo no desenvolvimento psicomotor na infância, até epilepsia ou infecção cerebral.[19] Foram registrados achados anormais em eletrencefalograma (EEG) realizado em indivíduos com TPAS que adotaram comportamento criminoso. Uma das anormalidades observadas com mais frequência tem sido a persistência de ondas lentas nos lobos temporais. O TPAS também tem sido vinculado a anormalidades do desenvolvimento cerebral.[20]

Contudo, além da divergência sobre a real existência de fatores de risco neuropsiquiátricos para o desenvolvimento de TPAS, é importante considerar que traumatismo craniencefálico e uso de drogas, não raros nessa classe de pacientes, conferem propensão a envolvimento em atos violentos, os quais podem, por sua vez, alterar o EEG. Ademais, anormalidades inespecíficas, apesar de terem sido encontradas em diversos portadores de tal transtorno, não são suficientes para a sustentação de alguma base teórica sobre sua etiologia, daí a dificuldade de se estabelecer uma relação causal com estímulos patológicos específicos.

Diagnóstico e classificação

A *avaliação diagnóstica* dos TPs encerra uma polêmica centrada essencialmente na divergência de valorização entre entrevistas livres, de duração inespecífica, e entrevistas estruturadas. Enquanto alguns psiquiatras baseiam seus diagnósticos na escuta do relato de seus pacientes e na observação de seus comportamentos durante o exame, outros defendem a utilização de entrevistas estruturadas, com questões diretivas, aplicadas por outro entrevistador. O argumento alegado contra esse último tipo de recurso é a possível influência que o psiquiatra sofreria na formulação do diagnóstico, ao tomar conhecimento dos resultados da entrevista. Em contrapartida, os defensores contra-argumentam que isso pode ser evitado se as entrevistas conduzidas pelo psiquiatra forem anteriores ao seu acesso aos resultados das entrevistas estruturadas. Segundo Westen,[21] os TPs *borderline* e antissocial são os diagnósticos para os quais as entrevistas estruturadas têm a melhor validade e confiabilidade, pelo fato de apresentarem índices bastante objetivos no que tange ao comportamento de seus portadores, tais como tentativas de suicídio ou antecedentes prisionais.

No entanto, para que determinadas características pessoais possam configurar um quadro de TP, é preciso que elas tenham caráter de inflexibilidade e desajuste à realidade, provocando um comprometimento do funcionamento do indivíduo nos mais diversos planos da vida, como o social e o interpessoal. Portanto, alterações episódicas ou passageiras de tal funcionamento não são suficientes para compor um quadro de TP. As características que configuram esse quadro surgem no fim da infância e início da adolescência, persistindo durante a idade adulta.

Pela própria definição já exposta, e devido à importância de se observar a história do funcionamento do indivíduo na sociedade ao longo de sua vida para que se possa elaborar uma avaliação diagnóstica, torna-se muito difícil ou até mesmo impróprio reconhecer o transtorno em um jovem adolescente. Por isso, o diagnóstico é inadequado antes de uma idade aproximada de 17 a 18 anos. Outra dificuldade no diagnóstico de TP é a presença simultânea de aspectos adaptativos e mal-adaptativos da personalidade. De fato, personalidades transtornadas podem ter qualidades adaptativas que obscureçam aspectos mal-adaptativos e evitam que o indivíduo se envolva em uma situação adversa grave, ou permitem que isso venha a acontecer somente em longo prazo.

Uma observação frequente que chega a constituir uma verdadeira característica de vários TPs é a forma aloplástica da defesa adotada por seus portadores em relação aos fatores estressores. Em outras palavras, os indivíduos com TP tendem a reagir a esses fatores tentando mudar o ambiente, em vez de buscarem uma mudança interna, por atribuírem ao meio os motivos de seu comportamento. Muitos são egossintônicos ao comportamento apresentado, não sofrendo, mas aceitando-o, característica que dificulta o tratamento, uma vez que o indivíduo não reconhece a necessidade de ajuda terapêutica.

Quanto à classificação dos TPs, ela é feita em termos de categorias, uma estratégia conveniente do ponto de vista didático. Entretanto, isso tem gerado insatisfação por parte de muitos profissionais.[22] Um dos motivos alegados é o fato de que a categorização implica descontinuidade entre os diversos tipos de TPs, bem como entre o transtorno e a normalidade, quando, na verdade, não existe um limite nítido e bem definido entre uma personalidade considerada normal e outra considerada transtornada. Ademais, o indivíduo pode apresentar um quadro clínico caracterizado por predomínio de manifestações de um determinado tipo de TP, mas com a ocorrência simultânea de características de outro tipo.[23] Por isso, a classificação dos TPs não pode ser rigidamente absorvida, embora tenha o mérito de nortear o tipo predominante de disfunção da personalidade. Os defensores da extinção da classificação argumentam que tal estratégia não é útil na clínica nem na pesquisa e propõem, por sua vez, que, em vez de se estudar categorias, se estudem as dimensões dos TPs.

Argumenta-se que uma abordagem dimensional do diagnóstico de TP não é superior apenas teoricamente, mas também fornece informações mais precisas sobre as associações específicas a comportamento criminal.[24]

A preparação do DSM-5[1] foi acompanhada por discussões importantes na literatura, exaltando os méritos da mudança para uma abordagem dimensional, em vez de categórica, bem como as deficiências da abordagem categórica existente para a definição de TP.[25] Mesmo assim, a abordagem categórica para classificar esses transtornos, que engloba 10 tipos distintos, foi mantida nessa edição do manual. Todavia, uma seção diferente, denominada *Instrumentos de avaliação e modelos emergentes*, contém um modelo alternativo híbrido dimensional-categorial de TP, a fim de estimular a investigação sobre a utilidade clínica dessa nova metodologia.[26]

Foi proposta, para a CID-11, uma abordagem diagnóstica que abrange uma classificação primária de patologia da personalidade com base em níveis de gravidade e uma classificação secundária baseada em domínios de perturbação da personalidade.

Essa proposta tem a intenção de aumentar a utilidade clínica do diagnóstico de TP, reduzindo o estigma ligado a ele.[27]

Os aspectos diagnósticos e a classificação dos transtornos específicos da personalidade adotados neste capítulo seguem as diretrizes da CID-10,[2] com os comentários dos autores do capítulo. Apesar do termo *específico*, é importante considerar o que foi dito anteriormente, ou seja, que um mesmo indivíduo pode apresentar de forma simultânea características de mais de um tipo de TP, ainda que prevaleça um comportamento *especificamente* compatível com algum deles. Existem diferenças classificatórias entre esse sistema e o DSM, como se verá adiante.[1]

Embora haja semelhanças entre o DSM-5[1] e a CID-10[2] no que diz respeito à classificação dos TPs, também existem diferenças significativas. Diferentemente da CID-10,[2] o DSM-5[1] agrupa-os em três conjuntos: conjunto A (estranho ou excêntrico), conjunto B (dramático, emocional ou errático) e conjunto C (ansioso ou medroso). A CID-10[2] não menciona o TP narcisista nem o TP esquizoide, ambos especificados no DSM-5.[1] Na CID-10,[2] o TP emocionalmente instável subdivide-se em impulsivo e *borderline*, sendo que o último correspondente ao conceito de TP *borderline* do DSM-5.[1]

Alguns autores chamam atenção para a diferença existente entre o TPAS e o TP dissocial. Embora tais termos venham sendo usados genericamente como sinônimos, alguns autores, como Ogloff,[9] defendem que no segundo há predomínio de déficits afetivos, sem, no entanto, seu portador manifestar comportamento tão afrontoso à sociedade como no TPAS. Consequentemente, seria possível encontrar um comportamento psicopático muito mais frequente em portadores de TPAS do que no TP dissocial.

Há um número bem maior de pesquisas que utilizam os critérios para TPAS. Embora os resultados possam fornecer uma orientação básica nesse campo, não são necessariamente generalizáveis ao TP dissocial em virtude das diferenças conceituais entre as duas entidades de diagnóstico. Entre os TPs, o TPAS é o mais encontrado em contextos forenses e de privação de liberdade. Isso não é surpreendente, dado seu enfoque conceitual sobre o comportamento socialmente desviante. Na verdade, tem sido criticado o fato de que essa tenha-se tornado uma categoria diagnóstica para comportamentos difíceis relativos à criminalidade[9] e a crença de que não há muito conhecimento adicional para ser oferecido ao sistema legal, uma vez que o comportamento criminoso é também o comportamento sintomático, por definição diagnóstica, de um transtorno mental.[25]

TRANSTORNO DA PERSONALIDADE PARANOIDE

Segundo a CID-10,[2] o TP paranoide é caracterizado por: sensibilidade excessiva diante de contrariedades e rejeições; tendência a guardar rancores persistentemente e a recusar perdão por insultos; caráter desconfiado e tendência a distorcer fatos por interpretar erroneamente como hostilidade ou desprezo as ações neutras ou amistosas de outros; sentimento combativo e obstinado em relação a seus próprios direitos, em desacordo com a situação real; suspeitas recorrentes e injustificadas quanto à fidelidade sexual do cônjuge ou do parceiro sexual; tendência à supervalorização da própria importância, manifestada mediante atitudes de autorreferência excessivas e preocupação com explicações *conspiratórias*, não substanciadas, sobre eventos que ocorrem em sua proximidade ou mesmo diante de fatos que não lhe digam respeito.

Nesse tipo de transtorno, o paciente desenvolve uma supervalorização de si mesmo, apresentando grande dificuldade de consideração e respeito ao outro. Não consegue expor abertamente seus pensamentos, dúvidas e sentimentos, mas tenta, de forma tenaz, convencer as outras pessoas de suas verdades. Raramente, admite não ter opinião própria sobre determinado tema e apresenta tendência a desenvolver reações delirantes.

TRANSTORNO DA PERSONALIDADE ESQUIZOIDE

O TP esquizoide apresenta as seguintes características: dificuldade ou incapacidade de experimentar prazer; frieza emocional, afetividade distanciada ou embotada; retraimento dos contatos sociais, afetivos ou outros, com capacidade limitada para expressar os sentimentos; indiferença aparente a elogios ou críticas; pouco interesse em ter experiências sexuais com outra pessoa; preferência por atividades solitárias; tendência à fantasia e à introspecção; falta de amigos íntimos ou de relacionamentos confidentes, bem como falta de desejo por tais relacionamentos; e insensibilidade marcante diante de normas e convenções sociais.

Os portadores desse tipo específico de TP são caracteristicamente vistos como indivíduos excêntricos, esquisitos. Optam por atividades solitárias, tanto do ponto de vista profissional quanto nas demais esferas da vida, e frequentemente direcionam suas vidas nesse sentido. Essa forma de funcionamento psíquico peculiar pode ser percebida e sentida pelo perito durante o próprio exame psiquiátrico. O desconforto demonstrado pelo municipal no contato interpessoal é nítido e evidente, sendo que até mesmo o contato pelo olhar direto é evitado pelos indivíduos esquizoides, o que torna difícil alcançar um fluxo espontâneo no diálogo com eles. Seu afeto parece inadequado. Embora possam tentar parecer bem-humorados, apresentam manifestações pueris ou fora de propósito, revelando a tentativa de demonstrar uma aparente espontaneidade em vez de serem naturalmente espontâneos.

TRANSTORNO DA PERSONALIDADE ANTISSOCIAL

De acordo com a CID-10,[2] o TPAS apresenta as seguintes características: indiferença e insensibilidade diante dos sentimentos alheios; atitude persistente de irresponsabilidade e desprezo por normas, regras e obrigações sociais estabelecidas; incapacidade de manter relacionamentos; baixa tolerância à frustração; baixo limiar para a deflagração de agressividade e violência; incapacidade de experimentar culpa e grande dificuldade de aprender com a experiência ou com a punição que lhe é aplicada; tendência a culpar os outros e a apresentar argumentações e racionalizações plausíveis para explicar um comportamento que leva o portador desse tipo de transtorno a entrar em conflito com a sociedade.

Esse tipo específico de TP tem importância especial para a psiquiatria forense, não somente por sua frequência na prática pericial, sobretudo em exames solicitados por varas criminais, mas principalmente pela gravidade dos crimes cometidos por seus portadores. Pelas próprias características anteriormente descritas, tais indivíduos são capazes de práticas cruéis, embora jamais sejam vistas por eles dessa forma. Conforme abordagem feita no tópico sobre os aspectos conceituais, esse tipo de TP não pode ser considerado sinônimo de psicopatia, como reforça Ogloff,[9] apesar de ser o diagnóstico clínico que mais se aproxima a tal quadro.

TRANSTORNO DA PERSONALIDADE EMOCIONALMENTE INSTÁVEL

O TP emocionalmente instável é caracterizado por: tendência a agir de modo imprevisível e impulsivo, sem consideração pelas consequências; humor imprevisível e instável; tendência a acessos de cólera e incapacidade de controlar o comportamento impulsivo; tendência a adotar comportamento explosivo e a entrar em conflito com os outros, particularmente quando os atos impulsivos são contrariados ou censurados.

Existem dois subtipos desse TP: o impulsivo e o *borderline*. O subtipo impulsivo é caracterizado basicamente pelas características descritas, ou seja, instabilidade emocional e falta de controle de impulsos. O subtipo *borderline*, por sua vez, além das características de instabilidade emocional, pode revelar perturbações da autoimagem, com dificuldade de definição das próprias preferências pessoais, bem como dos objetivos e projetos de vida. Há um consequente sentimento de vazio, o que pode colaborar para que o paciente recorra a relacionamentos pessoais intensos e instáveis. Também apresenta tendência a adotar comportamentos autodestrutivos, incluindo tentativas de suicídio.

Diferentemente da maioria dos TPs, que apresentam uma constância na manifestação de suas características, o *borderline* é conhecido por exibir verdadeira instabilidade sintomatológica, com várias manifestações clínicas. Outra característica marcante desse subtipo emocionalmente instável é a imprevisibilidade da mudança de aparente normalidade para crise aguda, a qual pode ser desencadeada por uma situação de estresse, representada por uma vivência de frustração, perda ou separação. Esse tipo de crise pode se manifestar com comportamento de auto ou heteroagressão, ideias de perseguição, podendo também exibir sintomas psicóticos transitórios. Embora geralmente seja detectado na adolescência, suas características podem manifestar-se em qualquer faixa etária, e a evolução do quadro é impossível de ser prevista. A frequente comorbidade observada explica, em parte, sua heterogeneidade. Quando comparados a paciente com outros tipos de TP, os portadores do tipo *borderline* têm probabilidade muito maior de sofrer de algum outro tipo de transtorno mental, de modo que a prevalência da forma pura desse tipo de transtorno é muito baixa.

O TP *borderline* é diagnosticado com muito mais frequência em mulheres do que em homens. Cerca de um quarto das mulheres presas pode ter esse tipo específico de transtorno,[28] apesar de ser relatada uma prevalência bem mais baixa nesse universo carcerário (6,1%).[29] Um estudo britânico com prisioneiros não encontrou associação entre traços de TP *borderline* e comportamento agressivo.[30] No entanto, tem-se argumentado que uma mistura de traços *borderline* e antissocial está fortemente relacionada ao comportamento criminoso.[31] O TP *borderline* tem sido associado a perseguição, possivelmente relacionada à tendência de seus portadores de manifestar extremos de idealização ou de depreciação em relação a outras pessoas, incluindo os profissionais da saúde mental que estejam cuidando deles.[32]

TRANSTORNO DA PERSONALIDADE HISTRIÔNICA

O TP histriônica caracteriza-se por: dramatização, teatralidade e expressão exagerada de emoções; sugestionabilidade; afetividade superficial e lábil; egocentrismo; busca contínua de excitação, apreciação por outros e por atividades em que seu portador seja o centro das atenções; comportamento sedutor inapropriado por meio da aparência ou preocupação excessiva com sua atratividade física. A afetividade, superficial e lábil, e o egocentrismo dificultam a manutenção de um relacionamento estável de longa duração.

No exame psiquiátrico, os periciandos com esse tipo de TP podem ser cooperativos e geralmente prestam informações detalhadas, marcadas, entretanto, por um tom dramático. Embora isso seja mais frequente no sexo feminino, pessoas de ambos os sexos podem adotar um comportamento sedutor diante do perito. A repressão e a dissociação parecem ser os mecanismos de defesa mais presentes nos indivíduos com TP histriônica, o que lhes gera dificuldades para manter um contato consciente e de grau satisfatório com os próprios sentimentos.

TRANSTORNO DA PERSONALIDADE ANANCÁSTICA

O TP anancástica, classificado na CID-10,[2] corresponde ao transtorno da personalidade obsessivo-compulsiva descrito no DSM-5,[1] sendo caracterizado pelos seguintes aspectos: sentimentos de dúvida e de cautela excessivos; preocupação com detalhes, regras, ordem ou esquemas; perfeccionismo que compromete a conclusão de tarefas; escrupulosidade e preocupação indevida com produtividade; exclusão do prazer e das relações interpessoais; pedantismo e aderência excessiva às convenções sociais; rigidez e teimosia; insistência para que os outros se submetam a sua maneira de fazer as coisas ou relutância em permitir que os outros façam determinadas coisas; pensamentos ou impulsos repetitivos e intrusivos, sem alcançar, no entanto, a gravidade de um transtorno obsessivo-compulsivo.

Os indivíduos com esse tipo de TP são considerados sistemáticos ou metódicos por amigos ou familiares, além de serem descritos como tendo um afeto constrito, ou seja, mantêm-se contidos, não alcançando espontaneidade em suas manifestações. Esse tipo de rigidez no padrão pessoal pode ser percebido no exame psiquiátrico, por meio do formalismo e da seriedade do examinando, que se esforça para fornecer os mínimos detalhes, muitas vezes desnecessários, em uma busca inútil da resposta perfeita ao que se pergunta. Também inútil seria lhe solicitar mais objetividade, pois sente ansiedade significativa se não lhe é dada a oportunidade de falar o que deseja.

TRANSTORNO DA PERSONALIDADE ANSIOSA (ESQUIVA)

O TP ansiosa é caracterizado por: sentimentos persistentes e invasivos de tensão e apreensão; crença na ideia de ser socialmente inepto, pessoalmente desinteressante ou inferior aos outros; hipersensibilidade à crítica e à rejeição; relutância em se envolver com pessoas, a não ser quando tem a certeza de ser apreciado; restrições no estilo de vida por necessidade de segurança física; esquiva de atividades que saem da rotina; e exagero dos perigos ou riscos potenciais em situações banais.

Apesar de os indivíduos com esse tipo de TP desejarem ter uma vida socialmente participativa, bem como projeção em seu desempenho profissional, o perfil descrito anteriormente os impede de concretizar tal desejo. Portanto, apesar de haver um afastamento do convívio social, os motivos que os levam a adotar tal postura são fundamentalmente diferentes das razões que levam os portadores de TP esquizoide ou antissocial a não terem bons relacionamentos interpessoais. A insegurança e a ansiedade dos indivíduos com TP ansiosa ou esquiva podem ser facilmente percebidas ao longo da perícia psiquiátrica, pois se manifestam em grau diretamente proporcional ao sentimento de não estar agradando ao entrevistador.

TRANSTORNO DA PERSONALIDADE DEPENDENTE

O TP dependente caracteriza-se por: atitude de encorajar ou permitir que outros tomem a maioria das decisões importantes em sua vida; submissão passiva à vontade do outro; relutância em fazer exigências, ainda que razoáveis, às pessoas das quais depende; sentimento de desconforto ou desamparo quando sozinho, em decorrência de medo exagerado da incapacidade de cuidar de si; medo de ser abandonado; e capacidade limitada de tomar decisões cotidianas sem recorrer a um excesso de conselhos de terceiros e reasseguramento pelos outros.

É possível perceber esse padrão de funcionamento submisso no decorrer do exame do periciando, uma vez que ele tende a repetir com o perito a forma de relacionamento que estabelece com as outras pessoas. Na entrevista, é possível perceber a influência que esse perfil de personalidade exerce nas diferentes esferas da vida do indivíduo. No plano profissional, não consegue exercer atividade autônoma ou cargo de chefia. No casamento, tende a aceitar os mais diversos desvios de comportamento do cônjuge, pois o sofrimento causado pelo comportamento do outro não é maior do que o sofrimento que experimenta ao estar sozinho.

OUTROS TRANSTORNOS ESPECÍFICOS DA PERSONALIDADE

Os TPs descritos no DSM-5[1] especificamente como esquizotípico e narcisista não constam dessa forma na CID-10,[2] e sim reunidos sob o código F60.8, como "outros transtornos de personalidade", que incluem, por sua vez, a personalidade excêntrica e a narcisista. De acordo com as diretrizes diagnósticas da CID-10,[2] TP esquizoide está incluído no transtorno esquizotípico (F21). No entanto, esse sistema classificatório informa que essa rubrica de diagnóstico não é recomendada para uso geral, pois não está claramente demarcada da esquizofrenia simples ou de TP esquizoide ou paranoica.[2]

Segundo o DSM-5,[1] o TP esquizotípica é marcado por ideias (mas não delírios) de referência, pensamento mágico, distorção da percepção, bizarrice no discurso, ideias paranoides, inadequação ou constrição do afeto, excentricidade no comportamento, falta de relacionamentos íntimos e ansiedade social. Já a personalidade narcisista é caracterizada por uma autoimagem grandiosa, fantasias carregadas de idealizações a respeito das próprias capacidades, crença na ideia de ser uma pessoa especial, necessidade de ser intensamente admirado e, portanto, expectativa de receber um tratamento especial, tendência a se aproveitar e tirar vantagens dos relacionamentos interpessoais, ausência de empatia e manifestações de inveja e arrogância.

Aspectos periciais

A prática psiquiátrica pericial difere da prática assistencial em diversos aspectos, e um deles é a própria condução do exame psiquiátrico. Enquanto o psiquiatra que exerce um papel terapêutico ou assistencial tende a tomar como verdade o que o paciente relata, isso não ocorre no mesmo grau na perícia, já que em muitas situações o examinando tem uma expectativa sobre o laudo a ser realizado, esperando que esse documento contribua no desenrolar de sua situação jurídica, o que pode levá-lo a omitir informações importantes, bem como fornecer dados falseados ou distorcidos.

A entrevista psiquiátrica, acompanhada do exame do estado mental, é de extrema importância para a perícia, conforme explicado no Capítulo 4, dedicado ao exame pericial. A observação atenta do comportamento do examinando, desde o momento em que ele entra na sala de exame, é de extremo valor, uma vez que tende a repetir com o profissional, mesmo no plano inconsciente, seu padrão de relacionamento interpessoal, o que pode ser utilizado como critério diagnóstico. Tal observação demanda tempo, e isso não pode ser negligenciado pelo perito nem pela direção da instituição na qual trabalha. Assim, é inadmissível que o médico perito seja pressionado a realizar um número de perícias que ultrapasse um limite necessário para a manutenção da boa qualidade de seu trabalho. Apesar de essa observação poder ser aplicada a todo e qualquer procedimento pericial, ela é especialmente importante no caso dos TPs, uma vez que nessa classe de transtornos existe um comprometimento do indivíduo no plano interpessoal e isso pode ser percebido na própria relação entre perito e periciando. Assim, enquanto um indivíduo com TP histriônica pode exibir um comportamento sedutor em relação ao perito, outro examinando, com transtorno de características predominantemente esquizoides, pode se mostrar afetivamente embotado.

A partir do exame psiquiátrico inicial, o perito terá uma noção do quadro do examinando e, a depender do que foi observado nesse primeiro contato, poderá utilizar diferentes recursos complementares, como a solicitação de exames de neuroimagem, caso tenha percebido sinais de transtorno orgânico. Lesões de lobo frontal podem produzir um quadro que simula algumas características de TP antissocial, como irritabilidade, explosões de agressividade, comprometimento de aspectos mais refinados do convívio social e insensibilidade aos sentimentos alheios.

Outro recurso complementar importante é representado pela avaliação psicológica, que pode, por sua vez, fornecer dados preciosos para uma conclusão diagnóstica. Diversos municiandos podem tentar exercer controle sobre a própria fala, no sentido de revelar ou não certas informações ao perito ou falseá-las. Isso é particularmente importante em certos tipos de TP, como o antissocial.

A fim de detectar respostas manipuladoras, algumas ferramentas de avaliação de personalidade foram desenvolvidas, como o Minnesota Multiphasic Personality Inventory II (MMPI-II)[33] e o Psychopathic Personality Inventory Revised (PPI-R).[12] Outro recurso utilizado é o Balanced Inventory of Desirable Responding (BIDR).[34]

Embora alguns psiquiatras solicitem que seja realizado algum tipo específico de teste psicológico, é desejável que a escolha dos instrumentos diagnósticos a serem utilizados fique a cargo dos próprios psicólogos, que terão condições de avaliar quais os testes que poderiam ser mais pertinentes a cada caso. É importante, ainda, que o psiquiatra tenha uma comunicação direta com o psicólogo, no sentido não só de lhe comunicar previamente o que deseja que seja explorado na avaliação, mas também com o propósito de estabelecer, por meio de um trabalho pericial integrado, uma troca posterior entre as percepções psiquiátricas e psicológicas, possibilitando, assim, o alcance de um diagnóstico mais fiel à realidade psíquica do examinando. O fato de os TPs apresentarem um padrão duradouro de suas manifestações clínicas permite a avaliação presente de determinado comportamento provavelmente adotado no passado.

Além dos exames complementares, pode ser muito útil a realização de entrevistas com familiares do municiando. Isso é particularmente importante em alguns tipos específicos de TP, como o paranoide. É importante checar até que ponto pensamentos e sentimentos persecutórios podem ter base na realidade e, a partir desse dado, avaliar em que medida o indivíduo está reagindo a certos estímulos de forma proporcional ou desproporcionalmente intensa.

Pesquisas realizadas com prontuários hospitalares ou relatórios de psiquiatras assistentes do municiando também podem fornecer dados adicionais importantes, pois são informações de natureza técnica. Enquanto os familiares têm uma visão leiga do comportamento do municiando, o psiquiatra pode fornecer um quadro tecnicamente mais elucidativo do ponto de vista diagnóstico, além de o relatório poder ser considerado um documento médico-legal. No entanto, nem sempre é possível recorrer a tais documentos. Muitas vezes, eles inexistem, e a perícia pode representar o primeiro contato entre o indivíduo com TP e um psiquiatra, pois a já referida sintonia que pode haver entre o paciente e seu transtorno leva-o a não buscar assistência psiquiátrica.

Como em toda perícia psiquiátrica, a leitura atenta do processo judicial é fundamental. A denúncia oferecida pelo Ministério Público, bem como as informações das autoridades policiais, podem proporcionar uma boa noção do *modus operandi* de um periciando que tenha cometido um crime. Esse *modus* pode estar associado a um padrão de funcionamento mental compatível com algum tipo específico de TP. Ademais, as informações prestadas por ele às autoridades policiais na época de determinada prática criminosa devem ser comparadas ao seu depoimento em juízo. Ambos os depoimentos, por sua vez, devem ser comparados às informações oferecidas no momento do exame. Indivíduos com TP antissocial podem ser bastante inteligentes e bem articulados em sua comunicação e conseguem mentir sem serem denunciados por qualquer tipo de constrangimento, uma vez que a mentira pode ser um recurso utilizado por eles com bastante naturalidade. Todavia, é importante jamais perder de vista o vértice pericial, ou seja, apesar de esse tipo de conduta apresentar certo caráter policialesco, a meta do perito deve ser sempre o esclarecimento da realidade psíquica do examinando.

Por fim, não existe consenso entre os peritos sobre o melhor momento para a comunicação com o psicólogo referida anteriormente, assim como também não existe consenso sobre quando o processo deve ser lido. Vários psiquiatras defendem a ideia de que não deve haver comunicação com os psicólogos sobre impressões diagnósticas antes que eles realizem seus exames, para que não haja qualquer tipo de influência nessas avaliações. Nessa mesma linha de raciocínio, há quem defenda a leitura do processo somente após a entrevista psiquiátrica, para que sua condução não fique excessivamente direcionada à simples confirmação de uma impressão diagnóstica prévia, baseada tão somente na leitura dos documentos legais. No que se refere a esse aspecto, os autores deste capítulo discordam dessas restrições, por entenderem que tanto os psiquiatras quanto os psicólogos têm condições de perceber situações que podem exercer influência na condução de seus trabalhos periciais e, dessa forma, ficar atentos para que isso não aconteça.

Terapêutica

Embora não representem uma prioridade na esfera forense, os aspectos terapêuticos precisam ser discutidos, uma vez que o perito é solicitado frequentemente a emitir opinião sobre o tratamento indicado ao periciando. Ademais, psiquiatras forenses podem trabalhar também em hospitais de custódia no tratamento de pacientes em medida de segurança detentiva. O comportamento dos psiquiatras ante sinais e sintomas apresentados por pacientes conhecidos previamente como portadores de algum tipo de TP é significativamente variável. Muitos dos comportamentos adotados pelos pacientes, como tentativas de suicídio, são vistos por alguns profissionais como manipuladores, realizados sob pleno controle voluntário, enquanto, por outros, são interpretados como verdadeiramente decorrentes de algum transtorno psiquiátrico. Isso revela uma espécie de preconceito por parte de alguns médicos em relação a essa classe de transtornos, e tal ponto de vista exerce influência indubitável sobre a conduta ou a recomendação terapêutica. Além disso, esses pacientes são considerados irritantes e de difícil manejo, além de tratar-se de indivíduos com baixa probabilidade de seguir o tratamento recomendado.[35] É possível que a dificuldade experimentada pelo psiquiatra na condução do tratamento seja provocada, ao menos parcialmente, por dificuldades contratransferenciais, o que vem sendo alertado por alguns profissionais da área.[7] Por esse motivo, para que haja um bom manejo terapêutico, é fundamental que o psiquiatra consiga perceber quais os mecanismos de defesa que estão em jogo no comportamento do paciente, de modo a poder ter uma visão o mais fidedigna possível de seu quadro psíquico.

Pacientes com TP paranoide, por exemplo, frequentemente utilizam o mecanismo de projeção, enquanto pacientes do tipo *borderline* recorrem à identificação projetiva.

Muitos pacientes com TP chegam aos psiquiatras levados por familiares ou pessoas próximas que perceberam neles um comportamento incomum, estranho, mas que não foi percebido pelos próprios pacientes como *patológico* ou desviante. De forma diferente, muitas vezes, eles apresentam motivos que consideram plausíveis para adotar tal comportamento, o que dificulta o interesse pela busca de ajuda, como ocorre, por exemplo, com o tipo paranoide. Em outros casos, a elucidação de um diagnóstico de TP ocorre durante uma perícia psiquiátrica somente após seus portadores terem cometido algum delito, ou estarem envolvidos em alguma questão legal em Vara de Família, como se costuma observar nos tipos antissocial e *borderline*, respectivamente.

Uma vez que tenham uma longa história de desenvolvimento, os TPs não podem ser tratados de forma rápida, como geralmente a família do paciente espera ou supõe. Ao contrário, deve-se esclarecer, tanto aos familiares quantos aos próprios pacientes, sobre a natureza prolongada do tratamento, que deve incluir tanto abordagem psicoterápica quanto, em alguns casos, medicamentosa. Do ponto de vista terapêutico, o TP *borderline* se diferencia dos demais por uma resposta aparentemente boa ao tratamento. Tais pacientes não se mostram sintônicos ao transtorno, o que também ocorre com muitos outros tipos de TPs, e manifestam, consequentemente, interesse em serem ajudados.

O tratamento psicoterápico é fundamental, mas costuma esbarrar na dificuldade representada pela falta de motivação e interesse nos casos em que há sintonia entre o indivíduo e seu transtorno. Entretanto, indivíduos com TP antissocial chegam a participar de atividades psicoterápicas quando se encontram internados em alguma instituição psiquiátrica, ainda que compulsoriamente, por determinação judicial. Contudo, tão logo recebam alta hospitalar, observa-se uma frouxidão do vínculo terapêutico previamente estabelecido, com retorno ao padrão transgressor.

O tratamento medicamentoso pode ser útil para aliviar a sintomatologia apresentada. Dessa forma, tranquilizantes menores, como benzodiazepínicos, podem amenizar temporariamente a ansiedade presente nos casos de TP paranoide, histriônica, dependente e emocionalmente instável, mas devem ser usados com cautela com os antissociais, devido ao frequente abuso de substâncias praticado por esses pacientes. Os portadores de TP ansiosa podem ser beneficiados com o uso de betabloqueadores, bem como de ansiolíticos benzodiazepínicos.

Medicamentos antipsicóticos em pequenas doses podem ser utilizados em situação de agitação ou para controle de sintomas psicóticos eventuais. Podem ser eficazes em pacientes com TP paranoide, esquizoide ou *borderline*. Alguns autores também recomendam essa classe de medicamentos para o controle do sintoma de desrealização, apresentado por indivíduos com TP histriônica. Os antidepressivos constituem um recurso bastante utilizado em pacientes com TP *borderline* e também podem ser utilizados em portadores de TP histriônica, ansiosa ou dependente, uma vez que todos eles estão sujeitos a desenvolver quadros depressivos. Os medicamentos antidepressivos, especialmente os inibidores seletivos da recaptação de serotonina e a clorimipramina, que apresentam eficácia no controle de manifestações obsessivo-compulsivas, podem ser utilizados em pacientes com TP anancástica, caso desenvolvam tais sintomas. Por fim, medicamentos estabilizadores do humor têm sido utilizados com tentativa de controlar, ainda que parcialmente, manifestações impulsivas que podem estar presentes em diversos tipos de transtornos, tais como o *borderline* e o antissocial. No entanto, Rodrigo e colaboradores[36] afirmam que não existe qualquer evidência substancial de eficácia da farmacoterapia para *pessoas antissociais*.

Os programas de tratamento para os infratores com transtorno mental existem em muitos países, com o objetivo principal de reduzir a reincidência criminal. Como os indivíduos com TPs têm recebido cada vez mais foco em psiquiatria geral, em alguns países, também tem-se observado um interesse crescente em psiquiatria forense no que se refere ao tratamento desses pacientes, acompanhado de melhorias na prestação de serviços.

No Reino Unido, o interesse crescente pelo tema tem sido exemplificado pela publicação de orientações oficiais para o tratamento dos TPs antissocial[37] e *borderline*,[38] que são os dois tipos mais comumente encontrados nas prisões. O Ministério da Justiça, por sua vez, emitiu um guia para os profissionais que trabalham com infratores portadores de TPs.[39] O tratamento para esses infratores pode ser realizado dentro do próprio sistema correcional ou em unidades de segurança psiquiátrico-forenses especializadas e sob os auspícios do Ministério da Justiça ou do Ministério da Saúde. Esse tratamento é fornecido pelo Serviço Nacional de Saúde dentro dos três hospitais especiais de alta segurança naquele país ou, então, em hospitais regionais menores, com nível de segurança médio ou baixo. O tratamento abrange enfermeiros de saúde mental, assistentes sociais, psicólogos e terapeutas ocupacionais. As equipes são chefiadas por psiquiatras forenses.

A Holanda tem um sistema bem estabelecido para o tratamento obrigatório de infratores com personalidade gravemente transtornada em unidades especializadas, o sistema TBS (*terbeschikkingstelling*).

Na Alemanha, um preso julgado como tendo nula ou reduzida responsabilidade por seu crime em decorrência de transtorno mental, incluindo TP grave, e que é suposto ter um alto risco de reincidência, pode ser sentenciado a realizar tratamento em um hospital psiquiátrico-forense. O tratamento também é oferecido por unidades terapêuticas sociais autônomas ou departamentos sociais terapêuticos de grandes prisões. No entanto, tem sido criticada a falta de consenso entre psiquiatras e juristas sobre como julgar a responsabilidade legal de criminosos com TP.[40]

O tratamento dos infratores portadores de TP deve seguir os princípios estabelecidos para o tratamento de indivíduos com esse tipo de transtorno em contextos não forenses. Além disso, ele deve objetivar especificamente o comportamento agressivo dos infratores. Os TPs são muito prevalentes entre prisioneiros, especialmente em sua forma antissocial, encontrada em 1 de cada 2 presos do sexo masculino e em 1 de cada 5 do sexo feminino.[28]

Com porcentagens tão elevadas, é possível supor que os programas estruturados de reabilitação existentes para a população infratora acabarão alcançando também, com certa eficácia, aqueles infratores que tenham algum TP, uma vez que tais programas terão sido desenvolvidos para essa população específica, que apresenta altos índices desse transtorno entre seus componentes. A maioria dos programas baseados em evidências, como o Reasoning and Rehabilitation (R&R),[41] é oriunda de países anglo-saxões. Outras intervenções baseadas em grupos frequentemente oferecidas são os vários programas de tratamento para autores de crimes sexuais, além dos de manejo da raiva e daqueles que visam à redução do uso indevido de álcool e drogas.

As dificuldades relacionadas ao núcleo da personalidade são extremamente difíceis de serem mudadas devido a sua própria natureza duradoura, infiltrante e inflexível. No entanto, as características frequentemente associadas a disfunções da personalidade, tais como sintomas comórbidos de doença mental, abuso de drogas e impulsividade/agressividade, costumam ser mais passíveis de intervenção.

É importante que as unidades que lidam com tratamento e reabilitação de agressores com TP tenham pessoal adequadamente preparado, experiente e suficientemente treinado e motivado. Diante do fato de que as dificuldades nucleares de uma pessoa com TP são de domínio interpessoal, tais indivíduos podem representar desafios excepcionais. Os funcionários envolvidos em seu tratamento ou reabilitação precisam estar preparados para violação sub-reptícia e aberta das regras; comportamento manipulador, como o aliciamento de pessoal inexperiente, chegando mesmo a dividir a equipe; hostilidade; exigências descabidas; comportamento provocativo ou passivo-agressivo; automutilação; extremos de idealização e desvalorização; abuso verbal, ameaças e insultos; assim como agressão física. Trabalhar com um grupo de delinquentes/pacientes é exigente, estressante e pode levar a equipe a uma sensação de perda de controle sobre a dinâmica da unidade, com sentimentos de frustração, e chegar a um *burnout*. Portanto, uma seleção adequada da equipe de trabalho, supervisão e apoio é indispensável para impedir a escalada dos níveis de desmoralização do grupo, das licenças médicas frequentes e da desistência da equipe.

Prognóstico

A discussão dos aspectos prognósticos é especialmente importante na psiquiatria forense, devido aos frequentes questionamentos procedentes do sistema judiciário a respeito da evolução de um determinado TP. É comum o perito se deparar com questões a respeito do caráter transitório ou permanente do transtorno, bem como a respeito da indicação do tratamento mais adequado, da duração prevista para esse tratamento e, ainda, do risco de o periciando vir a adotar um comportamento violento, expresso pelo termo *periculosidade*.

O prognóstico dos TPs é bastante variável, uma vez que não depende somente de seu tipo específico. Além da possibilidade de coexistência de manifestações de mais de um tipo de TP, bem como de comorbidade psiquiátrica, outros fatores exercem influência importante na evolução do quadro clínico apresentado pelo indivíduo. Dessa forma, são consideradas variáveis significativas: a intensidade do transtorno, incluindo-se aí os mecanismos de defesa predominantes; a motivação para o tratamento; a existência ou não de apoio familiar consistente; as exigências sociais e profissionais às quais o indivíduo está sendo submetido; entre outros fatores. Isso faz os prognósticos serem avaliados separadamente, de acordo com cada caso.

De modo geral, o prognóstico é considerado pouco favorável, em função do padrão de inflexibilidade que caracteriza a maioria dos TPs, e por eles serem geralmente egossintônicos, o que acarreta a falta de seu reconhecimento pelos pacientes e o consequente desinteresse pelo tratamento. A maioria dos TPs apresentará manifestações clínicas persistentes ao longo da vida, embora exista a possibilidade de abrandamento com o avançar da idade, o que é reconhecido por diversos autores em casos de TPs antissocial e histriônica. O TP *borderline* parece ter um prognóstico de longo prazo melhor do que se reconhecia anteriormente. Estudos de longo prazo indicam que a maioria dos pacientes com esse transtorno tende à remissão à medida que envelhece, com melhora lenta, mas constante, no funcionamento psicossocial.[42]

Os portadores de TP paranoide apresentam probabilidade maior de desenvolver psicose esquizofrênica no futuro quando comparados à população em geral, o que pode ser aplicado também ao TP esquizoide. Já o TP anancástica tem prognóstico bastante imprevisível. Os indivíduos com TP ansiosa ou esquiva podem ter funcionamento relativamente bom se lhes for proporcionado um ambiente de proteção adaptado às suas dificuldades e limites. Caso contrário, podem desenvolver quadros depressivos e ansiosos. O TP dependente, quando tratado, pode ter prognóstico favorável. No entanto, os pacientes não tratados podem limitar seus relacionamentos às pessoas das quais dependem e, mesmo assim, com grande risco de sofrimento, decorrente dos abusos aos quais estão sujeitos.

Várias ferramentas têm sido desenvolvidas para auxiliar na avaliação do risco de violência (ou violência sexual), como o Historical Clinical Risk Management-20 (HCR-20V3),[43] o Sexual Violence Risk-20,[44] o Violence Risk Appraisal Guide (VRAG) e o Sex Offender Risk Appraisal Guide (SORAG).[45] Essas ferramentas também podem ser aplicadas aos indivíduos que têm algum TP, para complementar a avaliação clínica.

Aspectos forenses

Os TPs são considerados, em psiquiatria forense, uma perturbação da saúde mental,[46] condição clinicamente menos grave que a doença mental. Abdalla-Filho e colaboradores[5] advertem que a apresentação de um transtorno mental nem sempre é tão óbvia e, assim, pode passar despercebida por pessoas leigas em psiquiatria, o que leva à manutenção de muitos portadores de TP em ambientes prisionais sem receber a devida atenção psiquiátrico-forense. As perturbações da saúde mental diferem das doenças mentais no aspecto forense pelo tipo e pelo grau de interferência que exercem na capacidade de um indivíduo estar e se relacionar na sociedade. No âmbito criminal, caracteristicamente, examinam-se as capacidades de entendimento e de determinação de um indivíduo com TP em relação a um ato criminoso praticado por ele e/ou a sua periculosidade. No plano cível, por sua vez, são frequentes as solicitações periciais para fins de interdição, quando se questiona a capacidade do indivíduo de reger a si mesmo e administrar seus bens, ou no decorrer de processos perante as Varas de Família, em que se discute a capacidade para o exercício da guarda dos filhos.

A capacidade de entendimento de um indivíduo em relação a um determinado ato depende basicamente de sua condição cognitiva. Diferentemente das doenças mentais e do desenvolvimento mental incompleto ou retardado, que com frequência afetam a cognição de forma significativa, a grande maioria dos indivíduos com TP mantém a capacidade de entendimento preservada em relação a um ato específico. Embora exceções possam ocorrer, não se observa um comprometimento da esfera intelectual, ou seja, os indivíduos com TPs geralmente são considerados detentores de plena capacidade de entendimento em relação à prática de um determinado ato.

A maior questão relacionada à perícia dos indivíduos com TP na esfera criminal recai sobre a avaliação da capacidade de determinação em relação ao ato praticado. Isso se deve ao fato de que tal capacidade não depende somente de sua própria condição de entendimento, mas envolve também a dimensão volitiva do ato praticado, o que está frequentemente alterado nos portadores desses transtornos, conforme as descrições relatadas no tópico sobre os aspectos diagnósticos. Dessa forma, a sensibilidade exagerada a contrariedades e rejeições dos indivíduos com TP paranoide, assim como a baixa tolerância à frustração e o baixo limiar para descarga de agressão dos indivíduos com TP antissocial, podem ser exemplos paradigmáticos de interferência da esfera emocional em suas capacidades de determinação, apesar da preservação da capacidade de entendimento.

A capacidade de determinação costuma estar preservada nos casos de intensidade leve que não guardam nexo causal com o delito praticado, mas essa capacidade pode-se mostrar comprometida quando o TP adquire uma gravidade maior e apresenta nexo causal com o ato criminoso analisado. Em termos jurídicos, portanto, esses indivíduos podem ser enquadrados na imputabilidade ou na semi-imputabilidade, dependendo de terem ou não algum prejuízo na capacidade de determinação para o delito analisado. A inimputabilidade não se aplica aos portadores de TP, de modo que, quando ocorre, resulta de alguma comorbidade psiquiátrica, em especial do uso ou abuso de substância química.

Em relação aos indivíduos com TP paranoide, alguns podem cometer atos delituosos acreditando estar se defendendo de provocações ou agressões. Outra possibilidade é a de que esses mesmos indivíduos recorram aos tribunais para reparar danos morais ou materiais supostamente sofridos por eles. Embora possa haver algum fundo de realidade em sua queixa, observa-se, com frequência, uma desproporção entre o prejuízo sofrido e a forma tenaz com que se empenham na obtenção da reparação.

Os pacientes com TP esquizoide são considerados, por alguns autores, como indivíduos propensos à delinquência, com tendência a delitos com requintes de crueldade, provavelmente decorrentes de um primitivismo psíquico. No entanto, outros profissionais[47] discordam dessa visão e alertam para a necessidade de distinção entre essa população e a que apresenta TP antissocial, uma vez que ambas podem manifestar frieza emocional.

No TP antissocial, há agressividade e impulsividade latentes que não ocorrem no TP esquizoide, de forma que essa tendência à violência demarca uma diferença básica dos dois tipos. Convém lembrar o que foi dito a respeito da importância do TP antissocial na psiquiatria forense, em virtude do alto grau de envolvimento de seus portadores em atividades transgressoras, o que não é surpreendente, dada a sobreposição entre o conceito diagnóstico desse transtorno e a noção geral de criminalidade. O TP antissocial apresenta frequente comorbidade com outros transtornos, principalmente dependência química, o que leva alguns autores a afirmar que é raro haver um diagnóstico exclusivo desse tipo de TP.[48]

É reconhecidamente comum o comportamento de autoagressão dos indivíduos portadores de TP *borderline*, em função do frágil controle que apresentam sobre seus impulsos. Em decorrência dessa dificuldade, eles também podem praticar agressões físicas contra outras pessoas durante comportamentos explosivos. Outras manifestações podem incluir furtos em lojas e abuso de drogas.

Os portadores de TP histriônica, por sua vez, podem se envolver em práticas de menor gravidade, tais como calúnias e ameaças, em decorrência das características já descritas no item diagnóstico e classificação. Também podem cometer tentativas de suicídio, geralmente frustradas.

O TP anancástica (obsessivo-compulsiva) guarda relação causal inconsistente com a atividade criminosa. Quando ocorre, a conduta transgressora ou delituosa é decorrente muito mais de um comportamento de omissão do que propriamente de uma ação. Trata-se de uma consequência das dúvidas sofridas pelo paciente, bem como de seu aprisionamento a detalhes, o que o leva à incapacidade de escolher e a uma verdadeira paralisia da capacidade de tomada de decisão. Os portadores desse tipo de transtorno acabam por envolver pessoas próximas a eles, motivados pelo desejo de que se adaptem a sua forma de viver.

O TP ansiosa também não apresenta uma relação causal significativa com atividades criminosas, e, assim como no TP anancástica, seus portadores podem praticar crimes por omissão. Nesse caso, a diferença reside naquilo que motiva essa omissão, uma vez que os indivíduos com TP ansiosa sofrem muito mais em decorrência dos temores motivados por hipersensibilidade a críticas, bem como pelo medo de correrem riscos, frequentemente superdimensionados por eles.

A semi-imputabilidade ou responsabilidade penal diminuída nos casos de TP dá margem a uma discussão calorosa sobre suas possíveis consequências. Segundo o parágrafo único do Artigo 26 do Código Penal,[49] é possível que um indivíduo nessas condições tenha sua pena diminuída em um ou dois terços. Isso significa colocar em liberdade, em um menor prazo, alguém que teria potencial para cometer delitos em grau maior do que a população em geral, como certos indivíduos portadores de TP antissocial. Ademais, a condição de semi-imputabilidade dos indivíduos com esse tipo específico de TP pode até mesmo estimular suas práticas criminosas, pela possibilidade de que interpretem a redução da pena como uma espécie de direito adquirido para a prática de delitos.

Outro ponto relevante é representado pela possibilidade de decisão judicial, conforme o teor do Artigo 98 do Código Penal brasileiro,[50] convertendo uma pena restritiva da liberdade em medida de segurança para que o agente receba um *especial tratamento curativo*. Essa possibilidade, no caso dos TPs, é um recurso bastante discutível, considerando-se não somente a grande dificuldade de haver tratamento efetivo para os TPs, mas também que esse tratamento seja *curativo*. Esse aspecto é relevante, pois observa-se uma pressão social e judicial para que criminosos com graves TPs tenham suas penas convertidas em medidas de segurança (com o beneplácito do perito psiquiatra) para que, na prática, recebam uma espécie de prisão perpétua. No entanto, o psiquiatra forense deve se ater a sua função pericial, não sendo admissível a elaboração de um laudo que não seja fiel ao quadro psiquiátrico apresentado pelo periciando, qualquer que seja o argumento alegado, tampouco o desempenho de um papel que fuja a sua função precípua de perito. Isso não exclui a possibilidade de que teça comentários que julgue pertinentes a sua função.

No plano cível, a maioria dos pacientes com TP não sofre qualquer tipo de intervenção judicial. No entanto, casos graves, que provocam grandes prejuízos para o próprio indivíduo, bem como para a família e, por extensão, para a sociedade, podem indicar a necessidade de uma interdição parcial. São passíveis de interdição aqueles indivíduos que não têm plena capacidade de reger sua própria pessoa e administrar seus bens. Por exemplo, um paciente que seja portador de um TP com predomínio de manifestações antissociais desenvolve um quadro de dependência de álcool e/ou drogas e consome seu tempo, bem como seus recursos financeiros, em uma busca incessante de prazer imediato, sem medir as consequências de seus atos. Essas pessoas têm história de tentativas frustradas de tratamento, incluindo internações em clínicas psiquiátricas, e não conseguem organizar-se minimamente na vida em seus aspectos profissional, financeiro, social e afetivo. Outro cenário cível que esses pacientes costumam frequentar são as Varas de Família, pois, em função de suas características de personalidade, a vida conjugal e familiar muitas vezes torna-se insuportável para seus cônjuges, redundando em ações de separação e divórcio e, muitas vezes, extrapolando-se para a discussão sobre a guarda dos filhos.

Considerações finais

Os TPs, ao mesmo tempo que têm uma enorme importância na psiquiatria forense, pelos motivos expostos, não recebem uma abordagem homogênea dos psiquiatras, sobretudo no que se refere à responsabilidade penal e à capacidade civil de seus portadores.

A avaliação diagnóstica dos TPs deve ser conduzida com realização de entrevistas livres, complementadas, quando necessário, por testes psicológicos ou mesmo entrevistas previamente estruturadas.

Do ponto de vista da perícia criminal, a tônica recai sobre a avaliação da capacidade de determinação dos portadores de TP, uma vez que a capacidade de entendimento não é comprometida. A capacidade de determinação depende da natureza das manifestações clínicas, bem como da intensidade dos sintomas. Assim, a partir desses dois fatores, a repercussão jurídica pode se situar na imputabilidade ou alcançar a semi-imputabilidade. No plano cível, da mesma forma, o periciando pode ter capacidade plena ou parcial de reger sua pessoa e administrar seus bens.

É muito frequente que existam comorbidades. Consequentemente, o periciando pode chegar para um exame específico, como o de dependência de drogas, procedente de alguma vara criminal, e descobrir-se que essa dependência é uma das manifestações da personalidade transtornada. Nesse caso, ainda que não solicitado, é importante a descrição do TP, não devendo o perito ficar restrito a responder somente ao que lhe foi perguntado. Agindo dessa forma, o perito estará se constituindo em verdadeiro auxiliar da Justiça.

Referências

1. American Psychiatric Association. Manual diagnóstico e estatístico de transtornos mentais: DSM-5. 5. ed. Porto Alegre: Artmed; 2014.

2. Organização Mundial da Saúde. Classificação de transtornos mentais e de comportamento da CID-10. Porto Alegre: Artmed; 1993.

3. Abdalla-Filho E. Os transtornos de personalidade em psiquiatria forense. In: Fonseca AC, editor. Psicologia e justiça. Coimbra: Almedina; 2008. p. 177-98.

4. Karterud S, Arefjord N, Andresen NE, Pedersen G. Substance use disorders among personality disordered patients admitted for day hospital treatment. Implications for service developments. Nord J Psychiatry. 2009;63(1):57-63.

5. Abdalla-Filho E, Souza PA, Tramontina JF, Taborda, JGV. Mental disorders in prisons. Curr Opin Psychiatry. 2010;23(5):463-6.

6. Mann A, Moran P. Personality disorder as a reason for action. J Forensic Psychiatr. 2000;11(1):11-6.

7. Davison S. Principles of managing patients with personality disorder. Adv Psychiatr Treat. 2002;8:1-9.

8. Hare RD. Psychopathy and antisocial personality disorder: a case of diagnostic confusion. Psychiatr Times. 1996;13(2):39-40.

9. Ogloff JR. Psychopathy/antisocial personality disorder conundrum. Aust N Z J Psychiatry. 2006;40(6-7):519-28.

10. Coid J, Ullrich S. Antisocial personality disorder is on a continuum with psychopathy. Compr Psychiatry 2010;51(4):426-33.

11. Hare RD. The hare psychopathy checklist-revised, 2nd ed. Toronto: Multi-Health Systems; 2003.

12. Lilienfeld S, Widows MR Psychopathic Personality Inventory- Revised (PPI-R). Lutz: Psychological Assessment Resources; 2005.

13. Baker LA, Jacobson KC, Raine A, Lozano DI, Bezdjian S. Genetic and environmental bases of childhood antisocial behavior: a multi-informant twin study. J Abnorm Psychol. 2007;116(2):219-35.

14. Calkins SD, Keane SP. Developmental origins of early antisocial behavior. Dev Psychopathol. 2009;21(4):1095-109.

15. Kaplan HI, Sadock BJ. Transtornos da personalidade. In: Kaplan HI, Sadock BJ. Compêndio de psiquiatria: ciência do comportamento e psiquiatria clínica. 9. ed. Porto Alegre: Artmed; 2007. p. 853-76.

16. McGilloway A, Hall RE, Lee T, Bhui KS. A systematic review of personality disorder, race and ethnicity: prevalence, aetiology and treatment. BMC Psychiatry. 2010;10:33.

17. Book AS, Starzyk KB, Quinsey VL. The relationship between testosterone and aggression: a meta-analysis. Aggress Violent Behav. 2001;6(6):579-99.

18. Checknita D, Maussion G, Labonté B, Comai S, Tremblay RE, Vitaro F, et al. Monoamine oxidase A gene promoter methylation and transcriptional downregulation in an offender population with antisocial personality disorder. Br J Psychiatry. 2015;206(3):216-22.

19. Yang Y, Raine A. Prefrontal structural and functional brains imaging findings in antisocial, violent, and psychopathic individuals: a meta-analysis. Psychiatry Res. 2009;174(2):81-8.

20. Raine A, Lee L, Yang Y, Colletti P. Neurodevelopmental marker for limbic maldevelopment in antisocial personality disorder and psychopathy. Br J Psychiatry. 2010;197(3):186-92.

21. Westen D. Diagnosing personality disorders. Am J Psychiatry. 2001;158(2):324-5.

22. Tyrer P. Personality disorder. Br J Psychiatry. 2001;179:81-4.

23. Blackburn R, Gunn J, Hill J. Personality disorders. In: Gunn J, Taylor PJ, editors. Forensic psychiatry: clinical, legal and ethical issues. Oxford: Butterworth-Heinemann; 1993. p. 373-406.

24. Ullrich S, Borkenau P, Marneros A. Personality disorders in offenders: categorical versus dimensional approaches. J Pers Disord. 2001;15(5):442-9.

25. Johnson SC, Elbogen EB. Personality disorders at the interface of psychiatry and the law: legal use and clinical classification. Dialogues Clin Neurosci. 2013;15(2):203-11.

26. American Psychiatric Association. DSM-5 fact sheet: personality disorder [Internet]. Washington: APA; 2013 [capturado em 20 jun. 2015]. Disponível em: http://www.psychiatry.org/dsm5.

27. Tyrer P, Crawford M, Mulder R; ICD-11 Working Group for the Revision of Classification of Personality Disorders. Reclassifying personality disorders. Lancet. 2011;377(9780):1814-5.

28. Fazel S, Danesh J. Serious mental disorder in 23000 prisoners: a systematic review of 62 surveys. Lancet. 2002;359(9306):545-50.

29. Watzke S, Ullrich S, Marneros, A. Gender- and violence-related prevalence of mental disorders in prisoners. Eur Arch Psychiatry Clin Neurosci. 2006;256(7):414-21.

30. Roberts ADL, Coid JW. Personality disorder and offending behaviour: findings from the national survey of male prisoners in England and Wales. J Forensic Psychiatry Psychol. 2009;21:221-37.

31. Howard RC, Huband N, Duggan C, Mannion A. Exploring the link between personality disorder and criminality in a community sample. J Pers Disord. 2008;22(6):589-603.

32. Sansone RA, Sansone LA. Fatal attraction syndrome: stalking behaviour and borderline personality. Psychiatry. 2010;7:42-6.

33. Ben-Porath YS, Tellegen A. MMPI-2-RF (Minnesota Multiphasic Personality Inventory-2 Restructured Form): manual for administration scoring, and interpretation. Minneapolis: University of Minnesota; 2008/2011.

34. Paulhus DL. Manual for the Balanced Inventory of Desirable Responding: Version 7. Toronto: Multi-Health Systems; 1998.

35. Kendell RE. The distinction between personality disorder and mental illness. Br J Psychiatry. 2002;180:110-5.

36. Rodrigo C, Rajapakse S, Jayananda G. The 'antisocial' person: an insight in to biology, classification and current evidence on treatment. Ann Gen Psychiatry. 2010;9:31.

37. National Institute for Health and Care Excellence. Antisocial personality disorder: treatment, management and prevention. London: NICE; 2009. (Guideline CG77).

38. National Institute for Health and Care Excellence. Borderline personality disorder: treatment and management. London: NICE; 2009. (Guideline CG78).

39. Craissati J, Minoudis P, Shaw J, Chuan SJ, Simons S, Joseph N. Working with personality disordered offenders: a practitioners guide [Internet]. London: UK MJ; 2011 [capturado em 20 jun. 2015]. Disponível em: https://www.justice.gov.uk/downloads/offenders/mentally-disordered-offenders/working-with-personality-disordered-offenders.pdf.

40. Trestman RL, Eucker S, Mueller-Isberner R. The treatment of personality-disordered offenders in Germany. J Am Acad Psychiatry Law. 2007;35(2):229-34.

41. Ross RR, Fabiano E, Ross RD. Reasoning and rehabilitation: a handbook for teaching cognitive skills. Ottawa: Cognitive Centre of Canada; 1988.

42. Zanarini MC, Frankenburg FR, Hennen J, Reich DB, Silk KR. The McLean study of adult development (MSAD): overview and implications of the first six years of prospective follow-up. J Pers Disord. 2005;19(5):505-23.

43. Douglas KS, Hart SD, Webster CD, Belfrage H. HCR-20V3: assessing risk of violence: user guide. Burnaby: Mental Health, Law, and Policy Institute; 2013.

44. Douglas RB, Hart SD, Kropp PR, Webster CD. Manual for the sexual violence Risk-20. Vancouver: British Columbia Institute of Family Violence; 1997.

45. Quinsey VL, Harris, GT, Rice ME, Cormier CA. Violent offenders: appraising and managing risk 2nd ed. Washington: APA; 2006.

46. Vargas HS. Modificadores psicopatológicos da responsabilidade penal e da capacidade civil. In: Manual de psiquiatria forense. Rio de Janeiro: Biblioteca Jurídica Freitas Bastos; 1990. p. 195-393.

47. Morana H, Mendes Filho RB. Revisão sobre os transtornos da personalidade. In: Moraes T. organizador. Ética e psiquiatria forense. Rio de Janeiro: IPUB; 2001. p. 103-33.

48. Freeman SA. The difficulty of making a sole diagnosis of anti-social personality disorder. Am J Psychiatry. 2010;167(8):997-8.

49. Brasil. Presidência da República. Casa Civil. Decreto-Lei n° 2848, de 07 de dezembro de 1940. Código penal [Internet]. Brasília: Casa Civil; 1990 [capturado em 20 jun. 2015]. Disponível em: http://www.planalto.gov.br/ccivil_03/decreto-lei/del2848.htm.

50. Brasil. Presidência da República. Casa Civil. Lei n° 7.209, de 11 de julho de 1984. Altera dispositivos do decreto-lei n° 2.848, de 7 de dezembro de 1940 – Código Penal, e dá outras providências [Internet]. Brasília: Casa Civil; 1984 [capturado em 20 jun. 2015]. Disponível em: http://www.planalto.gov.br/ccivil_03/leis/1980-1988/L7209.htm.

LEITURAS SUGERIDAS

Chalub M. Introdução à psicopatologia forense. Rio de Janeiro: Forense; 1981.

Escobar-Córdoba F. Homicidio y psicopatia. In: Folino JO, Escobar-Córdoba F, editores. Estudios sobre homicidios. La Plata: Platense; 2009. p. 595-632.

Morana HCP, Stone MH, Abdalla-Filho E. Transtornos de personalidade, psicopatia e serial killers. Rev Bras Psiquiatr. 2006;28 Suppl 2:S74-9.

Roth SM. Psychopathic (sociopathic) personality. In: Bluglass R, Bowden P, editores. Principles and practice of forensic psychiatry. Edinburgh: Churchill Livingstone; 1990. p. 437-49.

Stone JH, Roberts M, O'Grady J, Taylor AV, O'Shea K. Psychopathic disorder and forensic psychiatry. In: Stone JH, Roberts M, O'Grady J, Taylor AV, O'Shea K.

CAPÍTULO 28

Violência e Psicopatia

Elizabeth Leon Mayer, Jorge O. Folino,
José G. V. Taborda, Robert D. Hare

PONTOS-CHAVE

- A violência é estudada no marco da pluricausalidade, sem descuidar de sua relação intrínseca com a psicopatia. A psicopatia pode ser vista como uma *miniteoria da violência*.
- O estudo da psicopatia tem grande importância no âmbito forense. Seu desenvolvimento tem como marcos: o princípio da psiquiatria, as clássicas descrições do século XX e a sistematização obtida nas últimas décadas do século XX.
- Embora a psicopatia seja um construto universal, algumas de suas manifestações podem ser influenciadas pela cultura.
- O instrumento que se considera *regra de ouro* para a avaliação da psicopatia é o PCL-R, amplamente utilizado na comunidade científica em milhares de investigações. Ele permite a avaliação do construto tendo em conta 20 itens que se agrupam em quatro fatores (interpessoal, afetivo, estilo de conduta e antissocial).
- A violência pode ser dividida principalmente em violência reativa e violência instrumental, segundo o objetivo que motiva quem a exerce. Os atos violentos dos psicopatas, por sua vez, tendem a ser do tipo instrumental, embora eles também possam atuar de maneira reativa, com amplo descontrole e desproporção lesiva.

VINHETA

Na primavera de 2006, Arturo Samuel se apresentou para pedir a mão de sua namorada, que estava grávida, em um programa de grande audiência na televisão chilena, *El diario de Eva*, gerando um efeito de empatia e apoio por parte do público. Uma semana depois, ele voltou ao programa, dessa vez convocado pela apresentadora para responder a inúmeros telefonemas que o acusam de furto e de enganar várias mulheres que, pouco depois de conhecê-lo, rapidamente o levaram para viver em suas casas. No entanto, apesar das inúmeras acusações feitas no ar, ninguém poderia suspeitar que, em novembro do mesmo ano, ele seria acusado formalmente por ter violado pelo menos oito mulheres em pleno centro de Santiago. Arturo Samuel, falecido em 2007 no sistema carcerário Santiago I, não só havia dado mostras de extremo narcisismo e desejo de se exibir ao se apresentar na televisão em um horário de grande audiência, como também, ao fazê-lo, debochou de todas as suas vítimas. A personalidade e a conduta de Arturo Samuel exemplificam perfeitamente o tema central deste capítulo: a psicopatia.

A psicopatia está tão intrinsecamente relacionada à violência que foi considerada uma *miniteoria da violência*.[1] Atualmente, um importante caudal de evidências empíricas ratifica o que fenomenólogos precedentes haviam vislumbrado:[2,3] o construto da psicopatia contribui para explicar, no marco da multicausalidade, parte do comportamento violento e antissocial. Dessa maneira, a psicopatia representa um dos construtos clínicos mais importantes para o sistema de justiça penal.[4,5] O conhecimento da relação entre psicopatia e violência tem aplicações clínicas, laborais e forenses. Por exemplo, no âmbito da violência familiar, permite compreender processos de vitimação repletos de ações sutis e mascaradas que levam não somente a confundir vítimas e espectadores como também a aniquilar a resistência das vítimas. No âmbito laboral, possibilita explicar tramas maquiavélicas que se manifestam em diversas expressões de manipulação, perseguição e violência moral.[6]

Na área forense, contribui para a investigação de indícios da cena do crime e do perfil das vítimas, em peritagens durante o processo penal e em avaliações dentro das instituições penitenciárias, onde os psicopatas se encontram super-representados.[7,8]

Na etapa de execução da pena, a avaliação da psicopatia é um componente rotineiro ao serem tomadas decisões acerca do local de alojamento, risco de violência, tipo de intervenção, concessão de alguma forma de liberdade antecipada e na elaboração dos planos de reinserção social.

Antecedentes históricos e conceitualização atual

O estudo da psicopatia, que está longe de ter-se esgotado, tem antecedentes em épocas remotas. Historiadores narram que, desde a Antiguidade, são encontradas descrições de condutas transgressoras que definem o *homem inescrupuloso* e que

Teofrasto, discípulo de Aristóteles, fazia menção a essa classe especial de sujeito que, embora não seja necessariamente delinquente, se caracterizaria pela falta de escrúpulos. Assim, o homem inescrupuloso é descrito como aquele que:[9]

> pedirá dinheiro emprestado a um credor a quem jamais pagou uma dívida. Se compra carne, lembrará ao açougueiro que lhe deve um favor e lançará um pedaço de carne sobre a balança para levá-lo e, se puder, acrescentará um osso carnudo. Se tiver êxito, sorrirá. Se fracassar, pegará um pedaço de miúdos e se afastará sorrindo.

Posteriormente, no alvorecer da psiquiatria, Pinel faz uma grande contribuição ao diferenciar os transtornos mentais que transcorrem com alteração do critério de realidade daqueles que não comprometem a razão.[10] Segundo Millon e colaboradores,[11] o conceito adquiriu características morais na medida em que autores como Prichard classificaram o construto como um tipo de *loucura moral*, o que levaria as pessoas a não compartilhar os *sentimentos naturais* de decoro, bondade e responsabilidade próprios dos seres humanos. Além disso, Koch, em 1899, fala de *inferioridade psicopática*, definindo-a como "todas as irregularidades mentais, sejam elas congênitas ou adquiridas". Em 1915, Kraeplin, por sua vez, a partir de seus postulados referentes ao que é deficitário nos psicopatas, seja em relação à vontade, seja no sentido afetivo, classifica-os como

> inimigos da sociedade [...], caracterizados por um obscurecimento dos elementos morais [...], são destrutivos, ameaçadores e apresentam emocionalidade superficial.[9]

Kurt Schneider,[2] em 1923, publicou a primeira edição de *Die Psychopathischen Personlichkeiten*, obra que cerca de 30 anos depois chegaria à nona edição. Nela, descreveu o tipo *desalmado*, que acabou sendo equivalente ao conceito de psicopata de Cleckley.[12] Sugere que, embora nem todos os delinquentes sejam psicopatas, existem aqueles que iniciam uma carreira criminosa muito precocemente, na infância ou na adolescência, e seriam incorrigíveis. Além disso, alguns sujeitos teriam uma ascensão vertiginosa e um êxito fora do comum em suas respectivas carreiras. Nos setores políticos e em cargos de poder, em particular, teriam características semelhantes àqueles que seguem uma carreira criminosa desde a juventude, diferenciando-se apenas pelos tipos de transgressão.

Para Schneider, o psicopata não é um doente, mas um sujeito com personalidade anormal.[2]

Em 1941, a clínica faz uma grande contribuição para o campo forense quando Hervey Cleckley, professor de psiquiatria clínica no Medical College da Geórgia, em Augusta, Estados Unidos, publica a primeira edição de seu livro *A máscara da sanidade*,[12] no qual faz uma ampla descrição da sintomatologia e da conduta psicopáticas. Nesse livro, o professor propõe que existiria uma série de sujeitos de conduta bizarra que desconcertam a todos os agentes do sistema judiciário, tanto do ponto de vista penal quanto do psiquiátrico, e cuja conduta implica um grave sofrimento para suas vítimas, as quais se veem frequentemente devastadas pela forma como eles as atacam mais de uma vez.[12] Suas representações detalhadas serviram de base às investigações que permitiram construir o Psychopathy Checklist (PCL) (Escala de Avaliação de Psicopatia de Hare), em 1980,[3] e o Psychopathy Checklist – Revised (PCL-R) (Escala de Avaliação de Psicopatia de Hare – Revisada),[14] em 1991. A prolongada imersão de Cleckley no mundo forense o levou a realizar descrições tão detalhadas da conduta desse tipo de sujeito que elas serviram de base para o que posteriormente seria a *regra de ouro* na investigação em psicopatia:

a PCL.[15] A quinta edição do livro foi publicada em 1976, e é inegável a influência que seu autor teve, desde a primeira publicação, em 1941, sobre o que seriam as investigações posteriores em psicopatia.

Em 1980, é realizada uma nova modificação no sistema do *Manual diagnóstico e estatístico de transtornos mentais* (DSM-III),[16] com a instauração do diagnóstico de transtorno da personalidade antissocial (TPAS), que abrange

> um amplo espectro de pessoas que não se adaptam às normas sociais nem respeitam os ditames da legalidade, mas não satisfazem os critérios necessários para serem chamadas de psicóticas, psiconeuróticas ou com transtornos mentais de outro tipo.

Cleckley[3] dizia que, embora desde 1968 tivesse havido pressão para o aclaramento da expressão *transtorno da personalidade antissocial*, ainda persistia parte da confusão nascida das antigas classificações.

Em *A máscara da sanidade*, o autor descreve os psicopatas como pessoas cuja conduta é desconcertante para médicos, psiquiatras, psicólogos, advogados, custódios e vítimas, o que teria contribuído para a grande confusão diagnóstica.[12]

> Esses sujeitos se caracterizam por um coeficiente intelectual normal, suas funções cognitivas estão intactas, e distinguem com clareza a diferença entre o bem e o mal, mas sua emocionalidade está empobrecida. Suas condutas são irresponsáveis, suas motivações, inadequadas, e têm necessidade permanente de excitação para enfrentar o sentimento de aborrecimento que parecem experimentar constantemente. Esse tipo de sujeito pode exibir um encanto aparente destinado à sedução das suas vítimas ou usado para atingir seus objetivos, e se destaca por sua violência e crueldade, em particular quando enfrenta sentimentos de frustração ou raiva, independentemente de suas condutas constituírem matéria de delito ou não.[12]

Para esse autor, compreende-se a dificuldade diagnóstica pela estranheza que tais indivíduos produzem com sua conduta bizarra e pelas confusões conceituais já apresentadas.[3] No entanto, no transcorrer dos anos, foram sendo acumuladas informações que permitem esclarecer alguns aspectos do transtorno e enfatizam a necessidade de focar a atenção nesses sujeitos de forma diferenciada do que é feito em relação aos transtornos da personalidade em geral.

A importância dos postulados de Cleckley é indiscutível. Pode-se observar que não só existe coincidência com o assinalado por Schneider[2] – de que nem todo sujeito que delínque é um psicopata, mas todos os psicopatas são delinquentes –, como também seus postulados desmistificam essa figura como a do sujeito sanguinário, tão utilizada pelo cinema e pelos meios de comunicação, uma vez que lhe atribui amplitude conceitual para melhor compreensão do fenômeno. É fundamental advertir que o ganho dos psicopatas está nas pequenas transgressões que cometem repetidamente, na medida em que em inúmeras ocasiões essas transgressões passam despercebidas para todos, incluindo os encarregados das instituições de justiça. No entanto, não ocorre o mesmo com suas vítimas, as quais realmente conhecem suas agressões e sofrem as consequências de seus atos.

Por fim, no ano de 2008, Bishop e Hare[17] descrevem as diferentes vias que vinha tomando o estudo da psicopatia: a via psiquiátrica, que havia conduzido à inclusão do TPAS no DSM-II[18] em primeira instância e nas edições posteriores, desconhecendo, assim, a autonomia do construto, e a via psicológica, que tentava compreender o transtorno a partir das teorias da personalidade.[19-23]

A via psicológica havia levado à operacionalização dos conceitos de Cleckley[12] no PCL,[24] em 1981, e, 10 anos depois, em sua revisão, no PCL-R.[25] As constantes investigações na área da avaliação da psicopatia não só na América do Norte, mas também na América Latina,[26,27] permitiram aprofundar o conhecimento do construto, ao mesmo tempo incursionando no uso de outros instrumentos que pudessem ser complementares na avaliação da psicopatia, a fim de formar uma bateria forense facilitadora da avaliação e da investigação.[28]

Características, avaliação e diagnósticos diferenciais da psicopatia

A psicopatia é um construto psicopatológico de relevância clínica para a saúde mental e de grande aplicabilidade na área forense. Ao longo da história, ela foi conceitualizada como uma síndrome com impacto prejudicial nas relações interpessoais e tendência peculiar a romper as normas que regem a sociedade e a aumentar o risco de violência e/ou manipulação dos semelhantes. O conceito de psicopatia tem, em seu núcleo, comportamentos transgressores dos modos que imperam em uma época determinada e atentam contra os fundamentos das normas que a sociedade mantém para sua própria sobrevivência.[29] Embora tenha sido demonstrado que se trata de um construto universal,[3,27,30-34] algumas de suas manifestações poderiam resultar diferentes, de acordo com as condições socioculturais. Neumann e colaboradores[35] propõem que a cultura e o sexo afetariam a forma de expressão dos traços psicopáticos de maneira tal que uma maior proporção de mulheres na África, no Oriente Médio e na Ásia pareceriam apresentar mais características interpessoais da psicopatia do que seus pares em outras partes do mundo, e, em contraste, uma maior proporção de mulheres na América do Norte, na Oceania e na Europa Ocidental teria mais características psicopáticas relacionadas ao estilo de vida do que em outras regiões do mundo. No que diz respeito aos homens, esses pesquisadores relatam que, no Oriente Médio, na África e na Ásia, eles apresentam maior pontuação na área interpessoal do que seus pares da América do Norte, da América Central e da América do Sul. Além disso, os norte-americanos apresentam mais traços psicopáticos referentes ao estilo de vida, e os homens da Europa Ocidental apresentam mais traços psicopáticos relacionados à afetividade.[35]

A tradição clínica e as evidências empíricas sustentam que a psicopatia está fundamentalmente associada à antissocialidade,[36] e é difícil compreender e avaliar o construto sem fazer referência às condutas antissociais exibidas pelos sujeitos psicopatas. Apesar dos argumentos de que a antissocialidade não faria parte da psicopatia,[37] Hare e Neumann[15] sustentam que não existem bases teóricas nem estatísticas para excluí-la. As descrições clínicas e descobertas realizadas com estudos genéticos, longitudinais e de variáveis latentes mostram a importância desse conceito na psicopatia.[15] Argumenta-se que antissocialidade não se trata somente de uma simples consequência do estilo interpessoal, afetivo ou de formas de conduta, mas de uma associação recíproca entre variáveis.[36,38] Dessa maneira, teria um papel fundamental na psicopatia, e qualquer descrição que se faça do construto sem considerar a conduta antissocial estaria incompleta. Portanto, talvez a pergunta não seja tanto se o antissocial faz parte da psicopatia, mas como se manifesta e como se relaciona com as demais características da psicopatia nas diferentes culturas.[39]

A psicopatia tem forte relação com a delinquência.[30,40,41] Aqueles que defendem o modelo da psicopatia baseado em traços da personalidade propõem que a conduta antissocial não é nem necessária, nem suficiente para um diagnóstico e que o enfoque baseado na conduta poderia levar a um sobrediagnóstico, especialmente na população delituosa, por não levar em consideração que os atos antissociais podem ser causados por uma multiplicidade de fatores que vão além da personalidade desviada.[42,43] De qualquer forma, não se pode negligenciar a sobrerrepresentação do transtorno psicopático nas prisões do mundo. Estima-se sua prevalência, em termos de níveis comunitários, em 1%, tanto em homens quanto em mulheres, enquanto nas diferentes prisões do mundo estaria entre 15 e 30%.[31,44,45] É de grande importância considerar que esse índice seria responsável por aproximadamente 80% da reincidência em delitos violentos, de forma que a conduta se associaria a alto risco de agressão e violência, má conduta institucional e novas condenações por delitos comuns e violentos.[4] No entanto, não se deve superestimar o risco de realizar diagnósticos somente com base na antissocialidade. É preciso ter em conta que a psicopatia se caracteriza por uma constelação de traços, mencionados anteriormente, que se conjugam para formar o transtorno, e um diagnóstico adequado requer que os escores dos sujeitos sejam elevados nos quatro fatores do PCL-R.

A avaliação da psicopatia não é um procedimento simples, e, para otimizá-la, é necessário o uso de instrumentos específicos. Embora existam instrumentos que avaliem os desvios da personalidade, como a Escala de Psicopatia do Minnesota Multiphasic Personality Inventory (Inventário Multifásico Minnesota de Personalidade – MMPI), ou o Millon Adolescent Clinical Inventory (MACI), de Millon, nenhum deles foi projetado especificamente para diagnosticar psicopatia. A medida considerada atualmente como regra de ouro é o PCL-R. Esse instrumento oferece a possibilidade de administrar um método válido, razoavelmente objetivo e sustentado por inúmeras evidências empíricas para identificar psicopatas no interior da população criminal.[22,24,27,46-52]

O PCL-R tem quatro fatores, denominados da seguinte forma:

> *Interpessoal* – avalia a forma como o sujeito se relaciona com outras pessoas, sejam elas membros de sua família, pares, sejam elas do ambiente próximo ou distante ou da comunidade em geral. A avaliação é longitudinal, sendo necessária a informação histórica, começando pela infância.
> *Afetivo* – avalia a reação afetiva do indivíduo ante os diferentes acontecimentos em sua vida e a qualidade de sua vinculação com os demais.
> *Estilo de vida* – considera que uma conduta isolada não é suficiente para o diagnóstico de psicopatia. Para avaliar esse fator, de forma semelhante ao que ocorre com os anteriores, é necessária informação histórica que permita revisar o estilo de vida do sujeito desde a infância. Um dos itens medidos corresponde a problemas de conduta precoces, referindo-se a problemas graves que o sujeito tenha apresentado antes dos 12 anos.
> *Antissocial* – capta a versatilidade criminal própria da psicopatia.[53] A revisão dos antecedentes delituosos é imprescindível para a avaliação desse item. Deve-se levar em consideração a idade de início e as formas de violência utilizadas, entre outros indicadores.

Em casos de psicopatia, observa-se mais o uso de violência instrumental do que de violência reativa, que é mais própria dos transtornos da personalidade ou de sujeitos que delínquem, mas não têm um transtorno psicopático. Por fim, a avaliação à luz do modelo de Cleckley permite reconhecer os fatores emocionais e interpessoais como o núcleo duro da psicopatia[3,32] e incluir nas variantes os psicopatas de *colarinho branco*, cujas condutas, embora possam não ser delituosas, não deixam de ser antissociais.

No que diz respeito ao diagnóstico diferencial, existe uma controvérsia de longa data relacionada à psicopatia e ao transtorno da personalidade antissocial, conforme estabelecido nas publicações DSM-III[16] e DSM-IV,[54] da American Psychiatry Association. O DSM-IV[54] estabelece os critérios com duas perspectivas diferentes: por um lado, está centrado na conduta antissocial, por outro, realiza inferências de traços da personalidade, mas não determina a forma de realizar essas inferências.[13] Enquanto o DSM-IV[54] estabelece que o TPAS seria também conhecido como psicopatia ou sociopatia, há linhas de pensamento que reconhecem diferenças importantes entre o transtorno e a psicopatia e estudos que estabelecem diferentes prevalências de ambos no âmbito forense.[43,55] O DSM-IV[54] descreve que o TPAS se associaria com maior força a um *status* socioeconômico baixo e à vida urbana, o que estaria em oposição à provável influência genética, que nos psicopatas transcenderia as condições socioeconômicas do sujeito.[56] A crítica central sobre o DSM-IV-TR[57] e sua versão revisada é que os critérios diagnósticos estão centrados basicamente na antissocialidade entendida como criminalidade, e, por isso, aqueles sujeitos que não cometem delitos ficariam excluídos. A força do diagnóstico de psicopatia estaria no fato de que, ao centrar-se em aspectos da personalidade, resulta em mais estabilidade temporal e menor probabilidade de engano do avaliador.[58] O TPAS, sem dúvida, tem aspectos em comum com o construto de psicopatia. No entanto, a diferenciação entre os dois transtornos é imprescindível, uma vez que o primeiro se volta mais para a conduta, em detrimento dos traços da personalidade. Por isso, a maior parte dos sujeitos psicopáticos satisfaz os critérios do DSM-III[16] ou IV,[54] mas aqueles com diagnóstico de TPAS não necessariamente chegam a preencher as características do transtorno da personalidade psicopática.[43] Todavia, também foram propostas diferenças no diagnóstico de TPAS com base no fato de que as facetas subjacentes à personalidade psicopática são dimensionais e não categóricas.[19,43,47,59-61]

O DSM-5[62] supera as limitações das versões anteriores ao contribuir com uma alternativa para diferenciar a apresentação clínica do TPAS com características psicopáticas. A psicopatia, então, está reconhecida no DSM-5[62] como um subtipo da categoria mais ampla de TPAS. Além disso, o manual também oferece uma alternativa de diagnóstico com dimensões relevantes para o construto de psicopatia. A utilidade prática que esses dispositivos terão na precisão diagnóstica ainda precisa ser comprovada.

Características da violência psicopática

A violência é um tema constante na avaliação da psicopatia. Com frequência, verifica-se, no psicopata, que sua violência é instrumental, exercida de maneira fria e premeditada, controlada e predatória.[3] Entretanto, também é preciso reconhecer que suas ações violentas podem ser semelhantes às predominantes nos sujeitos não psicopatas, isto é, podem ocorrer por perda do controle, reativamente a provocações ou a contingências percebidas como ameaças ou riscos iminentes. Quando o psicopata agride dessa forma, é muito provável que se verifique desproporção na violência e indiferença pelo sofrimento alheio.

A agressão *instrumental* se apresenta quando o dano causado a um sujeito é secundário à conquista de outra meta externa – por exemplo, a agressão própria do crime organizado, no qual os sujeitos realizam ações violentas com o objetivo de alcançar metas que vão além do ataque, como dinheiro ou drogas.

Berkowitz[63] denomina *violência ou agressão reativa* a reação hostil e indignada a uma ameaça ou risco percebido. O objetivo desse tipo de agressão seria a defesa pessoal contra algo frustrante percebido no meio ambiente. Esse tipo de violência implica uma conduta impulsiva, imediata e emocional em resposta a uma ameaça, um perigo ou um insulto que o sujeito percebeu como tal.

Os sujeitos psicopatas poderiam exercer os dois tipos de violência, mas, mesmo quando exercem a violência reativa, teriam maior capacidade de controle sobre ela.[64] A psicopatia é um forte preditor de várias formas de conduta violenta,[65-67] em decorrência de seus traços interpessoais e afetivos. Essa associação reflete, potencialmente, o papel do estilo cruel e manipulador dos psicopatas.[68] O psicopata pode chegar ao homicídio de uma maneira mais gratuita e sádica que os homicidas não psicopatas. O sadismo nesses indivíduos se relaciona à busca de emoções fortes, à ausência de empatia e de outros mecanismos inibitórios.[69] A violência homicida cometida por alguém não psicopata também pode ter aparência sádica, mas uma avaliação minuciosa certamente permitirá verificar que ela corresponde predominantemente à ira e à falta de controle da conduta.[70]

Woodworth e Porter,[71] em seu estudo sobre homicídios e psicopatia, sustentam que a violência não necessariamente flutua entre dois polos, reativo e instrumental, mas que pode ser conceitualizada em quatro classes diferentes:

A) *Violência meramente reativa* – seria aquela em que há forte evidência de alto nível de espontaneidade e impulsividade, ao mesmo tempo em que há falta de planificação no momento de levar a cabo o delito ou o ato violento.

B) *Violência reativa/instrumental* – nela são observados elementos tanto de violência reativa quanto instrumental, embora a característica central deva ser a reatividade. Essa alternativa é reproduzida, por exemplo, se, depois de uma briga não planejada, o agressor decide também roubar a vítima.

C) *Violência instrumental/reativa* – caso em que, na análise do delito, devem ser detectados tanto elementos instrumentais quanto reativos, ainda que os básicos sejam os primeiros. Por exemplo, o sujeito iniciou o roubo de um banco, mas no processo matou o operador de caixa porque este o insultou.

D) *Violência instrumental*, propriamente dita – aquela na qual não se encontram elementos emocionais ou situacionais que a tenham provocado; ao contrário, está completamente orientada para um fim determinado previamente.[71]

Essa classificação permite romper com a dicotomia reativa/instrumental, pois nem todos os atos podem se dividir em duas categorias taxonômicas pela suposição de que todos os atos reativos seriam automáticos, enquanto todos os atos instrumentais seriam controlados.[72]

Em relação à violência homicida, esses mesmos autores[71] sugerem, ao comparar os psicopatas a sujeitos não psicopatas, que os primeiros se envolvem em violência instrumental realizada a sangue-frio com maior frequência que os segundos. Embora os sujeitos não psicopatas também possam levar a cabo atos de violência instrumental, estes não demonstram uma preferência por esse tipo de violência, como é o caso dos psicopatas.[71] As razões para tal conduta seriam a falta de empatia característica desses indivíduos[73] e a baixa emocionalidade diante das vítimas.[32] Essa configuração torna os psicopatas mais capazes de planejar ações violentas, cruéis e a sangue-frio do que os sujeitos não psicopatas, pois, para estes últimos, embora também possam planejá-las em algum momento de exaltação emocional, o espaço de tempo entre o pensamento e a ação os faria desistir mais vezes que os psicopatas. Diversos estudos assinalam a incapacidade de sentir culpa[1,15,30,74] e de antever o remorso posterior a um ato danoso a um terceiro,[71] o que aumentaria a inclinação à violência instrumental na psicopatia. Também foi defendido que, em determinadas ocasiões, esses indivíduos se envolvem em violência de forma bastante espontânea, tanto em contextos criminais quanto não criminais,[4] e fracassam na inibição ou na modificação das condutas que culminam em consequências negativas.[75] Woodworth e Porter[71] argumentam que se trataria de uma *impulsividade seletiva*, isto é, que a violência psicopática não deixa de ser, de alguma maneira, instrumental, ou, pelo menos, tem algum grau de regulação.

A violência sexual psicopática pode se apresentar com a configuração que tradicionalmente foi descrita como sádica. Nessa forma de conduta, além do desvio do interesse sexual, vislumbram-se características típicas psicopáticas, como a falta de empatia diante do sofrimento alheio e elevada capacidade para infligir sofrimento, dor e causar feridas ou morte aos demais. Mokros e colaboradores[76] colocaram à prova o conceito de psicopatia e sadismo sexual como um construto unificado e mostraram que os dados eram compatíveis com um modelo que estabelecia os déficits afetivos e a falta de inibição psicopática como precursores da conduta sexual sádica. Os melhores preditores da violência sádica foram os fatores afetivo e interpessoal.

Por último, é importante levar em consideração que a violência psicopática não só se manifesta em atos ou condutas abertamente agressivas, como homicídio ou delitos sexuais. Também se evidencia com particularidades nas relações de casal[6] ou de trabalho.[77] Nesses casos, trata-se de uma violência invasiva que pode adquirir a forma de assédio aberto ou de sutil desqualificação diante de quem eles consideram seus oponentes. No caso das relações de casal, a violência física geralmente vem precedida de um período prolongado de maus-tratos psicológicos e surge quando o agressor sente que a violência psicológica não é suficiente para controlar a vítima; é uma violência não complementar, assimétrica, desqualificadora e acusatória que chega a fazer a vítima perder a credibilidade em suas próprias percepções. Esse tipo de violência deixa a vítima desprovida de mecanismos de defesa que lhe permitiriam buscar ajuda para a solução de seus problemas. As vítimas da violência psicopática geralmente vivem por longo período a situação desconcertante de estarem submetidas a sujeitos que podem ser encantadores e ao mesmo tempo ter alta capacidade de manipular e enganar,[3,6,32] o que pode, inclusive, fazer levar a vítima a também acionar uma conduta agressiva e, paradoxalmente, fornecer uma nova justificativa ou *razão* ao agressor para o uso da violência.

Quando o psicopata exerce violência laboral, pode-se verificar também uma tendência a assumir o controle financeiro. Tudo isso leva a graves consequências para a empresa, seus associados e clientes. Quando assumem a liderança, o fazem com uma postura coercitiva, de domínio e manipulação do ambiente. No caminho para obter controle financeiro e poder, podem acusar ou prejudicar friamente aqueles que encaram como seus adversários, embora, com uma observação qualificada, seja possível detectar seu baixo rendimento profissional. Enquanto isso não é descoberto, podem ocupar cargos de importância, fazer alianças com altos executivos e donos de empresas e exercitar sua elevada capacidade de sedução e manipulação em proveito próprio, em detrimento dos que trabalham com eles.[1,78]

O psicopata tem uma gama de ação violenta muito ampla: desde a mais sádica e ostensiva até a mais sutil e encoberta. Seja ela violência física ou psicológica, seu efeito é devastador para a vida em sociedade. O profissional não pode subestimá-la na hora de avaliar e buscar a prevenção.

Referências

1. Hare R. La psicopatía y la violencia. La psicopatía y su evaluación. Concepción: Universidad de Concepción; 2011.

2. Schneider K. Las personalidades psicopáticas. 8. ed. Madrid: Morata; 1965.

3. Cleckley H. The mask of sanity. 5th ed. St. Louis: Mosby; 1976.

4. Hare RD. Psychopathy as a risk for violence. Psychiatr Q. 1999;70(3):181-97.

5. Monahan J. A jurisprudence of risk assessment: forecasting harm among prisoners, predators and patients. Virginia Law Rev. 2006;92:391-435.

6. Hirigoyen MF. El acoso moral: el maltrato psicológico en la vida cotidiana. Barcelona: Paidós; 1999.

7. Leon Mayer E, Cortez MS, Folino J. Descripción multidimensional de la población carcelaria chilena. Psicoperspectivas. 2014;13(1):68-81.

8. Folino J, Astorga C, Sifuentes M, Ranze S, Tenaglia D. Confiabilidad de la Hare Psychopatyh Checklist-Revised en población psiquiátrico forense argentina. Rev Arg Clín Neuropsiquiátr. 2003;11(1):5-11.

9. Millon T, Simonsen E, Birket-Smith M. Historical conceptions of psychopathy in the United States and Europe. In: Millon T, Simonsen E, Birket-Smith M, Roger D, editors. Pyschopathy, antisocial, criminal and violent behavior. New York: Guilford; 1998. p. 3-31.

10. Pinel P. A treatise on insanity. New York: Hafner; 1962.

11. Millon T, Simonsen E, Birket-Smith M, Roger D, editors. Psychopathy, antisocial, criminal and violent behavior. New York: Guilford; 1998.

12. Cleckley H. The mask of sanity. St. Louis: Mosby; 1941.

13. Hare RD. Manual for the hare psychopathy checklist – revised. Toronto: Multi-Health Systems; 1990.

14. Hare RD. The hare psychopathy checklist-revised: technical manual. 2nd ed. Toronto: Multi-Health Systems; 2003.

15. Hare R, Neumann SC. Psychopathy as a clinical and empirical construct. Annu Rev Clin Psychol. 2008;4:217-46.

16. American Psychiatric Association. Diagnostic and statistical manual of mental disorders: DSM-III. 3rd ed. Washington: APA; 1980.

17. Bishop D, Hare R. A multidimensional scaling analysis of the Hare PCL-R: unfolding the structure of psychopathy. Psychol Crime Law. 2008;2(14):117-32.

18. American Psychiatric Association. Diagnostic and statistical manual of mental disorders: DSM-II. 2nd ed. Washington: APA; 1964.

19. Eysenck HJ, Eysenck S. Psychoticism as a dimension of personality. 2nd ed. London: Hodder and Stoughton; 1976.

20. Blackburn R. Criminal behaviour, personality disorder, and mental illness: the origins of confusion. Crim Behav Ment Health. 1992;2(2):66-77.

21. Widiger TA. Antisocial personality disorder. Hosp Community Psychiatry. 1992;43(1):6-8

22. Hart SD, Hare R. Psychopathy: assessment and association with criminal conduct. In: Stoff D, Breiling J, Braser J, editors. The handbook of antisocial behavior. New York: John Wiley and Sons; 1997. p. 22-33.

23. Hart SD, Hare RD. Psychopathy and antisocial personality disorder. Curr Opin Psychiatry. 1996;9(2):129-32.

24. Hare R. A checklist for the assessment of psychopathy in criminal population. In: Ben-Aron M, Hucker S, Webster C, editors. Clinical criminology, the assessment and treatment of criminal behaviour. Toronto: University of Toronto; 1985. p. 157-67.

25. Hare R. Hare PCL-R technical manual. 2nd ed. Toronto: Multi-Health Systems; 2005.

26. Folino JO, Astorga C. Hare psychopathy checklist revised: versión Argentina para investigación. [manuscrito]; 2000.

27. León Mayer E, Asún D, Folino J. Confiabilidad y validez de la versión chilena de la Hare PCL-R. Rev Fac Med. 2010;58(2):3-13.

28. Hart SD, Cox DN, Hare RD. The Hare PCL: SV psychopathy checklist – screening version. Toronto: Multi-Health Systems; 2003.

29. Leon E. La Psicopatía en prisioneros chilenos: prevalencia y método de evaluación [tese]. La Plata: Universidad Nacional de La Plata; 2012.

30. Neumann S C, Hare R. Psychopathic traits in a large community sample: links to violence, alcohol use, and intelligence. J Consult Clin Psychol. 2008;76(5):893-9.

31. Hare R. The Hare psychopathy checklist: revised manual. 2nd ed. Toronto: Multi-Health Systems; 2003.

32. Hare R. Without conscience: the disturbing world of the psychopaths among us. New York: Pocket Books; 1993

33. Cooke DJ. Psychopathic personality in different cultures: What do we know? What do we need to find out? J Pers Disord. 1996;10(1):23-40.

34. Folino J, Mendicoa G. La psicopatía, el MMPI y la Hare PCL R. Rev Arg Clín Neuropsiq. 2006;13(2):43-54.

35. Neumann SC, Schmitt D, Carter R, Embley I, Hare DR. Psychopathic traits in females and males across the globe. Behav Sci Law. 2012;30(5):557-74.

36. Hare DR, Neumann SC. The role of antisociality un the psychopathy construct: comment on skeem and cooke. Psychol Assessment 2010;22:446-54.

37. Cooke DJ, Michie C. Refining the construct of psychopathy: towards a hierarchical model. Psychol Assessment. 2001;13:171-88.

38. Forsman M, Lischtenstein P, Anderhed H, Larssson H. A longitudinal twin study of the direction of effects between psychopathic personality and antisocial behavior. J Child Psychol Psychiatry. 2010;51(1):39-47.

39. Nicholls TL, Ogloff JR, Brink J, Spidel A. Psychopathy in women: a review of its clinical usefulness for assessing risk for aggression and criminality. Behav Sci Law. 2005;23(6):779-802.

40. León M E, Zúñiga DP. Características psicopáticas en la adolescencia: sistematización teórica. Universitas Psychologica. 2012;11(4):1197-207.

41. Zolondek S, Lilienfeld S, Patrick C, Fowler K. The interpersonal measure of psychopathy: construct and incremental validity in male prisoners. Assessment. 2006;13(4):470-82.

42. Blackburn R. Relationship of personality disorders to observer ratings of interpersonal style in forensic psychiatric patients. J Pers Disord. 1998;12(1):77-85.

43. Hare RD, Hart SD, Harpur TJ. Psychopathy and the DSM-IV criteria for antisocial personality disorder. J Abnorm Psychol. 1991;100(3):391-8.

44. Leon ME, Folino J, Hare R. Confiabilidad de la versión chilena de la Hare PCL-R y validez convergente con otros instrumentos de evaluación de psicopatía. Rev Arg Psiquiat. 2014;15:245-52.

45. Folino JO, Castillo JL, Cáceres MS, Campos ML, Silveri M, Ucín S. Confiabilidad de la versión argentina de la HCR 20.Bol Asoc Med Forenses Rep Argent. 2004;27(54):2-5.

46. Abramowitz CS, Kosson DS, Seidenberg M. The relationship between childhood attention deficit hyperactivity disorder and conduct problems and adult psychopathy in male inmates. Pers Individ Dif. 2004;36:1031-47.

47. Widiger TA, Lyman RD. Psychopaths and the five-factor model of personality. In: Millon T, Simonsen E, Birket-Smith M, Davis R, editors. Psychopathy: antisocial, criminal and violence behavior. New York: Guilford; 1998. p. 171-212.

48. Neumann S C, Malterer B M, Newman J. Factor structure of the Psychopathic Personality Inventory (PPI): findings from a large incarcerated sample. Psychol Assess. 2008;20(2):169-74.

49. Abracen J, Looman J. Developments in the assessment and treatment of sexual offenders: Looking backward with a view to the future. J Interpers Violence. 2005;20(1):12-9.

50. Hare RD, Clark D, Grann M, Thornton D. Psychopathy and the predictive validity of the PCL-R: an international perspective. Behav Sci Law. 2000;18(5):623-45.

51. Cooke DJ. Cross Cultural Aspects of Psychopathy. In: Cooke DJ, Forth A, Hare R, editors. Psychopathy across cultures. Neederlands: Dordrecht: Kluwer; 1998. p. 261-76.

52. Folino JO. Psychopathy in Argentina: descriptive statistics for the Hare Psychopathy Checklist-Revised. 2nd ed. [S. l : s. n]; 2005.

53. Hart SD, Hare RD. Psychopathy and risk assessment. Curr Opin Psychiatry. 1996;9(6):380-3.

54. American Psychiatric Association. Diagnostic and statistical manual of mental Disorders: DSM-IV. 4th ed. Washington: APA; 1994.

55. Hare RD. Diagnosis of antisocial personality disorder in two prison populations. Am J Psychiatry. 1983;140(7):887-90.

56. Hare R. La psicopatía y su evaluación. In: Valparaíso Forensic Conference. Valparaíso: Universidad de Valparaíso; 2006.

57. American Psychiatric Association. Diagnostic and statistical manual of mental

disorders: DSM-IV-TR. 4th ed. Washington: APA; 2000.

58. Hart SD, Cox D, Hare RD. Manual for the Hare Psichopathy Checklist: Screening Version (PCL:SV). Toronto: Multi-Health System; 1995.

59. Paris J. A biosychosocial model of psicopathy. In: Millon T, Simonsen E, Birket-Smith M, Davis R, editors. Psychopathy: antisocial, criminal and violence behavior. New York: Guilford; 1998. p. 277-87.

60. Bolt D, Hare R, Vitale J, Newman J. A multigroup item response theory analysis in the psychopathy checklist-revised. Psychol Assess. 2004;16(2):155-68.

61 Forth AE, Hare RD. The contingent negative variation in psychopaths. Psychophysiology. 1989;26(6):676-82.

62. American Psychiatric Association. Manual diagnóstico e estatístico de transtornos mentais: DSM-5. 5. ed. Porto Alegre: Artmed; 2014.

63. Berkowitz L. The experience of anger as a parallel process in the display of impulsive, "angry" aggression. In: Russel GG, Donnerstein E, editors. Aggression: theoretical and empirical views. New York: Academic; 1983. p. 103-34.

64. Swogger M, Walsh Z, Houston R, Cashman-Brown S, Conner K. Psychopathy and axis I psychiatric disorders among criminal offenders: relationships to impulsive and proactive aggression. Aggress Behav. 2010;36(1):45-53.

65. Leistico A, Salekin R, DeCoster J, Rogers R. A large-scale meta-analysis relating the hare measures of psychopathy to antisocial conduct. Law Hum Behav. 2008;32(1):28-45.

66. Webster C, Mûller-Isberner R, Fransson G. Violence risk assessment: using structures clinical guides professionally. Int J Forensic Mental Health. 2002;1(2):45-51.

67. Tengström A, Hodgins S, Müller-Isberner R, Jöckel D, Freese R, Özokyay K, et al. Predicting violent and antisocial behavior in hospital using the hcr-20: the effect of diagnoses on predictive accuracy. Int J Forensic Mental Health. 2006;5(1):39-53.

68. Walsh Z, Swogger M, Kosson DS. Psychopathy and Instrumental Violence: Facet level relationships. J Pers Disord. 2009;23(4):416-24.

69. Paulhus D, Williams K. The dark triad of personality: narcissism, machiavellianism, and psychopathy. J Res Per. 2002;36:556-63.

70. Zugibe FT, Costello J, Breithaupt M. Identification of a killer by a definitive sneaker pattern and his beating instruments by their distinctive patterns. J Forensic Sci. 1996;41(2):310-3.

71. Woodworth M, Porter S. In cold blood: characteristics of criminal homicides as a function of psychopathy. J Abnorm Psychol. 2002;111(3):436-45.

72. Bushman BJ, Anderson CA. Is it time to pull the plug on the hostile versus instrumental aggression dichotomy? Psychol Rev. 2001;108:273-9.

73. Patrick CJ, Zempolich KA. Emotion and aggression in the psychopathic personality. AggressViolent Behav. 1998;3(4):303-38.

74. Leon M E, Folino J, Neuman S C, Hare R. Aproximación diagnóstica de psicopatía mediante instrumento autoinformado. Rev Criminal. 2013;55(3):251-64.75. Newman JP, Brinkley CA, Lorenz AR, Hiatt KD, MacCoon DG. Psychopathy as psychopathology: Hare's essential contributions. In: Herve H, Yuille JC, editors. The psychopathy: theory, research, and practice. Hillsdale: Erlbaum; 2007. p. 173-206.

76. Mokros A, Osterheider M, Hucker S, Nitschke J. Psychopathy and sexual sadism. Law Human Behav. 2010;35(3):188-99.

77. Babiak P, Hare R. Snake in suits: when psychopaths go to work. New York: Hasper Collins; 2006.

78. Babiak P. Psychopathic manipulation at work. In: Gacono CB, editor. The clinical and forensic assessment of psychopath, a practitioner`s guide. New Jersey: Lawrence Erlbaum; 2000. p. 287-9.

CAPÍTULO 29

Deficiência Intelectual

Elias Abdalla-Filho,
Luciana Lopes Moreira

PONTOS-CHAVE

> A deficiência intelectual pode ser entendida como um transtorno do desenvolvimento mental, não progressivo, que afeta a função cognitiva global e tem como etiologia causas multifatoriais.

> Os indivíduos mentalmente retardados, devido às suas características, integram uma população mais vulnerável aos conflitos com a lei, pois podem ser tanto vítimas quanto autores das infrações cometidas.

> O psiquiatra forense deve estar capacitado para diagnosticar um quadro de deficiência intelectual, avaliar sua intensidade e fazer a relação entre o transtorno e as repercussões legais em questão. Para isso, laudos e pareceres técnicos devem ser precisos e ter linguagem acessível.

> O quadro de deficiência intelectual leve produz mais dificuldades técnicas para a avaliação da capacidade cognitiva e de sua influência no ato praticado.

VINHETA

Luís é um rapaz branco de 20 anos (com 19 anos à época dos fatos), solteiro, sem escolaridade, acusado de homicídio qualificado na forma tentada. Compareceu à perícia de avaliação de imputabilidade penal. Tem história de atraso no desenvolvimento neuropsicomotor, convulsões até os 3 anos e meio de idade, e não frequentou escola especial porque não havia instituição desse tipo em seu município. Na infância, vagava pela rua e apresentava conduta incendiária. Aos 10 anos, recebeu diagnóstico de hipotireoidismo e, aos 13, de *síndrome do X frágil*. Aos 15 anos, frequentou a Associação de Pais e Amigos dos Excepcionais (APAE) por cerca de um ano. Até os 19 anos, fez uso regular de carbamazepina e irregular de risperidona. Suspendeu o acompanhamento médico, passando a fazer uso crescente de bebidas alcoólicas e *Cannabis*. A mãe relata episódios de irritabilidade e baixa tolerância à frustração, principalmente quando o rapaz está intoxicado por essas substâncias. Embora não conheça o valor das cédulas, exige dinheiro e, quando não o recebe, fica agitado. Passou a frequentar bailes, aumentando o consumo de substâncias psicoativas, o que culminou em heteroagressão grave, desferindo diversos golpes de faca em pessoa conhecida, sob efeito de entorpecentes. Relata que, cerca de 20 dias antes da perícia, se envolveu novamente em uma briga com faca entre pessoas alcoolizadas. Sua ocupação é jogar *videogame* e visitar amigos. Não há relatos de outras patologias psíquicas e/ou genéticas na família. Por ocasião da avaliação pericial, realizou psicodiagnóstico, sendo confirmada deficiência intelectual moderada. No caso em questão, por ter recebido tal diagnóstico, havendo prejuízo em suas capacidades cognitivas e volitivas, e existindo nexo causal, sua condição corresponde ao desenvolvimento mental retardado, que o parágrafo único do Artigo 26 do Código Penal brasileiro[1] descreve como condição de semi-imputabilidade.

Este capítulo objetiva descrever os aspectos clínicos e as repercussões forenses da deficiência intelectual (DI) mais comumente encontradas na prática pericial. Após uma introdução geral, serão abordados os fatores neurobiológicos, epidemiológicos e etiológicos, seguidos dos critérios diagnósticos e classificatórios. Nas aplicações forenses, as situações mais comuns nas esferas criminal, civil e de outras áreas do direito serão relacionadas.

Considerações gerais

A DI pode ser entendida como um transtorno do desenvolvimento mental não progressivo que afeta a função cognitiva global. Caracteriza-se por lentidão ou interrupção do desenvolvimento psíquico que se manifesta antes dos 18 anos de idade, retardando o processo de desenvolvimento, amadurecimento e aprendizagem. Além disso, ocorre comprometimento da linguagem, bem como nas áreas cognitiva, motora e social.[2] Por definição, o coeficiente de inteligência (QI) é menor ou igual a 70. A DI acomete, aproximadamente, de 1 a 2% da população mundial.

A DI engloba diversas síndromes que têm em comum o comprometimento do desenvolvimento mental e, como consequência, maior vulnerabilidade ao aparecimento de uma série de manifestações psicopatológicas. Na prática, existem inúmeros termos utilizados para retratar a DI: retardo mental, deficiência mental, transtorno do desenvolvimento intelectual, oligofrenia, etc. Assim, as classificações atuais, como o *Manual diagnóstico e estatístico de transtornos mentais* (DSM-5)[3] e a *Classificação internacional de doenças e problemas relacionados à saúde* (CID-11) (ainda não publicada durante a elaboração deste livro), preconizam o emprego das nomenclaturas deficiência intelectual (DI) e transtorno do desenvolvimento intelectual (TDI). Na *Declaração de Montreal sobre deficiência intelectual*,[4] em 2004, foi substituído o adjetivo *mental* por *intelectual*, de forma que DI é, atualmente, considerado o termo mais apropriado, pois foca especificamente no funcionamento do intelecto, afastando a ideia de que a deficiência afeta a mente como um todo.

Em relação à inteligência, não existe uma definição única, e sim diversos conceitos que focalizam aspectos diferentes dessa mesma função psíquica. No entanto, a inteligência deve ser avaliada no âmbito das mais diversas habilidades do ser humano para que se possa ter uma ideia fiel e global da realidade psíquica do indivíduo, a qual, por natureza, é complexa. A despeito do comprometimento da inteligência no portador de DI, é possível perceber-se o desenvolvimento específico de determinada habilidade. Essas variações acabam por complicar os processos de classificação desse transtorno. No entanto, as dificuldades de aprender, de assimilar informações novas e de realizar abstração merecem ser destacadas. Embora seja óbvio que a DI determina retenção do nível de inteligência de um indivíduo abaixo da média, a recíproca nem sempre é verdadeira. Um indivíduo pode ter sua inteligência abaixo da média, mas acima do nível considerado mínimo como exigência para ser classificado dentro dos parâmetros da normalidade.

A DI é um estado, uma condição em si, não um processo em evolução. Manifesta-se em diferentes momentos ao longo do período de desenvolvimento do indivíduo, dependendo de sua gravidade, revelando um desempenho cognitivo abaixo do esperado e, consequentemente, levando a dificuldades de adaptação no âmbito familiar, social, cultural, profissional e econômico. Desse fato, conclui-se que muitos dos indivíduos com DI necessitam ser tutelados por seus parentes, de maneira oficial ou extraoficial.

Os testes psicométricos são instrumentos desenvolvidos para a medição do QI de um indivíduo, ou seja, demonstram de forma quantitativa o grau da DI e oferecem referenciais relativamente seguros e precisos. No entanto, podem ser mal utilizados e tornar-se inadequados, simplistas, se usados a serviço de uma avaliação que, em vez de complexa, é percebida com uma simples *aplicação de testes*. Embora sejam fundamentais, a interpretação dos resultados deve levar em conta o contexto étnico e cultural, o nível educacional, a motivação, a cooperação e as deficiências associadas do paciente. Um exemplo é a interferência do transtorno de déficit de atenção/hiperatividade nos resultados do teste do QI. Uma criança com esse transtorno pode ter desempenho artificialmente baixo em alguns subitens, reduzindo erroneamente o escore do QI.

A abordagem qualitativa, por sua vez, reconhece a existência de outra constituição psíquica, diferente do referencial que se tem como correspondente à normalidade. Na verdade, sob essa perspectiva, não se trataria somente de um déficit de inteligência, mas de toda uma personalidade anômala que pode estar associada também a transtornos do caráter e diversas patologias orgânicas.

A DI pode se apresentar simultaneamente a qualquer outro transtorno psíquico ou físico. Os fatores que influenciam seu surgimento são de natureza genética, ambiental e psicológica e serão mais bem descritos a seguir. Sabe-se que a grande maioria das causas de DI não tem cura disponível, mas a definição da causa frequentemente ajuda a família a compreender o prognóstico e a estimar o risco de recorrência. Dessa forma, um diagnóstico preciso é inestimável para o aconselhamento genético tanto do paciente quanto de sua família, pois, às vezes, é possível antecipar futuros problemas médicos.

Depreende-se desses dados o enorme impacto social dessa condição, sob os mais diversos aspectos. Há um número significativo de indivíduos com DI que necessitam de proteção e assistência jurídica (tanto na esfera civil quanto na criminal) e dependem de apoio da sociedade para que possam exercer sua cidadania dentro dos seus níveis de limitação, uma vez que não podem alcançar plena independência. Também deve ser destacada a vulnerabilidade ao envolvimento em infrações, tanto civis quanto penais, em função da reduzida capacidade de discernimento crítico da realidade. Por serem indivíduos sugestionáveis, podem ser facilmente induzidos à prática de atos ilícitos.

Epidemiologia

A DI é um dos transtornos neuropsiquiátricos mais comuns em crianças e adolescentes. A taxa de prevalência é de 1% da população jovem, mas alguns autores mencionam taxas de até 10%. Existe consenso de que é mais comum no sexo masculino, um achado atribuído às numerosas mutações dos genes encontrados no cromossomo X. A razão entre os sexos masculino e feminino é de 1,3 a 1,9 para 1.[5]

Em um estudo que avaliou as características epidemiológicas da DI, os autores encontraram 11.114 crianças com esse transtorno sem etiologia conhecida. Além disso, constataram que um peso ao nascer menor que 2.500 g foi o fator preditivo mais forte, embora tenham encontrado outros fatores de risco associados: baixo nível educacional da mãe, idade avançada da mãe ao nascimento da criança e múltiplos nascimentos. Em uma metanálise que abrangeu 80 estudos, a comparação dos escores de QI entre mais de 4 mil crianças que tiveram baixo peso ao nascer e 1.568 controles que nasceram a termo com peso acima de 2.500 g mostrou uma diferença de 6,01 pontos em favor dos últimos. Análises mais recentes encontraram reduções de QI entre 0,3 e 0,6 (desvio padrão) nas crianças nascidas prematuras. Em contrapartida, um estudo com 144 crianças de 7 a 16 anos de idade concluiu que um peso ao nascer muito baixo (< 1.500 g) esteve associado a DI grave apenas quando as crianças também apresentavam paralisia cerebral.[5]

O risco de DI diagnosticado aos 7 anos de idade mostrou-se aumentado em até 27 vezes em recém-nascidos que apresentam defeitos estruturais congênitos, neurológicos ou não. As crianças com síndrome de Down e aquelas com defeitos dos cromossomos sexuais estavam sob risco mais alto para DI. Hipoplasia cerebelar é um fator de risco importante, sendo encontrada em 75% daqueles com DI.[5]

Neurobiologia

Os neurônios, unidades condutoras de sinais do sistema nervoso, apresentam dois tipos de prolongamentos: vários dendritos curtos, que são arborizados e recebem os sinais de outros neurônios, e um único axônio longo, que transmite os sinais adiante. As espinhas dendríticas são elementos diminutos estabelecidos em locais pós-sinápticos das sinapses excitatórias e mediam a plasticidade sináptica que fundamenta o aprendizado, a memória e a cognição. Isto é, a remodelagem das sinapses e as alterações na forma e no número das espinhas dendríticas são a base anatômica do aprendizado e da memória. A hipótese atual é a de que a DI se origina de um defeito da estrutura e da função das sinapses neuronais. Sabe-se que a DI está associada a anormalidades dos dendritos e das espinhas dendríticas. Recentemente, estudos dos neurônios piramidais no córtex cerebral e no hipocampo de pacientes com as síndromes de Down, Rett e do X frágil confirmaram a presença de anormalidades na forma e na ramificação das espinhas dendríticas.[6]

Etiologia

Atualmente, uma avaliação clínica criteriosa é capaz de identificar a etiologia da DI em um índice de 50 a 70% dos casos. A afirmação de que a etiologia é definida com maior frequência na DI grave deixa de ser válida quando estão disponíveis técnicas de diagnóstico mais modernas, como o cariótipo de alta resolução, a hibridização in situ de fluorescência (FISH), a triagem subtelomérica, a microdissecção cromossômica e a espectroscopia por ressonância magnética. No entanto, patologias mais sutis, que levam a deficiências de menor gravidade, são mais difíceis de serem reconhecidas.[5]

Em 715 casos investigados no período 1985 a 1987, encontrou-se uma causa para a DI em apenas 22% das crianças: asfixia perinatal, síndrome de Down, infecção do sistema nervoso central (SNC) neonatal ou pós-neonatal e síndrome do álcool fetal. Em um estudo mais recente, realizado com 99 crianças menores de 5 anos que apresentaram atraso global do desenvolvimento, 44% tiveram um diagnóstico definido: disgenesia cerebral, encefalopatia hipóxico-isquêmica, exposição intrauterina a toxinas e anormalidades cromossômicas – formando 77% dos casos. Os erros inatos do metabolismo não fizeram parte dos diagnósticos citados porque a triagem neonatal universal já os havia identificado previamente. As características clínicas associadas a mais chances de esclarecer a etiologia da DI são a exposição pré-natal a toxinas, a microcefalia, os achados motores focais e a inexistência de comportamento autista.[5]

Em um inquérito diagnóstico brasileiro, a síndrome de Down foi detectada em 32,2% dos casos, seguida por distúrbios de herança mendeliana, em 12,4%, afecções adquiridas (incluindo infecções), em 10,4%, e malformações do SNC, em 4%. A alta porcentagem de casos com síndrome de Down provavelmente reflete um viés de seleção desse estudo.

As causas da DI são muitas, cabendo lembrar que, em um mesmo caso, é possível encontrar uma multiplicidade delas. Além disso, existem várias classificações etiológicas, o que revela sua complexidade e denuncia que nenhuma delas pode ser considerada a correta, a mais adequada ou a melhor entre as demais. O que contribui para a dificuldade classificatória é exatamente essa grande diversidade de possibilidades etiológicas. A classificação seguida neste livro toma por base o nascimento, ou seja, classifica-se aqui as causas de natureza pré-natal, intraparto ou obstétrica e pós-natal, seguidas de comentários sobre os fatores psicológicos e socioculturais.

FATORES BIOLÓGICOS

CAUSAS PRÉ-NATAIS
Como o próprio nome revela, são aquelas que ocorrem anteriormente ao nascimento. Podem ser genéticas ou congênitas. As genéticas, por sua vez, podem ser hereditárias ou cromossômicas.

As *causas hereditárias* são decorrentes da transmissão de algum gene anômalo ao longo de sucessivas gerações e são passíveis de comprovação por meio de pesquisas em familiares, envolvendo, inclusive, irmãos gêmeos. Existem estudos genéticos que demonstram 100% de concordância entre irmãos gêmeos homozigóticos nos casos de DI leve. Isso quer dizer que, se um dos irmãos for deficiente intelectual, seu gêmeo homozigótico também será. Em caso de DI leve nos pais, a chance de um filho também o ser é superior a 90%. No entanto, se apenas um dos pais for deficiente intelectual, essa chance cai para 30%. Esses dados são uma demonstração incontestável da participação genética como fator causal desse transtorno. Dados referentes à herdabilidade da inteligência mostram que crianças adotadas têm correlação quase zero de suas capacidades cognitivas com as dos pais adotivos. Todavia, suas habilidades combinam estreitamente com as dos pais biológicos.[6]

Em relação às síndromes neurocutâneas, uma das causas hereditárias de DI, a *neurofibromatose tipo 1* ocorre com incidência de 1:4.000, de modo que entre 4 e 8% dos indivíduos afetados têm QI menor que 70. Outras deficiências cognitivas descritas são habilidades visuoespaciais comprometidas, desatenção e disfunção executiva. Encontrou-se prevalência do transtorno de déficit de atenção/hiperatividade de 50% em crianças com neurofibromatose tipo 1 e concluiu-se que a coexistência desse transtorno reduzia o escore do QI, ampliando a deficiência cognitiva.

A *esclerose tuberosa* é uma síndrome multissistêmica reconhecida clinicamente por máculas hipopigmentadas, fibromas na fronte, adenoma sebáceo e fibromas subungueais. A DI está presente em 47% das crianças acometidas, mas manifesta-se apenas nos indivíduos que tiveram crises epilépticas nos primeiros 2 anos de vida.[5]

A *hipomelanose de Ito* caracteriza-se por manchas hipopigmentadas dispostas em espirais e estrias seguindo as linhas de Blaschko, macrocefalia e crises epilépticas. Em uma série de 34 casos, a DI estava presente em 64,7%.[5]

Os *erros inatos do metabolismo* são causas bem conhecidas de DI e são particularmente lembrados porque a detecção e o tratamento precoces na triagem neonatal permitem preveni-la, como são os casos da fenilcetonúria, da galactosemia e do hipotireoidismo. A lista de causas metabólicas de DI é extensa e abrange as doenças de depósito lisossômico, a hiperglicinemia não cetótica, os distúrbios do ciclo da ureia, os distúrbios da fosforilação oxidativa ou mitocondriopatias, os distúrbios da biossíntese de colesterol, os defeitos da biossíntese de serina, os distúrbios congênitos da glicosilação e a deficiência de creatina, além do novo grupo de distúrbios metabólicos denominados doenças pediátricas devidas aos neurotransmissores, entre as quais se destaca a deficiência de succínico-semialdeído-desidrogenase.

As causas cromossômicas também integram as de origem genética, no entanto, não são heranças genéticas transmitidas de uma geração a outra, pois decorrem de alterações sofridas em algum dos cromossomos sexuais ou autossômicos. Diferentemente dos distúrbios nos cromossomos autossômicos, nem todas as alterações nos cromossomos sexuais são acompanhadas de DI. Um exemplo com essa etiologia cromossômica é a síndrome de Down, causa mais comum de DI, cuja incidência aproximada é de 1:800 nascidos vivos. Algumas séries mencionam que até 20% do total de crianças com DI têm síndrome de Down.

A síndrome de Down tem esse nome em homenagem ao médico inglês que a descreveu em 1866, John Langdon Down. Trata-se de uma anomalia autossômica que produz retardamento mental e é associada a três tipos de alterações cromossômicas:

- *trissomia do par 21*, em vez dos dois cromossomos habituais, tipo predominante em 95% dos casos
- *translocação*, em geral herdada, decorrente da fusão de dois cromossomos, frequentemente o 15 e o 21, gerando o termo *translocação 15/21*

> *mosaicismo*, alteração menos prevalente entre as três, decorrente da não disjunção do cromossomo 21 depois da fertilização

A idade avançada da mãe e a exposição a raios X são considerados fatores predisponentes às alterações cromossômicas. A maior parte dos pacientes portadores dessa síndrome apresenta DI de nível moderado a grave e geralmente não vive mais que 40 anos. A mortalidade na infância é elevada, muitas vezes decorrente de infecções e cardiopatias. Os sinais clínicos que denunciam a existência da síndrome de Down podem incluir rosto achatado, pouco modelado, com obliquidade das fendas palpebrais, boca semiaberta com a língua visível, nariz curto e largo, epicanto, anomalias nas orelhas e alinhamento irregular dos dentes, além de mãos flácidas, com dedos curtos e grossos.

A *síndrome de Rett* é uma causa comum de DI em meninas, com prevalência de 1:10.000 a 1:15.000. Os primeiros sintomas ocorrem após 6 a 18 meses de desenvolvimento normal, quando, então, a criança exibe perda da fala, movimentos estereotipados de contorção das mãos, crises epilépticas, irregularidades respiratórias e instabilidade autonômica e evolui para deterioração motora tardia. O gene implicado na etiologia, o MECP2, reside no cromossomo X. Os meninos afetados pelas mesmas mutações, por serem hemizigóticos, sofrem morte intrauterina ou têm encefalopatia neonatal fatal. As meninas afetadas apresentam desaceleração do crescimento cefálico após o início dos sintomas, com microcefalia adquirida.[5]

A *síndrome do X frágil* é a causa hereditária mais comum de DI no sexo masculino, com uma prevalência estimada de 1:4.000 meninos e de 1:6.000 meninas. O exame físico revela orelhas proeminentes e face alongada, macrocefalia relativa, articulações hiperextensíveis e, geralmente após a puberdade, macroorquidia. As manifestações também incluem hiperatividade, adejo das mãos e comportamento autista, este ocorrendo em um quarto dos pacientes.

Uma série de *malformações cerebrais* foi descrita em crianças com DI, incluindo displasia do córtex cerebral e do corpo caloso, ventriculomegalia e anormalidades cerebrais e cerebelares menores. Em alguns casos, a malformação cerebral está associada a uma síndrome de múltiplas anomalias congênitas, como *distrofias musculares congênitas* e *síndromes de lissencefalia e heterotopia ligadas ao X*. A ocorrência de microcefalia ou macrocefalia deve elevar a suspeita de malformação do sistema nervoso central.[5]

Há também as causas congênitas decorrentes de malformação fetal. Um exemplo dessa etiologia se dá quando a gestante tiver sido acometida por rubéola, o que gera uma série de malformações no feto, desde cardiopatia congênita, catarata, surdez e até DI. As infecções congênitas correspondem a, aproximadamente, 3,8% das etiologias. A despeito da eficiência de vacinas e outras medidas preventivas, o grupo das infecções congênitas reunidas sob o acrônimo TORCH (T: toxoplasmose; O: outras; R: rubéola; C: citomegalovírus; e H: herpes simples) continua a ser responsável por uma parcela significativa das crianças com DI, principalmente nos países em desenvolvimento. Na sífilis congênita, por exemplo, a condição decorre da propensão do *Treponema pallidum* à invasão das meninges e dos vasos sanguíneos cerebrais.

O hipotireoidismo congênito do bebê é outro exemplo dessa classe etiológica, uma vez que os hormônios tireoidianos são importantes na formação do sistema nervoso central – que se completa no início da infância – e que uma deficiência hormonal dessa natureza pode causar um quadro de DI. Quando o diagnóstico e o tratamento são precoces, a deficiência pode ser evitada. A agenesia ou a ectopia da tireoide são as causas mais comuns do hipotireoidismo congênito.

A *síndrome do álcool fetal* representa um conjunto de anormalidades físicas, comportamentais e cognitivas observadas em indivíduos expostos ao álcool intraútero. Aparece como a causa mais comum de DI nos países desenvolvidos, com estimativas de até 8% dos casos. A exposição ao álcool no primeiro trimestre de gravidez afeta a organogênese e o desenvolvimento craniofacial, enquanto o desenvolvimento do sistema nervoso central é influenciado durante toda a gravidez, devido à maturação continuada dos neurônios. A fisiopatologia da síndrome é mal compreendida, mas parece envolver a formação de radicais livres com resultante lesão celular nos tecidos em formação. É importante frisar que a síndrome do álcool fetal é uma das principais causas evitáveis de DI, de modo que gestantes e mulheres que planejam engravidar devem abster-se totalmente do consumo de bebidas alcoólicas.[5]

CAUSAS INTRAPARTO OU OBSTÉTRICAS

As causas dessa natureza são conhecidas como responsáveis por um número significativo de DI e representadas, especialmente, pela hipoxia e por lesões físicas decorrentes de trauma obstétrico, ocorridas, por exemplo, em razão do uso de fórceps. A prematuridade também é um fator causal, que, por sua vez, pode estar associada a doenças sofridas pela gestante. Outras causas dessa ordem estão associadas a contrações uterinas anormais, anestesia inadequada e convulsões no recém-nascido.

CAUSAS PÓS-NATAIS

São causas adquiridas nos primeiros anos da infância, advindas de um processo de adoecimento ou, mesmo, decorrentes de algum tipo de traumatismo. Doenças como encefalite ou meningite, quando acometem crianças em seus primeiros anos de vida, bem como traumatismos cranianos e exposição ao chumbo, são alguns dos fatores conhecidos que podem provocar comprometimento do desenvolvimento mental do indivíduo, gerando um quadro de DI.

Demonstrou-se que a exposição ao chumbo na infância, substância presente na poeira, em lascas de tinta e na gasolina, acarreta deficiência cognitiva persistente. Crianças com nível sanguíneo de chumbo igual ou maior que 10 μg/dl são consideradas sob risco de intoxicação. Não há relatos publicados da prevalência da intoxicação por chumbo no Brasil, mas, nos Estados Unidos, o Centers for Disease Control and Prevention (CDC) encontrou nível sanguíneo de chumbo aumentado em quase 10% das crianças pré-escolares.[5]

Estudos experimentais com animais de laboratório mostraram que a desnutrição no início da vida pós-natal reduz a taxa de crescimento do sistema nervoso central e o número de neurônios, bem como produz um córtex cerebral mais fino, mielinização deficiente, arborização dendrítica pobre e várias alterações nas espinhas dendríticas. Lactentes que sofreram desnutrição grave apresentam distúrbios de neurointegração e graus variáveis de DI documentados anos após a recuperação. A desnutrição proteico-calórica materna não produz déficit neurológico ou intelectual permanente no feto porque o crescimento cerebral não é afetado. A desnutrição provoca lesão neurológica mais grave durante os primeiros 24 meses de vida pós-natal.[5]

FATORES PSICOLÓGICOS E SOCIOCULTURAIS

Todas as causas citadas até aqui são de natureza biológica. No entanto, do ponto de vista psicológico, existem vários estudos sobre os efeitos do abandono afetivo sofrido pela criança desde o período neonatal, o que pode comprometer o desenvolvimento cognitivo e gerar um quadro de DI.

Não se pode esquecer também a influência exercida pelo meio sociocultural sobre o desenvolvimento psíquico. Estudos revelam que a grande maioria dos indivíduos com DI leve procede de famílias carentes de um bom suporte socioeconômico e cultural, sendo que é possível encontrar vários membros de uma mesma família com retardo mental leve sem se conseguir identificar uma causa biológica. A privação de cuidados, afeto e nutrição na primeira infância é causa conhecida de prejuízo cognitivo profundo e duradouro. Estudos com crianças adotadas demonstram uma relação de dose-resposta de QI e número de anos passados em um ambiente empobrecido. As crianças retiradas da privação antes dos 6 meses quase não mostraram prejuízos, contudo, as que permaneceram por mais tempo que esse período, tiveram reduções de cerca de 20 pontos no QI.[6]

A condição socioeconômica também pode tornar o parto mais difícil, considerando o alto índice de gravidez na adolescência nas camadas sociais de baixa renda, geralmente associado a intercorrências obstétricas, prematuridade e baixo peso do recém-nascido. Aliado a esse quadro, há o fato de que os recursos de saúde e educação destinados à criança também são deficitários, contribuindo, assim, para o crescimento da possibilidade de seu desenvolvimento psíquico se dar de forma insatisfatória.

Diagnóstico

A DI é um transtorno com início no período do desenvolvimento e inclui déficits funcionais, tanto intelectuais quanto adaptativos, nos domínios conceitual, social e prático.

São três os critérios diagnósticos citados no DSM-5:[3]

> Déficits em funções intelectuais como raciocínio, solução de problemas, planejamento, pensamento abstrato, juízo, aprendizagem acadêmica e aprendizagem pela experiência confirmados tanto pela avaliação clínica quanto por testes de inteligência padronizados e individualizados.
> Déficits em funções adaptativas que resultam em fracasso para atingir padrões de desenvolvimento ou socioculturais em relação à independência pessoal e à responsabilidade social. Sem apoio continuado, os déficits de adaptação limitam o funcionamento em uma ou mais atividades diárias, como comunicação, participação social e vida independente, e em múltiplos ambientes, como em casa, na escola, no local de trabalho e na comunidade.
> Início dos déficits intelectuais e adaptativos durante o período de desenvolvimento.

Os especificadores estão definidos em níveis de gravidade com base no funcionamento adaptativo, e não em escores de QI, uma vez que é o funcionamento adaptativo que determina o nível de apoio necessário. Assim, o diagnóstico sustenta-se em bases clínicas, psicométricas e socioadaptativas. O funcionamento adaptativo envolve três domínios: conceitual, social e prático. O domínio conceitual envolve competência em termos de memória, linguagem, leitura, escrita, raciocínio matemático, aquisição de conhecimentos práticos, solução de problemas e julgamentos em situações novas. O domínio social envolve percepção de pensamentos, sentimentos e experiências dos outros, empatia, habilidades de comunicação interpessoal, de amizade e julgamento social. O domínio prático envolve aprendizagem e autogestão em todos cenários de vida, inclusive cuidados pessoais, responsabilidades profissionais, controle do dinheiro, recreação, autocontrole comportamental e organização de tarefas escolares e profissionais. A essência do exame clínico é representada pela entrevista psiquiátrica e pelo exame do estado mental. A entrevista é, em muitos casos, realizada na presença de algum familiar próximo ou da pessoa legalmente responsável pelo examinando. As informações são obtidas dessa terceira pessoa, sobretudo nos casos de DI de maior gravidade, quando o indivíduo não é capaz de fornecer dados fidedignos. É importante levantar informações sobre a gestação do paciente, o trabalho e o tipo de parto, o uso ou não de fórceps e o registro de outras intercorrências, buscando-se descobrir se houve sofrimento do feto ou recém-nascido, pois esses fatores podem estar relacionados à etiologia.

A evolução do paciente ao longo de sua vida revela fracasso nos estudos, bem como dificuldade de aprendizagem em geral, impedindo um nível satisfatório de profissionalização. Muitos deles não conseguem sequer colaborar com simples tarefas domésticas. Os antecedentes patológicos, tanto pessoais quanto familiares, devem ser pesquisados, buscando-se saber sobre os primeiros anos de vida do paciente, doenças das quais sofreu nos primeiros meses ou anos da infância ou se sofreu intoxicações ou traumatismos craniencefálicos. Também devem ser investigadas a existência de antecedentes familiares de DI e a possibilidade de consanguinidade entre os pais.

A inspeção física pode revelar estigmas de malformações ou doenças associadas à DI. Elementos como o tamanho da cabeça, os diversos sinais na face ou em outras partes do corpo, como descritos anteriormente na referência à síndrome de Down, podem oferecer indícios da existência do transtorno. Do ponto de vista neurológico, vários transtornos podem estar associados à DI. Deficiências sensoriais são comuns, de forma que aproximadamente 10% de todos os indivíduos deficientes têm quatro vezes mais prejuízos auditivos que a população em geral. Os prejuízos auditivos podem variar desde deficiências auditivas leves até uma surdez cortical. As convulsões estão presentes em aproximadamente 10% dos indivíduos. No que se refere às habilidades motoras, os transtornos se manifestam por meio da alteração do tônus muscular, dos reflexos e da realização de movimentos involuntários.

O exame do estado mental revela, essencialmente, as dificuldades cognitivas e a imaturidade emocional dos pacientes com essa condição, ora de forma flagrante, ora de forma sutil, dependendo da gravidade do caso. O riso, por exemplo, ocorre com frequência no contexto de uma afetividade pueril, revelando a ingenuidade característica. O discurso é concreto, e, geralmente, os examinandos apresentam dificuldades de abstração, constatadas em testes básicos. Por meio de perguntas tendenciosas, para propositalmente induzi-los a determinadas respostas, constata-se facilmente o quanto eles são sugestionáveis e o quanto muitos se esforçam para agradar ao examinador, o que ganha especial importância na área criminal, como será discutido mais adiante. Assim, apresentam significativo comprometimento do discernimento crítico da realidade.

Os testes psicológicos têm valor inestimável na avaliação do deficiente intelectual, uma vez que propiciam uma das formas de mensuração do grau de DI. No entanto, devem ser aplicados por profissionais experientes, para que não se tenha uma avaliação estreitada, simplista, reduzida à aplicação dos testes em si, mas integrada à avaliação clínica. Muitos testes têm sido desenvolvidos para avaliar diferentes habilidades do examinando, bem como o grau de inteligência, sendo a avaliação do QI o instrumento mais comum. Dessa forma, a avaliação da coordenação visuomotora pode ser feita pela reprodução de figuras geométricas, pelo Teste da Figura Humana ou pelo uso dos quebra-cabeças geométricos. As bases psicométricas são buscadas, principalmente, em provas ou escalas de inteligência, como as de Raven e as de Wechsler, que revelam o coeficiente intelectual do indivíduo examinado. As bases socioadaptativas denunciam a diminuição da capacidade de adequar-se às expectativas da sociedade, revelando um desempenho aquém do esperado e cobrado pelo meio social no qual ele está inserido. Os testes de QI são mais válidos e confiáveis para crianças maiores de 5 anos, e as medidas precisam ser individualizadas, além de cultural e psicometricamente adequadas.

Classificação

A DI é comumente classificada nos seguintes graus: leve (QI de 50-55 a 70), moderada (QI de 35-40 a 50-55), grave (QI de 20-25 a 35-40) e profunda (QI inferior a 20-25). A faixa chamada *borderline* (QI entre 71 e 84) não consta como DI,[7] no entanto, não deixa de merecer atenção psiquiátrica, uma vez que impõe limitações ao seu portador. Essa forma de classificação revela o grau de comprometimento intelectual. No DSM-5,[3] os critérios exigem que, além da avaliação cognitiva, seja realizada a avaliação da capacidade funcional adaptativa nos domínios conceitual, social e prático.

DEFICIÊNCIA INTELECTUAL LEVE

Representa a grande maioria dos casos, correspondendo a algo em torno de 75 a 85% de todos os casos de DI. É entre 7 e 10 vezes mais comum que as formas moderada ou grave. Na maioria das vezes, só é identificável na idade escolar, quando as dificuldades intelectuais podem ser percebidas. Até então, na faixa de 0 a 5 anos, pode passar despercebida, e a criança comumente é tratada como normal, pois suas limitações sensório-motoras são mínimas, permitindo o desenvolvimento da fala, da marcha e o controle de esfíncteres. Esse tipo de DI era também chamado de *educável*, ou *recuperável*, por alguns autores, uma vez que boas condições sociopsicopedagógicas poderiam aumentar o QI de seus portadores para níveis próximos ao limite mínimo da normalidade, o que não os torna, no entanto, detentores do mesmo potencial que um indivíduo que já tenha QI normal sem os auxílios psicopedagógicos. Todavia, sabe-se que os comportamentos moral e social são passíveis de maior influência dos fatores ambientais do que a cognição propriamente dita. Do ponto de vista clínico, esse nível de DI é revelado por dificuldade de realizar abstrações, exercer crítica às situações reais e manifestar-se de formas inovadoras e criativas – dificuldade que só é possível de ser observada na faixa entre a adolescência e a fase adulta. As principais dificuldades ocorrem no trabalho acadêmico, onde aparecem problemas específicos de leitura e escrita. Indivíduos com esse tipo de DI são potencialmente capazes em trabalhos que demandam habilidades práticas e vivem sem problemas na comunidade, de forma independente ou supervisionados. Quanto às causas, apenas em uma ínfima parcela é detectada uma causa orgânica.

DEFICIÊNCIA INTELECTUAL MODERADA

A forma moderada de DI corresponde a aproximadamente 10% de todos os casos, e, na maioria das vezes, é possível a descoberta de uma causa biológica. Apesar de a maioria dos portadores conseguir desenvolver recursos de comunicação durante os primeiros anos da infância, esse desenvolvimento ocorre de forma mais lenta e mais limitada do que nos casos de retardo leve, o que proporciona um diagnóstico mais precoce. Observa-se também lentidão e limitação no desenvolvimento dos cuidados pessoais e da atividade motora, sendo ainda comum a ocorrência de transtornos neurológicos, o que exige supervisão de terceiros, necessidade que pode se prolongar por toda a vida. É possível que o desenvolvimento da linguagem alcance diferentes níveis, desde comunicação rudimentar até participação modesta em conversações com uso de vocábulos simples. Os indivíduos com esse tipo de DI não conseguem concluir seus estudos escolares, mas podem realizar tarefas simples em trabalhos não especializados, desde que recebam treinamento profissional e estejam em ambientes protegidos. Raramente alcançam independência plena em suas vidas.

DEFICIÊNCIA INTELECTUAL GRAVE

A forma grave da DI corresponde a cerca de 3 a 4% dos casos. O quadro apresentado por esses indivíduos pode ser visto como um agravamento daquele apresentado pelos portadores de DI moderada, o que possibilita precocidade ainda maior no diagnóstico. Em geral, não alcançam comunicação verbal satisfatória na infância, época em que também apresentam fraco desenvolvimento da atividade motora. O rendimento escolar não ultrapassa os ensinamentos correspondentes à fase pré-escolar, e, na idade adulta, conseguem realizar apenas tarefas bastante simples, ainda assim sob supervisão direta, necessitando até mesmo serem vestidos e auxiliados na alimentação e na higiene corporal. Assim como na DI moderada, é possível descobrir uma causa orgânica na maior parte dos casos, a qual gera, com frequência, outros transtornos neurológicos associados. A capacidade de abstração é praticamente inexistente, e esses indivíduos são incapazes de aprender a linguagem escrita. A memória é habitualmente infiel e curta.

DEFICIÊNCIA INTELECTUAL PROFUNDA

A forma profunda de DI corresponde a cerca de 1 a 2% dos casos. Seus portadores necessitam de supervisão constante e definitiva, devido às enormes limitações que apresentam em funções elementares, como mobilidade e comunicação, não conseguindo sequer realizar as necessidades fisiológicas. A maioria sofre de alguma doença neurológica responsável pela deficiência. Muitos são imóveis, incapazes de entender o que lhes é solicitado, e comunicam-se de forma bastante rudimentar.

DEFICIÊNCIA INTELECTUAL NÃO ESPECIFICADA

A categoria não especificada de DI é reservada a pessoas com mais de 5 anos de idade, quando a identificação do grau do transtorno fica difícil ou impossível devido a prejuízos sensoriais ou físicos.

Aplicações forenses

No campo da psiquiatria forense, a DI é classificada como desenvolvimento mental retardado, que, por sua vez, aliado a outras três condições mentais, complementa a gama de situações capazes de afetar a capacidade civil e/ou a imputabilidade penal: doença mental, desenvolvimento mental incompleto e perturbação da saúde mental. Neste tópico, serão examinadas as situações possíveis de envolvimento do indivíduo com DI nas esferas criminal, civil e em outras áreas do direito.

ESFERA CRIMINAL

Os indivíduos intelectualmente deficientes integram uma população mais vulnerável a conflitos com as leis penais. A prevalência dessa perturbação na população de criminosos pode variar de 2 a 40%, sendo cerca de cinco vezes maior que a da população em geral. Características da DI, como pouca cautela ao falar, capacidade crítica limitada, sugestionabilidade e instabilidade emocional e comportamental, podem contribuir para esse índice. Também é relevante a comorbidade de abuso de substâncias em mais da metade dos casos, fator de risco para criminalidade já bastante estudado.[8-10]

Um estudo com DI mostrou que aproximadamente 15% dos pacientes tinham história de uso de drogas, no entanto, apenas 8% estavam usando substâncias no momento. O álcool foi a substância mais utilizada (80%), seguido de *Cannabis* (28%) e cocaína (12%). Em geral, o uso de substâncias foi significativamente mais provável entre pacientes do sexo masculino, indivíduos com nível moderado de DI e aqueles com histórico forense. O uso de substâncias foi menos provável entre pacientes com autismo e mais provável entre portadores de transtornos do espectro da esquizofrenia. Os deficientes intelectuais com histórico forense foram cerca de cinco vezes mais propensos a ter problemas de uso de substâncias no momento do estudo.[11] Os estudos sobre a prevalência de DI em indivíduos criminosos são contraditórios. Isso talvez possa ser parcialmente explicado pelas informações, em geral insatisfatórias e tendenciosas, disponibilizadas pelas instituições carcerárias.

A probabilidade de um indivíduo com DI vir a cometer um crime tem sido associada, basicamente, a três fatores: grau da DI, apresentação clínica e condição social do indivíduo. Uma história prévia de vitimação também deve ser considerada. Quanto ao primeiro aspecto, considera-se tanto maior a probabilidade quanto menos grave for a DI.[12] Isso acontece porque quanto mais próximo da normalidade estiver a inteligência do infrator, melhores serão os recursos que ele terá para planejar e executar com eficiência a ação delituosa. Além disso, quando uma pessoa apresenta qualquer transtorno psiquiátrico leve, há grandes chances de isso passar despercebido pela população, que, dessa forma, não considera a possibilidade de adotar qualquer postura de proteção, inclusive no sentido de não provocar tal indivíduo. Assim, apresentam maior risco de violência os indivíduos que se encontram na faixa fronteiriça entre o limite máximo de inteligência da DI leve e o limite mínimo da inteligência normal, seguidos dos indivíduos levemente deficientes. Os indivíduos moderadamente deficientes praticam atos ilícitos em menor quantidade, e os gravemente deficientes praticamente não representam perigo.

Quanto à apresentação clínica, indivíduos intelectualmente deficientes podem apresentar diferentes características de comportamento, não se sabendo, no entanto, se estas seriam comorbidades psiquiátricas intrínsecas à DI ou se seriam decorrentes das próprias limitações do desenvolvimento. Desse modo, transtornos do caráter, com respostas inadequadas aos estímulos recebidos, são relativamente comuns nessa população. Do ponto de vista criminal, as características importantes são representadas pelos indivíduos intelectualmente deficientes chamados *eréticos*, denominação usada para aqueles que apresentam hiperatividade, instabilidade afetiva, agressividade, irritabilidade e baixa tolerância à frustração. Os portadores de DI com tais características apresentam potencial criminógeno maior do que aqueles que se mostram mais passivos, submissos e dóceis. Esse comportamento agressivo pode representar um obstáculo relevante para a integração à sociedade. Um estudo avaliou a prevalência e a gravidade de cinco tipos de comportamento agressivo em 3.165 homens e mulheres adultos com DI, encontrando taxa anual de comportamento agressivo de 51,8%, sendo que 24% cometeram danos à propriedade, 37,6%, agressão verbal, 24,4%, automutilação, 24,4%, agressão física, e 9,8% apresentaram comportamento sexual agressivo. Apenas 4,9% desses indivíduos chegaram a lesar suas vítimas.[13] Em um estudo transversal realizado com indivíduos portadores de DI moderada, encontrou-se impulsividade significativamente inferior entre os agressores sexuais em comparação aos agentes de crimes de outra natureza, o que poderia nos levar a pensar que a agressão sexual é um crime que requer algum tipo de planejamento.[14,15]

Testemunhar comportamentos agressivos parentais durante a infância pode associar-se de forma significativa, em indivíduos com DI, à manifestação de agressividade e delinquência. Parece existir maior propensão à prática de determinados delitos conforme o tipo de abuso do qual o agente foi vítima na infância, de forma que o delito sofrido, na maior parte das vezes, corresponde ao delito cometido. Os dados, no entanto, são contraditórios.[15]

A credulidade e a falta de consciência sobre riscos e características comuns dos portadores de DI podem resultar em exploração desses indivíduos e possível vitimação, tais como fraude, envolvimento criminal não intencional, confissões falsas e exposição a risco de abuso físico e mental. Estatísticas norte-americanas revelam que indivíduos portadores de DI são vítimas de abuso em maiores proporções do que as pessoas da população em geral, têm, aproximadamente, 1,5 mais chances de serem vítimas de abuso sexual e de 4 a 10 vezes mais chances de terem vivenciado maus-tratos infantis. Os fatores que contribuem para esses altos índices de vitimação dessa população seriam os seguintes:[16,17]

- a dependência de outras pessoas no que se refere a cuidados de longo prazo. Isso, por si só, já os coloca em condição de vulneráveis;
- a negação de direitos humanos, o que resulta em percepção de ausência de poder, tanto pela vítima quanto pelo agressor. A vítima internaliza essa ausência e o agressor a sustenta;
- a percepção, por parte do agressor, de menor risco de ser descoberto. Ele acredita que a vítima não irá denunciá-lo por sua conduta comumente passiva;
- as dificuldades da vítima em fazer os demais acreditarem em seus relatos;
- o menor conhecimento, por parte da vítima, do que é adequado ou inadequado em termos de sexualidade;
- o isolamento social que, por sua vez, aumenta o risco de ser manipulado por outros. Estão frequentemente na companhia de uma pessoa apenas, como um cuidador ou um parente. Esse pode ser seu próprio agressor;
- o potencial para desamparo e vulnerabilidade em locais públicos;
- os valores e atitudes mantidos por profissionais da área de educação especial no que se refere à inclusão.

Um estudo mostrou que 70% dos jovens delinquentes com DI e 42% dos jovens infratores sem DI tinham experimentado abuso e/ou negligência. A prática de agressão sexual e violência foi mais comum em delinquentes portadores do que nos sem o transtorno.[18]

As crianças e os adolescentes com DI constituem um grupo de alto risco para maus-tratos infantis. Uma enorme dificuldade consiste em determinar se a deficiência precedeu os episódios de abuso ou se foi consequência da própria situação de abuso e negligência. Um estudo afirma que 9% da amostra de pessoas com paralisia cerebral desenvolveu a condição como resultado de abuso; contudo, esses dados exigem cautela.[16]

Assim como o indivíduo portador de deficiência intelectual apresenta risco para ser vítima de violência doméstica, ser um portador de DI, infelizmente, pode indicar, conforme as circunstâncias, propensão à prática de agressões. Pais com comprometimento intelectual constituem risco para maus-tratos infantis e, em particular, para negligência, pois se tornam, ao longo do tempo, frustrados com o comportamento de seus filhos, atribuindo intenções negativas a comportamentos típicos das etapas de desenvolvimento das crianças.[16]

Em relação ao abuso sexual, especificamente, a mulher portadora de DI sofre mais riscos do que a mulher não portadora, em função de dificuldades no julgamento e de falta de habilidades sociais que diminuiriam sua vulnerabilidade, como, por exemplo, dificuldades de comunicação, inabilidade em buscar ajuda ou em denunciar o abuso, falta de conhecimento sobre como se defender de abusos, falta de conhecimento sobre comportamentos sexuais apropriados, dependência excessiva e atitude de aquiescência a pedidos insistentes, o que pode gerar um comportamento cada vez mais ousado por parte do agressor.[16,19]

Há pesquisas que apoiam a tese de que a DI por si só, tem um papel pequeno ou nulo na gênese do ato criminoso, com exceção dos crimes de agressão sexual, em que a associação é reconhecida como relevante. Entretanto, a formação educacional deficitária é aspecto habitualmente verificado entre criminosos com os mais diferentes níveis de inteligência, do mesmo modo que a inserção em condições socioculturais desfavoráveis, que, conforme já ressaltado, pode exercer papel predisponente para o ato transgressor, não apenas entre os indivíduos com DI, mas também em indivíduos considerados normais.

Pesquisadores têm dado atenção especial à investigação de possível associação entre níveis de inteligência e tipos específicos de delito. Nesse sentido, enquanto níveis mais altos de inteligência se relacionam a crimes ligados aos mais diversos tipos de falsificação, crimes como os ligados a agressões sexuais e vadiagem são mais frequentes em indivíduos com inteligência inferior à média. Os tipos de crimes mais frequentemente perpetrados entre os portadores de DI são: ofensa à integridade física, homicídio, abuso sexual e provocação de incêndio. Em um estudo prospectivo com indivíduos intelectualmente deficientes acompanhados por dois anos, encontrou-se que todos os ofensores tinham perpetrado algum crime nos últimos cinco anos antes do estudo. O grupo foi constituído por 61 pessoas, e os tipos mais comuns de crimes iniciais foram violência (37,7%), crimes sexuais (21%) e crimes relacionados à propriedade (15%). Também foi encontrada elevada frequência de psicopatologia (52%), especialmente transtornos psicóticos (43%). A metade da amostra total apresentou recidiva criminal.[20]

Os resultados de um estudo que comparou adolescentes infratores com e sem DI mostraram que os primeiros haviam cometido mais delitos contra pessoas em comparação aos segundos. Os delinquentes juvenis sem DI tiveram problemas de relacionamento e relacionados ao uso de álcool e drogas mais vezes, enquanto os adolescentes com DI tiveram, com mais frequência, problemas relativos a controle da agressividade e habilidades sociais.[21]

Em relação a DI e deficientes intelectuais homicidas, abordando a relação entre deficiência intelectual e homicídios, a análise de 31 indivíduos encontrou cinco casos de síndrome alcoólica fetal, cinco casos de retardo mental e quatro casos de inteligência limítrofe.[22]

Estudos que envolveram indivíduos na faixa etária entre os 16 e os 20 anos mostraram que o nível intelectual entre os agressores sexuais é significativamente mais baixo do que o encontrado em outros tipos de agressores. Os adolescentes portadores de atraso no desenvolvimento que agridem sexualmente, quando comparados a adolescentes agressores sexuais sem atraso, apresentam maior probabilidade de praticar agressões menos graves (voyeurismo e exibicionismo); agridem igualmente homens e mulheres, ao passo que adolescentes sem atraso de desenvolvimento agridem mulheres com mais frequência; e apresentam menos comportamentos infracionais, descontando-se a agressão sexual.[23] Os portadores de DI têm maior risco de reincidência do que os agressores sem atraso de desenvolvimento. Em um estudo realizado na Inglaterra com um grupo de 1.160 pacientes agressores, constituído de 942 homens e 218 mulheres, os autores constataram que um terço da amostra masculina era de indivíduos com DI e que um terço destes era responsável por 59% das agressões sexuais, praticadas principalmente contra crianças, cometidas pelo total dos participantes da pesquisa. Já as mulheres com DI que cometeram agressões sexuais estavam envolvidas com incesto e prostituição, do que se depreende que elas eram, ao mesmo tempo, agressoras e vítimas.[24] A prevalência de DI foi de 37% na análise dos prontuários de 106 agressores sexuais. Um estudo comparativo entre 48 agressores sexuais e 50 criminosos não sexuais com DI encontrou frequência significativamente mais alta de história de abuso sexual no grupo que cometeu ofensa sexual (38 vs. 12,7%) e frequência significativamente mais alta de abuso físico no grupo que perpetrou outras ofensas (14 vs. 36%). Esse achado reforçaria a hipótese de que o tipo de abuso sofrido na infância poderia estar relacionado ao tipo de crime cometido na vida adulta.[8]

Estudando um grupo de 90 incendiários reincidentes, todos do gênero masculino, os autores encontraram o diagnóstico de DI em 18% dos indivíduos. É possível que os portadores desse transtorno expressem seus sentimentos de raiva, frustração e tristeza por meio de modelos de ação específicos e repetitivos, tais como provocar incêndios, explicando o fato de que quase toda a porcentagem de incendiários com DI corresponde a deficientes intelectuais sem história da prática de outros tipos de crime.[15]

Outra infração frequentemente associada a essa condição é a prática de roubos pouco elaborados, realizados com pouca ou nenhuma habilidade. Em razão da falta de capacidade psíquica de praticar o delito de forma eficaz, agravada pelo fato de serem sugestionáveis, os indivíduos com DI não raramente são induzidos por terceiros à prática criminosa ou usados como cúmplices, obedecendo a ordens de pessoas que são os verdadeiros mentores dos delitos. A falta de competência intelectual para lidar com as mais variadas situações os faz recorrer à violência de forma mais primitiva. Devido às suas limitações para desenvolver autocrítica, não conseguem se arrepender de ações criminosas. Ao contrário, tentam justificar seus atos mesmo usando argumentos descabidos.

O início do comportamento delituoso praticado por indivíduos com DI ocorre, com frequência, quando ainda são bastante jovens, em geral no meio ou no fim da adolescência. Esse padrão se assemelha ao de comportamentos criminosos observados em agressores normais, mas difere da criminalidade de pacientes psicóticos, comumente iniciada em uma idade mais avançada. Uma possibilidade de explicar essa característica é o fato de tratar-se de uma faixa etária em que o indivíduo normalmente tende a afastar-se da proteção e do controle até então exercidos pela família e/ou por instituições de ensino.

Há quem postule uma associação entre comportamento criminoso recidivo e DI, embora seja possível encontrar esse tipo de familiaridade e recorrência em relação ao crime em indivíduos portadores de outros transtornos psiquiátricos, como o transtorno da personalidade antissocial. A probabilidade de alguém intelectualmente deficiente incorrer de forma reincidente em delitos penais encontra-se aumentada se o indivíduo é mais jovem e está desempregado. O tempo médio decorrido entre a prática dos delitos é inferior entre os delinquentes em reabilitação colocados sob tutela institucional em comparação àqueles que ficam sob vigilância ambulatorial. Outro estudo, com seguimento de 12 anos, mostrou que os deficientes intelectuais serão alvo de múltiplas condenações com mais frequência se tiverem idade inferior a 27 anos, se existir perturbação da personalidade concomitante e/ou tiverem sido previamente acusados por crimes de furto ou roubo. A existência de doenças psiquiátricas concomitantes não é infrequente, de modo que o diagnóstico de transtorno da personalidade antissocial está presente em 25% dos delinquentes com DI, o abuso/dependência de substâncias, em 68%, e o transtorno da personalidade *borderline*, em 11%.[15]

A avaliação do risco de reincidência sexual pode ser realizada por meio de escalas como a Assessment of Risk and Manageability for Individuals with Developmental and Intellectual Limitations who Offend Sexually (ARMIDILO-S), a Static Risk Assessment for Sexual Offending (STATIC-99) e a Violence Risk Appraisal Guide (VRAG). A avaliação de risco dinâmico feita com a escala ARMIDILO-S resultou na melhor precição de reincidência para agressores sexuais com DI quando comparada à avaliação feita por meio de outras escalas.[25]

Existem autores que categoricamente afirmam não ser possível apontar qualquer especificidade de relação entre o tipo de transtorno psiquiátrico de um determinado indivíduo criminoso e a natureza do crime por ele cometido.

Em relação à imputabilidade, os indivíduos com DI profunda, grave ou moderada são inteiramente incapazes de entendimento e determinação, o que os coloca na condição de inimputáveis. As pessoas com DI leve têm sua capacidade de entendimento e determinação comprometida, mas não anulada, o que as pode tornar semi-imputáveis. Já os indivíduos cognitivamente situados no limite chamado *borderline*, que, conforme argumentação anterior, não são considerados deficientes mentais, respondem pelas infrações penais com imputabilidade plena.

ESFERA CIVIL

A perícia psiquiátrica do indivíduo com DI, no âmbito civil, poderá atender a diferentes finalidades, destacando-se, entre elas, indicação de interdição, de anulação de negócio jurídico e de casamento, bem como verificação da capacidade para ter a guarda dos filhos e avaliação da capacidade para testar.

INTERDIÇÃO

O exame psiquiátrico pericial com a finalidade de avaliar a indicação de interdição é o mais frequentemente realizado na esfera civil, e sua fundamentação legal está ancorada no Artigo 1.767 do Código Civil, que estabelece:[26]

> Estão sujeitos a curatela: I – aqueles que, por enfermidade ou deficiência mental, não tiverem o necessário discernimento para os atos da vida civil; II – aqueles que, por outra causa duradoura, não puderam exprimir a sua vontade; III – os deficientes mentais, os ébrios habituais e os viciados em tóxicos; IV – os excepcionais, sem completo desenvolvimento mental; V – os pródigos.

Em seu Artigo 1.772, o Código Civil[26] estabelece que, uma vez pronunciada a interdição, "[...] o juiz assinará, segundo o estado ou o desenvolvimento mental do interdito, os limites da curatela [...]", o que se refere à possibilidade dos tipos de interdição total ou parcial.

Além dessas tipologias, a classificação da interdição contempla, ainda, as relativas ao caráter definitivo ou temporário. A interdição definitiva é indicada para os portadores de transtornos psiquiátricos permanentes, como é o caso da DI, ao passo que a de caráter temporário refere-se a patologias transitórias, como, por exemplo, um transtorno psicótico agudo e transitório. A diferença básica entre ambas é o fato de que, ao contrário da definitiva, a interdição temporária implica nova perícia psiquiátrica, a qual deverá ser realizada após determinado período, conforme sugestão do perito e determinação do juiz.

Como já mencionado, as perícias psiquiátricas para fins de interdição são as mais comuns na esfera civil, e sua maior frequência, quando comparada aos outros processos citados, especificamente em relação à DI, pode ser explicada pelo fato de que muitos indivíduos com esse transtorno não chegam a conquistar uma posição que lhes permita proceder a uma série de atos jurídicos. O que se avalia nesses processos de interdição é, basicamente, a capacidade de reger sua própria pessoa e administrar seus bens. A DI por si só não implica necessariamente incapacidade de viver de forma independente na comunidade. No entanto, os indivíduos com DI profunda, grave ou moderada são inteiramente incapazes, devendo, portanto, receber interdição total e definitiva, de modo que o curador deve salvaguardar os bens do curatelado, receber suas pensões, representá-lo nos atos da vida civil, etc. Os levemente deficientes são, em princípio, parcialmente capazes e, assim, podem receber interdição parcial e definitiva. As limitações para os atos da vida civil devem estar claramente estabelecidas na interdição parcial, de maneira que o interditando mantém sua autonomia para os demais atos.

ANULAÇÃO DE NEGÓCIO JURÍDICO

Um negócio jurídico é considerado nulo, segundo o Artigo 166 do Código Civil,[26] se for *celebrado por pessoa absolutamente incapaz*. Disso, depreende-se que existe um pré-requisito, o de que o indivíduo esteja em boas condições psíquicas para que qualquer negócio jurídico do qual seja partícipe possa ter validade. A formulação legal de que um negócio jurídico deve ser anulado quando realizado por *pessoa absolutamente incapaz* levanta dúvidas sobre casos em que se constata relativa, mas não absoluta, incapacidade. Em tais situações, torna-se necessário examinar detalhadamente as repercussões que determinado transtorno causa na vida do indivíduo como um todo, o grau de comprometimento de seu discernimento crítico diante da realidade e em que medida tal transtorno se relaciona ao negócio jurídico praticado. Os indivíduos portadores de DI profunda, grave e moderada não reúnem condições de realizar negócios jurídicos, e, portanto, esses negócios são anuláveis. Já os indivíduos levemente deficientes se situam sob a mesma consideração feita anteriormente, tornando-se necessário examinar caso a caso.

Diferentemente da perícia psiquiátrica realizada nos processos de interdição, em que se busca averiguar as condições psíquicas do periciando no momento do exame, nos processos visando à anulação de negócios jurídicos, trata-se de uma perícia retrospectiva, uma vez que se procura investigar as condições psiquiátricas do indivíduo na época da transação jurídica em questão. Em relação à DI, não há outras dificuldades periciais. Uma vez constatado o quadro que configura o transtorno, deve-se avaliar se há capacidade suficiente para realizar o negócio em discussão, pois se pode concluir que o indivíduo já era intelectualmente deficiente na época da transação.

ANULAÇÃO DE CASAMENTO

De acordo com o Artigo 1.548 do Código Civil,[26] é nulo o casamento contraído "[...] pelo enfermo mental sem o necessário discernimento para os atos da vida civil [...]". O parágrafo IV do Artigo 1.550 prescreve que é anulável o casamento "do incapaz de consentir ou manifestar, de modo inequívoco, o consentimento". Isso significa que, uma vez constatado, por meio de perícia psiquiátrica, que um dos cônjuges apresentava algum transtorno psiquiátrico que lhe incapacitava de manifestar consentimento na época da realização do casamento, este se torna automaticamente passível de ser anulado.

Diante da prescrição legal anteriormente citada, fica claro que o casamento é anulável quando há a constatação de que um dos cônjuges é intelectualmente deficiente em nível profundo, grave ou moderado. Quanto aos casos de DI leve, é fundamental examinar em que condições o casamento se deu, para que só então se possa detectar se o matrimônio foi uma decisão autônoma do indivíduo ou se este foi induzido a realizá-lo.

GUARDA DOS FILHOS

O Código Civil[26] determina, em seu Artigo 1.584, que

> [...] decretada a separação judicial ou o divórcio, sem que haja entre as partes acordo quanto à guarda dos filhos, será ela atribuída a quem revelar melhores condições para exercê-la.

É importante alertar que nem todo transtorno psiquiátrico tira de seu portador a capacidade de criar seus filhos, embora em separações litigiosas esse argumento seja utilizado com certa frequência pelo cônjuge interessado em obter a guarda.

De maneira geral, indivíduos com DI não apresentam condições de ter a guarda de seus filhos, exceção feita àqueles que se situam no nível de deficiência leve. Nesse caso é necessário realizar um exame acurado da situação, pois há muitas pessoas que, apesar de serem levemente deficientes, são amorosas e dedicadas a seus filhos, enquanto outras podem ter distúrbios de caráter que as impossibilitam de ter a guarda de sua prole.

Uma questão polêmica relacionada a esse assunto é a discussão sobre até que ponto se deve valorizar o desejo manifestado pelo menor de manter-se na convivência com a mãe ou com o pai, tornando-se fundamental a realização de um exame acurado sobre os possíveis fatores externos que podem estar influenciando essa opção.

É imprescindível que o psiquiatra tenha em mente seu papel nessa questão delicada, uma vez que não lhe cabe emitir opiniões pessoais sobre os direitos do pai e/ou da mãe, mas tão somente contar o que se observou no exame pericial, cujo relato será usado pela Justiça como um elemento a mais para a construção da decisão final sobre quem deverá ou não ter a guarda dos filhos.

CAPACIDADE PARA TESTAR

O Artigo 1.860 do Código Civil[26] estabelece que, "[...] além dos incapazes, não podem testar os que, no ato de fazê-lo, não tiverem pleno discernimento". Isso significa que um processo de anulação de testamento requer a realização de perícia psiquiátrica retrospectiva, uma vez que a Justiça necessita de informações precisas sobre as condições psíquicas do testador na época em que assinou o documento em questão. O Artigo 1.861 do mesmo código assegura que "[...] a incapacidade superveniente do testador não invalida o testamento, nem o testamento do incapaz se valida com a superveniência da capacidade". No entanto, isso não é aplicável ao indivíduo com DI, uma vez que não cabe, em seu caso, falar em superveniência da capacidade. Como em outros exames, os indivíduos com DI são incapazes, com exceção daqueles com um grau leve do transtorno, considerados parcialmente capazes.

DIREITOS DAS PESSOAS COM DEFICIÊNCIA INTELECTUAL

A pessoa com deficiência é igualmente uma cidadã, e esse direito deve ser respeitado por todos em todas as situações (saúde, educação, transporte, trabalho, lazer, acesso à justiça, etc.). A Constituição Federal de 1988,[27] a Lei nº 7.853,[28] de 24 de outubro de 1989, e o Decreto Legislativo nº 186,[29] de 9 de julho de 2008, estabelecem os direitos das pessoas com deficiência, alguns dos quais serão abordados a seguir.

Os deficientes intelectuais têm o direito de promover ações judiciais, de pedir ao Poder Judiciário (Ministério Público) que seu direito violado seja reparado ou, mesmo, evitar que este venha a ser violado. Os crimes previstos no Artigo 8º da Lei Federal nº 7.853/1989,[28] praticados contra as pessoas com deficiência, constituem-se como crimes puníveis de reclusão (prisão) de 1 a 4 anos e multa. São eles:

- Recusar, suspender, cancelar ou fazer cessar, sem justa causa, a inscrição de aluno em estabelecimento de ensino de qualquer curso ou grau, público ou privado, porque é pessoa com deficiência.
- Impedir o acesso a qualquer cargo público de pessoa com deficiência.
- Negar trabalho ou emprego a alguém em razão de sua deficiência.
- Recusar, retardar ou dificultar a internação hospitalar, ou deixar de prestar assistência médico-hospitalar ou ambulatorial, quando possível, a pessoas com deficiência.

O portador de DI tem direito a educação pública e gratuita, preferencialmente, na rede regular de ensino, de acordo com o Artigo 208 da Constituição Federal.[27] A violação desse direito constitui crime de acordo com o Artigo 2° da Lei n° 7.853/1989.[28] O aluno deficiente também tem direito a material escolar e bolsa de estudos, como assegura o Decreto n° 3.298/1999[30] em seu Artigo 24, inciso VI. O atendimento educacional especializado (AEE) é garantido às pessoas com DI e não deve ser compreendido como reforço escolar, mas como atividade complementar.

A Lei n° 9.394/1996,[31] Artigo 59, e o Decreto n° 3.298/1999,[30] Artigo 28, asseguram o acesso à educação especial para o trabalho que lhes proporcione efetiva integração na sociedade. A mesma lei, em seu Artigo 44, e o Decreto n° 3.298,[30] Artigo 27, estabelecem cotas em concursos públicos para portadores de deficiência.

Em relação à saúde, o deficiente tem direito, de acordo com a Lei n° 10.048/2000,[32] ao atendimento preferencial, assim como ao acesso gratuito a medicamentos, segundo a Lei n° 8.080/1990,[33] Artigo 6°, inciso VI.

O direito ao trabalho é garantido pela Constituição a todos, desde que tenham habilidade e qualificação exigidas para a função. A Lei n° 8.213/1991[34] prevê a reserva de 2 a 5% dos cargos em empresas com mais de 100 empregados e dispõe sobre os planos de benefícios da Previdência Social. Pessoas com deficiência não podem ser dispensadas do trabalho sem justa causa e têm estabilidade laboral por prazo indeterminando.

O deficiente intelectual poderá exercer o direito ao voto, desde que seu comprometimento intelectual não impeça a livre manifestação da vontade, ou que não tenha sido decretada sua interdição total.

A Lei Orgânica da Assistência Social (LOAS), Lei n° 8.742/1993,[35] prevê o benefício da prestação continuada, ou benefício assistencial (BPC), que garante o pagamento de um salário mínimo mensal à pessoa com deficiência, mediante comprovação de renda *per capita* inferior a um quarto do salário mínimo e de incapacidade para o trabalho e para a vida independente.

A aposentadoria para os deficientes intelectuais está assegurada desde que as exigências constitucionais de tempo de contribuição e idade tenham sido preenchidas. Em relação à pensão, o portador de deficiência intelectual não perde o direito de recebê-la quando trabalha; contudo, pode ter seu valor reduzido em um terço.

A Lei n° 8.899/1994[36] prevê a concessão de passe livre no sistema de transporte interestadual às pessoas com deficiência cuja renda familiar *per capita* seja de até um salário mínimo. Essa isenção se estende aos acompanhantes, caso a pessoa esteja impossibilitada de se locomover sozinha.

No que tange aos impostos, o deficiente intelectual de grau grave ou profundo tem isenção do imposto sobre produtos industrializados (IPI) na compra de carros novos, conforme Lei n° 8.989/1995.[37]

O portador de deficiência está isento do serviço militar, devendo, entretanto, se apresentar a uma unidade militar das Forças Armadas para ser dispensado.

Se o deficiente já for interditado, em caso de herança, quem o representará será o curador, o pai ou a mãe. Se tiver filhos, netos ou bisnetos, estes serão seus herdeiros. Do contrário, herdarão seus pais, avós, bisavós e cônjuge e, na ausência destes, os irmãos, primos, tios e/ou sobrinhos.

A família da pessoa com deficiência tem o dever de ampará-la nos âmbitos material, moral e educacional, durante toda a sua vida, sob pena de ser responsabilizada por crime de abandono de incapaz. Tal dever de assistência decorre da Constituição Federal. Da mesma forma, o representante legal da pessoa com deficiência, seja o tutor, seja o curador, que não lhe dispense os cuidados adequados ou não administre corretamente seu patrimônio poderá ser destituído da função e responsabilizado criminalmente por apropriação indébita.

Considerações finais

A DI é uma condição permanente de limitação funcional, o que torna seus portadores vulneráveis a situações de criminalidade, tanto no papel de vítima como no de autor. As leis brasileiras preveem inúmeras medidas de proteção aos deficientes intelectuais, as quais devem ser conhecidas pelos psiquiatras. Na esfera forense, as avaliações de pessoas com DI moderada, grave ou profunda não apresentam maiores dificuldades. A avaliação do portador de DI leve demanda maior complexidade na determinação dos limites da capacidade de discernimento e autodeterminação.

Referências

1. Brasil. Presidência da República. Casa Civil. Decreto-Lei nº 2848, de 07 de dezembro de 1940. Código penal [Internet]. Brasília: Casa Civil; 1990 [capturado em 20 jun 2015]. Disponível em: http://www.planalto.gov.br/ccivil_03/decreto-lei/del2848.htm.

2. Organização Mundial da Saúde. Classificação de transtornos mentais e de comportamento da CID-10. Porto Alegre: Artmed; 1993.

3. American Psychiatric Association. Manual diagnóstico e estatístico de transtornos mentais: DSM-5. 5. ed. Porto Alegre: Artmed; 2014.

4. Organização Pan-americana de Saúde, Organização Mundial de Saúde. Declaração de Montreal sobre Deficiência Intelectual [Internet]. Montreal: OPS/OMS; 2004 [capturado em 20 jun. 2015]. Disponível em: http://www.portalinclusivo.ce.gov.br/phocadownload/cartilhasdeficiente/declaracaodemontreal.pdf.

5. Vasconcelos MM. Retardo mental. J Pediatr (Rio J). 2004;80(2 Supl):71-82.

6. Higgins ES, George MS. Neurociências para psiquiatria clínica: a fisiopatologia do comportamento e da doença mental. Porto Alegre: Artmed; 2010.

7. Sadock BJ, Sadock VA. Retardo mental. In: Kaplan HI, Sadock BJ Compêndio de psiquiatria: ciência do comportamento e psiquiatria clínica. 9. ed. Porto Alegre: Artmed; 2007. p. 2404-39.

8. Valença AM, Nascimento I, Nardi AE. Relação entre crimes sexuais e transtornos mentais e do desenvolvimento: uma revisão. Rev Psiquiatr Clín. 2013;40(3):97-104.

9. Hayes S. Sex offenders. J Intellect Dev Disabil. 1991;17:220-7.

10. Lindsay WR, Carson D, Holland AJ, Taylor JL, O'Brien G, Wheeler JR, et al. Alcohol and its relationship to offence variables in a cohort of offenders with intellectual disability. J Intellect Dev Disabil. 2013;38(4):325-31.

11. Chaplin E, Gilvarry C, Tsakanikos E. Recreational substance use patterns and comorbid psychopathology in adults with intellectual disability. Res Dev Disabil. 2011;32(6):2981-6.

12. Hall I. Young offenders with a learning disability. Adv Psychiatr Treat. 2000;6(4):278-86.

13. Crocker AG, Mercier C, Allaire JF, Roy ME. Profiles and correlates of aggressive behavior among adults with intellectual disabilities. J Intellect Disabil Res. 2007;51(Pt 10):786-801.

14. Parry CJ, Lindsay WR. Impulsiveness as a factor in sexual offending by people with mild intellectual disability. J Intellect Disabil Res. 2003:47(Pt 6):483-7.

15. Oliveira FICF. Deficiência intelectual e crime [dissertação].Porto: Faculdade de Medicina Universidade do Porto; 2010.

16. Williams LCA. Sobre deficiência e violência: reflexões para uma análise de revisão de área. Rev Bras Ed Esp. 2003;9(2):141-54.

17. Chave-Cox RS. Forensic examination of the mentally disabled sexual abuse complainant. J Forensic Leg Med. 2014;25:71-5.

18. van der Put CE, Asscher JJ, Wissink IB, Stams GJ. The relationship between maltreatment victimisation and sexual and violent offending: differences between adolescent offenders with and without intellectual disability. J Intellect Disabil Res. 2014;58(11):979-91.

19. Eastgate G, Van Driel ML, Lennox NG, Scheermeyer E. Women with intellectual disabilities--a study of sexuality, sexual abuse and protection skills. Aust Fam Physician. 2011;40(4):226-30.

20. Barron P, Hassiotis A, Banes J. Offenders with intellectual disability: a prospective comparative study. J Intellect Disabil Res. 2004;48(1):69-76.

21. Asscher JJ, van der Put CE, Stams GJ. Differences between juvenile offenders with and without intellectual disability in offense type and risk factors. Res Dev Disabil. 2012;33(6):1905-13.

22. Faulk M. Basic forensic psychiatry. 2nd ed. London: Blackwell Scientific; 1994. p. 271-86.

23. Tudiver J, Broekstra S, Josselyn S, Barbaree H. Addressing the needs of developmentally delayed sex offenders: a guide. Ottawa: National Clearinghouse on Family Violence; 2000.

24. Walker N, McCabe S. Crime and insanity in England. Edinburgh: Edinburgh University; 1973.

25. Lofthouse RE, Lindsay WR, Totsika V, Hastings RP, Boer DP, Haaven JL. Prospective dynamic assessment of risk of sexual reoffending in individuals with an intellectual disability and a history of sexual offending behaviour. J Appl Res Intellect Disabil. 2013;26(5):394-403.

26. Brasil. Presidência da República. Casa Civil. Lei n° 10.406, de 10 de janeiro de 2002. Institui o Código Civil [Internet]. Brasília: Casa Civil; 2002 [capturado em 20 jun. 2015]. Disponível em: http://www.planalto.gov.br/ccivil_03/leis/2002/ l10406.htm.

27. Brasil. Presidência da República. Casa Civil. Constituição da República Federativa do Brasil de 1988 [Internet]. Brasília: Casa Civil; 1988 [capturado em 20 jun. 2015]. Disponível em: http://www.planalto.gov.br/ ccivil_03/constituicao/ constituicao.htm.

28. Brasil. Presidência da República. Casa Civil. Lei n° 7.853, de 24 de outubro de 1989. Dispõe sobre o apoio às pessoas portadoras de deficiência, sua integração social, sobre a Coordenadoria Nacional para Integração da Pessoa Portadora de Deficiência – Corde, institui a tutela jurisdicional de interesses coletivos ou difusos dessas pessoas, disciplina a atuação do Ministério Público, define crimes, e dá outras providências [Internet]. Brasília: Casa Civil; 1989 [capturado em 20 jun. 2015]. Disponível em: http://www.planalto.gov.br/ CCIVIL_03/leis/L7853.htm.

29. Brasil. Presidência da República. Casa Civil. Decreto Legislativo n° 186, de 9 de julho de 2008. Aprova o texto da Convenção sobre os Direitos das Pessoas com Deficiência e de seu Protocolo Facultativo, assinados em Nova Iorque, em 30 de março de 2007 [Internet]. Brasília: Casa Civil; 2008 [capturado em 20 jun. 2015]. Disponível em: http://www.planalto.gov.br/ccivil_03/Constituicao/ Congresso/DLG/DLG-186-2008.htm.

30. Brasil. Presidência da República. Casa Civil. Decreto n° 3.298, de 20 de dezembro de 1999. Regulamenta a Lei no 7.853, de 24 de outubro de 1989, dispõe sobre a Política Nacional para a Integração da Pessoa Portadora de Deficiência, consolida as normas de proteção, e dá outras providências [Internet]. Brasília: Casa Civil; 1999 [capturado em 20 jun. 2015]. Disponível em: http://www.planalto.gov.br/ ccivil_03/decreto/d3298.htm.

31. Brasil. Presidência da República. Casa Civil. Lei n° 9.394, de 20 de dezembro de 1996. Estabelece as diretrizes e bases da educação nacional [Internet]. Brasília: Casa Civil; 1996 [capturado em 20 jun. 2015]. Disponível em: http://www.planalto.gov.br/CCIVIL_03/leis/L9394.htm.

32. Brasil. Presidência da República. Casa Civil. Lei n° 10.048, de 8 de novembro de 2000. Dá prioridade de atendimento às pessoas que especifica, e dá outras providências [Internet]. Brasília: Casa Civil; 2000 [capturado em 20 jun. 2015]. Disponível em: http://www.planalto.gov.br/Ccivil_03/LEIS/L10048.htm.

33. Brasil. Presidência da República. Casa Civil. Lei n° 8.080, de 19 de setembro de 1990. Dispõe sobre as condições para a promoção, proteção e recuperação da saúde, a organização e o funcionamento dos serviços correspondentes e dá outras providências [Internet]. Brasília: Casa Civil; 1990 [capturado em 20 jun. 2015]. Disponível em: http://www.planalto.gov.br/ccivil_03/Leis/L8080.htm.

34. Brasil. Presidência da República. Casa Civil. Lei n° 8.213, de 24 de julho de 1991. Dispõe sobre os Planos de Benefícios da Previdência Social e dá outras providências [Internet]. Brasília: Casa Civil; 1991 [capturado em 20 jun. 2015]. Disponível em: http://www.planalto.gov.br/CCIVIL_03/leis/L8213cons.htm.

35. Brasil. Presidência da República. Casa Civil. Lei n° 8.742, de 7 de dezembro de 1993. Dispõe sobre a organização da Assistência Social e dá outras providências [Internet]. Brasília: Casa Civil; 1993 [capturado em 20 jun. 2015]. Disponível em: http://www2.

camara.leg.br/legin/fed/lei/1993/lei-8742-7- dezembro--1993-363163-normaatualizada-pl.pdf.

36. Brasil. Presidência da República. Casa Civil. Lei n° 8.899, de 29 de junho de 1994. Concede passe livre às pessoas portadoras de deficiência no sistema de transporte coletivo interestadual [Internet]. Brasília: Casa Civil; 1994 [capturado em 20 jun. 2015]. Disponível em: http://www.planalto.gov.br/ccivil_03/Leis/L8899.htm.

37. Brasil. Presidência da República. Casa Civil. Lei n° 8.989, de 24 de fevereiro de 1995. Dispõe sobre a Isenção do Imposto sobre Produtos Industrializados – IPI, na aquisição de automóveis para utilização no transporte autônomo de passageiros, bem como por pessoas portadoras de deficiência física, e dá outras providências [Internet]. Brasília: Casa Civil; 1995 [capturado em 20 jun. 2015]. Disponível em: http://www.planalto.gov.br/CCivil_03/leis/L8989.htm.

LEITURA SUGERIDA

World Health Organization. WHO resource book on mental health, human rights and legislation. Geneva: WHO; 2005.

PARTE 6

Temas Especiais em Psiquiatria Forense

CAPÍTULO 30

Simulação

José G. V. Taborda,
Alcina Juliana Soares Barros, Paulo Mattos

PONTOS-CHAVE

- Médicos de todas as especialidades podem descobrir casos de simulação, mas as suspeitas devem ser intensificadas em contextos forenses e previdenciários.
- A simulação não é classificada nos manuais diagnósticos como um transtorno mental. Diferentemente de doenças mentais e perturbações da saúde mental, a simulação é o produto de uma decisão conscientemente motivada em certo momento da vida.
- Indivíduos em circunstâncias adversas, como, por exemplo, buscando indenização por lesões ou respondendo a processos criminais, podem modificar seus relatos a fim de obter incentivos externos, como compensação financeira ou redução da responsabilidade penal.
- O perito psiquiatra deve se munir de uma diversificada fonte de informações, como entrevistas não estruturadas, testes psicológicos, observações comportamentais, relatos de terceiros e revisão de prontuário médico ou histórico legal, a fim de aumentar a precisão na detecção de simuladores.

VINHETA

Rafael, 30 anos, ensino fundamental completo, agricultor, casado, cometeu latrocínio. Foi levado ao hospital de custódia e tratamento para realizar uma avaliação pericial de responsabilidade penal. Durante a primeira entrevista, demonstrou dificuldade para responder aos questionamentos, afirmando que vozes distorcidas atrapalhavam sua concentração. Perguntado sobre quando essas alucinações auditivas ocorriam, informou que eram contínuas, "dia e noite, sem parar". Explicou seu delito declarando sentir-se acompanhado por um "senhor velho", que tinha vivido, há muitos anos, no mato e que seria o responsável por seus atos criminosos. Apresentou uma explicação mística, afirmando que se tratava de um caso de "possessão". Dessa forma, atribuiu a responsabilidade a essa entidade. Solicitou-se sua permanência na triagem do hospital, a fim de serem realizadas novas avaliações. Como havia vaga apenas em um quarto coletivo, nele pernoitou. Na manhã seguinte, demonstrou ansiedade e queixou-se dos barulhos, da reduzida higiene dos outros periciados e da necessidade de alguns receberem "picos de medicação" na madrugada, questionando se isso poderia ocorrer também com ele. Em sua história pessoal, não apresentou antecedentes de uso de álcool nem drogas, e chamou atenção o fato de os aspectos sobrenaturais surgirem, exclusivamente, para justificar o delito cometido. O periciado referiu que somente naquela ocasião sentiu a possessão pelo "espírito". Sua aparência era bem-apresentada. No exame psíquico, demonstrou desorientação em relação a tempo, local e idade, bem como incapacidade para se recordar dos nomes dos pais e realizar cálculos simples. Quando perguntado quanto é sete menos cinco, respondeu três. Seus familiares descreveram episódios de irritação e hostilidade quando ele era contrariado, os quais se intensificaram após ter contraído dívidas decorrentes da aquisição de uma gleba de terras. A esposa de Rafael, com a qual convivia há quatro anos, negou a existência de anormalidades prévias no comportamento do marido.

A detecção de simulação constitui-se como importante atividade, tanto em situações clínicas quanto, particularmente, nas esferas forense e previdenciária. Sabe-se que a imitação e o fingimento dos sintomas de doenças antecedem os tempos modernos, podendo ser encontrados em referências mitológicas e bíblicas:[1] "Davi, temeroso da ira de Áquis, rei de Gate, fingiu-se de louco". Em 1843, o termo *simulação* foi inserido na literatura médica, por intermédio do livro de Gavin intitulado *On Feigned and Factitious Diseases Chiefly of Soldiers and Seamen*. Seu uso foi expandido, após a metade do século XX, à descrição de soldados que fingiam estar doentes para ser dispensados das obrigações militares.[2]

Neste capítulo, será mantido o foco na área forense, onde a simulação é uma possibilidade que deve sempre ser considerada. A situação pericial é única no contexto da relação médico-paciente porque estabelece a possibilidade de os interesses da dupla estarem situados em campos opostos. O perito, nessa relação, é apenas o representante de uma autoridade ausente. É uma testemunha que tem por dever desconsiderar o interesse do paciente, ou melhor, registrá-lo como um dado para a elaboração do relatório pericial. Por sua vez, o paciente não está interessado em alívio para seu sofrimento da maneira como habitualmente acontece quando procura o médico: uma atuação direta sobre sua pessoa. Essa diferença é tão importante que há um impedimento ético a que o médico seja perito de paciente seu.³ Cabe-nos renomeá-los especificamente nesse encontro: estaremos falando de perito e periciado.

Em princípio, o paciente, como o periciado, quer o melhor para si, seja na forma de melhora da saúde, seja na de qualquer outra providência em relação a sua vida. A opinião do profissional sobre seu estado pode interferir não só na obtenção da saúde como também em tais providências associadas. O paciente é fiel ao seu desejo; o médico, ao dever profissional de promover a saúde; o perito, à verdade pericial, entendida como a avaliação da situação de saúde do periciado para o esclarecimento de uma autoridade judiciária ou administrativa no exercício de sua função. O conflito entre o desejo do paciente e o convencimento do médico sobre seu estado pode gerar no paciente a tentativa de suplantar esse obstáculo pelo recurso a mecanismos primitivos de controle do mundo externo, no caso, de interferir no procedimento médico de maneira a adequá-lo ao próprio desejo. A simulação é, portanto, uma tentativa de controle do examinador; um procedimento que visa criar um conjunto de sinais e sintomas que convença o médico de uma situação que o periciado gostaria que fosse real. Conclui-se que, quando esse conflito se fizer presente, existirá certa probabilidade de o paciente simular. Na clínica, o médico, pelo costume de estabelecer a indispensável relação de confiança, não está atento à possibilidade de estar sendo ludibriado pelo paciente, que, inclusive, pode estar tentando enganar a si mesmo. Foge ao objetivo deste capítulo relacionar as principais formas de ganhos (primários e secundários) que ocorrem nessa situação.

Como se pode inferir, a simulação é mais frequente em perícias forenses e previdenciárias. Estão se tornando cada vez mais comuns os casos de indivíduos que, alegando incapacidade para o trabalho e estando insatisfeitos com os resultados da perícia previdenciária, iniciam processo na Justiça do Trabalho visando à aposentadoria. Nesse segundo cenário, o perito psiquiatra é solicitado para fornecer ao juiz uma nova avaliação do caso. A simulação costuma ser um grave problema nas perícias psiquiátricas, pois o diagnóstico de transtornos mentais geralmente está baseado no autorrelato de sintomas subjetivos, os quais podem ser aprendidos ou imitados pelo periciado.²

Conceito e classificação

No dicionário, simular é "fazer parecer real (o que por si não é)",⁴ o que, aliás, se aplica a outras entidades nosográficas, como os transtornos factícios e os dissociativos (também chamados *conversivos*). Estes últimos apareciam nas antigas classificações sob o título de *histeria*, termo que deve ser evitado em razão de sua imprecisão, seus múltiplos significados e sua tonalidade pejorativa, a qual adquiriu, inclusive no vocabulário popular.

A simulação é definida, pelo *Manual diagnóstico e estatístico de transtornos mentais* (DSM-5)⁵ (V65.2), como produção intencional de sintomas físicos ou psicológicos falsos ou grosseiramente exagerados motivada por incentivos externos, como evitar o trabalho, o serviço militar obrigatório, obter compensação financeira, escapar de processo criminal ou receber drogas. Esse manual sublinha que, sob determinadas circunstâncias, a simulação pode ser um comportamento adaptativo, dando como exemplo o fingimento de doença sob cativeiro inimigo em tempos de guerra.

Pontua, também, que a simulação não é, em si, um transtorno mental, estando codificada como "Outras condições que podem ser foco de atenção clínica".

A *Classificação de transtornos mentais e de comportamento* da CID-10,[6] por sua vez, enquadra a simulação no capítulo que trata de "Fatores influenciando o estado de saúde e contato com serviços de saúde", sob o código Z76.5, "Pessoas contatando serviços de saúde em outras circunstâncias: simulação".

Na avaliação da simulação, deve ser considerada sua magnitude. Para que seja confirmada, deve ocorrer fabricação ou exagero grosseiro de sinais e sintomas, bem como esforço consciente do periciado para enganar. A ocorrência de pequenos exageros ou sintomas isolados não configura quadro de simulação. A necessidade de incentivos externos, por sua vez, não exclui a concomitância de motivações internas.[7] Assim, a simulação pode ser considerada "a arte do engano". O indivíduo que a executa frauda sintomas e não pode ser considerado um genuíno paciente que procura auxílio médico.

Diversas são as classificações da simulação. Resnick[8] identificou a existência de três subcategorias: simulação pura, simulação parcial e falsa imputação. A simulação pura ocorre quando um examinando finge ter um transtorno que não existe. A simulação parcial, por sua vez, ocorre quando o periciado conscientemente exagera os próprios sintomas. A falsa imputação ocorre quando um avaliando atribui sintomas, intencionalmente, a uma etiologia que não se relaciona com eles. A simulação pura é encontrada, com mais frequência, em contextos criminais, ao passo que a simulação parcial e a falsa imputação são mais observadas em avaliações clínicas e causas civis.

Entre nós, é tradicional a classificação da simulação em: *supersimulação, metassimulação, pré-simulação* e *dissimulação*.

A primeira é definida como o exagero dos sinais e sintomas por parte de um indivíduo realmente doente ou a criação de novos sintomas não decorrentes da doença. Segundo Garcia,[9] nesses casos, ao quadro patológico existente "o doente acrescenta algo ou exagera". É questionável a utilidade desse conceito, uma vez que o *supersimulador* seria, na verdade, um *simulador* da gravidade ou da extensão do transtorno, ou, ainda, um simulador que, por acaso, apresenta um transtorno verdadeiro, do qual não se vale para a simulação. A própria definição de simulação do DSM-5[5] se refere à "produção intencional de sintomas físicos ou psicológicos falsos ou grosseiramente exagerados". Segundo essa classificação, o exagero é incluído na definição de simulação. Retardados leves simulam psicose ou amnésia com relativa frequência. Indivíduos com transtornos da personalidade simulam os mais diversos quadros, tanto físicos quanto mentais. Diagnosticam-se, nesse caso, a simulação e o transtorno real separadamente.

Em relação à metassimulação, que é a persistência, de forma intencional, da apresentação dos sintomas e sinais após cessado o transtorno real, trata-se de uma simulação como outra qualquer, com a diferença de que o indivíduo teria aprendido com a própria experiência a forma de obter o que deseja. É necessário extremo cuidado em seu diagnóstico, porque alguns comportamentos adaptativos podem ser repetidos nos moldes dos transtornos conversivos. As pessoas frequentemente aprendem sobre as formas de adoecer, sem que isso implique aquela atitude consciente requerida para se caracterizar a simulação.

A pré-simulação, ou simulação antecipada de uma doença para se beneficiar em uma ação planejada, indica apenas premeditação ou maior capacidade de planejamento do simulador, carecendo de identidade diagnóstica.

O mesmo ocorre com a dissimulação (também chamada de *simulação negativa* e *defensividade*), entendida como a tentativa de ocultação ou minimização de sintomas ou transtornos existentes. No caso, o indivíduo simula que *não tem* os sintomas, privando o perito de informações subjetivas sobre seu estado psíquico.

Prevalência

A simulação é mais encontrada em situações nas quais há uma vantagem em se apresentar doente. Rogers e colaboradores[10] estimaram em 15,7% a prevalência de simulação em ambientes forenses e em 7,4% em ambientes não forenses. No entanto, as taxas de simulação, provavelmente, ainda são subestimadas, tanto em contextos clínicos quanto forenses, em razão das particularidades envolvidas em sua detecção.

A literatura[2] demonstra que entre as condições psiquiátricas mais simuladas encontram-se o transtorno dissociativo de identidade, as psicoses, a suicidabilidade e o transtorno de estresse pós-traumático (TEPT). Outras patologias, na fronteira da psiquiatria com a neurologia, também simuladas são: distonias agudas, amnésias, déficits cognitivos, demências, convulsões e transtornos do sono. As faixas etárias envolvidas em casos de simulação incluem desde adolescentes infratores até idosos.

Em psiquiatria forense, é maior a probabilidade de simulação de psicose, TEPT e déficits cognitivos/amnésia. Destes, o TEPT é a patologia mais facilmente simulada, pois o periciado pode ser orientado a relatar os sintomas *corretos*,[11,12] uma vez que estão disponíveis na internet, e, além disso, apresentar alto grau de subjetividade. Dessa forma, torna-se mais difícil o reconhecimento de simulação.

Transtornos mentais que podem ser confundidos com simulação

O transtorno factício, o dissociativo e o conversivo compartilham elementos com a simulação. Tanto a simulação quanto o transtorno factício envolvem a produção intencional de sinais ou sintomas físicos e/ou psicológicos. No entanto, a motivação para o comportamento, no transtorno factício, consiste em um desejo inconsciente de assumir o papel de doente. Presume-se que esses indivíduos se apresentem como enfermos para obter ganhos psicológicos associados à doença real.

A síndrome de Münchausen é a variante mais grave do transtorno factício. O paciente pode autoinfligir-se cortes ou abrasões para produzir sangramento, autoinjetar substâncias tóxicas, viajar para locais distantes a fim de obter hospitalizações e intervenções cirúrgicas e dispor de uma longa história médica na ausência de um diagnóstico estabelecido. Quando uma mãe produz sintomas de doenças em seu filho, geralmente uma criança com idade pré-escolar, identifica-se outro subtipo de transtorno factício, a síndrome de Münchausen por procuração, a qual, em verdade, configura uma espécie de abuso infantil.[12] Convém ressaltar que a síndrome de Münchausen por procuração não se resume a essa apresentação, podendo ocorrer quando filhos adultos são responsáveis pelos cuidados de pais idosos e até mesmo em asilos ou serviços de saúde, quando um profissional administra medicações de maneira propositalmente nociva para produzir sinais e sintomas em pacientes sob seus cuidados. O diagnóstico de transtorno factício deve ser excluído se qualquer incentivo externo for identificado. Essa exclusão, no entanto, pode ser problemática, pois a maior parte dos indivíduos que assumem o papel de doente, de maneira concomitante, promove modificações das responsabilidades do trabalho e da família.[10]

No caso dos transtornos dissociativos, não só o próprio paciente desconhece as motivações, como todo o processo de produção dos sintomas é inconsciente. Esses transtornos foram previamente classificados como *histeria de conversão*; atualmente, porém, prefere-se evitar tal nomenclatura. Eles envolvem a imitação de ataques epilépticos, queixas de cegueira, surdez, disfonia, perda de movimentos voluntários e perdas sensoriais, entre outros sintomas. A síndrome de Ganser corresponde a um transtorno dissociativo diagnosticado especialmente em prisioneiros e caracterizado por *respostas aproximadas* (pararrespostas). Nessas situações, pode ocorrer a produção de quadros exuberantes, como pseudodemências ou pseudopsicoses.[13]

A distinção entre simulação, transtorno factício e transtornos dissociativos e conversivos nem sempre é clara. Os dois últimos são patologias psiquiátricas como quaisquer outras, enquanto a simulação não corresponde a um transtorno mental. Desse modo, deve-se evitar a confusão entre eles e atitudes desconfiadas em relação aos pacientes.

Na Tabela 30.1, estão esquematizadas as diferenças entre os três quadros, segundo a consciência que se tenha da motivação e do ato de produzir sintomas.

Para facilitar a detecção clínica da simulação, alguns passos podem ser seguidos, os quais estão descritos no fluxograma da Figura 30.1, a seguir.

Modelos etiológicos de simulação

A avaliação da motivação pessoal, no contexto forense, é um aspecto essencial, quando se suspeita de simulação. São diversas as hipóteses para tal espécie de comportamento, podendo ser identificados três modelos etiológicos principais em relação às motivações primárias de simulação:[10,14] patogênico, criminológico e adaptativo. O modelo patogênico propõe que a simulação é induzida por uma doença mental subjacente que, eventualmente, emerge com a progressão das queixas. Esse modelo perdeu suporte nas últimas décadas.

O modelo criminológico foca em múltiplos aspectos relacionados ao caráter e ao comportamento do indivíduo que simula:

> [...] uma pessoa má (com transtorno da personalidade antissocial [TPAS]), em más circunstâncias (problemas legais) que se comporta mal (não cooperativa).[15]

Um dos problemas com esse modelo é o conceito de *não cooperação*, como um critério para a simulação, pois, por exemplo, pacientes com esquizofrenia podem ter dificuldades em aderir ao tratamento, enquanto indivíduos com transtornos alimentares ou abuso de substâncias, frequente-

TABELA **30.1** DIFERENÇA ENTRE SIMULAÇÃO E TRANSTORNOS DISSOCIATIVO, CONVERSIVO E FACTÍCIO

Diagnóstico	Produção dos sintomas	Motivação
Simulação	Consciente	Consciente
Transtorno factício	Consciente	Inconsciente
Transtorno dissociativo e transtorno conversivo	Inconsciente	Inconsciente

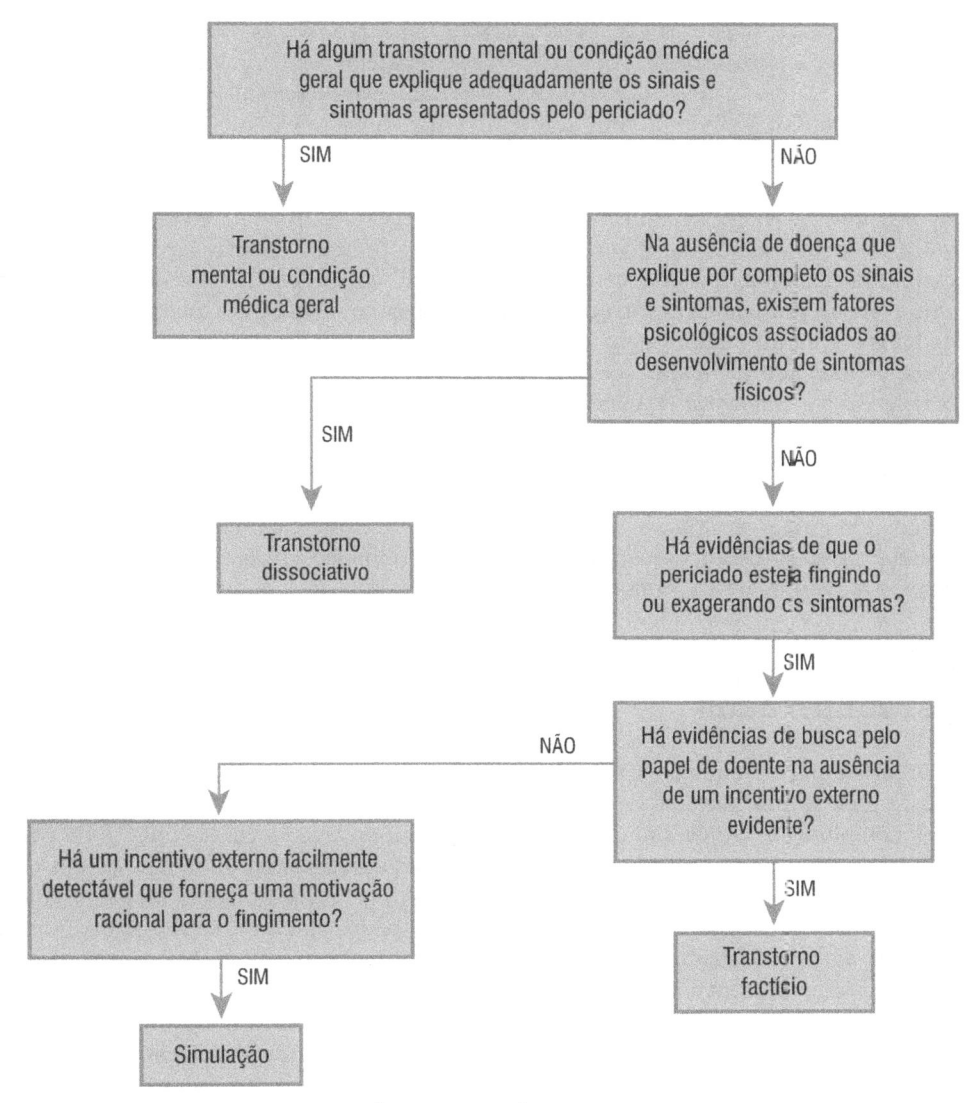

FIGURA 30.1 FLUXOGRAMA DE IDENTIFICAÇÃO DA SIMULAÇÃO.

Fonte: Adaptada de Thompson Jr. e colaboradores.[2]

Fluxograma:

- Há algum transtorno mental ou condição médica geral que explique adequadamente os sinais e sintomas apresentados pelo periciado?
  - SIM → Transtorno mental ou condição médica geral
  - NÃO → Na ausência de doença que explique por completo os sinais e sintomas, existem fatores psicológicos associados ao desenvolvimento de sintomas físicos?
    - SIM → Transtorno dissociativo
    - NÃO → Há evidências de que o periciado esteja fingindo ou exagerando os sintomas?
      - SIM → Há evidências de busca pelo papel de doente na ausência de um incentivo externo evidente?
        - SIM → Transtorno factício
        - NÃO → Há um incentivo externo facilmente detectável que forneça uma motivação racional para o fingimento?
          - SIM → Simulação

---

mente, não se mostram cooperativos com as abordagens terapêuticas. Em quaisquer desses casos, por suposto, não se pode falar em simulação.

O modelo adaptativo propõe que simuladores realizam uma espécie de "análise de custo-benefício" durante as avaliações clínicas. Assim,

> [...] a simulação tem maiores possibilidades de ocorrer quando: 1) o contexto da avaliação é percebido como adverso; 2) os ganhos

pessoais são muito altos; e 3) nenhuma outra alternativa parece viável.[15]

Nesse modelo, o indivíduo simularia com base em suas estimativas de sucesso para obter o incentivo externo desejado.

Em avaliações periciais criminais, indivíduos podem simular por diversas razões, incluindo postergar procedimentos legais, evitar encarceramento ou ter acesso a benefícios enquanto cumpre pena. Nos casos civis, o periciado pode simular para obter compensação financeira de seguros, evitar obrigações, ganhar simpatia ou adquirir suporte social. O consenso na literatura é de que a hipótese de simulação deve ser considerada em qualquer situação na qual o periciado possa se beneficiar ao demonstrar doença mental ou déficit cognitivo.[1]

Simulação e personalidade

O DSM-5 adverte que se deve suspeitar fortemente de simulação quando for percebida a combinação de quaisquer dos seguintes fatores:[5]

> contexto médico-legal de apresentação (um advogado encaminha o indivíduo ao médico para avaliação ou o próprio indivíduo busca atendimento enquanto estão pendentes litígio ou acusações)
> discrepância acentuada entre o alegado estresse, ou incapacidade, do indivíduo e os achados e as observações objetivas
> falta de cooperação durante a avaliação diagnóstica e de obediência ao regime de tratamento prescrito
> presença de transtorno da personalidade antissocial

O transtorno da personalidade mais associado à produção de mentiras e fingimento é o TPAS.[16] A simulação também pode ser encontrada nos transtornos da personalidade *borderline*, histriônica e narcisista, bem como no transtorno da personalidade obsessivo-compulsiva, mas não da maneira existente no TPAS. No grupo dos antissociais, o ato de mentir é consciente e voluntário, além de frequentemente instrumental, isto é, direcionado para um objetivo.

Clarck[17] sugeriu ser mais provável que indivíduos com TPAS se envolvam em situações adversas, nas quais se beneficiariam com a simulação. Como exemplo, temos um criminoso, flagrado durante o delito, que, para não ser preso, finge insanidade.

Torna-se necessário salientar que limitar a suspeita de simulação aos indivíduos com TPAS resultará em uma baixa detecção de outros casos, nos quais a fabricação de sintomas cognitivos e/ou emocionais poderia estar ocorrendo. Certos indivíduos com outros transtornos mentais também podem exagerar no relato de sintomas.

Avaliação de simulação

Ao suspeitar de simulação, o psiquiatra deve investigar o conhecimento do periciado não apenas sobre uma doença em particular, mas também sobre testes psicológicos. A seguir, serão descritas algumas medidas que devem ser tomadas durante a avaliação.

ENTREVISTAS COM O PERICIADO

Ao suspeitar de simulação, o entrevistador deve adotar as seguintes cautelas:

> Fazer perguntas abertas. Os simuladores percebem rapidamente o interesse do entrevistador e se apressam em satisfazê-lo.
> Fazer entrevistas prolongadas (simular dá trabalho e cansa).
> Indagar sobre contato com serviços psiquiátricos.
> Evitar a desconfiança e a irritação.
> Nunca subestimar a capacidade do simulador.

- Ter cuidado com perguntas rápidas; se podem realçar as contradições, igualmente podem confundir os verdadeiros doentes.
- Ter cuidado para que a indução de sintomas não gere falso positivo em determinados pacientes, como, por exemplo, aqueles com retardo mental.
- Evitar a confrontação.

Durante a avaliação de simulação, é sempre necessário um cuidadoso exame do relato do periciado. O perito necessita ser experiente e conhecer bem as diversas apresentações clínicas das doenças para que esteja apto a reconhecer padrões anormais de relatos sintomáticos. Constituem indícios de simulação um elevado número de sintomas raros, a confirmação indiscriminada de sintomas e a afirmação de sintomas óbvios ou improváveis. Sintomas raros são aqueles que ocorrem com baixa frequência entre os doentes mentais (menos de 5%). A confirmação indiscriminada de sintomas é uma estratégia de relato usada por simuladores baseada na crença de que, quanto mais sintomas eles declararem, mais provavelmente serão considerados doentes. Sintomas óbvios são imediatamente reconhecidos por leigos como indicativos de psicopatologia grave. Sintomas improváveis são de natureza fantástica e quase nunca são relatados na prática clínica, mesmo por pacientes gravemente perturbados. Como esses detalhes absurdos são oferecidos em resposta a perguntas realizadas durante a entrevista clínica, o psiquiatra pode ter de inserir novas questões, especificamente para explorar tais sintomas.

O psiquiatra deve ter cuidado ao utilizar perguntas que contenham sintomas descritos em manuais diagnósticos. A entrevista deve ser sempre iniciada com questões abertas. Depois que o periciado tiver oportunidade de relatar os sintomas com suas próprias palavras, o médico pode perguntar, de modo específico, por detalhes que o auxiliem na caracterização dos sintomas como típicos ou atípicos. Por exemplo, nos últimos estágios da entrevista, pode-se perguntar a um periciado que refere alucinações visuais se elas são coloridas ou em preto e branco. O simulador tem 50% de chance de errar. A resposta considerada correta seria a de que as alucinações visuais são coloridas, uma vez que é assim que os pacientes reais costumam descrevê-las.

As alucinações auditivas também são comuns em simuladores. Deve-se realizar uma investigação detalhada sobre esse sintoma, questionando-se o conteúdo, a clareza, a duração, a frequência, a continuidade, a quantidade de vozes, o gênero, se o discurso ocorre na segunda ou na terceira pessoa, se as vozes dirigem-se apenas ao paciente ou a outras pessoas, se provêm do espaço exterior ou da cabeça do periciado, o estado emocional durante as alucinações, sua relação com a atividade delirante, reação às vozes, estratégias utilizadas para diminuí-las, consequências potenciais da desobediência às vozes, tentativas de não obedecê-las e o que as aumenta ou diminui. Sabe-se que as alucinações auditivas dos psicóticos são, com mais frequência, intermitentes, provêm do espaço exterior, podem ser tanto masculinas quanto femininas, o discurso é claro, um terço dos casos é constituído de vozes acusatórias, e as alucinações tendem a diminuir quando o paciente se ocupa em outras atividades.

A Tabela 30.2 traz algumas características de alucinações atípicas, isto é, as mais provavelmente simuladas.

Outro ponto importante na semiologia da simulação nos examinandos com relato de TEPT é a natureza dos pesadelos.[12] Os verdadeiros pesadelos do TEPT estão associados a movimentos corporais intensos que podem causar, por exemplo, a remoção dos lençóis da cama ou a perturbação do sono do cônjuge. Essa informação pode ser buscada com o parceiro do periciado. Os pesadelos no TEPT se iniciam, geralmente,

TABELA **30.2** CARACTERÍSTICAS DE ALUCINAÇÕES ATÍPICAS

Alucinações auditivas São predominantemente contínuas, em vez de intermitentes São vagas ou inaudíveis São faladas em linguagem afetada O examinando não dispõe de estratégias para reduzi-las
Alucinações visuais Alucinações visuais em preto e branco, em vez de coloridas
Ambas As alucinações não participam do contexto de um delírio

Fonte: Adaptada de Thompson Jr e colaboradores.[2]

como repetição do trauma e evoluem como replicação do componente afetivo do trauma original, com diferentes manifestações. Por exemplo, uma pessoa que foi sequestrada pode ter sonhos, por algumas semanas, em que revive o sequestro. A seguir, pode passar a sonhar que estava amarrada, ameaçada ou torturada, o que traduz o mesmo afeto do sequestro. Os pesadelos traumáticos se dissipam com o tempo.[12] Assim, um relato que descreva o mesmo pesadelo com a cena do sequestro, todas as noites, durante dois anos, teria um grande potencial de simulação, pois essa não é a maneira como os verdadeiros pesadelos traumáticos ocorrem.

INFORMAÇÕES COLATERAIS

A revisão de informações colaterais representa uma etapa importante no processo de avaliação da simulação. Qualquer informação que valide ou refute os sintomas do periciado deve ser considerada. Elas podem incluir:

> entrevistas com familiares e amigos próximos
> histórico escolar
> histórico profissional
> histórico hospitalar e de tratamentos
> histórico de seguros
> histórico militar

> arquivos pessoais
> arquivos policiais e declarações de testemunhas em casos criminais

O psiquiatra que dispõe desses dados pode compará-los ao relato do periciado. As informações inconsistentes com os sintomas relatados durante a entrevista clínica podem embasar as suspeitas de simulação, enquanto aquelas que se mostram consistentes, podem refutá-la.

Alguns avaliadores preferem revisar as informações colaterais antes da primeira entrevista; desse modo, podem abordar pontos contraditórios no encontro com o periciado. Outros optam por revisá-las após a entrevista inicial. Independentemente de quando as informações colaterais são colhidas, os peritos devem examinar essas informações e buscar consistências e inconsistências em relação aos sintomas relatados.

Resnick[11] sugere que um membro próximo da família ou alguém conhecedor dos hábitos diários e sintomas do periciado também seja entrevistado. Essa avaliação deve ser conduzida separadamente, sem a presença do examinando.

Quando todas as fontes colaterais forem coletadas, o psiquiatra pode desejar confrontar o suspeito de simulação. Essa é uma decisão difícil e deve ser manejada com cuidado, pois os simuladores frequentemente respondem com intensificação do comportamento, em uma tentativa de justificar seus relatos. Em razão desse fenômeno, a confrontação direta de um indivíduo perigoso ou de um examinando com história de atuação deve ser feita apenas quando uma equipe de saúde mental e um ambiente seguro estiverem disponíveis.

Uma abordagem mais segura que a confrontação envolve o processo de clarificação. O examinador pode utilizar o processo de avaliação e a entrevista para clarificar sintomas e comportamentos do periciado. Essa abordagem é capaz de trazer informações úteis sobre a ocorrência de simulação, além de dar maior segurança ao avaliador. O perito observará, então, se as respostas do examinando são razoáveis, exageradas ou, mesmo, fruto de simulação.

AVALIAÇÃO NEUROPSICOLÓGICA

Os sintomas psicológicos de simulação podem ser detectados por testes psicológicos, e sabe-se que juízes e juris tendem a se impressionar com informações provenientes de testes, especialmente aqueles com características quantitativas.[18] Embora os sintomas psicológicos de simulação possam, com alguma frequência, ser detectados por testes psicológicos, tais como o Minnesota Multiphasic Personality Inventory (MMPI),[19] não há dados suficientes na literatura acerca de seu poder preditivo positivo e negativo para nortear seu emprego de modo rotineiro. Em geral, esses testes empregam, entre as inúmeras perguntas, algumas idênticas entre si, mas escritas de modo oposto, para verificar se o indivíduo corretamente responde *sim* a uma delas e *não* à outra. Testes projetivos – tais como o de Rorschach e o Tree-House-Person – devem ser evitados porque permitem enorme variabilidade, uma vez que dependem da interpretação do examinador.

A avaliação, de modo geral, deve incluir os procedimentos descritos a seguir.[2]

- *Uso de testes validados e atuais para aferir a consistência dos sintomas relatados* – É importante observar que casos de simulação estão ligados a processos legais, e, assim, é necessário atentar para o uso de testes que tenham validação brasileira quando se tratar de medidas quantitativas. O uso de testes não validados ou com grupos normativos distintos tem potencial de comprometer o exame. Esse é o caso do quociente de inteligência (QI): o grupo normativo brasileiro é considerado bastante ruim e, quase invariavelmente, superestima a capacidade cognitiva do indivíduo examinado; embora um número significativo de serviços utilize o grupo normativo original (que parece ser mais próximo da impressão clínica), tal fato deve ser criteriosamente justificado.
- *Avaliação cuidadosa de desempenho inadequado durante os testes (ver adiante).*
- *Exame das respostas ilógicas.*
- *Exame da excessiva incongruência no desempenho durante o curso da avaliação* – Em particular, discrepâncias nos resultados de testes diferentes que aferem as mesmas funções (p. ex., desempenho anormal da memória em um teste e normal em outro).
- *Comparação das diferenças entre o desempenho nos testes e a qualidade do funcionamento nas situações da vida real* – Fontes de informações colaterais são muito importantes.
- Determinação da relação lógica entre a história (médica, psiquiátrica e social) e a apresentação do sujeito dentro do contexto da avaliação formal.

O exame neuropsicológico consiste em uma coleta sistematizada de dados referentes à cognição do indivíduo e na administração de testes padronizados para investigação e mensuração de processos cognitivos como atenção, memória, visuopercepção, linguagem, funções executivas, entre outros. Em muitos serviços, o exame compreende uma entrevista médica inicial seguida da aplicação de testes por neuropsicólogos e, caso haja queixas relativas à linguagem oral ou escrita, por fonoaudiólogos. Em geral, são fornecidos inventários (escalas e questionários) padronizados para o próprio indivíduo e, dependendo do caso, para familiares e outros colaterais.

O exame neuropsicológico é regularmente solicitado como complementar em perícias, devendo ser conduzido por especialistas. O desempenho do simulador é avaliado por meio de:

a) relato falso ou exagerado de sintomas
b) desempenho intencionalmente ruim em testes neuropsicológicos
c) uma combinação de ambos[20]

Assim, além de extensa coleta de dados preliminar ao exame, a equipe responsável pelo exame neuropsicológico deve trabalhar em contato próximo com o perito.

Os critérios de Slick e colaboradores[21] exigem que se leve em conta provas originadas de testes neuropsicológicos, confrontando-as com relatos (auto e heterorrelatos), histórico, observação comportamental e padrões conhecidos de funcionamento cerebral para julgar um caso como simulação. Desse modo, devem ser considerados:

a) Presença de um incentivo externo significativo e ausência de doença neurológica ou psiquiátrica que permita explicar o padrão de respostas em (b).
b) O viés de resposta errada, definido como um padrão de respostas erradas ocorrendo com probabilidade inferior ao esperado pelo acaso em medidas de escolha forçada (ver adiante).
c) Discrepâncias inesperadas entre os dados dos testes e:
   c.1) padrões conhecidos de funcionamento em diferentes situações patológicas (tais como as supostamente apresentadas pelo simulador, que, normalmente, desconhece como é o desempenho de um doente);
   c.2) o próprio comportamento do indivíduo observado ao longo dos testes;
   c.3) relatos de colaterais confiáveis, bem como do próprio indivíduo; e
   c.4) documentação referente à história.

O teste conhecido como TOMM (Test of Memory Malingering) (Fig. 30.2) é frequentemente utilizado durante exames nos quais há suspeitas de simulação, em particular porque queixas de memória são as mais frequentes em simuladores. O teste consiste em averiguar a consistência das respostas do examinado diante da chamada *escolha forçada*. São apresentados 50 desenhos extremamente simples de objetos comuns, e o paciente é instado a identificar, em uma segunda apresentação com pares de desenhos, qual deles foi o apresentado na primeira vez. No fim, todo o procedimento é repetido novamente, desde o início, totalizando 100 apresentações. Como existem apenas duas possibilidades de resposta, as chances de acerto são sempre de 50%, mesmo que o paciente responda ao acaso. A capacidade de nomeação (i.e., nomear corretamente os estímulos visuais) não é contabilizada no teste. Valores significativamente diferentes dessa probabilidade matemática indicam que o paciente "sabe" qual é a resposta certa e, voluntariamente, indica a errada para justificar suas falsas queixas de memória.

A seguir, apresentamos o caso de um adulto simulador que pretendia obter ressarcimento por uma suposta "síndrome pós-concussional", em consequência de acidente de carro causado por terceiros. A Tabela 30.3 exemplifica como os dados relatados pelo paciente (incluindo questionários), confrontados com relatos (por parte de colaterais ou mesmo do próprio paciente), dados de literatura e testes neuropsico-

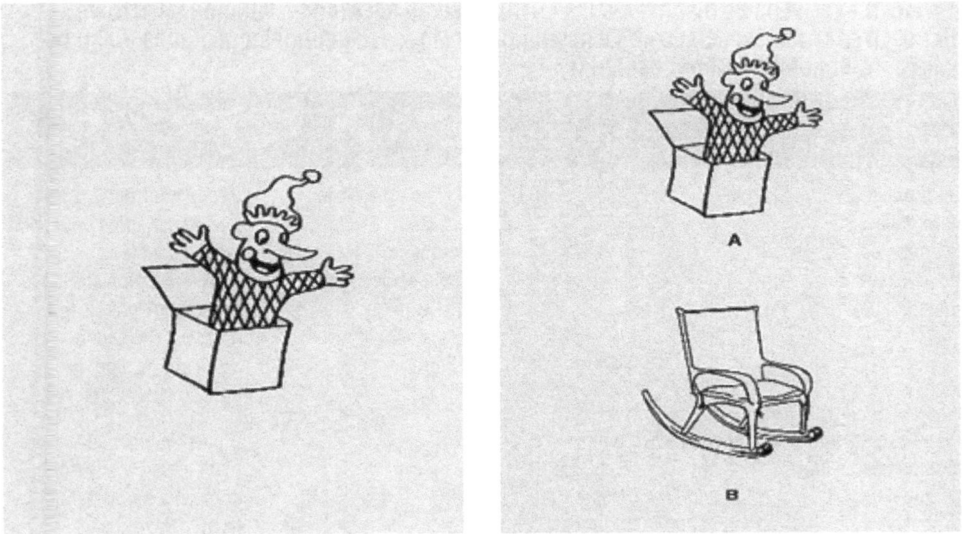

FIGURA **30.2** TOMM – TEST OF MEMORY MALINGERING.

lógicos, podem ser cotejados para um diagnóstico de simulação.

REAVALIAÇÕES PERIÓDICAS

Sendo possível, é recomendável que a avaliação clínica e a testagem sejam repetidas ao longo do tempo, não só pela redução da probabilidade de que o mesmo padrão de respostas volte a ocorrer, mas também pela exaustão a que conduz o ato de simular.

Apresentações clínicas mais encontradas em quadros de simulação

Uma importante contribuição para a detecção de simulação proveio de Cornell e Hawk,[22] ao estudarem 24 sinais e sintomas destacados por peritos experientes como sinalizadores de simulação por meio da testagem de seu valor discriminatório em dois grupos de examinandos. O primeiro grupo era formado por 39 acusados considerados simuladores de sintomas psicóticos. O segundo grupo, por sua vez, era constituído por 25 pacientes com sintomas psicóticos presumivelmente não simulados. Dos 24 sinais e sintomas, os grupos diferiram em 14. Interessante observar que metade dos sujeitos identificados como simuladores tinha história de internação psiquiátrica pregressa, o que pode indicar a existência prévia de doença mental cujos sintomas passaram a ser "mantidos" por meio de imitação, ou pela ida intencional do sujeito, mesmo hígido, a unidades psiquiátricas, a fim de aprender os sintomas para utilizá-los com objetivos predeterminados. O Quadro 30.1, a seguir, identifica os sinais e sintomas mais encontrados no grupo de simuladores.

Ainda com base no mesmo estudo,[22] os sinais e sintomas que dificilmente são simulados, tanto pelo desconhecimento do periciado quanto pela complexidade de sua apresentação, são: embotamento afetivo, higiene pessoal precária, verborreia, neologismos, discurso incoerente (fragmentado ou ininteligível), pensamento concreto e dificuldade de concentração.

TABELA **30.3** EXEMPLOS DE DISCREPÂNCIAS ENTRE QUEIXAS RELATADAS, FUNCIONAMENTO NO COTIDIANO, LITERATURA ESPECIALIZADA E RESULTADOS EM TESTES NEUROPSICOLÓGICOS (CASO DE SIMULAÇÃO – SÍNDROME PÓS-CONCUSSIONAL)

Queixas relatadas pelo paciente	Cotidiano	Literatura	Testes realizados
O meu problema de memória está aumentando com o tempo. (Questionário autopreenchido)	X	Déficits de memória secundários a traumatismo craniencefálico tendem a melhorar ou, no máximo, permanecer estáveis, não piorar.	Soube informar à psicóloga, antes do início do teste, seu endereço completo, onde mora há menos de um mês. Em um segundo dia de exame, soube dizer a data do exame anterior.
Estou me esquecendo de fatos que ocorreram recentemente. (Questionário autopreenchido)	Contou à psicóloga que havia se esquecido de levar documentos ao banco (para o qual se dirigiu sozinho), de modo a enfatizar seu déficit de memória. Portanto, "lembrou-se do esquecimento".	X	O paciente foi capaz de memorizar uma história complexa e uma lista de 15 palavras não correlacionadas, bem como de recuperá-las após meia hora. (Teste Memória Lógica e de Aprendizado Auditivo-Verbal de Rey)
Com frequência, esqueço os nomes de pessoas que me foram apresentadas recentemente. (Questionário autopreenchido)	Lembrava-se corretamente do nome da psicóloga em todas as diferentes ocasiões.	X	Lembrou-se dos nomes e sobrenomes "Ana de Oliveira" e "José Nascimento", personagens das histórias que compõem o teste Memória Lógica.
Na anamnese colhida com o médico, disse: "tenho brancos, as coisas apagam". Depois, exemplificou: começou a explicar um assunto de engenharia para a filha e de repente não se lembrava mais de nada.	X	A memória remota (conhecimentos sobre engenharia), ao contrário da memória recente, não é comprometida nas fases iniciais e moderadas da maioria dos transtornos neurológicos.	X
Estou esquecendo o dia, o mês e o ano. (Questionário autopreenchido)	X	X	Soube informar corretamente a data à psicóloga, que perguntou como se estivesse apenas preenchendo o cabeçalho do teste que faria em seguida.

TABELA **30.3** EXEMPLOS DE DISCREPÂNCIAS ENTRE QUEIXAS RELATADAS, FUNCIONAMENTO NO COTIDIANO, LITERATURA ESPECIALIZADA E RESULTADOS EM TESTES NEUROPSICOLÓGICOS (CASO DE SIMULAÇÃO – SÍNDROME PÓS-CONCUSSIONAL)

Queixas relatadas pelo paciente	Cotidiano	Literatura	Testes realizados
Estou com dificuldades para me expressar como antes e para dizer aquilo em que estou pensando. (Questionário autopreenchido)	X	X	Forneceu a seguinte definição no teste Vocabulário, da Bateria WAIS-III: "Designar: determinar alguém ou alguma coisa a atendimento de uma finalidade específica; determinar alguém ou algo a fazer uma tarefa; praticar uma ação ou ocupar um espaço". No Teste de Fluência Verbal, apresentou desempenho normal nas categorias animais e frutas, bem como palavras iniciadas pelas letras F, A e S.

QUADRO **30.1** SINTOMAS MAIS IDENTIFICADOS NO GRUPO DE SIMULADORES

Comportamento exagerado – atitudes dramáticas e incomuns
Adoção de sintomas induzidos
Falta de coerência entre os sintomas, de modo que não se agrupam em quadros clínicos conhecidos
Ideação suicida
Depressão – chorar durante a entrevista
Alucinações visuais

Outras estratégias de detecção de simulação

Os pesquisadores identificaram algumas estratégias de detecção que formam base para uma abordagem mais sistemática de avaliação de simulação em testes neuropsicológicos.[23-25] A primeira estratégia chama-se *floor effect*. Nela, o examinando fracassa em tarefas nas quais até mesmo indivíduos muito prejudicados obtêm sucesso. Um exemplo dessas tarefas é o conhecimento da história pessoal básica, como a data de nascimento.[1]

Um teste de simulação muito empregado é o Rey Memory Test,[26] que é capaz de avaliar o referido *floor effect* e, por sua simplicidade, pode ser aplicado rapidamente em consultório, dispensando treinamento. Esse teste detecta o fingimento de anormalidades da memória, em especial a anterógrada. Inicialmente, deve-se apresentar ao paciente o quadro da Figura 30.3.

Após a visualização do quadro durante 10 segundos, ele é removido, e solicita-se ao paciente que reproduza "os 15 itens" memorizados em uma folha de papel em branco. Na verdade, ele terá de fixar apenas três ou quatro ideias, para se lembrar de todos os caracteres. Segundo Resnick,[27] "[...] qualquer um que não esteja gravemente deteriorado poderá recordar pelo menos três dos conjuntos de caracteres". Apesar de ter especificidade e sensibilidade questionadas, o teste ainda pode ser útil por sua simplicidade. A falsa amnésia pode ser pesquisada também por procedimentos como perguntar: "Se eu lhe der algumas pistas, será que você se lembraria?". Os simuladores respondem mais frequentemente "não", enquanto os amnésicos dizem "talvez" ou "vou tentar". Outras pistas são: o desempenho dos simuladores costuma piorar quando se informa que é um *teste de memória*; as amnésias anterógradas não interferem em procedimentos automáticos como dirigir automóvel, andar de bicicleta ou usar os talheres; nelas, a capacidade de reconhecimento é maior que a de recordação; as amnésias retrógradas não prejudicam novos aprendizados. Alguma dificuldade pode ocorrer diante de uma amnésia psicogênica; cabe, no caso, pesquisar traços histriônicos da personalidade ou a utilização de mecanismos primitivos de defesa, como a negação.

Outro teste é o Miniexame do Estado Mental,[28] concebido para avaliação de pacientes com déficits cognitivos. Trata-se de

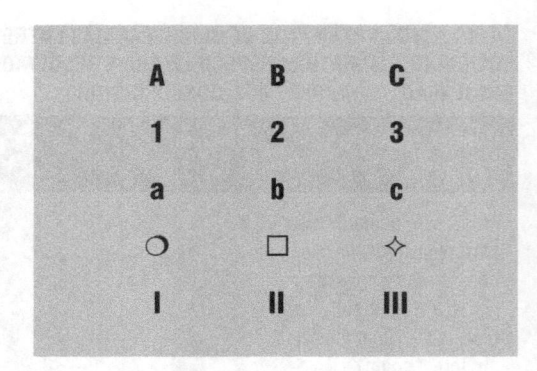

FIGURA **30.3** QUADRO DO REY MEMORY TEST.

uma série de 11 perguntas e tarefas simples que contabilizam um total de 30 pontos. Um escore abaixo de 23 é indicativo de déficit. Simuladores, em geral, apresentam pontuação muito baixa, contrastando com seu desempenho em outras atividades.

Uma segunda estratégia de detecção é o método da curva de desempenho. Esse método é baseado no número de itens fáceis em que o municiando falhou e nos itens difíceis em que passou. Espera-se que a maioria das pessoas demonstre melhor desempenho nos itens fáceis e pior nos itens difíceis. Se alguém exibir resultados em direções opostas, deve-se suspeitar de simulação.

Uma terceira estratégia é referida como magnitude do erro. Alguns estudos sugerem que a simulação pode ser detectada pelo tipo de resposta errada fornecida.[29] Assim, se um examinando tem respostas aproximadas ou semelhantes àquelas encontradas na síndrome de Ganser, deve-se suspeitar de simulação.

Implicações legais de um diagnóstico errôneo de simulação

O profissional da saúde mental que determinar erroneamente a ocorrência de simulação corre risco de ser processado por erro médico e condenado a indenizar prejuízos que tenha causado ao examinado. Assim, o perito deve ser cauteloso durante a redação do laudo. Se não tiver um nível elevado de certeza, com evidências explícitas, em vez de apresentar uma conclusão definitiva de simulação, deverá relacionar uma lista completa dos achados incongruentes, mencionando apenas que o fingimento de doença mental é uma possibilidade e que não tem condições de se manifestar em definitivo sobre essa questão. Formalizar um diagnóstico de simulação na ausência de provas adequadas representa uma atitude imprudente e de grande risco.

Considerações finais

A tarefa do psiquiatra que realiza um exame pericial é desafiadora. Para cada caso, o perito psiquiatra deve investigar o funcionamento cognitivo, emocional e comportamental do examinado, mantendo, simultaneamente, em um plano paralelo, o raciocínio sobre a questão legal implicada e a coerência entre as informações. Sua postura irá diferir daquela apresentada pelo médico em avaliações clínicas habituais, nas quais existe uma relação baseada em confiança mútua e sinceridade, pois o paciente está em busca de alívio para suas queixas. Devido às dificuldades associadas à detecção de mentiras no contexto forense, o perito deve evitar fazer julgamentos precipitados e focar seu trabalho em reunir informações pertinentes. A conclusão de que um examinando está simulando deve estar baseada em diversas evidências, incluindo apresentação clínica, revisão de históricos, informações colaterais e, se possível, testes neuropsicológicos, pois as implicações tanto para o indivíduo em questão quanto para o perito podem ser profundas.

Referências

1. McCaffrey RJ, Weber M. A clinical approach to evaluating malingering in forensic neuropsychological evaluations. Rev Española Neuropsicol. 2000;2(3):21-36.

2. Thompson Jr JW, LeBourgeois 3rd HW, Black FW. Malingering. In: Simon RI, Gold LH. Textbook of forensic psychiatry. Washington: American Psychiatric; 2004. p. 427-48.

3. Conselho Federal de Medicina. Resolução CFM nº 1.931, de 24 de setembro de 2009. Aprova o código de ética médica [Internet]. Brasília: CFM; 2009 [capturado em 20 jun. 2015]. Disponível em: http://www.cremers.org.br/pdf/codigodeetica/codigo_etica.pdf.

4. Houaiss A, Villar MS. Dicionário Houaiss da língua portuguesa. Rio de Janeiro: Objetiva; 2001.

5. American Psychiatric Association. Manual diagnóstico e estatístico de transtornos mentais: DSM-5. 5. ed. Porto alegre: Artmed; 2014.

6. Organização Mundial da Saúde. Classificação de transtornos mentais e de comportamento da CID-10. Porto Alegre: Artmed; 1993.

7. Rogers R, editor. Clinical Assessment of malingering and deception. 3rd ed. New York: Guilford; 2008.

8. Resnick PJ. Malingering of posttraumatic stress disorders. In: Rogers R, editor. Clinical assessment of malingering and deception. 2nd ed. New York: Guilford; 1997. p. 130-52.

9. Garcia JA. Psicopatologia forense. 3. ed. Rio de Janeiro: Forense; 1979.

10. Rogers R, Sewell KW, Goldstein A. Explanatory models of malingering: a prototypal analysis. Law Hum Behav. 1994;18:543-52.

11. Resnick PJ. Malingering. In: Rosner R, editor. Principles and practice of forensic psychiatry. 2nd ed. Norwell: Chapman and Hall; 2003. p. 543-54.

12. Resnick PJ. Malingering of psychiatric symptoms. Prim Psychiatry. 2006;13(6):35-8.

13. Drob SL, Meehan KB, Waxman SE. Clinical and conceptual problems in the attribution of malingering in forensic evaluations. J Am Acad Psychiatry Law. 2009;37(1):98-106.

14. Rogers R. Development of a new classificatory model of malingering. Bull Am Acad Psychiatry Law. 1990;18(3):323-33.

15. Rogers R. Introduction. In: Rogers R, editor. Clinical assessment of malingering and deception. 2nd ed. New York: Guilford; 1997. p. 1-19.

16. Vitacco MJ. Syndromes associated with deception. In: Rogers R, editor. Clinical assessment of malingering and deception. 2nd ed. New York: Guilford; 1997. p. 39-50.

17. Clarck RC. Sociopathy, malingering, and defensiveness. In: Rogers R, editor. Clinical assessment of malingering and deception. 2nd ed. New York: Guilford; 1997. p. 68-84.

18. Kleinman SB, Martell D. Failings of trauma-specific and related psychological tests in detecting post-traumatic stress disorder in forensic settings. J Forensic Sci. 2015;60 (1):76-83.

19. Ford VC. Factitious disorders and Malingering. In: Ebert MH, Loosen PT, Nurcombe B, editors. Current diagnosis and treatment in psychiatry. New York: Lange Medical; 2000. p. 379-84.

20. Larrabee GJ. Forensic neuropsychology: a scientific approach. 2nd ed. New York: Oxford; 2005.

21. Slick DJ, Sherman EMS, Iverson GL. Diagnostic criteria for malingering neurocognitive dysfunction: proposed standards for clinical practice and research. Clin Neuropsychol. 1999;13:545-61.

22. Cornell DJ, Hawk GL. Clinical presentation of malingerers diagnosed by experienced forensic psychologists. Law Hum Behav. 1989;13:375-83.

23. Franzen MD, Iverson GL, McCracken LM. The detection of malingering in neuropsychological assessment. Neuropsychol Rev. 1990;1(3):247-79.

24. Haines ME, Norris MP. Detecting the malingering of cognitive deficits: An update. Neuropsychol Rev. 1995;5(2):125-48.

25. Rogers R, Harrell EH, Liff CD. Feigning neuropsychological impairment: a critical review of methodological and clinical considerations. Clin Psychol Rev. 1993;13:255-74.

26. Boone KG, Lu PH. Non-forced-choice effort measures. In: Larrabee GJ, editor. Assessment of malingered neuropsychological deficits. Oxford: Oxford University; 2007. p. 27-43.

27. Resnick PJ. The assessment of malingering and deception. In: WPA Thematic Conference on Legal and Forensic Psychiatry; 2000 May 24-27; Madrid, Spain; 2000.

28. Almeida OP. Instrumentos para avaliação de pacientes com demência. In: Gorenstein C, Andrade LHSG, Zuardi AW, editores. Escalas de avaliação clínica em psiquiatria e psicofarmacologia. São Paulo: Lemos; 2000.

29. Bash IY, Alpert M. The determination of malingering. Ann N Y Acad Sci. 1980;347:86-99.

LEITURAS SUGERIDAS

Larrabee GJ, editor. Assessment of malingered neuropsychological deficits. Oxford: Oxford University; 2007.

Rogers R, editor. Clinical assessment of malingering and deception. 2nd ed. New York: Guilford; 1997.

CAPÍTULO 31

Transstorno Mental e Prisão

Maíra Mendes dos Santos, Sergio Baxter Andreoli,
Elias Abdalla-Filho, José G. V. Taborda

PONTOS-CHAVE

- No Brasil e no mundo há um grande número de pessoas com transtornos mentais nas prisões, situação preocupante em face da precariedade de recursos humanos e materiais para atender esses pacientes.
- A relação entre comportamento criminal e transtorno mental é complexa e depende, entre outros fatores, da natureza do quadro sintomatológico.
- Os transtornos por uso de substâncias estão associados ao comportamento criminal de forma isolada ou em comorbidade.
- Intervenções multidisciplinares nos presídios têm-se mostrado eficazes na reabilitação de usuários de drogas e na diminuição da reincidência criminal.
- Existem avanços na legislação brasileira quanto à atenção à saúde mental de presos, porém a realidade ainda é bastante insatisfatória e desafiadora.
- É necessária a implementação de políticas públicas destinadas à atenção em saúde mental da população encarcerada.

VINHETA

Jovem com 20 anos, Felipe Neves, portador de esquizofrenia hebefrênica, foi condenado por agressão pela Justiça comum por golpear a boca de sua mãe depois que ela lhe ofereceu uma xícara de café com leite. Mesmo após a realização de laudo que atestou seu quadro de insanidade mental, Felipe ficou preso no Centro de Detenção Provisória de Santo André, São Paulo, por um ano e meio, quando foi transferido para a ala psiquiátrica da Penitenciária 3 de Franco da Rocha, no mesmo Estado. Apesar da atitude esperançosa de sua mãe, que acreditava no tratamento humanitário ao filho e em sua reabilitação, Felipe continuou cumprindo pena em uma cela comum superlotada. Segundo ela, seu filho fica "como cachorro num canil. Todos são colocados em uma jaula". Diferentemente do que se espera de um tratamento de qualidade, Felipe toma o mesmo medicamento que os demais internos: um calmante de dia e outro à noite. Devido à distância do presídio, sua mãe tem dificuldade em visitá-lo e, quando o faz, fica estarrecida com o comportamento acuado e tristonho do filho. Não o reconhece mais. Ele se mostra cada vez mais inadaptado ao convívio social.

Fonte: Deutsche Welle.[1]

A população prisional tem aumentado, em todo o mundo, por volta de 1 milhão a cada década. O Brasil é o quarto país em população prisional e apresenta uma superlotação equivalente a cerca do dobro de sua capacidade.[2] De forma paralela ao aumento da população prisional, a alta demanda em saúde mental, relatada na literatura nacional e internacional, tem chamado a atenção do poder público e do meio científico para a natureza da relação entre comportamento criminal e transtorno mental. Apesar de alguns estudos encontrarem uma relação causal entre essas duas variáveis, principalmente para os transtornos psicóticos e da personalidade antissocial, outros rejeitam essa afirmação e defendem a tese de não ser possível atribuir uma relação causal linear dessa forma.

O grande contingente de presos com transtorno mental tem levado também ao questionamento sobre a adequação do sistema prisional para atender a necessidades específicas desses indivíduos, tendo em vista sobretudo situações alarmantes em termos de insalubridade, violação de direitos humanos e precariedade no acesso a serviços de saúde nos presídios.

Este capítulo irá apresentar as prevalências de transtorno mental no sistema prisional do Brasil e demais países, descrever os achados científicos a respeito da relação entre comportamento criminal e transtorno mental e discutir as implicações do encarceramento de indivíduos com transtorno mental. Por fim, apresentará possibilidades interventivas e discutirá avanços e desafios da legislação brasileira no que tange à atenção à saúde mental dessa população.

Magnitude da população prisional com transtorno mental: panorama nacional e internacional

Pesquisas epidemiológicas com presidiários têm revelado uma realidade preocupante:

a proporção de portadores de transtorno mental é substancialmente maior nessa população do que na população em geral. Existem mais indivíduos com transtorno mental no sistema prisional do que nos hospitais psiquiátricos nos Estados Unidos. Em se tratando de transtornos mentais graves, as prevalências podem ser de 5 a 10 vezes maiores do que na população em geral.[3-5] Uma revisão sistemática mostrou que a faixa de variação de transtornos mentais em populações carcerárias é de 55 a 80%.[6] Estudos realizados na Dinamarca e na Holanda confirmaram esses dados, apresentando prevalências de 71 e 78%, respectivamente.[7] Já um estudo realizado na população carcerária masculina da Itália identificou uma prevalência relativamente maior, de 85%, de transtorno mental na vida,[8] taxa essa similar à encontrada na Espanha (84,4%)[9] e relativamente menor do que a observada no Irã (88%).[10] Em uma revisão sistemática, estimou-se que dois terços dos homens e um terço das mulheres presos preenchiam os critérios para algum transtorno mental.[11] Um estudo realizado em São Paulo verificou prevalência de transtorno mental na população carcerária de 63%, sendo 56% entre os homens e 69% entre as mulheres.[3] A prevalência na população feminina foi similar à encontrada no Canadá (69,6%).[12]

A prevalência de comorbidade psiquiátrica também é elevada na população prisional, podendo variar entre 50 e 90%, sendo os quadros comórbidos mais comuns entre as mulheres.[13]

Os transtorno mentais mais prevalentes na população prisional são, de modo geral, transtornos por uso de substâncias, transtornos de ansiedade e do humor.[8] Um estudo desenvolvido na Itália confirmou esses dados, identificando prevalência de 46,5% para transtornos por uso de substâncias, 31,4% para transtornos de ansiedade e 13,5% para transtornos do humor.[8] Uma extensa revisão da literatura encontrou aproximadamente 40% dos presidiários com transtornos por uso de substâncias e 25% com transtornos depressivos ou de ansiedade. A taxa de presos com transtorno psicótico foi de 5%, ou seja, aproximadamente cinco vezes mais que a taxa normalmente encontrada na população em geral.[14] Em São Paulo, a prevalência encontrada foi ainda maior (12,2% – sendo 11,2% dos homens e 25,5% das mulheres).

Vale considerar que as prevalências de transtornos mentais graves (que incluem os transtornos psicóticos) em presídios comuns, apesar de já serem taxas relevantes, não refletem a magnitude da população prisional afetada por esse transtorno. Isso ocorre porque, se for identificado pela perícia psiquiátrica, durante o processo judicial, que o transtorno psicótico esteve relacionado à conduta criminosa, impedindo o indivíduo de compreender a ilicitude do ato e de se determinar diante desse entendimento, o indivíduo é considerado inimputável, sendo encaminhado a instituição especializada (Hospital de Custódia e Tratamento Psiquiátrico – HCTP) para o cumprimento de medida de segurança.

Em São Paulo, os transtornos mentais mais prevalentes foram os fóbico-ansiosos (42% – 50% das mulheres e 35,3% dos homens), os transtornos por uso de substâncias (28% – 25,2% das mulheres e 26,5% dos homens) e os transtornos afetivos (20,8% – 40% das mulheres e 20,8% dos homens). De modo geral, as mulheres apresentaram 1,2 vez mais transtornos na vida do que os homens, demonstrando que, nelas, a comorbidade psiquiátrica está associada ao comportamento criminal.[13]

Um estudo realizado na cidade de Salvador, Bahia, identificou que as prevalências maiores foram de dependência de álcool (26,6%) e outras drogas (27,9%), seguidas de transtorno da personalidade antissocial (26,9%), depressão (17,6%), ansiedade (6,9%) e transtorno bipolar (5,2%).[15]

Um estudo realizado na África encontrou maior prevalência de transtorno da personalidade antissocial (46%), seguido de transtorno por uso de substâncias, na população prisional (42%). Os outros transtornos mais frequentes foram psicótico, bipolar e de ansiedade, somando uma taxa de 23,3%.[16]

Apesar de o transtorno da personalidade antissocial acometer cerca de 3 a 5% da população em geral, pesquisas demonstram que essa prevalência pode quadruplicar quando se limita à população carcerária.[17] Corroborando essas estimativas, 20% dos presidiários em estudo realizado na Dinamarca foram identificados com esse transtorno.[11] Fazel e Danesh,[14] por sua vez, observaram taxas ainda maiores: 50% dos homens e 20% das mulheres, o que corresponderia a cerca de 10 vezes mais do que na população em geral.

Em estudo que avaliou a prevalência do transtorno da personalidade antissocial em unidades penitenciárias da Inglaterra e do País de Gales, os resultados foram mais baixos do que expresso na literatura científica. As taxas obtidas foram de 7,7% para os homens e de 1,9% para as mulheres.[18] Essas divergências podem ser decorrentes das diferenças metodológicas dos estudos e da dificuldade da avaliação clínica desse diagnóstico.

Transtorno mental x comportamento criminal: relação complexa

Alguns estudos apresentam relação significativa entre transtorno mental e comportamento criminal.[19] De acordo com Abdalla-Filho e colaboradores,[20] não apenas indivíduos que cometem crimes são mais suscetíveis ao desenvolvimento de transtornos mentais como também é possível afirmar que portadores de determinados transtornos mentais são mais propensos ao comportamento criminal.

O que se observa em alguns estudos é que a associação com o comportamento criminal é maior quanto mais grave for o transtorno mental. Assim, indivíduos com algum transtorno mental grave (transtornos psicóticos, transtorno bipolar e depressão maior) têm mais chances de cometer crimes violentos. Comprovando essa assertiva, em um estudo realizado com internos de um hospital forense de Nova York diagnosticados com transtornos mentais graves, foi encontrado que a maioria havia cometido crimes violentos (39%), como "assalto" (9%), roubo (24%) e homicídio (3%).[21]

Um estudo correlato identificou 27% dos pacientes portadores de transtorno mental grave com história de crimes violentos. Aqueles com sintomas positivos de psicose eram mais inclinados a apresentar história de crimes violentos do que os demais. Os transtornos mentais com maior ligação a esses crimes foram: transtorno esquizoafetivo (40%), esquizofrenia (28%), transtorno bipolar (24%) e transtorno unipolar (12,5%).[22]

Essa relação também foi observada em estudo com 98.082 pacientes nos Estados Unidos. Ter transtorno mental grave aumentou em 3,8 vezes a chance de ter cometido um crime violento. Além disso, foi encontrada diferença entre os gêneros, de modo que as mulheres apresentaram maior risco que os homens (razão de chances de 3,9 x 2,5) para esse desfecho.[23]

Em estudo norte-americano realizado com pacientes que haviam tido o primeiro surto psicótico, identificou-se que a maioria tinha histórico criminal (70,6%), sendo 23,7% dos casos relacionados a drogas. O segundo tipo de ocorrência mais comum foi furto (14%), seguido de roubo (11,8%).[24]

Transtorno mental grave também está relacionado a reincidência criminal, conforme identificado em estudo realizado com 79.211 presos nos Estados Unidos. O transtorno bipolar apresentou maior correlação, aumentando em três vezes as chances de ter quatro ou mais encarceramentos.[25]

A associação com comportamento criminal pode ser decorrente do quadro sintomatológico. No caso do transtorno bipolar, as alterações emocionais, como, por exemplo, impulsividade e *outbursts* (expressão violenta dos sentimentos), podem resultar em violência física.

A atividade delirante de cunho persecutório, de controle ou de inserção de pensamento também pode predispor ao comportamento violento e, consequentemente, ao crime. Em estudo retrospectivo realizado na Inglaterra, verificou-se que 5% dos indivíduos condenados por homicídio já tinham diagnóstico de esquizofrenia no momento do crime.[26]

Essa relação é bastante complexa porque, se os sintomas positivos podem predispor ao comportamento violento, os sintomas negativos, como depressão e baixa autoestima, diminuem as chances dessa ocorrência.[27] Portanto, fatores intrínsecos inerentes a algumas dimensões do delírio podem ser relevantes na ocorrência de crimes violentos cometidos por presos com um transtorno psicótico. Além disso, a cronicidade do quadro psiquiátrico pode influenciar ou não na periculosidade do indivíduo. Portadores de um transtorno psicótico grave, como esquizofrenia crônica de má evolução, com empobrecimento geral da personalidade, tendem a não apresentar risco importante para comportamento violento.

Outro fator que pode influenciar os resultados de uma pesquisa desse tipo é o perfil da população avaliada. De acordo com Frank e McGuire,[19] alguns estudos que não encontram relação entre comportamento criminal e transtorno mental são feitos na população em geral e não consideram as populações institucionalizadas, enquanto a maioria dos estudos que encontra relação entre comportamento criminal e transtorno mental é desenvolvida na população prisional ou em hospitais. Autores como Teixeira e Dalgalarrondo[27] argumentam que, quando o comportamento violento passa a ser avaliado na população em geral, e não em unidades penitenciárias ou em hospitais, a porcentagem da violência social atribuída a transtornos psicóticos é pequena, em geral abaixo de 10%.

Algumas pesquisas demonstram que o transtorno da personalidade antissocial (TPAS) está associado ao comportamento criminal. Essa correlação se deve às características sintomatológicas, sendo potencializada quando há comorbidade com outros transtornos mentais.[18]

O TPAS tem como características psicológicas e comportamentais falta de remorso, impulsividade, egocentrismo patológico, desrespeito às normas, baixa tolerância à frustração, agressividade e pobreza nas reações afetivas ante relações sociais. O histórico de contravenções penais e de comportamento violento é utilizado como critério para o diagnóstico.[17] Apesar de haver uma relação de natureza clínica, há estudos que não encontraram associação significativa entre o transtorno e o comportamento criminal.[28]

Em estudo desenvolvido nos Estados Unidos com delinquentes juvenis, o comportamento criminal também foi relacionado a transtorno de déficit de atenção/hiperatividade. Identificou-se que esse transtorno estava associado ao encarceramento de indivíduos com idade média de 22 anos.[19]

Estudos recentes têm demonstrado que, em indivíduos com transtorno mental, a relação com comportamento criminal está mediada pelo transtorno por uso de substâncias, tanto de forma isolada como em comorbidade com outros transtornos. Um estudo longitudinal sueco realizado com extensa base de dados de admissões hospitalares e no sistema de justiça no período de 1973 a 2006 comprovou a relação entre crime violento e esquizofrenia em comorbidade com transtornos por uso de substâncias. Os pacientes com esquizofrenia apresentaram mais chances (razão de chances 2,0) de ter histórico de pelo menos um crime violento que aqueles sem o transtorno. Quando considerada a comorbidade com transtorno por uso de substâncias, esse risco foi aumentado para quatro vezes.[29]

Já um estudo populacional nos Estados Unidos verificou que o transtorno por uso de substâncias é preditor mais forte do que transtorno mental grave para cometimento de crimes.[28] Um estudo semelhante também encontrou, naquele país, associação de histórico criminal com transtorno por uso de substâncias, mas não constatou essa associação com outros transtornos avaliados (transtornos de ansiedade, do humor e do controle de impulsos).[30]

As contradições observadas na comparação entre os estudos podem decorrer de diferenças metodológicas, de variações culturais que influenciam na construção do entendimento do conceito de violência e de instrumentos de avaliação diagnóstica.

Estudos demonstram que comorbidade com transtornos por uso de substâncias está relacionada a maiores níveis de reincidência que qualquer outro diagnóstico avaliado de forma isolada. Em estudo realizado em São Paulo, os transtornos por uso de substâncias estavam relacionados à reincidência tanto na população carcerária masculina (razão de chances 2,8) quanto na feminina (razão de chances 3,39), quando comparados a presos sem nenhum transtorno e a presos com outros transtornos mentais (razão de chances 2,08 entre homens e 2,19 entre mulheres).[31]

Um estudo longitudinal dos Estados Unidos também identificou o papel desses transtornos na reincidência. As taxas de reincidência nesses casos foram maiores após um ano de liberdade (20% entre os homens; 25% entre as mulheres) do que em presos sem esses transtornos (12% entre os homens; 9% entre as mulheres).[32]

Em outro estudo realizado naquele país, que objetivou identificar os fatores associados à reincidência, constatou-se que 82% dos presos atribuíram-na ao abuso ou dependência de drogas.[33]

A reincidência pode ser explicada pelo caráter ilícito do uso de drogas, pela participação em sua distribuição e no cometimento de crimes contra o patrimônio realizados para sustentar a dependência.[30] O prejuízo social atrelado ao envolvimento com drogas também pode influenciar na reincidência, uma vez que dificulta a reinserção social e no mercado de trabalho, fazendo com que o retorno à vida criminal seja a única alternativa.[32]

O envolvimento com drogas e com a transgressão na adolescência está bem documentado na literatura Estudo realizado em São Paulo, por exemplo, comprovou essa relação em ambos os gêneros (razão de chances 2,17 entre os homens e 9,24 entre as mulheres).[3] Os fatores sociais e psicológicos estressores durante essa fase da vida, como problemas escolares, falta de suporte familiar e fracassos pessoais, podem levar o indivíduo a se envolver com a droga e consequentemente com a delinquência. A busca por identificação com grupos de delinquentes também pode ser um fator importante no envolvimento tanto com drogas quanto com atos infracionais.

A relação entre comportamento criminal e transtorno mental, portanto, é bastante complexa e deve ser analisada com cautela. Além dos fatores que podem estar associados diretamente a esse comportamento, como, por exemplo, os sintomas, há fatores sociais e psicológicos indiretos que podem ser preponderantes para essa compreensão e que muitas vezes não são levados em consideração. A doença mental tende a gerar comportamentos de inadaptação social por prejudicar a inserção social e a qualidade de vida, bem como por estar associada à fragilidade no capital social. Alguns transtornos mentais também predispõem ao envolvimento com drogas, cuja combinação tem sido avaliada como de alto risco para o comportamento criminal.[19]

Além disso, adoecimento mental e comportamento criminal têm fatores de risco comuns, que podem dificultar os estudos sobre a relação causal, como, por exemplo, ter crescido em meio a vizinhança violenta, ter sido vítima de violência infantil e presenciar violência na família.[19]

Independentemente da natureza da relação entre transtorno mental e comportamento criminal, o alarmante número de presos com transtornos mentais gera a necessidade de discussão sobre as implicações psicológicas, clínicas e sociais do encarceramento e as possibilidades terapêuticas para lidar com essa demanda.

Implicações do encarceramento de indivíduos com transtorno mental

De acordo com a legislação internacional, os direitos humanos devem ser garantidos pelo Estado a todos os indivíduos, mesmo que estejam em cumprimento de pena. Apesar disso, casos de violação desses direitos no sistema prisional são notícias comuns nos jornais e dados presentes em produções científicas em diversas partes do mundo. A violação se deve especialmente à dificuldade no acesso aos serviços de saúde, que pode ocorrer devido à falta de recursos humanos e de equipamentos nos presídios e por problemas administrativos e de segurança no deslocamento dos presos aos serviços comunitários.

A realidade brasileira mostra que a falta de recursos humanos se mistura à insalubridade dos presídios (falta de higiene, circulação de ar, uso de drogas) e superlotação, o que compromete ainda mais a saúde dos indivíduos. O sistema prisional brasileiro tem um déficit de 139.266 vagas.[34] Os presídios não apenas se tornam fator de agravamento de condições físicas e mentais já existentes, como também são foco de epidemias, como cólera, hepatite, tuberculose, doenças decorrentes de infecção por HIV e outras doenças sexualmente transmissíveis.[12] Presos com transtorno mental são ainda mais vitimizados. A falta de avaliação psiquiátrica durante o processo judicial, bem como a ausência de hospital de custódia em vários Estados, leva um grande número de presos com doença mentais graves a cumprir penas em presídios comuns, onde não estão disponíveis serviços adequados para suas necessidades. Assim, são duplamente penalizados: não lhes é dado o direito de tratamento psiquiátrico adequado em HCTPs, como previsto em Lei, nem são assistidos em seus direitos fundamentais previstos na Constituição Brasileira.[35]

A falta de tratamento adequado nos HCTPs pode ser outro agravante. Algumas vezes, as intervenções terapêuticas são limitadas à administração de medicamentos, quando o ideal seria uma combinação entre o uso de medicação e abordagens ocupacionais e psicológicas, promovendo melhor qualidade de vida e bem-estar, bem como auxiliando na reinserção social. A falta de suporte social é outro aspecto que dificulta o tratamento, podendo levar o paciente, quando já em medida de segurança restritiva, a abandonar o tratamento.[19]

Casos críticos de negligência médica e violação dos direitos humanos foram relatados pela Comissão Nacional de Direitos Humanos do Conselho Federal da Ordem dos Advogados do Brasil (OAB) em 2009. À época, a Comissão visitou 38 HCTPs de 16 Estados e do Distrito Federal e encontrou casos de falta de psicotrópicos, enfermarias fechadas com cadeados, internos despidos em locais com temperaturas baixas e ausência de médicos em plantões de fim de semana.[36]

Em se tratando de presídios comuns, grande parte dos presos com transtorno mental não recorre a tratamento, pois desconhece sua condição psiquiátrica.[16] No estudo desenvolvido em São Paulo, por exemplo, apenas 4% dos homens e 3,3% das mulheres com transtorno mental afirmaram saber de seu problema[3] contra 68,9% de casos psiquiátricos entre as mulheres e 54,1% entre os homens identificados por meio de exame estruturado. Outros motivos para a falta de procura por tratamento podem ser o estigma associado à doença mental e o medo de transferência para Hospital de Custódia.[8]

A falta de tratamento leva ao agravamento da condição psiquiátrica dos presos, que ficam sujeitos a crises recorrentes que cronificam o transtorno. Nesses casos, o potencial de resposta a tratamento diminui, comprometendo o prognóstico.[24] O agravamento do transtorno mental também tende a causar problemas comportamentais nos presídios, levando a conflitos entre os presos e com os funcionários, podendo resultar em medidas disciplinares e na vitimização por violência psicológica e física.[19]

Outra questão importante é a inobservância das especificidades do perfil clínico e psicológico de homens e mulheres presos. As mulheres costumam apresentar uma condição clínica geral mais fragilizada, com tendência a sintomas de ansiedade, depressão, doenças psicossomáticas, dependência de drogas e traumas psicológicos relacionados a vitimização por abuso sexual e outras violências. Tendem, também, a sofrer mais com o aprisionamento devido ao rompimento de laços familiares, sendo a situação agravada naqueles casos em que são presas quando grávidas e têm de se separar dos filhos assim que nascem. Embora apresentem essas especificidades, as mulheres frequentemente cumprem pena em presídios iguais aos dos homens e distantes dos centros urbanos, na maioria dos casos não lhes sendo oferecidos programas sociais ou médicos especializados.

O risco de suicídio é um problema cada vez mais comum na população prisional, com taxas maiores que as observadas na população geral. Presos com transtornos mentais, em especial transtorno psicótico e do humor, têm maior risco para esse comportamento em ambos os gêneros. No entanto, enquanto as mulheres apresentam maior número de tentativas de suicídio, os homens apresentam um número maior de suicídios consumados.[37] Assim, as especificidades no perfil clínico de homens e mulheres deveriam ser consideradas na implantação de serviços especializados em saúde mental nos presídios. No entanto, não é isso o que se observa.

De modo geral, o momento de retorno à sociedade é um grande desafio para programas de saúde mental e reabilitação social do indivíduo preso. O risco de suicídio é também significativo nos primeiros meses que seguem a liberdade condicional, podendo chegar até nove vezes mais do que o esperado na população geral.[38] A falta de suporte familiar, de oportunidade de emprego e recursos terapêuticos é fator de risco para o agravamento da condição psiquiátrica de modo geral, recaída às drogas, morte por *overdose*[38] e reincidência criminal.[25]

Desafios e possibilidades de tratamento

A implantação de serviços de saúde voltados para a população prisional enfrenta muitos desafios e esbarra em diferentes empecilhos relacionados às especificidades clínicas e criminais dos presos, bem como a limitações estruturais e humanas do sistema prisional. A incompatibilidade entre as demandas clínicas e criminológicas podem requerer atuações opostas.[38] Isso pode ser exemplificado com indivíduos presos com algum transtorno mental e que apresentam riscos de violência e precisam ser submetidos a medidas disciplinares rigorosas, como isolamento social e contenção. Ao mesmo tempo em que pode atender ao tratamento penal, essa disciplina pode comprometer a saúde mental e até inviabilizar um vínculo maior com os profissionais da saúde e a continuidade do tratamento.

A falta de motivação para tratamento, especialmente psiquiátrico e psicológico, pode também ser um impasse. A obrigação de submissão a tratamento tende a comprometer a eficácia, uma vez que esbarra em comportamentos sabotadores.[39]

Dificuldades na triagem psicológica, decorrentes da sobrecarga dos profissionais de saúde, que não têm tempo suficiente para uma observação clínica contínua e minuciosa, a ausência de avaliação psiquiátrica e a tendência do preso à dissimulação quanto ao seu estado clínico a fim de se beneficiar de alguma forma no processo judicial, podem levar a avaliações superficiais, enviesadas. Uma avaliação de qualidade é importante não apenas para identificar as necessidades clínicas do preso, como também para averiguar o risco de periculosidade.[40] A implantação de serviços de saúde especializados no sistema prisional é um direito dessa população e oportunidade única para o Estado assistir pessoas que, de modo geral, são negligenciadas e não têm acesso ao sistema de saúde público.[38]

Independentemente do tipo de intervenção e da demanda atendida, alguns aspectos devem ser levados em consideração: a segurança do indivíduo preso e dos demais envolvidos; seu quadro psicológico e clínico; a adequação do tratamento de acordo com o período previsto da pena;[39] uma abordagem profissional não estigmatizante e flexível, de modo a oferecer oportunidades de engajamento; integração entre as instituições prisionais para garantir a continuidade do tratamento, bem como a articulação com a rede comunitária de saúde para acompanhamento do preso após posto em liberdade.[40]

A atenção à saúde no sistema prisional deve abranger, ainda, o uso de processos educativos, de modo a envolver toda a equipe profissional na prevenção e na promoção da saúde nas unidades prisionais. Como parte do processo educativo, é essencial que haja qualificação dos agentes penitenciários para auxiliar na detecção de problemas psiquiátricos, uma vez que interagem com mais frequência com os presos, podendo auxiliar sobremaneira no trabalho da equipe de saúde.[19]

Na tentativa de driblar as adversidades encontradas no sistema prisional, algumas iniciativas de intervenção têm chamado a atenção pelos resultados positivos, tanto para a condição médica quanto para a diminuição na reincidência criminal. Para alguns autores, qualquer intervenção durante o aprisionamento pode ser eficaz simplesmente pelo fato de manter os presos longe do uso de drogas, em processo de abstinência e sob a supervisão de funcionários.[19]

O tratamento para transtorno por uso de drogas parece ser preponderante para a diminuição de reincidência criminal e para a melhora de quadros psiquiátricos comórbidos. Exemplo disso é o modelo interventivo da Filadélfia, nos Estados Unidos, com duração de 10 meses, sendo 25 horas semanais, que contempla terapia cognitivo-comportamental, tratamento medicamentoso e grupo de apoio.[41] Abordagens com ênfase no suporte social também têm se mostrado exitosas e auxiliam o indivíduo a resgatar a autoeficácia e a procurar alternativas de inserção social (atividades laborais e de lazer) que não as drogas.[33]

O modelo transteórico e a entrevista motivacional têm se mostrado eficazes no tratamento de transtornos por uso de substâncias e na redução de reincidência criminal. Trata-se de abordagens rápidas, práticas e voltadas para o reconhecimento dos prejuízos relacionados à dependência, para as motivações envolvidas no abuso de drogas e para estratégias comportamentais para a reabilitação. Penas alternativas a presos com transtornos por uso de substâncias, como internação em comunidade terapêutica, também refletem resultados positivos na diminuição da reincidência criminal e reabilitação em relação ao enfrentamento às drogas, além de apresentarem melhor custo-benefício para o Estado.[42]

Essa alternativa penal, baseada na intervenção de grupos de apoio mútuo e na terapia cognitivo-comportamental, tem sido bastante aplicada nos Estados Unidos. No Brasil, apesar de a legislação penal prever a possibilidade de cumprimento da pena em comunidades terapêuticas em casos graves de transtornos por uso de substâncias, o cumprimento da Lei não é efetivo.

O governo brasileiro tem buscado reformular as políticas para melhorar a atenção à população privada de liberdade. Os programas que antes eram destinados somente à população geral tentam, aos poucos, alcançar o sistema prisional. Nesse sentido, os Ministérios da Saúde e da Justiça instituíram a Portaria Interministerial nº 1.777/2003,[43] que aprova o Plano Nacional de Saúde no Sistema Prisional (PNSSP). Entre as ações previstas, consta a prevenção dos agravos psicossociais resultantes do confinamento e a atenção às situações de grave prejuízo à saúde em decorrência do uso de álcool e outras drogas, na abordagem da redução de danos.[2]

Os avanços dos programas de saúde mental para o sistema prisional estão acontecendo de forma isolada e não atingem o País de modo integral. Isso porque a limitação estrutural e a insuficiência de profissionais de saúde dificultam a habilitação dos presídios para implantação das ações e serviços previstos no PNSSP. De acordo com o último relatório do Ministério da Justiça, em 2008 nenhum Estado brasileiro dispunha do número adequado de profissionais da saúde para atendimento da população carcerária determinado na Portaria Interministerial nº 1.777,[44] de 9 de setembro de 2003. O Estado de São Paulo, por exemplo, que abriga aproximadamente a metade da população carcerária do Brasil, tinha, quando da publicação do relatório, uma defasagem de 76% de médicos psiquiatras (havia 67, quando seriam necessários 283 profissionais), 39% de clínicos gerais (havia 172, quando seriam necessários 283) e 5% de psicólogos (havia 268, quando seriam necessários 283).

Segundo Souza e Abdalla-Filho,[45] a medida de segurança, comumente aplicada a indivíduos com transtorno mental grave envolvidos em processos criminais, deveria ser substituída pela medida terapêutica, cujo foco seria o tratamento do indivíduo internado, o que, por sua vez, colaboraria para a segurança social.

Considerações finais

A literatura mostra alta morbidade psiquiátrica na população prisional em todo o mundo. Os transtornos mentais mais prevalentes são os transtornos por uso de substâncias, os de ansiedade e os do humor. A mesma literatura demonstra que os transtornos por uso de substâncias podem exercer influência no comportamento e na reincidência criminais, sendo o tratamento estratégico para a reabilitação social. De toda forma, a associação entre comportamento criminal e transtorno mental é bastante complexa e não pode ser compreendida de forma linear.

Muitos presos com transtorno mental cumprem pena em presídios comuns, onde não há estrutura para oferecimento de serviços em saúde.

É necessário não apenas repensar a forma de tratamento ao preso com transtorno mental, mas fortalecer o atendimento de saúde pública a todos os indivíduos, buscando, com isso, prevenir ocorrências criminais relacionadas a determinados transtornos mentais.

O presente capítulo alerta, ainda, para a necessidade de compreender melhor o perfil clínico e criminal dos presos, de modo a subsidiar a implantação de serviços especializados, com abordagem terapêutica multidisciplinar para essa população. Tais atitudes são estratégicas para o combate à reincidência criminal e para a diminuição da criminalidade, além de configurarem uma política de respeito à dignidade humana dos presos.

Referências

1. Deutsche Welle. De forma irregular, cadeias abrigam centenas de "loucos infratores" [Internet] São Paulo: CartaCapital; 2014 [capturado em 20 jun. 2015]. Disponível em: http://www.cartacapital.com.br/sociedade/de-forma-irregular-cadeias-abrigam-centenas-de-loucos-infratores-4820.html.

2. Gombata M. Em 15 anos, Brasil prendeu 7 vezes mais que a média [Internet]. São Paulo: CartaCapital; 2014 [capturado em 20 jun. 2015]. Disponível em: http://www.cartacapital.com.br/sociedade/populacao-carceraria-brasileira-cresceu-7-vezes-mais-que-a-media-mundial-nos-ultimos-15-anos-5518.html

3. Andreoli SB, Dos Santos MM, Quintana MI, Ribeiro WS, Blay SL, Taborda JG, et al. Prevalence of mental disorders among prisoners in the state of Sao Paulo, Brazil. PLoS One. 2014;9(2):e88836.

4. Falissard B, Loze JY, Gasquet I, Duburc A, de Beaurepaire C, Fagnani F, et al. Prevalence of mental disorders in French prisons for men. BMC Psychiatry. 2006;6:33.

5. Fazel S, Seewald K. Severe mental illness in 33 588 prisoners worldwide: systematic review and meta-regression analysis. Br J Psychiatry. 2012;200(5):364-73.

6. Brink J. Epidemiology of mental illness in a correctional system. Curr Opin Psychiatry. 2005;18(5):536-41.

7. Birmingham L. The mental health of prisoners. Adv Psychiatr Treat. 2003;9(3):191-9.

8. Zoccali Rl, Muscatello MR, Bruno A, Cambria R, Cavallaro L, D'Amico G, et al. Mental disorders and request for psychiatric intervention in an Italian local jail. Int J Law Psychiatry. 2008;31(5):447-50.

9. Vicens E, Tort V, Dueñas RM, Muro Á, Pérez-Arnau F, Arroyo JM, et al. The prevalence of mental disorders in Spanish prisons. Crim Behav Ment Health. 2011;21(5):321-32.

10. Assadi SM, Noroozian M, Pakravannejad M, Yahyazadeh O, Aghayan S, Shariat SV, et al. Psychiatric morbidity among sentenced prisoners: prevalence study in Iran. Br J Psychiatry. 2006;188:159-64.

11. Andersen HS, Sestoft D, Lillebaek T, Gabrielsen G, Hemmingsen R, Kramp P. A longitudinal study of prisoners on remand: psychiatric prevalence, incidence and psychopathology in solitary vs. nonsolitary confinement. Acta Psychiatr Scand. 2000;102(1):19-25.

12. Lafortune D. Prevalence and screening of mental disorders in short-term correctional facilities. Int J Law Psychiatry. 2010;33(2):94-100.

13. Diamond PM, Wang EW, Holzer CE 3rd, Thomas C, des Anges Cruser. The prevalence of mental illness in prison. Adm Policy Ment Health. 2001;29(1):21-40.

14. Fazel S, Danesh J. Serious mental disorder in 23000 prisoners: a systematic review of 62 surveys. Lancet. 2002;359(9306):545-50.

15. Pondé MP, Freire AC, Mendonça MS. The prevalence of mental disorders in prisoners in the city of Salvador, Bahia, Brazil. J Forensic Sci. 2011;56(3):679-82.

16. Naidoo S, Mkize DL. Prevalence of mental disorders in a prison population in Durban, South Africa. Afr J Psychiatry (Johannesbg). 2012;15(1):30-5.

17. Renzaglia G, Vess J, Hodel B, McCrary L. Mentally disordered offenders: from forensic state hospital to conditional release in California. Int J Law Psychiatry. 2004;27(1):31-44.

18. Coid J, Yang M, Ullrich S, Roberts A, Moran P, Bebbington P, et al. Psychopathy among prisoners in England and Wales. Int J Law Psychiatry. 2009;32(3):134-41.

19. Frank RG, McGuire TG. Mental health treatment and criminal justice outcomes. controlling crime: strategies and tradeoffs. Chicago: University of Chicago; 2010. p. 167-207.

20. Abdalla-Filho E, De Souza PA, Tramontina JF, Taborda JG. Mental disorders in prisons. Curr Opin Psychiatry. 2010;23(5):463-6.

21. Way BB, Sawyer DA, Lilly SN, Moffitt C, Stapholz BJ. Characteristics of inmates who received a diagnosis of serious mental illness upon entry to New York State prison. Psychiatr Serv. 2008;59(11):1335-7.

22. Grossman LS, Haywood TW, Cavanaugh JL, Davis JM, Lewis DA. State psychiatric hospital patients

with past arrests for violent crimes. Psychiatr Serv. 1995;46(8):790-5.

23. Fazel S, Bains P, Doll H. Substance abuse and dependence in prisoners: a systematic review. Addiction. 2006;101(2):181-91.

24. Ramsay CE, Goulding SM, Broussard B, Cristofaro SL, Abedi GR, Compton MT. Prevalence and psychosocial correlates of prior incarcerations in an urban, predominantly African-American sample of hospitalized patients with first-episode psychosis. J Am Acad Psychiatry Law. 2011;39(1):57-64.

25. Baillargeon J, Binswanger IA, Penn JV, Williams BA,Murray OJ. Psychiatric disorders and repeat incarcerations: the revolving prison door. Am J Psychiatry. 2009;166(1):103-9.

26. Shaw J, Hunt IM, Flynn S, Meehan J, Robinson J, Bickley H, et al. Rates of mental disorder in people convicted of homicide National clinical survey. Br J Psychiatry. 2006;188:143-7.

27. Teixeira EH, Dalgalarrondo P. Bases psicopatológicas do crime violento: estudo caso-controle retrospectivo de pacientes delirantes criminosos e não-criminosos. J Bras Psiquiatr. 2008;57(3):171-7.

28. Erickson SK, Rosenheck RA, Trestman RL, Ford JD, Desai RA. Risk of incarceration between cohorts of veterans with and without mental illness discharged from inpatient units. Psychiatr Serv. 2008;59(2):178-83.

29. Fazel S, Grann M, Kling B, Hawton K. Prison suicide in 12 countries: an ecological study of 861 suicides during 2003-2007. Soc Psychiatry Psychiatr Epidemiol. 2011;46(3):191-5.

30. Greenberg GA1, Rosenheck RA. Psychiatric correlates of past incarceration in the national co[]morbidity study replication. Crim Behav Ment Health. 2014;24(1):18-35.

31. Mendes dos Santos M, Quintana MI, Moreira FG, Taborda JG, Mari Jde J, Andreoli SB. Drug-related disorders and the criminal and clinical background of the prison population of São Paulo State, Brazil. PLoS One. 2014;9(11):e113066.

32. Mallik-Kane K, Visher CA. Health and prisoner reentry: how physical, mental, and substance abuse conditions shape the process of reintegration [Internet]. Washington: Urban Institute; 2008 [capturado em 20 jun. 2015]. Disponível em: http://www.urban.org/sites/default/files/alfresco/publication-pdfs/411617-Health--and-Prisoner-Reentry.PDF.

32. Bahr SJ, Harris L, Fisher JK, Harker Armstrong A. Successful reentry what differentiates successful and unsuccessful parolees? Int J Offender Ther Comp Criminol. 2010;54(5):667-92.

34. Brasil. Ministério da Justiça. Departamento Penitenciário Nacional. Levantamento Nacional de Informações Penitenciárias: InfoPen. Brasília: DEPEN; 2010.

35. Brasil. Presidência da República. Casa Civil. Constituição da República Federativa do Brasil de 1988 [Internet]. Brasília: Casa Civil; 1988 [capturado em 20 jun. 2015]. Disponível em: http://www.planalto.gov.br/ccivil_03/constituicao/constituicao.htm.

36. Observatório de Saúde Mental e Direitos Humanos [Internet]. São Paulo: OMS;c2015 [capturado em 20 jun. 2015]. Disponível em: http://www.osm.org.br/osm/.

37. Drapalski AL, Youman K, Stuewig J, Tangney J. Gender differences in jail inmates' symptoms of mental illness, treatment history and treatment seeking. Crim Behav Ment Health. 2009;19(3):193-206.

38. Ginn S. Promoting health in prison. BMJ. 2013;346:f2216.

39. Vandevelde S, Soyez V, Vander Beken T, De Smet S, Boers A, Broekaert E. Mentally ill offenders in prison: The Belgian case. Int J Law Psychiatry. 2011;34(1):71-8.

40. Forrester A, Exworthy T, Olumoroti O, Sessay M, Parrott J, Spencer SJ, et al. Variations in prison mental health services in England and Wales. Int J Law Psychiatry. 2013;36(3-4):326-32.

41. Rothbard AB, Wald H, Zubritsky C, Jaquette N, Chhatre S. Effectiveness of a jail-based treatment program for individuals with co-occurring disorders. Behav Sci Law. 2009;27(4):643-54.

42. Matrix Knowledge Group. The economic case for and against prison [Internet]. London: TMKG; 2007 [capturado em 20 jun. 2015]. Disponível em: http://www.optimitymatrix.com/wp-content/uploads/2014/01/Matrix-prison-report-2007.pdf.

43. Brasil. Ministério da Justiça. Portaria Interministerial n° 1777, de 09 de setembro de 2003 [Internet]. Brasília: MPF; 2003 [capturado em 20 jun. 2015]. Disponível em: http://pfdc.pgr.mpf.mp.br/atuacao-e-conteudos-de-apoio/legislacao/saude-mental/portarias/portaria-interministerial-1-777-2003/view.

44. Conselho Nacional de Justiça. Resolução n° 113 de 20 de abril de 2010. Dispõe sobre o procedimento relativo à execução de pena privativa de liberdade e de medida de segurança, e dá outras providências [Internet]. Brasília: CNJ; 2003 [capturado em 20 jun. 2015]. Disponível em: http://www.cnj.jus.br/atos-normativos?documento=136.

45. Souza PA, Abdalla-Filho E. Contribuições da psiquiatria forense à legislação penal. Deb Psiquiatr. 2012 2(3):24-7.

LEITURA SUGERIDA

Tribunal de Justiça de Minas Gerais. Programa de atenção integral ao paciente judiciário portador de sofrimento mental (PAI-PJ). Belo Horizonte: TJMG; 2014.

CAPÍTULO 32

Suicídio e Prisão

Gabriela de Moraes Costa,
Lisieux E. de Borba Telles

PONTOS-CHAVE

- O suicídio é, por definição, não uma doença, mas a morte causada por ação ou comportamento intencional autoinfligido.
- Ainda que o psiquiatra esteja atento, atualizado e engajado em ações visando à prevenção do suicídio de pacientes, ele enfrentará, na prática, diversos dilemas de ordem técnica, ética e legal.
- O suicídio é uma das principais causas de óbito em ambientes forenses.
- Considerando a diversidade de pensamentos e comportamentos que compõe o espectro suicida, faz-se necessária uma avaliação pormenorizada desses diferentes aspectos, incluindo: ideação suicida passiva, ideação suicida ativa, atos ou comportamentos preparatórios, intenção suicida, método suicida e plano suicida.
- O ônus de um litígio em decorrência do suicídio de um paciente vai muito além do impacto financeiro e pode gerar graves danos à reputação e à saúde emocional do psiquiatra.
- Uma estratégia de grande utilidade, sugerida para a adequada classificação dos casos em que restam dúvidas acerca da intencionalidade do ato que levou à morte, é a utilização da necropsia psicológica, seja para a obtenção de dados epidemiológicos confiáveis para estratégias de saúde pública, seja para auxiliar familiares a compreender melhor o ocorrido ou, mesmo, para fins legais, como concessão de seguro de vida, execução de dívidas ou validade testamentária.
- Embora o psiquiatra não tenha a obrigação de predizer quem irá ou não cometer suicídio, é seu dever realizar uma minuciosa avaliação de risco e implementar um plano terapêutico para minimizar ou controlar esse risco.

> **VINHETA**

Julia, 21 anos, branca, solteira, estudante de arquitetura, foi levada pela prima de 23 anos, com a qual residia, à emergência de um hospital geral imediatamente após ter ingerido 20 comprimidos de clonazepam. Depois de realizar lavagem gástrica, o clínico encaminhou a paciente a uma avaliação com a psiquiatra de plantão, Dra. Ana. Julia contou que ingeriu os comprimidos da prima após uma discussão com o namorado e que as brigas entre o casal eram bastante frequentes, pois ela tinha o gênio forte e era muito ciumenta. A paciente já havia realizado uma tentativa de suicídio no passado e negou sintomas atuais de anedonia e humor deprimido; relatou que, ao sentir-se frustrada, costumava cortar-se nos braços e nos seios com um clipe de papel a fim de aliviar a raiva. Dra. Ana questionou Julia quanto à presença de intenção suicida em sua ingestão de medicamentos, ao que a garota respondeu afirmativamente. Em seguida, disse que almejava, então, ir para casa, pois "ela não era louca e não precisava de tratamento". Além disso, lembrou à psiquiatra que era maior de idade, não sendo necessário comunicar o fato aos seus pais, que moravam em outro município. A psiquiatra verificou inexistência de sintomas psicóticos, mas também a inexistência de crítica de morbidade e de pleno entendimento da gravidade de seu ato, considerando prudente chamar os pais da paciente para discutir com eles o plano terapêutico. Os pais de Julia vieram após algumas horas à emergência e solicitaram à Dra. Ana alta a pedido, afirmando que a levariam para casa e se responsabilizariam pela alta e pelos cuidados da filha, chegando a ameaçar a Dra. de cárcere privado. Cerca de 15 dias depois, Julia foi encontrada pela prima no chão do banheiro. Junto a seu corpo, estavam três cartelas vazias de paracetamol e uma garrafa de vinho. Os pais de Julia ingressaram com uma ação responsabilizando a Dra. Ana pelo suicídio da filha e alegando conduta médica negligente.

Sem dúvida alguma, o suicídio é um fenômeno global. Seu ônus tem sido estimado em mais de 800 mil óbitos por ano. De acordo com os últimos dados da Organização Mundial da Saúde,[1] o suicídio é a segunda causa de morte no mundo de pessoas com idade entre 15 e 29 anos e a primeira de meninas na faixa etária dos 15 aos 19 anos.

Embora as taxas globais de suicídio sejam ainda muito elevadas (75% de todas as mortes violentas no sexo feminino e 50% no sexo masculino), o que o mantém como um dos mais impactantes problemas de saúde pública, os esforços das estratégias preventivas têm surtido algum efeito, uma vez que ele passou da 10ª causa mundial de morte, em 2002, para a 15ª, em 2012.[1]

Em amostras forenses, contudo, o suicídio permanece uma das principais causas de óbito.[2-4]

Ante a tarefa árdua, e comumente imprecisa, de predizer o risco de morte por suicídio em cada caso, algumas estratégias têm sido recomendadas e serão abordadas neste capítulo.

Além disso, no decorrer das próximas páginas, será possível entrever a importância de uma percuciente e individualizada avaliação do risco de suicídio, incluindo repercussões de ordem legal e emocional geradas ao psiquiatra.

Epidemiologia do suicídio

Ao longo da história, o suicídio vem sendo compreendido de maneiras distintas. Já foi visto como um ato de bravura digno de admiração e respeito e muitas vezes encorajado, como nos casos do *seppuku* (morte honrosa reservada à classe guerreira japonesa) e *sati* (autoimolação da viúva hindu na pira funerária do marido). Durante a Idade Média, o suicídio foi considerado como ato criminoso ou doença, e aqueles que realizassem uma tentativa eram levados ao tribunal, podendo haver dois veredictos: *non compos mentis* ("não de mente sã" – para os doentes mentais, inocentados) ou *felo de se* ("criminoso de si mesmo", o suicida culpado por violar as leis de Deus e do homem). A prática do suicídio também foi condenada por Santo Agostinho, que o interpretava como um ato pecaminoso. Por fim, conforme sugere a American Psychiatric Association (APA) na mais recente edição de seu *Manual diagnóstico e estatístico de transtornos mentais* (DSM-5),[5] o suicídio é, na maioria dos casos, o trágico desfecho de um transtorno psiquiátrico. Em função disso, podemos dizer que o suicídio foi evoluindo da criminalização para a medicalização.[5,6]

A estimativa anual de mortalidade por suicídio varia de acordo com a população estudada. No Brasil, por exemplo, fica em torno de 5 a 9,9 por 100 mil, maior que no México e no Peru (< 5 por 100 mil) e inferior às taxas da maioria dos países do Norte da Europa, do Leste e do Sul da Ásia (≥ 15 por 100 mil), Austrália e Estados Unidos (10 a 14,9 por 100 mil).[1]

A OMS[1] mostrou, em sua última estimativa regional, que 75% de todos os suicídios ocorreram nos países de baixa e média rendas. Enquanto isso, nos países com alta renda, morreram em decorrência de suicídio três vezes mais homens do que mulheres, sendo que a razão homem:mulher foi de 1,5:1 nos países de baixa e média rendas.[1]

No que diz respeito à idade, em quase todas as regiões do mundo, os percentuais de suicídio mais elevados foram observados em idosos acima dos 70 anos. Comparando-se os países de acordo com a renda, os maiores percentuais estiveram nas faixas etárias de adultos jovens e mulheres idosas, nos de baixa e média rendas, e de homens de meia-idade, nos de alta renda.[1]

Os métodos suicidas mais utilizados no mundo são: ingestão de pesticidas, enforcamento e lesão por arma de fogo. Todavia, a cultura e a disponibilidade influenciam a escolha do instrumento. Por exemplo, nos Estados Unidos, as armas de fogo são usadas na maioria dos suicídios, mas na faixa dos 45 aos 59 anos a morte por sufocamento (enforca-se ou colocar um saco plástico na cabeça) aumentou de 19 para 26% de 2000 a 2010. Nas áreas rurais da maioria dos países em desenvolvimento, o principal método é o envenenamento por pesticidas, enquanto no Sul da Ásia um método comumente utilizado é a autoimolação.[7-9]

Em ambientes forenses, a taxa de suicídio é mais elevada do que na população em geral. Nos Estados Unidos, esse número fica em torno de 47 por 100 mil presos; em nosso país, porém, essa estatística vem sendo negligenciada. Em indivíduos sob custódia, o método de suicídio mais utilizado é o enforcamento (em torno de 94% dos casos).[3]

Suicídio no DSM-5

Entre os óbitos decorrentes de causas externas, dois elementos fundamentais têm sido utilizados para diferenciar atos suicidas de mortes acidentais e atos homicidas: a origem (autoiniciada ou não) e a intenção (provocar ou não a morte).[5]

Mort Silverman e Ron Maris,[7] dois importantes suicidologistas, definiram suicídio da seguinte forma:

> Suicídio é, por definição, não uma doença, mas a morte causada por ação ou comportamento intencional autoinfligido (tradução dos autores).

Nesse mesmo sentido, de acordo com a APA, o suicídio é caracterizado pela morte autoinfligida, com evidências (implícitas ou explícitas) de que a pessoa tinha a intenção de morrer.[5]

Além dos conceitos previamente definidos pela APA acerca do comportamento suicida, o DSM-5[5] propõe conjuntos de critérios que não se destinam ao uso clínico, mas foram definidos por consenso de especialistas e servem de embasamento para pesquisas futuras, visando a uma possível inclusão como diagnóstico nas próximas edições do DSM. Essas definições encontram-se descritas a seguir.[5]

IDEAÇÃO SUICIDA

Pensamentos de atuar como agente da própria morte. A ideação pode variar em gravidade, de acordo com a intenção suicida e a especificidade do plano.

INTENÇÃO SUICIDA

Expectativa subjetiva, bem como desejo, de que um ato autolesivo resulte na própria morte.

TENTATIVA DE SUICÍDIO

Comportamento autolesivo deliberado, com intenção de morrer, mas que não resulta em morte, podendo ou não levar a lesão ou a graves consequências médicas. No início, ou seja, no momento da aplicação do método escolhido, o indivíduo tem a expectativa de que o conjunto de ações levará a sua própria morte.

TRANSTORNO DO COMPORTAMENTO SUICIDA

Para que esse transtorno proposto no DSM-5[5] tenha seus critérios preenchidos, faz-se necessário que o indivíduo tenha apresentado ao menos uma tentativa de suicídio, ainda que, após tê-la iniciado, tenha mudado de ideia ou alguém tenha interferido em sua execução. Todavia, se o sujeito é dissuadido por outrem ou mesmo desiste antes de iniciar algum comportamento suicida, esse diagnóstico já não mais pode ser satisfeito. A seguir, são apresentados os critérios propostos, retirados do DSM-5:[5]

> A. Nos últimos 24 meses, o indivíduo fez uma tentativa de suicídio.
>
> B. O ato não preenche os critérios para autolesão não suicida.
>
> C. O diagnóstico não é aplicado à ideação suicida ou a atos preparatórios.
>
> D. O ato não foi iniciado durante um estado de *delirium* ou confusão.
>
> E. O ato não foi realizado unicamente por um objetivo político ou religioso.
>
> Especificar se: atual = não mais de 12 meses desde a última tentativa. Em remissão inicial = 12 a 24 meses desde a última tentativa.

AUTOLESÃO NÃO SUICIDA

Comportamento autoagressivo deliberado (não acidental), mas sem intenção de morrer. De maneira semelhante, tem sido encontrado na literatura o termo *parassuicídio*, atualmente pouco utilizado.

A característica essencial da autolesão não suicida é o comportamento repetido de infligir lesões superficiais, embora dolorosas, à superfície do próprio corpo. Em geral, é utilizada para aliviar um afeto perturbador ou uma emoção negativa – tais como raiva, angústia, tensão e autocensura – e/ou resolver uma dificuldade interpessoal. Em alguns casos, a lesão é percebida como uma autopunição merecida. A autolesão é mais frequentemente infligida com faca, agulha, lâmina ou outro objeto afiado. Regiões comuns do corpo onde ocorrem os ferimentos incluem a área frontal das coxas e o lado dorsal do antebraço. Outros métodos podem ser, por exemplo, fincar uma agulha ou ponta de faca na pele ou produzir uma queimadura superficial com o cigarro. A seguir, a descrição dos critérios diagnósticos propostos no DSM-5:[5]

A. No último ano, o indivíduo se engajou, em cinco ou mais dias, em dano intencional autoinfligido à superfície de seu corpo, provavelmente induzindo sangramento, contusão ou dor (p. ex., cortar, queimar, fincar, bater, esfregar excessivamente), com a expectativa de que a lesão levará somente a um dano físico menor ou moderado (não há intenção suicida). Nota: a ausência de intenção suicida foi declarada pelo indivíduo ou pode ser inferida por seu engajamento repetido em um comportamento que ele sabe, ou aprendeu, que provavelmente não resultará em morte.

B. O indivíduo se engaja em comportamento de autolesão com uma ou mais das seguintes expectativas:
1. Obter alívio de um estado de sofrimento ou de cognição negativos.
2. Resolver uma dificuldade interpessoal.
3. Induzir um estado de sentimento positivo.

Nota: o alívio ou resposta desejada é experimentado durante ou logo após a autolesão, e o indivíduo pode exibir padrões de comportamento que sugerem uma dependência em repetidamente se envolver neles.

C. A autolesão intencional está associada a, pelo menos, um dos seguintes:

1. Dificuldades interpessoais ou sentimentos ou pensamentos negativos, tais como depressão, ansiedade, tensão, raiva, angústia generalizada ou autocrítica, ocorrendo no período imediatamente anterior ao ato de autolesão.
2. Antes do engajamento no ato, um período de preocupação com o comportamento pretendido que é difícil de controlar.
3. Pensar na autolesão que ocorre frequentemente, mesmo quando não é praticada.

D. O comportamento não é socialmente aprovado e não está restrito a arrancar casca de feridas ou roer unhas.

E. O comportamento ou suas consequências causam sofrimento clinicamente significativo ou interferência no funcionamento interpessoal, acadêmico ou em outras áreas importantes do funcionamento.

F. O comportamento não ocorre exclusivamente durante períodos psicóticos, *delirium*, intoxicação por substâncias ou abstinência de substâncias. Em indivíduos com um transtorno de neurodesenvolvimento, o comportamento não faz parte de um padrão de estereotipias repetitivas. O comportamento não é mais bem explicado por outro transtorno mental ou condição médica.

A prática dessas lesões pode dar-se também como alívio de sintomas dissociativos, na tentativa de receber atenção, de fazer outras pessoas sentirem-se culpadas ou, então, pela necessidade de pertencimento a um grupo que manifesta esse tipo de comportamento.[5,10]

Contudo, essas novas propostas do DSM-5[5] não têm sido isentas de debate no meio científico. De maneira errônea, a execução de autolesões sem intenção suicida era vista por muitos como patognomônica do transtorno da personalidade *borderline*. Também incorretamente, muitos atribuíam esse tipo de comportamento a uma tentativa de suicídio. Assim, diversas vezes, eram tomadas medidas excessivamente restritivas, ou eram realizadas hospitalizações desnecessárias que podiam se prolongar por tempo demais, gerando maior ônus. Dessa forma, a nova proposta diagnóstica do DSM-5[5] visa à facilitação do diagnóstico diferencial, evitando medidas terapêuticas desnecessárias. Todavia, tais mudanças não estão livres de gerar consequências potencialmente negativas; talvez a mais perigosa delas seja a redução da intensidade de cuidados prestados a esses pacientes, uma vez que a ausência de intenção suicida pode ser inadequadamente caracterizada na avaliação. Assim, a ausência de intenção poderia acarretar a redução de cuidados médicos, enquanto a literatura tem mostrado que pacientes que se autoagridem têm mais risco de suicídio, mesmo quando há incerteza acerca da intencionalidade de seus atos.[6]

Avaliação do paciente suicida

Considerando a diversidade de pensamentos e atos que compõe o *espectro suicida*, faz-se necessária uma avaliação pormenorizada desses diferentes aspectos, os quais podem ser englobados no conceito de *suicidalidade* (termo que vem sendo substituído por *ideação e comportamentos suicidas*).[11]

Considere-se, por exemplo, um paciente que não apresenta ideação suicida atual (ativa ou passiva), mas elaborou um plano suicida há algum tempo e pretende colocá-lo em prática em uma ocasião futura. Suponha-se, também, que esse paciente nunca antes tenha cometido uma tentativa de suicídio. Assim, pode-se dizer que ele tem um plano com intenção, mas sem atual ideação suicida. Qual o risco de ele vir a tentar se suicidar? E acerca do paciente que tem ideação ativa, método e intenção suicidas, mas ainda não tem um plano? Ou então aquele paciente que se apresenta ao psiquiatra com alucinações auditivas ordenando que se mate com um tiro, no banheiro, naquele mesmo dia? E como predizer o risco do paciente que pegou uma faca e, usando sua ponta, cortou os braços, as coxas e o peito, mas declarou não ter intenção de morrer?[11]

Desses exemplos, pode-se entrever a importância de uma percuciente e individualizada avaliação da suicidalidade ante a tarefa árdua, e diversas vezes imprecisa, de predizer o risco de morte por suicídio em cada caso.

Assim, a avaliação das características apresentadas a seguir tem sido recomendada.[11]

IDEAÇÃO SUICIDA

Avalie se o paciente em questão tem desejo de estar morto ou pensa em se matar. Por exemplo: "Você pensa que seria melhor se você estivesse morto?"; "Você gostaria de estar morto?"; "Você gostaria de sumir ou de dormir e não acordar nunca mais?". Verifique se essa é uma ideação passiva ("eu penso que seria melhor estar morto") ou ativa ("tenho pensamentos de me matar"). Verifique também a intensidade da ideação, acessando a frequência e a duração dos pensamentos suicidas (p. ex., se esses pensamentos continuaram por horas ou dias, se passaram rapidamente, se causaram medo ou perturbação ao paciente): "Por quanto tempo você ficou contemplando suicídio antes de executar uma tentativa?"; "Há quanto tempo você vem pensando sobre isso?".

ATOS OU COMPORTAMENTOS PREPARATÓRIOS

Questione se o paciente se engajou em atos ou comportamentos visando a uma tentativa, ou antecedendo uma tentativa, de suicídio (incluindo a preparação para tentativas que foram interrompidas ou abortadas). Diz-se que houve uma tentativa interrompida quando a realização de um ato autolesivo foi obstruída por circunstâncias externas e que, se não fosse por isso, o indivíduo teria tentado o suicídio. Já uma tentativa abortada ou autointerrompida ocorre quando o próprio paciente suspende o ato autolesivo iniciado. Compreende, ainda, a obtenção de meios necessários ao ato suicida. Exemplos: "Você já tomou alguma medida no sentido de preparar-se para uma tentativa de suicídio ou a fim de realizá-la?"; "Você adquiriu algum instrumento, desfez-se de algum bem ou objeto, escreveu algum bilhete, como preparação para a morte por suicídio?".

INTENÇÃO SUICIDA

Questione o objetivo do paciente ao executar o ato. Evite questionamentos ambíguos ou imprecisos. Nos casos em que não há intenção suicida, a tentativa deve ser executada sem nenhuma intenção de morrer, mas por outros motivos (como alívio de estresse, para sentir-se melhor, obter compaixão ou provocar mudanças no ambiente social – tais motivações são frequentes no comportamento autolesivo sem intenção suicida).

MÉTODO SUICIDA

Pergunte ao paciente se ele já pensou sobre como faria para tirar a própria vida. Questione se a tentativa utilizaria qualquer método à disposição no momento ou algum método em especial. Verifique a letalidade do método pretendido.

PLANO SUICIDA

Questione se o paciente já decidiu como se dará a tentativa de suicídio. Avalie quando, onde e como. Peça detalhes sobre isso. Observe as circunstâncias da ocorrência do que ele planeja (presença de alguém durante a tentativa; momento da execução em termos de possibilidade de alguém chegar a tempo de intervir; precauções tomadas para evitar que alguém descubra ou interfira).[11]

Um dos problemas enfrentados na correta identificação do comportamento suicida têm sido as intoxicações exógenas. O paciente sabia que a dose ingerida poderia vir a ser fatal? Tinha ele a intenção de morrer? Uma estratégia de grande utilidade, sugerida para a adequada classificação dos casos em que restam dúvidas acerca da intencionalidade do ato que levou à morte, seja para a obtenção de dados epidemiológicos confiáveis visando a estratégias de saúde pública, seja para auxiliar familiares a compreender melhor o ocorrido, ou mesmo para fins legais, tais como concessão de seguro de vida, execução de dívidas ou validade testamentária, é a utilização da necropsia psicológica.[12]

Necropsia psicológica

Concebida na década de 1950, a necropsia psicológica vem sendo utilizada por psiquiatras forenses com o intuito de identificar e avaliar antecedentes etiológicos em casos de óbito, combinando a revisão pormenorizada de registros médico-legais e entrevistas com familiares, amigos e colegas do falecido. Essa avaliação se inicia com a observação da cena da morte pelo psiquiatra forense. Quando o corpo é encontrado em ambiente doméstico, além de buscar provas concretas, como impressões digitais ou outros vestígios de possível crime, pode-se verificar caracterísitcas da personalidade do falecido e de seu estado de ânimo à época dos fatos. Por exemplo, uma casa recentemente higienizada, com vários alimentos na despensa e ingressos para um espetáculo na próxima semana suscita dúvidas quanto à hipótese de suicídio decorrente de depressão. Contribuem nessa avaliação a análise de documentos oficiais e pessoais da vítima, tais como notas, recortes de jornais, cartas, marcações em livros, *sites* vistados na internet. Além disso, informações prestadas por familiares e pessoas próximas auxiliam na melhor compreensão dos fatos.[12]

Tentativas de suicídio impulsivas *versus* premeditadas

O suicídio era frequentemente visto como um *continuum* (um fenômeno dimensional, em vez de unitário), iniciando-se pela ideação suicida passiva, a qual progride para ideação suicida ativa, depois, para a escolha do método com o qual se pretende morrer, que evolui para atos ou comportamentos preparatórios e, por fim, culmina na tentativa, de modo que há maior gravidade a cada etapa.[10] Em vez disso, hoje se sabe que diversas tentativas de suicídio não respeitam essa "hierarquia", mas ocorrem de maneira súbita, com pouca ou nenhuma premeditação. Ressalta-se que a ausência de planejamento nesses atos de natureza impulsiva dificulta sua previsão e sua prevenção.[10]

Uma revisão sistemática publicada em 2015 atualiza e amplia de forma empírica diversos conceitos sobre suicídio, contrariando alguns aspectos que vinham sendo intuitivamente considerados por profissionais da saúde como associados a tentativas não premeditadas ou impulsivas.[10]

Nesse sentido, tentativas de suicídio impulsivas são mais propensas à execução por métodos menos letais (geralmente, são usados os métodos disponíveis no momento) e com menor intenção suicida (ao reagir a impulsos, o sujeito tem limitada capacidade de refletir acerca de suas intenções para o ato). Todavia, diversos estudos mostraram tentativas por métodos violentos, sem qualquer planejamento prévio (como atirar-se em frente a um trem, disparar arma de fogo ou enforcar-se). Esses casos costumam ter graves consequências, mesmo quando o sujeito não relata intenção de morrer ou demonstra-se ambivalente quanto ao desejo de morte. Ou seja, há um subgrupo que realiza tentativas impulsivas e violentas, o que é preocupante. De maneira surpreendente, essa metanálise demonstrou que tentativas impulsivas não foram mais cometidas em vigência de intoxicação por substâncias, incluindo álcool. Ademais, embora uma tentativa abrupta esteja mais associada a eventos de vida negativos, tentativas bem planejadas também estão relacionadas a experiências interpessoais negativas. Embora haja uma associação entre tentativas de suicídio impulsivas e emoções negativas intensas, tais como raiva, culpa ou vergonha, tais afetos foram também considerados fatores de risco para tentativas de suicídio executadas com premeditação. Foram consistentes os achados que associavam tentativas de suicídio sem plano prévio a menor intenção de morrer, além do uso dos métodos disponíveis no local e de menor expectativa de letalidade por parte do executor.

Acerca das características do indivíduo que comete o suicídio de maneira impulsiva, a maioria dos estudos avaliados pela metanálise falhou ao tentar relacionar esse tipo de tentativa com idade, gênero, abuso ou intoxicação por substâncias, transtorno da personalidade *borderline*, transtornos de ansiedade e traços de impulsividade. Na verdade, esse tipo de ato suicida foi mais frequente em pessoas sem diagnóstico de doença mental, exceto para os casos que cursavam com disfunção executiva. No entanto, uma crítica dos autores contempla o modo como são avaliados os tipos de tentativa de suicídio, por exemplo, declarando que a maioria dos estudos avalia impulsividade de acordo com o estilo cognitivo do suicida, em vez de pelo tempo entre o início da ideação/planejamento e a execução do ato ou a extensão do planejamento.[10]

Fatores de risco para o suicídio

Diversos autores sugerem que o suicídio nunca se deve a uma única causa, mas a uma série de fatores (modelo estresse-diátese).[8]

Entre os elementos considerados como preditores de suicídio, a presença de tentativa prévia tem sido considerada um dos mais consistentes. Outros fatores que aparecem na maioria dos estudos, embora não na totalidade deles, são: desesperança; intenção suicida elevada; gênero masculino; idade avançada; doença mental; tratamento prévio para transtorno mental; uso prolongado de hipnóticos; doença física grave; residir sozinho; perda financeira; história de abuso sexual, físico ou emocional; relacionamentos interpessoais conflituosos; isolamento social; e facilidade de acesso a métodos suicidas (p. ex., armas de fogo, pesticidas, medicamentos).[1,13,14]

Duas coortes, uma com 10 e outra com 12 anos de seguimento, não encontraram associação entre sexo masculino e morte por suicídio.[13,14] A última demonstrou elevada mortalidade geral no grupo que apresentou uma ou mais tentativas de suicídio, com um quinto da coorte vindo a falecer durante os 12 anos de acompanhamento, possivelmente devido à existência de comorbidades e fatores de risco psicossociais. Ademais, indivíduos com elevada intenção suicida tiveram maior número de tentativas e de suicídios consumados. Especula-se que uma maior intencionalidade leve à utilização de métodos mais letais, produzindo mais facilmente o óbito.[13,14]

A existência de um plano, sem dúvida, eleva o risco de suicídio, o que a torna um importante fator a ser avaliado. Ainda assim, de 15 a 64% dos suicídios ocorrem sem planejamento prévio. Portanto, a ausência desse sinal de alerta não pode ser considerada como inexistência de risco agudo de suicídio.[10]

Diversos autores investigaram a ocorrência de uma *epidemia* de suicídios em pacientes internados e observaram que muitos deles reproduziam os atos suicidas que outros haviam cometido no mesmo local; além disso, também foi observado que essas pequenas *epidemias* refletiam dificuldades de supervisão da equipe institucional. Um fator que contribui para o comportamento autolesivo em adolescentes é a exposição a esse tipo de comportamento por pares.[10]

História familiar positiva para suicídio aumenta o risco em cerca de duas vezes, independentemente da existência de história familiar de transtorno psiquiátrico.[8]

Diversos pesquisadores demonstraram, de maneira consistente, que as lesões autoinfligidas sem intenção suicida foram um robusto preditor de tentativa de suicídio no futuro. Essa associação manteve-se mesmo após o controle de possíveis variáveis confundidoras, como fatores sociodemográficos, desesperança, diagnóstico de depressão, diagnóstico de transtorno da personalidade *borderline*, história de abuso sexual e problemas no funcionamento familiar. Portanto, a presunção de que não havia intenção suicida e de que o ato foi manipulativo, por exemplo, não pode de forma alguma substituir uma avaliação objetiva e completa do risco de suicídio. Ou seja, o ato de se autolesionar deve ser levado a sério pelo psiquiatra.[15]

Entre os transtornos mentais, os mais frequentemente relacionados a atos suicidas são os transtornos do humor, os transtornos decorrentes do uso de substâncias (principalmente álcool) e a esquizofrenia.[1,8]

Em um estudo de acompanhamento com 406 pacientes com transtorno do humor, 11% morreram em decorrência de uma tentativa de suicídio.[16]

Na esquizofrenia, sugeriu-se que o risco de suicídio ao longo da vida era quase 12 vezes maior que na população em geral. O suicídio tende a ser executado na fase inicial da doença, geralmente logo após a alta hospitalar, e está mais relacionado aos sintomas afetivos do transtorno do que aos delírios e alucinações.[17]

Algumas explicações têm sido sugeridas para o aumento do risco de suicídio nos transtornos mentais. Alterações no sistema serotoninérgico têm sido relacionadas a características geralmente presentes nos suicidas, como desesperança, agressividade, impulsividade e prejuízo na tomada de decisão. Todavia, a fisiopatologia do suicídio ainda não foi elucidada.[18]

Homicídio seguido de suicídio

Um tipo particular de suicídio são os casos de homicídios seguidos de suicídio. São casos raros (incidência aproximada de 0,2 a 0,3 casos por 100 mil anuais), cometidos em sua quase totalidade por homens sem história criminal, geralmente entre 40 e 50 anos de idade, a maioria tendo como alvo a companheira ou, com menos frequência, o núcleo familiar, motivados por separação, rejeição ou ciúmes e utilizando armas de fogo como instrumento preferencial. A maioria dos homens mais velhos (com mais de 60 anos) que cometeram esse tipo de delito tinha depressão, e suas autópsias não evidenciaram o uso de antidepressivos, e sim de benzodiazepínicos, os quais haviam sido prescritos pelo clínico assistente do paciente. Nos crimes de filicídio, os pais são até duas vezes mais propensos a cometer suicídio após matar os filhos do que as mães. Ter vínculo empregatício não foi considerado um fator de proteção para homicídio-suicídio, e muitos casos ocorreram em vigência do uso de álcool ou em indivíduos com história de abuso dessa substância, o que levou os pesquisadores a crer que o álcool tenha contribuído para a exacerbação de estados emocionais negativos, conduzindo mais facilmente ao derradeiro ato. Embora não seja infrequente o homicídio do companheiro, a mulher raramente comete suicídio após praticar tal delito. De acordo com a literatura, os transtornos mentais mais relacionados à prática de homicídio-suicídio são: depressão (geralmente não psicótica, embora alguns casos envolvam delírios de ciúmes), abuso de substâncias e transtorno psicótico. Dessa forma, os autores sugerem que psiquiatras fiquem alerta para a possibilidade de homicídio seguido de suicídio, particularmente em homens de meia-idade, com separação recente, que estejam deprimidos e tenham acesso a armas de fogo, bem como em homens mais velhos que sustentem a família e apresentem diagnóstico recente de doença incapacitante, sintomas depressivos e arma de fogo disponível. Por fim, muitos especialistas consideram o homicídio-suicídio um grave efeito do suicídio, de forma que a decisão específica de acabar com a própria vida precipite o desejo de matar outrem.[19]

Suicídios sob custódia

Indivíduos que estão ou estiveram presos têm mortalidade aumentada por todas as causas, quando comparados com a população em geral, mas os óbitos são decorrentes, principalmente, de suicídio (até cinco vezes mais em prisioneiros do sexo masculino) e complicações relacionadas ao uso de drogas. As condições do ambiente prisional não explicam, por si só, essa elevação do risco de suicídio.[2,4]

Publicada em 2015, uma coorte que acompanhou por 10 anos 76.627 detentos do sistema carcerário escocês mostrou que, durante esse período, o suicídio foi a segunda causa de óbito entre os homens e a terceira entre as mulheres. Os detentos do sexo masculino estiveram 3,5 vezes mais suscetíveis à morte por suicídio do que a população em geral, e os do sexo feminino, 11,7 vezes mais. Da mesma forma, foram encontradas elevadas taxas de suicídio imediatamente após a liberação da prisão, fato que os autores atribuem a dificuldades de ajustamento no retorno à sociedade e à prática de comportamentos de risco.[4]

Ressalta-se que, na população carcerária, as maiores causas de morte, em termos absolutos, estiveram relacionadas ao uso de drogas e ao suicídio e foram particularmente elevadas em sujeitos mais jovens do sexo feminino.[4]

Outros fatores associados à morte por suicídio em indivíduos sob custódia foram: história de doença psiquiátrica; abuso de substâncias; tentativa prévia de suicídio; permanência em isolamento; ser portador de doença física grave/crônica; temor pela segurança pessoal; recebimento de sanções disciplinares; modificações na sentença; detenção pré-julgamento; autoria de homicídios ou de outros crimes violentos. A execução dos suicídios tende a ocorrer próximo à data do encarceramento, havendo relatos de sua ocorrência em maior número nos primeiros meses, mas, especialmente, nos sete primeiros dias de prisão.[3,4]

Outro estudo demonstrou associação entre suicídio e evidência de conduta violenta no ano anterior, independentemente do uso de álcool. Para o sexo feminino, o suicídio também esteve relacionado à existência de doença mental.[20]

Em uma revisão sistemática conduzida por Seena Fazel e colaboradores,[21] foram demonstrados os seguintes fatores de risco para a ocorrência de suicídios em ambientes correcionais: sexo masculino, etnia caucasiana, ausência de união estável, autoria de crimes violentos (exceto para crimes sexuais), detenção pré-julgamento ou sentença maior ou igual a 18 meses, alojamento em cela individual, uso de substâncias e tratamento para transtorno mental.

Em um estudo posterior, a taxa de suicídios foi mais elevada em presos que cometeram crimes violentos e que receberam sentenças muito longas (acima de 20 anos), mas também nos que tiveram sentenças muito curtas (menos de um ano).[22]

O método mais utilizado para o suicídio em ambientes correcionais foi o enforcamento, geralmente à noite; na maioria desses casos, já havia uma história de tratamento psiquiátrico e de lesões autoinfligidas. Condenação por homicídio e sentimentos de culpa também foram frequentes.

Uma recente pesquisa sueca reportou que 14% de todos os óbitos após a liberação do cárcere foram decorrentes de suicídio e que os principais fatores de risco independentes foram tentativa prévia de suicídio e transtornos por uso de substâncias.[23]

Um importante estudo populacional dinamarquês encontrou risco de suicídio mais elevado em indivíduos com história criminal, a despeito da existência de adversidades sociais ou história de internação para tratamento de doença mental. Nesse estudo, mais de um terço dos homens adultos que cometeram suicídio tinha algum envolvimento com o sistema de justiça criminal, e, embora as taxas de prevalência fossem menores para o sexo feminino, o risco relativo para as mulheres com história criminal foi maior do que para os homens quando em comparação à população em geral. Ademais, foi encontrado risco mais elevado em indivíduos jovens (menos de 35 anos), com envolvimento recente ou várias situações de envolvimento com a justiça criminal e história de crimes violentos (especialmente para mulheres autoras desse tipo de delito). Conforme esperado, havia maior ocorrência de suicídios em autores de crimes contra familiares e sob efeito de substâncias tóxicas; entretanto, esse aumento não ocorreu em autores de crimes sexuais.[24]

Uma importante questão a ser lembrada, relativa ao aumento do suicídio em ambientes correcionais, é a crescente presença de doentes mentais no sistema de justiça criminal. No Brasil, assim como em diversos outros países, isso se deve à política de desinstitucionalização, à falta de apoio comunitário adequado aos portadores de doenças psiquiátricas e às dificuldades de acesso a tratamento hospitalar.

Ou seja, muitos indivíduos com doença mental se envolveram com o sistema de justiça criminal porque o sistema de saúde mental, de alguma forma, falhou, tendo ocorrido um processo de *criminalização do transtorno mental*. Com a desinstitucionalização, as restrições às internações psiquiátricas e a insuficiência de serviços para transtornos mentais na comunidade, o comportamento desviante, que deveria ser apropriadamente definido e manejado dentro de um contexto psiquiátrico, acaba o sendo em um contexto criminal. Com isso, as prisões terminaram por se tornar, de fato, os maiores hospitais psiquiátricos do País. Uma das tantas explicações para esse fenômeno é a situação de indivíduos gravemente perturbados, quando a família se sente ameaçada e não encontra apoio na rede de saúde, restando a denúncia à polícia como solução, por meio do que a internação hospitalar é substituída pela carceragem como forma de contenção do paciente.

Também contribuem para a prevalência aumentada de transtornos mentais nas prisões a falha em diagnosticá-los na admissão ao cárcere, bem como a falta de tratamento subsequente.[25]

O relatório de dezembro de 2012 (último publicado até o momento) do Sistema Integrado de Informações Penitenciárias brasileiro evidenciou uma população carcerária de mais de 548 mil indivíduos (287,31 por 100 mil habitantes), de modo que, à época, havia 3.680 em cumprimento de medida de segurança em instituições psiquiátricas, e 278 psiquiatras atuando como servidores penitenciários no País.[26]

Dados sobre suicídios em hospitais psiquiátricos forenses são ainda bastante escassos, mas refletem o perfil encontrado com frequência nos suicídios de populações carcerárias: jovens do sexo masculino que tenham cometido delitos violentos – especialmente contra familiares – alojados em isolamento, de modo que há associação, principalmente, com esquizofrenia e uso de drogas.[27]

O psiquiatra perante o suicídio de um paciente

Ainda que o psiquiatra esteja atento, atualizado e engajado em ações de prevenção do suicídio de pacientes, ele enfrentará, na prática, diversos dilemas de ordem técnica, ética e legal.

Primeiramente, métodos padronizados para avaliação do risco de suicídio não contemplam todo o espectro de comportamentos e pensamentos suicidas. Na verdade, o melhor método para evitar um desfecho fatal permanece sem ter sido determinado.[11]

Greenberg e Shefler[28] advogam que, quando há um paciente com risco de suicídio, cabe ao psiquiatra a responsabilidade de recomendar ou não medicamentos e hospitalização, seja voluntária, seja involuntária. E indagam: se o psiquiatra irá, muito provavelmente, enfrentar o suicídio de ao menos um paciente sob seus cuidados ao longo da carreira, poderia, então, o suicídio ser considerado um risco ocupacional na psiquiatria?

Embora a frequência da experiência de suicídio de um paciente varie de acordo com o ambiente de tratamento (privado, público, forense, ambulatorial ou em regime de internação) e com a taxa de suicídio do país de residência, ela pode ser considerada relativamente comum. Estudos[29] antigos conduzidos com a população norte-americana relatavam taxas entre 5 e 20%; todavia, estudos internacionais mais recentes mostram taxas entre 56 (em um estudo tailandês, em que a taxa nacional de suicídio é considerada baixa)[30] e 98% (em estudo realizado na Eslovênia, que apresenta uma das mais elevadas taxas populacionais de suicídio do mundo).[31]

Em um aspecto, contudo, os estudos são unânimes: o suicídio de um paciente gera perturbação, por vezes intensa, no psiquiatra assistente. As respostas emocionais mais frequentes são: tristeza, pesar, choque, raiva, diminuição da autoestima, além de preocupação com um possível litígio.[28]

Na amostra de Alexander e colaboradores,[32] 15% dos psiquiatras pensaram em se aposentar após a ocorrência de um suicídio, enquanto em uma amostra de médicos residentes avaliada por Dewar e colaboradores,[33] 9% consideraram trocar de especialidade em decorrência do suicídio de um paciente.[32]

Entre as mudanças ocorridas na prática profissional após a perda de um paciente por suicídio, encontram-se: maior atenção a possíveis sinais de alerta para suicídio, aumento na solicitação de consultoria a colegas, registro mais meticuloso do prontuário médico, maior inclinação a hospitalização dos pacientes e maior atenção a aspectos médico-legais.[28]

De fato, de 1998 a 2008, o suicídio de pacientes foi a segunda causa mais frequente de litígio contra psiquiatras nos Estados Unidos. Os autores Robert Simon e Daniel Shuman[34] declaram que não há nada que um psiquiatra possa fazer para tornar nulo o risco de processo senão deixar de atender pacientes.

Os autores David Greenberg e Gaby Shefler[28] questionam o porquê, afinal, das reações de surpresa e/ou intenso desconforto apresentadas pelos psiquiatras após o suicídio de um paciente, uma vez que esse não é um evento incomum. Eles especulam que elas podem dever-se, por exemplo, a uma sensação de fracasso pessoal e de não cumprimento do dever de cuidar ou, ainda, à presunção de que um colega, em seu lugar, teria agido de forma distinta.

Afinal, como deve agir o psiquiatra perante o suicídio de um paciente? Deve ofertar atenção e explicações à família do falecido? Comparecer a seu funeral? Essas questões são, até hoje, alvo de controvérsias na literatura. Muitas vezes, o desejo de fazer contato e oferecer suporte à família gera apreensão no médico, pois ele imagina que algo que venha a dizer poderia mais tarde vir a ser usado contra si em uma situação de litígio.[28] Alguns pesquisadores sugerem que a responsabilidade de cuidar de um paciente com risco potencial de suicídio deve ser dividida com a família desde o princípio do tratamento e que a ela seja solicitado apoio sempre que possível. Dessa forma, em caso de desfecho fatal, será mais fácil dirigir-se a eles e auxiliá-los no processo de luto. Ademais, acredita-se que conversar com a família após um acontecimento dessa natureza reduz a chance de um futuro processo por má prática, uma vez que o psiquiatra terá oportunidade de explicar que atuou de forma ética, ajudando a dissipar a raiva e a angústia dos familiares.[28] Contudo, é importante ressaltar que não há um consenso acerca da melhor conduta nesses casos.

Implicações forenses do suicídio

CONFIDENCIALIDADE *VERSUS* SEGURANÇA DO PACIENTE

Mudanças no delicado equilíbrio entre a segurança do paciente e a confidencialidade das informações prestadas ao psiquiatra geram ansiedade a ambas as partes. Famílias em luto pelo suicídio de seu ente querido podem culpar o médico por não os ter mantido cientes dos riscos e da necessidade de maiores cuidados. Embora seja primordial a manutenção da autonomia do paciente e do seu direito ao segredo profissional quanto às informações que dá ao psiquiatra, quando o paciente perde a capacidade de tomar decisões adequadas ao seu caso e há riscos a sua segurança, o compartilhamento desse risco de morte pode ser feito com os cuidadores, a fim de fortalecer a rede de apoio sociofamiliar e de supervisão ao doente.[35]

LITÍGIO E SUICÍDIO

Poucos temas geram tanta ansiedade em profissionais da saúde mental, uma vez que o suicídio é uma das poucas consequências fatais dos transtornos psiquiátricos.[35]

Ademais, o ônus de um litígio por erro médico vai muito além do impacto financeiro e pode gerar graves danos à reputação e à saúde emocional do psiquiatra.[36]

Uma vez estabelecida a relação médico-paciente, o psiquiatra detém o dever legal de manter um *padrão de cuidados* para com o paciente. Esse padrão de cuidados, ou *standard of care*, é o tipo de cuidado que um médico sensato utilizaria nas mesmas circunstâncias. Dessa maneira, cumpre ao psiquiatra a aplicação de conhecimentos científicos atualizados, valendo-se dos recursos materiais disponíveis e compatíveis com o quadro clínico de seu paciente.[36]

As alegações feitas com mais frequência contra psiquiatras em casos de suicídio encontram-se relacionadas a seguir:[35,37]

- falha em predizer o suicídio
- falha em controlar, supervisionar ou conter o paciente suicida
- falha na execução da avaliação de competência do paciente, incluindo capacidade de consentir com o tratamento proposto
- falha em medicar o paciente de maneira adequada
- falha ao não observar as diretrizes terapêuticas da especialidade ou recomendações consagradas na literatura
- falha em indicar e prover vigilância ininterrupta
- falha em coletar a história médico-psiquiátrica de maneira clara e completa
- falha em remover instrumentos perigosos ou itens que possam ser utilizados em atos autoagressivos
- falha em prover ao paciente um ambiente seguro, como deixá-lo sozinho ou sem supervisão continuada
- falha na não indicação de hospitalização
- falha em promover o diagnóstico psiquiátrico correto
- falha em não realizar um plano terapêutico prudente
- falha em se comunicar com a equipe de atendimento, não declarando aos colegas os riscos e cuidados necessários, bem como não os registrar de forma clara no prontuário
- falha em não solicitar consultoria para os casos mais difíceis ou nos quais existirem comorbidades
- falha em não documentar decisões clínicas
- falha ao não realizar reavaliações periódicas do risco de suicídio, especialmente em caso de piora, ausência de melhora ou mudança do quadro clínico
- falha em não obter apoio psicossocial ao paciente
- falha ao liberar precocemente o paciente
- falha em não planejar os cuidados pós-alta, bem como a continuidade do tratamento

Um enorme dilema enfrentado pelo psiquiatra refere-se aos casos de pacientes com risco iminente de suicídio, quando é indicada a internação, sem que concordem com tal procedimento. Como a legislação brasileira não dispõe de critérios explícitos e sistematizados que esclareçam quando se pode hospitalizar um paciente involuntariamente, a situação do psiquiatra se torna vulnerável. Contudo, da leitura do Decreto nº 24.559,[38] de 1934 (adiante, *in verbis*), depreende-se que o paciente pode ser hospitalizado involuntariamente nos casos em que haja perigo iminente para ele, bem como prejuízo em sua aptidão para tomar decisões, após a devida prestação de informações claras sobre seu diagnóstico, busca de alternativas terapêuticas, estabelecimento dos riscos e benefícios de cada uma e os respectivos prognósticos. Nesses casos, deve-se sempre buscar o consentimento esclarecido do responsável legal pelo paciente e, agindo em consonância com a Lei n° 10.216,[39] de 2001, comunicar a situação ao Ministério Público no prazo máximo de 72 horas após a admissão.

> Artigo 10. O psicopata ou indivíduo suspeito que atentar contra a própria vida ou de outrem, perturbar a ordem ou ofender a moral pública, deverá ser recolhido a estabelecimento psiquiátrico para observação ou tratamento.
>
> [...]
>
> Artigo 14. Nos casos urgentes, em que se tornar necessário em benefício do paciente ou como medida de segurança pública, poderá ele ser recolhido, sem demora, a estabelecimento psiquiátrico, mediante simples atestado médico, em que se declare quais os distúrbios mentais justificativos da internação imediata.

Cabe, ainda, uma palavra sobre a "alta a pedido contra a indicação do médico". Nos casos em que haja *risco iminente à vida do paciente*, o psiquiatra não está autorizado a concedê-la, sob o risco de vir a responder judicialmente, caso o paciente liberado atente contra a própria vida. Ainda que o cuidador que solicitou a liberação do paciente, contrariando as recomendações médicas, assine um termo dizendo responsabilizar-se pelo que vier a ocorrer, o psiquiatra também poderá ser responsabilizado. Ou seja, o psiquiatra não será responsável por eventuais prejuízos causados à saúde do paciente que se recusou, por ato próprio ou por intermédio de seus representantes legais, a prosseguir com práticas terapêuticas, haja vista que a *alta a pedido* deve ser respeitada pelo médico como legítima manifestação da vontade do paciente, *salvo em casos de iminente perigo de vida ou de grave risco a sua saúde*, situações em que o médico está autorizado a tomar as medidas cabíveis para restaurar a saúde do paciente. Nos casos de *alta a pedido contra a indicação do médico*, deve-se sempre esclarecer ao paciente, se possível na presença de testemunhas, sobre os riscos que ele correrá caso o tratamento seja interrompido, devendo-se registrar tudo no prontuário do paciente. De maneira semelhante, caso um paciente ao qual tenha sido recomendada internação para tratamento de doença mental fuja do hospital e cometa suicídio, a instituição e o psiquiatra poderão ser responsabilizados pelo dano se as medidas protetivas cabíveis não tiverem sido adotadas.[38-40]

Considerações finais

Quando comparados à população em geral, indivíduos que se encontram em ambientes forenses têm mortalidade aumentada por todas as causas, mas especialmente em decorrência de suicídio. Assim, avaliação e proteção adequadas desses sujeitos constituem-se em grande desafio para o psiquiatra.

A obrigação do médico é uma obrigação de meios, não de resultados. Contudo, embora o psiquiatra não tenha obrigação de predizer quem irá ou não atentar contra a própria vida, é seu dever realizar minuciosa avaliação do risco de suicídio e implementar um plano terapêutico visando ao controle ou à minimização desse risco. A falha em fazê-lo sujeita o psiquiatra a inúmeras repercussões, tanto de ordem legal quanto emocional.[36]

Referências

1. World Health Organization. Preventing suicide: a global imperative. Geneva: WHO; 2014.

2. World Health Organization. Preventing suicide in jails and prisons. Geneva: WHO; 2007.

3. Felthous AR. Suicide behind bars: trends, inconsistencies, and practical implications.J Forensic Sci. 2011;56(6):1541-55.

4. Graham L, Fischbacher CM, Stockton D, Fraser A, Fleming M, Greig K. Understanding extreme mortality among prisoners: a national cohort study in Scotland using data linkage. Eur J Public Health. 2015. No prelo.

5. American Psychiatric Association. Manual diagnóstico e estatístico de transtornos mentais: DSM-5. 5. ed. Porto Alegre: Artmed; 2014.

6. De Leo D. DSM-V and the future of suicidology. Crisis. 2011;32(5):233-9.

7. Silverman MM, Maris RW. The prevention of suicidal behaviors: an overview. Suicide Life Threat Behav. 1995;25(1):10-21.

8. Hawton K, Van Heeringen K. Suicide. Lancet. 2009;373(9672):1372-81

9. Baker SP, Hu G, Wilcox HC, Baker TD. Increase in suicide by hanging/suffocation in the U.S., 2000-2010. Am J Prev Med. 2013;44(2):146-9.

10. Rimkeviciene J, O'Gorman J, De Leo D. Impulsive suicide attempts: a systematic literature review of definitions, characteristics and risk factors. J. Affect. Discrd. 2015;171:93-104.

11. U. S. Food and Drug Administration. Guidance for industry: suicidality: prospective assessment of occurrence in clinical trials, draft guidance [Internet]. Silver Spring: FDA; 2012 [capturado em 20 jun. 2012]. Disponível em: http://www.fda.gov/drugs/guidancecompliaceregulatory information/guidances/ucm315156.htm.

12. Hawton K, Appleby L, Platt S, Foster T, Cooper J, Malmberg A, et al. The psychological autopsy approach to studying suicide: a review of methodological issues. Affect Disord. 1998;50(2-3):269-76.

13. Nordentoft M, Breum L, Munck LK, Nordestgaard AG, Hunding A, Bjaeldager PAL. High mortality by natural and unnatural causes: a 10-year follow-up of patients admitted to a poisoning treatment centre after suicide attempts. BMJ. 1993;306(6893):1637-41.

14. Suominen K, Isometsa E, Ostamo A, Lönnqvist J. Level of suicidal intent predicts overall mortality and suicide after attempted suicide: a 12-year follow-up study. BMC Psychiatry. 2004;4:11-18.

15. Hamza CA, Stewart SL, Willoughby T. Examining the link between nonsuicidal self-injury and suicidal behabior: a review of the literature and an integrated model. Clin Psychol Rev. 2012;32(6):482-95.

16. Angst J, Angst F, Gerber-Werder R, Gamma A. Suicide in 406 mood-disorder patients with and without long-term medication: a 40-44 year's follow-up. Arch Suicide Res. 2005;9(3):279-300.

17. Popovic D, Benabarre A, Crespo JM, Goikolea JM, González-Pinto A, Gutiérrez-Rojas L, et al. Risk factors for suicide in schizophrenia: systematic review and clinical recommendations. Acta Psychiatr Scand. 2014;130(6):418-26.

18. Jollant F, Bellivier F, Leboyer M, Astruc B, Torres S, Verdier R, Castelnau D, Malafosse A, Courtet P. Impaired decision making in suicide attempters. Am J Psychiatry. 2005;162(2):304-10.

19. Roma P, Pazzelli F. Pompili M, Lester D, Girardi P, Perracuti S. Mental illness in homicide-suicide: a review. J Am Acad Psychiatry Law. 2012;40(4):462-8.

20. Conner KR, Cox C, Duberstein PR, Tian L, Nisbet PA, Conwell Y. Violence, alcohol and completed suicide: a case-control study. Am J Psychiatry 2001;158(10):1701-5.

21. Fazel S, Cartwright J, Norman-Nott A, Hawton K. Suicide in prison: a systematic review of risk factors. J Clin Psychiatry. 2008;69(11):1721-31.

22. Rabe K. Prison structure, inmate mortality and suicide risk in Europe. Int J Law Psychiatry. 2012;35(3):222-30.

23. Haglung A, Tidemalm D, Jokinen J, Långström N, Lichtenstein P, Fazel S, et al. Suicide after release from prison: a population-based cohort study from Sweden. J Clin Psychiatry. 2014;75(10):1047-53.

24. Webb RT, Qin P, Stevens H, Mortensen PB, Appleby L, Shaw J. National study of suicide in all people with a criminal justice history. Arch Gen Psychiatry. 2011;68(6):591-9.

25. Taborda JGV, Telles LEB, Costa GM. A reforma da atenção psiquiátrica e a criminalização do doente mental. In: Cordeiro Q, Lima MGA, organizadores. Medida de segurança: uma questão de ética. São Paulo: CREMESP; 2013.

26. Brasil. Ministério da Justiça. Departamento Penitenciário Nacional. Levantamento nacional de Informações Penitenciárias: InfoPen. Brasília: DEPEN; 2012.

27. Clarke M, Davies S, Hollin C, Duggan C. Long-term suicide risk in forensic psychiatric patients. Arch Suicide Res. 2011;15(1):16-28.

28. Greenberg D, Shefler G. Patient suicide. Isr J Psychiatry Relat Sci 2014;51(3):193-8.

29. Chemtob CM, Hamada RS, Bauer G, Kinney B. Patients' suicides: frequency and impact on psychiatrists. Am J Psychiatry. 1988;145(2):224-8.

30. Thomyangkoon P, Leenaars A. Impact of death by suicide of patients on Thai psychiatrists. Suicide Life Threat Behav. 2008;38(6):728-40.

31. Grad OT, Zavasnik A, Groleger U. Suicide of a patient: gender differences in bereavement reactions of therapists. Suicide Life Threat Behav. 1997;27(4):379-386.

32. Alexander DA, Klein S, Gray NM, Dewar IG, Eagles JM. Suicide by patients: questionnaire study of its effects on consultant psychiatrists. BMJ. 2000;320(7249):1571-4.

33. Dewar IG, Eagles JM, Klein S, Gray N, Alexander DA. Psychiatric trainee's experiences of, and reactions to, patient suicide. Psychiatr Bull. 2000;24:20-3.

34. Simon RI, Shuman DW. Therapeutic risk management of clinical-legal dilemmas: should it be a core competency. J Am Acad Psychiatry Law. 2009;37(2):155-61.

35. Packman WL, Pennuto TO, Bongar B, Orthwein J. Legal issues of professional negligence in suicide cases. Behav Sci Law. 2004;22(5):697-713.

36. Cavalcanti EFS, Costa GM, Taborda GJV. Medicina defensiva em psiquiatria. In: Programa de Atualização em Psiquiatria: ciclo 4. Porto Alegre: Artmed Panamericana; 2014.

37. Ho AO. Suicide: rationality and responsability for life. Can J Psychiatry. 2014;59(3):141-7.

38. Brasil. Presidência da República. Casa Civil. Decreto n° 24.559, de 3 de julho de 1934. Dispõe sobre a profilaxia mental, a assistência e proteção à pessoa e aos bens dos psicopatas, a fiscalização dos serviços psiquiátricos e dá outras providências [Internet]. Brasília: Casa Civil; 1934 [capturado em 10 abr. 2015]. Disponível em: http://legis.senado.gov.br/legislacao/ListaTextoIntegral.action?id=20366&norma=35529.

39. Brasil. Presidência da República. Casa Civil. Lei n° 10.216, de 6 de abril de 2001. Dispõe sobre a proteção e os direitos das pessoas portadoras de transtornos mentais e redireciona o modelo assistencial em saúde mental [Internet]. Brasília: Casa Civil; 2001 [capturado em 10 abr. 2015]. Disponível em: http://www.planalto.gov.br/ccivil_03/ leis/leis_2001/l10216.htm.

40. Conselho Regional de Medicina. Parecer CRM/MS n° 11/1997. Responsabilidade médica em casos de "alta a pedido" [Internet]. Campo Grande: CRM/MS; 1997 [capturado em 20 jun. 2015]. Disponível em: http://www.portalmedico.org.br/pareceres/crmms/ pareceres/1997/11_1997.htm.

CAPÍTULO 33

Terrorismo

José G. V. Taborda,
Helena Dias de Castro Bins

PONTOS-CHAVE

- Apesar de o terrorismo ser menos frequente do que outros tipos de crime, provoca um impacto político, social e psicopatológico muito grande.
- O sucesso de um ato terrorista não é medido pelo número de vítimas produzido com o ataque, mas pelo seu efeito psicológico na população geral.
- Não se considera mais que os terroristas sejam pessoas com graves doenças mentais, mas, em sua maioria, indivíduos que tomam decisões racionais, assim como outros tantos criminosos, com objetivos estratégicos deliberadamente traçados.
- Os atentados provocam consequências emocionais graves e transtornos psiquiátricos diagnosticáveis.
- O transtorno de estresse pós-traumático é o mais prevalente nas vítimas de ataques terroristas.
- A mídia, se usada puramente de maneira sensacionalista, sem embasamento científico, pode ter efeito prejudicial nos indivíduos expostos, estimulando psicopatologias.
- Não se sabe ao certo se as intervenções clássicas podem ser adaptadas de maneira eficaz no manejo do terrorismo, nem para quem ou em que momento devem ser oferecidas.

> **VINHETA**
>
> "Foi o advento do segundo avião sobrevoando a Estátua da Liberdade em baixa altitude o instante definidor do terror revelado. Até esse momento, a América achou que estivesse assistindo a nada mais do que o pior desastre aéreo da história; a partir dele, começou a vislumbrar a fantástica veemência que se armava contra ela. O plano era capturar quatro aviões de carreira – no espaço de meia hora. Todos os aviões estariam partindo para a Costa Oeste, garantia de que estariam com os tanques cheios de combustível. O primeiro se chocaria com a torre norte; em seguida, com uma pausa de 15 minutos, para dar ao mundo tempo para reunir-se em volta de seus aparelhos de TV, com a atenção do mundo garantida, o segundo avião se chocaria com a torre sul. Enquanto isso, um terceiro avião se chocaria com o Pentágono e um quarto seria arremessado contra Camp David (local onde foi assinado o primeiro acordo entre árabes e israelenses), ou, possivelmente, a Casa Branca. Pouco depois, o desmoronar das duas torres assinala uma nova era [...]".[1]

A vinheta descreve o atentado ao World Trade Center (WTC), em Nova York, em 11 de setembro de 2001, talvez o mais impactante ataque terrorista da história.

O terrorismo é uma estratégia política que consiste no uso de violência física e psicológica em tempos de paz ou de guerra não declarada. A intenção mais comum do terrorista é causar um estado de medo na população ou em setores específicos desta, com o objetivo de provocar no inimigo uma mudança de comportamento ou obter determinado ganho político.

Nesse sentido, Houaiss, Villar e Franco[2] trazem as seguintes definições para terrorismo:

> 1. modo de impor a vontade pelo uso sistemático do terror; 2. emprego sistemático da violência para fins políticos, especialmente a prática de atentados e destruições por grupos cujo objetivo é a desorganização da sociedade existente e a tomada do poder; 3. ameaça do uso da violência a fim de intimidar uma população ou governo, geralmente motivada por razões ideológicas ou políticas; 4. regime de violência instituído por um governo; 5. atitude de intolerância e de intimidação adotada pelos defensores de uma ideologia, sobretudo nos campos literário e artístico, em relação àqueles que não participam de suas convicções.

Por sua vez, a Organização das Nações Unidas (ONU), por meio da Resolução 49/60 de 1995 da Assembleia Geral,[3] faz a seguinte referência:

> Atos criminosos pretendidos ou calculados para provocar um estado de terror no público em geral, num grupo de pessoas ou em indivíduos para fins políticos são injustificáveis em qualquer circunstância, independentemente das considerações de ordem política, filosófica, ideológica, racial, étnica, religiosa ou de qualquer outra natureza que possam ser invocadas para justificá-los.

O cenário sociopolítico atual é permeado com frequência por ataques terroristas, que são globalmente divulgados na imprensa. Após o "11 de setembro", essa questão se tornou mais visível ainda, visto que atingiu a maior cidade da mais importante potência mundial, os Estados Unidos.

O entendimento desse fenômeno e de suas consequências psicopatológicas é de grande importância, pois sua ameaça tem aumentado em alcance, extensão e frequência acometendo diversos países. Apesar de o terrorismo ser menos frequente do que outros tipos de crime, provoca impactos político e social muito significativos.[4-6]

Podem-se identificar três critérios para que um ato seja considerado terrorista e distinto de outros tipos de violência:[4]

> motivação política (busca influenciar políticas governamentais);
> vitimização de alvos civis (atinge um grupo que não está preparado para se defender, em vez de objetivos militares);
> clandestinidade (o inimigo é invisível, e a vítima não imagina ser agredida, como na guerra convencional, o que torna os ataques imprevisíveis e alarmantes).

Ainda que os atos terroristas provoquem destruição e morte, o maior resultado é o clima de medo, confusão, vulnerabilidade e desamparo em grande parte da população. Por meio desse método, pretendem atingir seus objetivos políticos[7], pois o terrorismo é, acima de tudo, uma guerra psicológica. Ao atacar alvos civis, busca a maior visibilidade possível. O terrorismo pode advir tanto de opositores ao governo quanto de seus supostos defensores, envolvendo uma estratégia político-ideológica.

As repercussões dos atos terroristas podem perpassar as fronteiras territoriais do país atingido, disseminando a insegurança e ocasionando permanente preocupação em outros países. Assim, por meio de sua Assembleia Geral, a ONU editou a já mencionada Resolução 49/60, de 17 de fevereiro de 1995, denominada Declaration on Measures to Eliminate International Terrorism, o que demonstra a gravidade e a amplitude do problema.[8]

Atualmente, há uma preocupação crescente com a disponibilidade de armas nucleares e bioquímicas, cujo enorme potencial destrutivo leva o mundo contemporâneo a conviver com o pesadelo do terrorismo atômico.[1,9]

Histórico

A palavra terror foi introduzida no cenário político em 1792, com o advento da Revolução Francesa e do regime instalado nos primórdios daquela república. Era o que se poderia chamar de um terrorismo de estado. Ao longo dos últimos séculos, diversos atos terroristas foram praticados, desde o assassinato do Czar Alexandre II por anarquistas russos em 1881 ao célebre atentado de Sarajevo em 1914, que causou a morte do arquiduque Francisco Ferdinando, herdeiro do trono da Áustria, e serviu de estopim à Primeira Guerra Mundial. Em meados do século XX, registraram-se também métodos terroristas associados a causas nacionalistas, a exemplo do ocorrido com ativistas judeus na Palestina na luta pela criação do estado de Israel. Pode-se citar também o Massacre de Munique no dia 5 de setembro de 1972 na Alemanha, quando 11 membros da equipe olímpica de Israel foram tomados como reféns pelo grupo terrorista palestino denominado Setembro Negro durante os Jogos Olímpicos de Verão. Os 11 atletas israelenses foram sendo assassinados em vários momentos do sequestro, que teve um total de 17 mortes, incluindo cinco terroristas e um agente da polícia alemã.

Após a dissolução da União Soviética, com o término da Guerra Fria, o terrorismo ganhou força, e novas estratégias de luta contra o poder surgiram a partir da década de 1980. O fundamentalismo islâmico, por seu radicalismo, passou a ser considerado o novo inimigo do mundo ocidental. Os atentados contra as torres gêmeas do WTC, para exemplificar, foram praticados por 19 terroristas árabes do grupo Al-Qaeda, e o número de mortes somou quase 3 mil pessoas, sendo a expressão da guerra santa (*jihad*) decretada contra judeus e norte-americanos.[1]

Outros atentados terroristas que tomaram proporções mundiais foram:

- 11-M, Espanha: Em 11 de março de 2004, houve uma série de explosões de bombas em quatro comboios da rede ferroviária de Madri, capital da Espanha. Na investigação policial e nos autos do processo judicial do caso constava como indício racional que a autoria dos atentados fora de uma célula islamita local, cujo intuito era reproduzir as ações da rede terrorista Al-Qaeda. Ao serem descobertos, seus membros cometeram suicídio. No total, 191 pessoas morreram e mais de 1.700 ficaram feridas.
- Crise de reféns da escola de Beslan, Rússia: Teve início no dia 1° de setembro de 2004. Também chamado de Cerco à Escola de Beslan ou Massacre de Beslan, o atentado durou três dias. Nessa data, mais de 1.200 crianças e adultos foram feitos reféns por terroristas chechenos, na Escola Número Um, localizada na cidade russa de Beslan (Ossétia do Norte). Os terroristas mantiveram os reféns sob a mira de armas e colocaram explosivos no prédio da escola. No dia 3 de setembro (terceiro dia da crise), as forças de segurança russas entraram na escola e atacaram os sequestradores, cuja reação foi atirar nos reféns e detonar os explosivos. O grupo terrorista denominado "Brigada chechena de reconhecimento e sabotagem", liderado por Shamil Bassaiev e ligado aos separatistas chechenos, assumiu a responsabilidade pelo atentado. No total, 334 civis morreram (186 deles crianças) e centenas ficaram feridos.
- Atentados ao metrô de Londres, Inglaterra: Na manhã do dia 7 de julho de 2005, em plena hora do *rush*, os atentados ao metrô da capital britânica desencadearam uma série de explosões que atingiram o sistema de transporte público da cidade. Cinquenta e seis pessoas morreram (incluindo os quatro autores do atentado) e mais de 700 ficaram feridas.
- Oslo e Utoya, Noruega: Em 22 de julho de 2011, um ativista de extrema-direita e fundamentalista cristão, Anders Breivik, promoveu dois graves atentados em lugares distintos no país. O primeiro foi uma explosão na zona de edifícios governamentais da capital, Oslo, e o segundo, um tiroteio ocorrido poucas horas depois em um acampamento juvenil, na ilha de Utoya (no lago Tyrifjorden, em Buskerud). Pelo menos 77 pessoas morreram, sendo 8 vítimas do ocorrido em Oslo e 69, em Utoya.
- Maratona de Boston, Estados Unidos: No dia 15 de abril de 2013, duas bombas foram detonadas durante a maratona, pouco antes da linha de chegada da prova. Com as explosões, três pessoas morreram e mais de 170 ficaram feridas.
- Sequestros em Chibok, Nigéria: Em abril de 2014, 234 meninas foram sequestradas em uma escola da cidade e levadas em pequenos grupos a locais distintos, onde muitas foram estupradas. O grupo terrorista islâmico Boko Haram, que já matou, sequestrou e estuprou milhares de vítimas, foi o responsável pelo ataque.
- Massacre do Charlie Hebdo, França: Em 7 de janeiro de 2015, um atentado terrorista atingiu o jornal satírico francês *Charlie Hebdo*, em Paris. O ataque foi realizado por dois irmãos como forma de protesto contra a edição "Charia Hebdo", tida como ofensiva aos muçulmanos, e deixou um saldo de 12 mortos

e cinco feridos. Também foram mortos, por outro francês muçulmano ligado aos irmãos, uma policial e, no dia seguinte, quatro reféns que estavam em um supermercado.

Como observado, o número de ataques terroristas vem crescendo. Com a globalização e a quebra de barreiras entre países, surgiu o fenômeno da fragmentação entre os setores sociais, políticos, econômicos e culturais dominantes e periféricos, provocando conflitos e tensões que, muitas vezes, têm como consequência atos de intolerância e violência. Essa fragmentação fortalece a formação de identidades grupais, nas quais seus integrantes tendem a enxergar sua própria maneira de pensar como absoluta, proporcionando espaço para o desenvolvimento da ideologia terrorista.[1]

Classificação

O terrorismo pode ser classificado de acordo com sua tipologia ou com os métodos utilizados.

- Tipos de terroristas:[9] criminosos (buscam ganho pessoal), irracionais (insanos, agem guiados pela doença mental, especialmente delírios), políticos (relacionados às causas políticas e sociais), religiosos e étnico-culturais. O terrorismo pode, também, ser estrangeiro ou doméstico.
- Métodos utilizados: bombardeios, explosões, assassinatos, sequestros (de pessoas ou aviões), bioterrorismo; terrorismo químico, radiológico, nuclear; terrorismo financeiro, terrorismo suicida, torturas, linchamentos ou matanças indiscriminadas. Os bombardeios são responsáveis por metade de todos os incidentes terroristas, pois requerem menos recursos e tendem a ser uma estratégia de risco menor do que outras.[7] Os atentados a transportes públicos também merecem destaque e, em alguns países, são frequentes, vivendo a população sob constante ameaça.[5]

Causas dos atos terroristas

As motivações para que um grupo extremista adote uma estratégia terrorista são inúmeras. Trivedi,[4] com base no Congresso de Oslo de julho de 2003, salienta alguns dos fatores sociopolíticos que favorecem o surgimento do terrorismo em uma sociedade:

- falta de democracia e de liberdades civis como precondição para o terrorismo doméstico;
- estados fragilizados, sem controle territorial;
- rápida modernização, que apresenta forte correlação com a emergência de terrorismo ideológico;
- ideologias extremistas, historicamente ultrapassadas ou de cunho religioso;
- antecedentes históricos de violência política, guerras civis, revoluções, ditaduras ou ocupação, os quais podem facilitar a aceitação de violência política e terrorismo;
- hegemonia e desigualdade de poderes;
- governos corruptos ou ilegítimos;
- fatores externos influentes apoiando governos ilegítimos;
- repressão por ocupação estrangeira ou potências coloniais;
- discriminação étnica ou religiosa;
- falha ou indisposição do Estado em integrar grupos dissidentes ou classes sociais emergentes;
- injustiça social;
- eventos-gatilho, que predispõem à revanche ou à ação (ato ultrajante cometido por inimigos, guerras perdidas, massacres, contestação de eleições, brutalidade policial).

Observa-se que, no terrorismo doméstico, predomina a violência no interesse de causas sociais (p. ex., bombardeios em clínicas de aborto, ecoterrorismo, etc.), enquanto no terrorismo estrangeiro, costuma prevalecer o interesse em causas políticas.[9]

Objetivo dos atos terroristas

Para compreender o objetivo do terrorismo, deve-se avaliar o contexto político no qual ele ocorre e seu impacto nas finanças do país atingido. Hoje, não se considera que os terroristas sejam pessoas portadoras de graves doenças mentais, mas, em sua maioria, indivíduos que tomam decisões racionais, assim como tantos outros criminosos, com finalidades estratégicas claramente traçadas.[7] De fato, essa é uma forma perversa de ação política, que se vale da coação pela violência extrema e inesperada.[1] Produz um efeito psicológico prolongado na população e ocasiona uma sensação de insegurança em grandes parcelas da sociedade. O medo generalizado, a ansiedade, o pânico, os sentimentos de desamparo, desespero e desmoralização e a destruição de pressupostos sociais, da segurança pessoal e da infraestrutura social demonstram a impotência das autoridades em proteger os cidadãos e o ambiente.[4]

O sucesso de um ato terrorista não é medido, assim, pelo número de vítimas produzido com o ataque, mas por seu efeito na sociedade, preocupando o governo e provocando respostas, muitas delas desgastantes e relacionadas à restrição de liberdades. Disso, extrai-se que pode ter diferentes objetivos:[9] publicidade, exibição de poder, demonstração da fraqueza do governo, manipulação de governantes e cidadãos, vingança, represália e consequências econômicas (p. ex., desestímulo ao turismo e a investimentos externos).

Segundo Wellausen,[1] o terrorismo exerce uma "violência qualitativa, com métodos econômicos, quase cirúrgicos", diferentemente de outros crimes, como o genocídio, que exerce uma violência quantitativa, em que grupos militares ou paramilitares, sob um pretexto ideológico, promovem execuções em massa.

Aspectos psicológicos da compreensão do terrorismo

Não existe uma teoria que seja suficiente para explicar o complexo e heterogêneo fenômeno do terrorismo. Entretanto, há diversas tentativas de compreensão. Ele pode ser visto como um ato consciente, intencional e deliberado; como resultante de influências psicodinâmicas – terroristas teriam feridas narcísicas graves e um *self* incapaz de integrar aspectos bons e maus – ou, ainda, ser entendido de acordo com sua dinâmica grupal.[4,10]

Sob a última perspectiva, a dinâmica do terrorismo político compreende três variáveis: a) crise de confiança em relação ao sistema político vigente; b) questionamento da legitimidade do sistema; e c) visão desumanizada e despersonalizada dos indivíduos que fazem parte da sociedade, o que facilita a prática de atrocidades.[4] O grupo passa a ser uma entidade superior, idealizada e narcisista, que busca se afirmar por meio de atentados. A fim de assumir a identidade grupal, ao indivíduo não é permitido identidade própria, devendo romper laços familiares e se desligar de propriedades, sentimentos ou interesses individuais. No grupo, criam-se relações de dominação e laços de solidariedade coercitiva. O grupo pode ser um meio proporcionador de ideias persecutórias ou delírios missionários. Em geral, há um forte componente paranoide presente.[1]

Os membros das organizações terroristas exceto seus líderes, diluem sua identidade em uma identidade grupal. Há pouca tolerância às diferenças de opinião, e a discordância pode ser fatalmente perigosa. O grupo necessita cometer atos terroristas para justificar sua existência. Essa dinâmica grupal perpetua e acentua os atos de violência com o passar do tempo. Outros fenômenos também se manifestam: pensamento coletivo (ilusões onipotentes de invulnerabilidade, levando à atividade de alto risco pelos membros do grupo), falsas presunções da moralidade do grupo e visão do inimigo como "o mal", o que justificaria qualquer atitude violenta, mesmo contra vítimas inocentes.[9]

Examinando a composição do grupo, observa-se que existem os que coordenam e os que se deixam manipular. A observação de grupos políticos organizados indica as seguintes características de seus membros:[9]

› traços de personalidade orientados à ação, à agressividade, à busca de novidades, à excitação e à externalização de sentimentos estão associados a maior potencial de ação direta. São os executores das ações mais arriscadas;
› fortes traços narcisistas, antissociais, psicopáticos, *borderline* ou paranoides. São os que comandam e tornam a execução das ações possível. Esse grupo muitas vezes busca pessoas que tenham perdido a esperança na vida, na família e na sociedade, visto que são mais frágeis e vulneráveis e, por consequência, mais fáceis de arregimentar e manipular.

Com a revolução na área da comunicação, um novo fenômeno tem emergido, em que se enquadram aqueles que se filiam e se sentem pertencentes à comunidade virtual do ódio, e são estimulados por um grupo com o qual só têm contato pela internet.[10]

Ao contrário do que se pode pensar, não há, portanto, como definir um único tipo de personalidade terrorista, uma vez que existem diversos comportamentos associados ao terror, além de a maioria desses indivíduos não apresentar psicopatologia grave.

Consequências psicopatológicas às vítimas

A observação de pessoas que passaram por grandes traumas, tanto naturais quanto humano-induzidos, demonstra uma gama de reações individuais. Entretanto, ao se comparar a reação emocional ao terrorismo com a reação a outros eventos traumáticos ameaçadores à vida, algumas constatações podem ser feitas.[11]

O terrorismo, como regra, é mais assustador, pois seu objetivo final é a destruição da estrutura social, econômica e cultural da comunidade visada. Dessa forma, cria uma ameaça geral e permanente, bem como a necessidade de vigilância constante. Com isso, as reações psicológicas são mais intensas e prolongadas, além de serem revividas a cada novo ataque, enquanto os grandes acidentes ou desastres naturais, apesar de tão ou mais devastadores do que um ataque terrorista, são limitados no tempo e no espaço.[12]

As vítimas de atos terroristas com frequência têm medo de sofrer um evento traumático semelhante no futuro. A par disso, experimentam um sentimento de traição, pois o mal que as atingiu foi desencadeado de forma deliberada por outro ser humano. Em linhas gerais, pode-se identificar uma resposta trifásica a um grande trauma:[4]

› inicialmente, há preocupação com a situação presente e uma sensação de aturdimento;

› em um segundo momento, os sobreviventes terão vontade de falar sobre o ocorrido com outras pessoas e buscar ajuda;
› na fase pós-trauma, podem exibir uma série de reações emocionais, tais como depressão, ansiedade, raiva, etnocentrismo, medo de estranhos, intolerância, rigidez mental, culpa pela sobrevivência (quando pessoas próximas ou familiares morreram), redução na eficiência do processamento das memórias, hipersensibilidade a assuntos referentes ao trauma, processo cognitivo distorcido sobre situações ameaçadoras, tendência a se arriscar, sentimento de que a vida está perdida, mal-estar, sintomas somáticos e insônia.

Há consenso, também, ao se afirmar que a população como um todo sofre os efeitos psicológicos dos ataques terroristas – até mesmo quem não tenha sido atingido de maneira direta e/ou esteja em locais geograficamente distantes. A exposição, tanto direta quanto indireta, provoca intenso impacto emocional nas populações civis.[13-15] Após o ataque terrorista do "11 de setembro", por exemplo, muitos norte-americanos relataram dificuldade de concentração no trabalho ou na escola, sentimentos depressivos, interrupção do sono, pesadelos, raiva, irritabilidade e/ou pensamentos perturbadores sobre o evento.[7] Há relato de pessoas que apresentaram dificuldades laborais e sintomas emocionais no local de trabalho após os atentados de Oklahoma City Bombing, em 1995, e do WTC, em 2001, mesmo que não tenham sido fisicamente atingidas.[16] A maior parte dos indivíduos terá sintomas leves a moderados em um período de ajustamento (semanas a meses), mas se recuperará sem sequelas.[9,11,14]

Mesmo entre as vítimas diretas, a maioria retoma o funcionamento normal pré-incidente após uma fase transitória de desequilíbrio e adaptação, sem a necessidade de tratamento médico ou psicológico. Esses sintomas transitórios de angústia e estresse podem até mesmo refletir uma preocupação adequada com a própria segurança e a da comunidade, ou representar reações normais ao luto por perda de pessoas, posses ou emprego. No entanto, em outras pessoas, o sistema neurobiológico pode ser forte e persistentemente afetado, ocasionando transtornos psiquiátricos crônicos e incapacitantes que demandarão tratamento.[6,7,14] Até 30% das vítimas ou testemunhas de ataques terroristas podem desenvolver transtornos psiquiátricos propriamente ditos.[17]

É muito difícil prever a resposta individual em longo prazo, pois as reações variam de acordo com uma série de fatores.[6,7,9,11] Sabe-se que, quanto mais grave, intenso e duradouro for o ato terrorista, quanto maior a proximidade do indivíduo em relação a ele, quanto maior a extensão do dano pessoal (as lesões físicas muito graves são as que produzem os piores efeitos na resposta de longo prazo), quanto maior a brutalidade do evento e quanto maior a suscetibilidade pessoal (genética, ambiental e por exposição a trauma prévio), maior a chance de desenvolvimento de psicopatologia pós-traumática e doença mental de longa duração. Outros fatores agravantes são: mecanismos individuais de enfrentamento, probabilidade de ser novamente vítima de evento semelhante, ser membro de grupo minoritário, ter doença mental prévia e exposição à mídia. Parte das reações descritas pode ser estimulada pela mídia e pela abordagem inadequada das autoridades quanto ao manejo das informações destinadas ao público. As respostas psicológicas também variam, dependendo de a ameaça ser individual ou nacional/coletiva. As ameaças individuais causam reações muito mais intensas do que as coletivas, tendo como consequência uma mudança comportamental para diminuir a exposição ao risco (um exemplo é a situação do escritor Salman Rushdie, que teve de viver muitos anos no anônimato em função de ter sido ameaçado de morte pelos muçulmanos). Outros, ainda, sofrem pelas consequências indiretas dos desastres, que causam prejuízos econômicos e sociais, como grande destruição material, dificuldade de subsistência, tensão nas relações da família e da comunidade, aumento de desigualdade social, perda de emprego e problemas de saúde.[18]

Além dos comportamentos mal-adaptativos (como ataques retaliatórios a grupos minoritários locais, não adesão ao tratamento ou à recomendação médica e ações de impacto econômico importante, como diminuição de viagens aéreas) e das consequências emocionais, também se desenvolvem transtornos psiquiátricos propriamente ditos.[4,7] Assim, é importante avaliar quais dessas pessoas têm uma síndrome psiquiátrica que exija tratamento e quais têm apenas uma reação normal ao estresse, transitória, esperada e que não demanda terapêutica. Para esse diagnóstico, deve-se avaliar o reflexo dos sintomas na vida funcional do indivíduo.[7,11]

Vários estudos demonstram que a prevalência de diversos transtornos aumenta após atos terroristas, com altas taxas de doença mental entre sobreviventes diretos desses ataques. Sintomas somáticos clinicamente inexplicáveis também podem surgir. Um exemplo importante foi o que ficou conhecido como "síndrome do World Trade Center", que consistiu em dor no peito e dificuldades respiratórias após o "11 de setembro" na população norte-americana.[4,5] Também se tornaram mais prevalentes na população exposta (equipes de resgate, moradores das redondezas e trabalhadores das proximidades) doenças como hipertensão, asma, rinite, dores crônicas, refluxo gastroesofágico, apneia obstrutiva do sono, distúrbios musculoesqueléticos, e até mesmo aumento de risco de câncer e mortalidade por doenças cardíacas.[11,19,20]

O número de internações psiquiátricas e a busca por outro tipo de atendimento em saúde mental também podem aumentar entre as vítimas.[4] Além disso, pacientes que já apresentavam transtornos psiquiátricos antes do evento sofrem impacto mais intenso, com sintomas pós-traumáticos em maior grau do que a população previamente não psiquiátrica, tanto em curto quanto em longo prazo.[13] No entanto, apesar de a maioria dos estudos ter relatado que entre 30 e 40% das pessoas que estavam próximas dos locais de ataques terroristas desenvolveram um transtorno psiquiátrico em até dois anos, a maioria dessas pessoas não chega a ter contato com profissionais da saúde mental. Após o "11 de setembro", por exemplo, há dados de que somente 25 a 33% dos que tiveram transtorno de estresse pós-traumático (TEPT) realizaram tratamento.[6]

Os principais transtornos psiquiátricos que podem surgir após ataques terroristas estão descritos no Quadro 33.1.

O TEPT é, por definição, necessariamente derivado de acontecimento traumático,[21] sendo o transtorno mais prevalente nas vítimas de ataques terroristas.[4,7] Foram encontradas taxas bem mais altas de TEPT e prejuízo funcional nos sobreviventes de terrorismo quando comparados a sobreviventes de outros traumas.[15] O segundo transtorno mais frequente é a depressão.[6]

Aproximadamente 90% das pessoas são expostas a eventos traumáticos ao longo da vida e, contudo, somente uma pequena parcela desenvolve TEPT.[18] Isso faz concluir que outros fatores, já prévios a esse transtorno, contribuem para a sua evolução. Na tentativa de identificação precoce dos quadros que evoluirão mal, fatores preditivos de TEPT crônico[5,6,11,13,18,22] têm sido descritos pela literatura: *demográficos* (idade: mais comum em jovens; gênero: mais comum em mulheres); *interpessoais e familiares* (pobre suporte social; morte de alguém próximo; história familiar de doença psiquiátrica); *psicológicos* (baixa autoestima); *genéticos*; *biológicos* (alterações que

QUADRO 33.1 PRINCIPAIS TRANSTORNOS PSIQUIÁTRICOS SECUNDÁRIOS AO TERRORISMO

Reação aguda a estresse
Transtornos de ajustamento – Reação depressiva leve – Reação depressiva prolongada – Reação mista de ansiedade e depressão – Com perturbação predominante de outras emoções (irritabilidade/raiva)
Transtornos de ansiedade – Transtorno de ansiedade generalizada – Transtorno misto de ansiedade e depressão – Transtorno de pânico – Transtornos dissociativos – Fobias
Depressão maior
Transtorno de estresse pós-traumático
Outros – Exacerbação de doença mental prévia – Exacerbação de traços de personalidade – Sequelas neuropsiquiátricas devido a concussão, lesão cerebral, epilepsia – Abuso de álcool, drogas lícitas e ilícitas – Alteração permanente da personalidade

Fonte: Adaptado de Trivedi.[4]

impeçam a contenção da resposta biológica ao medo – baixo cortisol ou falha na resposta do sistema nervoso simpático – relacionado ao aumento das catecolaminas); *neurológicos* (nível intelectual mais baixo; não destros e com dominância cruzada; sintomatologia neurológica prévia; trauma prévio); *psiquiátricos* (doença mental prévia, sobretudo depressão, transtornos de ansiedade ou consumo intenso de álcool nos meses anteriores ao incidente; personalidade evitativa; dissociação peritraumática; ataques de pânico no momento do trauma ou logo após; transtorno de estresse agudo; pensamentos intrusivos no pós-trauma); e *situacionais* (exposição mais intensa aos ataques; vivência de eventos traumáticos anteriores ao longo da vida; interpretação muito negativa do trauma e de suas sequelas; percepção negativa da reação das outras pessoas; reação mais intensa na hora do atentado; extensão dos danos físicos sofridos). A relação dose-resposta entre o grau de exposição ao ataque e o desenvolvimento de transtornos psiquiátricos ocorre não apenas para TEPT, mas também para outros transtornos, com destaque para os de ansiedade e depressão.[23]

Trivedi,[4] entretanto, pontua adicionalmente que pode haver ganhos positivos após qualquer catástrofe. Por vezes, ocorre maior união das comunidades, os indivíduos afetados descobrem forças que nem sabiam que tinham, os relacionamentos tendem a se tornar mais próximos e é comum haver uma revisão das prioridades de vida e de valores.

Neuropsicobiologia e terrorismo

A resposta humana a ameaças como o terrorismo consiste em reações emocionais, físicas e comportamentais ao perigo. Nesse sentido, as descobertas da neurociência auxiliam seu entendimento. A amígdala, estrutura cerebral localizada nos lobos temporais, é responsável por organizar a resposta ao perigo. Sabe-se que o medo favorece o lidar com situações de risco por meio da mudança no balanço do sistema nervoso (permitindo que o sistema nervoso simpático prevaleça), preparando o corpo para lutar ou fugir. Há liberação de hormônios do estresse, incluindo adrenalina e cortisol, que alteram o metabolismo, para que a pessoa tenha energia disponível e esteja em condições de enfrentar uma emergência. Também há alteração do circuito de memórias para gravar as circunstâncias ameaçadoras e prevenir o indivíduo no futuro.[7]

O medo é normalmente uma resposta adaptativa e temporária a um risco identificável. Já a ansiedade é uma resposta de longo prazo a uma ameaça sentida como iminente, mas que pode ser indefinida ou vaga. Compreende apreensão, vigilância, pensamentos e sentimentos negativos de preocupação, tensão motora e excitação fisiológica. O medo e a ansiedade auxiliam no enfrentamento de situações no curto prazo, mas podem ser muito prejudiciais quando persistentes. No caso do terrorismo, esse circuito pode ser ativado, ocasionando distorção do pensamento lógico, provocando reações exacerbadas e alterações desnecessárias do comportamento, prolongando a ansiedade e as respostas psicofisiológicas a ela.[7]

Os estudos sobre consolidação de memórias podem ajudar na compreensão do fenômeno do TEPT crônico – no caso, o processo que converte as memórias de curto em memórias de longo prazo. A liberação de hormônios do estresse, como adrenalina (epinefrina) e noradrenalina (norepinefrina), e o sistema nervoso simpático podem promover a consolidação e a recuperação posterior das memórias codificadas à época do evento traumático. Alguns indivíduos têm liberação de altos níveis desses "hormônios do estresse" durante o evento, o que pode fortalecer as memórias traumáticas e aumentar a probabilidade de lembranças intrusivas. Naqueles que desenvolverão TEPT, por exemplo, pode haver falha em controlar a resposta adequada desses hormônios no momento do evento. Esses indivíduos poderiam, também, ter uma resposta diminuída ao cortisol, fracassando em limitar a resposta do sistema nervoso central. Isso poderia resultar em níveis persistentemente aumentados de catecolaminas durante o tempo de consolidação das memórias traumáticas, fortalecendo-as e associando-as com intensa angústia. Com base nisso, estratégias de tratamento a serem consideradas envolvem, por exemplo, a administração de bloqueadores beta-adrenérgicos, como o propranolol, tentando prevenir, assim, o efeito da hiperexcitação emocional na formação das memórias de longo prazo.[7] Algumas evidências apontaram para níveis plasmáticos mais baixos de GABA, imediatamente após um trauma, como possível fator associado a TEPT. Tal achado explicaria por que estar intoxicado no momento do evento traumático poderia reduzir a probabilidade de TEPT futuro.[11]

Pesquisa recente foi realizada com indivíduos expostos aos ataques terroristas da Maratona de Boston e apontou que a resposta aumentada da amígdala à informação emocional negativa pode representar um marcador neurobiológico de vulnerabilidade ao trauma, sendo, potencialmente, fator de risco para TEPT.[24]

Todos esses dados apontam para a existência de fatores biológicos pré-trauma que predisporiam ao desenvolvimento do TEPT em pessoas vulneráveis. Além disso, estudos de neuroimagem funcional e estrutural demonstram alterações no volume cerebral e/ou ativação em regiões como hipocampo e amígdala em pessoas com o transtorno.[10,24] Sabendo-se que a história familiar aumenta o risco de TEPT, busca-se estudar a inter-relação entre a contribuição genética e a ambiental. Estudos com gêmeos sugerem que a genética tem um importante papel na vulnerabilidade para o desenvolvimento de transtorno de ansiedade e TEPT, mas fatores não genéticos, além da influência de múltiplos genes, são os responsáveis, conjuntamente, pelo risco. A descoberta exata desses mecanismos seria importante para o desenvolvimento de novas terapêuticas, além da busca por fatores genéticos promotores de resiliência. Estudos do ácido desoxirribonucleico (DNA) também podem ser promissores. Uma variante particular do DNA (mais curta), que controla os níveis de expressão do transportador de serotonina, modula a influência de eventos estressores na depressão, e o mesmo pode ocorrer na ansiedade em relação a eventos traumáticos, comprovando, mais uma vez, a poderosa interação genético-ambiental na produção das doenças mentais.[7]

Papel do profissional da saúde mental no terrorismo

As intervenções que devem ser realizadas com relação ao estresse agudo e crônico após eventos traumáticos estão bem estabelecidas.[7] Mas, apesar de ser possível aplicar os princípios gerais de resposta aos grandes desastres aos atentados terroristas (preparação dos profissionais e da população em si, entendimento dos estressores traumáticos e da resposta ao desastre e reconhecimento de grupos de alto risco entre as vítimas),[9] o nível de conhecimento ainda é insuficiente. Não se sabe ao certo se as intervenções clássicas podem ser adaptadas de maneira eficaz no manejo do terrorismo, nem para quem ou em que momento deveriam ser oferecidas.[7] Tem havido, portanto, esforço da comunidade científica na busca de entendimento dos atentados terroristas e de desenvolvimento de estratégias para uma resolução eficaz.

Os profissionais da saúde mental têm papel tanto direto quanto indireto ao lidar com o terrorismo, ambos essenciais. Para que as atribuições descritas a seguir sejam possíveis, devem estar disponibilizados em número suficiente, de acordo com o tamanho da tragédia, visto que a procura por atendimento aumenta nessas ocasiões.[4] O manejo deve ser coordenado por especialistas, em cooperação com órgãos locais de atendimento das emergências, de acordo com um plano mais duradouro de suporte que inclua os serviços locais de saúde mental.[9]

Em primeiro lugar, os psiquiatras devem treinar, aconselhar e dar assistência aos profissionais das diversas áreas que estão na resposta da linha de frente, como equipes médicas e de emergência. É necessário ter junto a si uma equipe multidisciplinar, que inclua psicólogo clínico, enfermagem psiquiátrica e assistentes sociais com especialização em saúde mental. Deve-se ter uma postura empática e colaborativa, além de não julgar e buscar diminuir o nível de ansiedade geral da população. Devem-se identificar casos individuais de maior risco para desenvolvimento de transtornos ou reações graves, promover intervenção de crise e tratar os que apresentarem psicopatologia pós-traumática.[4]

O atendimento às vítimas constitui-se no principal papel dos profissionais da saúde mental no terrorismo.[9] Grande parte da população será atendida inicialmente na rede de atenção básica, que proporcionará intervenções comunitárias simples, mas necessárias. Essa rede também deve estar preparada para dar suporte e fazer encaminhamento, quando houver indicação, ao especialista, realizando um processo de triagem. Deve haver um bom canal de comunicação da rede primária com a de saúde mental. O avanço tecnológico pode facilitar esse objetivo, até mesmo com treinamento dos profissionais da saúde básica para a identificação de reações emocionais aos desastres. As intervenções psiquiátricas e psicológicas específicas não são, como se observa, fornecidas indiscriminadamente, mas com precisa indicação.[4]

A possibilidade de realizar a avaliação psiquiátrica clínica com instrumentos padronizados e validados para *screening* e diagnóstico de transtornos mentais é útil tanto para os psiquiatras quanto para os médicos da atenção básica. Um exemplo se deu após os atentados em Londres, em julho de 2005, quando de imediato foi montado um plano para providenciar tratamento para as pessoas afetadas de forma direta. Para identificar os indivíduos psicológica e psiquiatricamente em risco, utilizaram-se instrumentos objetivos aplicados por técnicos com treinamento prévio.[5]

Se o profissional pertencer a alguma organização militar, policial ou judicial, deve ainda se ater a questões específicas de regras próprias, limites de confidencialidade e privacidade e devidos esclarecimentos ao examinando, seja ele vítima, perpetrador ou integrante da equipe técnica.[9] Outro papel do profissional da saúde mental é estimular o desenvolvimento de programas em relação a como agir na hora da crise, para guiar os setores públicos e a mídia no sentido de serem meios de contribuição com a saúde pública pela comunicação de estratégias de identificação e manejo de risco, em vez de produzir notícias sensacionalistas sem embasamento científico.[7]

TRATAMENTO DE VÍTIMAS INDIVIDUAIS

Há um padrão de respostas agudas em vítimas de terrorismo encontrável em vítimas de outros tipos de desastres. As vítimas com sintomas agudos requerem uma abordagem empática e deve ser fornecido suporte às suas necessidades básicas (p. ex., alimentação) e orientações gerais. Devem-se evitar questionamentos precoces do tipo interrogatório nessa fase.[9]

Os estudos em geral concordam que não existe um consenso de tratamento definitivo para as sequelas do ataque terrorista, mas deve haver promoção de suporte social e de técnicas que reforcem a resiliência, "primeiros-socorros psicológicos" (sem enfatizar os aspectos do trauma, mas da capacidade de se reerguer, e buscar a rede social e familiar do paciente, mostrando-se disponível sem ser invasivo) com o encaminhamento dos casos mais graves a profissionais adequados.[12] Àqueles que estiverem em maior risco de desenvolver psicopatologia, deve-se orientar a diminuição da exposição pela mídia.[11]

É importante atentar que nem todas as pessoas que sofreram ataques terroristas se beneficiarão de tratamento psiquiátrico, e este, se indicado sem critérios, pode até provocar efeitos negativos.[12] Há necessidade de mais dados sobre a resposta às abordagens descritas para vítimas de atentados terroristas, pois existem muitas lacunas sobre como tratá-las com sucesso. Com isso, haverá mais êxito na prevenção das patologias mentais.

Em relação ao tratamento propriamente dito, são descritas duas intervenções não medicamentosas principais a serem administradas após algum evento traumático com o objetivo de prevenir a cronicidade dos sintomas: *psychological debriefing* e terapia cognitivo-comportamental (TCC) breve. A primeira intervenção seria para todas as vítimas, e a segunda, somente para os indivíduos sintomáticos.[7]

O *debriefing*, técnica psicossocial criada na tentativa de prevenir o TEPT, trata-se, na verdade, de uma intervenção contraproducente, pois apresenta o risco potencial de piorar o prognóstico da doença ao favorecer a consolidação de memórias traumáticas por forçar a pessoa a recontar o evento traumático em um momento em que fortes emoções e altos níveis de adrenalina e noradrenalina estão presentes (pós-trauma imediato). A utilização de TCC breve, ao contrário, oferecida nas primeiras semanas após o trauma aos indivíduos que apresentarem sintomas de moderados a graves, tem se mostrado eficaz na prevenção secundária de TEPT.[7,25] Sugere-se que as técnicas cognitivo-comportamentais de manejo de estresse utilizadas no pós-trauma imediato incluam relaxamento e psicoeducação, em vez de rememoração e reexposição, como no *debriefing*.[11] Alguns indivíduos não aceitam tratamento tradicional em serviços de saúde mental, mas podem ser ajudados de outras maneiras, com *workshops* públicos direcionados a quadros específicos.[5]

Ainda em relação à prevenção de TEPT, o propranolol pode ser usado após o trauma para bloquear a ação dos hormônios do estresse na consolidação das memórias traumáticas, e o cortisol também foi citado em alguns estudos com o mesmo fim.[7,11] Outra alternativa farmacológica é o topiramato. Os benzodiazepínicos estão contraindicados para serem usados nos primeiros dias após o evento, sendo potencialmente iatrogênicos.

Se o quadro de TEPT se estabelecer, existe uma ampla gama de estudos aleatórios e controlados que indicam a eficácia de diferentes abordagens cognitivo-comportamentais para o tratamento.[6,25] Essas pesquisas têm demonstrado que a TCC é um recurso efetivo para o TEPT decorrente de terrorismo e de outros conflitos civis, proporcionando melhora significativa nos sintomas, bem como na depressão ocasionalmente comórbida, mesmo que as vítimas tenham sofrido exposições traumáticas múltiplas. Esse tratamento deve ser iniciado o mais cedo possível. Deve-se esperar, no entanto, taxas maiores de *drop out* nos pacientes tratados por síndromes pós-traumáticas derivadas de terrorismo do que por outros tipos de trauma, o que ainda não está bem explicado.

Há diversos modelos de TCC que podem ser utilizados, e a literatura é controversa sobre a melhor técnica: TCC focada no trauma, técnicas de manejo do estresse, TCC em grupo, *eye movement desensitisation and reprocessing* (EMDR), técnicas de exposição gradual, terapia de processamento cognitivo, reestruturação cognitiva, terapia narrativa e exposição imagística.[25] Também é citada a possibilidade de tratamento psicodinâmico, mas não se encontrou suporte consistente que demonstre sua utilidade.[6]

O tratamento farmacológico dos possíveis transtornos psiquiátricos desenvolvidos deve seguir as diretrizes consagradas. Em relação ao tratamento do TEPT, independentemente do fator causador, diversos estudos demonstraram que os inibidores seletivos da recaptação da serotonina (ISRSs) constituem a primeira escolha farmacológica em adultos,[26] sendo as principais opções fluoxetina, sertralina, paroxetina e citalopram.[25] Outras opções seriam os antidepressivos de segunda geração, os tricíclicos, os antiadrenérgicos, os antipsicóticos, os anticonvulsivantes, os agentes opioides e os ansiolíticos.[25]

TRATAMENTO DE FAMÍLIAS VITIMIZADAS

As famílias das vítimas também são atingidas e, portanto, devem ser contempladas, quando necessário. Podem ocorrer desde síndromes de adaptação, rupturas no equilíbrio familiar pela perda de parentes por morte ou invalidez até transtornos psiquiátricos plenos, incluindo TEPT. As abordagens terapêuticas devem seguir, em linhas gerais, os mesmos princípios descritos.

TRATAMENTO DAS EQUIPES DE RESGATE

Os envolvidos diretamente no resgate de vítimas, como policiais ou bombeiros, podem sofrer as consequências psíquicas do contato com o cenário do ataque. Algumas vezes, tornam-se também vítimas físicas do atentado, por efeito de desabamentos, incêndios ou explosões retardadas. Devem receber orientações e auxílio de acordo com técnicas de manejo de estresse.

Não está claro, ainda, em que grau esses indivíduos estariam predispostos a desenvolver sequelas. Sugere-se que, talvez, até estejam mais protegidos, visto que têm treinamento profissional para lidar com situações extremas.[11] Há estudos com trabalhadores diretamente envolvidos no salvamento e atendimento das vítimas e no recolhimento de cadáveres que não encontraram maior grau de psicopatologia. Ainda assim, deve-se dirigir um olhar cuidadoso a essa população, buscando identificar de modo precoce sintomas de TEPT ou de outros transtornos psiquiátricos.[14]

MANEJO DO BIOTERRORISMO

A medicina e os profissionais da saúde mental têm um papel na prevenção das ameaças químicas e biológicas. Ainda é esparsa a literatura específica sobre aspectos psiquiátricos e psicológicos das ameaças do bioterrorismo e do terrorismo químico, mas o profissional deve estar familiarizado com a natureza e os efeitos das armas bioquímicas e com os possíveis recursos existentes na comunidade e/ou disponibilizados pela defesa civil. No entanto, o nível de capacitação e treinamento de médicos, em nosso país, ainda é insuficiente para que haja rápida e efetiva mobilização preventiva dos prováveis danos causados por ataques dessa natureza. Como em relação à prevenção dos demais tipos de atos terroristas, é mais eficaz a adoção de medidas de prevenção baseadas em políticas e relações diplomáticas entre os governos e a atuação das entidades de inteligência.[9]

Papel do psiquiatra forense

O profissional com treinamento em psiquiatria forense pode desempenhar diversos papéis na abordagem do terrorismo, desde a função de eventualmente tratar, na condição de paciente, um ativista preso por órgãos de segurança e que apresente psicopatologia aguda, passando pelo auxílio aos órgãos de segurança na elaboração de perfis psicológicos, até eventuais perícias de imputabilidade penal e de avaliação de risco de violência (periculosidade).

ABORDAGEM DO TERRORISTA

Ao avaliar e/ou tratar um terrorista preso, deve-se ter em mente quais são os fins da avaliação, esclarecê-lo sobre as mudanças no princípio da confidencialidade, assegurar-se de que um advogado está acompanhando o processo para garantir os direitos do paciente, não se deixar dominar de maneira narcisista pela fama do caso, respeitar os limites técnicos e éticos da profissão e não ministrar tratamento, se for o responsável pela avaliação pericial, para evitar conflito de interesses.[9]

O tratamento não diferirá do padrão que deve ser obedecido quando do tratamento de doentes mentais prisioneiros: avaliação diagnóstica, terapêutica farmacológica, suporte, intervenção em crises e acompanhamento em longo prazo, se necessário. O tratamento deverá ser individualizado, com especial atenção a risco de suicídio.

O profissional da saúde mental deve evitar assumir uma postura de inquisidor ou responsável por qualquer tipo de punição, não confundindo seu papel com o dos profissionais estranhos à área da saúde. Há que seguir preceitos éticos e profissionais, mesmo atuando de acordo com as regras da instituição em que trabalha.[9] Mais detalhes sobre psicopatologia em prisioneiros, e como abordá-la, podem ser vistos nos Capítulos 10, 31 e 32 deste livro.

QUESTÕES PERICIAIS

No âmbito pericial, há dois tópicos de maior relevância: as avaliações de imputabilidade penal e de risco de violência futura por um militante terrorista.

Em relação ao primeiro ponto, de forma muito sintética, posto que a perícia de imputabilidade já foi examinada em detalhes no Capítulo 8 deste livro, pode-se dizer que, em regra, os terroristas são plenamente imputáveis,[27] mesmo aqueles com doença mental. Em geral, há preservação do entendimento (componente cognitivo) e da capacidade de se determinar de acordo com esse entendimento (componente volitivo). De qualquer forma, deve-se avaliar cada caso. Não se pode esquecer que alguns executores diretos dos atos terroristas podem ser pessoas manipuladas por seus mentores em razão de grave transtorno mental.

De forma distinta da perícia de imputabilidade, que, ao ser realizada, lidará com uma situação concreta a ser examinada, a perícia de avaliação de risco é um exercício de futurologia extremamente impreciso.[28] Sabe-se que esses indivíduos são detentores de elevado grau de periculosidade, sendo muito mais perigosos que a média do delinquente comum. Entretanto, os métodos de avaliação de risco utilizados em contextos forenses (p. ex., o HCR-20 e a PCL-R) não são destinados a esse tipo de criminoso, havendo a possibilidade de avaliações enviesadas ideologicamente e predominantemente subjetivas. É curioso observar que, embora o risco de reincidência tenda a ser alto pelos componentes psíquicos e motivacionais envolvidos, em geral ligados a ideais equivocados ou distorcidos ou a crenças de que os fins justificam os meios, quando logram a vitória política, esses ativistas podem se transmutar em pessoas ordeiras e cumpridoras das leis da nova ordem. O processo político em Israel nas décadas de 1930 e 1940 e, no Brasil, nos anos de 1960 e 1970, são exemplos dessa metamorfose.

Pontos específicos

São descritos, a seguir, vários aspectos de interesse na compreensão do fenômeno do terrorismo.

O PAPEL DA MÍDIA

A mídia pode auxiliar no desenvolvimento de resiliência da população por meio de mensagens positivas, informações claras e objetivas e orientação de condutas. Os profissionais da saúde mental devem contribuir na orientação para que os comunicados oficiais sejam menos prejudiciais e auxiliem a aliviar o medo e o estresse, evitando aumentar a sintomatologia no público.[7,11]

Estudos mostraram que a veiculação de reportagens sobre um ataque já consumado tem resultados divergentes na população. Adultos diretamente afetados tendem a apresentar mais sintomas de estresse agudo e de TEPT quanto maior for a exposição à mídia, e os resultados são especialmente consistentes com a televisão, havendo carência de estudos com outros meios de comunicação, como jornal, rádio e internet.[29] Para os adultos afetados de maneira indireta, essa relação dose-resposta parece não existir. Mas, para todos, há um aumento da ansiedade cada vez que o evento é revisto na mídia. Um fator confundidor é o fato de que aqueles mais atingidos tendem a ver mais vezes a mesma cena na televisão, até mesmo como um mecanismo de lidar com o evento e tentar compreender o que houve levando paradoxalmente a um aumento nos sintomas.[7] Deve-se evitar o chamado teleterrorismo,[1] situação na qual o terrorismo passa a ser mostrado como espetáculo, de maneira repetida, causando horror e fascinação ao mesmo tempo, infiltrando-se em todos os lares e atingindo até mesmo os moradores mais distantes da cena do crime, tornando-se onipresente em tempo real, provocando impacto fortíssimo. Dessa maneira, a mídia "[...] realimenta o terrorismo, criando um permanente clima de violência".[1]

Os meios de comunicação podem, portanto, ter um papel tanto positivo quanto negativo, dependendo de como são usados. Em conjunto com autoridades governamentais e da saúde mental para informar e educar a população de forma adequada, provavelmente terão efeito benéfico. Se utilizados de maneira sensacionalista, com repetidas imagens da tragédia, poderão ter efeito prejudicial.

IMPACTO EM CRIANÇAS E ADOLESCENTES

Apesar de o terrorismo ter influências negativas no psiquismo das crianças expostas tanto direta quanto indiretamente,[4] é preciso atentar ao fato de que os sintomas nessa população muitas vezes são subestimados, negados ou não percebidos pelos adultos.[14] A exposição indireta, por meio da mídia, da internet, da própria reação dos pais, da perda destes últimos ou de cuidadores, da ocorrência de sequelas naqueles que são referências ou do reforço na segurança das escolas, dificulta ainda mais a percepção de problemas por parte dos cuidadores. Existem poucos estudos relevantes sobre o impacto do terrorismo na saúde mental das crianças, e menos ainda sobre adolescentes,[7,14] mas está bem estabelecido que somente em uma minoria dos casos as crianças desenvolverão psicopatologia crônica. Talvez a consequência mais importante do terrorismo para as crianças seja criar uma base vulnerável que aumenta o risco de psicopatologia em resposta a traumas futuros a que porventura sejam expostas.

Diferentemente do adulto, em que os fatores de risco prévios têm maior influência, os fatores mais importantes para a repercussão do trauma nas crianças são o nível de gravidade do ataque sofrido e o estágio de desenvolvimento do infante. Quanto maior a exposição, independentemente de ser direta ou indireta, maior o risco de psicopatologia. Outros importantes fatores de risco para crianças são: medo durante o evento, grau percebido de ameaça, grau de destruição da vida anterior e grau de desorganização social. Problemas psiquiátricos prévios, diagnósticos comórbidos e traumas subsequentes também contribuem para o aumento do risco.[6,7] Um importante fator de proteção é a presença de suporte familiar e social adequado durante e após o evento.

Efeitos de estresse e preocupação são descritos em crianças e adolescentes, que podem reagir de diversas maneiras, até mesmo apresentando sintomas clássicos de TEPT infantil. Podem aparecer sintomas como choro, ansiedade de separação, isolamento, agressividade, culpa, baixa autoestima, automutilações, problemas alimentares, sonambulismo, terror noturno, dissociação, regressão de habilidades conquistadas, dores, dificuldades em guardar novas informações, dificuldades de relacionamentos, novos medos e problemas com álcool e drogas. Esse quadro costuma estar associado, também, a dificuldades na escola e em casa.[4,6]

Apesar de crianças e adolescentes das mais variadas idades poderem apresentar todos esses sintomas, existem padrões mais frequentes de aparecimento das alterações de acordo com a faixa etária:[4,6] os infantes mais novos tendem a mostrar um comportamento regressivo para sua idade, ansiedade de separação extrema, choros e gritos mais do que o normal, pesadelos, dificuldades para dormir, enurese e dificuldades de aprendizado. Crianças mais velhas são propensas a ter um comportamento disruptivo, afastar-se das outras pessoas ou das atividades rotineiras (isolamento), apresentar medo exagerado ou irracional, irritabilidade ou raiva, falta de concentração, mau desempenho escolar, depressão e ansiedade. Os adolescentes têm mais chance de apresentar sintomas de TEPT, pensamentos suicidas ou abuso de substâncias psicoativas, lícitas ou ilícitas. Ao se estudar os adolescentes de escolas próximas ao WTC após o "11 de setembro", foi encontrado maior consumo de tais substâncias, com consequente piora nas notas e no comportamento escolar. Ao se acompanhar jovens durante os meses seguintes ao ataque à Maratona de Boston, encontrou-se mais problemas de conduta, hiperatividade e desatenção, bem como conflitos na interação com seus pares, além de haver associação de TEPT com presença de mais de três horas de exposição à mídia no dia do ataque.[30] Vem sendo demonstrado cada vez mais que ataques terroristas precipitam TEPT em crianças e adolescentes, particularmente entre jovens com alta exposição às cenas na mídia.

Há que se levar em conta que os adolescentes têm mais habilidades cognitivas que as crianças e, por sua maior compreensão, podem sofrer mais consequências. Adolescentes russos, após um ataque terrorista no ano de 2004 em sua escola, tiveram tendência a se culpar, o que esteve associado à psicopatologia, especialmente TEPT.[31] As crianças, por sua relativa imaturidade cognitiva, estão de alguma forma protegidas de uma exposição psicológica plena ao terrorismo, por não compreenderem bem o que se passa e o grau de riscos envolvidos. Contudo, ficarão completamente vulneráveis se perderem seus pais ou se estes tiverem sequelas do evento, pois vivem em total dependência destes. Além disso, as crianças modelam suas respostas de acordo com a resposta dos adultos, ficando mais ou menos aterrorizadas com a situação de acordo com a reação de seus cuidadores.[7] Nesse sentido, recente estudo encontrou associação entre doença nos pais decorrente do terrorismo, como TEPT ou depressão, e maior grau de psicopatologia em seus filhos (sejam crianças ou adolescentes).[32]

Nas avaliações, é importante coletar informações de diversas fontes, englobando, sobretudo, a escola e a família, a fim de realizar um diagnóstico mais acurado e planejar um tratamento mais adequado para cada caso, sempre com o envolvimento dos cuidadores.[6]

Em muitas situações, as reações descritas, quando presentes, diminuem com o tempo,[6] até porque as crianças têm maneiras muito particulares de absorção dos traumas, por meio da resiliência: podem usar, por exemplo, o pensamento mágico para se autoperceber como supostos especialistas de artilharia, criando, dessa forma, algum sentimento de controle sobre suas vidas.[9] Outra maneira que encontram para lidar com essas angústias é por meio do brincar. Existe uma forma específica de reexperiência observada nos infantes que foi chamada de "jogo traumático", que consiste em uma encenação repetida do trauma na brincadeira, o que, aos poucos, vai aumentando o senso de controle da situação.[4]

Nos casos em que o tratamento é necessário, diversas abordagens são citadas na literatura, mas a maioria (especialmente em estudos mais consistentes) é baseada na TCC.[6,7] Poder relatar a experiência traumática para o terapeuta é favorável, no sentido de que o menor vê que alguém suporta lidar com uma situação tão penosa, visto que, mesmo na própria família, às vezes não se tolera falar no assunto. Recente metanálise encontrou que, quando se analisando sintomas de TEPT[33] em crianças vítimas de terrorismo, as que receberam intervenções psicológicas mais diversas evoluíram melhor do que as que não receberam nenhuma.

Em relação à psicoterapia para o trauma, há muitas evidências de que a escolha deve recair na TCC focada no trauma, em especial para crianças mais velhas. Processar um evento significa trazê-lo à consciência e pensar sobre o ocorrido por meio da fala, da escrita ou do desenho. Isso auxilia a transformar a memória em uma lembrança comum, sob o controle da criança, em vez de ser algo ativado em nível sensorial e involuntariamente revivido de maneira penosa. Pode-se, assim, passar a considerar o fato apenas como um acontecimento sofrido, mas sem permear todo o mundo do paciente. Mais pesquisas são necessárias sobre a transposição disso para as vítimas específicas de terrorismo, pois, nesse aspecto, os estudos são ainda preliminares.

Não se sabe se o manejo farmacológico utilizado em adultos em casos de síndromes pós-traumáticas pode ser usado em crianças. São necessários mais estudos com esse grupo etário,[7] uma vez que as evidências são limitadas. Foi sugerida a eficácia de diversas classes de medicamentos (antidepressivos, antipsicóticos, anticonvulsivantes e agentes antiadrenérgicos), mas com base em estudos de caso e ensaios abertos. Já os ensaios clínicos aleatórios com ISRSs em crianças e adolescentes com TEPT têm demonstrado resultados controversos até a presente data,[26] e existem ainda menos dados especificamente em relação às vítimas de terrorismo.

GRUPOS TERRORISTAS INTERNACIONAIS

AL-QAEDA > Al-Qaeda significa "base". O atentado de maior impacto na história contemporânea foi perpetrado por esse grupo pan-islâmico, criado por Osama Bin Laden em 1988. A Al-Qaeda buscava instaurar um califado pan-islâmico no mundo, forma de governo que representa a unidade e a liderança política do mundo islâmico. Para tanto, fez várias alianças com outros grupos terroristas, a fim de expulsar os ocidentais dos países muçulmanos e se unir contra o Ocidente (especialmente Estados Unidos e Israel), considerado inimigo comum. Em 1998, foi instituído um decreto religioso ordenando a seus seguidores que matassem os norte-americanos e seus aliados. Naquele ano, o grupo matou 301 pessoas com atentados a bomba contra as embaixadas dos Estados Unidos no Quênia e na Tanzânia. Alguns anos depois, no "11 de setembro", causou a morte de 2.819 pessoas nos atentados contra o WTC e o Pentágono. O grupo considera suas ações como legítima defesa às injustiças que teriam sido cometidas contra os muçulmanos.[1] Em 2011, Osama Bin Laden foi morto no Paquistão em operação militar realizada pelos Estados Unidos. O então médico particular de Bin Laden, Abu Muhammad Ayman al-Zawahiri, assumiu o comando da organização.

ETA (Pátria Basca e Liberdade) > O ETA defende a criação de um Estado basco no norte da Espanha e no sudoeste da França. Criado na década de 1960, é responsável por mais de 800 mortes por atentados a bomba. As principais vítimas foram militares, políticos e juízes espanhóis.[1] Um levantamento do comportamento terrorista do grupo identificou que ele foi responsável por 275 assassinatos e 1.073 ataques a bomba entre os anos de 1980 e 2007. Uma das estratégias utilizadas era ter como alvos turistas ou locais frequentados por eles. Assim, causavam prejuízo econômico ao país e pressões internacionais ao governo espanhol.[34] Em outubro de 2011, o grupo comunicou o término de toda e qualquer atividade, após ter anunciado, no início do mesmo ano, um cessar fogo permanente.

IRA (Exército Republicano Irlandês)[1] > O IRA foi criado na década de 1960 e pregava a saída das forças britânicas da Irlanda do Norte, visando a unificação com a República da Irlanda (Irlanda do Sul). Atuava especialmente em estações de metrô e centros comerciais da Inglaterra, onde foi responsável por centenas de atentados a bomba, extorsões, sequestros e assassinatos, com mais de 3.500 mortes atribuídas. Em 2005, por meio da Comissão Internacional para o Desarmamento, anunciou o fim da luta armada e a entrega de armas.

HAMAS › Esse movimento fundamentalista islâmico da Palestina, cujo nome significa Movimento de Resistência Islâmica, é considerado uma organização terrorista pela União Europeia e por diversos países, dentre eles Estados Unidos, Canadá, Israel e Japão. No entanto, Reino Unido e Austrália somente consideram como organização criminosa as Brigadas Izz ad-Din al-Qassam, braço armado do Hamas. Antigamente, fazia uso de homens-bomba e, desde 2001, de foguetes Qassam, os quais são lançados contra cidades israelenses próximas à fronteira com a Palestina. Embora não seja considerado um míssil e tenha poder de destruição relativamente limitado, a detecção de seu lançamento aciona sirenes que causam efeitos psicológicos significativos sobre a população, especialmente crianças.

BOKO HARAM › A denominação dessa organização fundamentalista significa "a educação ocidental está proibida". Seu objetivo é estabelecer um Estado islâmico na Nigéria, por meio da imposição da Sharia (nome utilizado para denominar o Direito Islâmico). Ao atacar vilarejos e cidades – os quais costumam ser amplamente destruídos –, os principais alvos dos terroristas são mulheres e meninas, que são sequestradas e tornam-se servas do grupo. Igrejas cristãs são outro alvo constante de ataques. O número de investidas do grupo vem crescendo significativamente, sendo ele responsável pela morte de milhares de pessoas e pelo abandono de lares e migração da população para outras cidades ou países, em função do medo provocado. É hoje, sem dúvida, a maior ameaça em território africano.

TERRORISMO NO BRASIL

O primeiro ato terrorista da história moderna do Brasil foi o atentado ocorrido no aeroporto dos Guararapes, em 25 de julho de 1966. Na ocasião, terroristas de esquerda, do Partido Comunista Brasileiro Revolucionário, explodiram uma bomba no local, onde se aguardava a chegada do presidente Costa e Silva. Morreram um almirante e um jornalista, e 14 pessoas ficaram feridas. O evento marcou o início de um longo período de luta armada em nosso país, durante o qual muitos atos terroristas foram praticados.

Mais recentemente, veio à luz um ato de bioterrorismo praticado por militantes do Partido dos Trabalhadores (PT) durante a década de 1980. Valendo-se de posição no Ministério da Agricultura, os bioterroristas trouxeram do Pará uma praga devastadora da cultura do cacau, a "vassoura-de-bruxa", com o objetivo de destruir o poder político e econômico dos "coronéis do cacau" na Bahia. As mudas contaminadas foram enxertadas em plantações na região de Itabuna e arredores. Logo, a praga se espalhou pelos municípios produtores de cacau, destruindo essa cultura, causando imensos prejuízos econômicos e arrasando, no turbilhão, os cacauicultores. Houve desemprego em massa e o Brasil, de segundo produtor mundial de cacau, passou a importador. Nesse caso, o ato de bioterrorismo foi um pleno sucesso.

Na atualidade, uma reportagem recente[35] afirmou que a Polícia Federal tem provas de que a Al-Qaeda e outras organizações extremistas e terroristas islâmicas estão presentes e operando no Brasil, por meio da divulgação de propaganda, planejamento de atentados, financiamento de operações e aliciamento de militantes para redes terroristas. Em duas décadas, conforme esses dados, quatro estágios do avanço extremista foram cumpridos no Brasil: a partir de 1992, o país passou a ser usado como ponto de passagem de terroristas; a partir de 1996, membros desses grupos começaram a se estabelecer legalmente no país, valendo-se de artifícios legais para evitar a extradição (p. ex., assumindo filhos de mães solteiras); em 1999, iniciaram o aliciamento de brasileiros, enviando-os ao exterior para doutrinação e treinamento no Afeganistão; por fim, desde 2001, o Brasil tem sido base de financiamento e centro de preparação de ataques, com enormes quantias de dinheiro enviadas para causas terroristas. Ainda em relação ao Brasil, uma das maiores preocupações para analistas internacionais e analistas de inteligência está no fato de o país ter uma série de fraquezas institucionais, considerando corrupção política, ineficiência nas instituições de segurança pública, avanço do crime organizado, falta de uma Política Nacional de Inteligência, déficit institucional na contraespionagem (por parte do governo), facilidades para lavagem de dinheiro, contrabando de armas, narcotráfico crescente, operadores criminosos em conexão com redes terroristas, entre outros.[36] É possível que o próximo passo seja a realização de atentados no território brasileiro, levando-se em conta, por exemplo, a futura realização dos Jogos Olímpicos no Rio de Janeiro. Especialistas chegam a afirmar que a dúvida não é se irão ocorrer atentados terroristas no território brasileiro, mas quando ocorrerão.[36]

A legislação brasileira, no entanto, apesar do expresso mandado constitucional de criminalização do terrorismo (Art. 5°, inciso XLIII, da Constituição Federal de 1988),[37] ainda é frágil nesse aspecto. A possibilidade de punição do terrorismo, na seara criminal, só é viável pela penalização das condutas individualizadas adotadas pelo terrorista, como homicídios, sequestros, explosões, etc. O terrorismo em si, embora seja referido de forma esparsa em leis penais especiais (p. ex., na Lei de Lavagem de Capitais – Art. 1°, inciso II, Lei n° 9.613/98,[38]

na Lei de Segurança Nacional – Art. 20 da Lei n° 7.170/ 83[39] e na Lei dos Crimes Hediondos – Art. 2° da Lei n° 8.072/90),[40] bem como no próprio Código Penal[41] – Art. 83, inciso V do Decreto-Lei n° 2.848/40, inciso incluído pela Lei n° 8.072/90, não constitui um tipo penal próprio. A primeira tentativa de criminalizá-lo (como na Lei n° 7.170/83) é entendida, pela doutrina, como excessivamente ampla e ofensiva ao princípio da legalidade, portanto não recepcionada pela Constituição Federal de 1938.

Mais recentemente, destacam-se os Projetos de Lei n°s 728/2011[42] e 499/2013[43] do Senado Federal, os quais buscam tipificar o crime de terrorismo. Em relação ao primeiro projeto de lei, ele buscava definir os crimes e infrações administrativas com vistas a incrementar a segurança da Copa das Confederações FIFA de 2013 e da Copa do Mundo de Futebol de 2014, encontrando-se atualmente na Comissão de Constituição, Justiça e Cidadania do Senado Federal. A segunda proposição trata específica e detalhadamente sobre o crime de terrorismo, tipificando-o como o ato de

> [...] provocar ou difundir terror ou pânico generalizado mediante ofensa ou tentativa de ofensa à vida, à integridade física ou à saúde ou à privação da liberdade de pessoa.[43]

O projeto prevê, dentre outras situações, o aumento da pena quando empregado "[...] explosivo, fogo, arma química, biológica ou radioativa, ou outro meio capaz de causar danos ou promover destruição em massa".[43] Atualmente, encontra-se no Plenário da Câmara dos Deputados. De acordo com os projetos de lei em questão, ainda pendentes de votação no Senado Federal, os crimes de terrorismo são praticados contra interesse da União, competindo à Justiça Federal o processamento e julgamento dos casos.

Considerações finais

Não há como definir uma causa ou um manejo únicos para o terrorismo, visto que se trata de tema complexo e heterogêneo, com diversas variáveis a serem apreciadas e com reflexos individuais, sociais e econômicos.

Diante dos estudos atuais, não há como negar que o terrorismo acarreta consequências emocionais e transtornos psiquiátricos. Nesse contexto, é relevante o papel dos profissionais da saúde mental, em geral, e dos psiquiatras, em particular, na capacitação de recursos humanos disponíveis e no tratamento direto das vítimas em situação mais grave.

De uma perspectiva utilitária, é conveniente realizar intervenções focadas nos indivíduos que apresentem maiores fatores de risco para psicopatologia em médio e longo prazos, em vez de realizar grandes intervenções populacionais. A prevenção do TEPT e de outros transtornos mentais passa, também, pelo desenvolvimento de leis, políticas e práticas que proporcionem preparação eficiente contra ataques terroristas e resposta adequada da população. Em nível comunitário, familiar e individual, deve haver o estímulo ao desenvolvimento da resiliência, que parece ser a melhor forma de proteção contra as consequências negativas do terrorismo, pois aumenta a capacidade de absorção do impacto sofrido pela vítima.

É necessária, ainda, uma eficiente conexão entre os profissionais da saúde mental em contato com as vítimas e os órgãos do governo que as assistem, como a polícia, os tribunais e as organizações voluntárias que lhes dão suporte. Após um atentado, a participação e a colaboração de todos é fundamental.

Referências

1. Wellausen SS. Terrorismo e os atentados de 11 de setembro. Tempo Soc. 2002;14(2):83-112.

2. Houaiss A, Villar MS, Franco FMM. Dicionário Houaissda língua portuguesa. Rio de Janeiro: Objetiva; 2009.

3. Nações Unidas no Brasil. A ONU e o terrorismo [Internet]. [c2014] [capturado em 30 out 2014]. Disponível em: http:// www.onu.org.br/a-onu-em-acao/a-onu-em-acao/a-onu-e-oterrorismo/

4. Trivedi JK. Terrorism and mental health. Indian JPsychiatry. 2004;46(1):7-14.

5. Handley RV, Salkovskis PM, Scragg P, Ehlers A. Clinicallysignificant avoidance of public transport following the London bombings: travel phobia or subthreshold posttraumatic stress disorder? J Anxiety Disord. 2009;23(8):1170-6.

6. Mezey GC, Robbins I. The impact of criminalvictimization. In: Gelder MG, Andreasen NC, López-Ibor Jr JJ, Geddes JR, editors. New Oxford textbook of psychiatry. 2nd ed. Oxford: Oxford University; 2009.

7. Yehuda R, Hyman SE. The impact of terrorism on brain, and behavior: what we know and what we need to know. Neuropsychopharmacology. 2005;30(10):1773-80.

8. United Nations. General Assembly: A/RES/49/60 [Internet]. 17 fev 1995 [capturado em 30 out 2014]. Disponível em: http://www.un.org/ga/search/ view_doc.asp?symbol=A/RES/49/60

9. Reid WH, Stout CE. Terrorism and forensic psychiatry. In: Rosner R (editor). Principles and Practice of Forensic Psychiatry. 2nd ed. London: Arnold; 2003.

10. Post JM, McGinnis C, Moody K. The changing face of terrorism in the 21st century: the communications revolution and the virtual community of hatred. Behav Sci Law.2014;32(3):306-34.

11. 11.Yehuda R, Bryant R, Marmar C, Zohar J. Pathological responses to terrorism. Neuropsychopharmacology. 2005;30(10):1793-805.

12. Mansdorf IJ. Psychological interventions following terrorist attacks. Br Med Bull. 2088;88(1):7-22.

13. Franz VA, Glass CR, Arnkoff DB, Dutton MA. The impactof the september 11th terrorist attacks on psychiatric patients: a review. Clin Psychol Rev. 2009;29(4):339-47.

14. Whalley MG, Brewin CR. Mental health following terrorist attacks. Br J Psychiatry. 2007;190:94-6.

15. Lahad M, Leykin D. Ongoing exposure versus intenseperiodic exposure to military conflict and terror attacks in Israel. J Trauma Stress. 2010;23(6):691-8.

16. Simon RI, Gold LH, editors. The American Psychiatrictextbook of forensic psychiatry. 2nd ed. Washington: American Psychiatric; 2010.

17. Rubin GJ, Wessely S. The psychological and psychiatriceffects of terrorism: lessons from London. Psychiatr Clin North Am. 2013;36(3):339-50.

18. Boscarino JA, Adams RE. PTSD onset and course following the World Trade Center disaster: Findings and implications for future research. Soc Psychiatry Psychiatr Epidemiol. 2009;44(10):887-98.

19. Lucchini RG, Crane MA, Crowley L, Globina Y, MilekDJ, Boffeta P, et al. The World Trade Center health surveillance program: results of the first 10 years and implications for prevention. G Ital Med Lav Ergon. 2012;34(3 Suppl):529-33.

20. Brackbill RM, Cone JE, Farfel MR, Stellman SD. Chronicphysical health consequences of being injured during the terrorist attacks on World Trade Center on September 11, 2001. Am J Epidemiol. 2014;179(9):1076-85.

21. American Psychiatric Association. Manual diagnóstico e estatístico de transtornos mentais: DSM-5. 5. ed. Porto Alegre: Artmed; 2014.

22. Dyb G, Jensen TK, Nygaard E, Ekeberg O, Diseth TH, Wentzel-Larsen T, et al. Post-traumatic stress reactions in survivors of the 2011 massacre on Utoya Island, Norway. Br J Psychiatry. 2014;204:361-7.

23. Henriksen CA, Bolton JM, Sareen J. The psychologicalimpact of terrorist attacks: examining a dose-response relationship between exposure to 9/11 and Axis I mental disorders. Depress Anxiety. 2010;27(11):993-1000.

24. McLaughlin KA, Busso DS, Duys A, Green JG, Alves S, Way M, et al. Amygdala response to negative stimuli predicts PTSD symptom onset following a terrorist attack. Depress Anxiety. 2014;31(10):834-42.

25. Caminha RM, Kristensen CH, Dornelles VG. Terapia cognitivo-comportamental no transtorno de estresse póstraumático. In: Cordioli AV, organizador. Psicoterapias: abordagens atuais. 3. ed. Porto Alegre: Artmed; 2008.

26. Isolan LR, Zeni C, Picon F, Conceição TV, Pianca TG. Psicofármacos na infância e na adolescência. In: Cordioli AV, organizador. Psicofármacos: consulta rápida. 4. ed. Porto Alegre: Artmed; 2011.

27. Erickson EJ. Punishing the mad bomber: questions of moral responsibility in the trials of French anarchist terrorists, 1886-1897. Fr Hist. 2008;22(1):51-73.

28. Brown GG, Cox LA Jr. How probabilistic risk assessmentcan mislead terrorism risk analysts. Risk Anal. 2011;31(2):196-204.

29. Pfefferbaum B, Newman E, Nelson SD, Nitiéma P,Pfefferbaum RL, Rahman A. Disaster media coverage and pcychological outcomes: descriptive findings in the extant research. Curr Psychiatry Rep. 2014;16(9):464.

30. Comer JS, Dantowitz A, Chou T, Edson AL, Elkins RM, Kerns C, et al. Adjustment among area youth after the Boston Marathon Bombing and subsequent manhunt. Pediatrics. 2014;134(1):7-14.

31. Moscardino U, Scrimin S, Capello F, Altoè G. Brief report: Self-blame and PTSD symptoms in adolescents exposed to terrorism: is school connectedness a mediator? J Adolesc. 2014;37(1):47-52.

32. Pfefferbaum B, Tucker P, North CS, Jeon-Slaughter H, Nitiéma P. Children of terrorism survivors: physiological reactions seven years following a terrorist incident. Comp Psychiatry. 2014;55(4):749-54.

33. Newman E, Pfefferbaum B, Kirlic N, Tett R, Nelson S, Liles B. Meta-analytic review of psychological interventions for children survivors of natural and man-made disasters. Curr Psychiatry Rep. 2014;16(9):462.

34. Wilson MA, Scholes A, Brocklehurst E. A behavioralanalysis of terrorist action: the assassination and bombing campaigns of ETA between 1980 and 2007. Br J Criminol. 2010;50(4):690-707.

35. A rede: o terror finca bases no Brasil. Rev Veja. 2011;44(14):88-96.

36. Exame.com [Internet]. Terrorismo: preocupação para oBrasil? 3 maio 2014 [capturado em 30 out 2014]. Disponível em: http://exame.abril.com.br/rede-de-blogs/brasil-no-mundo/2014/05/03/terrorismo-preocupacao-para-o-brasil/.

37. Brasil. Constituição da República Federativa do Brasil, de 5 de outubro de 1988. Diário Oficial da União. 5 out 1988;191-A.

38. Brasil. Lei n° 9.613, de 3 de março de 1998 [Internet]. Dispõe sobre os crimes de "lavagem" ou ocultação de bens, direitos e valores; a prevenção da utilização do sistema financeiro para os ilícitos previstos nesta Lei; cria o Conselho de Controle de Atividades Financeiras – COAF, e dá outras providências. Brasília, 1998 [cap-

turado em 30 out 2014]. Disponível em: http://www.planalto.gov.br/ccivil_03/leis/ l9613.htm

39. Brasil. Lei n° 7.170, de 14 de dezembro de 1983 [Internet]. Define os crimes contra a segurança nacional, a ordem política e social, estabelece seu processo e julgamento e dá outras providências. Brasília, 1983 [capturado em 30 out 2014]. Disponível em: http://www.planalto.gov.br/ccivil_03/ leis/l7170.htm

40. Brasil. Lei n.° 8.072, de 25 de julho de 1990 [Internet]. Dispõe sobre os crimes hediondos, nos termos do art. 5°, inciso XLIII, da Constituição Federal, e determina outras providências. Brasília, 1990 [capturado em 30 out 2014]. Disponível em: http://www.planalto.gov.br/ccivil_03/leis/ l8072.htm

41. Brasil. Decreto-Lei n.° 2.848, de 7 de dezembro de 1940 [Internet]. Código Penal [capturado em 30 out 2014]. Disponível em: http://www.planalto.gov.br/ccivil_03/decreto-lei/ del2848.htm

42. Brasil. PLS 728 de 2011 [Internet]. Define crimes einfrações administrativas com vistas a incrementar a segurança da Copa das Confederações FIFA de 2013 e da Copa do Mundo de Futebol de 2014, além de prever o incidente de celeridade processual e medidas cautelares específicas, bem como disciplinar o direito de greve no período que antecede e durante a realização dos eventos, entre outras providências. Brasília: Senado Federal, 2011 [capturado em 30 out 2014]. Disponível em: http://www.senado.gov.br/ atividade/materia/detalhes.asp?p_cod_mate=103652

43. Brasil. PLS 499 de 2013 [Internet]. Define crimes de terrorismo e dá outras providências. Brasília: Senado Federal, 2013 [capturado em 30 out 2014]. Disponível em: http://www.senado.gov.br/atividade/materia/detalhes.asp?p_cod_mate=115549

LEITURAS SUGERIDAS

Pandya A. A review and retrospective analysis of mental health services provided after the September 11 attacks. Can J Psychiatry. 2013 Mar;58(3):128-34.

Chaliand G, Blin A. The history of terrorism from antiquity to Al Qaeda. Berkeley: University of California; 2007.

Hoffman B. Inside terrorism. New York: Columbia University; 2006.

CAPÍTULO 34

Delinquência Juvenil

Helena Dias de Castro Bins, Franklin Escobar-Córdoba, Gabriel Borges Schwanck

PONTOS-CHAVE

- A delinquência juvenil tem sido considerada um transtorno psicossocial do desenvolvimento, que deve ser entendido pela sua complexidade, sendo decorrente de diversos fatores como, por exemplo, características familiares, sociais e experiências de vida negativas, bem como variáveis biológicas.
- Entre as características dos adolescentes em conflito com a lei, podem-se elencar a violação persistente de normas e regras sociais, a impulsividade, o déficit de socialização, o fracasso e a evasão escolar, o envolvimento em brigas, a associação a pares desviantes e o conflito parental.
- É comum a ocorrência de patologias psiquiátricas como transtorno da conduta, transtornos do humor e uso de álcool e outras substâncias psicoativas, comórbidos ou não.
- Para as crianças infratoras de até 12 anos incompletos, só são cabíveis medidas protetivas; para os adolescentes de 12 a 18 anos, admite-se também a aplicação das seguintes medidas socioeducativas, buscando-se primordialmente sua ressocialização mediante reeducação e reinserção na sociedade: advertência, obrigação de reparar o dano, prestação de serviços comunitários, liberdade assistida, regime de semiliberdade e internação.
- O manejo e o tratamento no contexto da delinquência juvenil se concentram principalmente na prevenção, incentivando atitudes saudáveis em crianças e adolescentes durante o desenvolvimento, e na mudança de comportamentos em indivíduos que já são violentos.

VINHETA

RBD é um jovem de 17 anos de idade nascido em uma pequena cidade da Colômbia. Filho único, tem boa aparência, demonstra atitude intimidadora e frieza emocional. Já foi denunciado por pelo menos 11 assassinatos e estupros e está sendo investigado por outros crimes. Apresenta histórico de mau desempenho e abandono escolar, e não se recorda de nada especial a respeito de sua família. Trabalhou com o pai durante um ano e meio, mas acabou desistindo, alegando que ele não tinha compaixão por ninguém. Saiu de casa e, a partir daí, começou a praticar furtos com amigos, fumar maconha e usar *ecstasy*. Apesar da falta de afeto, comenta, de maneira racional, que o fato de "não ter prosseguido nos estudos e ter saído do trabalho do meu pai foram as causas para chegar até onde cheguei". Cometeu crimes graves, como os assassinatos de que é acusado. Segundo ele, "por 15 milhões de pesos se matava alguém, por 40 milhões se apagava oito ou nove pessoas. O dinheiro não durava nada, se gastava rápido. Isso se fazia duas ou três vezes por semana". Precisou, em mais de uma ocasião, mudar de endereço para não ser morto. Mais de uma vez foi apreendido e internado em unidades para menores infratores, em uma dessas ocasiões, no mesmo dia em que foi liberado para voltar para casa; deixou de retornar e, em vez disso, voltou a cometer homicídios, assumindo sozinho a autoria dos crimes praticados com um amigo, por este ser maior de idade. Entretanto, afirma: "Eu creio que ninguém tem amigos, no máximo um ou outro sócio por aí. O melhor amigo engana o outro, tira o corpo fora. Não se pode confiar em ninguém". "Eu não penso no futuro, para quê? A pessoa não sabe o que fazer. Seguir adiante, seguir fazendo as coisas com amor, mudar... mas a pessoa não muda, já não muda mais."

O Estatuto da Criança e do Adolescente (ECA)[1] considera criança a pessoa que tem até 12 anos de idade incompletos, e adolescente aquela que tem entre 12 e 18 anos. Já a Organização Mundial da Saúde (OMS)[2] afirma que adolescente é o indivíduo que se encontra entre os 10 e 20 anos. Independentemente da idade, a adolescência, fase em que se concentra a maior parte dos casos de delinquência acometidos antes da fase adulta, é caracterizada por um período do desenvolvimento em que surgem dúvidas e questionamentos, principalmente em razão da busca por identidade e padrões de comportamento próprios. Existe também a necessidade de autoafirmação, o desejo de usufruir da liberdade dos adultos e uma tendência a se afastar de membros da família e se aproximar de pessoas da mesma faixa etária.

Os problemas de comportamento da adolescência podem ser categorizados em três grupos. O primeiro abrange o abuso de substâncias psicoativas; o segundo compreende os problemas de internalização relacionados aos transtornos do humor e de ansiedade; e, no terceiro grupo, encontram-se os problemas de externalização, vinculados à agressividade, impulsividade e comportamentos delinquentes, sendo estes os problemas mais comuns.[3]

A delinquência juvenil tem sido considerada um transtorno psicossocial do desenvolvimento complexo, apresentando inúmeras variáveis, como as biológicas, as comportamentais e as cognitivas. Além delas, o contexto familiar e social e as experiências de vida negativas também desempenham papel relevante nesse âmbito.[4]

Entre as características apresentadas pelos adolescentes em conflito com a lei, destacam-se violação persistente de normas e regras sociais, impulsividade, déficits de socialização e do repertório de resolução de problemas, baixo rendimento acadêmico, fracasso e evasão escolar, envolvimento em brigas e associação com pares desviantes,[5] atividade sexual promíscua e pertencimento a determinados grupos com funcionamento característico de gangues. Especificamente no caso de delinquência de meninas, figuram como fatores de risco relevantes a história de abuso sexual e físico, o conflito parental, o uso de drogas, a gravidez e as dificuldades acadêmicas.[6]

A literatura especializada utiliza vários termos para conceituar esse fenômeno que são utilizados de modo – às vezes erroneamente – permutável: delinquência juvenil, distúrbio da conduta, distúrbio do comportamento, comportamento antissocial, criminalidade juvenil e problema de comportamento. Na área jurídica, o fenômeno é denominado infração, sendo adolescente infrator, de acordo com a legislação brasileira, aquele que pratica ato considerado infracional, correspondente a crime ou contravenção.

Epidemiologia

De acordo com os números da Secretaria Nacional de Segurança Pública (SENASP) do Ministério da Justiça do Brasil, os menores entre 16 e 18 anos de idade são responsáveis por 0,9% do total dos crimes praticados no país. Somando apenas os crimes de homicídio e tentativa de homicídio, o percentual é reduzido para 0,5%.[7] Esses números são semelhantes em outros países, inclusive nos desenvolvidos, como Portugal, por exemplo, onde os crimes cometidos por menores de 16 anos representavam 0,8% do total em 2009 e 0,5% em 2011.[8] Diferentemente, a Austrália tem apresentado taxas de delinquência juvenil superiores às de adultos, apesar de vir apresentando redução da primeira.[9]

Os resultados de um estudo realizado pelo Instituto de Pesquisa Econômica Aplicada e pelo Conselho Nacional de Justiça[10] demonstram que, em 2008, 46% dos atos infracionais praticados pelos adolescentes estavam relacionados a delitos contra o patrimônio (furto, roubo, etc.); 16% a lesões corporais; 13% a tráfico; 10% a consumo de drogas; 5% a infrações contra a vida; 3% a delitos contra os costumes; 2% a infrações contra a família; 2% a atos contra a honra; e 1% a delitos contra a Administração da Justiça.[10]

Segundo um levantamento preliminar mais recente realizado pela Secretaria de Direitos Humanos da Presidência da República Federativa do Brasil com dados do fim de 2013, as infrações juvenis relacionadas ao tráfico subiram significativamente, atingindo 23,4%, ao passo que 8,81% dos casos disseram respeito a homicídios consumados (sendo outros 2,99% a homicídios tentados), e 3%, à soma de estupros e latrocínios – permanecendo estável (a propósito, desde 2002) o percentual relacionado aos delitos contra o patrimônio.[11] Em outro estudo, verificou-se que os números absolutos de jovens apreendidos cresceram 38% em cinco anos, atingindo aproximadamente 23 mil em 2013; especificamente, 23.658 computados em apenas 82,5% das unidades em 2014.[12]

Ainda de acordo com essa última pesquisa, embasada em informações obtidas por promotores de justiça em todo o Brasil a partir de inspeções realizadas em 2013 e 2014, em 85,9% das unidades de internação ou de semiliberdade para jovens infratores que cumprem medidas socioeducativas, existe superlotação de adolescentes em 17 estados. Os números mostram que o Nordeste do país é a região onde há o maior déficit de vagas e que, das 27 unidades federativas, 19 têm de 50 a 100% das entidades em condições insalubres.[12]

Etiologia

É corrente o entendimento de que diversos problemas relacionados à delinquência juvenil surgem do contexto familiar. Relacionamento parental ruim, falta de supervisão dos pais, existência de criminalidade na família e disciplina rígida ou ineficaz são vistos como alguns dos fatores de risco mais significativos. De fato, a família é o primeiro agente de socialização da criança e por muitos anos permanece como o único ou o mais importante, mantendo contato com ela durante o período de estruturação de sua personalidade em um tempo de maior dependência e plasticidade.

Entretanto, não é apenas o contexto da família que apresenta fatores de risco para os delitos cometidos por jovens. Acredita-se que elementos sociais e dinâmicos também estejam envolvidos. Entre eles, podem-se destacar o fraco desempenho escolar, o nível socioeconômico baixo, a convivência com amigos infratores, a participação em gangues, o acesso a armas de fogo, a promiscuidade sexual, a paternidade na adolescência e o uso de substâncias psicoativas (SPA).[13-15] Também se observa que esses adolescentes e crianças têm dificuldades com disciplina e, em geral, são desonestos.[16]

Ademais, jovens em conflito com a lei frequentemente são diagnosticados como portadores de doenças psiquiátricas capazes de influenciar, em maior ou menor escala, suas condutas. É comum a ocorrência de condições, como transtorno da conduta/traços, que indicam estar se desenvolvendo um transtorno da personalidade antissocial (75 a 100%), transtornos do humor (18 a 48%) e o já referido uso de álcool e outras SPA (27 a 63%),[14] comórbidos ou não. Confirmando essa observação, um estudo realizado na Holanda encontrou pelo menos um transtorno psiquiátrico em até 90% dos adolescentes encarcerados: além dos já mencionados, verificou-se a existência de sintomas psicóticos em 34%, transtornos de ansiedade em 9% e transtorno de déficit de atenção/ hiperatividade (TDAH) em 8%.[14,17]

Também não é incomum a existência de traços psicopáticos em jovens delinquentes. O conceito de psicopatia está sujeito a contínuo debate, passível de ser definido como uma constelação de características afetivas, interpessoais e de conduta em determinado tipo de indivíduo, entre as quais se incluem egocentrismo, impulsividade, irresponsabilidade, emoções superficiais, falta de empatia, de culpa ou de remorso, mentiras patológicas, manipulação e violação persistente das normas sociais.[18] Há estudos, ainda, que identificam a influência de elementos biológicos no tema, sugerindo que déficits emocionais e comportamentais observados na psicopatia podem ser resultado, entre outros fatores, de um desequilíbrio hormonal do cortisol e da testosterona e de comprometimento da conectividade entre a amígdala e regiões pré-frontais, como demonstram, inclusive, alguns exames de neuroimagem em psicopatas adultos e jovens.[19]

Em que pese serem tradicionalmente conceituados para adultos, traços da personalidade psicopática também são observáveis em crianças e adolescentes. O construto assemelha-se ao da psicopatia em adultos e se mantém relativamente estável durante a transição da adolescência para a idade adulta. De forma similar a adultos com traços do gênero, esses jovens se engajam em comportamentos antissociais mais severos e versáteis, que começam em idade precoce, sendo uma das ferramentas mais definidoras da psicopatia em jovens a indiferença (manipulação e falta de empatia, por exemplo) e a insensibilidade (como afeto superficial e falta de culpa ou remorso).[19] A psicopatia juvenil é, inclusive, objeto de uma escala adaptada especificamente para a faixa etária dos 12 aos 18 anos, a Hare Psychopathy Checklist: Youth version (PCL:YV) – adaptada da Hare Psychopathy Checklist-Revised (PCL-R), aplicável em adultos –, que contém 20 itens pontuados de 0 a 2 a partir de uma entrevista semiestruturada, sem estabelecimento de um ponto de corte padronizado, tendo em vista a questão da estabilidade dos traços da personalidade e as características intrínsecas do conceito de psicopatia quando associado à adolescência.[20]

No que se refere aos comportamentos antissociais – causa mais comum de encaminhamento de crianças e adolescentes para avaliações psiquiátricas –, cumpre pontuar que sua gravidade, frequência e faixa etária atingida são tão variadas que se torna difícil identificar uma única etiologia. Sabe-se, de toda forma, que tais comportamentos podem ocorrer no contexto de um transtorno mental ou em sua ausência. Apresentam diversas causas e ocorrem com mais frequência em crianças ou adolescentes alcançados por múltiplos fatores de risco, estando entre os mais comuns: pais rudes e fisicamente abusivos, criminalidade familiar e tendência da criança a comportamento impulsivo e hiperativo. Outros aspectos associados a comportamento antissocial são quociente de inteligência (QI) baixo, fracasso acadêmico e reduzida supervisão de adultos.[21]

Há de se referir, todavia, o paradoxo de Robins,[22] segundo o qual, embora o comportamento antissocial seja praticamente um pré-requisito para manifestações dessa natureza na vida adulta, a maior parte das crianças "antissociais" não se torna adultos antissociais. Nessa linha, alguns autores distinguem a delinquência limitada à adolescência (*adolescence limited delinquency*) e os delinquentes de carreira (*life-course-persistent delinquency*).[23]

A delinquência limitada à adolescência, em geral, é exploratória e temporária e se caracteriza por corresponder a uma ruptura com os valores familiares em busca de autonomia e independência relativamente às figuras parentais, sendo que sua cessação ocorre em torno do fim da puberdade. Pode-se supor que os adolescentes envolvidos nessa espécie de delinquência não foram expostos a fatores de risco mais significativos, foram menos submetidos à adversidade estrutural e contam com uma vinculação social adequada e com menos ofertas desviantes, contando, outrossim, com mecanismos de compensação e competências individuais, grupais, afetivas e normativas suficientes para fazer frente aos fatores causais eventualmente existentes e redirecioná-los à vida de acordo com as regras sociais e jurídicas vigentes.[24]

Já a delinquência de carreira, embora também de início precoce, persiste em vários períodos da vida e apresenta maior probabilidade de perturbações neurobiológicas e comportamentais, assim como de influência genética, podendo ser explicada pelos já mencionados fatores de risco envolvendo prejuízos individuais, práticas educacionais ineficientes, estrutura social desfavorável, maior exposição a características emocionais negativas, estilos parentais inadequados, confusos e contraditórios ou descontrolados para as crianças. A continuidade, entretanto, não depende apenas dos fatores de risco, mas de um equilíbrio dinâmico entre riscos, acontecimentos de vida e fatores de proteção.[25]

Com efeito, ao exercerem influência independente no fortalecimento de aspectos centrais do funcionamento da criança ou adolescente, fatores protetores podem atenuar o risco de comportamentos antissociais e de sua continuidade após a puberdade. Trata-se da resiliência, definida como a capacidade do indivíduo para resistir às experiências de risco[26] ou como o potencial de enfrentamento a situações adversas, envolvendo a adaptação positiva diante de adversidades. Os fatores protetores que compõem tal capacidade podem incluir alta inteligência, temperamento fácil ou autodirecionado, altos níveis de habilidades sociais, competência na escola ou em outros domínios de habilidade artísticas ou atléticas e vínculo forte com pelo menos um dos pais; são aspectos saudáveis e positivos do desenvolvimento, que tornam possível a construção de novos projetos de vida, novos caminhos e perspectivas. As medidas socioeducativas aplicadas a crianças e adolescentes infratores buscam também atuar como fator de proteção, reconduzindo-os à vida regrada e afastando-os das condutas antissociais, motivo pelo qual devem sempre buscar o fortalecimento de vínculos afetivos e a promoção da construção de um projeto de vida pelos jovens.[27]

Perfil dos infratores

O perfil de jovens infratores brasileiros que cumprem medida socioeducativa nas unidades de internação e semiliberdade é predominantemente formado por indivíduos do sexo masculino, entre 16 e 18 anos de idade, seguido de meninos de 12 a 15 anos.[12]

De fato, conforme o Mapeamento Nacional do Sistema de Atendimento Socioeducativo, realizado pelo Instituto de Pesquisa Econômica Aplicada (IPEA),[28] 90% dos menores infratores, no Brasil, eram adolescentes do sexo masculino; 76% tinham idade entre 16 e 18 anos; mais de 60% era da raça negra; 51% não frequentavam a escola; 49% não trabalhavam; e 81% viviam com a família quando praticaram a infração. Muitos deles não concluíram o ensino fundamental (quase 90%); eram usuários de drogas (85,6%); e consumiam, majoritariamente, maconha (67,1%), cocaína/*crack* (31,3%) e álcool (32,4%).[28]

Um estudo mais recente, concluído em 2012 pelo Conselho Nacional de Justiça, confirmou as predominâncias citadas, revelando que cerca de 60% dos jovens entrevistados tinha entre 15 e 17 anos e que mais da metade deles não frequentava a escola antes de ingressar na unidade de internação. A maioria dos adolescentes infratores parara de estudar aos 14 anos, entre as antigas 5ª e 6ª séries do ensino fundamental, sendo que 8% deles não chegaram sequer a ser alfabetizados (com significativa variação do percentual na comparação entre regiões, havendo índice de 20% de analfabetismo nos menores infratores do Nordeste contra apenas 1% nos do Sul e do Centro-Oeste). No que se refere à estrutura familiar, constatou-se que 14% dos jovens infratores tinham pelo menos um filho, apesar da pouca idade, e que apenas 38% deles foram criados pela mãe e pelo pai. Ademais, 70% dos menores se declararam usuários de drogas, figurando a maconha como o entorpecente mais consumido, seguida da cocaína e do *crack*.[29]

Em 2014, chegou a 95% o percentual de menores do sexo masculino apreendidos.[12] A predominância masculina, a propósito, é regra na delinquência juvenil ao redor do mundo, ainda que a diferença seja menor em outros países, como, por exemplo, nos Estados Unidos, onde, segundo relatórios do Office of Juvenile Justice and Delinquency Prevention, a proporção de menores entre 10 e 17 anos presos em 2012 foi de pouco mais de dois meninos para uma menina (5.458,3 jovens do sexo masculino contra 2.351,6 do sexo feminino presos para cada 100 mil habitantes).[30]

Por outro lado, dentro das unidades de internação, notou-se a presença expressiva de adolescentes com transtornos psiquiátricos. Segundo informações de gestores, em pelo menos 12,6% das unidades brasileiras há internos com transtornos graves.

Nas unidades de semiliberdade, a presença de adolescentes com transtorno mental grave é proporcionalmente menor. É preciso reconhecer, porém, que os adolescentes com transtorno mental grave estão em um extremo da escala de saúde mental que se opõe aos adolescentes considerados saudáveis; entre as duas pontas, contudo, há um universo de adolescentes e jovens com transtornos psiquiátricos de natureza e graus muito diversos.[12]

No contexto internacional, outros perfis de delinquentes juvenis ganham destaque na mídia internacional e precisam ser estudados com maior aprofundamento. É o caso, por exemplo, dos jovens norte-americanos que, com alguma frequência, invadem estabelecimentos educacionais ou religiosos e disparam com armas de fogo contra os presentes, realizando verdadeiros massacres, como ocorreu no clássico caso de Columbine, no Colorado, em 1999, bem como em Minnesota (2005), Virgínia (2007), Colorado (2012), Connecticut (2012), Carolina do Sul (2015), entre outros.[31] Também tem crescido a associação de jovens a instituições terroristas, que, embora sediadas, em grande parte, na África e na Ásia, logram recrutar adolescentes e adultos inclusive na Europa e nas Américas, estimulando-os no fanatismo religioso e na violência.

Tratamento normativo

A regulamentação sobre a menoridade e os delitos praticados por crianças e adolescentes ao redor do mundo é significativamente variada.

No Brasil, houve longa trajetória de construção da responsabilidade penal do menor até o alcance da situação atual, de inimputabilidade das pessoas com idade inferior a 18 anos, independentemente da análise da sua capacidade de compreensão e determinação em relação à prática infracional.

À época da independência do país, quando vigentes as Ordenações Filipinas, só o menor de 7 anos não era passível de pena; crianças entre 7 e 17 anos incompletos podiam ser punidas, embora não com pena de morte e com direito à redução da pena; os jovens adultos, entre 17 e 21 anos, podiam até mesmo ser condenados à morte, mas, em certas circunstâncias, podiam ter a pena diminuída; a partir dos 21 anos, a imputabilidade tornava-se plena.[32]

A partir de então, com o Código Penal do Império de 1830, evoluiu-se para a fixação da imputabilidade penal plena aos 14 anos de idade e de um sistema biopsicológico para a punição de crianças entre 7 e 14 anos (caso em que, além da idade, deveria ser considerado o discernimento sobre o equívoco do ato e, na primeira hipótese, reconhecida a imputabilidade relativa, com recolhimento às casas de correção até, no máximo, a idade de 17 anos).[32]

A seguir, adveio a adoção da imputabilidade penal plena aos 14 anos, considerando penalmente irresponsável o menor com até 9 anos e adotando o critério biopsicológico (idade conjugada à análise da existência de discernimento) quanto ao maior de 9 e menor de 14 anos, bem como a atenuação da pena para o menor de 21 anos (Código Penal dos Estados Unidos do Brasil, Decreto n° 847/1890).[32,33]

A partir de 1921, abandonou-se o sistema biopsicológico com o estabelecimento de critério puramente objetivo (biológico) de imputabilidade, excluindo da persecução penal qualquer menor de 14 anos, independentemente de seu discernimento (Lei n° 4.242/1921, posteriormente confirmada pelo Decreto n° 22.213/1922 – Consolidação das Leis Penais) e submetendo o maior de 14 e menor de 18 anos a processo especial (Código de Menores – Decreto n° 17.943-A/1927).[32,34-36]

Finalmente, a partir do Código Penal de 1940 (Decreto-Lei n° 2.848/1940),[37] fixou-se como critério de imputabilidade penal os 18 anos de idade, mantendo, no tocante, o critério puramente biológico, ou seja, a simples idade do menor, independentemente da cogitação sobre o discernimento a respeito da prática delituosa.

A imputabilidade penal do menor de 18 anos foi mantida na reforma penal de 1984 (Lei n° 7.209/1984)[38] e permanece vigente no ordenamento brasileiro até o momento, tendo sido reiterada pela atual Constituição da República Federativa do Brasil,[39] segundo a qual "São penalmente inimputáveis os menores de 18 anos, sujeitos às normas da legislação especial" (Artigo 228); presume-se, pois, de forma absoluta, que o menor de 18 anos não apresenta desenvolvimento mental suficiente para ser responsabilizado nos termos da lei penal.

A matéria, contudo, vem sendo amplamente discutida pela sociedade e pela classe política. Já em momento bastante anterior à atual Constituição, em 1963, houve tentativa de modificação do critério biológico para retorno ao critério biopsicológico, mantendo-se o marco da imputabilidade aos 18 anos de idade, mas com a possibilidade de enquadramento do jovem a partir dos 16 anos de idade à lei penal, quando comprovada sua maturidade, com direito à diminuição da pena; a proposta chegou a ser recepcionada pelo Decreto-Lei n° 1.004/1969,[40] que propunha um novo Código Penal, mas este foi revogado sem nunca ter entrado em vigor.[32] Na atualidade, dezenas de propostas de emendas constitucionais tramitam no Congresso Nacional, encabeçadas pela PEC n° 171[41] de 1993 que, em março de 2015, recebeu da Comissão de Constituição e Justiça da Câmara dos Deputados parecer substitutivo pela admissibilidade da redução da maioridade para 16 anos em casos de crimes graves (PEC n° 171-A).[41] Tal pleito está em fase de votação no Congresso Nacional. No plano internacional, há previsões variadas a respeito do tema. No Canadá, por exemplo, a responsabilidade juvenil tem início aos 12 anos, e a adulta, aos 18, excepcionando-se casos de delitos de extrema gravidade, em que o adolescente a partir de 14 anos pode ser julgado pela justiça comum e receber sanções idênticas às do adulto. Na França, adolescentes entre 13 e 18 anos gozam de uma presunção relativa de irresponsabilidade penal, sendo que, quando demonstrado o discernimento do jovem, pode haver fixação de pena com diminuição obrigatória (até os 16 anos) ou a critério do juiz (entre 16 e 18 anos). Na Alemanha, a responsabilidade juvenil inicia-se aos 14 anos, e o adulto, a partir dos 18 anos, pode ser punido pela jurisdição penal tradicional, admitindo-se, contudo, a aplicação do sistema de justiça juvenil até os 21 anos, a depender do discernimento do acusado. Já nos Estados Unidos, há variação conforme a região, mas a maioria dos estados admitem que adolescentes maiores de 12 anos sejam submetidos aos mesmos procedimentos dos adultos, inclusive com a imposição de pena de morte ou prisão perpétua.[42]

Por ora, de toda forma, no Brasil, prossegue a idade de 18 anos como marco absoluto para a imputabilidade penal.

A Constituição Federal[39] de 1988 traz ainda outras disposições protetivas da criança e do adolescente, seguindo a doutrina da proteção integral desenvolvida ao longo do século XX e consagrada na Convenção das Nações Unidas sobre os Direitos da Criança (promulgada no Brasil pelo Decreto n° 99.710/1990)[43] e em outros instrumentos internacionais (Regras mínimas das Nações Unidas para a Administração dos Direitos dos Menores – Regras de Beijing, de 1985; Regras das Nações Unidas para a Proteção dos Menores Privados de Liberdade, de 1990; Diretrizes das Nações Unidas para a Prevenção da Delinquência Juvenil – Diretrizes de Riad, de 1990). A primeira convenção citada, abrangendo os menores de 18 anos, traz, inclusive, prescrições sobre os menores infratores (Artigos 37 e 40), reconhecendo o direito da criança a: não ser privada da liberdade de forma ilegal ou arbitrária; não ser submetida à tortura, a tratamentos desumanos, à pena de morte ou à prisão perpétua; permanecer separada dos adultos; manter contato com a família; receber assistência jurídica e ser submetida ao devido processo legal; ser tratada buscando-se sua reintegração e seu desempenho construtivo na sociedade; e ser submetida a outras medidas que não a internação, caso possível e adequado.[43]

A fim de detalhar as normas protetivas e socioeducativas trazidas pelo ordenamento constitucional e internacional, foi editada, em 1990, a Lei n° 8.069, conhecida como Estatuto da Criança e do Adolescente (ECA).[1] Conforme o ECA, considera-se criança a pessoa de até 12 anos de idade incompletos, e adolescente, aquela entre 12 e 18 anos.

Em relação aos menores que cometem infrações tipificadas como crimes ou contravenções penais, o ECA[1] dispõe, entre outros, de medidas de proteção (Artigos 98 a 102), medidas socioeducativas (Artigos 112 a 128) e medidas normativas relacionadas à apuração do ato infracional (Artigos 179 a 190).

À criança, mesmo na hipótese de cometimento de ato infracional, só é possível, conforme o Artigo 105 da lei referida, a aplicação das medidas de proteção previstas no seu Artigo 101, quais sejam: encaminhamento aos pais ou responsável, mediante termo de responsabilidade; orientação, apoio e acompanhamento temporários; matrícula e frequência obrigatórias em estabelecimento oficial de ensino fundamental; inclusão em programa comunitário ou oficial de auxílio à família, à criança e ao adolescente; requisição de tratamento médico, psicológico ou psiquiátrico, em regime hospitalar ou ambulatorial; inclusão em programa oficial ou comunitário de auxílio, orientação e tratamento para alcoólatras e toxicômanos; acolhimento institucional; inclusão em programa de acolhimento familiar; colocação em família substituta.

Já em casos de adolescentes entre 12 e 18 anos, admite-se a aplicação, além das medidas previstas no Artigo 101 do ECA,[1] das medidas socioeducativas descritas no Artigo 112 da mesma lei, graduadas da mais branda à mais rígida, como mostra o Quadro 34.1.

Tais alternativas, nas palavras de Cunha, Lepore e Rossato, "[...] objetivam suprir o déficit apurado e a ressocialização do adolescente",[44] para, em tese, reeducar e reinserir o adolescente infrator na sociedade, variando seu rigor conforme a gravidade do ato e as condições pessoais do menor.

Hoje, as medidas socioeducativas destinadas a adolescentes que pratiquem ato infracional estão regulamentadas na Lei n° 12.594,[45] a qual também instituiu o Sistema Nacional de Atendimento Socioeducativo (Sinase), reafirmando, ao menos no plano normativo, as diretrizes da natureza pedagógica da medida socioeducativa e a priorização das medidas em meio aberto em detrimento das privativas ou restritivas de liberdade.

Finalmente, existe no Brasil um programa denominado *Justiça Terapêutica*, destinado, prioritariamente, ao adolescente em conflito com a lei por infrações praticadas sem violência ou grave ameaça e que esteja com problemas relacionados ao consumo de drogas. Constitui-se em medida protetiva de tratamento em substituição ao processo e suas repercussões. O adolescente deve querer participar do programa, bem como sua família deve consentir. A abordagem é multidisciplinar, e há proposição de um plano terapêutico supervisionado pelo juiz.[46]

Procedimentos legais e perícia

A apuração do ato infracional descrito pelo ECA compreende, em linhas gerais, a apreensão do adolescente considerado in-

QUADRO **34.1** MEDIDAS SOCIOEDUCATIVAS APLICÁVEIS A ADOLESCENTES INFRATORES

Advertência	Admoestação verbal realizada pelo juiz, na presença do Ministério Público, reduzida a termo e assinada.
Obrigação de reparar o dano	Dever de restituir a coisa objeto da infração, promover o ressarcimento do dano ou, de outra forma, compensar o prejuízo da vítima.
Prestação de serviços comunitários	Realização de tarefas gratuitas de interesse geral, adequadas às aptidões do adolescente, por período não excedente a seis meses, com carga horária máxima de oito horas semanais, junto a entidades assistenciais, hospitais, escolas e outros estabelecimentos congêneres ou em programas comunitários ou governamentais.
Liberdade assistida	Liberdade com acompanhamento de pessoa capacitada, por prazo mínimo de seis meses, hábil a promover socialmente o adolescente e sua família, supervisionar a frequência e o aproveitamento escolar do adolescente e diligenciar no sentido de sua profissionalização e inserção no mercado de trabalho.
Regime de semiliberdade	Medida inicial ou de transição entre a internação e a liberdade, com recolhimento ao estabelecimento correcional no período noturno e nos dias não úteis, mas com possibilidade de realização de atividades externas, independentemente de autorização judicial, sendo obrigatórias a escolarização e a profissionalização.
Internação	Medida privativa de liberdade, a ser cumprida em entidade exclusiva para adolescentes, cabível quando presente ato infracional com grave ameaça ou violência a pessoa, reiteração no cometimento de infrações graves ou descumprimento de medida anteriormente imposta; sem tempo inicial determinado, devendo ser reavaliada no máximo a cada seis meses, mediante decisão fundamentada, e ter duração máxima de três anos (após o que deve haver transição para regime de semiliberdade ou liberdade assistida) ou até os 21 anos de idade.

frator (em caso de flagrante), seu encaminhamento ao Ministério Público, a oitiva do menor, dos responsáveis e das testemunhas, a produção de outras provas necessárias, o oferecimento de defesa e a prolação da sentença, além dos recursos legalmente previstos.

Crianças (menores de 12 anos) não podem ser apreendidas em flagrante, mesmo em prática de ato infracional, de modo que devem ser encaminhadas ao conselho tutelar, com o registro da ocorrência; na ausência de conselho tutelar, impõe-se a condução da criança ao juiz da infância e da juventude, mediante termo de entrega; ou, faltando também o magistrado, deve o infrator ser entregue aos pais ou responsáveis, com encaminhamento, por meio de comunicação, do registro da ocorrência ao juizado competente.

No que se refere ao adolescente, a apreensão só poderá ocorrer por ordem escrita e fundamentada da autoridade judiciária competente (Artigo 106 do ECA e Artigo 5°, inciso LXI, da Constituição Federal)[1,39] ou em caso de flagrante de ato infracional, devendo, nesse caso, ser desde logo encaminhado condignamente à autoridade policial competente. No mais, em sua maioria, aplicam-se as regras de processo penal, repetidas de forma adaptada (como o direito à identificação dos responsáveis pela apreensão, a imediata comunicação à autoridade judiciária e à família, a restrição à internação preventiva – com requisitos semelhantes aos da prisão preventiva – e o direito ao devido processo legal).

Em relação à perícia a ser realizada com o menor, a legislação sobre o tema e a regulamentação do Conselho Federal de Medicina (Resoluções n° 2.056/2013 e n° 2.057/2013)[47,48] não trazem especificidades em comparação ao exame pericial de adultos (para detalhamento dos itens que devem constar no relatório pericial, vide Capítulo 4). De qualquer forma, é importante atentar à necessidade da maior preservação possível da integridade e demais direitos da criança e do adolescente, de modo que se deve buscar, tão mais intensamente quanto mais novo for o municiando, evitar danos além daqueles já inerentes à conduta delituosa e às consequências disso. A esse respeito, aconselha-se que a avaliação seja realizada em ambiente adequado e por profissional habilitado. Ademais, a entrevista com familiar que saiba contar detalhes médicos e psicossociais da história do examinando ganha importância nessa seara.

Manejo e tratamento

O manejo e o tratamento no contexto da delinquência juvenil se concentram principalmente em dois objetivos: a) prevenção, incentivando atitudes e comportamentos saudáveis em crianças e adolescentes durante o desenvolvimento; b) promoção da mudança de atitudes e comportamentos em indivíduos que já são violentos.

Nessa perspectiva, programas de educação, como os que oferecem incentivos para que os alunos terminem o ensino médio, preferencialmente com formação profissional, cujo objetivo é reduzir a evasão escolar e ampliar as oportunidades no mercado de trabalho, são uma necessidade relevante, dado que muitos jovens internados não estudavam ou trabalhavam quando cometeram o delito que os conduziu à internação.

Também convém investir em ações e programas que fortaleçam os vínculos familiares mantidos pelas crianças e pelos adolescentes, tanto de forma preventiva quanto em relação aos menores que já incorreram em infrações, inclusive com propostas de acompanhamento, tratamento e grupos de apoio para as vítimas de abusos físicos, sexuais, emocionais, negligência física ou emocional (com potencial de repetir os comportamentos agressivos sofridos), no seio da própria família ou fora dela (como no caso de *bullying* escolar, por exemplo) e para os próprios agressores. É oportuno que as políticas de garantia de direitos, especificamente as políticas públicas, de modo geral, sejam direcionadas à família e não ao menor de forma isolada.

Igualmente, mostram-se necessários programas de desenvolvimento social como os orientados à prevenção da intimidação e os que objetivam enriquecimento pré-escolar, além dos que ajudam a desenvolver habilidades sociais, controlar a raiva, resolver conflitos e desenvolver uma perspectiva moral.[49] Recompensas por comportamentos pró-sociais e reforço positivo pelo controle de atitudes indesejadas também têm seu valor.

Impõe-se, ainda, instituir programas terapêuticos, incluindo a avaliação da necessidade de tratamento de transtornos mentais coexistentes ao comportamento delinquente que possam contribuir para essa condição. Recomenda-se que se opte, primeiramente, por substância aprovada pela Food and Drug Administration (FDA) para a idade, o diagnóstico e os sintomas-alvo apresentados. Na impossibilidade dessa escolha, pode-se usar outras medicações não aprovadas, mas com eficácia igual ou maior, que apresentem mais segurança ou sejam usadas regularmente na prática terapêutica da infância e da adolescência.[50] O tratamento, em geral, envolve manejo comportamental, que é mais efetivo quando o paciente está em ambiente controlado. Em situações menos graves, os familiares da criança ou do adolescente são capazes de manejar os sintomas em colaboração com o médico e os demais profissionais da saúde, usando um programa comportamental cooperativo.

Medicamentos não costumam ser utilizados em pacientes com comportamentos antissociais raros ou ocasionais, especialmente quando não existem transtornos psiquiátricos comórbidos. Alguns psicofármacos podem ser empregados quando ocorrem episódios recorrentes de comportamento explosivo, agressividade ou acessos de raiva, como, por exemplo, lítio, divalproato, e antipsicóticos atípicos, como risperidona, olanzapina, quetiapina, ziprasidona ou aripiprazol. Quando há sintomas de TDAH, como hiperatividade e impulsividade, o metilfenidato pode ajudar a reduzir a impulsividade e a agressividade.[21]

Haja vista a associação do uso de drogas à violência juvenil, investir em ações contundentes de prevenção do consumo de SPAs pode também reduzir a conduta criminal e prevenir a reincidência nessa faixa etária. O ECA[1] prevê o tratamento de saúde específico gratuito à criança e ao adolescente usuários de drogas.

Nos casos de psicopatia, não obstante as diversas medidas a serem aplicadas, o prognóstico pode ser reservado.

Por fim, as ações de apoio ao *egresso* de medidas socioeducativas, especialmente das que envolvem privação de liberdade, assumem particular importância ao se considerar que o objetivo de tais medidas é a preparação do adolescente para a volta ao convívio social. No entanto, atualmente, no Brasil, 53% das unidades de internação de menores não apresentam quaisquer iniciativas de apoio ao adolescente que sai da instituição. Do total de 47% que realizam medidas de apoio ao egresso, a maioria efetua ações de acompanhamento periódico à família (64%) e de garantia da continuidade da educação escolar (52%), ficando a proporção menor com as ações de encaminhamento ao mercado de trabalho (30%) e de auxílio-alimentação (19%). No que se refere à educação, muitas unidades oferecem, na verdade, o encaminhamento formal para a continuidade dos estudos, o que não significa necessariamente garantia efetiva da continuidade das atividades escolares.[51]

Especialmente importante é o atendimento multidisciplinar aos egressos de internação – muitos dos quais, aliás, permanecem no sistema socioeducativo, em cumprimento de outras medidas, como a semiliberdade ou a liberdade assistida. Em relação a isso, a situação brasileira atual é crítica: segundo dados de 2014, não há atendimento pela equipe técnica da unidade aos egressos e às suas famílias em 82% das unidades do país, percentual que cai para 74,4%, ainda bastante elevado, nos programas de semiliberdade.[12]

Considerações finais

Como se pode verificar, a delinquência juvenil é um problema complexo, fundado na interação de diversos fatores biológicos, sociais, culturais, econômicos e políticos, o que traz à tona dificuldades muitas vezes iniciadas no seio da família e aprofundadas na convivência social da criança e do adolescente, com ou sem patologias psiquiátricas associadas, frequentemente culminando em comportamentos antissociais – transitórios ou permanentes.

O manejo e o tratamento do menor delinquente envolvem uma conjugação de forças, exigindo programas de atendimento ao conjunto familiar, de prevenção à evasão escolar, de inserção no mercado de trabalho e de tratamento médico e multidisciplinar adequado, além de medidas socieducativas que alcancem as finalidades a que se destinam, especialmente a ressocializadora.

O tema é bastante atual e de grande relevância, especialmente no Brasil, em que se discute calorosamente a redução da maioridade penal, dando ênfase ao critério biológico. De qualquer forma, com ou sem alteração do parâmetro etário para penalização, o mais relevante é, sem dúvida, que se busque a prevenção da delinquência juvenil, garantindo um crescimento saudável e cercado de fatores de proteção contra as condutas transgressoras da lei e da vida em sociedade.

Referências

1. Brasil. Presidência da República. Casa Civil. Lei n° 8.069, de 13 de julho de 1990. Dispõe sobre o Estatuto da Criança e do Adolescente e dá outras providências [Internet]. Brasília: Casa Civil; 1990[capturado em 20 jun. 2015]. Disponível em: http://www.planalto.gov.br/ccivil_03/leis/l8069.htm.

2. Organização Mundial de Saúde. Relatório mundial de violência e saúde. Genebra: OMS; 2002.

3. Hutz CS, Silva DFM. Abuso infantil e comportamento delinquente na adolescência: prevenção e intervenção. In: Hutz CS, editor. Situações de risco e vulnerabilidade na infância e na adolescência: aspectos teóricos e estratégias de intervenção. São Paulo: Casa do Psicólogo; 2002. p. 151-85.

4. Laranjeira CA. A análise psicossocial do jovem delinquente: uma revisão da literatura. Psicol Estudo. 2007;12(2):221-7.

5. Padovani RC, Williams LCA, Schelini PW. Análise do desempenho do repertório de resolução de problemas sociais em adolescentes em conflito com a lei. In: Anais IV Congresso de Pós Graduação UFSCAR. São Carlos: UFSCAR; 2007.

6. Toledo GW. A delinquência juvenil no estado de São Paulo: características, evolução e tendências observadas entre os anos de 1950, 1960, 1979, 1985, 1995, 2000, 2001 e 2002 [dissertação] São Paulo: USP; 2006.

7. Portal Brasil. Menores cometem 0,9% dos crimes no Brasil [Internet]. Brasília: Portal Brasil; 2015[capturado em 20 jun. 2015]. Disponível em: http://www.brasil.gov.br/cidadania-e-justica/2015/06/menores-cometem-0-9-dos-crimes-no-brasil.

8. Lerista H, Cardoso A, Silva M, Carrilho P. Delinquência e violência juvenil em Portugal: traçando um retrato a diferentes vozes [Internet]. Portugal: CESIS; 2012 [capturado em 20 jun. 2015]. Disponível em: http://www.youprev.eu/pdf/YouPrev_NationalReport_PT.pdf.

9. Australian Government, Australian Institute of Criminology. Crime and criminal justice statistics: juvenile offenders [Internet]. Griffith: AIC; 2008 [capturado em 20 jun. 2015]. Disponível em: http://www.aic.gov.au/statistics/criminaljustice/juveniles.html.

10. Brasil. Instituto de Pesquisa Econômica Aplicada. Relatório de pesquisa: justiça infanto-juvenil: situação atual e critérios de aprimoramento [Internet]. Brasília: IPEA; 2012 [capturado em 22 jun. 2015]. Disponível em: http://www.cnj.jus.br/images/pesquisas-judiciarias/Publicacoes/relatorio_pesquisa_infantoJuvenil.pdf.

11. Veja. Com. Apreensão de menores de idade cresce 38% em cinco anos [Internet]. São Paulo: Abri; 2015 [capturado em 28 jun. 2015]. Disponível em: http://veja.abril.com.br/noticia/brasil/apreensao-de-menores-de-idade-cresce-38-em-cinco-anos/.

12. Brasil. Conselho Nacional do Ministério Público. Relatório da Infância e Juventude: Resolução n° 67/2011: um olhar mais atento às unidades de internação e semiliberdade para adolescentes. Brasília: CNMP; 2015.

13. Farrington DP. Predicting adult official and self-reported violence. In: Pinard GF, Pagani L, editors. Clinical assessment of dangerousness: empirical contributions. Cambridge: Cambridge University; 2001. p. 66-88.

14. Farrington DP, Loeber R. Epidemiology of juvenile violence. Child Adolesc Psychiatr Clin N Am. 2000;9(4):733-48.

15. Tarolla SM, Wagner EF, Rabinowitz J, Tubman JG. Understanding and treating juvenile offenders: A review of current knowledge and future directions. Aggress Violent Behav. 2002;7:125-43.

16. Escobar-Córdoba F. Aspectos psiquiátrico-forenses del homicidio juvenil. In: Folino JO, Escobar-Córdoba F, organizadores. Estudios sobre homicidios: perspectivas forense, clínica y epidemiológica La Plata: Platense; 2009.

17. Vreugdenhil C, Doreleijers TA, Vermeirein R, Wouters LE, Van Den Brink W. Psychiatric disorders in a representative sample of incarcerated boys in The Netherlands. J Am Acad Child Adolesc Psychiatry. 2004;43(1):97-104.

18. Lilienfeld SO. Methodological Advances and developments in the assessment of psychopathy. Behav Res Ther. 1998;36(1):99-125.

19. Glenn AL, Raine A. Psychopathy: an introduction to biological findings and their implications. New York: New York University; 2014. p. 1-18.

20. Forth AE, Kosson DS, Hare RD. Hare psychopathy checklist: youth version manual. Toronto: Multi-Health Systems; 2003.

21. Sadock BJ, Sadock VA. Manual conciso de psiquiatria da infância e da adolescência. Porto Alegre: Artmed; 2011. p. 123-28, 190-92.

22. Robins LN. Sturdy childhood predictors of adult antisocial behavior: replications from longitudinal studies. Psychol Med. 1978;8(4):611-22.

23. Moffit TE, Caspi A. Como prevenir a continuidade intergeracional do comportamento anti-social: implicações da violência entre companheiros. In: Fonseca AC, editor. Comportamento anti-social e família. Coimbra: Almedina; 2002. p. 373-96.

24. Trindade J. Manual de psicologia jurídica para operadores do Direito. 7. ed. rev. atual. ampl. São Paulo: Livraria do Advogado; 2014. p. 530-1.

25. Cullen FT, Agnew R. Criminological theory: past to present: essencial readings. Los Angeles: Roxbury; 2006. p. 95-101.

26. Rutter M. Resilience concepts and findings: implications for family therapy. J Fam Ther. 1999;21(2):119-44.

27. Costa CRBSF, Assis SG. Fatores protetivos a adolescentes em conflito com a lei no contexto socioeducativo. Psicol Socied. 2006;18(3):74-81.

28. Silva ER, Gueresi S. Texto para discussão n° 979. Adolescentes em conflito com a lei: situação do atendimento institucional no Brasil [Internet]. Brasília: IPEA; 2003 [capturado em 20 jun. 2015]. Disponível em: http://repositorio.ipea.gov.br/bitstream/11058/2933/1/TD_979.pdf.

29. Brasil. Conselho Nacional de Justiça. Panorama nacional: a execução das medidas socioeducativas de internação: programa justiça ao jovem [Internet]. Brasília: CNJ; 2012 [capturado em 23 jun. 2015]. Disponível em: http://www.cnj.jus.br/images/programas/justica-ao-jovem/panorama_nacional_justica_ao_jovem.pdf.

30. Office of Juvenile Justice and Delinquency Prevention. Statistical briefing book [Internet]. Washington: OJJDP; 2014 [capturado em 20 jun. 2015]. Disponível em: http://www.ojjdp.gov/ojstatbb/crime/JAR_Display.asp?ID=qa05230.

31. Último Segundo. Saiba quais foram os ataques mais mortais dos últimos 20 anos nos EUA [Internet]. São Paulo: IG; 2012 [capturado em 20 jun. 2015]. Disponível em: http://ultimosegundo.ig.com.br/mundo/2012-07-20/saiba-quais-foram-os-ataques-mais-mortais-dos-ultimos-20-anos-nos-eua.html.

32. Soares JB. A construção da responsabilidade penal do adolescente no Brasil: uma breve reflexão histórica [Internet]. Porto Alegre: MPRS; 2013 [capturado em 20 jun. 2015]. Disponível em: http://www.mprs.mp.br/infancia/doutrina/id186.htm.

33. Brasil. Presidência da República. Casa Civil. Decreto n° 847, de 11 de outubro de 1890. Promulga o Código Penal [Internet] Brasília: Casa Civil; 1890 [capturado em 20 jun. 2015]. Disponível em: http://www2.camara.leg.br/legin/fed/decret/1824-1899/decreto-847-11-outubro-1890-503086-norma-pe.html.

34. Brasil. Presidência da República. Casa Civil. Lei n° 4.242, de 5 de janeiro de 1921. Fixa a Despesa Geral dos Estados Unidos do Brasil para o exercício de 1921[Internet]. Brasília: Casa Civil; 1921 [capturado em 20 jun. 2015]. Disponível em: http://www2.camara.leg.br/legin/fed/lei/1920-1929/lei-4242-3-janeiro-1921-568762-norma-pl.html.

35. Brasil. Presidência da República. Casa Civil. Decreto n° 22.213, de 14 de dezembro de 1932. Aprova a Consolidação as Leis Penais, da autoria do Sr. Desembargador Vicente Piragibe [Internet]. Brasília: Casa Civil; 1932 [capturado em 20 jun. 2015]. Disponível em: http://legis.senado.gov.br/legislacao/ListaPublicacoes.action?id=42869

36. Brasil. Presidência da República. Casa Civil. Decreto n° 17.943-A, de 12 de outubro de 1927. Consolida as leis de assistencia e protecção a menores [Internet]. Brasília: Casa Civil; 1927 [capturado em 20 jun. 2015]. Disponível em: http://www2.camara.leg.br/legin/fed/decret/1920-1929/decreto-17943-a-12-outubro-1927-501820-publicacaooriginal-1-pe.html.

37. Brasil. Presidência da República. Casa Civil. Decreto-Lei n° 2848, de 07 de dezembro de 1940. Código penal [Internet]. Brasília: Casa Civil; 1990 [capturado em 20 jun. 2015]. Disponível em: http://www.planalto.gov.br/ccivil_03/decreto-lei/del2848.htm.

38. Brasil. Presidência da República. Casa Civil. Lei n° 7.209, de 11 de julho de 1984. Altera dispositivos do decreto-lei n° 2.848, de 7 de dezembro de 1940 – Código Penal, e dá outras providências [Internet]. Brasília: Casa Civil; 1984 [capturado em 20 jun. 2015]. Disponível em: http://www.planalto.gov.br/ccivil_03/leis/1980-1988/L7209.htm.

39. Brasil. Presidência da República. Casa Civil. Constituição da República Federativa do Brasil de 1988 [Internet]. Brasília: Casa Civil; 1988 [capturado em 20 jun. 2015]. Disponível em: http://www.planalto.gov.br/ccivil_03/constituicao/constituicao.htm.

40. Brasil. Presidência da República. Casa Civil. Decreto-lei n° 1.004, de 21 de outubro de 1969. Código Penal

[Internet]. Brasília: Casa Civil; 1969 [capturado em 20 jun. 2015]. Disponível em: http://www.planalto.gov.br/ccivil_03/decreto-lei/1965-1988/Del1004.htm.

41. Brasil. Câmara dos Deputados. Proposta de Emenda Constitucional n.° 171 de 1993 Altera a redação do art. 228 da Constituição Federal (imputabilidade penal do maior de dezesseis anos) [Internet]. Brasília: Câmara dos Deputados; 1993 [capturado em 20 jun. 2015]. Disponível em: http://www.camara.gov.br/proposicoesWeb/fichadetramitacao?idProposicao=14493.

42. Fundo das Nações Unidas para a Infância (UNICEF). Porque dizer não à redução da idade penal [Internet]. Brasília: UNICEF; 2007 [capturado em 20 jun. 2015]. Disponível em: http://www.mpdft.mp.br/portal/pdf/unidades/promotorias/pdij/Diversos/estudo_idade_penal_completo.pdf.

43. Brasil. Presidência da República. Casa Civil. Decreto n.° 99.710, de 21 de novembro de 1990. Promulga a Convenção sobre os Direitos da Criança [Internet]. Brasília: Casa Civil; 1990 [capturado em 20 jun. 2015]. Disponível em: http://www.planalto.gov.br/ccivil_03/decreto/1990-1994/D99710.htm.

44. Cunha RS, Lepore PE, Rossato LA. Estatuto da criança e do adolescente comentado. 2. ed. São Paulo: Revista dos Tribunais; 2011.

45. Brasil. Presidência da República. Casa Civil. Lei n° 12.594, de 18 de janeiro de 2012. Institui o Sistema Nacional de Atendimento Socioeducativo (Sinase), regulamenta a execução das medidas socioeducativas destinadas a adolescente que pratique ato infracional; e altera as Leis nos 8.069, de 13 de julho de 1990 (Estatuto da Criança e do Adolescente); 7.560, de 19 de dezembro de 1986, 7.998, de 11 de janeiro de 1990, 5.537, de 21 de novembro de 1968, 8.315, de 23 de dezembro de 1991, 8.706, de 14 de setembro de 1993, os Decretos-Leis nos 4.048, de 22 de janeiro de 1942, 8.621, de 10 de janeiro de 1946, e a Consolidação das Leis do Trabalho (CLT), aprovada pelo Decreto-Lei no 5.452, de 1o de maio de 1943 [Internet]. Brasília: Casa Civil; 1990 [capturado em 20 jun. 2015]. Disponível em: http://www.planalto.gov.br/ccivil_03/_ato2011-2014/2012/lei/l12594.htm.

46. Junior JW, Werner MCM. Direito de família e psiquiatria forense da criança e do adolescente. In: Taborda JGV, Abdalla-Filho E, Chalub M. Psiquiatria Forense. 2. ed. Porto Alegre: Artmed, 2012.

47. Conselho Federal de Medicina. Resolução n.° 2.056/2013. Disciplina os departamentos de Fiscalização nos Conselhos Regionais de Medicina, estabelece critérios para a autorização de funcionamento dos serviços médicos de quaisquer naturezas, bem como estabelece critérios mínimos para seu funcionamento, vedando o funcionamento daqueles que não estejam de acordo com os mesmos. Trata também dos roteiros de anamnese a serem adotados em todo o Brasil, inclusive nos estabelecimentos de ensino médico, bem como os roteiros para perícias médicas e a organização do prontuário de pacientes assistidos em ambientes de trabalho dos médicos [Internet]. Brasília: CFM; 2013 [capturado em 20 jun. 2015]. http://www.portalmedico.org.br/resolucoes/CFM/2013/2056_2013.pdf.

48. Conselho Federal de Medicina. Resolução n.° 2.057/2013. Consolida as diversas resoluções da área da Psiquiatria e reitera os princípios universais de proteção ao ser humano, à defesa do ato médico privativo de psiquiatras e aos critérios mínimos de segurança para os estabelecimentos hospitalares ou de assistência psiquiátrica de quaisquer naturezas, definindo também o modelo de anamnese e roteiro pericial em psiquiatria [Internet]. Brasília: CFM; 2013 [capturado em 20 jun. 2015]. Disponível em: http://www.portalmedico.org.br/resolucoes/CFM/2013/2057_2013.pdf.

49. Krug EG, Dahlberg LL, Mercy JA, Zwi AB, Lozano R. World report on violence and health. Geneva: WHO; 2002.

50. Isolan L, Kieling C, Conceição TV, Pianca TG. Psicofármacos na infância e na adolescência. In: Cordioli AV, Gallois CB, Isolan L. Psicofármacos: consulta rápida. 5. ed. Porto Alegre: Artmed; 2015.

51. Silva ER, Gueresi S. Adolescentes em conflito com a lei: situação do atendimento institucional no Brasil. Brasília: IPEA; 2003.

LEITURA SUGERIDA

Lubit RH, Billick SB. Juvenile delinquency. In: Rosner R, editor. Principles and practice of forensic psychiatry. 2nd ed. London: Arnold; 2003.

CAPÍTULO 35

Reforma Psiquiátrica no Brasil

Valentim Gentil, José G. V. Taborda,
Elias Abdalla-Filho

PONTOS-CHAVE

- "Sofrimento psíquico" é um fenômeno universal inerente à condição humana e pode não ter qualquer relação com doença ou enfermidade mental, problemas essencialmente médicos.
- A psiquiatria é uma especialidade médica. Como tal, não pode ser "reformada", mas deve evoluir de acordo com o progresso do conhecimento científico.
- Entre os recursos de prevenção secundária, uma boa rede de atenção à saúde mental deve ter espaço para o ambulatório de psiquiatria e o hospital psiquiátrico.
- O Centro de Atenção Psicossocial (CAPS) pode ser um recurso útil para a reabilitação psicossocial, não tendo condições de promover ações efetivas de prevenção secundária ou primária.
- A política do Ministério da Saúde promoveu uma desassistência psiquiátrica massiva da população mais carente. Dentre os desassistidos, muitos compõem o "povo das ruas" e o universo dos encarcerados.
- A atual política de saúde mental é ineficiente, não auditável e onerosa, desperdiçando recursos públicos preciosos.

> **VINHETA**
>
> Maicon, 22 anos, solteiro, desempregado, usuário de maconha, é levado a um Centro de Atenção Psicossocial (CAPS), onde um psiquiatra diagnostica "agudização de quadro psicótico paranoide e abuso de substância psicoativa". Permanece por 72 horas "acolhido" para observação e desintoxicação e não é mais visto por médico algum. É uma enfermeira quem lhe dá alta, e Maicon volta para casa com a mãe. Vinte e quatro horas depois, discute com um vizinho e o ataca com uma faca de cozinha. É preso em flagrante por delito de lesão corporal grave. Sem antecedentes criminais, é libertado logo em seguida. Agora, Maicon responde a processo-crime.

Neste capítulo serão examinadas, sob uma perspectiva histórica, as bases ideológicas da chamada "reforma psiquiátrica". Serão apontados os equívocos, as distorções e os efeitos negativos que ela gerou: a desassistência e a criminalização do doente mental. Mostraremos que a política adotada no Brasil prejudicou principalmente a população mais carente, incluindo o "povo das ruas" e os encarcerados ou os que respondem a processos criminais, como Maicon. Concluiremos que a atual política de saúde mental é ineficiente e desperdiça recursos públicos preciosos. Antes, porém, é necessário definir os conceitos básicos de psiquiatria, hospital psiquiátrico, hospício, asilo e manicômio.

"Psiquiatria é o estudo do comportamento anormal do ponto de vista médico – ela se ocupa de diagnóstico, prognóstico, prevenção e tratamento."[1] Ou seja, é uma especialidade médica cujo objetivo é tratar pacientes com enfermidade mental. A psiquiatria não cuida genericamente de pessoas com "sofrimento psíquico", por ser uma condição não patológica, mas de indivíduos com transtornos mentais e de comportamento. Desrespeitar esse limite não "liberta identidades", ao contrário da proposta de um dos mais ativos atores do "movimento basagliano" no Brasil,[2] mas gera confusão, desperdício e desassistência. De fato, sendo uma especialidade médica, a psiquiatria não pode ser "reformada". Ela pode e deve ser atualizada, desenvolvida e aperfeiçoada, de acordo com o progresso dos conhecimentos médico-científicos. O que deve ser democrática e participativa, respeitando as diferenças, competências, atribuições e responsabilidades dos diversos profissionais envolvidos, é a política de saúde mental, bem como seu modelo assistencial. A eficácia desse modelo depende de uma rede abrangente de atenção à saúde mental e compreende ações de natureza primária, secundária e terciária, não podendo ser centralizada em hospitais ou CAPSs, ao contrário da polarização fomentada em nosso país.

Os conceitos de hospital, hospício, asilo e manicômio não devem ser confundidos, pois suas funções são diferentes. Da própria definição de hospital, "estabelecimento onde se internam e tratam doentes",[3] decorre o significado de hospital psiquiátrico ("estabelecimento onde se internam e tratam doentes psiquiátricos"), diferente, portanto, de hospício ("onde se hospedam e/ou tratam pessoas pobres ou doentes, sem retribuição") e de asilo ("local de assistência social onde são recolhidas, para sustento ou também para educação, pessoas pobres e desamparadas, como mendigos, crianças abandonadas, órfãos, velhos; guarida, abrigo e proteção").

John Wing, antigo professor de psiquiatria social de Londres, afirmava que não se deve confundir uma estrutura com sua função e destacava a importância da função de asilo dos antigos hospitais:

> Muitas das funções dos grandes hospitais psiquiátricos eram as de asilo. Quando a estrutura dos serviços mudou e o papel dos grandes hospitais diminuiu, a necessidade de continuar a cobrir suas funções foi sendo negligenciada [...] as funções de asilo sempre foram tanto de refúgio quanto de recuperação.[4]

Pode-se dizer que a criação dos asilos foi uma tentativa bem-intencionada de acolher e cuidar dos doentes mentais, tirando-os das ruas e prisões – para onde voltaram 100 anos depois, devido às, talvez, bem-intencionadas, mas malsucedidas, "reformas" dos últimos 50 anos. Hoje, sem asilo, os pacientes com quadros deficitários que não mais precisem de hospital, os que estão nas ruas ou, ainda, os isolados em casa, sem interação social e sem possibilidades de reabilitação, assim permanecerão até que se construa uma política social viável e que lhes seja adequada.

Os direitos humanos exigem a presença da função de asilo, realizada no passado pelos grandes hospitais psiquiátricos, e que pode ser hoje exercida por equipamentos médico-sociais não hospitalares. De fato, em sua origem, o Hospital São Pedro, de Porto Alegre, e o Asilo de Alienados do Juqueri, próximo a São Paulo, ambos do fim do século XIX, eram instituições modelares até fins da década de 1930. Progressivamente, ambos passaram a receber mais pacientes do que tinham condições de cuidar. O mesmo ocorreu com os demais hospitais psiquiátricos brasileiros. Como em outros países, a sociedade atribuiu às instituições psiquiátricas a responsabilidade de cuidar dos doentes graves, sem dar a elas os recursos necessários para exercer tais funções. Em 1907, o Juqueri tinha 900 internos; em 1923, tinha 1.800, e, em 1958, mais de 14 mil doentes, muitos incuráveis, oligofrênicos ou com graves sequelas da esquizofrenia. O São Pedro, nessa época, tinha mais de seis mil pacientes com o mesmo perfil. Com a superlotação, os hospitais asilares tornaram-se inviáveis e iatrogênicos, com péssimas instalações e carência de pessoal, gerando maus-tratos. O mesmo ocorreu por todo o mundo, justificando um questionamento da própria abordagem médica dos doentes mentais, ocasionando o movimento denominado "antipsiquiatria".

Movimentos de "reforma psiquiátrica"

Em reação ao confinamento e aos maus-tratos dirigidos aos pacientes internados, frustrados com a ineficácia dos tratamentos médicos, esperançosos com as teorias psicodinâmicas e sociais emergentes e no bojo das reivindicações do pós-guerra mundial, alguns países do Ocidente abraçaram propostas radicais de desinstitucionalização dos doentes mentais. A mais ampla ocorreu nos Estados Unidos, a partir dos anos de 1960, no Governo Kennedy: dezenas de milhares de leitos psiquiátricos foram fechados, e foi criada uma rede (ineficiente) de centros comunitários de saúde mental, ao mesmo tempo em que foi promulgada uma legislação libertária. A forma abrupta e imprevidente como essa "reforma" foi feita gerou desassistência e graves problemas, até mesmo de natureza forense,[5-7] para os pacientes e suas famílias.

Passados 40 anos, no ano de 2003, havia quase um milhão de doentes mentais graves no sistema penal norte-americano: 284 mil presos com esquizofrenia e transtorno bipolar, outros 550 mil em liberdade condicional, além de 200 mil doentes mentais morando nas ruas. Segundo a lei norte-americana, indivíduos psicóticos não podem ser tratados involuntariamente – a não ser que ofereçam perigo evidente a si mesmos ou a outrem –, mas podem ser presos e condenados se demonstrado que sabiam quais as consequências de seus atos, mesmo que seus crimes sejam cometidos sob estado mental alterado. Emblemático foi o caso da enfermeira Andrea Yates, condenada pela morte de cinco filhos durante psicose pós-parto. Apesar da eficácia dos modernos tratamentos psiquiátricos, o sistema penal se tornou a principal via de acesso aos serviços de saúde mental nos Estados Unidos – resultado incompatível com a expectativa dos anos de 1960.[7]

Outro exemplo foi o da Itália: em 1978, inspirada nos trabalhos do psiquiatra Franco Basaglia (1924-1980), foi promulgada a Lei nº 180, da "reforma da assistência psiquiátrica", conhecida como "Lei Basaglia". Segundo seu artigo 7º:[8]

> É *proibido construir* novos hospitais psiquiátricos, *utilizar os atualmente existentes* como divisões especializadas de Psiquiatria dos hospitais gerais, *criar* divisões ou seções psiquiátricas em hospitais gerais e *utilizar como tais* as divisões ou seções neurológicas ou neuropsiquiátricas. (Grifo nosso.)

Se fosse prescritiva, a Lei Basaglia teria vedado não apenas o hospital psiquiátrico, mas também as unidades psiquiátricas em hospitais gerais. Sua aplicação, no entanto, varia com as decisões de cada região autônoma do país. Segundo Tansella e Burti,[9] foi fixado apenas um limite de 15 leitos psiquiátricos por hospital geral,

> para evitar uma concentração excessiva de pacientes psiquiátricos, uma característica dos hospitais mentais, que fora considerada prejudicial ao bem-estar dos pacientes.

De Girolamo e colaboradores[10] informam que, em 2006, para uma população de 56 milhões de habitantes, a Itália tinha 8.975 leitos psiquiátricos para agudos (3.498 em hospitais gerais, 399 em clínicas universitárias, 98 em centros comunitários de 24 horas, 118 em outros serviços públicos e 4.862 em hospitais privados). Além deles, havia 17.138 vagas para moradia extra-hospitalar, 309 hospitais-dia e 707 centros comunitários de saúde mental, entre outros equipamentos de saúde e sociais. Portanto, a rede de saúde mental, no próprio país de Franco Basaglia, contém leitos psiquiátricos hospitalares para pacientes com transtornos mentais e muito poucos em centros comunitários de saúde mental (os nossos "CAPSs").

Para os basaglianos mais radicais, porém, não bastava abolir hospitais: era preciso "desconstruir" a psiquiatria. Segundo Amarante,[11]

> Desde o lançamento do Manifesto do Movimento da Psiquiatria Democrática, na Bolonha, em 8 de outubro de 1973, pôde-se detectar o objetivo fundamental deste movimento, que era a desconstrução do aparato manicomial – mesmo as propostas mais ousadas de transformação do espaço manicomial não eram mais que contemporizações. A instituição a ser negada era o conjunto de aparatos científicos, legislativos, administrativos, de códigos de referência cultural e de relações de poder, o paradigma clínico, foi o verdadeiro objeto do projeto de desinstitucionalização. Descartadas as falsas compreensões da desinstitucionalização, poderemos apreender o elaborado processo de invenção de uma nova concepção sobre a loucura. Inspirados ora na Antipsiquiatria, ora em autores aparentemente tão distantes como Marx, Gramsci, Sartre, Husserl, Foucault, Castel e Goffman, dentre outros, Basaglia e os demais operadores construíram uma negação objetiva não da doença mental,

mas do imperialismo da dimensão médico-clínica sobre o fenômeno loucura.

O movimento basagliano dos anos de 1980, fortemente identificado com os anarquistas e comunistas da Itália e com fácil penetração nos partidos políticos de esquerda do Terceiro Mundo, passou a ter maior influência internacional graças à ascensão de seus integrantes a postos governamentais de países da América Latina e da Europa, bem como a cargos diretivos da Organização Pan-americana da Saúde e da Divisão de Saúde Mental e Abuso de Substâncias da Organização Mundial da Saúde (OMS).

O personagem mais influente desse movimento nos últimos 25 anos foi o médico italiano Benedetto Saraceno. Em 1984, ele atuou na Nicarágua – um país pobre, com 130.000 km² e 2,5 milhões de habitantes, recém-saído de guerra civil – por meio de uma cooperação da Unidade de Psiquiatria do Instituto de Pesquisas Farmacológicas Mario Negri, de Milão, com o governo sandinista, apoiada pela Organização Pan-americana da Saúde. Lá, ao lado de um hospital psiquiátrico de poucos recursos, existiam sete centros de atendimento psicossocial. Em 1989, a experiência nicaraguense foi levada para El Salvador e Costa Rica, pois Saraceno considerou que

> o modelo de colaboração internacional era notavelmente eficiente e gerador de produtos de boa qualidade a partir de investimentos limitadíssimos, se comparados aos investimentos de cooperações oficiais intergovernamentais

e resolveu "estender a todo o continente latino-americano a fórmula adotada na América Central".[12]

Segundo ele, os principais produtos do "projeto Mario Negri" para a América Latina foram a Conferência de Caracas sobre os Hospitais Psiquiátricos da América Latina e a criação de um Consórcio Europeu para Cooperação Técnica em Saúde Mental.[13] Em 1990, esse projeto foi apresentado por Saraceno a 200 convidados para uma conferência organizada em Caracas sob os auspícios da Organização Pan-americana da Saúde, com apoio técnico e financeiro do Instituto Mario Negri. Segundo seus Anais,[13] a Conferência Regional para a Reestruturação da Atenção Psiquiátrica na América Latina no Contexto dos Sistemas Locais de Saúde (SILOS) teve também o apoio de diversas associações de profissionais de serviços de saúde europeus (particularmente italianos e espanhóis). Ela contou com a participação de políticos e de alguns médicos dos países da região, inclusive o Brasil. Os brasileiros presentes foram os professores Ellis Busnello e Marcos Ferraz, o dr. Davi Capistrano, médico sanitarista, o deputado federal Paulo Delgado, e os psiquiatras drs. E. Oliveira e Roberto Tikanori (Coordenação Geral de Saúde Mental, Álcool e Outras Drogas do Ministério da Saúde – CORSAM/MS). Os participantes, em geral, eram convidados, e não representantes oficiais de qualquer país. A única universidade citada como tal foi a de Umea (Suécia). Ao final, foi emitida a "Declaração de Caracas".

Não há o que contestar nessa Declaração. O problema foi o uso que se fez dela: mesmo que tenha sido aclamada pelos participantes, não é um documento oficial da OPAS, não foi assinada pelo Brasil, nem por qualquer outro país, ao contrário do que consta em diversos documentos gerados pela CORSAM/MS e por seus aliados. Vale notar que ela não menciona fechamento nem proibição de construção ou financiamento de hospitais. Essa, aliás, é a linha do documento oficial da Organização das Nações Unidas (ONU), Princípios para a Proteção de Pessoas Acometidas de Transtorno Mental e para a Melhoria da Assistência à Saúde Mental (Assembleia Geral, 17/12/1991),[14] que também não menciona desospitalização. A partir dessa reunião, um "consórcio europeu" passou a atuar no Brasil, intervindo em "serviços psiquiátricos, administrativos, docentes, legislativos e políticos".[12] Segundo Benedeto Saraceno, o Brasil passou a contar com mentores de Trieste (Franco Rotelli), Ímola (Ernesto Venturini) e Madri (Manuel Desviat).[12] A CORSAM/MS passou a ser dirigida por profissionais ligados ao Instituto Franco Basaglia, do Rio de Janeiro, cuja palavra de ordem é "acabar com os manicômios". Suas gestões, desde então, se concentraram em fechar leitos hospitalares e abrir CAPs e outros serviços voltados para a reabilitação psicossocial, sem priorizar a assistência psiquiátrica propriamente dita ou investir em estratégias de prevenção.

Contudo, a "desinstitucionalização" de doentes mentais crônicos esbarra nas limitações de autonomia e na incapacidade de viver sem supervisão decorrentes da própria doença. Embora a relação de dependência entre pacientes e instituições deva ser evitada sempre que possível, mesmo quando estabilizados, muitos pacientes têm sintomas residuais ou alterações cognitivas, necessitando de ajuda para resolver problemas triviais e conflitos interpessoais, ou ainda para executar simples atividades da vida diária. De fato, esses pacientes estão sujeitos a ser explorados, têm dificuldade de entender regras sociais, podem infringir leis e regulamentos, indispor-se com vizinhos e circunstantes e ser vítimas de estigma ou de predadores, o que torna sua sobrevivência independente uma tarefa quase impossível nas nossas sociedades competitivas.

Um exemplo dessa dificuldade provém do Governo do Estado de São Paulo em sua tentativa de desospitalizar os pacientes do Juqueri: em 1995 restavam 1.800 pacientes cronicamente internados, dos quais apenas 9% teriam condições de alta, enquanto 13% eram deficientes físicos ou mentais; 21% eram geriátricos, muitos deles demenciados; 21% tinham potencial para reinserção social e 36% poderiam ser reabilitados.

Situação semelhante ocorreu no Hospital São Pedro, no Rio Grande do Sul, que ainda abriga cerca de 800 pacientes, dos quais 600 são asilares. Ou seja, muitos deles ainda necessitam de assistência médica, além de abrigo e de proteção. A retirada do apoio institucional com frequência leva a transinstitucionalização, aumento de doentes mentais graves nas ruas e na população carcerária ou grande sobrecarga para as famílias. Nos Estados Unidos, a desinstitucionalização foi "o experimento social mais fracassado do século XX".[6]

Origens da "reforma psiquiátrica" no Brasil

O movimento pela "reforma" da atenção psiquiátrica no Brasil remonta ao final do regime militar, época de transição e efervescência na política brasileira, com o surgimento de vários movimentos sociais. O "Movimento de Trabalhadores em Saúde Mental" (MTSM) teve origem em 1978, quando

> quase duzentos profissionais e estagiários foram literalmente expulsos dos hospitais psiquiátricos federais do Rio de Janeiro por terem denunciado as condições de trabalho e o tratamento dados aos pacientes.[15]

Naquele mesmo ano, Franco Basaglia, Felix Guattari, Roberto Castel, Ervin Golfman, Thomas Szasz e outros partidários da "antipsiquiatria" foram ao Rio de Janeiro para um congresso de lançamento do Instituto Brasileiro de Psicanálise, Grupos e Instituições (IBRAPSI). A psicanálise tradicional e o "elitismo" da formação psicanalítica seriam os principais alvos dos ataques, mas o evento acabou se inserindo na mobilização por reformas políticas e sociais. Nesse contexto, alguns psiquiatras e políticos da "geração de 1968"[16] abraçaram uma versão do modelo basagliano que exigia o fechamento de leitos para canalizar recursos para os serviços comunitários. Nas palavras de Amarante,[17] "a luta pelo louco inseria-se na estratégia de luta geral da sociedade (pela mulher, pelo índio, pelo negro e pelo homossexual)". Nessa circunstância, de nada valeram os alertas sobre o insucesso de experiências desse tipo em outros países, nem os conselhos do próprio Franco Rotelli, sucessor de Basaglia em Trieste, para que não se repetisse aqui o erro norte-americano de fechar hospitais antes que alternativas comunitárias estivessem efetivamente implantadas, para não resultar em "loucos pelas ruas".

Ao final do regime militar no Brasil, a área da saúde sofreu forte influência do movimento de Reforma Sanitária e dos movimentos político-sociais da época. Ainda segundo Amarante,[17]

> a partir de 1985 [...] uma parte significativa dos postos de chefia de programas estaduais e municipais de saúde mental, assim como a direção de importantes unidades hospitalares públicas – inclusive algumas universitárias – estão sob a condução de fundadores e ativistas do MTSM.

Ao mesmo tempo, psiquiatras ligados a universidades e à Associação Brasileira de Psiquiatria (ABP) tentavam corrigir as distorções do modelo então vigente, excessivamente centrado no atendimento em hospitais psiquiátricos tradicionais. Em 1984, por exemplo, o Estado de São Paulo tinha 19 ambulatórios de saúde mental e a grande São Paulo tinha 14 equipes de saúde mental em centros de saúde. A Coordenação de Saúde Mental do Estado tinha planos de expandir e capacitar as equipes de psiquiatria e saúde mental em unidades básicas de saúde (UBS), e de criar um "Programa Ambulatorial de Intensidade Máxima" para o seguimento pós-alta hospitalar.

Infelizmente, a partir de 1985, desconsiderando os achados epidemiológicos sobre os transtornos mentais prevalentes na população e o sucesso das modernas terapêuticas psiquiátricas, a prioridade passou a ser a reabilitação psicossocial de pacientes com psicoses graves ou sequelas orgânicas, institucionalizados, crônicos e com baixo potencial de recuperação. Como já mencionado, desvalorizou-se o atendimento psiquiátrico ambulatorial, delegando-o à rede básica de cuidados gerais de saúde. Entretanto, na época já se sabia que a falta de tratamentos especializados para psicoses agudas, depressões, transtorno bipolar, transtornos de ansiedade e consequências do abuso de substâncias, além dos quadros psiquiátricos de início na infância e adolescência, geraria sofrimento desnecessário e levaria a internações que poderiam ser evitadas – o contrário da própria bandeira dos que assumiram os destinos das políticas públicas na CORSAM/ MS e em vários Estados e municípios.

Assim, em 1986, Anna Pitta, então diretora de serviços ambulatoriais no Governo Franco Montoro (SP), foi conhecer o projeto de Saraceno na Nicarágua. De lá, segundo conta, trouxe o nome "CAPS" – Centro de Atenção Psicossocial – para o serviço que se tornaria a peça central do modelo brasileiro, cuja função seria "reabilitar ou habilitar pessoas excluídas dos círculos habituais da sociedade por portar algum transtorno mental".[18] Em março de 1987, Anna Pitta criou o CAPS Professor Luiz da Rocha Cerqueira (ou CAPS Itapeva) na capital de São Paulo, modelo para o que se pretenderia fazer no País. Infelizmente, poucos CAPs corresponderam a essa expectativa.

Aquele ano foi marcado pela instalação, em fevereiro de 1987, da Assembleia Nacional Constituinte. Em junho, na esteira da I Conferência Nacional de Saúde, ocorreu no Rio de Janeiro a I Conferência Nacional de Saúde Mental. Seu relatório reflete o clima político da época e a intenção de influenciar a nascente Constituição Federal:[19]

Para a concretização da Reforma Sanitária, considera-se imprescindível uma reforma agrária e urbana que melhore as condições de vida da população e reforma tributária que a viabilize em termos de recursos financeiros, uma vez que a atual e abusiva legislação penaliza municípios e deixa ao poder federal o maior percentual de recursos [...].

[...] os trabalhadores de saúde mental podem se constituir em instrumentos de dominação do povo brasileiro, seja por uma opção astuta de identificação com os interesses das classes dominantes, seja por uma ingenuidade que supõe que a intervenção técnica é neutra e asséptica. É urgente, pois, o reconhecimento da função de dominação dos trabalhadores de saúde mental e a sua revisão crítica, redefinindo o seu papel, reorientando a sua prática e configurando a sua identidade ao lado das classes exploradas.

[...] resgatar para a saúde sua concepção revolucionária, baseada na luta pela igualdade de direitos e no exercício real da participação popular, combatendo a psiquiatrização do social, a miséria social e institucional e eliminando o paternalismo e a alienação das ações governamentais e privadas no campo da saúde.

Com referência ao modelo assistencial: 2.1. Reversão da tendência "hospitalocêntrica e psiquiatrocêntrica", dando prioridade ao sistema extra-hospitalar e multiprofissional como referência assistencial ao paciente, inserindo-se na estratégia de desospitalização [...].

A indústria farmacêutica será estatizada [...].

O poder público poderá intervir, desapropriar ou expropriar os serviços de natureza privada [...].

Enquanto não se atingir a meta da estatização os prestadores e produtores de bens e serviços passarão a ter controlados seus procedimentos operacionais e direcionadas suas ações no campo da saúde [...].

É da responsabilidade do Estado a questão da formação dos recursos humanos, que deverão ser adequados ao contexto de novas políticas [...].

Esse Relatório, pela primeira vez, explicita a exigência de proibir hospitais psiquiátricos no Brasil:

A partir desta Conferência, o setor público não credenciará nem instalará novos leitos psiquiátricos em unidades psiquiátricas hospitalares tradicionais, reduzindo, progressivamente, os leitos existentes nesse último tipo de serviço e substituindo-os por leitos psiquiátricos em hospitais gerais públicos ou por serviços inovadores alternativos à internação psiquiátrica [...].

Será proibida a construção de novos hospitais psiquiátricos tradicionais [...].

Em regiões onde houver necessidade de novos leitos psiquiátricos, estes deverão estar necessariamente localizados em hospitais gerais [...].

Em dezembro de 1987, durante o II Encontro Nacional de Trabalhadores em Saúde Mental (Bauru-SP), o MTSM transformou-se no "Movimento Nacional da Luta Antimanicomial". Desde seu início, esse movimento procurou vincular a assistência psiquiátrica hospitalar a injustiças sociais. Um manifesto de 1987 dizia:[20]

O manicômio é expressão de uma estrutura, presente nos diversos mecanismos de opressão desse tipo de sociedade. A opressão nas fábricas, nas instituições de adolescentes, nos cárceres, a discriminação contra negros, homossexuais, índios, mulheres. Lutar pelos direitos de cidadania dos doentes mentais significa incorporar-se à luta de todos os trabalhadores por seus direitos mínimos à saúde, justiça e melhores condições de vida.

Seus militantes, dirigindo postos administrativos públicos federais, estaduais e municipais, assumiram discurso sintonizado com o pensamento de parcela da intelectualidade e de defensores dos direitos humanos, dificultando a correta avaliação dos fundamentos técnicos e das consequências de suas propostas. Em setembro de 1989, esse movimento submeteu um projeto de lei à Câmara dos Deputados, assinado pelo deputado Paulo Delgado (PT-MG), com a ementa:[21] "Dispõe sobre a extinção progressiva dos manicômios e sua substituição por outros recursos assistenciais e regulamenta a internação psiquiátrica compulsória". Sua principal determinação foi expressa no primeiro artigo:[21]

> Art. 1° Fica proibida, em todo o território nacional, a construção de novos hospitais psiquiátricos públicos e a contratação ou financiamento, pelo setor governamental, de novos leitos em hospital psiquiátrico.

O uso das palavras "manicômio" e "hospital psiquiátrico" como sinônimos foi, segundo Amarante,[11] uma opção para mostrar que não haveria diferença entre um e outro. Do ponto de vista etimológico, manicômio significa "hospital de doidos", uma denominação que se tornou pejorativa e que não corresponde necessariamente ao estado mental de grande parte das pessoas que hoje necessitam de internação hospitalar. Manicômio, como misto de hospital, asilo e prisão, foi o nome dado aos serviços hospitalar-asilares judiciários, hoje denominados (talvez também de forma equivocada) "hospitais de custódia e tratamento psiquiátrico". Como visto, melhor seria reservar o termo "hospital" para o equipamento médico, pois modernos hospitais psiquiátricos podem ser mais adequados do que outros equipamentos para o atendimento a determinados estados mentais e do comportamento que não podem ser atendidos de maneira adequada em serviços ambulatoriais. Por essa razão, ao contrário do que às vezes se diz, modernos serviços hospitalares continuam a ser construídos em países desenvolvidos, como é o caso do Saint Elizabeth's Hospital, de Washington, DC, nos Estados Unidos, cuja construção (42.000 m² com 292 leitos, dos quais 178 são forenses), iniciada em 2006, foi concluída em 2009, no *campus* do antigo asilo de 1855.

O "Projeto Delgado", com ligeiras modificações – e sob o argumento político de haver sido objeto de deliberação de conferências municipais, estaduais e nacionais –, foi apresentado por deputados do Partido dos Trabalhadores às Assembleias Legislativas de quase todos os Estados da Federação, tornando-se lei no Rio Grande do Sul (1992), no Ceará (1993), no Distrito Federal (1995), em Pernambuco (1994), no Paraná (1995), em Minas Gerais (1995), no Rio Grande do Norte (1995), no Espírito Santo (1996) e na Paraíba (2004). A II Conferência Nacional de Saúde Mental (II CNSM – Brasília, 12/1992), organizada pela CORSAM e pelo Movimento Antimanicomial, produziu "recomendações" que já constavam desses projetos de lei, praticamente idênticos entre si, a partir de 1991. Em outras palavras: a II CNSM apenas referendou o que já havia sido deliberado.

Um dos projetos mais radicais e que, se promulgado, poderia ter resultado em graves prejuízos à população, foi o Projeto de Lei (PL) no 366, submetido em maio de 1992 à Assembleia Legislativa de São Paulo. Além de artigo igual ao de seus congêneres de outros Estados:

> Ficam proibidos, no território do Estado de São Paulo, a construção e ampliação de hospitais psiquiátricos e similares, públicos ou privados,

e a contratação e financiamento pelo setor público de novos leitos nesses estabelecimentos [...],²²

determinava, em suas Disposições Gerais e Transitórias, que:

> Ficam desautorizados a funcionar no território estadual todos os Hospitais Psiquiátricos ou similares existentes, após cinco anos da data da promulgação desta Lei.²²

Se tivesse sido aprovado, nem mesmo o Instituto de Psiquiatria do Hospital das Clínicas da Faculdade de Medicina da Universidade de São Paulo (IPq-HCFMUSP), considerado modelo na América Latina, poderia existir...

Nos dias de hoje, quase 20 anos após a Conferência de Caracas, Saraceno e colaboradores reconheceram que

> [...] investimentos em cuidados primários ou nos cuidados terciários já existentes (p. ex., melhorias nas condições dos hospitais psiquiátricos) são vitais simultâneos, com o desenvolvimento de serviços comunitários de saúde mental.²³

Ou seja, constatou-se o óbvio: o planejamento em saúde mental deve ser cuidadoso e

> acompanhado por uma sequência racional de eventos para evitar o fechamento dos leitos hospitalares antes que os serviços de cuidados comunitários estejam solidamente instalados. Nenhum sistema de Saúde Mental pode funcionar sem o provimento de um número suficiente de leitos em enfermarias de agudos para atender pessoas em crise.²⁴

Apesar disso, a estratégia de convencimento dos governantes e da sociedade sobre a validade das propostas basaglianas ainda hoje inclui muita desinformação. A principal diz respeito ao argumento econômico, evidente durante a longa tramitação do projeto Delgado. Mas ele é contestável: serviços comunitários não são mais baratos do que os hospitalares, mesmo que o Sistema Único de Saúde (SUS) pague aos hospitais apenas o correspondente à moradia e a um mínimo de serviços de natureza médica. Se o objetivo fosse economizar, a prioridade deveria ser a promoção de medidas mais eficazes de prevenção primária, secundária e terciária dos transtornos mentais – "a quantidade de recursos economizados depende da efetividade das estratégias de prevenção, detecção precoce e tratamento"²⁵ –, mas sobre isso há pouquíssima informação no Brasil.

Situação atual da "reforma" brasileira

O Projeto Delgado foi aprovado na Câmara dos Deputados por acordo de lideranças, em 14/12/1990. Depois de 10 anos, em 6 de abril de 2001, um Substitutivo do Senado foi promulgado, a Lei nº 10.216,²⁶ indevidamente chamada de "Lei Delgado". Sua ementa reza: "Dispõe sobre a proteção e os direitos dos portadores de transtornos mentais e redireciona o modelo assistencial de saúde mental". O artigo 2º da Lei nº 10.216/01 afirma ser direito da pessoa com transtorno mental "ter acesso ao melhor tratamento do sistema de saúde consentâneo às suas necessidades".²⁶ Trata-se de norma legal equilibrada, que enuncia claramente os direitos dos pacientes e os protege de intervenções abusivas, prevendo a fiscalização permanente do Ministério Público a todas as internações psiquiátricas involuntárias.

Entretanto, o Ministério da Saúde brasileiro e a CORSAM/MS, em particular, têm sistematicamente desrespeitado a lei brasileira e se orientado pelas diretrizes da lei italiana (o que, como vimos, nem algumas regiões da Itália fizeram). Legislando por meio de portarias, o Ministério da Saúde deu prioridade ao fechamento de leitos e redirecionou os recursos financeiros para os serviços de reabilitação psicossocial. Faltam hospitais e ambulatórios, e os serviços de cuidados primários (unidades básicas de saúde [UBSs], programa de saúde de família [PSF]) não têm recursos operacionais ou equipes com competência técnica para suprir suas faltas. Delegar a atenção psiquiátrica aos serviços de cuidados primários pressupõe capacitação dos médicos generalistas e esbarra nos baixos índices de aproveitamento dos programas de treinamento oferecidos. Até que os médicos de família e generalistas se tornem capazes de diagnosticar e tratar os transtornos mentais comuns e dar atendimento inicial às crises, a rede de cuidados primários não terá resolutividade, e modelo algum que dependa disso poderá ser bem-sucedido. Para isso, será necessário valorizar e mudar a forma de ensino da psiquiatria nos currículos de graduação e incluí-la entre as "grandes áreas da medicina".

A DESOSPITALIZAÇÃO

A Tabela 35.1 mostra que o Brasil, desde 1989, sofreu uma massiva desospitalização, com fechamento de 80% dos leitos hospitalares sem a correspondente substituição por recursos efetivos.

Segundo consta da "Justificação" do Projeto Paulo Delgado, em 1989 o País tinha "quase 100.000 leitos remunerados pelo setor público, além de 20.000 leitos estatais".[21] Naquele ano, a população brasileira foi estimada em cerca de 145 milhões de habitantes, com uma relação de 0,83 leito por mil habitantes. Em dezembro de 2010, o Ministério da Saúde informou dispor de 32.735 leitos em hospitais psiquiátricos, para uma população estimada em 193 milhões de pessoas. Corrigindo-se pelo aumento da população e mantida a relação leitos/habitantes, o Brasil deveria ter cerca de 160 mil leitos em 2010. Assim, restaram apenas 20% dos leitos que haveria, com uma carência de 128 mil leitos. Isso é agravado pelo fato de mais de 50% dos 32 mil leitos remanescentes estarem ocupados por pacientes crônicos ("moradores"), devendo, segundo a política da CORSAM/MS, simplesmente ser fechados quando desocupados.

Essa redução drástica do total de leitos psiquiátricos (incluindo hospitais psiquiátricos e hospitais gerais) não é suprida pela rede alternativa.a No modelo da CORSAM/MS, atribui-se ao CAPS-III e ao CAPS-AD a função de "acolher" pacientes em leitos psiquiátricos por curto espaço de tempo (até sete dias corridos ou 10 dias em um mês). O recurso ao verbo "acolher", em vez de "internar" ou "hospitalizar", é um eufemismo para negar a esses pacientes os cuidados médicos essenciais por 24 horas ininterruptas e para não ter de comunicar ao Ministério Público os casos de "acolhimento" involuntário. Isso, aliás, mereceu condenação do Conselho Federal de Medicina.[27]

Segundo os dados do Ministério da Saúde, os CAPSs se multiplicaram, mas em 2010 havia apenas 55 CAPSs-III no Brasil (275 leitos no total).[28] Quanto aos leitos psiquiátricos em hospitais gerais, às vezes mencionados como parte importante do modelo, a CORSAM/MS afirma que eles aumentaram cerca de 50%, mas essa porcentagem é enganosa: entre 1994 e 2010 o aumento foi de apenas 850 leitos.[28] De fato, dos 2.392 leitos credenciados pelo SUS em 2005, 412 estavam em hospitais com 1 a 4 leitos para psiquiatria, o que inviabiliza economicamente a montagem de equipes especializadas e sugere um uso ocasional para casos esporádicos, pois uma unidade psiquiátrica em hospital geral é um conjunto de serviços de saúde mental, e não apenas uma enfermaria.[29] No entanto, cerca de 10 hospitais listados como gerais tinham mais de 30 leitos psiquiátricos, número superior ao considerado adequado para uma unidade psiquiátrica em hospital geral, e incorre, no mínimo, em mais um erro conceitual. Em síntese, menos de 1.500 leitos psiquiátricos estavam em hospitais com 5 a 29 desses leitos, número ideal para que haja equilíbrio financeiro associado à qualidade da prestação dos cuidados nesse tipo de instituição. De qualquer forma, não se sabe se eles dispõem de equipes e recursos para atender pacientes psiquiátricos com alguma competência e resolutividade.

Se os dados oficiais estiverem corretos – e há dúvidas quanto à qualidade das informações do Ministério da Saúde[30] – somando-se os leitos para casos agudos em hospitais psiquiátricos, os hospitais gerais com unidades psiquiátricas e os CAPSs-III, o País não dispõe de 18 mil leitos especializados em psiquiatria para uma população de 193 milhões de pessoas, ou seja, menos de 0,1 leito por mil habitantes. Coincidência ou não, a falta de investimentos em unidades psiquiátricas em hospitais gerais é coerente com a oposição basagliana ao atendimento psiquiátrico em hospitais gerais e em ambulatórios especializados, na afirmação de sua figura mais atuante, Benedeto Saraceno:[2]

TABELA **35.1** EQUIPAMENTOS DA REDE SUS NAS ÚLTIMAS DÉCADAS

ANO	LP-HP	LP-HG	CAPS-III	CAPS-Total	SRTs
1989	120.000				
–	–				
1996	72.514				
1997	71.041				
1998	70.323				
1999	66.393				
2000	60.868				
2001	52.962				
2002	51.393	2.000	4	424	85
2003	48.303	2.210	24	500	141
2004	45.814	2.273	29	605	264
2005	42.076	2.392	32	638	393
2006	39.567	2.568	38	1.050	475
2007	37.988	2.000	39	1.155	487
2008	36.797	2.210	39	1.326	514
2009	35.426	2.273	46	1.467	550
2010	32.735	2.273	55	1.620	570

LP-HP: Leitos psiquiátricos em hospitais psiquiátricos; LP-HG: Leitos psiquiátricos em hospitais gerais; CAPS-Total: Total geral de CAPS I, II, III, I e AD; SRTs: Serviços residenciais terapêuticos
Fonte: Gentil.[28]

a proliferação dos serviços psiquiátricos nos hospitais gerais, ou a territorialização dos ambulatórios psiquiátricos (muitas vezes vendida como psiquiatria comunitária), tem representado o álibi para abandonar o *front* da transformação do hospital psiquiátrico.

A criação de unidades psiquiátricas em hospitais gerais depende do estímulo oferecido pelo Ministério da Saúde. Assim, em 2009, por meio da Portaria GM no 2.629/09,31 os procedimentos de psiquiatria em hospital geral passaram a ser mais bem remunerados do que os realizados em hospitais psiquiátricos, "como parte do Plano Emergencial para a Atenção Integral a Usuários de Álcool e Outras Drogas no SUS (PEAD)". O clamor social em relação ao abuso de substâncias, às vésperas de uma eleição, superou o bloqueio ideológico. Esse é também o caso da Lei Estadual (SP) no 12.060/05,32 de autoria do deputado Pedro Tobias (PDT), cuja ementa reza: "Dispõe sobre a substituição por ações de saúde mental do procedimento de internação hospitalar psiquiátrica no Sistema Único de Saúde do Estado". Essa lei determina a substituição gradativa das internações psiquiátricas em São Paulo por ações de saúde mental extra-hospitalares e que

> Os Hospitais Gerais que integram o Sistema Único de Saúde deverão providenciar em 3 (três) anos, a contar da publicação desta lei, a implantação de leitos psiquiátricos junto aos leitos de outras especialidades,

o mesmo se aplicando aos "Hospitais Gerais em construção e àqueles que vierem a ser construídos no Estado para integrar o Sistema Único de Saúde". Regulamentada em novembro de 2009, deverá ampliar o número de leitos psiquiátricos em hospitais gerais para atender à demanda reprimida, pois determina que

> em municípios e/ou regiões com rede substitutiva efetiva, o número de leitos psiquiátricos deverá ser de 0,10 (dez centésimos) a 0,16 (dezesseis centésimos) leitos a cada 1.000 (mil) habitantes, incluindo os leitos de hospitais psiquiátricos especializados e dos Centros de Atenção Psicossocial – CAPSs II,

e que

> em municípios e/ou regiões sem rede substitutiva efetiva, o número de leitos psiquiátricos deverá ser de 0,16 (dezesseis centésimos) a 0,24 (vinte e quatro centésimos) leitos a cada 1.000 (mil) habitantes, incluindo os leitos de hospitais psiquiátricos especializados e dos Centros de Atenção Psicossocial – CAPSs III.

Se for cumprida, o Estado de São Paulo terá cerca de 5 mil leitos psiquiátricos em hospitais gerais.

Em 2010, o deputado Fausto Figueira (PT) apresentou o PL no 601, pelo qual o "Estado de São Paulo substituirá, progressivamente, mediante planificação anual, os leitos dos hospitais psiquiátricos pelos recursos assistenciais alternativos".[33] Trata-se de uma aparente tentativa de reviver as propostas do movimento antimanicomial da década de 1990.

A REDE DE SAÚDE MENTAL

A Figura 35.1 é uma síntese da concepção adotada pela CORSAM/MS[34] para uma rede de saúde mental. Como figura central, encontra-se o CAPS. Por suas origens e características, esse é um instrumento voltado para a reabilitação psicossocial. Segundo seus proponentes, ele deveria atuar como uma espécie de matriz reguladora da atenção à saúde mental em determinada área, vinculado a unidades básicas de saúde (UBSs), a programas de saúde da família (PSFs), a prontos-socorros gerais, a hospitais gerais e a seus correspondentes para álcool e drogas e infância (CAPS-AD e CAPS-I).

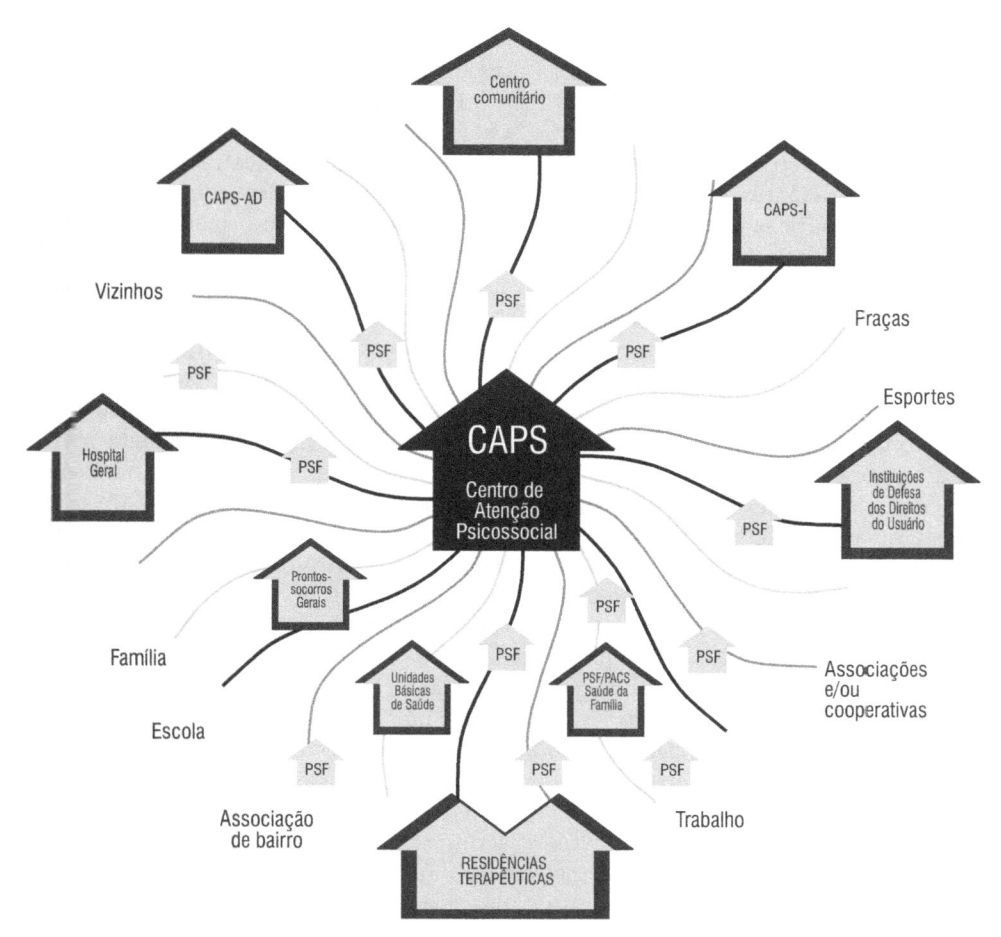

FIGURA **35.1** A CONCEPÇÃO DA REDE DE SAÚDE MENTAL.
Fonte: Brasil.[34]

Segundo essa concepção, a rede de saúde mental deve incluir residências terapêuticas, centros comunitários e instituições de defesa dos direitos do usuário, que, entretanto, são de natureza intersetorial e não podem ser custeadas com os limitados recursos financeiros dedicados à saúde. Nota-se nessa rede a ausência dos ambulatórios e hospitais psiquiátricos, reforçando a impressão de uma desvalorização da assistência especializada em psiquiatria. Isso é ainda mais patente quando nela se verifica a quase completa ausência de psiquiatras. Assim, uma análise de 1.620 CAPSs[35] indicava que 761 eram CAPSs-I, que, de acordo com a portaria que os criou, não contam com psiquiatras, mas com um médico especialista em saúde mental (especialidade inexistente no rol da Associação Médica Brasileira). Essa exclusão da psiquiatria é coerente com a ideologia basagliana e com os interesses de mentores na "reforma" brasileira filiados a uma associação de reabilitação psicossocial (a World Association for Psychosocial Rehabilitation, que tem entre seus ex-presidentes e vice-presidentes Benedetto Saraceno e Ana Maria Pitta). Infelizmente, essa corrente desconsidera a epidemiologia dos transtornos mentais, seu impacto nos pacientes e na sociedade, a eficácia das terapêuticas psiquiátricas e as atuais possibilidades de prevenção.

Os atos de prevenção secundária são atos médicos. O papel primordial do médico sempre foi associado ao tratamento e à cura do enfermo, e não à reabilitação das sequelas causadas pela moléstia. Em psiquiatria, como nos demais ramos da medicina, a prevenção secundária ocorre sobretudo em atendimentos ambulatoriais, podendo também se efetivar por meio de atendimento hospitalar. Assim, é possível dizer que o mais importante dos recursos em atenção à saúde mental é o ambulatório de psiquiatria. Por isso, cabe saber qual a razão da exclusão dos ambulatórios de psiquiatria nessa rede de saúde mental.

A oposição ao ambulatório psiquiátrico consta de um texto da CORSAM/MS:[34]

> o modelo hospitalocêntrico (e também o dos ambulatórios de especialidades), por ser concentrador de recursos e de baixa cobertura, é incompatível com a garantia da acessibilidade.

Entretanto, o *Saúde Mental em Dados* do Ministério da Saúde[36] informa que, em 2007, havia 860 ambulatórios públicos de saúde mental, 674 (78%) dos quais nas regiões Sul e Sudeste. Esse serviço, porém, é definido como "constituído por ao menos quatro profissionais da saúde mental", com a ressalva de que "não é considerado 'ambulatório de saúde mental', centro de saúde ou serviço em hospital geral". O texto comenta que "em geral tem baixa resolutividade e um funcionamento pouco articulado à rede de atenção à saúde mental". Essa observação configura uma falta de compreensão do que seja um bom serviço ambulatorial, como os que se pode encontrar nos centros universitários e nos serviços públicos corretamente administrados.

Para desestimular o atendimento ambulatorial psiquiátrico, a CORSAM/MS valeu-se da eficiente estratégia de não o remunerar de maneira adequada. O SUS supõe municipalização, mas, em outubro de 2010, uma consulta ambulatorial valia R$ 10,00 (equivalente a 2,2 hemogramas). Com isso, os municípios não têm como pagar psiquiatras, e a prevenção secundária se torna inviável. Nesse contexto, os antigos ambulatórios da rede estadual, defasados do ponto de vista técnico, fisicamente inadequados e sobrecarregados, acabaram sendo fechados ou transformados em CAPSs. Um deles, na Rua Prates, em São Paulo, tinha 18 mil prontuários de pacientes, e o atendimento era precário. Em vez de reorganizá-lo, a opção foi transformá-lo em um CAPS, não se sabendo o destino e a evolução dos pacientes. Uma mudança nesse enfoque está sendo testada em São Paulo, por meio de uma parceria entre a Secretaria da Saúde do Estado e a Sociedade Paulista para o Desenvolvimento da Medicina (SPDM), ligada à Universidade Federal de São Paulo (Unifesp): foi aberto um ambulatório médico de especialidades (AME) para psiquiatria, em 2010, na Vila Maria, bairro de classe média na zona norte da capital, em cooperação com os departamentos de psiquiatria das quatro faculdades de medicina da cidade (Santa Casa, Unifesp, Unisa e USP) e acompanhamento do Ministério Público Estadual e do CREMESP. Programas ambulatoriais para os principais transtornos mentais de alta prevalência foram implantados e serão avaliados em seu custo-efetividade. Se for eficiente, o AME-Psiquiatria poderá se tornar um novo equipamento nas redes de serviços municipais e estaduais.

Na falta de atendimento ambulatorial efetivo, aumentam as emergências, e muitos recorrem aos prontos-socorros. Esses, entretanto, raramente dispõem de equipes especializadas, em geral estão sobrecarregados e não têm para onde encaminhar os que precisam de atendimento hospitalar. Há relatos de pacientes psiquiátricos há semanas e até meses em prontos-socorros, uma óbvia distorção das funções desses serviços. Não se dispõe de informações confiáveis sobre essa realidade, mas mais de 40% dos pedidos de internação não puderam ser atendidos no município de São Paulo, em 2005, por falta de leitos psiquiátricos. Contudo, emergências psiquiátricas muitas vezes decorrem de falta de atendimento ambulatorial efetivo. O problema é agravado pelo fato de a maioria dos médicos generalistas nem sequer ser treinada para diagnosticar e tratar os transtornos mentais mais comuns. Além disso, mesmo as melhores unidades psiquiátricas de hospitais gerais não dão conta de certos casos, que necessitam do ambiente de um hospital estritamente psiquiátrico. Em serviços universitários e em hospitais de ponta, as unidades psiquiátricas e suas equipes destinam-se a atendimento de casos complexos, como algumas formas de psicose, de transtornos do humor, de abuso de álcool e drogas ou de populações específicas, como adolescentes, idosos e gestantes, ou na presença de comorbidade com outra condição médica. Poucos hospitais gerais poderão dispor de equipes tão altamente especializadas e caras.

Não foram apenas os hospitais psiquiátricos e ambulatórios os excluídos da rede de saúde mental da CORSAM/MS. Faltam também equipamentos sociais; por exemplo para a substituição das moradias hospitalares das pequenas e caras residências terapêuticas, deve-se encontrar uma forma viável e efetiva de moradia supervisionada. Serviços assim, em geral com vagas para 50 moradores, existem em alguns países da Europa e podem suprir parte das funções de asilo, liberando os leitos dos hospitais asilares para a internação de quem precisa de cuidados constantes. As vagas desocupadas por moradores de hospitais deveriam ser mantidas, e os serviços transformados em enfermarias para o atendimento dos casos agudos. Em vez disso, o SUS descredencia os leitos após cada alta, transferência ou morte de pacientes internados por prazo prolongado. Se o governo reconhecesse a natureza intersetorial do problema do doente mental crônico e incapacitado pela doença, o SUS teria mais recursos para investir na saúde.

CONSEQUÊNCIAS DA DESASSISTÊNCIA

A política de saúde mental do governo brasileiro reflete um viés ideológico, e sua concepção de rede de saúde é inadequada. O resultado é a desassistência psiquiátrica das camadas mais carentes da população. Assim, as pessoas com transtornos mentais graves, sem assistência psiquiátrica efetiva e sem condições de obter sustento e moradia, passam a fazer parte do chamado "povo das ruas".

Se os dados de uma pesquisa realizada em Juiz de Fora[37] – segundo a qual 10% dos moradores de rua daquela cidade têm o diagnóstico de esquizofrenia – forem válidos para os outros grandes centros urbanos brasileiros, serão milhares de pessoas com psicose nas ruas de nossas cidades, sem tratamento. Não basta apenas lhes dar habitação; embora esse também seja seu direito, necessitam de tratamento para sua doença, que pode ser progressiva. São cidadãos brasileiros carentes de cuidados médicos e de assistência social. Para piorar a situação, os doentes mentais das ruas não têm acesso aos serviços residenciais terapêuticos, reservados apenas aos egressos de hospitalizações prolongadas. Uma vez que não podem também contar com asilos – há dúvida se esse recurso foi ou não proibido pela Lei nº 10.216/01 –, há um retorno aos tempos de Franco da Rocha e Teixeira Brandão:[38] "Em regra geral, esses infelizes ficavam ao abandono, ou eram reclusos nas cadeias públicas". O documentário *Omissão de So-*

corro, de Olívio Tavares de Araújo, mostra os doentes graves nas ruas de São Paulo.

Entretanto, o "povo das ruas" não permanece apenas nas ruas. Em decorrência de suas alterações comportamentais, muitas vezes incidem na prática de delitos e são encaminhados para os asilos da nova era: as instituições penitenciárias. Assim, 200 anos após Pinel, se fecha um ciclo, e os doentes mentais voltam a ser privados de sua liberdade e dos direitos básicos de cidadania. No Brasil, tal fenômeno apresenta proporções dramáticas. Um levantamento feito no Estado de São Paulo, entre 2006 e 2007, demonstrou que 12,2% dos 158.500 presos sofriam de esquizofrenia, transtorno bipolar ou depressão maior.[39] Nota-se que, nessa amostra, a prevalência de esquizofrenia em prisioneiros reincidentes era o dobro da verificada nos não reincidentes, o que possivelmente demonstra a maior dificuldade de pessoas com transtorno mental dessa magnitude em conseguir escapar das "malhas da lei". Segundo dados do Departamento Penitenciário (DEPEN) do Ministério da Justiça,[40] em dezembro de 2010, a população prisional brasileira era de 496.251 detentos. Se os dados de São Paulo forem representativos da situação carcerária nacional, existem cerca de 60 mil doentes mentais graves nos presídios de todo o País. Comparando-se essa cifra com os 32.735 leitos psiquiátricos disponibilizados pela CORSAM/MS, percebe-se que, no Brasil, para cada doente mental grave hospitalizado, há dois atrás das grades. Dessa forma, à semelhança dos Estados Unidos, após a "reforma", a maior instituição psiquiátrica brasileira é a cadeia.

Avaliação de uma política de saúde: o caso brasileiro

O sucesso das políticas de saúde depende da eficácia dos procedimentos de prevenção e tratamento e dos investimentos que a sociedade faz. Políticas públicas devem ser fundamentadas, não em ideologias ou em credibilidade incondicional,[41] devem ser abrangentes, hierarquizadas, priorizadas, flexíveis, ágeis, resolutivas, eficientes (custo-efetivas), viáveis, justas e humanitárias. Isso não é fácil, sobretudo porque tais políticas devem atender à demanda do País, e não apenas a grupos, locais ou projetos excepcionalmente subsidiados. Para avaliar uma rede de serviços de qualquer natureza, não basta saber quantos equipamentos de cada tipo e quantos profissionais estão disponíveis para uma determinada população. A qualidade e a relevância dos serviços prestados são o mais importante: é preciso saber o que é feito, onde, para quem, por quê, como, a que custo e com quais resultados. Há evidências de que: "Para se entender a relação entre as ações dos serviços e suas consequências, o conteúdo do atendimento pode ser mais crucial do que o estilo, o *setting* ou a organização" do serviço, havendo hoje metodologia para aferir esse conteúdo.[42] Relatórios numéricos com listagens de equipamentos, pessoal, custos financeiros, como o *Saúde Mental em Dados* da CORSAM/ MS, pouco informam sobre a assistência prestada e podem esconder, mais do que revelar, a eficiência de políticas de saúde.

Diferente dos anos de 1960, não há mais dúvida de que os transtornos psiquiátricos mais graves e incapacitantes são doenças cerebrais potencialmente progressivas. Por isso, os modelos assistenciais em psiquiatria e saúde mental devem dar prioridade à prevenção secundária efetiva (aquela em que, ao ser detectada uma sintomatologia relevante, o paciente recebe diagnóstico precoce e intervenção eficaz) e à prevenção primária possível (dos elementos que vulnerabilizam ou precipitam as doenças e os transtornos mentais). Ambas podem interromper processos mórbidos e degenerativos e reduzir a demanda por leitos hospitalares. Infelizmente, quase nada se faz de prevenção primária em saúde mental, e a prevenção secundária é ineficiente não só aqui como em todo o mundo. Conforme o estudo internacional World Mental Health Survey,[43] mesmo nos países mais desenvolvidos, entre 35 e 50% dos casos graves de transtornos mentais não recebem atendimento em um período de 12 meses. Nos países menos desenvolvidos, isso pode chegar a mais de 85%. Em geral, apenas os mais favorecidos econômica ou politicamente, conforme o país e o regime, e os que têm acesso a centros universitários ou à saúde suplementar podem receber prevenção secundária efetiva.

A eficácia dos tratamentos psiquiátricos tornou possível reduzir a frequência e a duração das internações, e a proporção entre gastos hospitalares e extra-hospitalares tende a se inverter. Porém, a simples mudança de rubrica para "serviços extra-hospitalares" ou "comunitários" não indica necessariamente progresso: a utilização de recursos deve ser justificada com base na relação custo-efetividade da assistência prestada. Os relatórios da CORSAM/MS mostram uma significativa inversão entre 2002 e 2009: naquele ano, 75% dos 620 milhões de reais disponibilizados para a saúde mental (R$ 466 milhões) foram destinados a "programas e ações hospitalares", enquanto em 2009 essa rubrica baixou para 33% do total de quase 1,5 bilhões de reais gastos em saúde mental (R$ 483 milhões).[44] Isso poderia significar um grande avanço na rede extra-hospitalar de saúde mental, mas dados disponibilizados pela própria CORSAM/MS e pelo Instituto de Direito Sanitário Aplicado mostram graves distorções na utilização dos recursos extra-hospitalares (Tab. 35.2).

Em 2007, os CAPSs receberam menos verbas do que a Rubrica Medicamentos, enquanto as consultas psiquiátricas custaram tanto quanto as psicoterapias de grupo e individuais e menos da metade do que custou o acompanhamento de deficiência mental e autismo. O *Saúde Mental em Dados – 7*, da CORSAM/MS,[36] mostra que os gastos com medicamentos excepcionais atingiram R$ 263.449,00 (62% apenas com olanzapina). Segundo esse relatório,[36]

> O custo atual é desproporcional à indicação de uso no programa de medicação de alto custo (pacientes com diagnóstico de esquizofrenia refratária), indicando a necessidade de reavaliação do protocolo, possivelmente ampliando as indicações e implantando protocolos clínicos de controle dos usuários.

Gastar com esquizofrenias e abuso de álcool e drogas sem investir no custeio da atenção a outras patologias contraria o bom-senso e a orientação dos especialistas. Não existindo recursos para atender a todas as necessidades das populações, deve ser dada prioridade às que mais sobrecarregam e às que têm melhores possibilidades de resposta aos tratamentos disponíveis. Esse é o caso dos transtornos de ansiedade e do humor.[46] Por falta de programas efetivos de prevenção para os transtornos do humor, mais de 10 mil autorizações de internação hospitalar (AIHs) são emitidas anualmente para depressão bipolar e mania apenas no Estado de São Paulo. Muitas delas poderiam ser evitadas por tais programas.

Cabe aos Tribunais de Contas e aos Conselhos de Fiscalização do Exercício Profissional zelar pela qualidade e adequação dos serviços públicos, mas isso não é feito de forma sistemática. Em 2005, o Tribunal de Contas da União (TCU) publicou relatório de uma avaliação sobre as Ações de Atenção à Saúde Mental feita em 2004.[46] Sua conclusão foi que

> [havia uma] deficiência gerencial grave [...] falta de base de dados específica e de indicadores de desempenho que permitam uma avaliação adequada do progresso e da evolução da prestação de serviços ao longo do tempo,

TABELA **35.2** DISTRIBUIÇÃO DOS GASTOS COM AÇÕES EXTRA-HOSPITALARES DE SAÚDE MENTAL

Itens	R$ Ml	%
Medicamentos excepcionais	209	27,46
Medicamentos essenciais	46	6,08
Psicodiagnóstico	3	0,37
Consulta em psiquiatria	43	5,63
Terapias em grupo	21	2,73
Terapias individuais	26	3,46
Hospital-dia	16	2,08
Oficinas terapêuticas	11	1,41
Residências terapêuticas	13	1,66
Centros de atenção psicossocial	252	33,19
Incentivos: CAPS-SRT-IS	8	1,07
Programa "De Volta para Casa"	8	1,02
Convênios e eventos	0	0,02
Acompanhamento de deficiência mental ou autismo	105	13,83
Total extra-hospitalar	760	100,00

Fonte: Carvalho.[45]

aliada à falta de avaliação por parte do Ministério da Saúde e das Secretarias Estaduais e Municipais de Saúde.[47]

Segundo esse relatório, a avaliação foi realizada em um período de três meses, entre agosto e novembro de 2004, a partir de questionário respondido por 27 coordenadores estaduais e um do Distrito Federal, 207 hospitais psiquiátricos, 520 CAPSs, 331 gestores de municípios com CAPS ou hospital psiquiátrico e outros 682 municípios que não mantinham qualquer desses serviços. Surpreendentemente, ao final, o relatório sugere mais apoio governamental ao modelo atual, arguindo que os problemas eram devidos a falta de verbas, divulgação e adesão dos gestores. De fato, o TCU emitiu acórdão recomendando ao ministro da Saúde que

> articule junto ao Ministério da Educação e Instituições de Ensino Superior e Pesquisa a criação de cursos de especialização *stricto sensu* em Psiquiatria e lato sensu em saúde mental, voltado para as diretrizes da Reforma Psiquiátrica, a alteração ou atualização do currículo dos cursos existentes na área de saúde, principalmente de psiquiatria, fazendo incluir, por exemplo, atividades práticas em serviços extra-hospitalares de saúde mental, oferecendo aos futuros profissionais uma formação mais condizente com a Reforma Psiquiátrica.

Ou seja, o TCU recomendou uma inversão de funções e responsabilidades entre o Governo e as Instituições de Ensino e Pesquisa. Consta ainda, desse relatório,[47] a informação de que "segundo o gestor, as simulações realizadas têm apontado uma necessidade final de um número entre 1.100 e 1.300 CAPS". Em 2009, esse número já havia sido superado, mas a eficácia desse equipamento ainda não foi comprovada.

Para aferir a correta distribuição dos gastos financeiros, é preciso avaliar a qualidade dos serviços. Em maio de 2009, a CORSAM/MS informava que 10% dos CAPSs tinham sido avaliados em um "teste-piloto" com apenas 120 serviços em todo o País. Em 2010, o CREMESP[48] publicou os resultados de uma amostra de 85 CAPSs, de um total de 230 em funcionamento no Estado de São Paulo. Falhas importantes, como falta de retaguarda para internação psiquiátrica (42% dos CAPSs) ou, mesmo, para emergências psiquiátricas (31%) ou emergência médicas (25%), insuficiência do quadro de pessoal (70%), falta de um responsável médico (17%) e falta de registro no CREMESP (66%) foram encontradas.

Além disso, um terço dos CAPSs-III não oferecia atendimento diário de 24 horas, incluindo fins de semana e feriados, 30% não eram articulados com os demais serviços de saúde, 45% não tinham atividades de capacitação e 64% não faziam supervisão técnica para a rede básica. A conclusão desse relatório é que esses pontos

> são todos fundamentais dentro da política de saúde mental almejada pela lei federal 10.216 de 2001 e a portaria 336 de 2002, do Ministério da Saúde. Falhas nesses itens inviabilizam os CAPS nos seus principais propósitos. Por exemplo, o de matriciamento – capacitando e supervisionando a rede básica de saúde – e no seu papel como regulador do sistema. Com falhas na assistência, sem retaguarda clínica e psiquiátrica e com precária articulação com os recursos comunitários, os CAPS se revelam incapazes de assumir as funções para os quais foram criados.[48]

Há controvérsia sobre a possibilidade de que mais recursos financeiros resolvessem o problema. Segundo levantamento realizado entre 1995 e 2005,

> [...] as despesas com serviços comunitários e medicação aumentaram 15% cada. Em relação ao total de gastos as despesas com saúde mental diminuíram 26,7% (2,66 a 1,95 US$ per capita).

Os autores concluem que "[...] a reforma da assistência psiquiátrica não foi acompanhada pelo aumento do investimento público em saúde mental".[30] Em resposta a esse artigo, a CORSAM/MS apontou erros de cálculo e mostrou aumento de gastos. A questão, porém, é saber se o modelo não funciona porque faltam recursos ou porque não tem eficácia. Se a última hipótese for comprovada, aumentar verbas só aumentará o desperdício.[49]

Considerações finais

O modelo de saúde mental implantado no Brasil é ineficiente, não atende às necessidades da população, nem valoriza os atuais conhecimentos da psiquiatria e das várias profissões da saúde. Assim como em outros países, os poucos locais onde houve algum sucesso são usados para tentar justificá-lo e mascarar a desassistência vigente no País. Os CAPSs não foram considerados auditáveis pelo TCU, e a avaliação do CREMESP, mesmo sem abordar a importante questão da eficiência dos procedimentos neles desenvolvidos, apontou flagrantes irregularidades no Estado de São Paulo. A rede de cuidados primários não tem competência para atender transtornos mentais. O ambulatório psiquiátrico é dito incompatível com o modelo. Residências terapêuticas servem apenas para desospitalizações após longas internações. Asilos são proibidos pela Lei nº 10.216/01. Milhares de "moradores de rua" estão psicóticos, com depressão, sofrem de alcoolismo ou abuso de substâncias. Dezenas de pacientes ficam nos prontos-socorros, por falta de leitos hospitalares. Falta atendimento para milhares de doentes mentais graves no sistema prisional. O SUS gasta cinco vezes mais com medicamentos de alto custo e baixa relevância do que com consultas psiquiátricas ambulatoriais, e a CORSAM/MS dá prioridade à reabilitação psicossocial dos transtornos mentais crônicos em vez de tentar evitar cronicidade por meio de boa prevenção secundária.

A Nação tem direito a uma política de saúde mental ágil e moderna, com programas atualizados, eficientes e flexíveis nos vários níveis de prevenção, com prioridades definidas a partir de evidências médico-científicas e sociais, adaptadas às competências de uma rede diversificada e integrada, com cuidados primários, secundários, terciários e contemplando procedimentos eficazes de reabilitação, além de equipamentos sociais, sem desviar os recursos da saúde, nem malversá-los em gastos injustificados. Por exemplo, para atendimento a pessoas com transtorno bipolar, depressão, transtorno esquizoafetivo, obsessivo-compulsivo, de pânico, agorafobia, transtorno de estresse pós-traumático e transtornos alimentares, não se precisa de CAPSs, mas de ambulatórios psiquiátricos ou UBSs competentes em psiquiatria, acesso a unidades psiquiátricas em hospitais gerais ou especializados (não apenas leitos isolados) e parcerias com associações de apoio. Conforme a região, os CAPS podem ajudar na reabilitação de alguns pacientes ou mesmo no atendimento a crises menores, mas não têm como nem por que ocupar a função central que lhes foi atribuída no Brasil.

O Brasil pode ter uma rede eficiente, apoiada por centros universitários e demais serviços públicos e privados, de acordo com as realidades e características de suas diferentes regiões. O AME-Psiquiatria e as Diretrizes para uma Rede de Atenção Integral à Saúde Mental, propostos pela ABP[50] e referendados por Resolução do Conselho Federal de Medicina,[51] podem ser referências para a construção desse novo modelo. Ele terá que gerar informações confiáveis para ser auditado sistematicamente e contribuir para o aperfeiçoamento do SUS, além de permitir que os gestores deem satisfação à sociedade sobre o quê, por que e como se está fazendo e aferir seu impacto e a satisfação da coletividade.

Reconhecendo que as necessidades dos pacientes e de suas famílias extrapolam o atendimento médico e de saúde e incluem habitação; transporte; segurança; educação; trabalho; lazer; assistência jurídica, patrimonial e financeira, deve-se pleitear que aquilo que não for específico das áreas médicas seja de responsabilidade intersetorial e compartilhada. A maior parte das verbas do SUS deve, porém, permanecer na saúde, para não inviabilizar sua missão principal. No entanto, o País não conseguirá oferecer boa saúde mental enquanto uma reforma da assistência verdadeiramente psiquiátrica não for realizada e até que os médicos generalistas incorporem em suas rotinas o atendimento eficiente aos transtornos mais comuns na população. Não há lugar para a antipsiquiatria no mundo moderno.

Referências

1. Lewis A. Empirical or rational? The nature and basis of psychiatry. Lancet. 1967;2(7505):1-9.

2. Saraceno B. Libertando identidades: da reabilitação psicossocial à cidadania possível. Rio de Janeiro: Instituto Franco Basaglia; 1999.

3. Ferreira ABH. Dicionário Aurélio de língua portuguesa. Curitiba: Positivo; 2010.

4. Wing JK. The functions of asylum. Br J Psychiatry. 1990;157:822-7.

5. Isaac RJ, Armat V. Madness in the streets: how psychiatry and the law abandoned the mentally Ill. New York: Free; 1990.

6. Fuller-Torrey E. Jails and prisons—America's new mental hospitals. Am J Public Health. 1995;85(12):1611-3.

7. Earley P. Loucura: a busca de um pai no insano sistema de saúde. Porto Alegre: Artmed; 2009.

8. Itália. Lei n° 180 [Internet]. 13 de maio de 1978 [capturado em 19 ago. 2011]. Disponível em: http://www.ifb.org.br/legislacao/Lei%20180%20-%20Italia.pdf.

9. Tansella M, Burti L. The italian psychiatric reform. In: Freeman H, editor. Century of psychiatry. London: Mosby Wolfe Medical; 1999.

10. de Girolamo G, Bassi M, Neri G, Ruggeri M, Santone G, Picardi A. The current state of mental health care in Italy: problems, perspectives, and lessons to learn. Eur Arch Psychiatry Clin Neurosci. 2007;257(2):83-91.

11. Amarante P. Desinstitucionalização. Saúde em Debate. 1990;29:77-80.

12. Saraceno B. Il progetto dell'Istituto Mario Negri: salute mentale in America Latina. Epidemiol Psichiatr Soc. 994;3: 49-58.

13. Organização Mundial da Saúde. Organização Panamericana de Saúde. Anais da Conferência Regional para a Reestruturação da Atenção Psiquiátrica na América Latina no Contexto dos Sistemas Locais de Saúde (SILOS). 14 nov. 1990; Caracas. Caracas: OMS/OPAS; 1990.

14. Organização das Nações Unidas. Assembléia geral n° A/46/49: a proteção de pessoas acometidas de transtorno mental e a melhoria da assistência à saúde mental [Internet]. 1991 [capturado em 22 ago. 2011]. Disponível em: http://www.mp.ap.gov.br/ arquivos/IForum/arquivos/protecaopessoatm.pdf.

15. Delgado PGG. Os determinantes de 1968 para as políticas públicas de saúde mental. In: Silva Filho JF, organizador. 1968 e a saúde mental. Rio de Janeiro: IPUB; 2008.

16. Silva Filho JF, organizador. 1968 e a saúde mental. Rio de Janeiro: IPUB; 2008.

17. Amarante P. Loucos pela vida: a trajetória da reforma psiquiátrica no Brasil. 2. ed. Rio de Janeiro: FIOCRUZ; 1998.

18. Pitta AMF. Os centros de atenção psicossocial: espaços de reabilitação? J Bras Psiquiatri. 1994;43(12):647-54.

19. Brasil. Ministério da Saúde. I Conferência Nacional de Saúde Mental: relatório final. Brasília: Centro de Documentação do Ministério da Saúde; 1988.

20. Movimento dos Trabalhadores em Saúde Mental. Manifesto de Bauru. In: II Congresso Nacional de Trabalhadores de Saúde Mental; 3-6 dez. 1987; Bauru.

21. Brasil. Projeto de Lei n° 3.657, de 1989 [Internet]. [capturado em 22 ago. 2011]. Disponível em: http://www.camara.gov.br/ proposicoesWeb/fichadetramitacao?idProposicao=20004.

22. São Paulo. Projeto de Lei n° 366, de 1992. São Paulo; 1992.

23. Saraceno B, van Ommeren M, Batnjii R, Cohen A, Gureje O, Mahoney J, et al. Barriers to improvement of mental health services in low-income and middle-income countries. Lancet. 2007;370(9593):1164-74.

24. Mari J de J, Thornicroft G. Principles that should guide mental health policies in low-and middle-income countries. Rev Bras Psiquiatr. 2010;32(3):210-1.

25. Shah A, Jenkins R. Mental health economic studies from developing countries reviewed in the context of those from developed countries. Acta Psychiatr Scand. 2000;101(2):87-103.

26. Brasil. Lei n° 10.216, de 06 de abril de 2001. Dispõe sobre a proteção e os direitos das pessoas portadoras de transtornos mentais e redireciona o modelo assistencial em saúde mental. Diário Oficial da União. 9 abr 2001;Seção 1(69-E):2.

27. Conselho Federal de Medicina. Parecer CFM n° 1/11. Define que as Portarias SAS nos 224/92 e 336/02, do Ministério da Saúde, são antiéticas no que tange aos Caps III, ad II e III, vulnerando a segurança da assistência aos pacientes e a prática segura do ato médico, recomendando a adoção de medidas pelo Ministério da Saúde e instâncias judiciais, bem como recomendação aos Conselhos Regionais de Medicina para a adoção das providências cabíveis. Brasília: CFM; 2011.

28. Gentil V. Uma visão crítica da política brasileira de saúde mental. In: Miguel EC, Gentil V, Gattaz WF. Clínica psiquiátrica. São Paulo: Manole; 2011.

29. Botega NJ, organizador. Serviços de saúde mental no Hospital Geral. Campinas: Papirus; 1995.

30. Andreoli SB, Almeida-Filho N, Martin D, Mateus MD, Mari J de J. Is psychiatric reform a strategy for reducing the mental health budget? The case of Brazil. Rev Bras Psiquiatr. 2007;29(1):43-6.

31. Brasil. Ministério da Saúde. Portaria n° 2.629, de 28 de outubro de 2009 [Internet]. [capturado em 22 ago. 2011]. Disponível em: http://bvsms.saude.gov.br/bvs/saudelegis/gm/2009/ prt2629_28_10_2009.html.

32. São Paulo. Lei Estadual n° 12.060, de 26 de setembro de 2005. Dispõe sobre a substituição por ações de

saúde mental do procedimento de internação hospitalar psiquiátrica no Sistema Único de Saúde do Estado. Diário Oficial do Estado de São Paulo. 27 set 2005.

33. São Paulo. Projeto de Lei n° 601, de 2010. São Paulo; 2010.

34. Brasil. Ministério da Saúde. Reforma psiquiátrica e política de saúde mental no Brasil. Brasília: Secretaria de Atenção à Saúde; 2005.

35. Brasil. Ministério da Saúde. Programa Nacional de Avaliação de Centros de Atenção Psicossocial – AVALIAR CAPS [Internet]. Brasília: MS; c2011 [capturado em 22 ago. 2011]. Disponível em: http://portal.saude.gov.br/ portal/ saude/ visualizar_texto.cfm?idtxt=29818.

36. Brasil. Ministério da Saúde. Saúde mental em dados – 7 [Internet]. Informativo Eletrônico. 2010 [capturado em 15 jun. 2011];5(7). Disponível em: http://portal.saude.gov.br/portal/arquivos/pdf/smdados.pdf.

37. Heckert U, Silva JMF. Psicoses esquizofrênicas entre a população de rua. Rev Psiq Clin. 2002;29(1):14-9.

38. Teixeira Brandão JC. Elementos fundamentais de psychiatria clinica e forense. Rio de Janeiro: Leite Ribeiro & Maurillo; 1918.

39. Andreoli SB, Ribeiro SW, Quintana MIS, Higashi MK, Dintof AM. Estudo da prevalência de transtornos mentais na população prisional do estado de São Paulo: relatório científico final. São Paulo: CNPq; 2008.

40. Brasil. Ministério da Justiça. Estatística: população carcerária 2010 [Internet]. Brasília: MJ; 2010 [capturado em 15 jun. 2011]. Disponível em: http://portal.mj.gov.br/data/Pages/ MJD574E9CEITEMIDC37B2AE-94C6840068B16 24D28407509CPTBRNN.htm.

41. Mari JJ. Um balanço da reforma psiquiátrica brasileira. Ciênc Saúde Coletiva. 2011:16(12):4593-6.

42. Lloyd-Evans B, Johnson S, Slade M. Assessing the content of mental health services: a review of measures. Soc Psychiatry Psychiatr Epidemiol. 2007;42(8):673-82.

43. Demyttenaere K, Bruffaerts R, Posada-Villa J, Gasquet I, Kovess V, Lepine JP, et al. Prevalence, severity, and unmet need for treatment of mental disorders in the World Health Organization Wo rld Mental Health Su rveys. JAMA. 2004;291(21):2581-90.

44. Brasil. Ministério da Saúde. Saúde mental em dados – 8 [Internet]. Informativo Eletrônico. 2011 [capturado em 19 ago. 2011];6(8). Disponível em: http://bvsms.saude.gov.br/bvs/ periodicos/saude_mental_dados_v8.pdf.

45. Carvalho G. O financiamento da reforma psiquiátrica no pós constitucional: avanços e entraves [Internet]. São Paulo: IDISA; c2010 [capturado em 19 jul. 2011]. Disponível em: www.idisa.org.br.

46. Andrews G, Issakidis C, Sanderson K, Corry J, Lapsley H. Utilizing survey data to inform public policy: comparison of the cost-effectiveness of treatment of ten mental disorders. Br J Psychiatry. 2004;184:526-33.

47. Brasil. Tribunal de Contas da União. Acórdão n° 654, de 2005 [Internet]. Brasília: TCU; 2005 [capturado em 10 ago. 2011]. Disponível em: http://www.camara.gov.br/ Internet/comissao/ index/mista/orca/tcu/PD Fs/A cordao6542005-TCUPlen%E1rio.pdf.

48. São Paulo. Conselho Regional de Medicina. Avaliação dos Centros de Atenção Psicossocial (CAPS) do Estado de São Paulo: uma contribuição do CREMESP para a saúde mental nas comunidades. São Paulo: CRM; 2010.

49. Gentil V. More for the same? Rev Bras P siquiatr. 2007;29(2):188-99.

50. Associação Brasileira de Psiquiatria. Diretrizes para um modelo de assistência integral em saúde mental no Brasil. Rio de Janeiro: ABP; 2006.

51. Conselho Federal de Medicina. Resolução n° 1.952, de 19 de agosto de 2010. Adota as diretrizes para um modelo de assistência integral em saúde mental no Brasil. Diário Oficial da União. 7 jul 2010;Seção 1:37.

LEITURAS SUGERIDAS

Fuller-Torrey E, Miller J. The invisible plague: the rise of mental illness from 1750 to the present. London: Rutgers University; 2001.

Gentil V. Uma leitura anotada sobre o projeto brasileiro de reforma psiquiátrica. Revista USP. 1999;43:6-23.

Shorter E. A history of psychiatry: from the era of the asylum to the age of prozac. New York: Wiley; 1997.

PARTE 7

Direito Comparado e Psiquiatria Forense

CAPÍTULO 36

O Sistema de Justiça Criminal no Brasil e nos Estados Unidos

José G. V. Taborda,
Helena Dias de Castro Bins

PONTOS-CHAVE

- Os conceitos popular, médico (psiquiátrico) e legal de *loucura* são diferentes. Os conceitos popular e médico compartilham elementos comuns e distinguem-se em outros. O conceito legal, por sua vez, está totalmente contido no conceito médico, mas é mais estrito do que este.
- O que delimita o conceito jurídico de inimputabilidade ou sanidade é a lei do país em questão. Assim, sua abrangência varia de local para local e de época em época.
- Distintamente do caso brasileiro, no qual a perícia de imputabilidade penal é a mais importante e frequente nos processos criminais, a perícia para verificar a *insanity defense* é relativamente rara nos tribunais anglo-saxões. Nestes, a mais relevante perícia é a que investiga a *competence to stand trial* do acusado.
- No Brasil, uma vez que a competência para legislar em matéria penal é exclusiva da União, as alterações legais ocorrem a um só tempo e abrangem todo o território nacional. Nos Estados Unidos, sob o regime da *common law*, cada jurisdição pode ter uma regra própria, o que torna o mosaico legal bem mais complexo.
- Nos sistemas de justiça criminal (SJCs) de origem anglo-saxã, a *M'Naghten rule* (ou formulações derivadas) é a principal regra aplicável seguindo o critério biopsicológico que considera apenas o elemento cognitivo.
- Fatores de mitigação da imputabilidade, que incluem situações não enquadráveis na *insanity defense*, podem ser causa da defesa intitulada *diminished capacity* e conduzir a condenações reduzidas, à semelhança das minorantes penais brasileiras, havendo profunda discussão sobre seu cabimento e consequências no sistema norte-americano.

A prática de um crime por uma pessoa com transtorno mental gera importantes repercussões sociais e jurídicas. Do ponto de vista social, é comum observar manifestações de preconceito em relação ao doente mental, as quais, na maioria das vezes, são expressas de forma ambivalente e contraditória. Desse modo, a prática de um crime brutal e chocante é rapidamente atribuída a uma manifestação psicopatológica. Entretanto, assim como se exculpa o criminoso por se tratar de um *louco*, exige-se do poder público medidas as mais repressivas possíveis para que aquela pessoa permaneça indefinidamente segregada do convívio social. De um ponto de vista jurídico, porém, em países de cultura ocidental, como é o caso do Brasil e dos Estados Unidos, a prática de um delito, seja o autor doente mental ou não, exige que o poder público, por meio do SJC, averigue as circunstâncias do fato e determine a responsabilidade do agente, impondo, se for o caso, uma sanção penal ou uma medida de segurança. A razão da intervenção do Estado, os limites de sua atuação e as regras procedimentais que deve adotar constam tanto da legislação de direito material (leis penais) quanto da de direito processual.

A lei penal brasileira fundamenta-se no direito romano e na tradição jurídica europeia continental. Dessa forma, apresenta as mesmas raízes das demais legislações latino-americanas, como pode ser observado na leitura dos Capítulos 37 e 38, que tratam da prática da psiquiatria forense criminal e cível na América Latina. O direito norte-americano, por sua vez, origina-se da tradição jurídica anglo-saxã, predominante em todos os países da Commonwealth, sob forte influência do que chamam *common law*, regras ancestrais não codificadas, mas aceitas, aplicadas e constantemente refinadas pelos tribunais. Sem quaisquer dúvidas, esses sistemas jurídicos são os mais importantes da civilização ocidental em seu atual estágio.

Apesar de divergirem em muitos aspectos, sobretudo nas formalidades legais – o sistema de base romana é mais rígido, menos permeável a mudanças e mais rico de uma perspectiva filosófica, enquanto o sistema da *common law* é mais prático, rápido e eficiente, embora menos sofisticado –, ambos são fundamentalmente democráticos na concepção de suas leis criminais, observando os princípios derivados da Revolução Francesa e sistematizados pela Escola Clássica do Direito Penal. Assim, nesses universos legais tão diversos, observam-se de maneira minuciosa dois princípios essenciais para o resguardo da liberdade dos cidadãos e da justa aplicação das penas: o da necessidade de prévia definição legal do ato criminoso (*nullum crime sine lege*) e o da imputabilidade moral como base para a responsabilidade penal (*nulla poena sine culpa*).[1,2]

Entretanto, existem diferenças substanciais entre esses dois grandes SJCs no que tange à *situação processual do doente mental* e ao *conceito de inimputabilidade*, sendo tais divergências, até mesmo, como se verá adiante, a razão de a *insanity defense** ser tão rara nos países de tradição inglesa em relação a sua frequência nos países de base legislativa romana.[2,3] Neste capítulo, a partir das legislações brasileira e norte-americana, serão apresentados os pontos fundamentais de cada um desses sistemas, com suas evoluções históricas sob uma perspectiva de direito comparado.

Situação processual do doente mental

O mais importante requisito para que alguém possa ser processado por crime pe-

---

* Cuida-se de uma construção legal que afasta certos réus mentalmente doentes da responsabilidade por sua conduta criminosa.

rante a um tribunal norte-americano é o de que seja considerado mentalmente apto para tal finalidade. É o que a lei denomina *competence to stand trial* (capacidade para ser processado e julgado). Essa exigência remonta às origens medievais da *common law*, quando o destino do acusado era decidido durante uma assembleia em seu grupo tribal, não sendo possível o julgamento *in absentia*. Nesses países, a presença física do réu durante as sessões do tribunal é imprescindível, não existindo, por conseguinte, a possibilidade de ser processado à revelia. Esse requisito, no entanto, sofreu uma evolução com o passar do tempo, sofisticando-se e incluindo a necessidade de que o acusado estivesse presente não apenas em corpo, mas também em espírito, ou seja, que compreendesse o que estava ocorrendo e fosse capaz de interferir efetivamente em sua defesa. Para ser considerada, então, *competent to stand trial*, uma pessoa deve

> [...] demonstrar suficiente capacidade para comunicar-se com seu advogado dentro de um razoável nível de compreensão e que tenha um entendimento racional e factual dos procedimentos.[3]

Segundo Scott,[4] a avaliação da capacidade para ser submetido a julgamento abrange *dois elementos*: a capacidade do réu de entender o processo criminal e sua capacidade de prestar auxílio efetivo ao advogado durante a instrução e o julgamento do caso. Trata-se de uma avaliação que se dirige essencialmente ao momento *presente* e focaliza o atual estado mental do acusado. Da mesma forma que nas avaliações de *insanity*, a presença de um transtorno mental, por si só, não significa que a pessoa seja *incompetent*, sendo necessário demonstrar o déficit causado pela doença mental aos elementos supracitados.

A exigência de capacidade para ser submetido a julgamento é fundamental na processualística anglo-saxã, não só como uma questão de princípio, mas porque o papel desempenhado pelo acusado durante seu julgamento é muito mais ativo do que na sistemática brasileira.[5] Como exemplos dessas diferenças processuais, podem ser citados os seguintes pontos:

> No Brasil, exceto em delitos irrelevantes, não é permitida uma ampla transação entre acusação e defesa, de forma que se negocie uma pena menos severa em troca da admissão prévia de culpabilidade (o que implica plena capacidade de entendimento e de autodeterminação).

> Da mesma forma, ninguém poderá exercer sua própria defesa no Brasil, exceto se for advogado e estiver legalmente habilitado ao exercício da profissão.

> A posição do réu é de total passividade – ele é *defendido* por um advogado –, sendo irrelevante o fato de estar ou não em condições de colaborar de forma ativa em sua defesa.

> Portanto, pode ser processado e julgado à revelia, ou seja, estando foragido e ausente do tribunal.

Esse tema é tão relevante que poderia ser considerado o que, no direito brasileiro, se denomina *matéria de ordem pública*, e deve ser suscitado *ex officio* pelo magistrado sempre que existirem quaisquer dúvidas sobre as condições psíquicas do réu. Diante disso, o exame pericial para avaliar a *competence to stand trial* é, de longe, a mais comum das perícias criminais nos países da Commonwealth; além disso, sob a perspectiva da filosofia de seu sistema, a ontologicamente mais importante. Na hipótese de o réu vir a ser considerado *incompetent*, o processo não se inicia – ou, se já iniciou, é sobrestado –, devendo o acusado ser encaminhado a uma instituição psiquiátrica forense até que esteja mentalmente apto a ser julgado. Como consequência, um grande número de doentes mentais que cometeram crimes – ou presume-se que cometeram – permanecem por longos e indefinidos períodos hospitalizados em estabelecimentos forenses aguardando sua recuperação. Visto que muitos desses pacientes jamais readquirem sua capacidade, o resultado é que podem permanecer internados por toda a vida sem serem submetidos a julgamento.

Nesse ponto, é importante mencionar o instituto da superveniência de doença mental previsto no Artigo 152 do Código de Processo Penal (CPP)[6] brasileiro. Ao tratar da "insanidade mental do acusado", o CPP prevê três possibilidades: a doença mental ao tempo da infração; a posterior ao fato criminoso, porém anterior à decisão final; e a posterior à sentença condenatória.[6] A partir delas, é interessante cotejar a forma como a lei brasileira dispõe sobre as consequências processuais derivadas de cada uma das duas primeiras situações. Na primeira hipótese, sofrendo o acusado de algum transtorno mental à época do crime – o que pode configurar, ou não, uma condição de inimputabilidade –, o processo será suspenso por 45 dias enquanto se resolve o incidente de insanidade mental por meio da realização da perícia psiquiátrica pertinente. Concluído o incidente e independentemente do resultado da perícia – que poderá, ou não, constatar a presença de alguma patologia mental no réu à época do crime – e de seu estado mental atual, o processo continuará seu rumo até uma decisão final, nomeando-se um curador ao réu se for o caso. Na segunda hipótese, entretanto, quando a doença mental só se manifestar *após* a prática do delito – o que a lei denomina superveniência de doença mental –, o tratamento processual muda de forma radical: o processo deverá ser suspenso por tempo indefinido, aguardando-se o restabelecimento do acusado. O juiz poderá ordenar, ainda, que o acusado seja recolhido a um estabelecimento forense por prazo igualmente indeterminado.

Havendo, então, à primeira vista, alguma similaridade entre os efeitos processuais da superveniência de doença mental da lei brasileira com os da declaração de *incompetence to stand trial* da *common law*, seriam ambas, na realidade, correlatas?

A resposta é negativa, uma vez que os objetivos de cada uma são totalmente diversos: enquanto na lei norte-americana o foco da avaliação é a capacidade do acusado para compreender o que está se passando em seu julgamento e colaborar de forma ativa em sua defesa, na lei brasileira esse ponto não é questionado, focalizando com exclusividade o fato em si da ocorrência de um transtorno mental, ou seja, de eventos similares, que podem produzir uma gama de variadas consequências; cada sistema jurídico considerará relevantes apenas algumas dessas tantas consequências. Lá, prepondera a questão da capacidade formal do acusado; aqui, sua necessidade de atenção à saúde. Quando um juiz brasileiro, então, suspende um processo por superveniência de doença mental, não leva em consideração o grau de incapacitação mental do réu – uma vez que tal fato não é relevante, podendo ser suprido pela designação de curador –, mas apenas sua necessidade de recuperação psíquica. A reforçar a ideia de que efetivamente a capacidade do acusado não é fundamental para o processo penal brasileiro está o fato de que a suspensão do feito não ocorrerá se o réu já estava acometido por algum transtorno mental à época do crime. Enfatizando: o fator determinante da suspensão do processo não é a condição de capacidade psíquica do autor do fato criminoso, mas tão somente se o transtorno mental que o acomete já se fazia presente à época dos fatos ou se é superveniente a eles.

No caso brasileiro, em relação às consequências processuais advindas da superveniência de uma doença mental *após* a prática de crime, surge uma importante indagação: por que razão o legislador determina a suspensão do feito nessa hipótese e não toma a mesma medida quando o agente pratica o ato já estando acometido por alguma transtorno mental prévio? Por que a diferença de tratamento, já que, em ambos os casos, se trata de pessoas que estão respondendo a processo criminal e estão padecendo de alguma patologia psiquiátrica? Estando afastada, como se demonstrou, a possibilidade de que a suspensão do processo ocorra por incapacidade do réu, mas apenas em benefício de sua recuperação psíquica, surge a interessante hipótese de que, na verdade, esse dispositivo demonstre um preconceito em relação ao doente mental criminoso. Ou seja, o legislador não parece acreditar que o *louco* que comete um crime possa vir a se recuperar, preferindo assim levar o processo a seu termo final, julgá-lo e, se for o caso, aplicar uma medida de segurança, enquanto a pessoa que *enlouquece* após haver praticado um crime seria alguém que apresentou uma *reação psíquica* a um grave estressor, passível de tratamento eficaz e visualizada como potencialmente capaz em um futuro próximo. Nesse sentido, vide os Artigos 151 e 152 do CPP, os quais determinam de forma respectiva que "se os peritos concluírem que o acusado era, ao tempo da infração, irresponsável [...], o processo prosseguirá, com a presença de curador", e, em sentido contrário, "se se verificar que a doença mental sobreveio à infração, o processo continuará suspenso até que o acusado se restabeleça [...]" e, ainda,

> [...] o processo retomará o seu curso, desde que se restabeleça o acusado, ficando-lhe assegurada a faculdade de reinquirir as testemunhas que houverem prestado depoimento sem a sua presença.

Outro ponto peculiar de distinção entre os dois sistemas é que, no direito brasileiro, a suspensão de um processo por superveniência de doença mental é um fato relativamente raro. E, quando ocorre, é sempre por períodos curtos de tempo. São desconhecidos, na prática forense, casos de pessoas que permaneçam indefinidamente, ao longo da vida, em hospitais psiquiátricos forenses aguardando sua recuperação psíquica para que o processo seja retomado. Esse fenômeno, entretanto, é decorrente de algumas peculiaridades da lei processual brasileira. Visto que o processo penal pode ter andamento sem a presença física do réu durante as audiências, bastando para isso que haja uma solicitação por parte de seu advogado; estando aquele mentalmente enfermo, seu defensor terá diante de si duas possibilidades: ocultar a superveniência de uma doença mental ou solicitar a interrupção do processo por essa razão. É óbvio que a escolha do caminho a ser tomado dependerá do que for mais conveniente à defesa. Algumas vezes, convirá a interrupção para se obter algum ganho de tempo (a fim de localizar alguma testemunha, ter maior distanciamento entre o fato e o julgamento, etc.), mas, em geral, a opção é pela ocultação da enfermidade mental, temerosos de que o réu possa vir a receber medida de segurança e venha a ser encaminhado a algum hospital psiquiátrico forense, o aterrorizante manicômio judiciário.

A responsabilidade penal

A ideia de isentar o doente mental de responsabilidade por eventuais atos criminosos que vier a praticar é uma unanimidade no mundo ocidental. Entretanto, há muitas divergências na forma como cada país disciplina essa matéria ao longo dos tempos e entre os conceitos popular, médico e legal de insanidade.

De um ponto de vista leigo, atos extremamente violentos, chocantes e que, por qualquer forma, se afastem do que seja considerado *normal*, são manifestações francas de loucura ou pelo menos de algum tipo de perturbação psíquica. Em geral, causam forte reação na população, a qual, vendo confirmado o estereótipo de que doentes mentais seriam pessoas muito perigosas, a par de se aliviarem dos próprios sentimentos agressivos por meio do mecanismo da projeção, clamam por medidas severas que ponham a sociedade a salvo de tais comportamentos. Todavia, muitos desses criminosos, de um ponto de vista médico, não apresentarão qualquer transtorno mental, sobretudo qualquer doença mental estrito senso (patologias classificadas no antigo Eixo I do sistema proposto pela American Psychiatric Association em seu DSM-IV-TR*),[7] pois, para a formulação de um diagnóstico psiquiátrico, é necessário que haja o preenchimento de critérios extremamente objetivos e específicos para cada patologia. Dessa forma, observa-se apenas parcial congruência entre os conceitos de *loucura* dos domínios popular, leigo e médico, o que, não raras vezes, gera incompreensões por parte da opinião pública.

A questão da responsabilidade penal do doente mental torna-se mais delicada ainda porque às duas ordens supracitadas – popular e médica – deve ser adicionada uma terceira dimensão, a legal. Assim, na formulação do conceito jurídico de *loucura*, é necessário levar em consideração sua dependência tanto da definição médica quanto da norma jurídica local vigente. Explica-se: o critério legal de insanidade está contido no critério médico, ou seja, ninguém poderá ser considerado incapaz se não apresentar algum transtorno mental, mas nem todo portador de transtorno mental deverá ser considerado incapaz; além disso, no universo das pessoas com patologias psiquiátricas, a lei determinará os limites, os critérios e a extensão do subgrupo que poderá ser declarado inimputável. Uma vez que a lei varia no tempo e no espaço, é compreensível, pois, que haja orientações diversas em jurisdições distintas e que, no mesmo país, se observem alterações conceituais ao longo dos anos. A Figura 36.1 apresenta a inter-relação entre os conceitos popular, médico e legal de insanidade.

No entanto, ao contrário do tratamento processual conferido ao doente mental – em que se estabelece uma nítida divergência filosófica entre um SJC de base anglo-saxã e outro de base romana –, ao examinar o tema da responsabilidade penal, verifica-se maior convergência entre as definições legais de inimputabilidade (na lei brasileira) e de *insanity* (na lei norte-americana). Subsiste, porém, uma séria diferença entre ambas as jurisdições no que tange à possibilidade de que esse tipo de questão venha a ser discutida perante os tribunais: coerente com o princípio processual de que o acusado deve ser *competent to stand trial*, a arguição da *insanity defense* é de sua responsabilidade exclusiva, não podendo ser levantada pela acusação, nem pelo magistrado *ex officio*. Como seu próprio nome diz, a *insanity defense* é uma forma de defesa a ser adotada pelo réu. No Brasil, é dever da autoridade pública (seja o delegado de polícia na fase de inquérito, seja o magistrado na fase processual) determinar o incidente de insanidade mental (IIM) sempre que tiver dúvidas sobre a higidez mental do acusado. Por meio do IIM, será realizada a perícia psiquiátrica, por peritos oficiais, que determinará se o acusado era inimputável à época do delito. Assim, a tese da inimputabilidade deixa de ser uma matéria de defesa, de uso discricionário desta, para ser um tema neutro, pairando acima dos interesses de acusação e defesa (pelo menos no plano teórico).

A seguir, serão descritas as principais normas legais que vigoraram no Brasil e nos Estados Unidos nos últimos dois séculos. Deve-se estar atento, porém, para outra significativa diferença entre os dois siste-

---

* O DSM-5[8] mudou para uma documentação não axial de diagnóstico, mas, aqui, mantém-se o termo antigo para pleno entendimento.

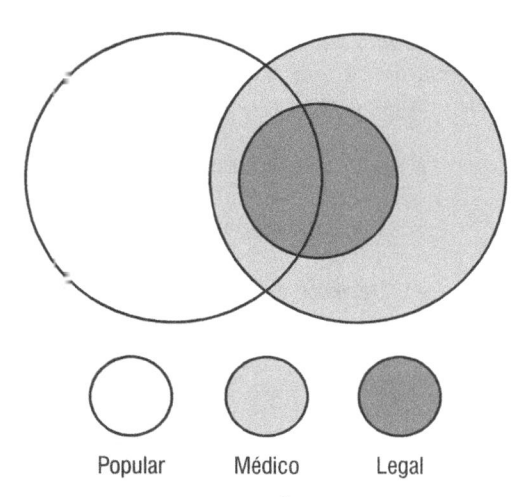

FIGURA **36.1** INTER-RELAÇÕES ENTRE OS CONCEITOS POPULAR, MÉDICO E LEGAL DE INSANIDADE.

mas. Visto que o Brasil é um país de tradição jurídica codificada e que a competência para legislar sobre direito penal é exclusiva da União (e, antes, do Império), as diversas normas sucederam claramente umas às outras no tempo e sempre tiveram vigência em todo o território nacional. Nos Estados Unidos, entretanto, cada estado-membro tem sua própria lei, a qual coexiste com as normas utilizadas pelos tribunais federais. Em algumas jurisdições, a regra vigente se compõe de fragmentos de dispositivos aplicados em outros estados. Essa diversidade – própria dos fundamentos da *common law* e de uma organização federal que atribui aos estados-membros competência legislativa em matéria penal – torna o mosaico legal norte-americano mais complexo do que o brasileiro.

Direito positivo brasileiro

O conceito de imputabilidade penal, na forma como hoje se apresenta, surgiu com o Código Penal (CP)[9] de 1940, em seu Artigo 22, sendo repetido na Reforma de 1984,[10] em seu Artigo 26. Anteriormente a esses códigos, vigoraram no Brasil, desde a independência política de Portugal, as seguintes leis penais: Código Criminal do Império do Brasil,[11] de 1830; Código Penal dos Estados Unidos do Brasil,[12] de 1890; e Consolidação das Leis Penais,[13] de 1932.[9,14]

O Código Criminal do Império, inspirado nos códigos francês, de 1810, e napolitano, de 1819, exerceu grande influência no código espanhol, de 1848, e, por meio deste, em toda a legislação penal da América Latina. Considerava inimputáveis os menores de 14 anos e os *loucos de todo o gênero*, salvo se tivessem cometido o crime em *lúcido intervalo*. Assim, dispunha sobre o tema:[14]

Artigo 10. Também não se julgarão criminosos:

§ 1° Os menores de quatorze anos.

§ 2° Os loucos de todo o gênero, salvo se tiverem lúcidos intervalos e neles cometerem o crime. [...]

O CP[12] de 1890 detalhava mais a questão da inimputabilidade, isentando expressamente as pessoas com *imbecilidade nativa* (deficientes mentais moderados e graves), *enfraquecimento senil* (dementes), *os surdos-mudos de nascimento* não educados, bem como os que se encontrassem em "estado de completa privação de sentidos e de inteligência" (doentes mentais). Também reduzia de 14 para 9 anos a idade mínima para a imputabilidade penal, desde que o menor entre 9 e 13 anos houvesse agido com *discernimento*. As pessoas com 14 anos ou mais continuariam sendo plenamente responsáveis em princípio. A matéria era regulamentada na forma a seguir:[14]

Artigo 27. Não são criminosos:

§ 1° Os menores de 9 anos completos;

§ 2° Os maiores de 9 e menores de 14, que obrarem sem discernimento;

§ 3° Os que, por imbecilidade nativa ou enfraquecimento senil, forem absolutamente incapazes de imputação;

§ 4° Os que se acharem em estado de completa privação de sentidos e de inteligência no ato de cometer o crime;

[...]

§ 7° Os surdos-mudos de nascimento que não tiverem recebido educação, nem instrução, salvo provando-se que obraram com discernimento.

Além disso, dispunha sobre o destino a ser dado aos inimputáveis por doença mental e ao menor de 14 anos infrator nos seguintes dispositivos:[14]

Artigo 29. Os indivíduos isentos de culpabilidade em resultado de afecção mental serão entregues às suas famílias, ou recolhidos a hospitais de alienados, se o seu estado mental assim exigir para segurança do público.

Artigo 30. Os maiores de 9 anos e menores de 14, que tiverem obrado com discernimento, serão recolhidos a estabelecimentos disciplinares industriais, pelo tempo que ao juiz parecer, contanto que o recolhimento não exceda à idade de 17 anos.

A idade mínima de imputação foi modificada pelo advento do primeiro Código de Menores[15] brasileiro em 1927, que a restabeleceu em 14 anos, produzindo uma alteração parcial no CP de 1890.

A reforma da legislação criminal que houve a seguir ocorreu por meio da Consolidação das Leis Penais[13] de 1932, a qual, em linhas gerais, repetiu a fórmula de 1890, exceto no que diz respeito à substituição da exigência de *completa privação* pela de *completa perturbação de sentidos*

e de inteligência e à confirmação da idade mínima de 14 anos como condição da imputabilidade penal, nos seguintes termos:[14]

Artigo 27. Não são criminosos:

§ 1° Os menores de 14 anos;

§ 2° Os surdos-mudos de nascimento que não tiverem recebido educação, nem instrução, salvo provando-se que obraram com discernimento;

§ 3° Os que, por imbecilidade nativa ou enfraquecimento senil, forem absolutamente incapazes de imputação;

§ 4° Os que se acharem em estado de completa perturbação de sentidos e de inteligência no ato de cometer o crime; [...]

Como se pode observar, a sistemática das leis penais de 1890 e 1932 embasava-se de modo alternado tanto no critério biológico (ao adotar o parâmetro disposto no parágrafo 3° dos Artigos 27 de ambos os textos) quanto no psicológico (de acordo com o parágrafo 4° dos mesmos artigos).[12,13] Observe-se que, no primeiro caso, bastava a existência do transtorno mental especificado (retardo mental e demência) para que o acusado fosse considerado inimputável, sem perquirir como isso se relacionaria com o fato criminoso. Pela segunda hipótese, bastava o prejuízo psíquico grave (completa privação/perturbação dos sentidos e da inteligência), mesmo que não fosse decorrente de um transtorno mental, para a declaração de inimputabilidade. Dessa forma, muitos criminosos passionais lograram absolvição pelo Tribunal do Júri em casos clamorosos de homicídios.

O advento do CP[9] de 1940, por meio de seu Artigo 22, muda substancialmente a regulamentação dessa matéria. Além da exigência básica de um transtorno mental ("doença mental ou desenvolvimento mental incompleto ou retardado" ou "perturbação de saúde mental"), passaram a ser requeridos um prejuízo – total ou parcial –, os elementos *cognitivo* ou *volitivo* do ato criminoso e o nexo de causalidade entre o transtorno mental e o agir delitivo. Além disso, foi introduzido o conceito de semi-imputabilidade e elevada a idade mínima de responsabilidade penal para 18 anos, rompendo-se uma tradição secular que a fixava em 14 anos ou, mesmo, em 9 anos (de 1890 a 1927).

O CP de 1940 assim regulamentou essa matéria:[9]

> Artigo 22. É isento de pena o agente que, por doença mental ou desenvolvimento mental incompleto ou retardado, era, ao tempo da ação ou da omissão, inteiramente incapaz de entender o caráter criminoso do fato ou de determinar-se de acordo com esse entendimento.
>
> Parágrafo único. A pena pode ser reduzida de um a dois terços, se o agente, em virtude de perturbação de saúde mental ou por desenvolvimento mental incompleto ou retardado, não possuía, ao tempo da ação ou da omissão, a plena capacidade de entender o caráter criminoso do fato ou de determinar-se de acordo com esse entendimento.
>
> Artigo 23. Os menores de dezoito anos são penalmente irresponsáveis, ficando sujeitos às normas estabelecidas na legislação especial.

Como já mencionado, a reforma penal[10] de 1984 manteve esses aspectos completamente preservados nos Artigos 26 e 27 do CP, na sua redação atual, que assim dispõem sobre o tema:[14]

> Artigo 26. É isento de pena o agente que, por doença mental ou desenvolvimento mental incompleto ou retardado, era, ao tempo da ação ou da omissão, inteiramente incapaz de entender o caráter ilícito do fato ou de determinar-se de acordo com esse entendimento.
>
> Parágrafo único. A pena pode ser reduzida de um a dois terços, se o agente, em virtude de perturbação de saúde mental ou por desenvolvimento mental incompleto ou retardado não era inteiramente capaz de entender o caráter ilícito do fato ou de determinar-se de acordo com esse entendimento.
>
> Art. 27. Os menores de 18 (dezoito) anos são penalmente inimputáveis, ficando sujeitos às normas estabelecidas na legislação especial.

O parágrafo único do Artigo 26 trata dos casos de semi-imputáveis, cuja responsabilidade criminal pode ser considerada reduzida, dentro de circunstâncias específicas. Aos inimputáveis aplicam-se, na decisão, as medidas de segurança de internação ou tratamento ambulatorial (este, quando o crime for punido apenas com detenção) pelo período de 1 a 3 anos. Aos semi-imputáveis, quando houver especial tratamento curativo, admite-se a substituição da pena privativa de liberdade por uma daquelas medidas de segurança.

Uma discussão mais ampla sobre o critério legal brasileiro atual (critério biopsicológico) pode ser encontrada no Capítulo 8 (Perícia de Imputabilidade Penal). Neste momento, o objetivo é comparar sistemas. Assim, é interessante consultar também o Capítulo 37 (O Conceito de Inimputabilidade na Legislação Latino-americana), o qual aborda os critérios legais vigentes nos demais países latino-americanos, em sua maioria, semelhantes ao brasileiro. Observe-se, a seguir, como a *insanity* é definida nos tribunais norte-americanos.

Direito positivo norte-americano

Nos Estados Unidos vige nos tribunais federais, desde 1984, uma única regra, o Insanity Defense Reform Act (IDRA), sobre a qual se falará posteriormente. Nos tribunais estaduais, entretanto, há diversas normas operando, existindo jurisdições que adotam até mesmo mais de uma ou uma combinação de dispositivos, a depender da natureza do caso que estiver em julgamento.

Em matéria de responsabilidade criminal, as crianças menores de certa idade foram consideradas irrefutavelmente incapazes desde os primeiros séculos de nossa era. Todavia, em idades que variavam de 7 a 13 anos, a presunção poderia ser contraditada, fazendo-se objeto de prova pela acusação que uma criança era inteligente o suficiente para distinguir entre o certo e o errado e que havia a consciência da natureza má do ato praticado, tendo sido comparados a elas, posteriormente, os totalmente desprovidos de compreensão e memória (Arnold's Case, 1724). Posteriormente, foram introduzidas questões sobre ilicitude moral a partir do conceito de loucura, ou alienação mental, relacionado à culpabilidade. Houve a mescla dos preceitos morais cristãos com a *common law* inglesa, passando-se a exigir tanto a existência do ato criminoso (*actus reus*) como da mente culpada (*mens rea**) para a responsabilização. No início do século XIX, admitiu-se a insanidade parcial em um julgamento (Hadfield, 1800). Até então, o elemento volitivo era subconsiderado ou desconsiderado, em favor de exames que privilegiassem o elemento cognitivo ou comportamental. Conjugava-se, também, a incerteza sobre a *insanity defense*. É interessante observar que algumas das regras sobre ela foram formuladas a partir de situações de regicídio, ou seja, de homicídios ou tentativas de homicídio contra governantes.

A mais significativa e tradicional norma sobre *insanity* no direito anglo-saxão surgiu em 1843, em um tribunal londrino, e tem servido como paradigma aos países de língua inglesa. É conhecida como *M'Naghten rule* e foi formulada no julgamento de Daniel M'Naghten, um torneiro escocês que, acreditando-se perseguido pelo Partido Conservador, tentou matar o primeiro-ministro britânico, Sir Robert Peel, obedecendo a um comando da "voz de Deus", e terminou por ferir-lhe mortalmente. Apesar de todos os psiquiatras que intervieram durante o julgamento terem sido unânimes em confirmar que o acusado era doente mental, e de o juiz que presidia o caso o haver considerado legalmente insano, o veredito de absolvição causou forte reação na opinião pública e, mesmo, na Rainha Vitória. Sua Majestade até enviou uma série de indagações à Câmara dos Lordes, constituindo-se a resposta a essas questões no que viria a ser conhecido como *M'Naghten rule*.[16] A essência da regra foi assim enunciada:

> To establish a defense of insanity, it must be clearly proved that, at the time of the commiting of the act, the party accused was labouring under such a defect of reason, from disease of the mind, as not to know the nature and quality of the act he was doing; or if he did know it, that he did not know he was doing was wrong.**

Como se pode perceber, a *M'Naghten rule* também privilegia apenas o elemento cognitivo do ato criminoso, ou seja, para que um acusado seja considerado *sane* (imputável), basta "conhecer a natureza e a qualidade do ato que estava praticando" ou "saber que era errado". Assim, é uma norma muito mais estrita do que a vigente na lei brasileira, máxime que o nível de enten-

---

* Estado mental que indica culpa, exigido legalmente como elemento de um crime (*Staples v. United States*).

** Para prevalecer a defesa por insanidade, deve ser claramente provado que, ao tempo da prática do ato, o agente estava agindo sob defeito de raciocínio tal, originado de doença da mente, de forma a não saber a natureza e a qualidade do ato que estava realizando ou, se soubesse, de não entender que o que fazia era errado.

dimento exigido é apenas o de que o fato praticado seja *errado*, não sendo necessário perquirir sobre o conhecimento de seu *caráter ilícito*.[17]

Essa regra disseminou-se em toda a comunidade britânica e nos Estados Unidos. No fim do século XIX, vigorava em todas as cortes estaduais norte-americanas, à exceção de New Hampshire (onde se utilizava o *product test*, mais elástico e favorável, considerando simplesmente impossível a condenação por um ato que fosse produto de uma doença mental), e em todas as cortes federais, passando a ser o único critério de *insanity* utilizado em 18 estados.

Poucos anos antes da *M'Naghten rule*, no Estado de Ohio, em 1834, fora elaborada a doutrina do *irresistible impulse*,[3] que está assim formulada: "If a pathological impulse or drive that the person could not control has compelled that person to commit the criminal act, an insanity defense was legitimate."*

Esse dispositivo, ao contrário do anterior, está focado exclusivamente no elemento volitivo do ato criminoso, não devendo a corte indagar sobre a compreensão de certo ou errado, ou sobre a natureza do ato que teria sido praticado pelo acusado. Foi um critério que teve maior dificuldade para se impor ante a repercussão e a acolhida da *M'Naghten rule*. Mesmo assim, acabou sendo utilizado no Alabama a partir de 1887 e em algumas cortes federais desde 1897. Vigeu até a década de 1980 em diversos estados norte-americanos, porém, sempre em conjugação com a *M'Naghten rule*. Desde 1990, não é utilizado como fundamentação isolada na *insanity defense*. Um dos grandes problemas com a adoção desse princípio reside na dificuldade em distinguir *impulso irresistível* de *impulso não resistido*.[16] Também se lhe opõe que o conhecimento da proteção dada pelo critério encorajaria muitos a cometer atos que não praticariam se soubessem não ser possível escapar da punição, forçando assim uma atitude pacífica em relação a terceiros. Uma questão similar pode ser observada na lei brasileira, uma vez que alguns peritos, de forma equivocada, consideram que criminosos com perturbações da saúde mental, como transtorno da personalidade antissocial ou pedofilia, sempre seriam semi-imputáveis, partindo do princípio de que padeceriam de reduzida capacidade de determinação (ou seja, não conseguiriam controlar totalmente seus impulsos), mas se esquecendo da necessidade de demonstrar que não conseguiram se determinar de forma diferente (i.e, que houve tentativa ou tentativas frustradas de resistência ao impulso). Além disso, as dificuldades brasileiras em relação ao sistema penitenciário, a restauração das situações violentas e a recuperação dos aprisionados conduzem a uma menor contenção de impulsos, tal como se suspeitou em relação ao conceito envolvido na *irresistible impulse defense*.

As diversas cortes norte-americanas, estaduais ou federais, mantiveram-se até os idos de 1950 oscilando entre os dois parâmetros referidos, com predomínio das que privilegiavam o elemento cognitivo como o fator distintivo da *insanity*, até que o juiz David Bazelon, em 1954, no caso Durham vs. United States, enunciou que "the accused is not criminally responsible if his unlawful act was the product of mental disease or mental defect".**

O juiz Bazelon, na verdade, retomou a regra de 1870, que – sob a inspiração de Isaac Ray, um dos mais importantes psiquiatras forenses norte-americanos do século XIX, preocupado apenas com o elemento

---

* Se um impulso ou desejo patológico, que a pessoa não pôde controlar, compeliu-a à prática do ato criminoso, uma defesa por insanidade era cabível.

** O acusado não é criminalmente responsável se seu ato ilegal foi produto de doença mental ou defeito mental.

cognitivo do réu (*Treatise on the Medical Jurisprudence of Insanity*) – era adotada apenas no Estado de New Hampshire, como se referiu antes. A motivação de Bazelon foi simplificar o processo de avaliação do acusado, simplesmente valorizando a eventual ocorrência de um transtorno mental e, dessa forma, liberando o perito psiquiatra para aplicar de forma plena seu conhecimento médico, sem a restrição de ter de considerar impulsos ou a noção de certo e errado. Os peritos receberam, então, grande liberdade para apresentar à corte suas conclusões sobre a *sanity* (ou *insanity*) do acusado, com base em sua apreciação geral do caso.[3] Essa regra, a princípio, foi bem acolhida, mas, com o tempo, revelou-se de difícil aplicação, uma vez que entregava aos domínios da psiquiatria uma decisão que, em essência, é jurídica. A *Durham rule* (ou *product test*), considerando impossível a condenação por um ato que resultasse de uma doença mental, foi objeto de abuso em Washington, D.C. e abandonada definitivamente pelas cortes federais em 1972 (Brawner vs. United States), como ocorreu na maioria das jurisdições estaduais, com exceção, novamente, do estado de New Hampshire, acrescido das Ilhas Virgens. De certa forma, a *Bazelon rule* adotava o critério biológico de imputabilidade, apresentando alguma semelhança com as regras brasileiras de 1830 (art. 10, § 2°), 1890 (art. 27, § 3°) e 1932 (art. 27, § 3°).[11-13] O que importava é que houvesse algum transtorno mental, devidamente diagnosticado, que mantivesse alguma relação com o fato criminoso. Devido aos abusos, Bazelon passou a desencorajar o parecer dos psiquiatras, porque percebeu que a amplitude que este alcançara estaria enfraquecendo o *product test* (Washington vs. United States).

Na ocasião em que o juiz Bazelon enunciou sua regra, um grupo de juristas vinculados ao American Law Institute (ALI) já trabalhava em um projeto de codificação da lei penal, o qual recebeu o nome de Model Penal Code e veio à luz em 1955, contendo o que foi considerado um segundo exame modelo para a *insanity*, com larga influência nos Estados Unidos. O Model Penal Code, se visto pela sistemática brasileira, não passaria de um projeto de CP – segundo Heleno Fragoso,[18] um projeto de código penal sem a ciência do direito penal –, mas, devido às peculiaridades da legislação norte-americana, pôde ser adotado imediatamente pelos tribunais que o desejaram. Assim, o Model Penal Code, a fim de ser um instrumento mais objetivo do que a *Bazelon rule* e mais atual do que a *M'Naghten rule*, dedica duas de suas diretrizes à definição de *insanity defense* da seguinte forma:[19]

1) A person is not responsible for criminal conduct if at the time of such conduct as a result of mental disease or defect he lacks substantial capacity either to appreciate the criminality (wrongfulness) of his conduct or to conform his conduct to the requirements of law.
2) As used in the Article, the terms "mental disease or defect" do not include an abnormality manifested only by repeated criminal or otherwise antisocial conduct.*

Como se pode observar, à semelhança da lei brasileira, o Model Penal Code conjuga os elementos cognitivo e volitivo, mas introduz a importante ressalva de que, no conceito de *mental disease* or *defect*, não estão abrangidas as *abnormalit(ies) manifested only by repeated criminal or otherwise antisocial conduct*. Dessa forma, previne que pessoas com dificuldade para

---

* Uma pessoa não é responsável por sua conduta criminosa se, ao tempo de tal conduta, como resultado de um defeito ou doença mental, não tem capacidade substancial tanto de avaliar a criminalidade (ilegalidade) de sua conduta quanto de adaptá-la às exigências da lei.
Na forma em que são utilizados, neste artigo, os termos *defeito ou doença mental* não incluem uma anormalidade que se manifeste somente por conduta criminosa ou de qualquer forma antissocial repetitiva.

controlar impulsos em razão de transtorno da personalidade antissocial, ou alguma outra patologia correlata, possam vir a ser consideradas inimputáveis. Tal ressalva infelizmente não consta da lei brasileira, o que muitas vezes leva esses infratores, em razão de uma deficiente compreensão do critério biopsicológico por parte de psiquiatras e de operadores do direito, a serem considerados semi-imputáveis, o que lhes garante que a pena privativa de liberdade seja substituída pela internação ou por tratamento ambulatorial pelo prazo de 1 a 3 anos.

A regra proposta no Model Penal Code disseminou-se com rapidez e, no início da década de 1980, já era adotada por todas as cortes federais e em mais de metade das jurisdições estaduais norte-americanas, a quem se permitia optar entre os termos *criminality* ou *wrongfulness* (ilicitude).* Tornou-se o exame de *insanity* mais usado e influente nos Estados Unidos. Nessa época, entretanto, ocorreu algo que mudou substancialmente os fundamentos da *insanity defense* e levou a psiquiatria forense norte-americana a uma situação de forte descrédito perante a opinião pública: a tentativa de assassinato, em 1981, do presidente Ronald Reagan. O acusado, John Hinckley Jr., foi a julgamento no ano seguinte, em 1982. Durante a instrução, prestaram depoimento como *expert-witnesses* cinco dos mais importantes psiquiatras forenses daquele país, convocados pela acusação e pela defesa. Apesar de haverem concordado entre si em relação ao diagnóstico do acusado – tratava-se de um quadro de esquizofrenia paranoide – muito divergiram no que tange ao significado das palavras *substantial* e *appreciate*, elementos fundamentais das *guidelines* do Model Penal Code. O júri acabou por aceitar a tese da defesa e considerou Hinckley *not guilty by reason of insanity* (NGRI), encaminhando-o para um hospital psiquiátrico forense onde se encontra internado até hoje, embora já tenha conseguido alguns benefícios, como visitas mais prolongadas à família, obtenção de carteira de motorista, etc.**

Da mesma forma que na Inglaterra vitoriana, houve uma forte reação da opinião pública, que se sentiu ultrajada com a absolvição de uma pessoa que havia tentado assassinar o presidente da nação. Uma semana após o veredito, a Comissão de Justiça do Senado norte-americano começou a trabalhar na reforma da lei sobre *insanity defense*. Como resultado, o congresso elaborou, em 1984, o Insanity Defense Reform Act (IDRA), norma utilizada desde então em todas as cortes federais, que afasta a responsabilidade do réu pela conduta se, "[...] as a result of a severe mental disease or defect, [he] was unable to appreciate the nature and quality ou the criminality or wrongfulness of his acts".[19] Suas principais inovações foram:

> eliminação do elemento volitivo, em decorrência da dificuldade de estabelecer se o réu fora incapaz de exercer o autocontrole ou não quisera exercê-lo;
> restrição do elemento cognitivo por meio da substituição da expressão

---

* A ilicitude é definida com referência aos padrões de ilicitude moral públicos ou da sociedade, não aos padrões pessoais subjetivos do réu.

** Em março de 2011, os médicos que acompanham seu tratamento e recuperação declararam que ele havia evoluído ao ponto de não mais representar perigo para si mesmo ou para a sociedade, ao que se opôs o Departamento de Justiça, ainda ecoando a indignação pública. No Brasil, também é a perícia médica que determina a cessação de periculosidade, procedimento realizado ao termo do prazo mínimo fixado na sentença e repetido de ano em ano, ou a qualquer tempo, se for determinado. A desinternação, ou a liberação, será sempre condicional, devendo ser restabelecida a situação anterior, se o agente, antes do decurso de um ano, pratica ato indicativo de persistência da sua periculosidade. E, em qualquer fase do tratamento ambulatorial, pode o juiz determinar a internação do agente, se essa providência for necessária para fins curativos.

"[lack of] substantial capacity [...] to appreciate" por "unable to appreciate";
> exigência de que o transtorno mental que acometeu o réu fosse "severe"; e
> inversão do ônus da prova de *insanity* (anteriormente, quando o acusado recorresse à *insanity defense*, caberia à acusação provar que ele era "sane"; pela nova regra, a defesa deve provar a *insanity* de forma afirmativa, clara e convincente).

Como se observa, o IDRA englobou as formulações da *M'Naghten rule* (*appreciation of the nature and quality of conduct*) e do Model Penal Code (*appreciation of the wrongfulness or criminality of conduct*), omitindo a cláusula de incapacidade substancial derivada da doença mental e exigindo, em termos mais restritos, a gravidade. O tempo de custódia definido na sentença é embasado no prazo máximo de confinamento autorizado para aquela ofensa, podendo ser revisado pela corte se ocorrer recuperação/cura, e não são permitidos testemunhos de peritos sobre o estado mental do réu ao tempo da prática do ato criminoso.[19] Apesar de não ser uma norma de aplicação obrigatória perante as cortes estaduais, o IDRA passou a influenciá-las, eliminando o elemento volitivo em muitas jurisdições, revigorando a aplicação da *M'Naghten rule* e, principalmente, inspirando a adoção da inversão do ônus da prova de *insanity* em dois terços dos estados norte-americanos.[2]

Outras normas relativas à *insanity defense*

O conteúdo abordado até aqui pode ser considerado a linha mestra evolutiva das regras da *insanity defense* nos Estados Unidos. Entretanto, há diversas outras normas que, também pelas peculiaridades desse sistema judicial, podem coexistir. Assim, no âmbito das jurisdições estaduais, estatutos legais passaram a definir o exame para a responsabilidade criminal na maioria dos estados. A jurisprudência norte-americana (*case law*) define critérios em certos estados, como Massachussetts, Mississippi, Nebraska, New Hampshire, Novo México, Carolina do Norte, Rhode Island, Virgínia e Virgínia Ocidental. Não é considerada uma exigência constitucional da Due Process Clause of the Fourteenth Amendment* (Delling vs. Idaho) oportunizar a *insanity defense*, exceto em Nevada, por uma decisão de sua Suprema Corte (Finger vs. State). Os estados de Idaho, Kansas, Utah e Montana revogaram a *insanity defense*, respectivamente, em 1982, 1995, 1983 e 1979. Em Idaho, se, de acordo com os preceitos do Idaho Code, reconhece-se a existência de qualquer condição mental deficiente que exija tratamento, o condenado é encaminhado ao conselho de correção competente para ser alocado onde possa receber o tratamento adequado, observadas as condições de segurança necessárias. Se o tratamento for concluído antes de exaurir-se o prazo da condenação, ele permanecerá confinado, sendo-lhe creditado o período de tratamento. Em Kansas, é possível a alegação de defesa de *lack of mental state*, ou seja, da ausência de um estado mental requerido como elemento do crime. A simples doença ou deficiência mental não são consideradas como defesa. Em Montana, admite-se a prova de que o réu sofre de uma doença ou deficiência mental, ou desenvolvimento deficiente, de forma que lhe falta um elemento da ofensa. O mesmo ocorre em Utah, onde a doença mental pode mitigar a penalidade do crime capital, ou ser causa de especial mitigação em um crime de homicídio consumado ou tentado, mas não beneficia o réu que agiu sob intoxica-

---

* Devido processo legal segundo a emenda constitucional norte-americana que trata da cidadania e dos direitos dos cidadãos (14ª Emenda, 1868).

ção voluntária. Nesse caso, são incluídas as defesas de *insanity* e *diminished mental capacity*. Entende-se por doença mental falta ou deficiência que prejudique de forma substancial o funcionamento mental, emocional ou comportamental da pessoa, seja congênita, resultado de um ferimento ou lesão, ou efeito residual de uma doença física ou mental. Não abrange a anormalidade manifestada por uma conduta criminal repetitiva. Colorado e Dakota do Norte incluem *mens rea* (*guilty mind*) como parte do estatuto da *insanity defense*.

Resumidamente, as normas legais existentes podem ser classificadas por: a) presença de um critério cognitivo ou volitivo; b) ligação ao ALI (American Law Institute) *test* ao *M'Naughten standard* ou ao *product test*, ou variações deles. Todas requerem a presença da *mental disease* ou *defect* e um prejuízo relacionado a eles na cognição na conduta, ou em ambas. Variam as definições de *mental disease* ou *defect*. Alguns estados excluem certas doenças ou a intoxicação voluntária dos seus estatutos legais. Em nível federal, está definido o termo *wrongfulness* com referência a padrões objetivos de ilicitude moral, públicos da sociedade, não os padrões pessoais do réu a respeito de ilicitude moral (United States vs. Ewing). A lei militar das Forças Armadas (Uniform Code of Military Justice) seguiu o IDRA, exigindo uma defesa afirmativa, de ônus do réu (850a, artigo 50a, UCMJ[20]). Por outro lado, há estados que aceitam o que a literatura denomina *non-traditional mental conditions*[16] para a *insanity defense*. A seguir, serão relacionadas algumas dessas condições.

A mais importante delas é a do *automatismo*, definido como "[...] a ocorrência em qualquer pessoa de comportamento do qual não está consciente e sobre o qual não tenha controle voluntário".[21] Pode abranger desde sonambulismo, estados hipnóticos e fugas a atos praticados em períodos pós-traumatismo craniencefálico, durante encefalopatias metabólicas ou decorrentes de epilepsia. Nos Estados Unidos, os estados que abordam o tema do automatismo aceitam sua arguição como defesa, sem distinguir entre *insane automatism* e *noninsane automatism*, como se faz no Canadá. Nos estados norte-americanos em que o automatismo pode ser objeto de defesa, debate-se a maneira pela qual suas evidências se fazem presentes, variando-se desde o reconhecimento da *insanity* e do automatismo como defesas separadas e distintas, que é a regra majoritária, até a classificação de automatismo como uma das espécies de *insanity defense*.[22] De igual importância, e cada vez mais invocados nos tribunais, são os casos de transtorno de estresse pós-traumático (TEPT), reconhecido oficialmente na psiquiatria norte-americana já em 1980 (DSM-III). Uma vez que essa condição passou a ser reconhecida publicamente em razão de sua alta prevalência em ex-combatentes do Vietnã, acrescia-se à inclusão dos TEPT um forte ingrediente político. A relevância da evidência de estresse pós-traumático está diretamente relacionada à suficiente severidade do diagnóstico, mas não tem sido exigido que se inclua nele a palavra *severe disorder*. Não é fácil, em todo caso, dada a natureza subjetiva desse transtorno, estabelecer a conexão entre seus sintomas e o crime cometido, especialmente quando se usa o *M'Naughten standard* (apreciação da natureza ou qualidade da conduta), de modo que a avaliação forense necessita, então, de um tempo significativo para localizar e conversar com pessoas que tenham testemunhado a ofensa e possam dar conta da ocorrência de um *flahsback* dissociativo do réu naquele momento. Nas jurisdições que utilizam o ALI Model Penal Code, pode ser mais fácil ligar os sintomas de estresse pós-traumático ao elemento volitivo (revelando-se suficientemente ausente a capacidade de conformar sua conduta às exigências legais). Mas ainda é objeto de controvérsia saber quando a irritabilidade derivada do estresse pós-traumático pode atingir um nível suficiente de incapacidade, até mesmo pela dificuldade de distinguir um impulso irresistível de um impulso a que o réu optou por não resistir. Por outro lado, daí brotam reflexos relativos à consideração da efetiva assistência da defesa, havendo casos nos dois sentidos: Bouchillon vs. Collins, no sentido negativo; e Miller vs. State, no sentido positivo.[19] Outra possibilidade é que seja invocada *múltipla personalidade* como fundamento da *insanity defense*, denominada transtorno dissociativo de identidade no DSM-5.[8] A questão que se colocou para que essa doença fosse considerada nos *case law* é de origem filosófica: está certo punir uma pessoa com múltipla personalidade por ações cometidas quando o hospedeiro ou a personalidade dominante não estava no controle e não tem qualquer memória do evento que levou à acusação criminal? Nessa hipótese, há divergências entre as jurisdições estaduais, algumas considerando que se deve examinar o estado mental da personalidade que estava no controle no momento do crime, e outras entendendo que essa condição seria irrelevante, pois haveria sempre apenas uma única pessoa praticando o delito, não importando qual fosse seu estado de consciência. Uma segunda abordagem colocou três requisitos para a exculpação: a) o réu sofrer de múltipla personalidade; b) a personalidade dominante não ter estado no controle na ocasião do crime; e c) a doença ter feito a personalidade hospedeira incapaz de apreciar a natureza e a qualidade de ilicitude da conduta que a outra personalidade estava realizando. Mais uma abordagem ocorreu no Estado de Washington, buscando-se definir se, sob a *Frye rule* ali vigente (Frye vs. United States*), seria possível admitir a invocação de evidências de múltipla personalidade (ou personalidade dissociada). A Suprema Corte recusou apontar uma norma jurídica específica para a avaliação da responsabilidade penal no caso, entendeu que se trata de uma decisão legal, mas sentiu necessidade de obter da comunidade científica mais informações para compreender como o transtorno dissociativo de identidade afeta seus portadores, e como isso pode estar relacionado a uma determinação de culpabilidade (State vs. Greene). Essa linha de raciocínio vem sendo adotada recentemente, sendo excluído o testemunho psiquiátrico em tais casos, porque a evidência científica teria falhado em apontar-lhes padrões confiáveis.[23]

Também ocorre uma grande discussão sobre a possibilidade de serem invocadas como exculpantes quaisquer *patologias vinculadas com o descontrole de impulsos* – como transtorno explosivo intermitente, piromania, jogo patológico, parafilias em geral, síndrome da mulher espancada –, sob o fundamento de que seria impossível controlar condutas criminais se o impulso, uma compulsão ou uma súbita ação involuntária pudessem ser considerados defesas hábeis. Há estados que afastam a possibilidade de tais patologias sustentarem a *insanity defense* nos próprios estatutos legais.[24] Outros, contudo, admitem-na potencialmente ao menos, dependendo da patologia.

Em relação à síndrome da mulher espancada, as cortes supremas de diversos estados admitem que peritos auxiliem a análise de casos em que a mulher agredida alega legítima defesa. A maioria das jurisdições entende como sendo possível a inquirição de peritos sobre o modo como a violência doméstica afeta as percepções e o comportamento de suas vítimas, explicando como é a reação delas aos agressores, quanto podem acreditar que sofrem um perigo iminente e quanto essa crença pode ser razoável ou não, ou para rebater

---

* Caso em que se definiram regras de competência dos peritos para serem aceitos como tal nos processos nos Estados Unidos.

o argumento de que poderiam facilmente abandonar o lar e procurar segurança. Tais esclarecimentos podem ser parte da *insanity defense*, mas a síndrome não é concebida como tal, só sendo admitida com outra defesa (como legítima defesa) e não isoladamente. Em certos locais, faz-se a distinção de que esse transtorno é uma resposta normal à situação revoltante que é imposta às vítimas, enquanto a *insanity defense* é uma escusa da responsabilidade criminal por alguém com uma séria *mental disability*. O Estado de Ohio, no entanto, admite na legislação que a síndrome seja parte de um apelo de *insanity defense*.[25]

No Brasil, a situação da violência doméstica encontrou na Lei n° 11.340/2006,[26] conhecida como Lei Maria da Penha, uma resposta. Seu Art. 4° dispõe que, "[...] na interpretação desta Lei, serão considerados os fins sociais a que ela se destina e, especialmente, as condições peculiares das mulheres em situação de violência doméstica e familiar". O Artigo 5° menciona o sofrimento físico, sexual ou psicológico da mulher. Entretanto, o Artigo 13 prevê que:[26]

> Ao processo, ao julgamento e à execução das causas cíveis e criminais decorrentes da prática de violência doméstica e familiar contra a mulher aplicar-se-ão as normas dos Códigos de Processo Penal e Processo Civil e da legislação específica relativa à criança, ao adolescente e ao idoso que não conflitarem com o estabelecido nesta Lei.

Portanto, nos casos em que a ré for mulher e maior de idade, aplica-se o CPP[6] e as normas penais gerais que tratam da inimputabilidade e da semi-imputabilidade.

Outra questão que se deve abordar também é relativa ao uso de substâncias tóxicas, que pode ser voluntário ou involuntário. A regra antiga e geral é que a intoxicação voluntária não exonera completamente o réu, o que não significa que ela tenha impacto nulo na responsabilidade criminal. Assim, quando o consumo de drogas ou álcool tenha causado uma condição permanente de destruição da capacidade do réu de distinguir o certo do errado ou quando tenha causado "loucura", por séculos admitiu-se a *insanity defense*. Surge, aí, uma distinção entre insanidade permanente, constante, inalterável e temporária, esta excluída da defesa do réu. Para reconhecer o primeiro caso, quatro critérios foram colocados na Corte Suprema da Califórnia: a doença mental deve ser estável, durar um período razoável de tempo, estender-se após o uso da droga e a duração de seus efeitos e acomodar-se à definição legal de *insanity*. Em alguns lugares, faz-se distinção entre psicoses e outras formas de incapacidade mental induzida por drogas. Como os efeitos de algumas substâncias usadas voluntariamente persistem após o fim do período de intoxicação, conforme é o caso da fenciclidina, do LSD e da mescalina, o réu não perderia a *insanity defense*. A legislação da Califórnia, em 2006, esclareceu que a intoxicação voluntária podia ser usada para negar especificamente a intenção criminosa, mas não comportaria a *insanity defense*. O princípio que embasa esse entendimento é o de que a doença ou deficiência mental devem estar fora do controle do réu para viciar sua responsabilidade pelo crime, e também que a insanidade, por qualquer forma, possa ser atribuída à intoxicação voluntária, não está além do seu controle. Já a intoxicação involuntária exclui a responsabilização, tendo sido equiparada historicamente à *insanity*. Para verificar o estado mental da pessoa intoxicada involuntariamente, deve-se submetê-la ao mesmo exame de insanidade usado para outros transtornos mentais.[22]

A propósito, transcreve-se decisão da corte estadual da Geórgia:[16]

> Se alcoolismo crônico ou dipsomania forem aceitos como defesas contra a acusação de embriaguez, não seria também lógico aceitá-

-los como defesas contra a acusação de dirigir em estado de embriaguez? Sendo assim, como eliminar ou diminuir a maior causa de mortes nas rodovias? E por que não aceitar a alegação de piromania por um incendiário, de cleptomania por um ladrão, de ninfomania por uma prostituta ou uma alegação similar de ação não intencional por parte de um molestador de crianças? Muitos outros exemplos poderiam ser relacionados. Qual conduta criminosa poderia ser controlada se alegações de "impulso", de "sentimento de compulsão" ou de "ação não intencional" puderem ser levantadas nessas situações como argumentos de defesa? É melhor que essa caixa de Pandora permaneça fechada por enquanto.

O que não está dito nessa passagem é que, se não houver um exame do prejuízo que a patologia causa nos elementos psicológicos (cognição ou volição), cai-se no critério reducionista biológico, que identifica transtorno mental com inimputabilidade, o que é um desserviço tanto ao doente mental (por diminuir seu grau de cidadania *a priori*) quanto à sociedade.

No sistema jurídico brasileiro, a embriaguez, paralelamente à emoção ou à paixão, é tratada no Artigo 28 do CP,[9] e, assim como a intoxicação voluntária ou culposa, pelo álcool ou por substâncias de efeitos análogos, não exclui a imputabilidade. Mas é isento de pena o agente que, por embriaguez completa, proveniente de caso fortuito ou força maior, era, ao tempo da ação ou da omissão, inteiramente incapaz de entender o caráter ilícito do fato ou de determinar-se de acordo com esse entendimento (critério cognitivo-volitivo). A pena pode ser reduzida de um a dois terços, se o agente, por embriaguez, proveniente de caso fortuito ou força maior, não detinha, ao tempo da ação ou da omissão, plena capacidade de entender o caráter ilícito do fato ou de determinar-se de acordo com esse entendimento.

As patologias antes descritas – à exceção das que podem causar automatismos e que seriam classificadas na lei penal brasileira como *doenças mentais* – seriam todas consideradas em nosso referencial *perturbações da saúde mental*. Assim, as alternativas descritas estão cobertas em nosso SJC, cabendo sempre apreciar o nexo de causalidade com o delito e o prejuízo do elemento psicológico (cognição e/ou volição).

Insanity defense e *diminished capacity* ou *diminished responsability*

Fatores de mitigação da responsabilidade, que incluem situações não enquadráveis na *insanity defense*, podem ser causa de *diminished capacity/responsability*, conduzindo a condenações reduzidas, embora não encontrem uniformidade de conceituação nas diversas jurisdições. Trata-se de defesas parciais, que não exoneram completamente o réu, apenas reduzindo o grau ou a natureza do crime. Na Califórnia, nas décadas de 1960 e 1970, foram amplamente utilizadas, mesmo que não como uma doutrina formal. Um estudo aprofundado do tema pode ser encontrado no caso United States vs. Pohlot ou em *The Diminished Capacity and Diminished Responsibility Defenses: Two Children of a Doomed Marriage Author(s)*, de Peter Arenella.[27]

Às vezes, confundem-se a *diminished capacity/responsability* e a falta de intenção específica, ou dolo específico, previstos para uma ofensa, devido a anormalidades mentais. Nem uma nem outra se incluem na *insanity defense*. A ausência da intenção específica exigida pela lei ocorre mesmo em casos de pessoas legalmente sãs que cometem crimes e pode ser objeto de prova da ausência de *mens rea* (*guilty mind*), ou se estaria afastando o preceito criminal fundamental anglo-americano de que a culpabilidade é pré-requisito para a punição. No modelo da *mens rea*, o júri é instado a considerar se o réu é legalmente são, mas com uma anormalidade mental no momento do crime, de modo que não estava apto a conceber ou não concebeu a intenção específica prevista. No modelo da *diminished capacity/responsability*, o júri pode mitigar a punição do ofensor se o considerar menos culpável que o padrão razoável dos demais perpetradores do mesmo crime, aplicando-se uma pena máxima menor.[27] A *diminished responsability defense* é mais frequentemente usada em casos de homicídio, para reduzir o grau de responsabilidade de uma ofensa capital para uma não capital. Mas encontra muita resistência, por enfraquecer o controle social sobre o crime quando tratada como uma técnica formal de minoração da responsabilidade, problematizando a tênue balança entre as teorias subjetivas e objetivas de responsabilidade criminal. A *insanity defense* também abraça teorias subjetivas da responsabilidade penal, usando explicações científicas sobre o comportamento criminal para negar a responsabilidade do ofensor. No entanto, distingue entre um amplo grupo de criminosos puníveis por seus atos apesar das deficiências mentais que possam ter e um reduzido grupo cujas disfunções os incapacita de agir voluntariamente. A doutrina da responsabilidade diminuída, por sua vez, trabalha dentro do primeiro grande grupo, dividindo-o em dois e admitindo o parecer de *experts* em uma área cujas nuances são legais. A *insanity defense* tampouco prejudica a função de controle social da lei criminal, pois está correlacionada a um modelo médico que limita o objeto da defesa e os seus efeitos, preservando a norma do livre arbítrio.

No Brasil, o psiquiatra forense pode ser chamado a opinar sobre situações de minoração ou atenuação da pena, modificadoras da punibilidade, como no caso da perturbação da saúde mental, da intoxicação voluntária ou da forte ou violenta emoção, da Parte Geral do CP[9] (art. 26, § único e art. 28, § 2°), bem como no Artigo 121, § 1° desse código, na Parte Especial, ou na legislação complementar. Essas circunstâncias são valoradas pela lei de forma fracionária. A semi-imputabilidade ou responsabilidade diminuída ocorre nos casos fronteiriços, de indivíduos que não têm a plenitude das capacidades intelectivas e/ou volitivas, sofrendo de uma redução parcial da capacidade de entender e querer, não excluindo a culpabilidade, sendo tão somente uma causa especial de diminuição de pena. Essa prova é feita por meio de um laudo pericial, no qual o psiquiatra forense atesta a qualidade da consciência crítica e das faculdades mentais do examinando, o que também orienta, no que cabível, a escolha judicial da medida de segurança, sem determiná-la.

Considerações finais

A análise comparativa entre o SJC brasileiro e o norte-americano aponta diversas áreas de convergência e também de discrepância. Assim, constata-se que a regra brasileira sobre inimputabilidade é muito semelhante ao preceito formulado pelo *Model Penal Code* sob os auspícios do *American Law Institute*, que é uma espécie de combinação entre o conceito de *irresistible impulse*, formulado em Ohio em 1834, e a *M'Naghten rule* de 1843, com a diferença que, em relação ao elemento cognitivo, no sistema brasileiro se exige que o criminoso não tenha consciência apenas da ilicitude do ato, enquanto no sistema anglo-saxão bastaria compreender que o ato é errado (*wrong*) para vir a ser responsabilizado. Essa diferença de critérios legais torna, pois, o conceito de insanidade (norte-americano) muito mais estreito e objetivo do que o de inimputabilidade (brasileiro), o que redunda em menor possibilidade de êxito dessa defesa nos tribunais daquele país em comparação com os do Brasil. A propósito, estima-se que a *insanity defense* seja arguida apenas em 1% dos casos e tenha sucesso em 25% das vezes, ou seja, um caso a cada 400 julgamentos.

Outra razão para o menor êxito da *insanity defense* nos Estados Unidos relaciona-se com a exigência de *competence to stand trial*. Pode-se especular que boa parte dos acusados que poderiam ser beneficiados com esse argumento nunca serão submetidos a julgamento, uma vez que não estarão mentalmente aptos a enfrentá-lo. Como já se discutiu, essa possibilidade é quase nula no direito processual brasileiro.

Além disso, o princípio chamado *competence to stand trial* gera relevantes consequências práticas no que se refere ao problema crucial da privação da liberdade do doente mental criminoso por tempo indeterminado. Nos Estados Unidos, o doente poderá permanecer indefinidamente nessa situação tanto sem haver sido submetido a julgamento (o que é mais comum) quanto após haver sido julgado e considerado *not guilty by reason of insanity*; no sistema brasileiro, porém, apenas após lhe haver sido imposta uma medida de segurança ao término de um processo regular. A solução para esse problema, entretanto, tem sido similar em ambos os sistemas. Nos países de tradição jurídica continental, os mais recentes códigos têm limitado a duração máxima da medida de segurança ao limite máximo da pena em abstrato cominada ao fato criminoso. É o caso do CP espanhol de 1996, e também a tendência da legislação brasileira futura. Nos Estados Unidos, da mesma forma, já há jurisdições que vedam o *criminal commitment* além do prazo máximo da pena prevista ao delito.

Por fim, a *insanity defense* é uma defesa formal admitida no sistema judicial norte-americano, o qual limita probatoriamente a defesa da ausência de *mens rea* e, teoricamente, tem dificultado a aceitação da *diminished capacity/responsability*, ainda que haja aplicações indiretas e larga discussão sobre seu cabimento e suas consequências. No Brasil, essa defesa é objeto de prova pericial pelo psiquiatra forense nos casos de minoração da pena que envolvam as faculdades mentais do réu.

Referências

1. Bruno A. Direito penal. 3. ed. Rio de Janeiro: Forense; 1967.

2. Spring RL. The return to mens rea. Salvaging a reasonable perspective on mental disorder in criminal trials. Int J Law Psychiatry. 1998;21(2):187-96.

3. Davison GC, Neale JM. Legal and ethical issues. In: Davison GC, Neale JM. Abnormal psychology: an experimental approach. 7th ed. New York: John Wiley & Sons; 1998.

4. Scott CL. Competency to stand trial and the insanity defense. In: Simon RI, Gold LH, editors. Textbook of forensic psychiatry. 2nd ed. Washington: APP; 2010. p. 327-71.

5. Mossman D, Noffsinger SG, Ash P, Frierson RL, Gerbasi J, Hackett M, et al. AAPL Practice Guideline for the forensic psychiatric evaluation of competence to stand trial. J Am Acad Psychiatry Law. 2007;35(4 Suppl):S3-72.

6. Brasil. Presidência da República. Casa Civil. Decreto-lei n° 3.689, de 03 de outubro de 1941. Código de Processo Penal [Internet]. Brasília: Casa Civil; 1941 [capturado em 20 jun. 2015]. Disponível em: http://www.planalto.gov.br/ccivil_03/decreto-lei/Del3689.htm.

7. American Psychiatric Association. Diagnostic and statistical manual of mental disorders: DSM-IV-TR. 4th ed. Washington: APA; 2000.

8. American Psychiatric Association. Manual diagnóstico e estatístico de transtornos mentais: DSM-5. 5. ed. Porto Alegre: Artmed; 2014.

9. Brasil. Presidência da República. Casa Civil. Decreto-Lei n° 2848, de 07 de dezembro de 1940. Código penal [Internet]. Brasília: Casa Civil; 1990 [capturado em 20 jun. 2015]. Disponível em: http://www.planalto.gov.br/ccivil_03/decreto-lei/del2848.htm.

10. Brasil. Presidência da República. Casa Civil. Lei n° 7.209, de 11 de julho de 1984. Altera dispositivos do decreto-lei n° 2.848, de 7 de dezembro de 1940 – Código Penal, e dá outras providências [Internet]. Brasília:

Casa Civil; 1984 [capturado em 20 jun. 2015]. Disponível em: http://www.planalto.gov.br/ccivil_03/leis/1980-1988/L7209.htm.

11. Brasil. Presidência da República. Casa Civil. Lei de 16 de dezembro de 1830. Manda executar o Código Criminal [Internet] Brasília: Casa Civil; 1830 [capturado em 20 jun. 2015]. Disponível em: http://www.planalto.gov.br/ccivil_03/leis/LIM/LIM-16-12-1830.htm.

12. Brasil. Presidência da República. Casa Civil. Decreto nº 847, de 11 de outubro de 1890. Promulga o Código Penal [Internet] Brasília: Casa Civil; 1890 [capturado em 20 jun. 2015]. Disponível em: http://www2.camara.leg.br/legin/fed/decret/1824-1899/decreto-847-11-outubro-1890-503086-norma-pe.html.

13. Brasil. Presidência da República. Casa Civil. Decreto nº 22.213 de 14 de dezembro de 1932. Aprova a Consolidação as Leis Penais, da autoria do Sr. Desembargador Vicente Piragibe [Internet] Brasília: Casa Civil; 1832 [capturado em 20 jun. 2015]. Disponível em: http://www.planalto.gov.br/ccivil_03/decreto/1930-1949/D22213.htm.

14. Pierangeli JH. Códigos penais do Brasil: evolução histórica. Bauru: Jalovi; 1980.

15. Brasil. Presidência da República. Casa Civil. Decreto nº 17.943-a de 12 de outubro de 1927. Consolida as leis de assistencia e protecção a menores [Internet] Brasília: Casa Civil; 1927 [capturado em 20 jun. 2015]. Disponível em: http://www.planalto.gov.br/ccivil_03/decreto/1910-1929/d17943a.htm.

16. Giorgi-Guarnieri D, Janofsky J, Keram E, Lawsky S, Merideth P, Mossman D, et al. AAPL practice guideline for forensic psychiatric evaluation of defendants raising the insanity defense. J Am Acad Psychiatry Law. 2002;30(2 Suppl):S3-40.

17. Appelbaum PS, Gutheil TG. Forensic evaluations. In: Appelbaum PS, Gutheil TG. Clinical handbook of psychiatry and the law. 4th ed. Philadelphia: Lippincott Williams & Wilkins; 2007.

18. Fragoso H. Notas sobre o direito penal anglo-americano. In: Direito penal e direitos humanos. Rio de Janeiro: Forense; 1977.

19. Giorgi-Guarnieri D, Janofsky J, Keram E, Lawsky S, Merideth P, Mossman D, et al. AAPL practice guideline for forensic psychiatric evaluation of defendants raising the insanity defense. J Am Acad Psychiatry Law. 2002;30(2 Suppl):S3-40.

20. U. S. Congress. Uniform code of military justice [Internet]. Washington: UCMJ;c2006-2015 [capturado em 20 jun.2015]. Disponível em: http://www.ucmj.us/.

21. Blair D. The medicolegal aspects of automatism. Med Sci Law. 1977;17(3):167-82.

22. Eichelberger EA. Automatism or unconsciousness as defense to criminal charge. In: American Law Reports. 4th ed. Eagan: Thomson Reuters; 1984.p. 1067-143.

23. Farrell HM: Dissociative identity disorder: medicolegal challenges. J Am Acad Psychiatry Law. 2011;39(3):402-6.

24. Arizona State Legislature. § 13-502: insanity test; burden of proof; guilty except insane verdict [Internet] Phoenix: AZleg; 2008 [capturado em 20 jun. 2015]. Disponível em: http://www.azleg.gov/FormatDocument.asp?inDoc=/ars/13/00502.htm&Title=13&DocType=ARS.

25. Ohio Revised Code. ORC 2945.392: expert testimony of the battered woman syndrome [Internet]. Columbus: Lawriter; c2008 [capturado em 20 jun. 2015]. Disponível em: http://codes.ohio.gov/orc/2945.392.

26. Brasil. Presidência da República. Casa Civil. Lei nº 11.340 de 7 de agosto de 2006. Cria mecanismos para coibir a violência doméstica e familiar contra a mulher, nos termos do § 8o do art. 226 da Constituição Federal, da Convenção sobre a Eliminação de Todas as Formas de Discriminação contra as Mulheres e da Convenção Interamericana para Prevenir, Punir e Erradicar a Violência contra a Mulher; dispõe sobre a criação dos Juizados de Violência Doméstica e Familiar contra a Mulher; altera o Código de Processo Penal, o Código Penal e a Lei de Execução Penal; e dá outras providências [Internet] Brasília: Casa Civil; 2006 [capturado em 20 jun. 2015]. Disponível em: https://www.planalto.gov.br/ccivil_03/_Ato2004-2006/2006/Lei/L11340.htm.

27. Arenella P. The diminished capacity and diminished responsibility defenses: two children of a doomed marriage. Columbia Law Rev. 1977;77(6):827-85.

LEITURAS SUGERIDAS

American Law Institute. Model penal code: proposed official draft. Philadelphia; 1962.

McManus EJ. Law and liberty in early New England. Amherst: University of Massachusetts; 2003.

Prosono M. History of forensic psychiatry. In: Rosner R. Principles and practice of forensic psychiatry. 2nd ed. London: Hodder Arnold; 2003.

CAPÍTULO 37

O Conceito de Inimputabilidade na Legislação Latino-Americana

José Facundo Vera Gómez, Jorge O. Folino, Carlos Hugo Isaac Serna,
José G. V. Taborda, Lisieux E. de Borba Telles

PONTOS-CHAVE

- A legislação penal dos países da América Latina origina-se de modelos importados da Europa que seguem a tradição jurídica do direito romano.
- Observa-se importante disparidade na nomenclatura adotada nos diversos códigos, denotativas dos diferentes períodos em que foram escritos e da influência europeia.
- A maioria dos países latino-americanos segue o critério biopsicológico para a determinação de inimputabilidade, mas há casos de países que adotam os critérios biológico ou psicológico.
- A maioridade penal na América Latina oscila entre 12 e 18 anos. A maioria dos países adota as idades de 14 ou 16 anos.
- A doutrina da *actio libera in causa* é adotada pela maior parte dos países latino-americanos.

O Continente Americano, o Novo Mundo da época dos descobrimentos, formou-se sob a cultura hegemônica dos países europeus que o colonizaram. A par da religião, da língua, dos valores morais, da tecnologia, da força de trabalho, trouxeram consigo seus sistemas e tradições jurídicas. Observa-se, assim, na América do Norte, uma clara separação de sistemas legais: ao norte do Rio Grande, nos Estados Unidos, e na maior parte do Canadá, a *common law*, herança do colonizador inglês; ao sul desse marco, a tradição romana, própria da Europa Continental, transportada principalmente por meio de Portugal e Espanha.[1]

O direito de base romana e o direito anglo-saxão são os principais sistemas jurídicos do mundo contemporâneo. Ambos têm muitos pontos de convergência; o principal deles, talvez, a sua essência democrática, que os leva a respeitar os direitos do indivíduo e a respaldar o princípio de ampla defesa do acusado. Entretanto, apresentam várias dessemelhanças. A mais chamativa reside na própria fonte do direito, origina-se de leis formais e codificadas ou dos costumes e decisões jurisprudenciais. Como se sabe, os países de base jurídica romana se regem preferencialmente por códigos.

Na América Latina, de acordo com a tradição da Península Ibérica, os principais temas jurídico-sociais, nos diversos países, estão regulamentados sob a forma de códigos. Segundo Zaffaroni:[2] "Um código, em termos modernos, é um texto legal, ou seja, uma única lei, que procura abarcar a regulação de todo um ramo do saber jurídico".

Desse modo, os códigos são construções jurídicas harmônicas e abrangentes, que buscam esgotar a regulamentação legal em determinada área. Neste capítulo, será examinada e comparada a forma como a lei penal de cada país aborda a questão da imputabilidade penal.

Origens

O modelo político adotado pela América Latina, pelo menos em seus países mais importantes, inspira-se nas instituições criadas a partir da Revolução Americana e da Revolução Francesa. Da primeira, a matriz constitucional e a organização dos poderes judiciais; da última, a legislação penal e os procedimentos processuais.[2]

Entretanto, além da influência francesa, genérica, que se expressou na América Espanhola principalmente por intermédio dos códigos espanhóis de 1822 e de 1848, podem ser identificadas inúmeras outras fontes de inspiração à legislação dos países latino-americanos. No Peru, observou-se o espírito do projeto Roos da Suíça, de 1893; na primeira codificação da Argentina, o Código Bávaro de 1813; na Venezuela, o código italiano de Zanardelli de 1890; na República Dominicana e no Haiti, a importação direta do Código Napoleônico; no Paraguai, o modelo da República da Alemanha. As legislações penais uruguaia e brasileira contemporâneas sofreram a influência do Código Rocco da Itália fascista.

Trata-se de um grande mosaico legislativo que se formou ao longo dos dois últimos séculos, seguindo os modelos europeus que, muitas vezes, além de distantes no aspecto geográfico, também o eram no sentido temporal. Na Europa, esse fenômeno também se observou, pois, a partir da codificação de Napoleão, os países continentais majoritariamente buscaram nele o seu modelo. Aqueles que se afastaram de forma coerente e orgânica da proposta francesa se tornaram, por sua vez, novos modelos e fontes de inspiração ou simples cópia.

Na América Latina, deve-se enfatizar o papel desempenhado pelo Código Criminal do Império do Brasil, de 1830, que foi o primeiro código penal do continente a não ser mera importação automática de modelo europeu. Tratava-se de uma lei harmônica e estruturada que, apesar de espelhar (como não poderia deixar de ser) a ideologia de uma sociedade altamente estratificada e escravagista, se tornou referência para outras codificações. O Código Criminal do Império trouxe uma grande inovação: a criação da pena de multa que, depois, se difundiu para os demais países. O Código Penal da Espanha de 1848 sofreu grande influência dessa lei, e, assim, a lei brasileira, por via indireta, teve repercussão na legislação penal da América Latina.

Segundo Zaffaroni,[2] observam-se quatro grandes ondas de desembarque de códigos europeus nas Américas. A primeira correspondeu aos códigos de Napoleão e da Espanha de 1822. O código francês foi adotado no Haiti e na República Dominicana. O espanhol serviu de modelo a El Salvador, Bolívia e Equador. Além desses, o código de Livingston, proposto para a Louisiana francesa em 1825, serviu de matriz a Guatemala e Nicarágua.

O segundo desembarque se deu a partir da metade do século XIX. Nesse período, os principais inspiradores foram os códigos espanhóis, de 1848 e de 1870, e o código italiano de Zanardelli. Nessa mesma leva, o código da Baváría, de 1813, serviu de modelo à primeira codificação argentina. O código da Bélgica teve também pequena influência nas legislações do Equador e do Chile.

O terceiro desembarque ocorreu a partir da terceira década do século XX, quando, favorecidas pelo positivismo penal, vicejavam as ideias de eugenia e periculosidade e a imposição de medidas de segurança. Assim, o projeto Ferri, italiano, o projeto Stoos, suíço, e o Código Rocco, italiano, exerceram forte impacto nas reformas penais de Brasil, Uruguai, México, Cuba, Colômbia e Peru.

A quarta e última leva de códigos europeus chegou ao continente latino-americano a partir dos anos de 1960, sob a liderança dos penalistas alemães contemporâneos que trabalharam no projeto de reforma do código penal, em 1962, naquele país, bem como no chamado *projeto alternativo* de 1966, os quais orientaram a futura reforma penal alemã. A partir disso, então, é possível dizer que as reformas penais ocorridas na América Latina, de uma forma ou de outra, incorporam elementos propostos pelos doutrinadores alemães. Um exemplo é a reforma penal brasileira de 1984. Nesse período, houve uma tentativa dos países da região de criar um Código Penal Tipo para a América Latina, o qual, por disparidades regionais e interesses políticos divergentes, não chegou a bom termo.

Segundo Zaffaroni:[2]

> Na verdade, os modelos do terceiro e do quarto desembarque se confundem, salvo nos casos de influências claras e manifestas. Seus efeitos foram sentidos em quase toda a América Central, Panamá, Colômbia, Bolívia, etc. Pode-se afirmar que esse processo corresponde ao período de segurança nacional, em que os ideais de democracia estável sucumbem ante a proliferação de golpes de Estado e a guerra centro-americana, embora não seja justo dizer que essa situação tenha sido funcional, porque, na verdade, as ditaduras de segurança nacional não se preocuparam muito com a elaboração de códigos penais segundo suas pautas. As ditaduras sancionaram legislações aberrantes, fora de todo contexto constitucional e, além disso, apelaram a um sistema penal paralelo e subterrâneo, que se serviu do sequestro e, por certo, do desaparecimento forçado de pessoas.

Assim, as reformas dos códigos penais latino-americanos seguiram as idas e vindas das doutrinas estrangeiras, sobretudo as europeias. O positivismo influenciou os códigos penais de El Salvador (1904), Argentina (1922), Panamá (1922), Uruguai (1933) e Cuba (1936); a dogmática alemã, nos códigos da Bolívia (1974) e da Guatemala (1980); e o Código Penal Tipo Latino-Americano, nos códigos de Costa Rica (1970), El Salvador (1973) e Nicarágua (1974).[3]

Fontes legais sobre inimputabilidade (capacidade penal)

O Quadro 37.1 apresenta as principais normas legais disciplinadoras da inimputabilidade nos códigos penais da América Latina, começando com o Código Penal[4] do Brasil, que será utilizado como modelo comparativo.

QUADRO **37.1** NORMAS LEGAIS RELACIONADAS À INIMPUTABILIDADE NOS CÓDIGOS PENAIS DA AMÉRICA LATINA

Brasil[4]

Código Penal
Lei nº 7.209
1984

Artigo 26. É isento de pena o agente que, por doença mental ou desenvolvimento mental incompleto ou retardado, era, ao tempo da ação ou da omissão, inteiramente incapaz de entender o caráter ilícito do fato ou de determinar-se de acordo com esse entendimento.

Parágrafo único. A pena pode ser reduzida de um a dois terços, se o agente, em virtude de perturbação de saúde mental ou por desenvolvimento mental incompleto ou retardado, não era inteiramente capaz de entender o caráter ilícito do fato ou de determinar-se de acordo com esse entendimento.

Artigo 27. Os menores de 18 (dezoito) anos são penalmente inimputáveis, ficando sujeitos às normas estabelecidas na legislação especial.

Artigo 28. Não excluem a imputabilidade penal:
I – a emoção ou a paixão;
II – a embriaguez, voluntária ou culposa, pelo álcool ou substância de efeitos análogos.

§ 1º. É isento de pena o agente que, por embriaguez completa, proveniente de caso fortuito ou força maior, era, ao tempo da ação ou da omissão, inteiramente incapaz de entender o caráter ilícito do fato ou de determinar-se de acordo com esse entendimento.

§ 2º. A pena pode ser reduzida de um a dois terços, se o agente, por embriaguez, proveniente de caso fortuito ou força maior, não possuía, ao tempo da ação ou da omissão, a plena capacidade de entender o caráter ilícito do fato ou de determinar-se de acordo com esse entendimento.

Argentina[5]

Código Penal
Ley nº 11.179
1921 (atualizada em 1984)

Art. 34. No son punibles:
– 1º. que no haya podido en el momento del hecho, ya sea por insuficiencia de sus facultades, por alteraciones morbosas de las mismas o por su estado de inconsciencia, error o ignorancia de hecho no imputable, comprender la criminalidad del acto o dirigir sus acciones.

QUADRO **37.1** NORMAS LEGAIS RELACIONADAS À INIMPUTABILIDADE NOS CÓDIGOS PENAIS DA AMÉRICA LATINA

En caso de enajenación, el tribunal podrá ordenar la reclusión del agente en un manicomio, del que no saldrá sino por resolución judicial, con audiencia del ministerio público y previo dictamen de peritos que declaren desaparecido el peligro de que el enfermo se dañe a sí mismo o a los demás.

En los demás casos en que se absolviere a un procesado por las causales del presente inciso, el tribunal ordenara la reclusión del mismo en un establecimiento adecuado hasta que se comprobase la desaparición de las condiciones que le hicieren peligroso; [...]

Art. 81
- 1°. Se impondrá reclusión de tres a seis años, o prisión de uno a tres años:
    a) al que matare a otro, encontrándose en un estado de emoción violenta y que las circunstancias hicieren excusable; [...]

RÉGIMEN PENAL DE LA MINORIDAD LEY 22.278 (Sanción: 20/VIII/1980)[6]

Art. 1°. No es punible el menor que no haya cumplido dieciséis años de edad. Tampoco lo es el que no haya cumplido dieciocho años, respecto de delitos de acción privada o reprimidos con pena privativa de la libertad que no exceda de dos años, con multa o con inhabilitación. [...]

Bolívia[7]

Código Penal
Ley n° 1.768
1997

Art. 17. Está exento de pena el que en el momento del hecho por enfermedad mental o por grave perturbación de la conciencia o por grave insuficiencia de la inteligencia, no pueda comprender la antijuridicidad de su acción o conducirse de acuerdo a esta comprensión.

Art. 18. Cuando las causales señaladas en el artículo anterior no excluyan totalmente la capacidad de comprender la antijuridicidad de su acción o conducirse de acuerdo a esta comprensión, sino que la disminuyan notablemente, el juez atenuará la pena conforme al artículo 39 o decretará la medida de seguridad más conveniente.

Art. 19. El que voluntariamente provoque su incapacidad para cometer un delito, será sancionada con la pena prevista para el delito doloso; si debía haber previsto la realización del tipo penal, será sancionado con la pena del delito culposo.

Art. 40. Podrá también atenuarse la pena:
- 1. Cuando el autor ha obrado por un motivo honorable, o impulsado por la miseria, o bajo la influencia de padecimientos morales graves e injustos, o bajo la impresión de una amenaza grave, o por el ascendente de una persona a la que debe obediencia o de la cual dependa.

Chile[8]

Código Penal
1874

Art. 10. Están exentos de responsabilidad criminal:
- 1°. El loco o demente, a no ser que haya obrado en un intervalo lúcido, y el que, por cualquier causa independiente de su voluntad, se halla privado totalmente de razón.
- 2°. La responsabilidad de los menores de dieciocho años y mayores de catorce se regulará por el dispuesto en la ley de responsabilidad penal juvenil.

QUADRO **37.1** NORMAS LEGAIS RELACIONADAS À INIMPUTABILIDADE NOS CÓDIGOS PENAIS DA AMÉRICA LATINA

Colômbia[9]
Código Penal Ley nº 599 2000
Art. 33. Es inimputable quien en el momento de ejecutar la conducta típica y antijurídica no tuviere la capacidad de comprender su ilicitud o de determinarse de acuerdo con esa compresión, por inmadurez psicológica, trastorno mental, diversidad sociocultural o estados similares. No será inimputable el agente que hubiere preordenado su trastorno mental.
Art. 55. Son circunstancias de menor punibilidad, siempre que no hayan sido previstas de otra manera: [...] - 3. El obrar en estado de emoción, pasión excusables, o de temor intenso. [...] - 9. Las condiciones de inferioridad psíquica determinadas por la edad o por circunstancias orgánicas, en cuanto hayan influido en la ejecución de la conducta punible.
Costa Rica[10]
Código Penal Ley nº 4.573 1970
Art. 42. Es inimputable quien en el momento de la acción u omisión, no posea la capacidad de comprender el carácter ilícito del hecho o de determinarse de acuerdo con esa comprensión, a causa de enfermedad mental, o de grave perturbación de la conciencia sea ésta o no ocasionada por el empleo accidental o involuntario de bebidas alcohólicas o de sustancias enervantes.
Art. 43. Se considera que actúa con imputabilidad disminuida quien, por efecto de las causas a que se refiere el artículo anterior, no posea sino incompletamente, en el momento de la acción u omisión, la capacidad de comprender el carácter ilícito del hecho o de determinarse de acuerdo con esa comprensión.
Art. 44. Cuando el agente haya provocado la perturbación de la conciencia a que se refieren los artículos anteriores, responderá del hecho cometido por el dolo o culpa en que se hallare en el momento de colocarse en tal estado y aún podrá agravarse la respectiva pena si el propósito del agente hubiera sido facilitar su realización o procurarse una excusa.
Art. 113. Se impondrá la pena de uno a seis años: - 1. A quien haya dado muerte a una persona hallándose el agente en estado de emoción violenta que las circunstancias hicieren excusable. El máximo de la pena podrá ser aumentado por el Juez sin que pueda exceder de diez años si la víctima fuere una de las comprendidas en el inciso primero del artículo anterior; [...]
Cuba[11]
Código Penal Ley nº 62 1987 (atualizada em 1999)
Art. 15. La responsabilidad penal sólo es exigible a la persona que tenga 16 años de edad cumplidos en el momento de cometer el acto punible.

QUADRO **37.1** NORMAS LEGAIS RELACIONADAS À INIMPUTABILIDADE NOS CÓDIGOS PENAIS DA AMÉRICA LATINA

Art. 20.
- 1. Está exento de responsabilidad penal el que comete el hecho delictivo en estado de enajenación mental, trastorno mental transitorio o desarrollo mental retardado, si por alguna de estas causas no posee la facultad de comprender el alcance de su acción o de dirigir su conducta.
- 2. Los límites de la sanción de privación de libertad fijados por la ley se reducen a la mitad si en el momento de la comisión del delito la facultad del culpable para comprender el alcance de su acción o dirigir su conducta, está sustancialmente disminuida.
- 3. Las disposiciones de los dos apartados precedentes no se aplicarán si el agente se ha colocado voluntariamente en estado de trastorno mental transitorio por la ingestión de bebidas alcohólicas o sustancias sicotrópicas, ni en ningún otro caso en que pudiera haber previsto las consecuencias de su acción.

Art. 52. Son circunstancias atenuantes las siguientes: [...]
- f) haber obrado el agente en estado de grave alteración psíquica provocada por actos ilícitos del ofendido; [...]

Equador[12]

Código Orgánico Integral Penal
2014

Art. 34. Para que una persona sea considerada responsable penalmente deberá ser imputable y actuar con conocimiento de la antijuridicidad de su conducta.

Art. 35. No existe responsabilidad penal en el caso de trastorno mental debidamente comprobado.

Art. 36. La persona que al momento de cometer la infracción no tiene la capacidad de comprender la ilicitud de su conducta o de determinarse de conformidad con esta comprensión, en razón del padecimiento de un trastorno mental, no será penalmente responsable. En estos casos la o el juzgador dictará una medida de seguridad.

La persona que, al momento de cometer la infracción, se encuentra disminuida en su capacidad de comprender la ilicitud de su conducta o de determinarse de conformidad con esta comprensión, tendrá responsabilidad penal atenuada en un tercio de la pena mínima prevista para el tipo penal.

Art. 37. Salvo en los delitos de tránsito, la persona que al momento de cometer la infracción se encuentre bajo los efectos del alcohol o de sustancias estupefacientes, psicotrópicas o preparados que las contengan, será sancionada conforme con las siguientes reglas:
- 1. Si deriva de caso fortuito y priva del conocimiento al autor en el momento en que comete el acto, no hay responsabilidad.
- 2. Si deriva de caso fortuito y no es completa, pero disminuye considerablemente el conocimiento, hay responsabilidad atenuada imponiendo el mínimo de la pena prevista en el tipo penal, reducida en un tercio.
- 3. Si no deriva de caso fortuito, ni excluye, ni atenúa, ni agrava la responsabilidad.
- 4. Si es premeditada con el fin de cometer la infracción o de preparar una disculpa, siempre es agravante.

Art. 38. Las personas menores de dieciocho años en conflicto con la ley penal, estarán sometidas al Código Orgánico de la Niñez y Adolescencia.

QUADRO **37.1** NORMAS LEGAIS RELACIONADAS À INIMPUTABILIDADE NOS CÓDIGOS PENAIS DA AMERICA LATINA

El Salvador[13]

Código Penal
Decreto Legislativo n° 1.030
1997 (atualizado em 2004)

Art. 17. La ley penal se aplicará con igualdad a todas las personas que en el momento del hecho tuvieren más de dieciocho años. Los menores de esta edad estarán sujetos a un régimen especial.

Art. 27. No es responsable penalmente: [...]

- 4. Quien en el momento de ejecutar el hecho, no estuviere en situación de comprender lo ilícito de su acción u omisión o de determinarse de acuerdo a esa comprensión, por cualquiera de los motivos siguientes:
  a) enajenación mental;
  b) grave perturbación de la conciencia; y,
  c) desarrollo psíquico retardado o incompleto.

En estos casos, el juez o tribunal podrá imponer al autor alguna de las medidas de seguridad a que se refiere este Código. No obstante la medida de internación sólo se aplicará cuando al delito corresponda pena de prisión; [...]

Art. 28-A. No podrá ser excluido de responsabilidad penal aquel que haya buscado colocarse en estado de intoxicación plena por el consumo de bebidas alcohólicas, drogas u otras sustancias que produzcan efectos análogos, con el propósito de cometer un delito o cuando se hubiese previsto la comisión del mismo.

Art. 29. Son circunstancias que atenúan la responsabilidad penal:

- 1. Estar el culpable en estado de intoxicación alcohólica o de otra índole que, sin ser preordenada al hecho, no llegue a tener plenitud de efectos sobre el sujeto; [...]
- 3. El que obra en un momento de arrebato, obsecación o bajo el impulso de intensa emoción provocada por un hecho injusto efectuado contra él, su cónyuge, compañero de vida o conviviente, ascendientes, descendientes o hermanos; [...]

Guatemala[14]

Código Penal
Decreto n° 17 1973

Art. 23. No es imputable:

- 1°. El menor de edad.
- 2°. Quien en el momento de la acción u omisión, no posea, a causa de enfermedad mental, de desarrollo psíquico incompleto o retardo o de trastorno mental transitorio, la capacidad de comprender el carácter lícito del hecho o de determinarse de acuerdo con esa comprensión, salvo que el trastorno mental transitorio, haya sido buscado de propósito por el agente.

Art. 26. Son circunstancias atenuantes:

- 1°. Las condiciones determinadas por circunstancias orgánicas o patológicas que disminuyan, sin excluirla, la capacidad de comprender o de querer del sujeto. [...]
- 3°. Obrar el delincuente por estímulos tan poderosos que naturalmente, hayan producido arrebato u obcecación.

QUADRO **37.1** NORMAS LEGAIS RELACIONADAS À INIMPUTABILIDADE NOS CÓDIGOS PENAIS DA AMÉRICA LATINA

Haiti[15]

Code Pénal
(atualizado em 1985)

Art. 48. Il n'y a ni crime ni délit, lorsque le prévenu était en état de démence au de temps de l'action ou lorsqu'il a été contraint par une force à laquelle il n'a pas pu résister.

Honduras[16]

Código Penal
Decreto n° 144
1983

Art 23. No es imputable:
- 1. El menor de doce (12) años. Tanto éste como el mayor de dicha edad pero menor de dieciocho (18) años quedaran sujetos a una ley especial; y,
- 2. Quien en el momento de la acción u omisión padezca de psicosis, de retardo mental severo o de psicosis transitoria y carezca, por ello, de la capacidad de comprender el carácter ilícito del hecho o de determinarse de acuerdo con esa comprensión, salvo que el trastorno mental transitorio haya sido provocado por el agente dolosa o culposamente.

Art. 26. Son circunstancias atenuantes: [...]
- 3. Ejecutar el hecho en estado de embriaguez, cuando ésta no fuere habitual o posterior al proyecto de cometer el delito, siempre que estas situaciones sean científicamente comprobadas. [...]
- 6. Obrar por estímulos tan poderosos que naturalmente haya producido arrebato u obcecación; [...]

México[17]

Código Penal Federal
1931 (atualizado em 2012)

Art. 15. El delito se excluye cuando:

VII. Al momento de realizar el hecho típico, el agente no tenga la capacidad de comprender el carácter ilícito de aquél o de conducirse de acuerdo con esa comprensión, en virtud de padecer trastorno mental o desarrollo intelectual retardado, a no ser que el agente hubiere provocado su trastorno mental dolosa o culposamente, en cuyo caso responderá por el resultado típico siempre y cuando lo haya previsto o le fuere previsible.

Cuando la capacidad a que se refiere el párrafo anterior sólo se encuentre considerablemente disminuida, se estará a lo dispuesto en el artículo 69 bis de este Código.

Art. 67. En el caso de los inimputables, el juzgador dispondrá la medida de tratamiento aplicable en internamiento o libertad, previo al procedimiento correspondiente. Si se trata de internamiento, el sujeto inimputable será internado en la institución correspondiente para su tratamiento. En caso de que el sentenciado tenga el hábito o la necesidad de consumir estupefacientes o psicotrópicos, el juez ordenará también el tratamiento que proceda, por parte de la autoridad sanitaria competente o de otro servicio médico bajo la supervisión de aquélla, independientemente de la ejecución de la pena impuesta por el delito cometido.

QUADRO 37.1 NORMAS LEGAIS RELACIONADAS À INIMPUTABILIDADE NOS CÓDIGOS PENAIS DA AMÉRICA LATINA

Art. 68. Las personas inimputables podrán ser entregadas por la autoridad judicial o ejecutora, en su caso, a quienes legalmente corresponda hacerse cargo de ellos, siempre que se obliguen a tomar las medidas adecuadas para su tratamiento y vigilancia, garantizando, por cualquier medio y a satisfacción de las mencionadas autoridades, el cumplimiento de las obligaciones contraídas. La autoridad ejecutora podrá resolver sobre la modificación o conclusión de la medida, en forma provisional o definitiva, considerando las necesidades del tratamiento, las que acreditarán mediante revisiones periódicas, con la frecuencia y características del caso.

Art. 69. En ningún caso la medida de tratamiento impuesto por el juez penal, excederá de la duración que corresponda al máximo de la pena aplicable al delito. Si concluido este tiempo, la autoridad ejecutora considera que el sujeto continúa necesitando el tratamiento, lo pondrá a disposición de las autoridades sanitarias para que procedan conforme a las leyes aplicables.

Art. 69 bis. Si la capacidad del autor, de comprender el carácter ilícito del hecho o de determinarse de acuerdo con esa comprensión, sólo se encuentra disminuida por las causas señaladas en la fracción VII del artículo 15 de este Código, a juicio del juzgador, según proceda, se le impondrá hasta dos terceras partes de la pena que correspondería al delito cometido, o la medida de seguridad a que se refiere el artículo 67 o bien ambas, en caso de ser necesario, tomando en cuenta el grado de afectación de la imputabilidad del autor.

Art. 310. Se impondrá de dos a siete años de prisión, al que en estado de emoción violenta cause homicidio en circunstancias que atenúen su culpabilidad. Si lo causado fueren lesiones, la pena será de hasta una tercera parte de la que correspondería por su comisión.

Nicarágua[18]

Código Penal
Ley n° 641
2007

Art. 33. Cuando una persona menor de dieciocho años cometa un delito o falta, no se le aplicará ninguna de las penas, medidas o consecuencias accesorias previstas em este Código; pero si es un adolescente, podrá ser responsable con arreglo a lo dispuesto en el Libro Tercer, Sistema de Justicia Penal Especializada del Código de la Niñez y Adolescencia.

Art. 34. Está exento de responsabilidad penal quien:
- 1. Al tiempo de cometer la infracción penal, a causa de cualquier alteración psíquica permanente o transitoria, no pueda comprender la ilicitud del hecho o actuar conforme a esa comprensión. El trastorno mental transitorio no eximirá de pena cuando hubiese sido provocado por el sujeto con el propósito de cometer el delito o hubiera previsto o debido prever su comisión.
- 2. Al tiempo de cometer la infracción penal se halle en estado de perturbación que le impida apreciar y comprender la ilicitud del hecho o actuar conforme a esa comprensión, siempre que el estado de perturbación no haya sido buscado con el propósito de cometer un delito o hubiera previsto o debido prever su comisión.
- 3. Por sufrir alteraciones en la percepción desde el nacimiento o desde la infancia, tenga alterada gravemente la conciencia de la realidad.

Art. 35. Son circunstancias atenuantes: [...]
- 2. Disminución psíquica por perturbación. La de actuar el culpable a causa de perturbación que no comprenda la eximente establecida en el numeral 2 del artículo 34.

QUADRO **37.1 NORMAS LEGAIS RELACIONADAS À INIMPUTABILIDADE NOS CÓDIGOS PENAIS DA AMÉRICA LATINA**

Panamá[19]
Código Penal Ley n° 14 2007
Art. 36. No es imputable quien, al momento de cometer el hecho punible, no tenga la capacidad de comprender su ilicitud o, en caso de comprenderla, de autodeterminarse de acuerdo con esa comprensión.
Art. 37. Si el estado de perturbación mental del imputado en el momento del hecho punible proviene de embriaguez, se seguirán las reglas siguientes: – 1. Si el estado de perturbación mental del imputado en el momento de perpetrar el hecho punible proviene de embriaguez fortuita, será declarado inimputable si la embriaguez es total. – 2. Si el agente se embriagara con el designio de cometer un hecho punible o procurarse una excusa, la sanción deberá agravarse, según las normas de este Código. Los intoxicados por drogas o estupefacientes de cualquier índole que cometan un hecho punible serán declarados imputables o inimputables conforme a las reglas dadas para el embriagado.
Art. 38. Actúa con imputabilidad disminuida quien, en el momento de la acción u omisión, no posea completa capacidad de comprender el carácter ilícito del hecho.
Art. 90. Son circunstancias atenuantes comunes las siguientes: [...] – 3. Las condiciones físicas o psíquicas que colocaron al agente en situación de inferioridad.

Paraguai[20]
Código Penal Ley n° 1.160 1997
Art. 21. Está exenta de responsabilidad penal la persona que no haya cumplido catorce años de edad.
Art. 23. – 1°. No es reprochable el que en el momento de la acción u omisión, por causa de trastorno mental, de desarrollo psíquico incompleto o retardado, o de grave perturbación de la conciencia, fuera incapaz de conocer la antijuridicidad del hecho o de determinarse con conforme a ese conocimiento. – 2°. Cuando por las razones señaladas en el inciso anterior el autor haya obrado con una considerable disminución de su capacidad de conocer la antijuridicidad del hecho o de determinarse conforme a este conocimiento, la pena será atenuada con arreglo del artículo 67.
Art. 116. Cuando el reproche al autor sea considerablemente reducido por una excitación emotiva o por compasión, desesperación u otros motivos relevantes se podrá, en los casos de los artículos 110, 111, incisos 1o y 2o, y 113, prescindir de la condena a una pena, a la composición o a ambos.

Peru[21]
Código Penal Dec. Legislativo n° 635 1991

QUADRO **37.1** NORMAS LEGAIS RELACIONADAS À INIMPUTABILIDADE NOS CÓDIGOS PENAIS DA AMÉRICA LATINA

Art. 20. Está exento de responsabilidad penal: – 1. El que por anomalía síquica, grave alteración de la conciencia o por sufrir alteraciones en la percepción, que afectan gravemente su concepto de la realidad, no posea la facultad de comprender el carácter delictuoso de su acto o para determinarse según esta comprensión; – 2. El menor de 18 años.
Art. 21. En los casos del artículo 20, cuando no concurra alguno de los requisitos necesarios para hacer desaparecer totalmente la responsabilidad, el Juez podrá disminuir prudencialmente la pena hasta límites inferiores al mínimo legal.
Art. 109. Homicidio por emoción violenta
El que mata a otro bajo el imperio de una emoción violenta que las circunstancias hacen excusable, será reprimido con pena privativa de libertad, no menor de tres ni mayor de cinco años. Si concurre algunas de las circunstancias previstas en el artículo 107o, la pena será no menor de cinco ni mayor de diez años.
Porto Rico[22]
Código Penal Ley n° 146 2012 (atualizado em 2014)
Art. 38. Nadie será sancionado por un hecho que constituya delito si al momento de su comisión no es imputable. Se consideran causas de inimputabilidad las siguientes: (a) Minoridad. (b) Incapacidad Mental. (c) Trastorno Mental Transitorio.
Art. 39. Una persona no será procesada o convicta criminalmente por un hecho realizado cuando dicha persona no haya cumplido dieciocho (18) años de edad, salvo los casos provistos en la legislación especial para menores.
Art. 40. No es imputable quien al momento del hecho, a causa de enfermedad o defecto mental, carece de capacidad suficiente para comprender la criminalidad del acto. Los términos enfermedad o defecto mental no incluyen una anormalidad manifiesta sólo por reiterada conducta criminal o antisocial. Para efectos de la prueba de incapacidad mental, el imputado deberá evidenciar la alegada incapacidad.
Art. 41. No es imputable quien al momento del hecho se halle en estado de trastorno mental transitorio, que le impida tener capacidad suficiente para comprender la criminalidad del acto o para conducirse de acuerdo con el mandato de ley. El trastorno mental transitorio no exime de responsabilidad penal cuando ha sido provocado por el sujeto con el propósito de realizar el hecho.
Art. 42. La voluntaria embriaguez o la voluntaria intoxicación por drogas, sustancias narcóticas, estimulantes o deprimentes, o sustancias similares no es fundamento de inimputabilidad. No obstante, siempre que la existencia real de algún fin, motivo o intención determinados sea elemento indispensable para constituir alguna clase o grado de delito especial, el juzgador podrá tomar en consideración el hecho de que el acusado se hallaba entonces ebrio o intoxicado, al determinar el fin, motivo o intención con que cometió el delito.
República Dominicana[23]
Código Penal Decreto n° 2.274 1884

QUADRO **37.1** NORMAS LEGAIS RELACIONADAS À INIMPUTABILIDADE NOS CÓDIGOS PENAIS DA AMÉRICA LATINA

Art. 64. Cuando al momento de cometer la acción, el inculpado estuviese en estado de demencia, o cuando se hubiese visto violentado a ello por una fuerza a la cual no hubiese podido resistir, no hay crimen ni delito.
Art. 321. El homicidio, las heridas y los golpes son excusables, si de parte del ofendido han precedido inmediatamente provocación, amenazas o violencias graves.
Uruguai[24]
Código Penal Ley nº 9.155 1933
Art. 30. No es imputable aquél que en el momento que ejecuta el acto por enfermedad física o psíquica, constitucional o adquirida, o por intoxicación, se halle en tal estado de perturbación moral, que no fuere capaz o sólo lo fuere parcialmente, de apreciar el carácter ilícito del mismo, o de determinarse según su verdades apreciación. Esta disposición es aplicable al que se hallare en el estado de espíritu en ella previsto, por influjo del sueño natural o del hipnótico.
Art. 31. No es imputable el que ejecuta un acto en estado de embriaguez, siempre que ésta fuere completa y estuviere determinada por fuerza mayor o caso furtuito.
Art. 32. El ebrio habitual, y el alcoholista, serán internados en un Asilo.
Se considera ebrio habitual el que se embriaga periódicamente y en ese estado comete delito o provoca escándalo, tomándose peligroso.
Se reputa alcoholista al que por la costumbre de ingerir alcohol, sin llegar a la embriaguez, hubiere cometido el hecho en el estado previsto en el artículo 30 del Código.
Art. 33. Las disposiciones precedentes serán aplicables a los que, bajo las condiciones en ellas previstas, ejecutaran el acto bajo la influencia de cualquier estupefaciente.
Art. 34. No es imputable el que ejecuta el hecho antes de haber cumplido la edad de 18 años.
Art. 46. Atenúan el delito cuando no hubieran sido especialmente contempladas por la ley al determinar la infracción, las siguientes: [...] – 4º. La embriaguez voluntaria y la culpable. La embriaguez voluntaria que no fuere premeditada para cometer el delito, y la culpable plenas, y la producida por fuerza mayor o caso fortuito, semiplena. [...] – 11º. La provocación. El haber obrado bajo el impulso de la cólera, producido por un hecho injusto, o el haber cometido el delito en estado de intensa emoción, determinada por una gran desventura.
Venezuela[25]
Código Penal (atualizado em 2005)
Art. 62. No es punible el que ejecuta la acción hallándose dormido o en estado de enfermedad mental suficiente para privarlo de la conciencia o de la libertad de sus actos. Sin embargo, cuando el loco o demente hubiere ejecutado un hecho que equivalga en un cuerdo a delito grave, el Tribunal decretará la reclusión en uno de los hospitales o establecimientos destinados a esta clase de enfermos, del cual no podrá salir sin previa autorización del mismo Tribunal. Si el delito no fuere grave o si no es el establecimiento adecuado, será entregado a su familia, bajo fianza de custodia, a menos que ella no quiera recibirlo.

QUADRO 37.1 NORMAS LEGAIS RELACIONADAS À INIMPUTABILIDADE NOS CÓDIGOS PENAIS DA AMÉRICA LATINA

Art. 63. Cuando el estado mental indicado en el artículo anterior sea tal que atenúe en alto grado la responsabilidad, sin excluirla totalmente, la pena establecida para el delito o falta se rebajará conforme a las siguientes reglas:
- 1. En lugar de la de presidio, se aplicará la de prisión, disminuida entre dos tercios y la mitad.
- 2. En lugar de la de prisión, se aplicará la de arresto, con la disminución indicada.
- 3. Las otras penas divisibles se aplicarán rebajadas por mitad.

Art. 64. Si el estado de perturbación mental del encausado en el momento del delito proviniere de embriaguez, se seguirán las reglas siguientes:
- 1. Si se probare que, con el fin de facilitarse la perpetración del delito, o preparar una excusa, el acusado había hecho uso del licor, se aumentara la pena que debiera aplicársele de un quinto a un tercio, con tal que la totalidad no exceda del máximo fijado por la ley a este género de pena. Si la pena que debiere imponérsele fuere la de presidio, se mantendrá esta.
- 2. Si resultare probado que el procesado sabia y era notorio entre sus relaciones que la embriaguez le hacia provocador y pendenciero, se le aplicaran sin atenuación las penas que para el delito cometido establece este Código.
- 3. Si no probada ninguna de las dos circunstancias de los dos números anteriores, resultare demostrada la perturbación mental por causa de la embriaguez, las penas se reducirán a los dos tercios, sustituyéndose la prisión al presidio.
- 4. Si la embriaguez fuere habitual, la pena corporal que deba sufrirse podrá mandarse cumplir en un establecimiento especial de corrección.
- 5. Si la embriaguez fuere enteramente casual o excepcional, que no tenga precedente, las penas en que haya incurrido el encausado se reducirán de la mitad a un cuarto, en su duración, sustituyéndose la pena de presidio con la de prisión.

Art. 67. El que cometa el hecho punible en un momento de arrebato o de intenso dolor, determinado por injusta provocación será castigado, salvo disposición especial, con la pena correspondiente, disminuida desde un tercio hasta la mitad, según la gravedad de la provocación.

Art. 69. No es punible: el menor de doce años, en ningún caso, ni el mayor de doce y menor de quince años, a menos que aparezca que obro con discernimiento.
El Tribunal tomará las medidas que considere oportunas respecto a la educación del menor irresponsable, el cual será mantenido en adecuado establecimiento de educación o en casa de familia de responsabilidad.

Tomando-se como ponto de referência o Código Penal brasileiro[4] e seus requisitos para a declaração de inimputabilidade, o Quadro 37.2 oferece uma síntese comparativa entre as diversas normas latino-americanas. A partir das expressões da lei brasileira, são apresentadas as equivalentes nos demais códigos. Quando o texto comparado tiver grande semelhança conceitual com a lei brasileira, esse fato se registrará com a expressão "sim". Quando houver alguma disparidade, será transcrita a expressão legal. "Não" significa que, naquela lei, tal requisito não está previsto.

QUADRO 37.2 ELEMENTOS DO CONCEITO DE INIMPUTABILIDADE NA LEI PENAL DE PAÍSES LATINO-AMERICANOS

Brasil	Tempo da ação ou da omissão	Doença mental	Desenvolvimento mental retardado	Incapaz de entender o caráter ilícito do fato	Determinar-se de acordo com esse entendimento	Idade 18	Semi-imputabilidade
Argentina	Sim	Alterações mórbidas de suas faculdades	Insuficiência de suas faculdades	Compreender a criminalidade do ato	Dirigir suas ações	16	NÃO
Bolívia	Sim	Sim	Grave insuficiência da inteligência	Compreender a antijuridicidade da ação	Conduzir-se	16	Sim
Chile	NÃO	Louco ou demente	Privado totalmente de razão	NÃO	NÃO	14	NÃO
Colômbia	Sim	Sim	Imaturidade psicológica	Sim	Sim	18	Sim
Costa Rica	Sim	Sim	NÃO	Sim	Sim	12	Sim
Cuba	Sim	Sim	Sim	Sim	Dirigir sua conduta	16	Sim
Equador	Sim	Sim	NÃO	NÃO	Impossibilidade de querer	18	Sim
El Salvador	Sim	Sim	Sim	Sim	Sim	18	NÃO
Guatemala	Sim	Sim	Sim	Sim	Sim	13	
Haiti	Sim	Estado de demência	NÃO	NÃO	Violentado por uma força à qual não pôde resistir	13	
Honduras	Sim	Sim	Sim	Sim	Sim	12	Sim
México	Sim	Sim	Sim	Sim	Conduzir-se de acordo com essa compreensão	12	Sim

QUADRO 37.2 ELEMENTOS DO CONCEITO DE INIMPUTABILIDADE NA LEI PENAL DE PAÍSES LATINO-AMERICANOS

País	Tempo da ação ou da omissão	Doença mental	Desenvolvimento mental retardado	Incapaz de entender o caráter ilícito do fato	Determinar-se de acordo com esse entendimento	Idade	Semi-imputabilidade
Nicarágua	Sim	Qualquer alteração psíquica permanente ou transitória; estado de perturbação	Alteração da percepção desde o nascimento ou desde a infância	Compreender a ilicitude do fato	Agir conforme essa compreensão	18	Sim
Panamá	Sim	NÃO	NÃO	Incapacidade de compreender a ilicitude	Autodeterminar-se	14	Sim
Paraguai	Sim	Sim	Sim	Conhecer a antijuridicidade do fato	Sim	14	Sim
Peru	NÃO	Anomalia psíquica, grave alteração da consciência ou alterações da percepção	NÃO	Sim	Sim	18	Sim
Porto Rico	Sim	Sim	Defeito mental	Compreender a criminalidade do ato	Conduzir-se	18	Sim
República Dominicana	Sim	Estado de demência	NÃO	NÃO	Violentado por uma força à qual não pôde resistir	13	Sim
Uruguai	Sim	Doença física ou psíquica, constitucional ou adquirida	NÃO	Sim	Sim	18	NÃO
Venezuela	Sim	Enfermidade mental (louco ou demente)	NÃO	Privado da consciência dos atos	Privado da liberdade de seus atos	12	Sim

Inimputabilidade: comentários comparativos

Como se pôde ver em mais detalhes nos Capítulos 8 e 36, a lei brasileira adota o critério biopsicológico na definição de inimputabilidade.[26] Isso significa que deve haver um transtorno mental (elemento biológico) que altere a cognição ou a volição (elemento psicológico) no momento da realização do ato criminoso. Assim, não basta um transtorno mental, mesmo que grave, para que o agente seja considerado inimputável, nem o prejuízo da capacidade de entendimento e de autodeterminação se não for ocasionado por um transtorno mental, mesmo que a afecção mental venha a se manifestar após o delito. Os quadros comparativos indicam que essa é a regra predominante nas distintas normas penais latino-americanas, apesar da diversidade entre as linguagens adotadas por cada legislador. Entretanto, em alguns países há importantes diferenças em relação ao modelo predominante. Semelhanças e diferenças também se observam em relação ao importante tema da *actio libera in causa*.

TEMPO DA AÇÃO OU DA OMISSÃO CRIMINOSA, OU *MOMENTO DEL HECHO*

O Quadro 37.2 mostra que todos os códigos latino-americanos, exceto o do Chile e o do Peru, fazem referência direta a esse aspecto. O código peruano, contudo, implicitamente segue a regra geral, pois utiliza o verbo no passado, embora não especifique a qual momento do passado se refira. Portanto, a grande exceção é a lei chilena.

Esse é um elemento relevante, pois o fundamental na definição da inimputabilidade é a situação do agente no momento do delito, e a perícia a ser realizada deve ser sempre de natureza retrospectiva. Ainda que isso pareça óbvio para psiquiatras forenses experientes, nem sempre é assim que ocorre, pois há laudos em que a "perícia" leva em consideração apenas o momento em que se encontra, assumindo a forma de um relatório médico com diagnóstico e exame do estado mental. Essa particularidade indica a necessidade de maior intercâmbio e aprimoramento dos profissionais da área nos diversos países latino-americanos.

DOENÇA MENTAL OU *ENFERMEDAD O TRASTORNO MENTAL*

A maioria dos códigos utiliza as expressões doença mental, *enfermedad o trastorno mental* ou outras similares a essas. Algumas exceções são o código argentino, que fala em "insuficiencia de las facultades y alteraciones morbosas de las mismas", e o código da Nicarágua, que usa "cualquier alteración psíquica permanente o transitoria" e "estado de perturbación". Alguns códigos se valem de expressões muito antigas para designar transtorno mental, como o código chileno, que utiliza as palavras *loco o demente*, ou os códigos do Haiti e da República Dominicana, que falam em *estado de demência* – em francês e em espanhol, respectivamente. De qualquer modo, essas formas significam que os legisladores dos diversos países exigem a presença do elemento biológico, representado por um transtorno mental, na definição de inimputabilidade.

A única exceção é o Código Penal do Peru, que omite esse requisito e faz crer que, naquele país, se adote o duvidoso critério psicológico como definidor da inimputabilidade.

DESENVOLVIMENTO MENTAL RETARDADO OU *DESARROLLO PSÍQUICO RETARDADO*

Desenvolvimento mental retardado (ou *desarrollo psíquico retardado*) é uma expressão que equivale ao diagnóstico de retardo mental. Pode-se encontrar *desarrollo psíquico retardado* nos códigos de Bolívia, Cuba, El Salvador, Guatemala, Honduras, México e Paraguai. Na Argentina, a expressão está compreendida sob a forma de "insuficiencia de las facultades". No Chile, o conceito está incluído na expressão "privado totalmente de razón". Na Nicarágua, fala-se em "alteraciones de la percepción desde el nacimiento o desde la infancia". No Código Penal colombiano, o termo é "inmadurez psicológica"; nos códigos do Haiti e da República Dominicana, o conceito aparece incluído na palavra *demencia*, que inclui todas as outras alterações mentais. No entanto, as coisas não são tão simples. Por exemplo, segundo Zaffaroni,[2] na Argentina:

> [...] a insuficiência das faculdades mentais é uma pressuposição de que elas não alcançam o nível exigido para que a consciência como função sintetizadora opere em condições normais, ou seja, quando a personalidade não alcança o nível de integração requerido para que a consciência se desenvolva de forma relativamente adequada às necessidades do meio [...].

Portanto, tal conceito na Argentina não é equiparável a retardo mental, mas o inclui. O mesmo autor diz, logo em seguida, que:[2]

> como o código não utiliza o conceito de demência, os pressupostos de insuficiência e alteração mórbida devem ser entendidos como perturbação da consciência, o que vai além da origem patológica.

Segundo a jurisprudência argentina,

> insuficiência é qualquer situação de diminuição da consciência como função sintetizadora, seja normal ou patológica, permanente ou transitória: o medo, a ira, os estados crepusculares, as oligofrenias, as demências, as lesões neurológicas.

O fundamental é que a insuficiência prejudique a capacidade intelectual.[27]

INCAPACIDADE DE ENTENDER O CARÁTER ILÍCITO DO FATO

A incapacidade (ou a capacidade) de entender o caráter ilícito do fato é o primeiro dos elementos psíquicos que devem ser avaliados pelo perito de acordo com o critério biopsicológico. Sua natureza é essencialmente cognitiva: significa que o sujeito não deve ser capaz de compreender o caráter proibitivo da norma penal violada. A maioria dos códigos nacionais abrange esse requisito. No Uruguai, aparece a palavra *apreciar*, e, na Venezuela, a expressão *privado de consciência*. Segundo a doutrina uruguaia,[28,29] a capacidade para compreender deve ser entendida como aptidão para discernir com justiça. Desse modo, em alguns países, considera-se a capacidade do agente de avaliar sua ação, e, em outros, mais objetivos, exclusivamente o estado de cognição.

Os códigos do Chile, do Haiti e da República Dominicana não fazem menção a esse critério, o que os torna adeptos do antigo sistema biológico, tradicional no direito francês, segundo o qual basta uma doença mental grave para que o agente seja considerado inimputável.

AUTODETERMINAÇÃO

A autodeterminação é o segundo dos elementos psíquicos que devem ser avaliados pelo perito de acordo com o critério biopsicológico. Sua natureza é essencialmente volitiva: significa, em síntese, que o indivíduo não foi capaz de controlar sua conduta criminosa. Segundo Zaffaroni e colaboradores,[30] "[...] o sujeito vive uma situação análoga à coação, que provém de seu interior".

Trata-se de requisito presente na maior parte dos códigos latino-americanos. O código brasileiro fala em "determinar-se de acordo com esse entendimento"; o argentino utiliza a expressão "dirigir sus acciones"; o boliviano, o verbo *conducirse* e, o venezuelano, "[privado] de la libertad de sus actos". Na maioria dos códigos, optou-se por *autodeterminação, determinação* ou pelos verbos correspondentes.

Essa referência à falta de liberdade de conduta ou de autodeterminação aparece em todos os códigos latino-americanos, à exceção do chileno. Mesmo o do Haiti e o da República Dominicana mencionam "uma força à qual não pôde resistir". No caso desses países, contudo, não se trata da adoção do critério biopsicológico, como poderia parecer à primeira vista, mas da adoção simultânea tanto do critério biológico quanto do psicológico.

MAIORIDADE PENAL

A maioridade penal na América Latina oscila entre os 12 e os 18 anos. Em alguns casos, a lei nacional exige que seja demonstrada a maturidade psíquica de criminosos com idade acima do marco etário mínimo, mas inferior a 16 ou 18 anos, para que sejam considerados imputáveis. Esse foi um modelo vigente no Brasil de 1890 a 1927, segundo o qual os infratores de 9 a 14 anos seriam considerados imputáveis de acordo com sua capacidade de *obrar com discernimento*.[31]

SEMI-IMPUTABILIDADE

Assim como no sistema brasileiro, a ideia de semi-imputabilidade, ou de responsabilidade penal diminuída, está presente na maioria das legislações criminais da América Latina, acarretando redução da pena quando as capacidades de conhecimento da ilicitude do fato ou de autodeterminação estão apenas parcialmente prejudicadas. São exceções: Argentina, Chile, El Salvador e Uruguai.

ACTIO LIBERA IN CAUSA

A expressão latina *actio libera in causa* – que significa *ação livre na origem* – é largamente empregada no direito penal em relação a crimes nos quais o agente, em razão de estado de intoxicação por substância psicoativa, não tem compreensão plena (ou parcial) de seus atos ou não apresenta condições de autodeterminação (ou autodeterminação parcial). Segundo esse princípio, a condição psíquica resultante da intoxicação ou da embriaguez não exclui a responsabilidade penal, pois a pessoa, no momento de usar a substância, estava livre para não tomar essa atitude.

O princípio *actio libera in causa* está presente na maior parte dos códigos penais latino-americanos. As exceções são Argentina, Chile, Haiti, Paraguai, Peru e República Dominicana.

Considerações finais

Os códigos penais da América Latina têm suas origens nos códigos europeus surgidos a partir do século XIX. De forma geral, os diversos legisladores não levaram suficientemente em conta as necessidades dos próprios países, importando modelos sem fazer uso de capacidade crítica. Em sua maioria, adotam o critério biopsicológico da imputabilidade, mas, em alguns casos, valem-se de expressões arcaicas para mencionar os transtornos mentais. Esses transtornos devem ser avaliados à sua intensidade e à incapacidade deles decorrente, sendo que, muitas vezes, a etiologia é mutável no decorrer do tempo.[32]

Na visão de Zaffaroni,[2] é importante que a doutrina penal se desenvolva em todo o continente, pois há uma grande defasagem entre as diversas legislações, e, algumas vezes, as normas legais não acompanham o processo de desenvolvimento. Um exemplo curioso são os casos do Chile e do Paraguai. No primeiro, apesar de o código penal do país não mencionar o momento do fato criminoso como referencial da avaliação de imputabilidade, os psiquiatras forenses costumam adotar esse marco. No Paraguai, ao contrário, apesar da expressa referência legal, é comum os psiquiatras forenses se limitarem ao exame do estado mental do momento da perícia como norte da conclusão sobre imputabilidade. Essas são as contradições de um grande continente que apresenta diferentes estágios de desenvolvimento e distintas influências culturais. Espera-se que o aprimoramento e a atualização dos códigos penais, embora realizados individualmente, sejam embasados em evidências empíricas e possam impulsionar o crescimento dos demais países latino-americanos.[33]

Referências

1. Taborda JG. Criminal justice system in Brazil: functions of a forensic psychiatrist. Int J Law Psychiatry. 2001 24(4-5):371-86.

2. Zaffaroni ER. Los códigos penales de Latinoamérica. Ciudad de Mexico: Suprema Corte de Justicia de la Nacion; 2000.

3. Rico JM. Justicia penal y transición democrática en América Latina. Ciudad de Mexico: Siglo XXI; 1997.

4. Brasil. Presidência da República. Casa Civil. Lei n° 7.209 de 11 de julho de 1984. Altera dispositivos do decreto-lei n° 2.848, de 7 de dezembro de 1940 – Código Penal, e dá outras providências [Internet]. Brasília: Casa Civil; 1984 [capturado em 20 jun. 2015]. Disponível em: http://www.planalto.gov.br/ ccivil_03/leis/1980-1988/L7209.htm.

5. Gobierno de la República Argentina. Ley 11.179 (T.O. 1984 actualizado). Codigo Penal de la Nacion Argentina [Internet]. Washington: OAS; 1984 [capturado em 20 jun. 2015]. Disponível em: http://www.oas.org/dil/esp/ Codigo_ Penal_de_la_Republica_ Argentina.pdf.

6. Argentina. Poder Ejecutivo Nacional. Ley 22278. Régimen penal de la minoridad, de 25-ago-1980 [Internet]. InfoLeg; 1980 [capturado em 20 jun. 2015]. Disponível em: http://www.infoleg.gov.ar/infolegInternet/verNorma.do?id=114167.

7. Bolivia. Congreso Nacional. Ley n° 1768, de 10 de marzo de 1997. Codigo Penal – reformas [Internet]. Washington; OAS; 1997 [capturado em 20 jun. 2015]. Disponível em: http://www.oas.org/juridico/ spanish/mesicic3_blv_ley1768.pdf.

8. Chile. Presidente de la Republica. Ministerio de Justicia. Codigo penal, de 12 noviembre de 1874 [Internet]. Santiago: BCN; 1874 [capturado em 20 jun. 2015].

Disponível em: http://web.uchile.cl/archivos/derecho/ CEDI/Normativa/C%F3digo%20Penal.pdf.

9. Colombia. Codigo Penal Colombiano. Ley 599, de julio 24 de 2000 [Internet]. Washington: OAS; 2000 [capturado em 20 jun. 2015]. Disponível em: http://www.oas. org/juridico/ spanish/cyb_col_ley_599_2000.pdf.

10. Costa Rica. Codigo Penal. No. 4573 [Internet] Washington: OAS; 1970 [capturado em 20 jun. 2015]. Disponível em: http://www.oas.org/dil/esp/ Codigo_Penal_ Costa_Rica.pdf.

11. Cuba. Asamblea Nacional del Poder Popular. Ley n°62, de 29 de diciembre de 1987. Codigo Penal [Internet]. Santiago de Chile: CEPAL; 1987 [capturado em 20 jun. 2015]. Disponível em: www.cepal.org/oig/doc/ cub-1987codigopenalley62.pdf.

12. Ecuador. Asamblea Nacional República del Ecuador. Código Orgánico Integral Penal (COIP) [Internet]. Quito: Ministerio de Justicia; 2014 [capturado em 20 jun. 2015]. Disponível em: http://www.justicia.gob.ec/wp-content/uploads/2014/05/c% C3% B3digo_ org%-C3%A1nico_integral_penal_-_coip_ed._sdn-mjdhc.pdf.

13. Republica de El Salvador. Asamblea Legislativa. Decreto n° 1030. Codigo Penal Internet]. Geneva: WIPO; 1997 [capturado em 20 jun. 2015]. Disponível em: http://www.wipo.int/edocs/lexdocs/laws/ es/sv/sv014es.pdf.

14. Guatemala. Decreto n° 17. Código Penal, del 27 de julio de 1973 [Internet]. Geneva: WIPO; 1973 [capturado em 20 jun. 2015]. Disponível em: http://www.wipo. int/wipolex/ es/details.jsp?id=2013.

15. Haiti. Code Pénal, le 23 septembre 1985 [Internet]. Washington: OAS; 1985 [capturado em 20 jun. 2015]. Disponível em: http://www.oas.org/ Juridico/mla/fr/hti/fr_hti_penal.html.

16. Honduras. Código Penal (aprobada por Decreto n° 144-1983) [Internet]. Geneva: WIPO; 1983 [capturado em 20 jun. 2015]. Disponível em: http://www.wipo.int/wipolex/es/text. jsp?file_id=237984.

17. Mexico. Código Penal Federal. Código publicado en el Diario Oficial de la Federación el 14 de agosto de 1931 – reforma publicada DOF 17/04/2012 [Internet]. Geneva: WIPO; 2012 [capturado em 20 jun. 2015]. Disponível em: http://www.wipo.int/ wipolex/ es/details. jsp?id=11712.

18. Nicaragua. La Asamblea Nacional. Ley n°. 641. Código Penal [Internet]. Managua: Corte Suprema de Justicia [capturado em 20 jun. 2015]. Disponível em: http://www.poderjudicial.gob.ni/ pjupload/noticia_reciente/CP_641.pdf.

19. Panamá. La Asamblea Nacional. Código Penal de la República de Panamá. Adoptado por la ley 14 de 2007, con las modificaciones y adiciones introducidas por la ley 26 de 2008, la leys de 2009, la ley 68 de 2009 y la ley 14 de 2010 [Internet]. Washington: OAS; 2010 [capturado em 20 jun. 2015]. Disponível em: https://www.oas.org/juridico/ mla/sp/pan/sp_pan-int-text-cp.pdf.

20. Paraguay. Congreso de la Nacion Paraguaya. Codigo Penal. Ley n°1.160/97 [Internet]. Washington: OAS; 1997 [capturado em 20 jun. 2015]. Disponível em: http://www.oas.org/dil/ esp/Codigo_Penal_Paraguay.pdf.

21. Perú. Código Penal del 3 de abril de 1991. Decreto Legislativo n° 635 [Internet]. Geneva: WIPO; 1991 [capturado em 20 jun. 2015]. Disponível em: http://www.wipo.int/ wipolex/es/details.jsp?id=6548.

22. Puerto Rico. Código Penal. Ley n° 146 de 30 de julio de 2012 [Internet] San Juan: Rama Judicial; 2012 [capturado em 20 jun. 2015]. Disponível em: http://www.lexjuris.com/lexlex/ Leyes2012/CodigoPenal2012.pdf.

23. Codigo Penal de la Republica Dominicana [Internet]. Washington: OAS; 2007 [capturado em 20 jun. 2015]. Disponível em: http://www.oas.org/juridico/ spanish/mesicic3_repdom_codigo_penal.pdf.

24. Uruguay. Ministerio del Interior. Ley n° 9.155. Código Penal [Internet]. Geneva: WIPO; 1933 [capturado em 20 jun. 2015]. Disponível em: http://www.wipo.int/edocs/lexdocs/laws/es/uy/uy044es.pdf.

25. La Asamblea Nacional de la República Bolivariana de Venezuela. Código Penal [Internet]. Washington: OAS; 2005 [capturado em 20 jun. 2015]. Disponível em: http://www.oas.org/juridico/ spanish/mesicic3_ven_anexo7.pdf.

26. Hungria N. Comentários ao Código Penal. Rio de Janeiro: Forense; 1949.

27. Covelli JL, Rofrano GJ, Monchablón A, P into R. Imputabilidad y capacidad de culpabilidad. Buenos Aires: Dos y Uma; 2009.

28. Murguía D. La emoción intensa anormal. Rev Psiquiatr Uru. 2003;67(2):162-4.

29. Puppo-Touriz H. La emoción intensa anormal: comentarios del Prof. Héctor Puppo Touriz. Rev Psiquiatr Urug. 2003;67(2):165-70.

30. Zaffaroni ER, Alagia A, Slokar A. Manual de derecho penal: parte general. Buenos Aires: Ediar; 2005.

31. Pierangeli JH. Códigos penais do Brasil: evolução histórica. Bauru: Jalovi; 1980.

32. Folino JO. Interfase psiquiátrico judicial. Buenos Aires: Editorial Lema, 1994.

33. Folino JO. La inimputabilidad por trastornos mentales y la psiquiatría forense comparada. Acta Psiquiátr Psicol Am Lat. 1997;43(2):112-7.

LEITURAS SUGERIDAS

Beccaria C. Dos delitos e das penas. São Paulo: Martins Fontes; 1997.

Dahmer HR, Albanese JS. Comparative criminal justice systems. 4th ed. Belmont: Wadsworth Cengage Learning; 2011.

Zaffaroni ER. La globalización y las actuales orientaciones de la política criminal. In: Pierangelli JH, editor. Direito criminal. Belo Horizonte: Del Rey; 2000.

CAPÍTULO 38

A Capacidade Civil na Legislação Latino-Americana

Lisieux E. de Borba Telles, Vicente X. Molina Ojeda,
Gilberto Ernesto Garabito García, Enrique Sepulveda Marshall,
José G. V. Taborda

PONTOS-CHAVE

- A criação de legislação codificada remonta à Antiguidade, sendo exemplos os códigos de Hammurabi, de Manu e de Justiniano.
- Nos tempos modernos, destacam-se os códigos civis alemão e francês, sendo que o último teve grande influência nas legislações dos países da América Latina.
- Na América Latina, a declaração de interdição tem por objeto a proteção da pessoa e dos bens do indivíduo maior de idade que seja ou tenha se tornado incapaz nos termos da legislação nacional.
- São causas comuns de interdição: enfermidades mentais graves, deficiências mentais, uso ou abuso de substância psicoativa e prodigalidade.
- Determinada a interdição, o juiz estabelecerá seus limites e abrangência e designará curador ao interdito.

Entre as diversas formas de atuação do psiquiatra forense na área civil, ressaltam-se as solicitações de perícias psiquiátricas nos casos de interdição de doentes mentais, a avaliação retrospectiva ou atual da capacidade para fazer testamento e para realizar negócio jurídico, a avaliação da capacidade parental, bem como, em processos por dano moral decorrente de vivência traumática, identificar se houve dano psíquico e em que intensidade.[1] Para realizar essa função, o perito deverá conciliar seus conhecimentos psiquiátricos e a legislação civil que regulamenta a matéria em discussão.

Nos países latino-americanos, herdeiros da tradição jurídica continental europeia, de base codificada, o Código Civil (CC)[2] costuma ser o principal diploma legal destinado a regular os direitos e as obrigações de ordem privada relativos às pessoas, aos bens e à natureza das relações que aquelas mantêm entre si.[3]

A ideia de codificação remonta à Antiguidade, sendo clássicas as referências ao *Código de Hammurabi*, na Babilônia, e ao *Código de Manu*, na Índia. No mundo ocidental, o destaque vai para o *Corpus Juris Civilis*, ou *Código de Justiniano*, o *Digesto* e as *Institutas*, todos elaborados durante o reinado bizantino de Justiniano, tinham por objetivo consolidar e preservar o legado jurídico romano.[4]

Nos tempos modernos, as primeiras tentativas de criação de um CC ocorreram nos estados germânicos. Assim, na Baviera, em 1756, veio à luz o *Codex Maximilianeus Bavaricus Civilis* e, na Prússia, em 1792, o *Allgemeines Landrecht für die Preussischen Staaten*. Além desses, a Galícia, em 1797, promulgou seu *Código Galiciano Ocidental*. Essas legislações, entretanto, nada mais eram do que "uma paráfrase do uso moderno do direito romano".[5] O CC alemão só foi surgir um século depois, em 1896, após a unificação da Alemanha e já sob a influência da legislação derivada da Revolução Francesa.

Cabe à França, na verdade, a primazia de impulsionar a modernização da legislação civil, o que se deu por meio do CC de 1804, editado sob o império de Napoleão e, por essa razão, referido na história como *Código de Napoleão*. O Código de Napoleão foi fiel à sua origem revolucionária, rompeu com a tradição jurídica dominante e operou uma recomposição geral e sistemática do direito.[5] Esse código influenciou os diversos países que estiveram sob domínio francês durante o império de Napoleão, em particular a Itália, a Holanda, a Bélgica, a Espanha e Portugal (CC de 1867). Por meio das metrópoles europeias, sua influência se estendeu principalmente a América Latina, Quebec e Louisiana.

Já o CC alemão influenciou as legislações do Japão, da Grécia, da Turquia, de Portugal (CC de 1966) e de Macau.

Na América Latina, o Haiti (1825) e o estado mexicano de Oaxaca (1827) foram os pioneiros na promulgação de CCs, ambos com base no modelo do Código de Napoleão. Na sequência, e sob influência do mesmo código, foram promulgados os CCs da Bolívia (1830), da Costa Rica (1841) e da República Dominicana (1845). Em 1852, o Peru promulgou seu código, destacando-se dos demais por estar sob influência da legislação espanhola. O mesmo ocorreu com o Chile no ano de 1855, cujo código foi adotado integralmente por: Equador, em 1858; El Salvador, em 1859; Venezuela, em 1862; Nicarágua, em 1867; Honduras, em 1880; Colômbia, em 1887; e Panamá, em 1903. O CC uruguaio foi proclamado em 1868, seguindo-se o da Argentina, em 1869; o do Paraguai, em 1876; o da Guatemala, em 1877; e o da Nicarágua, em 1904.

No Brasil, em 1916, após quase 20 anos de tramitação no Congresso Nacional, foi aprovado um projeto de Clóvis Bevilacqua e instituído o CC brasileiro.[6] Esse código foi considerado por muitos como a última legislação latino-americana importante e de forte influência liberal. A partir de então, os códigos passaram a ser influenciados pela ideologia social que emergiu da Primeira Guerra Mundial e da Revolução Soviética.

Capacidade civil e interdição

Toda pessoa é capaz de ser titular de direitos e obrigações. Entretanto, para poder exercê-los, deve preencher requisitos mínimos que a lei determina. Dessa forma, a lei distingue entre *capacidade de direito* (universal e inerente a toda pessoa) e *capacidade de exercício* (que pode estar restringida em alguns casos). Quando se fala em capacidade civil, interdição e curatela, trata-se apenas da última hipótese. Além disso, a restrição da *capacidade de exercício* de direito pode ser *absoluta* ou *relativa*.[7] Na incapacidade absoluta, o indivíduo não pode exercer de forma válida qualquer ato da vida civil. É o caso de menores de idade e de pessoas maiores com graves enfermidades mentais ou, por qualquer razão, impossibilitadas de manifestar vontade. Todos os atos da vida civil que lhes competem são praticados por um representante legal. Na interdição relativa, a pessoa pode realizar alguns desses atos da vida civil, mas necessita ser *assistida* por seu representante. É claro que muitas das causas de incapacidade absoluta são rigorosamente normais, como a menoridade. Para o incapaz menor, a lei prevê a representação automática por seus genitores ou por quem detenha sua guarda. Em algumas circunstâncias, pode haver a designação de tutor. No entanto, quando a pessoa atinge o marco legal da maioridade, a regra geral é a da capacidade plena.[8]

A palavra *interdição* provém do latim *interdictio-onis*, que significa proibição.[9] No direito romano, as *interdicta* constituíam-se em ordens, emanadas do magistrado, que proibiam e ordenavam algo, em geral de forma transitória, enquanto permanecessem as causas que haviam dado origem a seu pronunciamento.[4] A finalidade primordial da interdição era a de proteção de pessoas vulneráveis.

No direito moderno, entende-se por interdição a restrição da capacidade de exercício dos atos da vida civil de uma pessoa maior de idade, declarada por juiz de acordo com as formalidades estabelecidas pela lei processual e por causa devidamente provada no processo legal. No caso dos maiores de idade, a incapacidade absoluta ou relativa pode ser reconhecida se a pessoa tiver transtorno mental grave que afete seu juízo crítico, deficiência intelectual relevante e incapacidade de comunicação por qualquer causa ou grave alteração de comportamento.[10] Na última hipótese, podem ser exemplos os transtornos por uso de substância psicoativa ou a prodigalidade.

Na América Latina, o instituto da interdição segue a mesma orientação de sua origem romana: a proteção da pessoa e dos bens do incapaz, buscando salvaguardá-lo da exploração de terceiros por meio da designação de um curador que deverá agir sempre tendo em vista os melhores interesses do interditado. Curiosamente, no direito espanhol, a interdição civil também pode ser uma pena aplicada devido à prática de certos delitos de ordem patrimonial, a qual é aplicada por tribunais civis em harmonia com a decisão criminal para proibir que o apenado siga participando de negócios em sua vida civil.

Fontes legais sobre capacidade civil

Apesar do espírito comum de proteção, como apresentado no Quadro 38.1 a seguir, há grande disparidade, tanto em termos de sofisticação de terminologia quanto de abrangência, na forma como as legislações dos países da América Latina definem a incapacidade civil. A transcrição das diversas leis obedecerá à língua de origem. A indicação da lei e do ano indica a promulgação original, embora o texto das leis esteja atualizado. Eventualmente, serão indicadas a data e a lei que alteraram a redação original.

QUADRO 38.1 ALGUMAS NORMAS LEGAIS SOBRE CAPACIDADE CIVIL NOS CÓDIGOS CIVIS DA AMÉRICA LATINA

País	Lei Nacional/Ano	Texto
Brasil	Código Civil Lei nº 10.406/2002[2]	**Art. 3º.** São absolutamente incapazes de exercer pessoalmente os atos da vida civil: I. os menores de dezesseis anos; II. os que, por enfermidade ou deficiência mental, não tiverem o necessário discernimento para a prática desses atos; III. os que, mesmo por causa transitória, não puderem exprimir sua vontade. **Art. 4º.** São incapazes, relativamente a certos atos, ou à maneira de os exercer: I. os maiores de dezesseis e menores de dezoito anos; II. os ébrios habituais, os viciados em tóxicos, e os que, por deficiência mental, tenham o discernimento reduzido; III. os excepcionais, sem desenvolvimento mental completo; IV. os pródigos. Parágrafo único. A capacidade dos índios será regulada por legislação especial.
Argentina	Código Civil Ley nº 26.994/2014[11]	**Art. 32.** El juez puede restringir la capacidad para determinados actos de una persona mayor de trece años que padece una adicción o una alteración mental permanente o prolongada, de suficiente gravedad, siempre que estime que del ejercicio de su plena capacidad puede resultar un daño a su persona o a sus bienes. En relación con dichos actos, el juez debe designar el o los apoyos necesarios que prevé el artículo 43, especificando las funciones con los ajustes razonables en función de las necesidades y circunstancias de la persona. El o los apoyos designados deben promover la autonomía y favorecer las decisiones que respondan a las preferencias de la persona protegida. Por excepción, cuando la persona se encuentre absolutamente imposibilitada de interaccionar con su entorno y expresar su voluntad por cualquier modo, medio o formato adecuado y el sistema de apoyos resulte ineficaz, el juez puede declarar la incapacidad y designar un curador. **Art. 48.** Pueden ser inhabilitados quienes por la prodigalidad en la gestión de sus bienes expongan a su cónyuge, conviviente o a sus hijos menores de edad o con discapacidad a la pérdida del patrimonio. A estos fines, se considera persona con discapacidad, a toda persona que padece una alteración funcional permanente o prolongada, física o mental, que en relación a su edad y medio social implica desventajas considerables para su integración familiar, social, educacional o laboral. La acción sólo corresponde al cónyuge, conviviente y a los ascendientes y descendientes.

QUADRO 38.1 ALGUMAS NORMAS LEGAIS SOBRE CAPACIDADE CIVIL NOS CÓDIGOS CIVIS DA AMÉRICA LATINA

País	Lei Nacional/Ano	Texto
		Art. 49. La declaración de inhabilitación importa la designación de un apoyo, que debe asistir al inhabilitado en el otorgamiento de actos de disposición entre vivos y en los demás actos que el juez fije en la sentencia.

Bolívia	Código Civil Decreto Ley n° 12.760/1975[12]	Art. 4°.
		 I. La mayoría de edad se adquiere a los dieciocho años cumplidos.
		 II. El mayor de edad tiene capacidad para realizar por sí mismo todos los actos de la vida civil, salvo las excepciones establecidas por Ley.
		 Art. 5°. Incapacidad de obrar.
		 I. Incapaces de obrar son:
		   1. Los menores de edad, salvo lo dispuesto en los parágrafos III y IV de este artículo y las excepciones legales.
		   2. Los interdictos declarados.
		 II. Los actos civiles correspondientes a los incapaces de obrar se realizan por sus representantes, con arreglo a la ley.
		 III. Sin embargo el menor puede, sin autorización previa de su representante, ejercer por cuenta propia la profesión para la cual se haya habilitado mediante un título expedido por universidades o institutos de educación superior o especial.
		 IV. El menor puede también administrar y disponer libremente del producto de su trabajo.

Chile	Código Civil (Código de Bello)/1855[13]	Art. 342. Están sujetos a curaduría general los menores adultos; los que por prodigalidad o demencia han sido puestos en entredicho de administrar sus bienes; y los sordomudos que no pueden darse a entender por escrito.
Colômbia	Código Civil Ley n° 57/1887[14]	Art. 430. La tutela y las curadurías generales se extienden no sólo a los bienes sino a las personas de los individuos sometidos a ellas. Art. 431. Están sujetos a tutela los impúberes. Art. 432. Están sujetos a curaduría general los menores adultos que no han obtenido habilitación de edad; los que por prodigalidad o demencia han sido puestos en entredicho de administrar sus bienes, y los sordomudos que no pueden darse a entender.
Costa Rica	Código Civil Ley n° 30/1885[15]	Art. 36. La capacidad jurídica es inherente a las personas durante su existencia, de un modo absoluto y general. Respecto de las personas físicas, se modifica o se limita, según la ley, por su estado civil, su capacidad volitiva o cognoscitiva o su capacidad legal; en las personas jurídicas, por la ley que las regula.
Cuba	Código Civil Ley n° 59/1987[16]	Art. 12. 1. La capacidad civil de las personas para ejercer sus derechos y realizar actos jurídicos se rige por la legislación del Estado del cual son ciudadanas. 2. La de las personas sin ciudadanía que sean residentes en nuestro país se rige por la legislación cubana.

QUADRO **38.1** ALGUMAS NORMAS LEGAIS SOBRE CAPACIDADE CIVIL NOS CÓDIGOS CIVIS DA AMÉRICA LATINA

País	Lei Nacional/ Ano	Texto
Equador	Código Civil Codificación 2005-010/2005[17]	**Art. 463.** A los que, por pródigos o disipadores, han sido puestos en entredicho de administrar sus bienes, se dará curador legítimo, y a falta de éste, curador dativo.
Guatemala	Código Civil Ley nº 106/1963[18]	**Art. 477.** Respecto a los ebrios consuetudinarios y toxicómanos, se seguirán las reglas señaladas en este Título. **Art. 478.** El adulto que se halla en estado habitual de demencia, deberá ser privado de la administración de sus bienes, aunque tenga intervalos lúcidos. **Art. 479.** Cuando el niño demente haya llegado a la pubertad, podrá el padre o la madre seguir cuidando de su persona y bienes hasta la mayor edad; llegada la cual deberá precisamente provocar el juicio de interdicción. **Art. 490.** La curaduría del sordomudo que ha llegado a la pubertad, puede ser testamentaria, legítima o dativa. **Art. 493.** Cesará la curaduría cuando el sordomudo se haya hecho capaz de entender y de ser entendido por escrito, si él mismo lo solicitare y tuviere suficiente inteligencia para la administración de sus bienes; sobre lo cual tomará el juez los informes competentes. **Art. 9°.** Los mayores de edad que padecen de enfermedad mental que los priva de discernimiento, deben ser declarados en estado de interdicción. Pueden asimismo ser declarados en estado de interdicción, las personas que por abuso de bebidas alcohólicas o de estupefacientes, se exponen ellas mismas o exponen a sus familias a graves perjuicios económicos. La declaratoria de interdicción produce, desde la fecha en que sea establecida en sentencia firme, incapacidad absoluta de la persona para el ejercicio de sus derechos; pero los actos anteriores a tal declaratoria pueden ser anulados si se probare que la incapacidad existía notoriamente en la época en que se verificaron. **Art. 10°.** Las perturbaciones mentales transitorias no determinan la incapacidad de obrar, pero son nulas las declaraciones de voluntad emitidas en tales situaciones.
República Dominicana	Código Civil Ley nº 4.999/1958[19]	2. Los que por cualquier causa se encuentren privados de discernimiento. 3. Los sordomudos, los ciegosordos y los ciegomudos que no pueden expresar su voluntad de manera indubitable. **Art. 44.** Son relativamente incapaces: 1. Los mayores de dieciseis y menores de dieciocho años de edad. 2. Los retardados mentales. 3. Los que adolecen de deterioro mental que les impide expresar su libre voluntad. 4. Los pródigos. 5. Los que incurren en mala gestion. 6. Los ebrios habituales. 7. Los toxicomanos. 8. Los que sufren pena que lleva anexa la interdiccion civil.

QUADRO **38.1** ALGUMAS NORMAS LEGAIS SOBRE CAPACIDADE CIVIL NOS CÓDIGOS CIVIS DA AMÉRICA LATINA

País	Lei Nacional/ Ano	Texto
		Art. 488. Se fija la mayor edad en dieciocho años cumplidos, y por ella se adquiere la capacidad para todos los actos de la vida civil.
		Art. 489. El mayor de edad que se encuentre en un estado habitual de imbecilidad, enajenación mental o locura, debe estar sujeto a la interdicción, aunque aquel estado presente intervalos de lucidez.
		Art. 513. Puede prohibirse a los pródigos el litigar, transigir, tomar prestado, recibir un capital mueble y dar carta de pago de él, enajenar o hipotecar sus bienes, sin la asistencia de un consultor nombrado por el tribunal.
Uruguai	(modificado pela Lei nº 17.535 de 2002)[21]	**Art. 432.** Están sujetos a curaduría general los incapaces mayores de edad. Hállanse en este caso los dementes, aunque tengan intervalos lúcidos y las personas sordomudas que no puedan darse a entender por escrito ni mediante lengua de señas según lo establecido en la Ley nº 17.378, de 25 de julio de 2001.[22]
		En este último caso, la intervención de intérprete de lengua de señas será preceptiva para decidir la curatela.
Venezuela	Código Civil Gaceta Oficial nº 2.990/1982[23]	**Art. 393.** El mayor de edad y el menor emancipado que se encuentren en estado habitual de defecto intelectual que los haga incapaces de proveer a sus propios intereses, serán sometidos a interdicción, aunque tengan intervalos lúcidos.
		Art. 394. El menor no emancipado puede ser sometido a interdicción en el último año de su menor edad.
		Art. 409. El débil de entendimiento cuyo estado no sea tan grave que dé lugar a la interdicción, y el pródigo, podrán ser declarados por el Juez de Primera Instancia inhábiles para estar en juicio, celebrar transacciones, dar ni tomar a préstamo, percibir sus créditos, dar liberaciones, enajenar o gravar sus bienes, o para ejecutar cualquiera otro acto que exceda de la simple administración, sin la asistencia de un curador que nombrará dicho Juez de la misma manera que da tutor a los menores. La prohibición podrá extenderse hasta no permitir actos de simple administración sin la intervención del curador, cuando sea necesaria esta medida. La inhabilitación podrá promoverse por los mismos que tienen derecho a pedir la interdicción.
		Art. 410. El sordomudo, el ciego de nacimiento o el que hubiere cegado durante la infancia, llegados a la mayor edad, quedarán sometidos de derecho a la misma incapacidad, a menos que el Tribunal los haya declarado hábiles para manejar sus negocios.

Comentários

Os CCs da América Latina citados foram promulgados em diferentes épocas, desde a metade do século XIX até o início do século XXI, como é o caso da lei brasileira.[2] Assim, observam-se discrepâncias entre as terminologias jurídicas adotadas em cada país, bem como grande defasagem da terminologia clínica psiquiátrica utilizada pelos diversos legisladores. Em relação à última característica, explica-se a defasagem por duas razões: a tendência de os profissionais do direito empregarem termos *clássicos* e, mesmo quando tentam se valer de terminologia atual, o longo tempo de tramitação legislativa de projetos de lei da magnitude de um projeto de CC. Assim, o que era atual em determinado momento, décadas depois, quando definitivamente aprovado, pode estar ultrapassado.

A interdição pode ser *absoluta* ou *relativa*, sendo, em ambos os casos, designado um curador. Na maior parte dos códigos, há menção apenas à incapacidade absoluta. Entretanto, países como Brasil, Peru, Argentina e Nicarágua preveem expressamente a incapacidade relativa. O CC brasileiro e o CC guatemalteco possibilitam também a interdição transitória.

Alguns países, como Argentina, Paraguai e México, têm a figura jurídica da *inabilitação*, a qual corresponde a uma espécie de interdição relativa. No México, entretanto, a inabilitação distingue-se da incapacidade civil por sua conotação de sanção judicial imposta ao indivíduo pela prática de um delito, de acordo com a tradição jurídica espanhola.

Como regra geral, observa-se que na maioria das legislações a capacidade plena é atingida aos 18 anos. Os legisladores adotam medidas de proteção para as pessoas com transtorno mental grave, quer de Eixo I, quer de Eixo II, embora as expressões legais utilizadas, muitas vezes, sejam dúbias.

Assim, diversos CCs preveem a interdição apenas do *demente* (Colômbia, Equador, Honduras, Nicarágua, Uruguai), em que pese ser evidente o espírito da lei de que essa medida deve se estender a todo enfermo ou deficiente mental grave. A lei equatoriana chega a falar em *crianças dementes*, com o claro significado de *retardo mental*.

Há países que preveem diversas possibilidades de transtorno mental a ensejar interdição. Assim, o Brasil refere *enfermidade ou deficiência mental*, expressão muito ampla, que é restringida pela exigência de que cause prejuízo do *discernimento*. A Guatemala também refere a *enfermidade mental* que *priva de discernimento*. No México, o legislador contemplou os *perturbados de inteligencia*, mesmo que com *intervalos lúcidos*, e os que padeçam de *enfermidade ou deficiência persistente de caráter físico, psicológico ou sensorial* e, em razão dessa afecção, não se possam governar. A norma do Paraguai fala em *enfermidade mental* que retire a *aptidão para dirigir sua pessoa ou administrar seus bens*.

Esse grupo de países adotou o que se poderia chamar de um critério biopsicológico da incapacidade civil, à semelhança do critério biopsicológico existente em muitas leis penais. Desse modo, além do transtorno mental, elemento biológico, é necessário um prejuízo psicológico (falta de discernimento, não poder se governar, inaptidão para dirigir a própria pessoa). A maioria dos países, contudo, prevê a interdição como decorrência imediata de uma patologia mental grave, sem indagar qual prejuízo esse transtorno causa na capacidade de autodeterminação. É o caso dos CCs já citados que autorizam a interdição dos *dementes*, bem como das legislações do Chile, da Nicarágua, da República Dominicana e da Venezuela.

A incapacidade de o indivíduo se comunicar e manifestar sua vontade também é causa de interdição. A previsão legal mais frequente nesse sentido dirige-se expressamente aos surdos-mudos, como se constata nas legislações da Colômbia, do Equador, da Guatemala, de Honduras, da Nicarágua, do Paraguai, do Peru, do Uruguai e da Venezuela. Os cegos são contemplados também nos códigos da Guatemala, da Nicarágua, do Paraguai e do Peru. Nesse sentido, parece que a solução do código brasileiro é superior, pois adotou uma fórmula mais genérica e abrangente, que permite a interdição dos que, *mesmo por causa transitória, não puderem exprimir sua vontade*. Logo, é possível examinar concretamente a causa mórbida e a incapacidade resultante.

Os transtornos por uso ou abuso de substância psicoativa também podem ser causa de interdição plena ou parcial. Nesse ponto, é curioso observar o tipo de expressão adotada pelos diversos legisladores, em alguns casos de forte conotação pejorativa. No Brasil, fala-se em *ébrios habituais* ou *viciados em tóxicos*. No Equador, em *ébrios consuetudinários e toxicômanos*. Na Guatemala, *abuso de bebidas alcoólicas ou de estupefacientes*. No México, *adição a substâncias tóxicas como o álcool, os psicotrópicos ou os estupefacientes*. Na Nicarágua: *vício da embriaguez*. No Paraguai, *abuso habitual de bebidas alcoólicas ou de estupefacientes*. No Peru, *ébrios habituais* e *toxicômanos*. No Brasil e no Peru, transtornos por uso de substância psicoativa podem ensejar apenas interdição parcial, exceto se o quadro clínico evoluiu para condição mais incapacitante (p. ex., demência alcoólica), que permita a interdição plena.

A prodigalidade também é causa de interdição. Nessa hipótese, de modo geral, fica limitada à administração patrimonial, o que, em algumas legislações, é chamado de incapacidade relativa e, em outras, inabilitação. Essa possibilidade está expressamente prevista nos CCs de Brasil, Argentina, Chile, Colômbia, Equador, Peru, República Dominicana e Venezuela. Em nenhum desses textos legais se define o que seja prodigalidade, exceto, de forma precária, no CC do Equador, que faz menção a *pródigos ou dissipadores*.

Considerações finais

A avaliação da capacidade civil de pessoa com transtorno mental é um procedimento que apresenta implicações de grande importância política, pois o exercício da liberdade individual e da cidadania plena é um dos fundamentos dos regimes democráticos. Se a doença ou a deficiência mental tornam muitos de seus portadores seres vulneráveis e expostos a toda sorte de exploração, as medidas de proteção tomadas pelo Estado devem ser de molde a possibilitar o máximo de autonomia pessoal, tanto como demonstração de respeito à pessoa do interdito quanto maneira de promover suas potencialidades e favorecer sua autoestima. O conhecimento da forma como as diversas legislações abordam essa questão pode ser importante para o aperfeiçoamento de cada sistema legal, embora, ao fim, diante de cada caso concreto, o bom senso e a sensibilidade do perito é que desempenharão papel fundamental.

Referências

1. Taborda JG. Forensic psychiatry today: a Latin American view. World Psychiatry. 2006;5(2):96.

2. Brasil. Presidência da República. Casa Civil. Lei nº 10.406, de 10 de janeiro de 2002. Institui o Código Civil [Internet]. Brasília: Casa Civil; 2002 [capturado em 20 jun. 2015]. Disponível em: http://www.planalto.gov.br/ccivil_03/leis/2002/l10406.htm.

3. Ferreira-Filho MG. Curso de direito constitucional. 10. ed. São Paulo: Saraiva; 1981.

4. Alves JCM. Direito romano. 14. ed. Rio de Janeiro: Forense; 2007.

5. Ribas AJ. Curso de direito civil brasileiro. Brasília: Senado Federal; 2003.

6. Brasil. Presidência da República. Casa Civil. Lei n° 3.071, de 1° de janeiro de 1916. Código Civil dos Estados Unidos do Brasil [Internet]. Brasília: Casa Civil; 1916 [capturado em 20 jun. 2015]. Disponível em: http://www.planalto.gov.br/ccivil_03/leis/L3071.htm.

7. Pereira CMS. Instituições de direito civil. 2. ed. Rio de Janeiro: Forense; 1966.

8. Rodrigues S. Direito civil. 28. ed. São Paulo: Saraiva; 1998.

9. Instituto de Investigaciones Jurídicas. Diccionario jurídico mexicano de la Universidad Nacional Autónoma México. 9. ed. México: Porrúa; 1996.

10. Garcia JA. Psicopatologia forense. 3. ed. Rio de Janeiro: Forense; 1979.

11. Congreso de la Nacion Argentina. Ley 26.994. Codigo civil y comercial de la nacion [Internet]. Buenos Aires: InfoLeg; 2014 [capturado em 20 jun. 2015]. Disponível em: http://www.infoleg.gob.ar/infolegInternet/verNorma.do?id=235975

12. Bolivia. Congreso Nacional. Código Civil. Decreto ley n° 12.760, de 06 de agosto de 1975. La Paz; UPS; 1975.

13. Chile. El Código Civil. Santiago: BCN; 1855.

14. Colombia. Código Civil Ley n° 57/1887 [Internet]. Bogota: Senado; 1887 [capturado em 20 jun. 2015]. Disponível em: http://www.secretariasenado.gov.co/senado/basedoc/codigo_civil.html.

15. El Congreso Constitucional de la República de Costa Rica Código Civil Ley n° 30 del 19 de abril de 1885 [Internet]. Geneva: WIPO; 1985 [capturado em 20 jun. 2015]. Disponível em: http://www.wipo.int/wipolex/en/text.jsp?file_id=220798.

16. Cuba. Código Civil. Ley n° 59 [Internet]. Geneva: WIPO; 1987 [capturado em 20 jun. 2015]. Disponível em: http://www.wipo.int/edocs/lexdocs/laws/es/cu/cu005es.pdf.

17. Ecuador. Subdirección de Asesoría Jurídica de la P.G.E. Código Civil. Codificación N° 2005-10 [Internet]. Quito: Congreso Nacional; 2005 [capturado em 20 jun. 2015]. Disponível em: http://www.quito.gob.ec/lotaip2013/a/CodigoCivil2005.pdf.

18. Código Civil de Guatemala (adoptada por Decreto--Ley N ° 106, del 14 de septiembre de 1963) [Internet]. Geneva: WIPO; 1963 [capturado em 20 jun. 2015]. Disponível em: http://www.wipo.int/wipolex/es/details.jsp?id=2022.

19. República Dominicana. Código Civil [Internet]. Washington: OAS; 1958 [capturado em 20 jun. 2015]. Disponível em: http://www.oas.org/dil/esp/C%C3%B3digo%20Civil%20de%20la%20Rep%C3%BAblica%20Dominicana.pdf.

20. República Oriental del Uruguay. Poder Legislativo. Codigo Civil [Internet]. Washington: OAS; 1995 [capturado em 20 jun. 2015]. Disponível em: http://www.oas.org/DIL/ESP/Codigo_Civil_Uruguay.pdf.

21. República Oriental del Uruguay. Poder Legislativo. Codigo Civil. Ley N° 17.535 de 27de agosto 2002 [Internet]. Montevideo: División Estudios Legislativos; 2002 [capturado em 20 jun. 2015]. Disponível em: http://www.parlamento.gub.uy/codigos/codigocivil/2002/Llt11cl.htm

22. República Oriental del Uruguay. Poder Legislativo. Ley n° 17.378. Reconocese a todos los efectos a la lengua de señas uruguaya como la lengua natural de las personas sordas y de sus comunidades en todo el territorio de la Republica [Internet]. Montevideo: División Estudios Legislativos; 2002 [capturado em 20 jun. 2015]. Disponível em: http://www.parlamento.gub.uy/leyes/AccesoTextoLey.asp?Ley=17378&Anchor=.

23. Venezuela. Código Civil. Gaceta Oficial n° 2.990/1982 [Internet]. Caracas: Leys Venezoelanas; 1982 [capturado em 20 jun. 2015]. Disponível em: http://www.leyesvenezolanas.com/cc.html.

LEITURA SUGERIDA

Merryman JH, Pérez-Perdomo R. The civil law tradition. 3rd ed. Stanford: Stanford University; 2007.

Índice

Números de página seguidos de *f* referem-se a figuras, *q* a quadros e *t* a tabelas

A
Avaliação da capacidade civil, 201-215, 205
  comparação entre o código civil de 1916 e de 2002, 206q
  direito civil e psiquiatria forense, 202
  incapacidade absoluta, 208
  incapacidade relativa, 209
  nomenclatura anacrônica, 212
  prodigalidade, 210
  psiquiatria forense no processo de interdição, 204
  questão do discernimento, 212
Avaliação de risco de violência, 181-198, 184
  exame criminológico e outros previstos na legislação penitenciária, 192
    comissão técnica de classificação, 194
    composição do exame, 193
    época de realização do exame, 194
    exame criminológico, 192
    local de realização do exame, 194
    não obrigatoriedade do exame, 193
    objetivos, 192
    outros exames previstos na legislação penitenciária, 195
      exame para livramento condicional, 196
      parecer para troca de regime, 195
  exames de cessação de dependência química, 188
  exames de verificação de cessação de periculosidade, 188
    aspectos éticos, 191
    duplo binário, 189
    medida de segurança, 189
    periculosidade *versus* risco, 188
    realização do exame, 190
      exame do estado mental, 191
      fatores da história do delito, 190
      fatores da história pós-delito, 191
      fatores da história pré-delito, 190
  instrumentos de avaliação, 184
    HCR-20, 184
      fatores de risco na avaliação para comportamento violento, 185q
    PCL-R, 186
      20 elementos que compõem a escala, 187q
Avaliações de capacidades civis específicas, 216-229
  capacidade eleitoral, 227
  capacidade laboral, 223
  capacidade para assumir curatela e tutela, 227
  capacidade para dirigir veículos, 224
  capacidade para receber citação judicial, 225
  capacidade para testar e doar, 217
  capacidade para testemunhar, 226
  em vida, 218
  post mortem, 219
  transtorno mental e casamento, 220
    anulação, 221
    dissolução do casamento, 221
    doença mental, 221
    incapacidade do casamento, 220
    validade do casamento, 220

C
Capacidade civil na legislação Latino-Americana, 721-730
  algumas normas legais nos códigos civis da América Latina, 724q-727q
  capacidade civil e interdição, 723
  comentários, 728
  fontes legais sobre capacidade civil, 723
Conceito de inimputabilidade na legislação Latino-Americana, 700-720
  fontes legais sobre inimputabilidade (capacidade penal), 703
  inimputabilidade, comentários comparativos, 716
    actio libera in causa, 718
    autodeterminação, 717
    desenvolvimento mental retardado ou *desarrollo psíquico retardado*, 716
    doença mental ou *enfermedad o trastorno mental*, 716
    elementos do conceito de inimputabilidade, 714q-715q
    incapacidade de entender o caráter ilícito do fato, 717
    maioridade penal, 718
    semi-imputabilidade, 718
    tempo da ação ou da omissão criminosa, ou momento *del hecho*, 716
  normas legais nos códigos penais da América Latina, 703q-713q
  origens, 701

D
Deficiência intelectual, 541-563
  aplicações forenses, 552
    esfera civil, 557
      anulação de casamento, 558
      anulação de negócio jurídico, 558
      capacidade para testar, 558
      guarda dos filhos, 559
      interdição, 557
    esfera criminal, 552
  classificação, 551
    deficiência intelectual grave, 552
    deficiência intelectual leve, 551
    deficiência intelectual moderada, 551
    deficiência intelectual não especificada, 552
    deficiência intelectual profunda, 552
  considerações gerais, 542
  diagnóstico, 549
  direitos das pessoas com, 559
  epidemiologia, 544
  etiologia, 545
    fatores biológicos, 545
      causas intraparto ou obstétricas, 548
      causas pós-natais, 548
      causas pré-natais, 545

fatores psicológicos e socioculturais, 548
neurobiologia, 544
Delinquência juvenil, 639-653
    epidemiologia, 641
    etiologia, 642
    manejo e tratamento, 649
    medidas socioeducativas aplicáveis a adolescentes infratores, 648t
    perfil dos infratores, 644
    procedimentos legais e perícia, 647
    tratamento normativo, 645
Direito de família e psiquiatria forense da criança e do adolescente, 87-114
    aspectos de interesse médico-legal, 91
        abordagem histórico-social da família, 93
            aspectos socioculturais, 94
            conceito de família, 93
        base legal, 96
            Código Civil de 2002 e o novo direito de família, 97
                da dissolução da sociedade e do vínculo conjugal, 97
                da proteção da pessoa dos filhos, 97
                poder familiar, 97
            Constituição da República Federativa do Brasil de 1988, 96
            Estatuto da Criança e do Adolescente, 98
            família brasileira contemporânea, 96
            instâncias municipais relacionadas aos direitos da criança, 99
            princípio da proteção integral, 98
        definição de direito de família, 96
    base teórico-metodológica, 99
        adolescentes em conflito com a lei, 103
            medidas socioeducativas a serem aplicadas, 104q
        base legal, 102
        desarmonia evolutiva/desenvolvimento mental incompleto, 104
        jurisprudência terapêutica, 109
            programa de justiça terapêutica, 109
        meninos em situação de rua e crack, 107
            conformismo e resistência, 108
            perspectiva histórico-cultural, 108
        modelos epistemológicos, 100
            e a relação entre psiquiatria e direito, 101q
            modelo histórico-cultural, 101
            modelo idealista-ativista, 100
            modelo objetivista-abstrato, 100
        redução da maioridade penal em debate, 103
    ética forense, 110
        confiança e sigilo na relação com a criança, 111
        cuidados na utilização de gravações, 111
        imparcialidade nas relações poliádicas, 110

E

Ensino de psiquiatria forense no Brasil, 27-34
    Associação Brasileira de Psiquiatria, 32
    pós-graduação em nível de mestrado e doutorado, 32
    Programa de Educação Continuada, 33
    programas de residência médica, 29
        Brasília, 32
        Ceará, 32
        Minas Gerais, 31
        Rio de Janeiro, 31
        Rio Grande do Sul, 29
        São Paulo, 30
Ética em psiquiatria forense, 115-128
    e alteridade, 125
    e complexidade, 126
    e consequências, 124
    e direitos humanos, 124
    e intenções, 123
    e princípios, 121
    e responsabilidade, 125
    e virtudes, 122
    psiquiatria forense e sua prática, 116
        psiquiatra forense como consultor, 120
        psiquiatra forense como educador, 119
        psiquiatra forense como perito e como assistente técnico, 117
        psiquiatra forense como pesquisador, 119
        psiquiatra forense prestando atendimento clínico, 117
        relações com a ética, a moral e o direito, 120
Exame de superveniência de doença mental, 169-180
    avaliação de superveniência de doença mental, 176
    importância do tema, 171
    momento do exame, 173
        antes do julgamento, 174
        após condenação transitada em julgado, 174
    recomendações, 177
Exame pericial psiquiátrico, 35-70
    diagnóstico psiquiátrico no contexto forense, 66
    exame pericial, 53
        entrevista psiquiátrica forense, 62
            estrutura do laudo pericial, 62q
            fases da entrevista psiquiátrica forense, 65
            questões éticas, 63
            questões técnicas, 64
        exame psiquiátrico clínico, 53
            entrevista psiquiátrica, 54
            estrutura do exame psiquiátrico, 53
            exame psiquiátrico padrão, 54f
            instrumentos do exame psiquiátrico, 54
            registro do exame psiquiátrico, 55
        exame psiquiátrico forense, 57, 58f
            entrevista psiquiátrica forense, 59
            estrutura do exame psiquiátrico forense, 57
            instrumentos do exame psiquiátrico forense, 58
            relatório médico-legal, 59
    perícia e o perito, 36
    assistente técnico, 43
    honorários periciais, 46
        obrigatoriedade e escusa, 37
            falta de conhecimento técnico, 37
            impedimentos, 38
            motivo legítimo, 40
            suspeições, 39
        peculiaridades das perícias criminais, 50
        perito, conceito de, 36
        perito psiquiatra funcionário público, 49
        psiquiatra funcionário público, 49
        requisitos do perito, 41
    perícias cíveis e criminais, 50
        tipos de avaliação periciais, 50
            avaliações prospectivas, 51
            avaliações retrospectivas, 50
            avaliações transversais, 50
Exames, escalas e avaliações complementares em psiquiatria forense, 71-86
    outros exames complementares, 79
        análises clínicas, 81
        exames de neurofisiologia clínica, 80
        neuroimagem, 79
    uso de exames e testes no direito civil e trabalhista, 72
        capacidade civil, interdição e curatela, 72
            avaliação da capacidade decisória, 74
            avaliação da função executiva, 75
            discernimento, 73
        invalidez e avaliação da capacidade para o trabalho, 75
    uso de exames e testes no direito criminal, 76
        exame de cessação de periculosidade, 78
        responsabilidade penal, 77

H

Homicídio familiar, 384-399
    considerações psiquiátrico-forenses, 394
        peculiaridades na avaliação de imputabilidade penal, 395
        perícia psiquiátrica, 394
    tipos de homicídios familiares, 386
        familicídio, 386
        filicídio, 388
            características do, 390
            classificação do, 389
            diferenças entre mães e pais filicidas, 391q

ÍNDICE

diferenças entre os perpetradores de, 391
fatores de risco relacionados à criança, 390
fatores de risco relacionados ao, 390
fatores de risco relacionados aos genitores, 390
sinais de alerta relativos ao, 390
fratricídio e sororicídio, 391
parricídio, 392
uxoricídio, 393

M

Medicina forense, psiquiatria forense e lei, 3-12
alguns pressupostos básicos da psiquiatria forense, 8
cidadania e doença mental, 9
fundamentos do exercício da medicina, 4
medicina e lei, 4
psiquiatria e lei, 6
psiquiatria forense como área de atuação, 7

P

Parafilias, transtornos parafílicos e crimes sexuais, 462-489
avaliação do prognóstico, 485
avaliação psiquiátrico-forense, 476
   crimes praticados na vigência de demência, 479
   crimes praticados na vigência de doenças orgânicas cerebrais, 479
   crimes praticados na vigência de mania, 479
   crimes praticados na vigência de psicose, 478
   crimes praticados na vigência de substâncias psicoativas, 480
   crimes praticados na vigência de turvação de consciência, 479
   crimes praticados por indivíduos com deficiência intelectual, 478
   crimes praticados por indivíduos com epilepsia, 479
   crimes praticados por indivíduos com transtorno da personalidade, 479
   criminosos sexuais com transtorno psiquiátrico diverso da parafilia, 478
   criminosos sexuais parafílicos, 477
   criminosos sexuais sem transtorno psiquiátrico, 476
crimes sexuais, 471
   algumas alterações legislativas recentes no Brasil, 472
   criminoso sexual preferencial, 472
   criminoso sexual situacional, 472
   situações especiais, 473
     abuso de menores, 473
     crimes sexuais violentos em série, 475
     pornografia infantil, 474
exame de criminoso sexual, 480
parafilias e transtornos parafílicos, 463
   exibicionismo e transtorno exibicionista, 466
   fetichismo e transtorno fetichista, 465
   frotteurismo e transtorno frotteurista, 470
   masoquismo sexual e transtorno do masoquismo sexual, 469
   necrofilia, 471
   outro transtorno parafílico especificado, 471
   parafilias sem outra especificação, 471
   pedofilia e transtorno pedofílico, 467
   sadismo sexual e transtorno do sadismo sexual, 470
   transtorno parafílico não especificado, 471
   transvestismo fetichista e transtorno transvéstico, 465
   voyeurismo (escopofilia) e transtorno voyeurista, 467
tratamento, 483
Perícia de imputabilidade penal, 131-146
   aplicação psiquiátrico-forense do critério biopsicológico, 136
   capacidade de autodeterminação, 140
   capacidade de entendimento, 140
   nexo de causalidade, 139
   transtorno mental, 137
     desenvolvimento mental incompleto, 138
     desenvolvimento mental retardado, 138
     doença mental, 137
     perturbação da saúde mental, 137
conceito de crime, 133
conclusão pericial, 144

critérios de avaliação da imputabilidade penal, 134
emoção e paixão, 142
especial tratamento curativo, 143
imputabilidade e responsabilidade penal, 133
imputabilidade penal segundo a lei brasileira, 134
responsabilidade penal no código penal militar, 141
Perícia nos transtornos por uso de substâncias, 147-168
   embriaguez e sua repercussão legal, 162
     consequências legais do tipo e grau de embriaguez, 165q
   especialidades clínicas do álcool e das principais drogas ilícitas, 153
     álcool, 153
       critérios diagnósticos para abstinência pelo álcool, 156q
       critérios diagnósticos para intoxicação pelo álcool, 155q
       níveis plasmáticos de álcool e sintomatologia relacionada, 156q
     alucinógenos, 161
       critérios diagnósticos para intoxicação por alucinógenos, 163q
     anfetaminas, 160
     canabinoides, 157
       critérios diagnósticos da intoxicação por *cannabis*, 158q
       critérios diagnósticos para abstinência de *cannabis*, 158q
     cocaína e derivados, 159
       critérios diagnósticos para abstinência de estimulantes, 160q
       critérios diagnósticos para intoxicação por estimulantes, 159q
     inalantes, 162
       critérios diagnósticos para intoxicação por inalantes, 163q
     opioides, 161
       critérios diagnósticos para abstinência de opioides, 162q
       critérios diagnósticos para intoxicação por opioides, 161q
   imputabilidade penal dos usuários de substâncias psicoativas, 150
     capacidade de determinação, 152
     capacidade de entendimento, 152
     nexo de causalidade, 152
     transtorno mental, 151
   Lei de Tóxicos e suas alterações posteriores, 148
   transtornos por uso de substâncias no DSM-5, 153
     critérios diagnósticos para transtorno por uso de substâncias, 154q
Perícias em direito de família, 230-274
   alienação parental, 250
     perícia biopsicossocial, 254
     perícia psicológica, 254
   avaliação psiquiátrico-forense da criança e do adolescente, 234
     elaboração do relatório escrito, 240
       escrevendo o relatório, 240
       indicações preliminares, 240
     procedimentos iniciais, 235
       aceitação do caso, 235
       consentimento, 235
       esclarecimento e renúncia ao sigilo profissional, 235
       honorários, 235
       recomendações éticas, 235
     roteiro de avaliação, 236
       avaliação da criança, 236
         avaliação das funções psiquiátricas superiores, 238
         episódio A, 239
         avaliação do desenvolvimento da criança, 237
         dramatização, 237
         entrevista, 236
       avaliação dos subsistemas familiares, 240
       entrevista com os pais e/ou adultos significativos, 236
         documentos, 236
         entrevistas subsequentes, 236
         outros adultos responsáveis com transtorno mental, 236
         outros interlocutores, 236
         pais responsáveis com transtorno mental, 236
         primeira entrevista, 236

função do perito, 270
ofensa sexual, 261
   abordagem terapêutica, 263
   anamnese, 261
   consequências da ofensa sexual, 263
   exame físico, 262
   exames complementares, 262
   indícios comportamentais e somáticos, 262
   memória da criança, 264
      caso de ofensa sexual incestuosa, com criança de 3 anos, 267
      testes psicológicos e suas limitações, 265
         análise da personalidade dos adultos envolvidos, 266
         atestar a confiabilidade do relato da criança, 266
         avaliar danos psicológicos na criança, 266
perícias das Varas Especializadas da Infância e da Juventude, 256
   adoção, processo de habilitação, 257
   situações sociais relevantes, 259
      avaliações relacionadas ao poder familiar, 260
      investigação de paternidade e tecnologia reprodutiva, 259
      pais homoafetivos, 259
perícias mais comuns nas Varas de Família, 242
   direito de visita dos avós e familiares, 248
      caso de custódias envolvendo avôs, 248
   guarda de filhos, 242
   tipos de guarda, 243
      guarda compartilhada, 244
      guarda unilateral, 243
   visitação/convivência familiar, 245
      condições especiais de visitação, 247
      visitação mediada (assistida ou tutelada), 247
Perícias psiquiátricas previdenciárias e administrativas, 299-327
   atribuições do psiquiatra forense em perícias psiquiátricas previdenciárias, 301
   aposentadoria por invalidez e sua majoração, 301
   auxílio doença-previdenciário, 302
   auxílio-acidente, 302
   auxílio-reclusão, 303
   benefício de prestação continuada aos portadores de deficiência, 305
   benefícios previdenciários previstos pelo INSS, 301q
   constatação de invalidez em dependente, 306
   fator acidentário de prevenção, 307
   grau de incapacidade e apoio à decisão médico-pericial, 304q-305q
   isenção de imposto de renda, 306
   nexo técnico epidemiológico previdenciário, 307
   pensão por morte, 306
   reabilitação profissional, 306
   reconhecimento de nexo causal, 307
   transtornos mentais e do comportamento relacionados ao trabalho, 309q
perícias administrativas, 308
   alienação mental, 315
   aposentadoria por invalidez, 308
   constatação de invalidez em dependente, 310
   deficiência, 317
   diagnóstico CID-10 *versus* prazos máximos de licença médica, 312q
   exame de admissão (biometria), 310
   horário especial servidor com dependente portador de deficiência, 311
   horário especial servidor portador de deficiência, 311
   incapacidade, 318
   invalidez, 320
   isenção de imposto de renda, 311
   licença para acompanhar familiar doente em tratamento de saúde, 311
   licença para tratamento de saúde, 311
   licença por acidente de trabalho e doença ocupacional, 312
   pensão por morte, 313
   perícias militares, 314
   processo administrativo, 313
   readaptação, 313
   reconhecimento de nexo causal, 314
   reconhecimento de nexo técnico epidemiológico previdenciário, 314
   remoção do servidor por motivo de saúde, 313
perícias previdenciárias, 301
técnica pericial, 321
   produção do laudo pelo psiquiatra, 324
Psiquiatria forense
   direito comparado e, 677-730
   fundamentos, 1-128
   implicações forenses de alguns transtornos mentais, 401-563
   perícias cíveis, administrativas e previdenciárias, 199-327
   perícias criminais, 129-198
   situações de vulnerabilidade e violência doméstica, 329-399
   temas especiais em, 565-676

R

Reforma psiquiátrica no Brasil, 654-676
   avaliação de uma política de saúde, 670
      distribuição dos gastos com ações extra-hospitalares, 671t
   movimentos de "reforma psiquiátrica", 656
   origens da "reforma psiquiátrica" no Brasil, 659
   situação atual da "reforma" brasileira, 663
      concepção da rede de saúde mental, 667f
      consequências da desassistência, 669
      desospitalização, 664
      equipamentos da rede SUS nas últimas décadas, 664t
      rede de saúde mental, 666
Responsabilidade civil do psiquiatra, 275-298
   consentimento esclarecido, 286
      conceito, 286
      elementos do consentimento esclarecido, 287
      forma do consentimento, 289
      o que informar, 288, 289
      quando não informar, 288, 289
   ilícito jurídico e responsabilidade médica, 276
   internação involuntária, 284
      árvore de decisão, internação psiquiátrica, 287f
      critérios para, 284
      espírito da Lei nº 10.216/2001, 285
   medicina defensiva, 292
      medidas defensivas apropriadas, 292
      medidas defensivas potencialmente iatrogênicas, 292
      prazo de conservação dos prontuários médicos, 293
      prontuário eletrônico do paciente, 295
   processos contra médicos, 277
   responsabilidade civil, má prática e erro médico, 279
      caracterização do erro médico, 280
         ato médico, 281
         culpa e suas modalidades, 281
         dano ou prejuízo, 281
         quatro Ds, 282
         relação de causalidade, 281
      obrigação de indenizar, 280
      ônus probatório nas ações de responsabilidade civil, 283

S

Simulação, 567-584
   apresentações clínicas mais encontradas em quadros de simulação, 579
      funcionamento no cotidiano, 580t-581t
      literatura especializada, 580t-581t
      queixas relatadas, 580t-581t
      resultados em testes neuropsicológicos, 580t-581t
      sintomas mais identificados no grupo de simuladores, 581t
   avaliação de simulação, 574
      avaliação neuropsicológica, 577
      entrevistas com o periciado, 574
      informações colaterais, 576
      reavaliações periódicas, 579
      TOMM – Test of Memory Malingering, 579f
   características de alucinações atípicas, 576t
   conceito e classificação, 569
   diferença entre simulação e transtornos dissociativo, conversivo e factício, 572t
   fluxograma de identificação da simulação, 573f

implicações legais de um diagnóstico errôneo de simulação, 582
modelos etiológicos de simulação, 572
outras estratégias de detecção de simulação, 581
   quadros do Rey Memory Test, 582f
prevalência, 571
simulação e personalidade, 574
transtornos mentais que podem ser confundidos com simulação, 571
Síntese histórica da psiquiatria forense brasileira, 13-26
Afrânio Peixoto e a escola Nina Rodrigues, 17
curiosidades históricas, 17
principais livros e revistas publicados na área, 24
psiquiatria brasileira e medicina legal, 16
psiquiatria forense brasileira, 18
   declínio, de 1962 a 1994, 19
   desenvolvimento, de 1921 a 1961, 19
   nascimento, primórdios até 1920, 18
   renascimento, a partir de 1995, 20
psiquiatria no Brasil, 15
Sistema da justiça criminal no Brasil e nos Estados Unidos, 679-699
direito positivo brasileiro, 685
direito positivo norte-americano, 687
insanity defense e *diminished capacity* ou *diminished responsability*, 696
inter-relações entre os conceitos popular, médico e legal de insanidade, 685f
outras normas relativas à *insanity defense*, 692
responsabilidade penal, 683
situação processual do doente mental, 680
Suicídio e prisão, 598-614
avaliação do paciente suicida, 603
   atos ou comportamentos preparatórios, 603
   ideação suicida, 603
   intenção suicida, 604
   método suicida, 604
   plano suicida, 604
epidemiologia, 600
fatores de risco para o suicídio, 605
homicídio seguido de suicídio, 607
implicações forenses do suicídio, 610
   confidencialidade *versus* segurança do paciente, 610
   litígio e suicídio, 611
necropsia psicológica, 604
psiquiatra perante suicídio de paciente, 609
suicídio no DSM-5, 600
   autolesão não suicida, 601
   ideação suicida, 601
   intenção suicida, 601
   tentativa de suicídio, 601
   transtorno do comportamento suicida, 601
suicídio sob custódia, 607
tentativas de suicídio impulsivas *versus* premeditadas, 605

T
Terrorismo, 615-638
aspectos psicológicos da compreensão do terrorismo, 620
causas dos atos terroristas, 619
classificação, 619
consequências psicopatológicas às vítimas, 621
histórico, 617
neuropsicobiologia e terrorismo, 625
objetivos dos atos terroristas, 620
papel do profissional da saúde mental no terrorismo, 626
   manejo do bioterrorismo, 629
   tratamento das equipes de resgate, 629
   tratamento de famílias vitimizadas, 628
   tratamento de vítimas individuais, 627
papel do psiquiatra forense, 629
   abordagem do terrorista, 629
   questões periciais 630
pontos específicos, 630
   grupos terroristas internacionais, 633
      Al-Qaeda, 633
      Boko Haram, 634
      ETA (Pátria Basca e Liberdade), 633
      HAMAS, 634
      IRA (Exército Republicano Irlandês), 633
   impacto em crianças e adolescentes, 631
   papel da mídia, 630
   terrorismo no Brasil, 634
principais transtornos psiquiátricos secundários ao terrorismo, 624q
Transtorno mental e prisão, 585-597
desafios e possibilidades de tratamento, 592
implicações do encarceramento de indivíduos com transtorno mental, 591
magnitude da população prisional com transtorno mental, 586
transtorno mental x comportamento criminal, 588
Transtornos da personalidade, 506-528
aspectos conceituais, 508
aspectos forenses, 523
aspectos periciais, 517
diagnóstico e classificação, 511
   outros transtornos específicos da personalidade, 517
   transtorno da personalidade anancástica, 516
   transtorno da personalidade ansiosa (esquiva), 516
   transtorno da personalidade antissocial, 514
   transtorno da personalidade dependente, 516
   transtorno da personalidade esquizoide, 514
   transtorno da personalidade histriônica, 515
   transtorno da personalidade paranoide, 513
   transtorno na personalidade emocionalmente instável, 514
etiologia, 509
prognóstico, 522
terapêutica, 519
Transtornos do controle de impulsos, 490-505
classificação, 493
conceito dos TCIs associados a atos moral e socialmente aceitos, 495q
conceito dos TCIs associados a atos moral e socialmente inaceitáveis, 496q
conceito e prevalência dos TCIs associados a *grooming*, 495q
conceitos de impulsos e impulsividade, 491
implicações legais, 496
   cleptomania, 500
   comprar compulsivo, 497
   jogo patológico, 496
   piromania, 500
   questões forenses 498, 502
   repercussões legais, 497, 501
   transtornos explosivos intermitentes, 499
interações entre aspectos volitivo, cognitivo e comportamental, 492f
livre-arbítrio e controle volitivo, 503
prevalência dos TCIs associados a atos moral e socialmente aceitos, 495q
prevalência dos TCIs associados a atos moral e socialmente inaceitáveis, 496q
Transtornos do humor, 445-461
aspectos forenses, 458
aspectos periciais, 455
classificação, 448
diagnóstico, 450
   ciclagem rápida e ultrarrápida, 454
   depressão, 450
   diferenças entre depressão unipolar e bipolar, 453q
   episódio maníaco, 452
   estados afetivos mistos, 454
   hipomania, 453
   transtorno bipolar, 452
divisão dos transtornos do humor no DSM-5, 449q
epidemiologia, 447
Transtornos neurocognitivos, 403-413
aspectos periciais e forenses dos transtornos neurocognitivos, 408
   avaliação pericial civil, 408
   capacidade para consentir o tratamento, 409
   capacidade para dirigir, 411
   capacidade para manejar finanças, 409
   capacidade para viver de maneira independente, 408

capacidade testamentária, 410
diretivas antecipadas de vontade ou testamento vital, 411
avaliação de gravidade, 408
avaliação pericial, 406
definição e categorização dos transtornos neurocognitivos (DSM-5), 405
diagnóstico sindrômico e etiológico, 406
diagnóstico etiológico, 407
entrevista com o informante, 406
entrevista e avaliação cognitiva do paciente, 407
exames complementares, 407
Transtornos por uso de substâncias psicoativas, 414-430
aspectos periciais e forenses, 424
comorbidades, 419
esquizofrenia, 420
transtorno bipolar, 421
transtorno de déficit de atenção/hiperatividade, 422
transtorno de estresse pós-traumático, 423
transtorno depressivo, 421
transtornos alimentares, 423
transtornos da personalidade, 423
transtornos de ansiedade, 422
diagnóstico e classificação, 418
tratamento, 423
uso de substâncias psicoativas, 416
Transtornos psicóticos, 431-444
aspectos forenses, 435
capacidade civil, 435
crime e doença psicótica, 437
esquizofrenia, 438
transtorno delirante induzido, 440
transtorno delirante persistente, 439
transtornos do humor com sintomas psicóticos, 440
aspectos periciais, 440
diagnóstico e classificação, 432

V

Violência contra a mulher, 356-371
avaliação psiquiátrico-forense do agressor, 366
conceito e histórico, 357
epidemiologia, 359
formas de violência doméstica sofridas pela mulher, 359
o que provoca a violência conjugal contra as mulheres, 360
perfil dos agressores, 360
stalking, 362
uxoricídio, 361
violência conjugal e direito, 365
violência contra a mulher e suas consequências, 363

Violência contra o idoso, 372-383
aspectos legais, 381
Constituição Federal, 381
Lei 8.842, de 4 de janeiro de 1994, 381
Lei 10.741, de 1 de outubro de 2003, Estatuto do Idoso, 381
avaliação do idoso, 378
conceitos e classificação, 373
abuso e exploração financeira ou material, 375
abuso físico, 374
abuso sexual, 374
abuso tecnológico ou emocional, 374
autonegligência, 375
negligência financeira ou material, 375
negligência física, 374
negligência psicológica, 374
violência contra o idoso, 374
contribuições psiquiátrico-forenses, 380
epidemiologia, 375
fatores de risco para abuso, 376
possíveis reações dos idosos à violência, 379
violência em contextos específicos, 379
idosos em contexto prisional, 379
idosos em residenciais, 379
Violência e psicopatia, 529-540
antecedentes históricos e conceitualização atual, 530
características, avaliação e diagnósticos diferenciais da psicopatia, 533
características da violência psicopática, 535
Violência infantil, 331-354
aspectos forenses periciais, 346
consequências da violência infantojuvenil, 341
manejo da violência na infância, 343
quando e como se torna judicial, 343
tratamento, 345
violência contra a criança e o adolescente, 332
aspectos epidemiológicos e fatores de risco para maus-tratos, 335
fatores de risco e de proteção para maus-tratos infantojuvenis, 338q
negligência, 333
violência física, 333
violência psicológica, 333
violência sexual, 334
violência em seus diversos contextos, 337
crianças e adolescentes em situação de acolhimento institucional, 341
crianças e adolescentes em situação de rua, 340
violência no contexto do trabalho, 340
violência no contexto escolar, 337